U0314347

Modern Minimally Invasive Urology

现代微创
泌尿外科学

主　　编　王少刚　刘修恒　叶章群

副 主 编　章小平　薛波新　刘同族

主编助理　胡　嘏

人民卫生出版社

图书在版编目（CIP）数据

现代微创泌尿外科学/王少刚，刘修恒，叶章群主编. —北京：人民卫生出版社，2018
ISBN 978-7-117-27414-2

Ⅰ.①现… Ⅱ.①王…②刘…③叶… Ⅲ.①泌尿系统外科手术–显微外科学 Ⅳ.①R699

中国版本图书馆 CIP 数据核字（2018）第 210213 号

| 人卫智网 | www.ipmph.com | 医学教育、学术、考试、健康，购书智慧智能综合服务平台 |
| 人卫官网 | www.pmph.com | 人卫官方资讯发布平台 |

现代微创泌尿外科学

主　　编：王少刚　刘修恒　叶章群
出版发行：人民卫生出版社（中继线 010-59780011）
地　　址：北京市朝阳区潘家园南里 19 号
邮　　编：100021
E - mail：pmph @ pmph. com
购书热线：010-59787592　010-59787584　010-65264830
印　　刷：北京盛通印刷股份有限公司
经　　销：新华书店
开　　本：889×1194　1/16　印张：30
字　　数：1224 千字
版　　次：2018 年 10 月第 1 版　2019 年 6 月第 1 版第 2 次印刷
标准书号：ISBN 978-7-117-27414-2
定　　价：298.00 元

打击盗版举报电话：010-59787491　E-mail：WQ @ pmph. com
（凡属印装质量问题请与本社市场营销中心联系退换）

编著者名单 (以姓氏笔画为序)

丁德刚	河南省人民医院	张大宏	浙江省人民医院
马　鑫	中国人民解放军总医院	陈　忠	华中科技大学同济医学院附属同济医院
王　炜	四川省泌尿外科医院	陈合群	中南大学附属湘雅医院
王　涛	华中科技大学同济医学院附属同济医院	陈志远	武汉大学人民医院
王　潇	武汉大学人民医院	陈志强	华中科技大学同济医学院附属同济医院
王共先	南昌大学附属第一医院	林天歆	中山大学孙逸仙纪念医院
王志华	华中科技大学同济医学院附属同济医院	罗洪波	武汉大学人民医院
王勤章	石河子大学医学院附属第一医院	孟庆军	郑州大学附属第一医院
王树声	广东省中医院	胡　嘏	华中科技大学同济医学院附属同济医院
邓耀良	广西医科大学附属第一医院	胡卫列	广州军区总医院
石洪波	湖北省襄阳市中心医院	胡云飞	武汉大学人民医院
叶章群	华中科技大学同济医学院附属同济医院	胡志全	华中科技大学同济医学院附属同济医院
邢金春	厦门大学附属第一医院	钟朝晖	中南大学附属湘雅二医院
刘　征	华中科技大学同济医学院附属同济医院	祝恒成	武汉大学人民医院
刘同族	武汉大学中南医院	袁晓奕	华中科技大学同济医学院附属同济医院
刘国庆	南方医科大学附属佛山妇幼保健院	高　新	中山大学附属第三医院
刘修恒	武汉大学人民医院	高小峰	海军军医大学附属长海医院
刘继红	华中科技大学同济医学院附属同济医院	郭小林	华中科技大学同济医学院附属同济医院
齐　琳	中南大学附属湘雅医院	郭永连	武汉市中心医院
米其武	东莞市人民医院	席启林	苏州大学附属第一医院
许长宝	郑州大学附属第二医院	章小平	华中科技大学同济医学院附属协和医院
杜广辉	华中科技大学同济医学院附属同济医院	章传华	武汉市第一人民医院
李　伟	云南省人民医院	梁朝朝	安徽医科大学附属第一医院
杨为民	华中科技大学同济医学院附属同济医院	程　帆	武汉大学人民医院
杨国胜	广东省第二人民医院	程　跃	宁波市第一医院
杨嗣星	武汉大学人民医院	曾国华	广州医科大学附属第一医院
余　虓	华中科技大学同济医学院附属同济医院	曾晓勇	华中科技大学同济医学院附属同济医院
邹晓峰	赣南医学院第一附属医院	谢立平	浙江大学附属第一医院
沈周俊	复旦大学附属华山医院	蓝儒竹	华中科技大学同济医学院附属同济医院
宋乐明	赣州市人民医院	管　维	华中科技大学同济医学院附属同济医院
宋晓东	华中科技大学同济医学院附属同济医院	潘铁军	广州军区武汉总医院
张　旭	中国人民解放军总医院	薛波新	苏州大学附属第二医院

主编简介 ▷▷

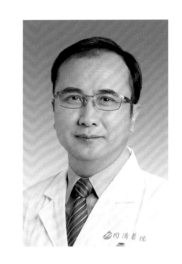

王少刚，医学博士，三级教授，主任医师，博士研究生导师，现任华中科技大学同济医学院附属同济医院泌尿外科主任。中华医学会泌尿外科学分会全国委员，中华医学会泌尿外科学分会微创学组委员，中国医师协会内镜医师分会常委，中国抗癌协会腔镜与机器人外科分会常委，中国泌尿男科医学技术与装备创新联盟副秘书长，湖北省泌尿外科学会委员兼副秘书长，湖北省医师协会泌尿外科分会副主任委员，湖北省医学会泌尿外科学分会微创学组副组长、湖北省泌尿外科研究所微创研究室主任。

从事泌尿外科临床工作 20 余年，一直致力于泌尿系结石及肿瘤的微创治疗工作，在泌尿系手术微创设备研发及微创理论建立与推广上成绩斐然，腹腔镜技术曾获国家科技进步二等奖及湖北省科技进步二等奖各一项。个人完成经皮肾镜碎石取石术过万例，并在临床经验中总结确立了以"SVOF 两步穿刺法"为基础的 PCNL 精准穿刺原则，极大地推动了区域内 PCNL 技术的推广与普及。研发了具有完全自主知识产权一次性组合式国产软镜，被命名为"少刚镜"，入选"软性输尿管镜中国专家共识"，获得武汉市"光谷人才计划"资助。

自 2015 年以来，王少刚教授带领的泌尿外科机器人手术团队在湖北地区率先开展达芬奇机器人辅助泌尿外科微创手术，手术量一直处于全国前列，同济医院泌尿外科现为全国第七家达芬奇手术机器人中国泌尿外科临床手术教学示范中心，其在前列腺癌根治、复杂肾肿瘤肾部分切除、腹膜后巨大肿瘤切除及复杂输尿管重建等机器人微创手术方面具有丰富经验。荣获 2017 年度中国泌尿外科微创领域最高荣誉奖"金膀胱奖"，并于 2018 年荣获"国之名医·优秀风范"奖。

同时致力于泌尿系结石成因的基础研究工作，先后主持 6 项国家自然科学基金项目，在国内率先成功构建了遗传性高钙尿结石形成大鼠模型；在 Randall 钙斑学说基础上提出了肾小管上皮细胞"表型转化"理论，对 Randall 钙斑的形成与调控机制及其在肾结石发生过程中的作用做出了系统的阐释。

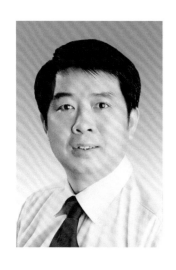

刘修恒，武汉大学医学博士，教授、主任医师、博士生导师，留日学者，武汉大学人民医院大外科主任、泌尿外科主任，武汉大学跨世纪学科带头人，湖北省泌尿外科首届领军人物。先后担任中华医学会泌尿外科学会委员，中华医学会器官移植学会委员，中华医学会泌尿外科学会腔镜学组委员，中国医师协会男科医师分会指导委员会副主任委员，中华人民共和国卫生部内镜专业技术考评委员会专科内镜专家委员会常务理事，湖北省泌尿外科医师协会主任委员，湖北省医学会泌尿外科学分会副主任委员，武汉市泌尿外科学会副主任委员，湖北省泌尿外科微创学组组长等。担任《中华器官移植杂志》编委、《临床外科杂志》常务编委、《临床泌尿外科杂志》编委、《中华内分泌志》编委、《中华泌尿外科杂志电子版》编委、《泌尿精选合集》编委、《器官移植杂志》编委、《微循环杂志》编委等。

主要从事前列腺癌免疫及基因治疗研究、肾移植免疫耐受等研究。擅长泌尿外科各种疑难疾病诊疗及各种微创手术技术。

主持国家自然科学基金、省级科学基金、市科技局重点项目等 10 余项，获得省科技进步奖 3 项，主编参编专著 10 余部，包括研究生高等教材，《住院医师手册泌外分册》，《吴阶平泌尿外科学》（新版）等，发表论文 150 余篇，其中 SCI 44 篇。

2006 年获武汉地区"人民满意的好医生"称号；2012 年获国家科技国际合作司、国家卫生部国际合作司"恩德思医学科学技术奖"。

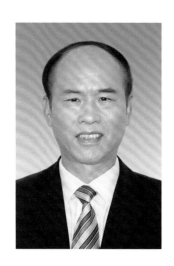

叶章群，医学博士、教授、主任医师、博士生导师，中华医学会泌尿外科学分会前任主任委员、中华医学会泌尿外科学分会泌尿系结石学组组长、湖北省医学会泌尿外科学分会主任委员、湖北省泌尿外科研究所所长、武汉同济医院泌尿外科研究所所长、湖北省医学领军人才、国际尿石联盟主席、中意马可波罗泌尿外科学会主席、中国泌尿系结石联盟主席、国务院政府特殊津贴享受者。《现代泌尿生殖肿瘤杂志》主编、《中华泌尿外科杂志》副总编。获得国家科技进步二等奖、卫生部科技进步三等奖等多项奖项。获得国家自然科学基金 6 项，主编专著 10 部。2006 年荣获"吴阶平泌尿外科医学奖"、2008 年荣获"全球华人泌尿外科突出贡献奖"。主要研究方向为泌尿系结石及泌尿系肿瘤。尤其擅长对前列腺癌的诊断与治疗。

序

近 30 年来,中国微创泌尿外科事业蓬勃发展,在国际上有越来越广泛的影响力,得益于全国泌尿外科同仁的积极探索和艰苦努力。华中科技大学同济医学院附属同济医院泌尿外科作为其中的优秀代表,一直致力于探索并推广泌尿外科微创新技术,得到业界的广泛认可。

由华中科技大学同济医学院附属同济医院泌尿外科叶章群、王少刚及武汉大学人民医院泌尿外科刘修恒三位教授主编的《现代微创泌尿外科学》一书即将出版。全书共 7 篇,27 章,具有以下三个方面的特点:一、新,编者均为活跃在中国泌尿外科各微创领域且卓有成就的中青年专家,来自临床一线,了解最新进展,把自己掌握的最新微创技术介绍给大家;二、全,全书内容涵盖肿瘤、结石、男科、尿控等所有泌尿外科领域;三、实,在体现新技术新进展的同时,注重技术细节的介绍,方便读者学习,而且各编者也注重将自己的经验、体会以及尚存争议的前沿热点问题展开讨论,使该书有更好的应用和参考价值。基于上述特点,《现代微创泌尿外科学》将是一本值得阅读的书籍。

相信本书的问世,以及以后再版的不断完善将对我国微创泌尿外科事业的发展发挥重要作用。祝福中国微创泌尿外科走向更辉煌的明天!

中国工程院院士

海军军医大学校长

中华医学会泌尿外科学分会主任委员

中华医学会泌尿外科学分会微创学组组长

2018 年 2 月

丁酉年冬　于上海

微创外科已成为 21 世纪外科发展的方向,它具有蓬勃的生命力和巨大的发展前景。作为现代微创治疗急先锋的泌尿外科人一直活跃在这个舞台上,个体化、精准化和微创化一直是我们追求的目标。在探索中实践、在实践中规范、在规范中前行。一批优秀的泌尿外科专家在各自领域,包括肿瘤、结石、男科及尿控等专业不断开拓创新,微创新理念和新术式相继应用于临床,使得国内微创泌尿外科更是发展迅猛,取得了非常好的治疗效果和社会效益。

尽管如此,目前国内尚缺少一本涵盖当前微创泌尿外科理念与技术的书籍,造成各地市级医院泌尿外科大夫对微创理念的困惑和操作技术的不统一、不规范。基于此,出版一本能体现科学性、前沿性、实用性等特点的微创泌尿外科书籍显得尤为必要。

本书共 27 章,分为 7 大部分,以同济医院泌尿外科专家为主体,同时邀请了国内一批活跃在微创泌尿外科领域且卓有成就的中青年专家携手完成。第一篇介绍微创泌尿外科的发展史,现状及前景,国内各微创培训中心的开展情况。第二至七篇内容涵盖了腹腔镜、机器人手术、上(下)尿路内镜、男科、尿控等领域微创技术发展的最新成果,对目前各种先进的微创内镜理念和手术作了详细的介绍。本书在编写上有如下特点:每个章节前,都有相关手术解剖,便于读者参考学习;丰富的图片是本书的一大特色,以手术器械及实景图片为主,图片表达准确,设计美观,在选取上详略得当,可以充分展示手术全貌;各位专家将自己的经验、体会、新观点及争议的前沿热点问题在每个章节末做深入探讨,不仅极大丰富本书的内容,而且可以引导读者培养临床思路与视野。纵观全书,强调操作的程序化,体现规范性;关注特殊情况的处理技巧,增强实战性,紧跟国际微创研究理念前沿,体现科学性。是一本非常有阅读价值的书籍。

本书在编写过程中,中国工程院孙颖浩院士百忙之中欣然作序,并提出许多指导性意见。人民卫生出版社郝巨为编审和有关编辑为本书的出版做了大量卓有成效的工作。本书凝集了我科专家和国内泌尿外科名家们的宝贵经验。特此致谢为本书成稿和出版给予帮助的所有人!

受医学技术发展的速度及编者学术水平所限,书中难免有疏漏,甚至谬误,敬请同道们给予理解和赐教,以便今后再版修订时改进。

王少刚　刘修恒　叶章群
2018 年 2 月

目 录

第三篇　上尿路内镜的手术应用及发展

第四篇　下尿路内镜手术的应用及发展

第五篇 机器人辅助腹腔镜技术在泌尿外科的应用现状及创新

第六篇　男性生殖微创手术的应用及发展

第七篇　微创泌尿外科的其他诊疗方法

第一篇

微创泌尿外科概论

第一章

微创泌尿外科的发展史及现状

一、概述

微创外科从一种人们的启蒙构想至完整的思想体系形成，从使用零星的仪器、器材至有了成套的设备，从个别动物实验和临床尝试到在外科领域各个专科内的普遍应用，已经有100余年的历史。1901年德国 Killing 首先用腹腔镜观察狗的腹腔。1910年瑞典 Jacobaeus 用腹腔镜进行了人的腹腔探查。20世纪50年代，英国 Veress 发明柱状透镜，提高了光导效率。20世纪60、70年代，德国 Semm 配套设计了气腹机、冷光源、热凝装置及其他专用器材，施行大量妇科手术。1983年，英国 Wickham 首先提出了微创外科（minimally invasive surgery，MIS）的概念，使 MIS 的发展在理论和技术条件上均告具备。至1987年，法国 Mouret 成功施行了世界上首例腹腔镜胆囊切除术（laparoscopic cholecystectomy，LC），1988年法国 Dubois 连续完成了36例 LC 手术，并于次年将手术录像公布于世，引起了医学界的轰动。1990年以后，MIS 迅速、普遍地在普外、胸外、妇产科、泌尿外科、小儿外科等各个领域开展，可以说20世纪90年代是 MIS 发展的全盛时期，MIS 逐渐变得成熟，在20世纪90年代后期就已经开始了探索对肿瘤的微创治疗。MIS 已成为在外科发展史上，继麻醉、输血、抗菌无菌、器官移植之后的又一个里程碑。

MIS 本身不能被看作一门专科，而是代表一种外科新哲学思维方式与现代科学技术相结合的工作手段，其主导思想是在保持获得最佳外科手术效果的同时，将患者生理与心理上的创伤与痛苦降至最低。简言之，MIS 的内涵是以腔镜外科和（或）内镜外科来替代传统外科；广义地说，还包括一切利用微小切口和微小创伤的外科治疗手段，如 B 超或 CT 引导下的穿刺、注射、射频、冷冻、热凝及微波等治疗技术，以及各种放射介入治疗等。MIS 之应用于外科领域内的各个大、小专科，又转而促进了大量专用器械如内镜超声仪、超声刀、微型穿刺设备和手术、器械、各类腔内切割、吻合器等的涌现。泌尿外科在内镜开发、应用和推广上有更多的"天时地利"，也是最活跃的专业之一。

追溯历史，一千年前国人曾用葱管导尿，这是腔内泌尿外科的萌芽，然而真正起始应该是膀胱镜问世。1804年由德国 Philip Bozzini 等制成世界上最早的膀胱镜，用蜡烛照明观察膀胱内部情况，由于光线暗、视野小，无法达到理想的效果，但已是膀胱镜的雏形。经过200年的发展，当今的膀胱镜已有良好的照明，可应用多种操作器械，通过引入摄影录像系统，不仅可直接观察膀胱，还可观察监视器上画面进行操作。由于它是一种侵袭性较小的诊断和治疗尿路病变的

技术，现在每一个泌尿外科医生都必须熟练掌握这门技术。随着科学技术的进步，在膀胱镜及其技术发展的基础上，又有了输尿管镜和肾镜，使得泌尿外科医生能充分利用泌尿系统自然腔道与外界相通的解剖特点，更加直接和准确地诊断和治疗尿路疾病。不仅如此，经皮肾镜的操作是非直接经尿路插入，而是经腰背部定点细针穿刺，逐步扩张，形成通道后再将肾镜经通道放入肾盂，而后开始检查和治疗。这里就提供了一种思路：通过经皮穿刺到达体内的某一腔隙，在设备和技术条件成熟的情况下，都可以进行内镜的操作。由此可以想到，原先的腔内泌尿外科（endourology）的内容应该扩展和深入，不仅指泌尿系统器官的"腔内"，还要赋以应用"内镜"的含义，即强调"endoscopy"包括膀胱镜、输尿管镜、经皮肾镜、腹腔镜等。在我国，县、市一级医院中大多都已配备一种或数种泌尿系统的"内镜"，开展腔内泌尿外科或内镜泌尿外科工作的医院已非常普遍。

除了腔镜和内镜技术外，近年来医用机器人技术的兴起也为微创泌尿外科的发展带来了新的思路。机器人技术是现代远程信息技术和智能化机械工程技术结合的产物，在军事、制造、航天、运输、医疗等众多领域都具有非常广阔的应用前景，其在微创外科领域的应用更是一个崭新层面的革新，将手术质量推到了一个更高的境界。近年来，通过将机器人技术、计算机技术、成像技术及图像处理技术与外科手术相结合，产生了一个新的研究领域——医用机器人与计算机辅助外科手术，开辟了微创外科的机器人时代，在微创泌尿外科领域，使用最广泛的就是机器人辅助腹腔镜技术。下面我们就来介绍一下微创泌尿外科内镜和机器人应用的发展史及现状。

二、上尿路内镜

现代微创泌尿外科在上尿路内镜方面主要有两个研究方向：一是经皮肾镜，二是输尿管软镜。经皮肾镜在临床上主要应用于经皮肾镜取石术（percutaneous nephrostolithotomy，PCNL），它是在经皮肾穿刺造瘘术的基础上发展起来的。PCNL 的历史可追溯到20世纪40年代，1941年 Rupol 和 Brown 曾利用内镜从手术肾造瘘口取出开放性手术后残留的结石；1955年 Goodwin 首先报道经皮肾造瘘术成功地解除梗阻性肾积水，他当时是采用 Trocar 技术，因无 X 射线透视引导，仅凭体表标志估计穿刺方向和位置；1965年 Bartley、1976年 Pederson 分别首先采用 X 射线透视引导及超声引导穿刺，提高了穿刺、置管的准确性和安全性；1976年，Fernström 和 Johansson 完成首例经皮肾镜取石术（PCNL），开启了 PCNL

技术的先河。20 世纪 80 年代随着更加安全的体外冲击波碎石(ESWL)技术及输尿管镜技术的普及,PCNL 一度进入低潮。近年来,由于出现了更加高效的气压弹道碎石、超声吸附碎石、激光碎石等碎石技术,以及经皮肾穿刺造瘘技术的快速发展,使 PCNL 又得到新的重视,并广泛应用于临床。

我国于 1982 年应用纤维胆道镜经皮肾造瘘取石获得成功,并于 1984 年开展经皮肾镜取石,在北京、上海等地取得了成功。但早期的经皮肾镜镜体相对粗大,多为 26F ~ 36F,穿刺通道较大,术中极易损伤肾实质叶间动脉,撕裂肾盏,造成大出血。1992 年吴开俊、李逊等创造性地提出了将穿刺通道扩张到 14F ~ 16F 的经皮肾微造瘘术,并利用此通道行二期经皮肾输尿管镜碎石取石术,而后又在此基础上提出了更为简单实用的一期同时穿刺取石的 MPCNL(mini-percutane-ous nephrostolithotomy),并逐步在国内推广应用,手术适应范围逐渐增大,并应用于大部分 ESWL 和开放手术难以处理的上尿路结石。

早在 1912 年,Hampton 首次报道了应用 F12 膀胱镜进入扩张的输尿管进行检查,1969 年 Marshall 采用 F9 输尿管软镜检查输尿管结石,1971 年 Takagi 使用 F8 输尿管软镜对输尿管和肾进行检查。20 世纪 80 年代以后,输尿管软镜及其辅助设备得到了不断的改进提高。输尿管软镜已经成为临床上重要的诊治技术。输尿管软镜治疗上尿路结石通过人体自然腔道进入肾脏,属于"循而而进",具有微创、安全、恢复快、可重复治疗等优点,并发症少且具有可控性。目前临床上常用的输尿管软镜有纤维输尿管软镜、一体化电子输尿管软镜及可拆卸的组合式软镜 3 类,而随着机器人技术的迅速发展,机器人辅助输尿管软镜也已开始应用到肾结石的治疗。理论上,对于没有肾积水的上尿路结石,经皮肾镜能处理的,输尿管软镜大多都能处理。国内外研究报道,治疗直径<2cm 肾结石,输尿管软镜和 PCNL 的术后结石清除率基本相同,而输尿管软镜的手术风险则要小很多。对于不适用于 ESWL 和 PCNL 碎石治疗的结石患者,如肥胖者、孤独肾、移位肾、马蹄肾等解剖异常者及出血体质者可首先考虑输尿管软镜碎石。近年来,随着输尿管腔内技术的发展,甚至有国内外学者报道利用输尿管软镜创伤小、对输尿管刺激小的特点处理妊娠期输尿管结石,绝大多数患者均未出现产科并发症。而且近年来,在欧洲一些国家,输尿管软镜已取代 ESWL 成为上尿路结石的首选治疗方法。

三、下尿路内镜

膀胱镜是经尿道进入膀胱的一种内镜检查方法,是泌尿外科应用最早、最多且效果最满意的内腔镜诊疗方法。第一个发明膀胱镜的人是来自法兰克福的 Philip Bozzini,他于 1805 年制做出了第一种较为完善的膀胱镜,使用烛光照明,结构简单,只由一竹管和小箱构成。1875 年 Diedrich C. Rutenberg 设计了第一个空气膀胱镜。1879 年具有内光源和光学系统的 Nitze-Leiter 间接膀胱镜出现了,1879 年也作为膀胱镜问世的时间正式被载入了史册。1886 年欧洲著名的妇科医生 Karl Pawlik 第一个描述根基膀胱镜的刻度。1898 年 Kelly 对男性实行了膀胱镜检查。进入 20 世纪膀胱镜的发展更是有了长足的进步,到了 20 世纪 60 年代,光学玻璃镜

柱和光导纤维的出现,使得观察镜的清晰度、光亮度和视野范围都有了明显的改进。随着膀胱镜的逐渐完善和光学系统的不断改进,人们思考利用膀胱镜的原理研制了其他用途的内镜,达到了窥视整个泌尿道的目的。这些内镜的出现,为施行经尿道手术提供了必要的基础。伴随着内镜的产生、发展、完善,经尿道手术也从无到有逐渐发展起来。

一千多年前的中国就有了用葱管导尿的记载。古埃及也有人用木楔子扩张尿道,为了取出膀胱里的结石。16 世纪时,Ambroise Pare 设计了一种金属导尿管,内置一尖端呈帽状刀片,可经尿道切割膀胱颈,但由于是盲目操作,不能止血。1830 年,法国外科医生 Mercier 和 Civiale 也设计了一种膀胱颈切割刀,外形类似尿道探子,末端藏有刀片,经尿道插入可盲目切开膀胱颈的狭窄部或抬高部,而不损伤周围组织。1844 年 Mercier 设计了一种金属扩张器,用来分裂前列腺和膀胱颈以解除尿路梗阻,这标志着现代经尿道扩张技术的开端。至 1909 年,H. H. Young 发明了经尿道切割膀胱颈的冷刀,经 Brash 改进后可在膀胱镜内直视下操作。随后于 1920 年 Caulk 制成经膀胱对膀胱颈进行电灼的装置,Stern 和 Davis 又相继研制了半环形钨丝电切祥,使用 Bovie 电箱行经尿道膀胱颈电切术,效果令人满意。

对于经尿道治疗前列腺增生,1932 年 McCarthy 在 Stern 电切刀的基础上,增加前斜视镜,创造了一种新型的电切镜,这就是后来被广泛使用的 Stern-McCarthy 切除镜。它为经尿道前列腺电切术(TURP)和经尿道膀胱肿瘤切除术等其他经尿道切除术提供了可靠的设备,被认为是现代切除镜的雏形。1957 年 Rovasine 等在 OTis 的盲目内切刀的基础上,研制了一种带窥镜的尿道内切开器械,第一次在直视下行尿道内切开术,开创了治疗尿道狭窄的新纪元。20 世纪中期,经尿道碎石技术也有了很大的发展。不仅出现了膀胱镜直视下的碎石钳和 Mauermayer 结石冲击钳,还相继诞生了液电碎石器、超生碎石器及激光碎石器。这些碎石器的出现和应用,已使很多病人免除了开放手术的痛苦。

四、腹腔镜技术

腹腔镜已有百余年的历史,但长期以来主要作为腹腔疾病的诊断手段。直到 1985 年德国的 MUhe 和 1987 年法国的 Mouret 分别成功地完成了腹腔镜胆囊切除术(LC)以后,腹腔镜才真正进入了以干预性治疗为主的诊断和治疗相结合的现代外科腹腔镜时代。1976 年德国首次将腹腔镜用于隐睾病人的定位诊断,从此揭开了腹腔镜治疗泌尿外科疾病的序幕。1979 年,另一位外国医生 Wickman 完成了首例腹腔镜下输尿管切开取石术,但由于手术器械的限制,使腹腔镜的发展随后进入停滞状态,直到 20 世纪,由于电子学和光学技术的发展,电视摄像系统、气腹机和各种操作器械的研发应用于临床,腹腔镜技术迅速才得以广泛开展。1991 年世界首例腹腔镜肾切除术成功,同年首例肾囊肿去顶、肾上腺切除相继报道完成,印度的 Cany 用自制水囊建立腹膜后间隙,开创了经腹膜后途径的泌尿外科腹腔镜技术,泌尿外科腹腔镜技术的应用逐步走向成熟。国内北京大学泌尿外科研究所那彦群教授于 1992 年率先开展首例腹腔镜下肾切除,并于 1994 年报道了腹腔镜治疗肾囊肿的成功经验,随后腹腔镜技

术在北京、广州、武汉、上海等地迅速开展。目前腹腔镜手术可分为 3 个技术平台，包括标准腹腔镜手术（standard laparoscopic surgery，SLAS）、手助腹腔镜手术（hand-assisted laparoscopic surgery，HALS）和微型腹腔镜手术。

SLAS 标准腹腔镜在泌尿外科应用较早，其操作件直径一般为 5~12cm，在电视显像系统监视下操作。与传统的开放性手术相比，SLAS 具有切口小、疼痛轻、恢复快的优点，已广泛应用于泌尿外科手术治疗，并且操作技术已很成熟。如精索静脉曲张高位结扎术、腹腔内隐睾探查术、肾上腺肿瘤切除术、根治性肾切除术、输尿管切开取石术、腹膜后淋巴结清扫、根治性前列腺切除、膀胱颈悬吊术、肾移植活体取肾术等，尤其是腹腔镜肾上腺切除术，多数学者认为它是治疗肾上腺外科疾病的"金标准"。

HALS 是在普通腹腔镜设备基础上增加一个防漏气兼保护气腹的手助套袖设备。操作时需做长约 7cm 的切口放置套袖，通过套袖设备一只手可进入腹腔配合手术。自 1997 年 Nakada 等报道首例手助腹腔镜肾切除术后，该技术迅速发展，一些标准腹腔镜下较难完成的手术，如腹膜后淋巴结清扫、肾部分切除术、肾输尿管全切术和活体供肾摘除术等，尤其对于需完整取出标本的手术较为适用。HALS 联合了腹腔镜和开放手术的优点，术者腹腔操作手触觉灵敏、动作灵巧，使镜下切割、分离、缝扎等精细操作更容易，提高了三维定向效果及手术安全性。因此，此技术更适合复杂的泌尿外科手术。

一般认为，直径<3cm 腹腔镜及其操作件称为微型腹腔镜，又称针式腹腔镜。此技术的开展使患者术后切口更小、更美观，疼痛更轻，切口愈合快，损伤小。但针式腹腔镜视野小（仅有 0°镜），图像有一定失真度，器械纤细易弯曲且强度不够，增加了手术操作时间及难度，常需借助或辅助标准腹腔镜技术完成复杂的泌尿外科手术，如肾切除、肾输尿管全切加膀胱壁袖口状切除、肠代膀胱、成人肾盂成形术等。不过随着器械设计的改进和医生操作体会的加深，针式腹腔镜技术在泌尿外科领域仍将大有可为之处。目前微型腹腔镜主要应用于肾囊肿、隐睾、精索静脉曲张、肾上腺疾病、淋巴囊肿等的治疗，以及肾输尿管全切除术时输尿管远端和膀胱的处理。

五、机器人辅助腹腔镜技术

腹腔镜技术的成熟极大地推动了微创手术的发展，但在临床应用中也逐渐暴露出一定的不足，例如：经固定的通道器械操作限制了医生的活动度和手的灵巧性；二维图像使外科医生失去了视觉的深度感和对术野直观平稳的控制力；手眼间协调性差，触觉的减弱和手的不自主阵颤、易疲劳增加了操作的困难等。为了解决上述问题，科学家们开发了计算机辅助手术系统，即"手术机器人"系统，使微创外科的发展进入了一个新时代。

Kwoh 等为了提高神经外科活检的精确度使用了"美洲狮 560"，这是最早应用于手术的机器人。3 年后，"美洲狮 560"又被 Davies 等成功地应用于经尿道前列腺切除术，最终演化成一种专门行经尿道前列腺切除术的设备 PROBOT。1994 年，美国 Computer Motion 公司在军方风险基金的资助下

研制了第一台协助微创手术的内窥镜自动定位系统——伊索（automated endoscopic system for optimal positioning，Aesop）。尽管它还不是能执行指令独自进行手术操作的"机器人"，而只是一只"扶镜"的电子机械手，但是迈出了机器人技术介入外科手术的关键一步。1999 年，Intuitive Surgical 公司制造的"达芬奇"（da Vinci）和 Computer Motion 公司制造的"宙斯"（Zeus）机器人手术系统都通过了欧洲 CE 市场认证，标志着真正"手术机器人"的诞生，并于 2000 年 7 月通过了美国 FDA 市场认证。"达芬奇"现已成为世界上首套可以正式在医院手术室腹腔手术中使用的机器人手术系统。

达芬奇机器人外科手术系统已成为当今的主流，在泌尿外科的应用目前主要有：根治性前列腺切除、根治性全膀胱切除（含新膀胱重建及尿流改道）、肾部分切除、肾盂成形术等，以及单纯肾切除、根治性肾切除、活体供肾切除、肾上腺切除。前列腺癌根治术采用外科机器人辅助腹腔镜手术的方法是前列腺癌微创外科治疗的重要进展，第 1 例达芬奇机器人辅助腹腔镜根治性前列腺切除术（robot-assisted laparoscopic radical prostatectomy，RALRP）由 Jochen Binder 于 2000 年完成，现在技术上越来越成熟，并已被认为是"金标准"。2003 年由 Menon 等首次报道达芬奇机器人外科手术系统辅助腹腔镜全膀胱切除（robot-assisted laparoscopic radical cystectomy，RARC）和尿路改道，至今全世界已报道数百例。Gettman 等于 2004 年首次报道应用达芬奇机器人外科手术系统辅助腹腔镜手术完成肾部分切除术，利用机器人可变的腕关节活动能更有效地切除肿瘤，并进行精确的肾重建，整个过程的热缺血时间小于 30 分钟。

我国运用手术机器人进行医学手术操作起步较晚。2004 年 4 月，深圳市人民医院引进了中国大陆第一台"宙斯"手术机器人系统，并于当月完成了大陆首例"宙斯"手术机器人胆囊切除术。2006 年 12 月，中国人民解放军总医院购入中国首台"达芬奇"手术机器人，并分别于 2007 年 1 月和 10 月成功实施了中国首例"达芬奇"机器人房间隔缺损修补术和前列腺癌根治术，从此拉开了中国"达芬奇"机器人手术的帷幕。

六、男性生殖系统微创技术及其他

随着 20 世纪末微创手术技术的迅猛发展，越来越多的微创技术开始被应用到临床上来，作为微创手术的一个重要分支，泌尿外科及男科微创手术的技术也在飞速发展，为男性患者带来了更好的选择。男性泌尿生殖系统是十分脆弱的部位，男性的许多疾病也正是因此而高发，如前列腺疾病、泌尿系统感染、包皮、包茎、泌尿系结石等。传统治疗方法往往是单纯依靠药物，效果并不十分显著。随着微创技术的发展，利用微创技术直接作用于病变部位，快速治愈疾病成为现代泌尿男科治疗的新趋势。在男性不育方面，显微外科技术与微创手术在治疗男性精道梗阻方面发挥了巨大的作用，而且辅助生殖技术的应用与发展，也将男性不育症的治疗水平推到了新的高度。对于良性前列腺增生症与前列腺炎的病因与发病机制方面也有了更深入的认识，良性前列腺增生症已进入药物治疗与微创外科治疗时代。经尿道前列腺电切术已取代了传统的开放前列腺剜除术。目前我国在经尿

道前列腺激光剜除术、经尿道前列腺电气化术领域处于国际领先水平。

自 20 世纪 60 年代初期世界上第 1 台红宝石激光器面世以来,50 年间激光技术取得了巨大的成就,激光器的出现为生物和医学领域的应用提供了基础。1961 年,Campbell 首先将红宝石激光用于治疗视网膜脱落。1963 年,Goldmann 用激光刀切割肿瘤。1964 年,Mester 首先将红宝石激光用于生物刺激。1976 年,Hofstetter 首次将激光用于泌尿外科。由于激光器具有切割、凝固、气化、打孔、截骨等功能,20 世纪 70 年代医学激光治疗机在医学各领域得到了广泛的应用。激光技术可以应用于泌尿系结石的治疗,具有创伤小、操作方便、恢复快、并发症少的优点;钬激光切除前列腺在国外开展以来,有效性和优越性也得到了临床实践证明;在其他泌尿系肿瘤治疗方面,激光技术也取得了非常好的治疗效果。

热疗应用于临床在 1 个多世纪前就已提出,开始是用于治疗恶性肿瘤。1985 年,Yeulshalm 等从微波治疗前列腺癌中得到启示,将微波热疗引入前列腺增生症(BPH)的治疗,取得了较为满意的治疗结果。1990 年,以色列威克斯公司研制成功前列腺射频热疗仪,经尿道治疗 BPH,患者痛苦小,是一种安全有效的非手术治疗方法。此外,超声碎石系统、气压弹道碎石系统、超声热疗、氩氦刀冷冻系统等技术也在泌尿外科疾病的诊疗过程中大放异彩,占有非常重要的地位。

(叶章群)

第二章

微创泌尿外科的发展前景及未来

科学技术的进步和发展正在改变人类的文明。微创技术是外科学传统理论与现代科学技术相结合的产物,微创手术只是有创手术走向无创的一个过渡阶段,它依赖于电子信息技术、生物工程技术以及机械工程技术等的全面发展,最终可能被基因、物理、化学等治疗手段取代。随着数字化时代的到来,进入了前所未有的崭新时期。

一、机器人和远程医疗在微创泌尿外科的应用

机器人技术与网络技术的结合使远程医疗由构想走向现实。2001 年 9 月 7 日,美国纽约的外科医师完成了著名的"林得伯格"手术——跨洋远程腹腔镜胆囊切除术,极大地推动了现代技术的发展。在国内,几乎每个大中城市的大型综合性医院都具有远程医疗设备,可以根据患者需要完成远程会诊,但是离远程手术尚有较大的差距。当前,全美达芬奇机器人系统已经超过了 2000 台,达芬奇机器人前列腺癌根治术已成为前列腺癌手术新的主流,我国的机器人手术也即将迎来其快速发展期。

二、虚拟现实技术在微创泌尿外科的应用

所谓虚拟现实,是指借助计算机技术和硬件设备,实现一种人们可以通过视、听、触、嗅等手段所感受到的虚拟幻境。它具有沉浸性、交互性和构想性的特点,在微创外科领域不仅可以用于手术方案的设计和手术训练,而且还可以直接用于手术的实施。虚拟现实技术具有模拟真实手术中的视觉反馈、触觉反馈和力反馈信息的能力。特别是它的三维重建功能,在手术定位、手术导航方面独具优势。

三、纳米技术在微创泌尿外科的应用

纳米技术是指纳米材料及其应用的技术。瑞典科学家最近发明一种纳米级的微机器人,这种机器人有望成为新式的显微手术工具和生物医学检测工具。纳米技术在医学领域的应用虽然还不成熟,距离临床实践还有一定的差距,但是这一技术的迅速发展,必将带来强大的技术支持,将现有人体器官水平上的操作推向细胞操作、基因操作和分子操作,从而使"微创"更加深化,乃至达到"无创"。

四、模拟技术的应用

模拟技术将成为微创外科医生临床培训的一个重要手段,利用新一代的高性能的计算机和图像软件,外科医生在培训中可对手术操作技术进行无限次数的练习,使他们在真正的手术前积累丰富的经验。另外,借助 CT、MRI 和其他成像技术所获的信息,再现患者的解剖模拟结构,从而可于术前在电脑模拟器上对其解剖模拟结构进行操作。或许,我们可以在电脑模拟器上的患者模拟解剖结构上试用经前腹腔或后腹腔的两种径路方法,以决定采用哪种最佳方法为其施行肾上腺手术。

今后泌尿外科学甚至整个外科领域研究的重点,都将会放在怎样通过人的自然孔道在医生的遥控下进行探察,完成诊断与治疗,此时真正的无创时代将来临。人们预测,在 21 世纪,外科医生的双手便可以从患者体内解放出来,取而代之的是使用电脑的机器人手术,这是由生物学、信息学、数学和物理学互相融合的生物智能时代。

(叶章群)

第三章

微创泌尿外科技术培训

我国微创手术技术虽然起步较晚,但随着与国外交流增多,以及在国内专家的不懈努力下,在泌尿外科学方面,微创手术技术发展非常迅速,很多手术技术已经达到世界领先水平。目前,几乎所有的三级甲等医院都已经不同程度、不同范围地开展了泌尿外科微创手术技术。然而,泌尿外科微创手术的发展在国内还很不平衡,大多数经济欠发达地区泌尿外科微创手术开展得还很不理想,治疗效果也有很大的差异,由于手术操作不当给患者带来严重创伤的情况也时有发生。而且目前,我国对于开展泌尿外科微创手术的医生,既没有严格的培训与考核体系,也没有统一的准许开展微创手术的技术标准,是造成上述现象的主要原因之一。因此,如何规范泌尿外科微创手术的开展、应用及培训是一项重要且非常迫切的课题。

一、师资培训

泌尿外科微创手术发展到今天已经成为一门相当成熟的手术技术,在我国的大部分地区都得到了开展,但由于文化教育水平及经济发展水平等多方面因素的影响,微创手术技术水平参差不齐。为了解决这方面的问题,国内微创手术开展得比较成功的医院、微创治疗中心经常会开办一些微创手术学习班,来促进和帮助偏远欠发达地区微创手术的开展。

为了保证学习班的培训效果,最基本的是需要优良的师资和完善的教学体系,对于这样一门实践性很强的课程来说,在教学过程中师生是面对面、手把手地,带教老师对学生的影响非常直接和紧密,所以说教师的带教作用非常显著。要想办好具有我国特色的微创手术学课程,提高和稳定微创手术学教学质量,必须培养建立一支热爱医学教育事业、热爱学生、热爱手术学教学的微创手术学师资队伍。而这支队伍不会自然形成,必须通过医学教育理论和实践的继续教育、通过师资队伍培养才能实现。

手术学师资培养不可脱离教学实际走上形式主义,也不可脱离工作实际勉为其难。要做到学习班课前集训与整体师资培养活动相结合。课前的手术学师资培训,采取讲座、示教、观看录像、实战操作演示等方式。培养活动要与整体课程体系相结合,与教师职责相结合,与人才目标相结合。培养方式的简捷易行,容易在较高的层次上结合新的教学内容和教学观念,使得培养活动切实可行并具一定吸引力。

参加培养活动的教师当然是学习班的任课教师,他们必须都要求在临床上成功完成一定数量的微创手术,而且手术效果满意。师资团队要求整体素质好、献身教学意识强、技能带教规范、外科临床经验丰富,并且科研能力出众,能紧紧抓住最新科技发展。拥有了这样一支团队,提升教学质量就成为重中之重,应将教学目标和教学要求作为主要内容。基本教学目标要求为:确定重点教学内容,强化带教的规范性,明确基础性操作项目,基本理论和操作并重,实行日常和终结两种考评。上述教学目标与教学要求体现了微创手术学内容体系的改革,应当在师资培训中作为重点内容统一教师的教学思想和教学行为。其中,基本操作的规范性是所有任教教师必须要重视和做到的,这是整个手术学教学要求的核心,带教的规范程度决定手术学教学效果和质量。

二、模拟培训

泌尿外科是使用内镜诊疗最多的学科之一,包括膀胱镜、输尿管镜、经皮肾镜、腹腔镜等,经自然腔道手术、单孔腹腔镜手术及机器人辅助的腹腔镜手术更是快速发展。由于医疗技术的进步和微创技术的优越性,目前临床外科大约90%以上的手术都可通过腹腔镜或在其他内镜技术下进行诊治。然而对于内镜技术及微创手术,主刀医生在术中承担了更多的责任,助手在手术中的训练机会明显减少,导致操作不规范,学习曲线变长,术者在早期由于操作技能不够熟练导致手术时间延长,甚至发生严重并发症。

而随着现代科技的发展,专家们找到了能够有效解决上述问题的方法,即模拟培训法。模拟培训法是一种侧重对操作技能和敏捷反应的培训方法,它通过把受训者置于模拟的现实工作环境中,让受训者反复操作训练,以解决实际工作中可能出现的各种问题,为进入实际工作岗位打下基础。模拟培训在泌尿专科医师培养中有着无可替代的优势,有利于提高培训质量和专科医师的成长,专科医师应进行必要的模拟培训,利用模拟培训法可以减少培训开支、提高学习效率和降低危险性。

在模拟器上可进行膀胱镜、硬性、软性输尿管镜、电切镜、经皮肾镜、常规腹腔镜、LESS 等内镜基本技能的规范练习,在熟练掌握各种基本操作后,掌握器械安装、活检钳、异物钳、抓钳、超声刀、电切刀、激光等常规器械使用后,学生可在模型上进行软输尿管镜、经皮肾镜等各种内镜的实战练习。模拟器可模拟术中出血情况,如果操作失误将导致出血,影响操作。模拟状况越接近实际情况,模拟训练效果越好,利于缩短模拟训练到实际操作的转变时间。在完成腹腔镜模拟机和训练箱的基本技能练习后,可进行腹腔镜肾盂输尿管成形术、膀胱尿道吻合术、腹腔镜肾部分切除术等较为复杂的模型练习。但模拟器无法模拟人体的真实环境,而且不需要助手、麻醉医生和护士的配合,无术中人体内环境变化对手术的影响。因此,模拟训练更适合用于熟悉器械,熟练基本操作(图3-1、图3-2、图3-3、图3-4、图3-5、图3-6A、B)。

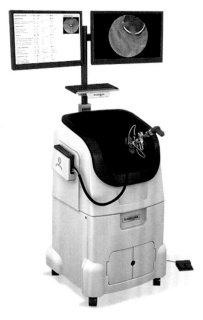

图3-2 经尿道前列腺电切(TURP)手术模拟器

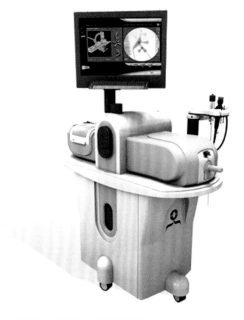

图3-1 泌尿内镜模拟器

通过对微创手术的模拟训练,使学生在泌尿外科微创手术中的空间感、方向感得到锻炼,加强了学生的手眼协调能力及双手协调能力,进一步提高手术操作的精准度及手术速度,能够熟练掌握微创手术的基本技能,在结合文献学习的

基础上,进一步增进其对泌尿外科微创技术的感性认识,提高其学习兴趣。除了在模拟机和训练箱中进行模拟培训之外,我们还可以进行动物模拟实验。动物模拟实验是建立学员信心、走向临床的重要步骤。从理论、录像、模拟操作到在活体上进行微创手术,这种循序渐进的教学模式非常有助于学员掌握微创手术的精髓。从模拟器练习开始,到能独立完成动物微创手术,最终过渡为临床手术操作者,完全掌握微创手术技能。

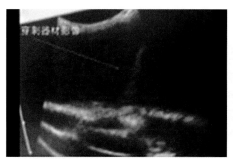
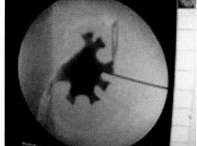
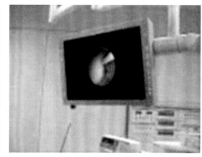
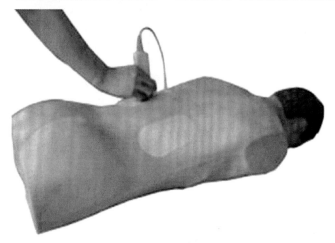
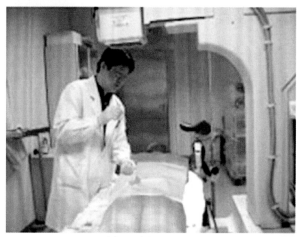

图3-3 高仿真超声、X线引导经皮穿刺肾镜技能训练人体模型

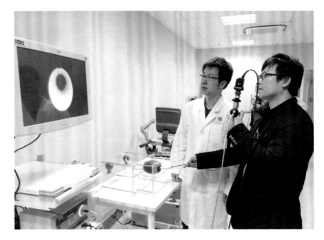

图3-4 输尿管软镜虚拟模拟器

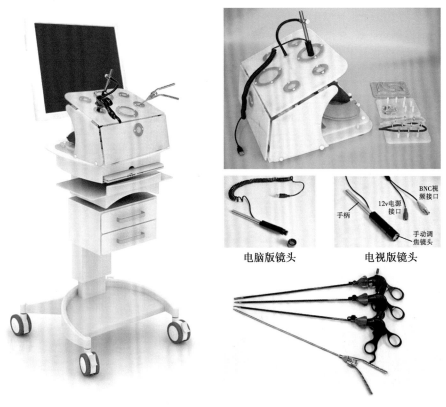

图3-5 腹腔镜模拟器

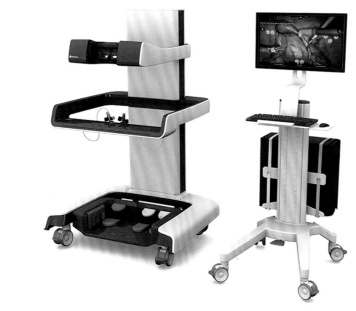

A

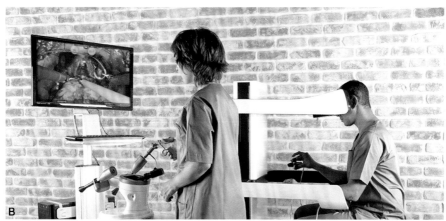

B

LAP Mentor Express　　　　　　RobotiX Mentor

图 3-6　A、B. 机器人模拟器

三、培训基地的创建

医学科学的发展日新月异,外科手术的方式也开始从传统的大切口充分显露手术视野,向小切口、轻创伤的微创外科转变。自 20 世纪 90 年代开始,通过腔镜器械,利用微创技术代替了许多传统开放手术,不仅可完成诸如胆囊切除、肾切除等常规易操作的手术,还能完成根治性前列腺切除术、根治性膀胱切除术等高难度手术。近年来,外科新技术发展更加迅速,出现了机器人辅助腹腔镜手术技术,引起了微创手术的又一次巨大变革。腹腔镜外科作为微创外科的代表,其发展是外科技术的一场革命,加强腹腔镜外科医师继续教育与手术技术培训是减少手术并发症,真正达到外科微创化的关键。传统的外科医生培训方法显然难以适应培养微创外科人才的要求。因此,建立微创外科技术培训中心,开展微创外科技术培训,促进微创外科技术在我国的推广,是外科领域一项十分紧迫的任务。

建立独立的微创外科技术培训中心费用昂贵,也不现实。因此,为推动我国泌尿外科微创技术的发展和进一步规范泌尿外科微创技术的培训,避免资源浪费,中华医学会泌尿外科分会选择在技术力量雄厚、影响力大的医学院校及其附属大型教学医院相继成立了华南微创技术培训中心、华东微创技术培训中心、华北微创技术培训中心、西南微创技术培训中心、东北微创技术培训中心(表 3-1)。

在这些医疗单位中一般设有动物中心和动物外科教研室,以此为基础,建立微创外科技术培训中心,可以共享部分设施和技术人员,既节约经费,也有利于开展培训工作。具体建议如下:①微创外科技术培训中心的管理机构应参照动物外科教研室的设置,由专人负责日常工作,包括手术实验室及动物的准备,器械设备的维护等。②人员构成包括实验动物学专家、麻醉医师、相关专业的微创外科医师及相应的技术人员,可以从动物中心和临床相关科室抽调,作为兼职教师。③硬件设施需要相关手术室、腔镜系统及器械、模拟手术系统、手术包等。腔镜系统及器械价格比较昂贵,可以利用临床上使用多年后淘汰的,或者请器械供应商以赞助等方式提供部分器械。④建议设立模拟手术室、腔镜手术室,以及附有视像会议功能的研讨室。模拟手术室应配备相关的模拟手术系统,供初学者学习;腔镜手术室主要提供各种腔镜手术如腹腔镜、胸腔镜、宫腔镜、关节镜手术培训等。

表 3-1 微创培训中心概况

微创培训中心名称	负责人		培训项目	设备
广州医学院第一附属医院微创技术培训中心	曾国华教授	中华医学会泌尿外科分会华南微创技术培训中心 首批卫生部全国内镜诊疗技术培训基地 国内首家内镜专业技术考试中心 北京大学泌尿外科医师培训学院腔镜培训中心 广东省窥镜外科研究开发中心等	泌尿外科各种类型腹腔镜手术 PCNL、膀胱镜、TURP、URL 手术 微创经皮肾镜取石手术 钬激光碎石术 绿激光前列腺汽化术 单孔腹腔镜肾切除术等	全数字化的内镜虚拟仿真训练系统 动物手术室 内镜模拟训练室 多功能会议厅 多媒体教室 电子阅览室 清洗消毒室 基地办公室等
中国医科大学第一附属医院微创技术培训中心	孔垂泽教授	中华医学会泌尿外科分会东北微创技术培训中心 卫生部内镜诊疗技术培训基地 结石病防治基地等	腹腔镜手术 经皮肾镜技术 输尿管软硬镜技术 精囊镜技术 经尿道手术 尿道中段悬吊术等微创诊疗技术	内镜虚拟仿真训练系统 内镜模拟训练室 输尿管肾镜、经皮肾镜、软性输尿管镜和膀胱镜 钬激光治疗系统等
四川大学附属华西医院微创技术培训中心	李虹教授	中华医学会泌尿外科分会西南微创技术培训中心 中华医学会泌尿外科学分会西南泌尿系结石 卫生部内镜诊疗技术培训基地治疗中心等	泌尿外科腹腔镜手术 输尿管软硬镜技术 微创经皮肾镜手术 经尿道手术 膀胱镜手术 单孔腹腔镜手术等	Olympus 经尿道手术系统、Olympus 高清电子腹腔镜手术系统、输尿管肾镜、经皮肾镜、软性输尿管镜和膀胱镜、EMS 超声碎石系统、钬激光治疗系统、Ligasure 血管闭合系统等设备、AMS 绿激光治疗系统,Lifeport 肾脏灌注运输系统,显微镜系统等
第二军医大学附属长海医院微创技术培训中心	孙颖浩教授	首批卫生部示范内镜诊疗技术培训基地 上海市泌尿外科专科医师培训中心 国家科技部"重大新药创制"专项临床评价技术平台等	腹腔镜手术 经皮肾镜技术 输尿管软硬镜技术 精囊镜技术 经尿道手术 微创经皮肾镜取石手术 钬激光碎石术 绿激光前列腺汽化术 单孔腹腔镜肾切除术等	内镜模拟训练室 一体化手术室 尿流动力学检查室、腔内超声检查室 X 线造影检查室 达芬奇(DA VINCI)手术机器人系统及多品牌先进内窥镜设备等
华中科技大学附属同济医院微创技术培训中心	叶章群教授	卫生部内镜诊疗技术培训基地等	泌尿外科各种类型腹腔镜手术 泌尿系肿瘤及肾上腺疾病微创手术 腹腔镜肾部分切除或肾肿瘤剜除术 晚期肾肿瘤的射频微波消融治疗 前列腺近距离放射治疗 光动力学方法治疗晚期膀胱癌等	PDO 诊断仪、钬激光碎石机,Lithoclast 超声/气压弹道碎石机,气压弹道碎石机,LABORIE 影像尿动力仪,UROSTIM 生物反馈仪,进口磁治疗椅,肿瘤射频消融仪,STORTZ 前列腺电切设备,电切镜、等电子电切仪,精子自动分析仪,STORTZ 腹腔镜设备等

微创培训中心名称	负责人		培训项目	设备
南京大学医学院附属鼓楼医院	郭宏骞教授	机器人手术诊疗基地 江苏省机器人手术治疗的中心 卫生部内镜诊疗技术培训基地等	泌尿系肿瘤的精准手术治疗 B超及CT实时监测下冷循环射频消融手术技术 磁共振-超声（MR-US）影像融合靶向前列腺穿刺活检术 各种类型腹腔镜手术 微创经皮肾镜手术 经皮肾癌射频消融术 经皮肾上腺肿瘤治疗术等	机器人手术系统 腹腔镜手术设备 超声/气压弹道碎石机 肿瘤射频消融仪 STORTZ前列腺电切设备 输尿管肾镜、经皮肾镜、软性输尿管镜和膀胱镜等
北京协和医院微创培训中心	李汉忠教授		泌尿外科腹腔镜微创手术 经皮肾镜碎石取石术 输尿管软镜、硬镜微创手术 泌尿生殖系肿瘤微创手术等	腹腔镜手术设备、输尿管硬镜及软镜、经皮肾镜、2um激光、钬激光、Cyberwand碎石机、EMS碎石机、超声波诊断仪、影像尿动力学诊断仪、前列腺癌短距离治疗仪、性功能诊断仪、生物反馈治疗仪和先进的腔道泌尿外科诊断治疗设备等
中山大学孙逸仙纪念医院微创培训中心	黄健教授	卫生部泌尿外科微创技术培训基地 卫生部泌尿外科内镜医师规范化培训基地 国际泌尿外科学会认证训中心 华南地区泌尿外科疑难及危重疾病会诊中心等	泌尿外科各种类型腹腔镜手术 腹腔镜膀胱根治性切除-原位回肠新膀胱术 泌尿外科单孔腹腔镜技术 斜仰卧位经皮肾镜技术 经尿道前列腺电切术、经尿道膀胱肿瘤电切术、输尿管镜技术等	腹腔镜手术设备 输尿管硬镜及软镜 经皮肾镜 内镜模拟训练室 EMS超声碎石系统 钬激光治疗系统等
北京大学第三医院微创培训中心	马潞林教授	内镜诊疗技术培训基地 卫生部泌尿外科微创技术培训基地等	体外冲击波碎石 经尿道膀胱肿瘤电切术经尿道前列腺电切术 后腹腔镜活体供肾切取腹腔镜下前列腺癌根治术和膀胱全切术 经皮肾镜碎石取石术 输尿管镜碎石取石术腹腔镜手术 单孔与自然腔道腹腔镜手术	腹腔镜手术设备 输尿管硬镜及软镜 经皮肾镜 超声/气压弹道碎石机 肿瘤射频消融仪 STORTZ前列腺电切设备 EMS超声碎石系统 钬激光治疗系统等
复旦大学中山医院微创技术培训中心	郭剑明教授	卫生部泌尿内镜诊疗技术培训基地 卫生部专科医师培训基地等	泌尿外科各种类型腹腔镜手术 体外冲击波碎石 经尿道膀胱肿瘤电切术经尿道前列腺电切术 后腹腔镜活体供肾切取腹腔镜下前列腺癌根治术和膀胱全切术 经皮肾镜碎石取石术 输尿管镜碎石取石术腹腔镜手术 单孔与自然腔道腹腔镜手术等	"达芬奇S"机器人外科手术系统 数字平板全视野泌尿检查X线机 高强度聚焦超声肿瘤治疗机 放射性粒子植入前列腺癌治疗系统 第五代超声弹道碎石自动清石系统 高功率钬激光 配有泌尿内镜包括进口肾盂镜、输尿管硬、软镜,电子膀胱硬镜、软镜,前列腺汽化、等离子、激光电切镜、电子腹腔镜以及相关的高清显像系统

开展微创外科手术,不仅需要扎实的传统开放手术技术功底,还需要熟悉腔镜及其器械的使用。医生需要花费大量时间进行训练,达到人与器械合一,才能顺利完成微创外科手术。可以通过模拟手术系统,进行基本的腔镜手术技术及技巧的训练如组织剪切、持针、缝合、打结、剪线、双手配合等,再利用有关的实物模型进行训练,接着再在实验动物体内进行训练,最后才能对患者施行微创外科手术。采用这种培训模式,可以培养年轻微创外科医生,也有利于加快腔镜手术的推广与应用。利用微创外科技术培训中心,进行外科医生的微创外科技术培训,可以促进微创外科技术顺利、迅速的推广,并把开展的微创外科手术的风险因素降低到最低程度。

国内泌尿外科微创培训中心概况见表3-1。

四、微创技术交流

纵观微创外科在我国发展的20余年,作为一种先进的手术技术,其在外科领域中的应用范围不断拓宽,微创外科的手术技术水准和学科建设水平也不断提高。在微创外科手术技术的创新发展方面,相关图像系统已达高清及3D水平。新技术不断涌现,使许多原本认为不可能的手术成为可能。所有这些发展均离不开我国微创外科医师开拓创新的思维和追求卓越的理念。微创外科技术成为过去20年间我国外科领域发展的引擎。随着我国微创外科技术的不断成熟和应用的不断普及,我国微创外科学科也获得了更大的发展空间。

我国的泌尿外科微创手术技术起步虽然晚于欧、美等发达国家,但由于我国人口基数大、病例数相对更多,故手术量大,技术发展很快,许多专科领域的手术技术已达世界先进水平,并得到很多国际专家的重视和好评。越来越多的国内泌尿外科专家的手术视频受邀参加国际会议的交流,甚至受邀参加国际会议的手术现场演示。与此同时,作为国际内镜外科医师学会的成员,我国中华医学会外科学分会腹腔镜与内镜外科学组也于2009年成功举办了第9届亚洲腹腔镜与内镜外科医师年会,并于2012年获得了2016年第15届世界内镜外科年会的申办权。我国微创外科手术领域亦在不断加强与欧、美、日等先进国家的交流,并在国际上崭露头角,逐渐获得了国际同行的认同和赞赏,现已跻身世界微创外科大国的行列,中国微创技术和内镜外科发展水平已在国际医学界拥有"一席之地"。

我国泌尿外科微创手术虽然已获得很好的发展,但亦存在不少不足之处。例如,在临床研究方面,存在着数量多、数据少和手术技术强、临床研究弱等不足,好的经验、好的技术往往不能转化为高质量的论文在国际权威杂志上发表;在学术交流方面,也存在着"内战内行、外战外行"的问题,即在国内学术交流时往往非常活跃,而一到国际交流舞台,则似总表现得有些缺乏自信、底气不足。这些不足与我们的外语语言能力较差有关,同时亦与国内的外科医师通常缺乏一种积极的"国际化"的学术、交流和竞争意识有关。要想破解这种困局,对医师个人来讲最重要的还需做到以下几点:首先保持开放的心态,要增进交流,能包容、理解或尝试新事物,每种技术都有其优劣势,拥有多种选择从而为患者选择最适宜的个体化治疗方案是治疗的最终目的。其次逐步构建完善数据库,建立客观数据为评价标准的评价体系,为学科和技术的发展奠定坚实的基础。最后,勇于创新,结合国内患者群体疾病特点和国情,充分发挥人口优势和社会各方面快速发展的机会,增加自主创新,为泌尿外科发展增加更多的中国色彩。

经历了20余年的快速发展之后,我国泌尿外科医师既要看到自己所取得的成绩与优势,也要看到自己的不足与差距,不仅要"低头走路"、掌握相关技术,更要"抬头看路"、认准发展方向,充分利用好国内、外的各种有利条件,使我国的泌尿外科微创领域在今后得到更大的发展,让更多的患者从中受益。

(叶章群)

第二篇

腹腔镜技术在泌尿外科的应用及发展

第四章

泌尿外科腹腔镜基本技术及发展

第一节 当今泌尿外科腹腔镜技术发展趋势

泌尿外科腹腔镜技术,即通过人工建立经腹壁的管状通道到达体腔内、引入成像系统、气腹系统、冲洗吸引系统、电凝电切系统和腹腔镜手术器械等来对泌尿外科疾病进行手术处理的技术。与开放手术相比,腹腔镜技术具有微创伤、出血少、术后疼痛轻、住院时间短、术后恢复快等优点。

自 1991 年 Clayman 实施首例腹腔镜肾切除术以来,腹腔镜技术在泌尿外科领域的发展非常迅速。而 1992 年印度 Gaur 教授创造的人工腹膜后腔隙技术,使得利用腹腔镜技术处理肾上腺、肾、输尿管等疾病更加便利。目前,许多医院已能通过腹腔镜技术开展各种切除性及重建性手术,如肾盂成形术、肾部分切除术、根治性前列腺切除术、根治性膀胱切除术及尿流改道术等。目前,腹腔镜技术已几乎涵盖了泌尿外科的所有领域。同时,新的腹腔镜技术不断涌现。2007 年 Rane 报道了第 1 例单孔腹腔镜肾切除术,随后我国学者张旭于 2009 年报道了单孔后腹腔镜肾上腺切除术。单孔腹腔镜技术的穿刺孔数目更少、穿刺孔潜在并发症(出血、穿刺孔疝、内脏损伤等)发生率更小、美观度更高。3D 腹腔镜技术的出现使传统二维腹腔镜技术面临挑战,它通过提供良好的高清立体图像而提高了手术的效率和安全性。随后出现的机器人辅助腹腔镜技术更是包含了 3D 技术,具有三维立体操作、视野大、更精细等特点,脏器游离方便,稳定性更强,在前列腺癌根治术方面展开颇多。

随着科学技术的进步,越来越多的先进设备、材料和方法将整合到腹腔镜技术中,这既是机遇又是挑战。说它是机遇,因为患者有机会从更先进的泌尿外科腹腔镜技术中获益,治疗效果得到提高;说它是挑战,因为新技术的发展、应用、培训等需要规范化,这需要相关的每一位医疗工作者的不懈努力。

(邢金春)

第二节 腹腔镜常见手术入路的建立及选择

一、上尿路手术经腹膜后入路

(一)腹外侧入路

1. 体位 完全健侧卧位,腰部垫枕,升高腰桥。

2. 穿刺、人工建立腹膜后腔及套管放置

(1)Hasson 技术(开放技术):于腋后线第 12 肋缘下做一约 20mm 大小的切口,钝性分离肌层,切开腰背筋膜,自下而上、自后向前分离腹膜后腔,将腹膜推向腹侧,将扩张球囊放入该间隙,向球囊内充入空气或注入生理盐水,至球囊体积为 400～800ml,维持 3～5 分钟后排空、撤出球囊,伸入示指隔着腹壁感知另两穿刺点套管尖部,在示指引导下旋转加力刺入,其中一点位于腋中线髂嵴上(放置 10mm 套管用于腹腔镜),另一点位于腋前线肋缘下(左侧卧位时放置 12mm 套管、右侧卧位时放置 5mm 套管),退出示指的切口放入套管并缝合切口两侧确保不漏气(左侧卧位时放置 5mm 套管、右侧卧位时放置 12mm 套管),充气,排查有无脏器损伤,清理腹膜外脂肪,辨认腹膜后解剖标志。

(2)Veress 技术(闭合技术):检查气腹针通畅度及安全保护装置,于腋中线髂嵴上做一约 10mm 大小的切口,提起切口周围皮肤,手指握持于距气腹针尖端 2～4cm 处,用 Veress 气腹针垂直穿刺入腹膜后间隙,充气扩张至腹腔,撤出 Veress 气腹针,经此通道稍作旋转刺入装有内芯的套管,取出内芯,换入腹腔镜,排查有无脏器损伤,镜下放置工作套管,清理腹膜外脂肪,辨认腹膜后解剖标志。

(二)腹后侧入路

1. 体位 完全俯卧位。

2. 穿刺、人工建立腹膜后腔及套管放置 于腋后线上第 12 肋尖与髂嵴中点处做一约 20mm 大小的切口,钝性分离肌层,切开腰背筋膜,自下而上、自后向前分离腹膜后腔,无须将腹膜推向腹侧,腹膜连同腹腔内容物因重力自然下垂,将扩张球囊放入该间隙,向球囊内充入空气或注入生理盐水,至球囊体积为 400～800ml,维持 3～5 分钟后排空、撤出球囊,伸入示指隔着腹壁感知另两穿刺点套管尖部,在示指引导下旋转加力刺入骶棘肌与第 12 肋下、与髂嵴上交汇两个穿刺点安置操作通道。退出示指的切口放入套管并缝合切口两侧确保不漏气,置入腹腔镜,充气,排查有无脏器损伤。清理腹膜外脂肪,辨认腹膜后解剖标志。

二、上尿路手术经腹腔入路

1. 体位 斜卧位,患侧抬高 45°～60°。

2. 穿刺及套管放置

(1)Veress 技术(闭合技术):检查气腹针通畅度及安全保护装置,于腹直肌外缘平脐水平做一约 10mm 大小的切口,提起切口周围皮肤使腹壁远离腹腔脏器,手指握持于距气腹针尖端 2~4cm 处，垂直腹壁穿刺，两次较明显突破感及 Veress 气腹针末端内芯回落可作气腹针进入腹腔依据，亦可行"抽吸试验"进一步明确(注射器回抽不见有色液体，提起腹壁时注射器内生理盐水被吸入腹腔)，充气至腹压 12~15mmHg，经此通道稍作旋转刺入装有内芯的套管，突破感及开阀有气可作为进入腹腔依据，取出内芯，换入腹腔镜，排查有无脏器损伤，镜下放置工作套管。

(2) Hasson 技术(开放技术)：尤其适用于存在腔内粘连者和小儿。安全性良好。于腹直肌外缘平脐水平做一约 20mm 大小的切口，分离至腹膜，切开腹膜，伸入手指探查，若有粘连则切开，直视下置入 Hasson 套管，缝合切口两侧确保不漏气，取出内芯，换入腹腔镜，排查有无脏器损伤，镜下放置工作套管。

三、下尿路手术经腹膜外入路

1. 体位　平卧位，头低足高 15°~20°。
2. 人工建立腹膜外腔及套管放置　于脐下缘做一长约 3cm 的弧形切口，切开皮肤、皮下组织，横行切开腹直肌前鞘，钝性分离腹直肌，切开腹横筋膜，伸入示指游离分离，将扩张球囊放入该间隙，向球囊内充入空气或注入生理盐水，至球囊体积为 400~800ml，维持 3~5 分钟后排空、撤出球囊，置入腹腔镜，充气，维持气腹压力约 15mmHg，直视下于脐下 3~4cm 水平与腹直肌两侧外缘分别放置工作套管(左 5mm，右 12mm)、于右髂前上棘内测 3~4cm 放置 5mm 工作套管，必要时于左髂前上棘内测 3~4cm 或耻骨联合上 2cm 处放置第 5 个套管(5mm)。排查有无脏器损伤。辨认腹膜前解剖标志。

四、下尿路手术经腹腔入路

1. 体位　头低足高位，臀部垫高，适当抬高患侧。
2. 穿刺、充气及套管放置

(1) Veress 技术(闭合技术)：检查气腹针通畅度及安全保护装置，于脐上缘或脐下缘做一约 10mm 大小的切口，余同上尿路手术经腹腔入路。

(2) Hasson 技术(开放技术)：尤其适用于存在腔内粘连者和小儿。安全性良好。于脐上缘或脐下缘做一约 20mm 大小的切口，余同上尿路手术经腹腔入路。

五、手术入路的选择

1. 手术入路的选择　取决于病变部位、大小、是否双侧病变等，患者是否过度肥胖，有无腔内粘连(既往外伤、手术、炎症等)，生理解剖特点(如小儿腹前壁与腹内脏器间距较短)，有无其他疾病或异常(如脐疝、门静脉高压、肝脾大、腹壁瘢痕、需同时处理的腹股沟疝等)，术者习惯或偏好等。

2. 各入路优缺点

(1) 经腹腔入路：提供了较大的操作腔，解剖标志众多，但可致腹腔粘连、肠梗阻等。

(2) 经腹膜后入路：能对肾血管进行早期控制，能避免肠道干扰，肠梗阻发生率小，术后疼痛少，恢复快，但操作空间相对狭小、缺乏解剖标志。

(3) 经腹膜外入路：能避免肠道干扰，肠梗阻发生率小，术后疼痛少，恢复快，但操作空间相对狭小、定位更困难。

(邢金春)

第三节　腹腔镜手术的仪器、器械及其发展

外科手术的发展与进步与手术器械、设备的发展密不可分，微创泌尿外科手术更是如此，没有腹腔镜设备、仪器的完善，就没有微创泌尿外科手术的发展与普及。

一、腹腔镜成像系统(包括 3D 腹腔镜)

整个成像系统包括 5 个部分：腹腔镜、冷光源、摄像机、监视器和光缆(图 4-1，图 4-2)。

1. 腹腔镜　应用于腹腔镜手术的内镜要产生明亮清晰的图像并不失真。其有各种不同的尺寸和广角镜头。镜体长度 30cm，直径 1~12mm，镜面视角(内镜轴方向与视野角中分线所成角度)0°~90°。一般有 0°、30°、45°、70°。临床上最常用直径 10mm，视角 0°或 30°的腹腔镜。选择视角很重要。角度小的腹腔镜便于手术操作，30°镜或角度更大的镜可以提供在特殊角度下的手术视野。由于技术的不断改进，微型化腹腔镜已经问世。直径小的腹腔镜对患者损伤也小，但手术视野小，手术有时不方便。但现广泛应用于泌尿外科腹腔镜手术的仍是直径 10mm 的腹腔镜。

2. 冷光源　可为腹腔镜手术视野提供照明。内镜技术的发展得益于纤维光束技术的出现，借助于氙光源或卤素光源可以提供 100~300W 的高强度光源，来自这些灯泡的热量通过红外线光谱的滤过作用而大大减小，光所产生的热量在光导纤维传送过程中大部分被消耗掉，因此称为"冷光源"。

常用冷光源有卤素灯、金属卤素灯及氙灯。其中氙灯因其色温接近自然光，灯泡的寿命长，更适用于内镜照明。目前大多数的摄像机利用自动白平衡(2100~10 000K)来分析和补充冷光源的不同色温，使不同的光源可以得到相同的影像效果。

3. 摄像机　电荷耦合器(charge coupled device，CCD)芯片的发明，使得摄像机得以微型化，从而能将摄像机接口连接到腹腔镜目镜端，与监视器连接，可以在屏幕上清晰地呈现出腹腔内的图像。这对于进行腹腔镜手术尤为重要，与此同时可以通过该系统将手术过程记录下来，供之后进一步复习研修。

常用的视频系统包括光学转换器、CCD 摄像机、彩色监视器及图像记录系统。早期内镜摄像机由单极或三极电视显像管组成，单极管摄像机传送到彩色监视器上的图像彩色清晰度不理想，三极管摄像机是经棱镜再由 3 个不同的电子管处理后将图像颜色分为 3 种主要颜色，即红、黄、蓝三元色。这种摄像机的彩色清晰度很好，但装备体积大。在 20 世纪 80 年代后，内镜摄像技术发展很快，目前的摄像机体积小、重量轻，且分辨率高，色彩逼真，而数字化摄像机的图像清晰度又有了很大的提高。目前市场供应的主要有单晶片 CCD、三晶片 CCD 摄像系统。三晶片 CCD 摄像机图像质量明显优于单晶片摄像机，但三晶片摄像机售价也相对较高。

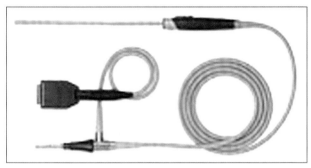

一体式腹腔镜镜头

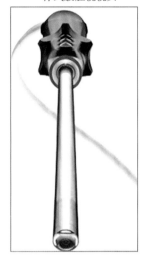

图 4-1 一体式腹腔镜镜头及光纤

显示器
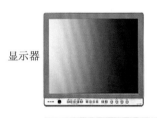

气腹机
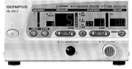

显示
系统

光源
系统
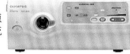

能量
平台
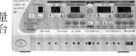

超声刀
系统
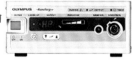

图 4-2 腹腔镜系统相关设备

为适应现代外科无菌手术需求,摄像头可高温高压灭菌,更可扩展为电子腹腔镜及三维立体(three dimensional,3D)腹腔镜。

现代图像显示技术使腹腔镜技术向前迈进了一大步,但传统 2D 腹腔镜图像缺乏深度感知和空间定向,需要经过长时间严格训练才能适应。而 3D 腹腔镜技术的出现恰好弥补了这一缺点。与传统的 2D 腹腔镜技术相比,3D 能够带给医生更为真实的三维立体图像,从而更好地辅助医生完成手术操作。3D 成像最早被应用在机器人腹腔镜手术当中,并在欧美发达国家被广泛应用。目前 3D 腹腔镜已经发展到第二代技术,其工作原理为:通过两个独立的摄像头分别捕获图形信号,由两条数字光学通路传输到一个三维数字处理单元进行处理,并最终反馈到高分辨的 3D 显示器上,术者通过佩戴偏振 3D 眼镜获得 3D 图像。

与传统 2D 腹腔镜技术相比,3D 腹腔镜技术有以下优势。

(1)3D 摄像系统使用方法和现有内窥镜摄像系统接近,不需要改变术者的手术习惯和操作步骤。

(2)3D 腹腔镜的操作较 2D 腹腔镜的操作学习曲线明显缩短,对操作人员无特殊要求,易培训,且与 2D 腹腔镜所用设备无特殊,较易维护,完全可保证设备正常运行。

(3)3D 手术优势在于还原了真实视觉中的三维立体手术视野,让外科医生身临其境,缝合打结等精细操作相比 2D 环境下变得非常容易。

(4)3D 放大效果比 2D 大,具有明显的解剖优势,使组织之间的间隙更加清晰,有利于精细解剖,可更好的保护神经等重要结构。因而也更适于在难度较大的手术中使用。

(5)3D 高清腹腔镜为手术医生提供高清的手术视野和深度的感知,为微创手术提供了立体视觉效果。高清的视野和对深度的感知将帮助医生解剖、缝合及识别关键部位,尤其改善了腹腔镜医生对深度的感知,这是二维视觉效果无法实现的。

(6)目前 3D 腔镜手术的花费与 2D 手术接近,不产生过多额外费用。另外适用于 2D 腔镜治疗的患者原则上也适用于 3D 腔镜。

4. 监视器 在观察系统中,监视器是一个重要的组成部分。腹腔镜手术所用监视器宜采用彩色监视器,对图像质量影响很小,能达到 450~700 线的分辨率。

5. 光缆 又称导光束,其主要作用是连接腹腔镜和冷光源。一般用光导纤维导光束。每根光导纤维直径 10~25μm,每条光缆含有多达 10 万根光导纤维。由于光导纤维纤细,使用过程中容易折断,故在使用时避免对折,以免损坏光导纤维,影响光线的输送。

二、气腹系统

二氧化碳气腹是腹腔镜手术的基础。气腹建立后可使腹腔内压力增高,横膈上抬,在为手术提供良好的视野和足够的操作空间的同时,会对机体的呼吸、循环系统产生一定的影响。因此,认识气腹并掌握正确气腹的建立,对于手术的顺利进行及保障手术和患者的安全具有重要的作用。

气腹机是将二氧化碳注入腹腔的仪器。内镜手术需要有恒定的气腹条件才能顺利进行,全电脑控制的二氧化碳气腹机对镜下手术时气腹的产生和维持起了保障作用。在气腹机的控制版面上有4种比较参数的显示：静止的腹腔内压力、实际的注气压力、每分钟气体流量、二氧化碳总消耗量。通过这些数字可以监测腹腔内的正确注气：要证实气体确实是充入腹腔内，并控制气体注入的速度，使腹腔内压力维持在需要的、安全的范围内。一般病例腹腔内压力维持稳定在1.6～1.8kPa为宜。随着手术时间的延长，部分气体会被吸收掉或者由器械的装配处、腹壁的切口处泄漏，因此需要有高流量的气体马上补充进去。充气速度太慢，腹内压力降低，术野将被邻近脏器遮盖；充气太快，腹内压力太高，会造成患者生命危险。因此，二氧化碳入气量的调节和控制，是手术成败及病人安全的保证。

三、冲洗吸引系统

冲洗及吸引系统是腹腔镜手术的必要部分。冲洗液起到以下作用：①观察；②水中切除；③保护组织；④止血（45℃）；⑤预防粘连；⑥促进组织修复。冲洗抽吸器的标准必须满足以下要求：①高注入压，大约1bar；②高抽吸压（0.4～0.6bar）；③可选择热度；④可暂停。

四、电凝电切系统

1. 高频电流发生器　是一种可以提供以高频电流的形式的能量的仪器。临床上常见的有以下3种：单极高频电流发生器、双极电流发生器及单、双极混合一体。一般低频电流引起肌肉、神经刺激，而高频电流不刺激肌肉、神经，不会引起心室纤颤，但可使组织升温、炭化、汽化产生凝固、切开。是腹腔镜用于切开、凝固止血常用仪器。

（1）单极凝固切开：通过电极集中电流产生热量，患者极板部分因接触面积较大引起电流分散，不会产生热量。

（2）双极电凝：电流通过器械本身发生回路，无须极板。

2. 超声凝固切开装置　临床上也称超声刀，是20世纪90年代开发的一种兼有凝固和切割功能的新型手术器械。超声刀主要由发生器（generator）、能量转换器（transducer）和手控器械（hand instrument）3大部分组成；其中发生器产生高频电流，能量转换器将电流转换成超声振动并传送到手控器械，手控器械与组织接触摩擦，产生凝固与切割作用。能量转换器可将高频电流转换成高频的机械振动。经过内在结构的放大作用，刀头的最大振动幅度可达200Um。发生器的能量输出，超声刀设置10级（10%～100%，间隔10%）。用于凝固可选择较低能量输出，用于切割则需要选择高能量输出。其切割速度理论上与超声刀的功率、组织张力和能量密度成正比。一般来讲，切割速度较慢时凝固作用较好，而切割速度较快时凝固可能不全，特别是血管直径较大时。超声刀头高速的机械振动产生组织摩擦热，组织升温达80～100℃，使细胞内蛋白结构的氢键断裂，导致蛋白多糖及胶原质纤维变性形成胶样物质或凝结物封闭血管，从而起凝固作用。其切割作用可能由于以下两种机制：①刀叶的高频振动对组织产生切割作用，这种切割作用在含蛋白质密度高的组织，如筋膜、皮肤及肌肉的切割中起主要作用。②第2种机制推测是由于刀叶振动产生低压带，局部低压使细胞内的水分在37℃状态下气化，产生与电手术及激光切割同样的细胞

爆裂作用。这种切割机制被认为是在含蛋白质低的组织，如肝实质及脂肪组织的切割中起主要作用。

超声刀具有如下几个优点：①超声刀兼有凝固和切割功能，故手术过程中不需更换器械；②使用超声刀凝固组织时不产生焦痂，切割不产生烟雾，手术野清晰；③超声刀穿透深度的可控制性，穿透深度同工作时间成正比；④超声刀作用点外的热播散明显低于电手术；⑤超声刀的工作无电流通过人体，因此不会发生电手术有关的意外损伤；⑥超声刀能与电手术兼容。当踩下高频电烧的脚踏开关，超声刀发生器的输出即被切断，而转为高频凝固，这对在手术中难以夹持止血非常方便。超声刀的缺点是价格昂贵，与其他能源相比虽具有上述优点，但其凝固和切割作用不如电手术快捷为其缺点。

3. 此外，激光等在腹腔镜电凝-电切系统中也有相关应用。

五、腹腔镜手术器械

腹腔镜器械各式各样，下面对常用器械做一简要介绍（图4-3）。

1. 气腹针　是建立气腹必备手术器械。针芯的前端圆钝、中空、有侧孔，可以通过针芯注水、注气和抽吸，以确定气腹针是否已进入腹腔。

2. 套管针　是腹腔镜及器械进入腹腔的通道。目前主要有两种：一种为圆锥形，因其圆钝穿刺时不易损伤腹壁血管，但穿刺时较费力；另一种为多刃型（金字塔形），穿刺力小，有切割作用，但会损伤肌肉和腹壁血管。外套管有平滑型及螺旋型，前者易穿刺，后者易固定位置。手持部分为绝缘材料，尽可能保证安全。管体为钛合金材料，重量轻，自封

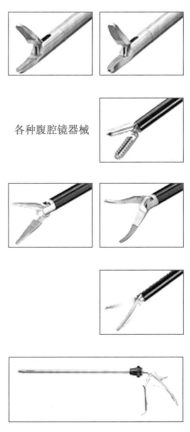

各种腹腔镜器械

图4-3　腹腔镜手术器械

瓣膜阀门能有效充气且防止漏气。套管针必须能够完全拆除,易于清洗。型号由所用器械的直径决定,最简单的解决方法是针对所有的器械用最大号的套管针,配备缩减系统(缩径器)可使用所有型号的器械。因此需要选择 10~12mm 的套管针。然而,这种增加直径的方法也增加了套管穿刺口的径线和损伤。套管穿刺口的创伤越小,术后伤口越美观,更能反映腹腔镜手术的优越性。所以选择套管针的大小若能根据器械和所要取出标本大小来决定,实为上策。

3. 操作器械　医生手持的器械(又称前端器械)必须满足必要的标准:状态优良、可靠、精确、易于清洗、不污染环境。不同的器械在手术操作中起着不同的作用,包括钳夹、分离、切开、缝合、剪除、结扎、止血等。

(1)双极钳:双极电凝止血安全有效。目前主要有两种:一种为单纯电凝止血,可拆卸清洗消毒,部件可更换减少费用。另一种双极钳可分离和钳夹组织,同时又可做双极电凝钳使用,减少更换器械的繁琐。

(2)腹腔镜剪刀:剪刀最易淬火受损。大多数剪刀能够与单极电流连接,电凝会使剪刀上升到非常高的温度,结果使非常锋利的剪刀变钝。现在用的剪刀有几种不同形状。包括直剪、弯剪及钩状剪。

(3)手术钳:按其功能可分为分离钳,抓钳。

(4)持针器:与传统的持针器相类似,有不同外径及直或弯的活动头,通过被动关闭系统、弹簧控制或齿轮运作挟持缝合针。新近发明的持针器有手柄,手动操作,易于开关。

(5)其他:除上述器械外,还有能满足不同需要的活检钳、牵开器、穿刺吸引针、钛夹钳、切割吻合器、组织粉碎器、标本收集袋,结扎和缝合器械等。

(邢金春)

第四节　单孔腹腔镜手术(LESS)在泌尿外科的应用现状及创新

一、单孔腹腔镜技术概述

随着科学技术的进步,腹腔镜技术有了进一步的发展和创新,为进一步减少手术创伤并满足人们对美容的追求,腹腔镜技术正从多孔向单孔演变,单孔腹腔镜技术逐渐发展起来。单孔腹腔镜在泌尿外科的应用始于 2007 年,分别由 Rane 等和 Raman 等相继报道了首例单孔腹腔镜单纯肾切除术和根治性肾切除术。2008 年底单孔腹腔镜技术被国际规范命名为 laparoendoscopic single-site surgery(LESS)。而后单孔腹腔镜技术逐步被运用于泌尿外科的各式手术之中,如上尿路结石取出术、肾部分切除术、输尿管膀胱再植术、肾盂输尿管成形术、根治性前列腺切除术等。在国内,孙颖浩等于 2009 年率先完成国内首例单孔腹腔镜下单纯性肾切除术,标志着国内已将单孔腹腔镜运用于泌尿外科领域。随后,LESS 逐步在国内各种泌尿系手术中得以开展并广泛使用。

单孔腹腔镜的手术效果及安全性与传统腹腔镜手术相当。J Park 等利用 LESS 行上尿路及肾盂结石取出术,Tugcu V 等将 LESS 运用于肾盂成形术、输尿管切开取石术、肾切除术、肾囊肿去顶减压术,均证明了 LESS 具有良好的手术效果及安全性。Kaouk JH 等对 18 个中心 1000 余例不同的泌尿系 LESS 手术进行中期评价表明其发生并发症的风险较低,然而这一结论建立在手术团队经验丰富及对术适应证严格筛选的基础之上。Yamada Y 等将 LESS 运用于 31 例儿科泌尿系手术病例,其手术效果较为确切,且没有明显的术中及术后并发症。

单孔腹腔镜较传统腹优点在于使得体表手术切口更加微创,以满足患者更高的审美要求。经脐单孔腹腔镜的手术切口位于脐部,术后由于脐部褶皱的覆盖,可以达到腹壁"无瘢痕化"的美容效果。经后腹入路是泌尿外科上尿路手术特有的手术途径,其可以更直接、迅速地达到手术部位,具有独特的临床利用价值,而经后腹腔单孔腹腔镜手术仅在患者腰部留有一个手术瘢痕,较传统腹腔镜的三个手术瘢痕更加美观。另外,有报道指出单孔腹腔镜手术的术后疼痛控制效果亦较优于传统腹腔镜手术。Yamada Y 等在报道中指出,LESS 术后切口较小且疼痛恢复较快,在术后随访时患者腹部

几乎不见瘢痕。邹晓峰等在 LESS 的基础上自主创新了耻骨上辅助单孔腹腔镜技术(suprapubic-assisted umbilical laparo-endoscopic single-site surgery,SA-LESS),其在经脐腹腔镜的基础上,于耻骨联合上方患侧阴毛覆盖区另做切口置入 Trocar 进入腹腔,腹腔镜由此置入,而脐部 Trocar 置入操作器械,术中可根据具体需要进行交换。该术式虽非严格意义上的单孔腹腔镜,但其既降低了 LESS 的手术难度和风险,亦有较好的美容效果,值得广大医师借鉴学习。

单孔腹腔镜为了追求美观和微创,将所有操作通道集合在一起,这改变甚至违背了传统腹腔镜体外操作的"三角原则",使得操作三角极小,各器械几近于平行,形成"筷子效应",相互干扰较大。器械和光源同轴,影响了术者对操作距离和深度的判断,也增加了术野暴露的难度。同时,在单孔腹腔镜手术中,器械多呈交叉状态,加之可弯和预弯器械的持针、进针方式与传统腹腔镜亦不同,大大增加了其缝合的难度。以上因素都使得单孔腹腔镜手术的学习曲线大大延长。另外,单孔腹腔镜亦受到患者体型的影响,经脐单孔手术穿刺点一般固定于脐部,Trocar 位置较固定,故过胖或过高患者不适宜实施经脐单孔腹腔镜手术。

虽然单孔腹腔镜手术难度较大,学习曲线较长,但其微创与美容效果确切,使得单孔腹腔镜一直广为关注。随着科学的发展和技术的改进,越来越多的配套器械和设施被设计并逐步推广使用。另外,国内外学者亦尝试将 LESS 与达芬奇机器人及经自然腔道内镜手术相结合,以探求更加安全有效、美观微创的手术途径和治疗方法。Kaouk JH 等首先于 2009 年报道将 LESS 与机器人手术相结合,成功地完成了前列腺根治性切除术、肾盂成形术、根治性肾切除术各 1 例。而后机器人辅助 LESS 在全球范围内越来越多的开展且被证明术后短期效果显著。正所谓"爱美之心,人皆有之",相信单孔腹腔镜以其独有的微创优势,在未来将具有更广阔的应用前景。

二、单孔腹腔镜的手术器械

1. 单孔多通道平台　单孔腹腔镜手术的实施依赖于单孔多通道操作平台,多家医疗器械公司都在积极研发并推入

市场。目前常用的包括 Uni-X（Pnavel Systems，Morganville，NJ，USA）（图 4-4）、TriPort（Advanced Surgical Concepts，Wicklow，Ireland）（图 4-5）、Gel port（Applied Medical，Rancho Santa Margarita，CA，USA）（图 4-6）、SILS port（Covidien，USA）（图 4-7）、Air Seal（SurgiQuest，Orange，CT，USA）（图 4-8、图 4-9）、

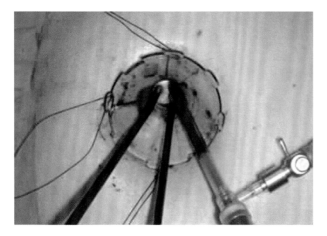

图 4-4　单孔多通道操作平台 Uni-X

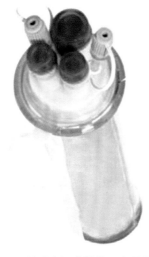

图 4-5　单孔多通道操作平台 TriPort

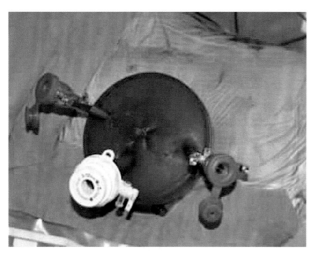

图 4-6　单孔多通道操作平台 Gel port

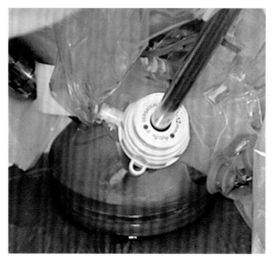

图 4-7　单孔多通道操作平台 SILS port

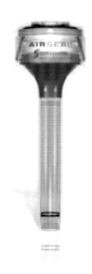

图 4-8　单孔多通道操作平台 Air Seal

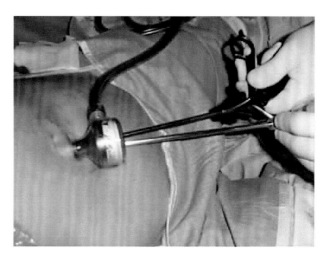

图 4-9　单孔多通道操作平台 Air Seal

EndoCone（Karl Storz，Tuttlingen，Germany）（图 4-10）、X-cone（Karl Storz，Tuttlingen，Germany）（图 4-11、图 4-12）、Octoport（DalimSurgNET Corp，Seoul，Korea）（图 4-13）等。

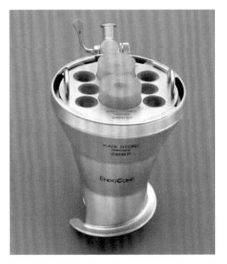

图 4-10　单孔多通道操作平台 EndoCone

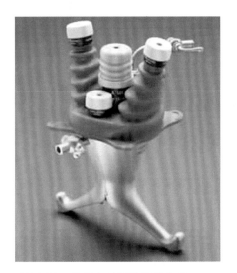

图 4-11　单孔多通道操作平台 X-cone

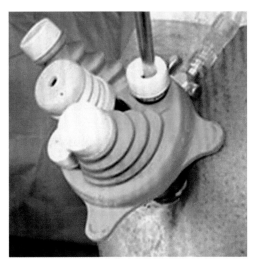

图 4-12　单孔多通道操作平台 X-cone

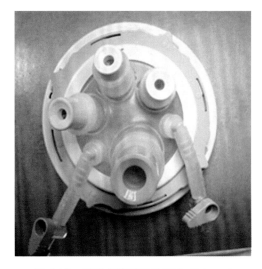

图 4-13　单孔多通道操作平台 Octoport

另外，国内外一些医师在单孔腹腔镜手术的实践过程中，积极探索、研发出了一些自制的单孔多通道装置（图 4-14）。如利用无菌乳胶手套及切口保护套自制的单孔多通道装置，以切口保护套作为底座建立操作通道，以乳胶手套封

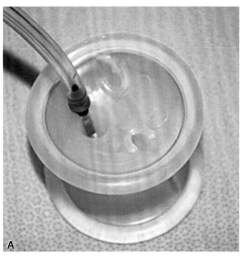

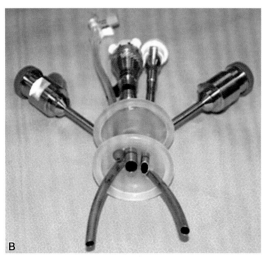

图 4-14　自制的单孔多通道装置

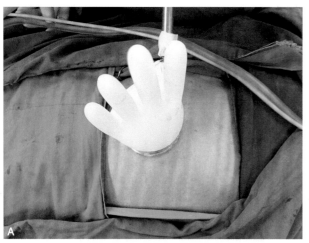
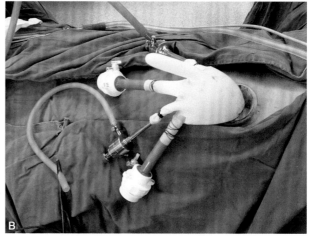

图 4-15　乳胶手套自制的单孔多通道装置

闭外环阻止气体漏出,将 3-4 个 Trocar 插入并固定于指套用以置入腹腔镜及操作器械(图 4-15)。

2. 可弯及预弯器械　为了解决单孔腹腔镜手术过程中器械相互干扰的难题,可弯及预弯腹腔镜手术器械应运而生,如 RealHand 系列(Novare surgical systems, CA, USA)(图 4-16)、AutonomyLaparo-angle 系列 (Eambridge Endo, USA) (图 4-17)、Roticulator 系列 (Autosuture, Convidien, USA) 等 (图 4-18)。

而柳叶刀可弯转微创手术器械是我国自主研发的腕式可弯曲腹腔镜手术器械,其包括可弯转分离钳、卵圆钳、持针钳、电凝钳等手术钳类,可弯转组织剪、电凝钩,可弯曲吸引器等(图 4-19、图 4-20)。

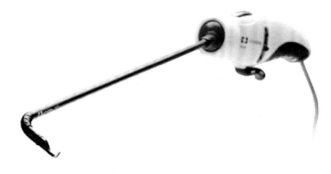

图 4-18　可弯腹腔镜手术器械(Roticulator 系列)

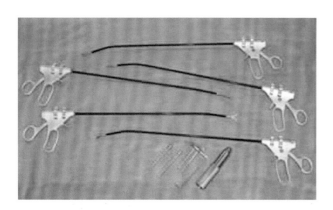

图 4-16　可弯腹腔镜手术器械

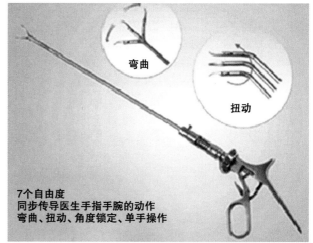

7个自由度
同步传导医生手指手腕的动作
弯曲、扭动、角度锁定、单手操作

弯曲

扭动

图 4-19　柳叶刀可弯转微创手术器械

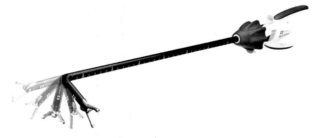

图 4-17　可弯腹腔镜手术器械(Roticulator 系列)

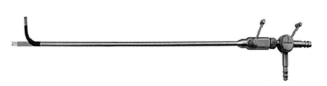

图 4-20　柳叶刀可弯转吸引器

为了解决腹腔镜手术缝合难度大的问题，可用 ECHELON FLEX 内镜下组织吻合器（图 4-21）及 ENSEAL G2 灵活组织密封器（图 4-22）。

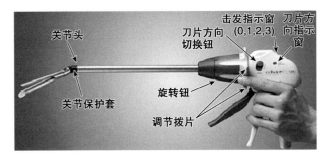

图 4-21　ECHELON FLEX 内镜下组织吻合器外观

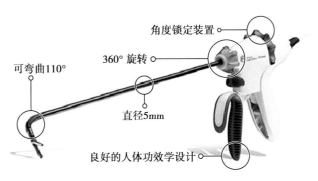

图 4-22　ENSEAL G2 灵活组织密封器外观

可弯器械通过交叉，使得内镜与器械手柄之间在体外相互成角，在腹腔内器械也相互成角，避免了干扰。但其需要术者使用"镜像操作"模式，即左手器械操作术野右边区域，而右手器械操作术野左边区域。这种"二次交叉"及"镜像操作"增加了手术难度，延长了学习曲线。为解决这类问题，一系列"蛇形"或"弧形"的预弯器械及双弯曲器械应运而生（图 4-23）。

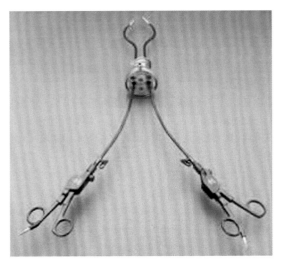

图 4-23　末端双弯曲器械

3. 一体式内镜系统　虽然传统的腹腔镜系统能够完成单孔腹腔镜手术，但数据线、光缆和器械之间经常出现"打

架"现象。而 EndoEYE 一体式内镜系统将光源及数据传输系统整合为一体，加之末端可弯的设计使镜头自由度大大增加，有效地避免了内镜及器械间的干扰难题，使得 EndoEYE 成为单孔腹腔镜手术的首选内镜（图 4-24）。

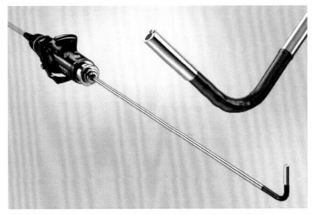

图 4-24　电子腹腔镜 ENDOEYE FLEX 5

三、单孔腹腔镜的手术技巧

单孔腹腔镜的具体手术方式及步骤与传统经腹腹腔镜基本一样，但其操作难度较大，对术者及团队要求高，与传统腹腔镜相比较不易掌握，学习曲线长，故更需要广大医生具备勤动手、勤动脑的良好习惯。现将单孔腹腔镜的手术技巧及注意事项总结如下。

1. 熟悉解剖结构、熟练操作传统腹腔镜　熟悉解剖结构、辨别各解剖标志、灵活评估变异情况等，是完成任何外科手术的前提，而对传统腹腔镜的熟练操作是开展并完成 LESS 的另一大前提。这要求广大医师具有扎实的基础和基本功，"万丈高楼平地起"，切不可盲目开展，盖"空中楼阁"。

2. 选择合适的病例、遵循"由易到难"的原则　开展单孔腹腔镜手术需选择合适的病例。如之前所述，过高或过胖的患者由于切口位置距手术部位较远，不宜实施经脐单孔腹腔镜上尿路手术，可选择经腰后腹腔 LESS 或其他术式；对于有腰腹部手术史的患者，亦应避免开展 LESS。由于 LESS 难度大，手术时间较长，故术前应对患者一般情况进行具体评估，对于年龄偏大、有基础疾病的患者，也需根据术者的经验谨慎选择。术前需设计手术预案，包括手术径路、切口选择，考虑术中术后可能发生的并发症及其处理方案等。在临床上开展 LESS 时，应先选择肾囊肿去顶减压、精索静脉曲张高位结扎术等操作相对简单的手术，再进一步开展相对复杂的手术，循序渐进，由易到难。

3. 适当的训练、加强团队合作　LESS 难度大，对术者及手术团队要求高，在开展 LESS 前，应先进行单孔腹腔镜模拟器训练及动物模型手术操作，对 LESS 相关技术操作达到熟练掌握。与传统腹腔镜相比，LESS 对持镜者亦提出更高的要求，同时也要求更好的团队合作。因此建议术者和持镜者组成固定的训练搭档，共同克服学习曲线，提高团队的默契程度。

4. 积极思考、主动创新　在学习和开展 LESS 是均需要积极地思考和主动地创新，包括对手术途径及入路的选择，对器械及穿刺系统的创新和改进等。耻骨上辅助单孔腹腔镜技术、自制单孔多通道平台等均是实践过程中的自主创新,都有效地促进了单孔腹腔镜的推广和应用。"多看、多想、多实践",才能使 LESS 技术快速提高,"敢想、敢做、敢创新",才能使 LESS 得到进一步发展和应用。

(曾晓勇)

第五节　经自然腔道内镜手术在泌尿外科的应用现状及创新

一、经自然腔道内镜手术概述

经自然腔道内镜手术(natural orifice transluminal endoscopic surgery, NOTES)是指经口腔、食管、胃、结(直)肠、阴道、膀胱等自然腔道进入腹腔、胸腔等各种体腔,进行各种内镜下操作。NOTES 手术分为混合 NOTES 手术和纯 NOTES 手术。混合 NOTES 手术是指使用腹腔镜器械完成主要手术操作,然后经自然腔道(阴道或者直肠)取标本的腹腔镜手术,术后腹部无取标本手术切口,仅存留 4～5 处 Trocar 瘢痕。纯 NOTES 手术即真正意义上的 NOTES 手术,完全经自然腔道入路手术并取出标本,术后体表无可见瘢痕。

NOTE 的发展起源可以追溯到 1901 年,俄罗斯妇科医师 Ott 完成第 1 例经阴道腹腔镜内检查。1994 年 Wilk 在一项专利中首次提出 NOTES 的概念。1998 年,美国 5 所大学的专家组成"阿波罗(Apollo)小组",专门进行 NOTES 研究。2000 年美国 Johns Hopkins 医院的 Kalloo 等在美国消化病周上报道了在动物模型经胃内镜下肝活检和腹腔探查术的实验研究,于 2004 年发表,他们还完成了经胃空肠吻合术、脾切除术。2005 年 7 月,美国胃肠内镜医师学会(American Society of Gastrointestinal Endoscopy, ASGE)和美国胃肠内镜外科医师学会(Society of American Gastrointestinal and Endoscopic Surgeons, SAGES)在纽约成立了由 14 位专家组成的工作组,即自然腔道手术评估与研究协会(natural orifice surgery consortium for assessment and research, NOSCAR),并于 10 月发表了白皮书,总结了 NOTES 技术的工作指南和准则。2007 年 4 月,法国斯特拉斯堡大学医院 Marescaux 团队完成了世界首例在人体的经阴道内镜胆囊切除术,术中经脐部置入气腹针,手术耗时 4 小时,这是腹腔镜史上真正意义的第 1 例 NOTES 手术,标志着 NOTES 从实验阶段走向临床应用。在 NOTES 技术的冲击之下,在各个学科,各类经自然腔道手术及经自然腔道取标本的技术层出不穷。在泌尿外科领域,2008 年 Branco 首次报道混合 NOTES 肾切除术,成功地为 1 例 23 岁女性患者实施了无功能肾切除术,2010 年 Kaouk 首次报道了 1 例纯 NOTES 经阴道肾切除术,成功为一名 58 岁女性患者实施了萎缩肾切除术。

2009 年 5 月,山东大学齐鲁医院完成我国首例经阴道内镜胆囊切除术。2009 年 6 月 9 日,我国成立了《卫生部内镜专业技术考评委员会"经自然腔道内镜外科专业委员会(NOTES)"》,颁布了"严格实施 NOTES 临床监督应用的通知",并公布了"NOTES 经自然腔道内专家委员会名单暨第一批考评医师名单",含 15 个临床专科的医师。

在泌尿外科领域,国内赣南医学院的邹晓峰教授 2010 年开展了经脐单孔腹腔镜阴式肾切除术,即混合 NOTES 手术。随后他们报道了经阴道 NOTES 辅助腹腔镜肾切除术,经阴道纯 NOTES 肾囊肿去顶术,然后于 2011 年报道了两例经阴道纯 NOTES 肾切除术。

NOTES 技术出发点是试图给患者带来更小更隐蔽的伤口,更直接到达手术部位的方式及更快速的愈合。NOTES 的出现转变了外科手术的理念,作为一个尚处于初级阶段的新生事物,NOTES 手术尚缺少临床证据的支持,而且还高度依赖技术、设备的发展;另外 NOTES 的并发症也是争议的热点,包括穿刺孔的损伤、腹腔脏器损伤、腹腔内感染、穿刺孔瘘及腔道黏膜损伤等。在 NOTES 发展过程中,受限于器械、入路、技术成熟度等诸多因素影响,纯 NOTES 技术应用受到限制。关注 NOTES 技术的医生群体众多,比如具有娴熟腹腔镜技术同时希望在现有腹腔镜技术的基础上寻求突破的腔镜外科医生;治疗性内镜技术纯熟,希望开辟新的治疗领域的内镜医生;以及希望迅速成长,实现跨越式发展的年轻医生。

二、经自然腔道内镜手术的器械

传统的内镜器械及治疗工具远远不能满足 NOTES 的手术需要。比如经胃肠通道的 NOTES,现在所用的内镜装置设计的出发点是用来进行组织活检、电凝止血、套扎等,这些工具不能完成器官切除、有效缝合等手术操作。在经阴道的 NOTES 范围,最开始也是应用常规腹腔镜的内镜和操作器械,只能行混合 NOTES 手术,随着特殊器械如可末端弯曲并加长的腹腔镜,加长的分离钳,加长的超声刀,加长的 Hem-o-Lok 钳等设备的引入,才能开始纯 NOTES 手术。

所以目前 NOTES 的开展面临很大程度上受制于没有理想的、简便实用的器械平台。这需要临床医师和器械工程师立足于满足临床需求,合作开发出理想实用的专用器械,进而推动该技术的发展。

目前主要有以下几款研发的 NOTES 操作平台。

1. TransPort 平台　由美国 USGI Medical 公司开发。该平台有 4 个操作孔道,能同时容纳 1 个内镜和 3 把操作器械,有专用的注气、吸水通道,可以用软性器械通过该平台到达手术部位。其优点是操作平台稳定,手术视野清晰;能精确、舒适地操作,交换器械方便;可以锁定镜子和器械的位置,形成稳定的三角关系(图 4-25)。

2. 直驱内镜系统(direct drive endoscopic system, DDES)　是 Olympus 公司生产的新型双手控制的多功能操作平台,有 3 个操作孔道、1 个控制台、2 个工作臂和 1 个专用注气吸水通道。该系统模拟腹腔镜手术,直接在体外控制器上操控工作臂以控制末端器械实施手术。其优点包括:稳定性强,视野清晰;3 个器械孔道不在同一平面,易于形成三角关系,手术器械可以随时交换,无须退缩;操作臂可向 5 个方

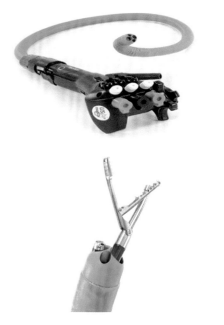

图 4-25　TransPort 平台

向活动,操作灵活、方便。该系统可以用来进行内镜下黏膜切除术;黏膜切除、全层缝合和打结等操作,DDES 是进行 NOTES 操作较为理想的平台之一(图 4-26)。

3. EndoSamuraiR 型内镜系统　由 Olympus 公司生产。其末端口径较大,带有内镜头,含有 2 个器械通道,且 2 个通道在相互垂直的平面上,利于视野的暴露,器械之间操作时互不干扰。优点:内镜头端有两个可弯曲部分,内镜到达操作部位后,第 2 个弯曲可以锁定,使内镜定位于合适部位,术者可以操控第 1 个弯曲进行手术操作,利于形成稳定的三角关系;第 1 个弯曲活动性强,可自由操控;2 个操作孔道在相互垂直的操作平面上,方便牵引和提拉(图 4-27)。

4. ANUBIS 系统　由 Karl Storz 公司生产,平台用于 ELS 和经腔手术,有四通道、有关节、远端呈百合状,进入过程中用作套管。优点:百合状结构打开,允许 2 个弹性臂从百

合状远端瓣的工作腔道中伸出,可以保护周围组织;操作通道内还可以更换使用工具,内镜轴中的中心工作通道允许高达 3 个三角装置工作。操作器械可自由转动,利于解剖和缝合(图 4-28)。

目前 NOTES 操作平台缺点:①操作器械在狭窄的平面内操作,对较大的器官缺乏有效的牵拉力以致暴露视野不清晰;②手术切口小,难以移出较大的器官;③软性操作器械缺乏支撑作用,难以到达目标位置;④光源与操作器械距离近,暴露的手术视野较局限,操作器械容易形成伪影,以致视野不清;⑤NOTES 操作难度大,手术耗时长,气腹对患者特别是心肺功能不全患者影响更大,同时也给麻醉带来困难;⑥电刀产生烟雾、气腹等因素使内镜易模糊,不方便擦拭,需将整个操作平台撤出后清理,增大手术难度。

三、经自然腔道内镜手术的入路选择

1. 经阴道入路　经阴道作为 NOTES 的入路口是目前泌尿外科纯 NOTES 手术最主要的入路。

优点:①关闭切口容易,发生术口瘘等并发症少;②行上腹部手术时,能够形成正位图像;③可在直视下进行穿刺,对周围组织损伤小。缺点:①经阴道途径只适合于女性,限制了发展;②另一主要问题是缺乏有效的器官牵引器。

邹晓峰教授团队应用自主研发的国家专利产品多通道操作套管(Zou-Port)开展经阴道纯 NOTES 技术应用多年,取得良好效果。

2. 经胃入路　对下腹部手术经胃 NOTES 是最佳的途径。有报道动物实验进行经胃切除脾和人体经胃阑尾切除术取得成功。

优点:胃容积较大、活动度大、行下腹部手术时视野清晰。缺点:上腹部手术经胃入口限制了手术的操作方向和常用器械的利用,另外还存在切口关闭和腹腔感染等问题。但若通过术前预防性使用抗生素、充分的胃肠道准备、穿刺前仔细的胃壁清洗消毒及使用严格灭菌的手术套管装置,有望降低腹腔感染的发生率。

3. 经肛门-直肠入路　其与经阴道入路相似,可形成清晰正位图像,且不受性别限制,进入腹腔距离短,手术适应证

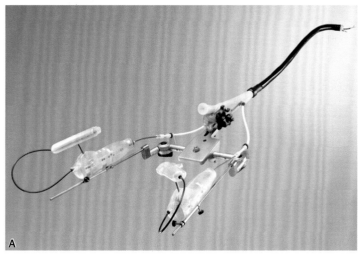
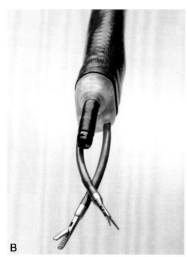

图 4-26　DDES 内镜系统

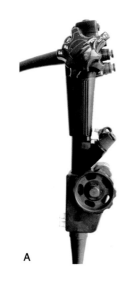

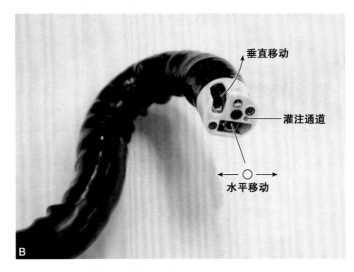

图 4-27　R 型内镜系统

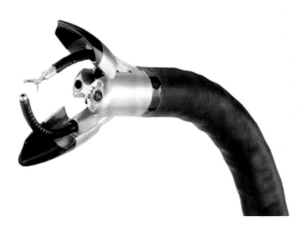

图 4-28　ANUBIS 系统

广。Bazz 等对 4 例患者行经肛门-直肠肾切除术,手术顺利,无术后并发症,认为此入路是可行的。但经肛门途径容易造成感染,切口难愈合,易形成瘘管,可导致腹腔胀肿甚至败血症,危及生命。目前主要通过使用抗生素和充分做好术前准备加以预防。

4. 其他　有些入路手术尚处于动物实验阶段,如经食管入纵隔、经气管甲状腺切除、经膀胱入路等手术。但发展到临床阶段还需克服许多技术上的障碍。

四、经自然腔道内镜手术的临床应用现状及前景

由于患者对微创治疗的需求,目前开放手术已经越来越多地被腹腔镜手术替代,真正意义上的无瘢痕手术 NOTES 得以出现。除了微创和美观,对某些特定人群比如具有高手术风险或肥胖患者,NOTES 也会是较好的选择。同时,对某些特定人群(如有高度手术风险)和肥胖患者的手术会是较好的选择。而普通人群是否普遍适用于这一手术,还是应该把患者安全放在首位。

NOTES 的最大优势在于微创性。虽然 NOTES 从表面上看体表无切口,但在胃肠道、阴道的手术通路还是存在,对于人为的器官穿孔的担心也是该技术发展的一个障碍,毕竟大部分医生会想当然地认为体表的切口更容易处理。事实上,内镜手术经过长期的发展,对于胃肠道穿孔的处理方法已经比较成熟了,目前的临床应用也证实了这一点,使用传统的止血夹已经基本上可以满足临床的需求。并且 NOTES 的微创性还体现在对机体的心肺系统影响小、术中所需气腹压力较小、术后恢复快,这一点对于某些特定人群更有意义,如某些患者一般情况较差,无法耐受传统手术方式,则可以采用这种微创治疗。此外在动物实验研究中发现,与开放手术和腹腔镜手术对比,NOTES 术后尸检的腹腔炎症粘连等感染情况较轻。需要指出的是,这些研究感染相关的实验,没有进行充分的无菌干预,如果进行必要的无菌术,则可能不会出现感染的并发症。从目前的临床报道看,经过挑选的患者经过各种 NOTES 手术后出现的并发症都是轻微的。

NOTES 会给传统的手术方式带来重大变革。目前的手术方式不管是开放手术还是腹腔镜手术,都是在全身麻醉的情况下进行的。然而,该技术可以在非全身麻醉的情况下进行,这方面已经有学者做出有益的尝试,如在经胃内镜腹腔探查术中,在胃镜室患者镇静的情况下进行操作,并且顺利完成。当然,这一方式因为没有专用的手术平台,目前仅限于在简单的操作中进行,复杂手术尚无这方面的经验。不过,可以预期的是,随着 NOTES 相关器械的完善,手术操作的熟练,这种非全麻的方式是值得期待的。

总的来说,对于目前 NOTES 的临床应用,我们还没有看到这项技术在泌尿外科广泛开展,但是已经有一些中心开展了比较好的探索。如同许多新技术的发展应用一样,NOTES 技术早期阶段存在各种技术上和观念上的障碍,因此,推广 NOTES 的应用,需要多学科专家的通力合作。NOTES 技术能否广泛应用于临床,体现其优势,成为与传统的开放手术和腹腔镜手术并列的手术方式,为广大患者提供新的更加微创的治疗手段,尚需接受严格的临床实践检验。最重要的是要严格的评估,在理论和方法的指导下沿着该技术的发展路径谨慎前行。

对于 NOTES 的前景,在 NOTES 刚出现时,就有学者认为

NOTES 将会成为继开放手术和腹腔镜手术之后的第三代手术方式。从目前来看,最热门的技术还是在腹腔镜基础上的机器人辅助腹腔镜技术。但是,新型机器人特别是小型化,微型化机器人联合 NOTES 技术,应该是下一代手术发展的方向。

(刘　征)

第六节　泌尿外科腹腔镜手术的麻醉

腹腔镜手术因为具有创伤小、疼痛少、术后恢复快等特点,目前已越来越多地被应用于临床手术中。随着微创外科手术的进步,很多泌尿外科手术都在后腹腔镜下完成,如后腹腔镜下输尿管切开取石术、肾囊肿去顶减压术、肾肿瘤切除术等。后腹腔镜与普通腹腔镜手术麻醉处理有相似之处,但又有其特殊的地方。

一、泌尿外科腹腔镜手术麻醉特点

1. 气腹和特殊体位对患者病理生理造成的干扰,常使麻醉处理复杂化。

2. 泌尿外科腹腔镜手术时间难以估计、内脏损伤有时难以发现、失血量较难估计等也增加了麻醉处理的难度。

3. 泌尿外科高龄患者多,术前常合并有心血管疾病、呼吸系统疾病等慢性疾病,加之气腹对呼吸循环的影响,麻醉过程中易发生循环明显波动,呼吸系统的管理困难。

4. 与常规的经腹气腹相比,二氧化碳吸收比正常气腹多,麻醉过程中要注意监测呼吸末二氧化碳分压并结合动脉血气分析,及时调整呼吸参数及麻醉药的使用,避免二氧化碳蓄积。

5. 泌尿外科腹腔镜手术出血较常见,轻者影响手术操作,重者危及生命。

出血的原因有肾穿刺损伤肋间血管、肾实质血管、肾门血管,操作不当或高龄,合并肝功能不全、凝血功能障碍、高血压、糖尿病患者发生出血等严重并发症是其他患者的 2 ~ 3 倍。

6. 人工气腹对组织有创伤,皮下气肿等并发症的发生率高,皮下气肿还可造成胸廓外压增加,导致气道峰压增高,严重时可导致气道压伤。皮下气肿导致二氧化碳吸收急剧增加,造成高碳酸血症。后腹腔镜手术中气腹对呼吸生理的影响较大,主要是对 $PaCO_2$ 的影响较大,大部分患者在通气量不变的情况下,随着手术时间的延长,$PaCO_2$ 会逐渐升高,高碳酸血症可引起交感神经兴奋,儿茶酚胺释放增加,血压升高,心率增快;还可增加肺血管阻力,使右心负荷加重,在心功能差的患者可增加心力衰竭的危险性。

7. 后腹腔镜下泌尿外科手术常取切刀位,导致腹腔内器官挤压膈肌使气道阻力增加,胸肺顺应性下降,呼吸道阻力增加。

二、泌尿外科腹腔镜手术麻醉方式的选择

1. **术前评估**　麻醉前需全面评估患者的全身情况,ASA Ⅰ ~ Ⅱ级患者对体位及 CO_2 气腹的影响一般都能耐受,但对心肺功能受损的 ASA Ⅲ ~ Ⅳ级患者可导致严重并发症,术前有颅内高压、脑室腹腔分流及腹腔内静脉与颈静脉分流的患者禁忌 CO_2 气腹腹腔镜手术。一旦由于各种原因使心动过速时,对于心肌缺血患者,尤其是充血性心力衰竭患者可造成严重后果。为预防胃内压升高导致胃内容物反流,术前应置胃管及应用抗酸药和 H_2 受体阻滞药。

2. **麻醉方式的选择**　麻醉选择以快速、有效、能尽量减少 CO_2 气腹引起的生理改变为原则。泌尿外科腹腔镜手术采用全身麻醉(气管插管或置入喉罩),可全身麻醉复合硬膜外麻醉或骶管麻醉。椎管内麻醉虽然简便、经济实用,但不能消除 CO_2 气腹后膈神经牵张引起的不适,且气腹后膈肌上抬,易导致通气和换气不足,如果为了减少气腹引起的不适应用大量镇静、镇痛药物,可能发生麻醉中呼吸管理困难,如阻滞平面过广易导致血压下降,而且椎管内麻醉不能控制通气,所以后腹腔镜手术不宜单独选择椎管内麻醉,宜选择气管插管全身麻醉。全身麻醉可控制患者的呼吸,有利于保证足够的氧供和排出 CO_2,又容易控制麻醉深度,维持循环稳定,有利于患者安全。

3. **麻醉中监测**　除了常规检测血压、$P_{ET}CO_2$、气道压力等,如手术较大,手术时间较长,还应监测直接动脉压与中心静脉压,间断监测动脉血气,了解酸、碱及电解质平衡情况,根据监测结果及时处理。

三、泌尿外科腹腔镜手术常见的麻醉并发症及其处理

1. **高碳酸血症**　后腹腔镜手术中气腹对呼吸生理的影响较大,主要是对 $PaCO_2$ 的影响较大,大部分患者在通气量不变的情况下,随着手术时间的延长,$PaCO_2$ 会逐渐升高,其原因有:①后腹腔镜是一个潜在的间隙,腔隙没有腹膜的限制,也无明显界限,CO_2 吸收面积较大,持续 CO_2 气腹后腹膜及腹膜后组织对 CO_2 的吸收较多;②手术中需分离大量的脂肪组织和结缔组织,导致手术创面较大,CO_2 弥散缺少屏障,可能造成 CO_2 吸收速度加快,导致 CO_2 在体内积聚,形成高碳酸血症和呼吸性酸中毒;③高压气腹造成膈肌上升,肺及胸廓顺应性下降,肺泡无效腔增大,导致肺通气/血流比值失调;④体位因素,后腹腔镜下泌尿外科手术常取切刀位,导致腹腔内器官挤压膈肌是气道阻力增加,胸肺顺应性下降;⑤后腹腔镜手术一般时间较长,充气压力高,CO_2 可经腹壁戳口进入皮下,随着手术时间的延长,皮下气肿发生率明显增加,严重的皮下气肿是肺顺应性下降,呼吸道阻力增加,$PaCO_2$ 逐渐增高,形成高碳酸血症。

处理:术中经常观察患者体征,及时发现并处理,明确原因后应立即停止气腹,迅速缝扎破口,通过调节呼吸参数过度通气,充分给予纯氧吸入,以加快 CO_2 排出,静脉推注 10mg 肝素以预防血栓形成。后腹腔镜手术患者术后存在不同程度的 CO_2 蓄积,常发生麻醉后苏醒延迟,对这类患者,建议不宜提早拔管,而应加强通气,将组织内蓄积的 CO_2 逐渐排出,并拮抗残余肌松作用,待患者自主呼吸良好,通气量恢复正常,$P_{ET}CO_2$ 在正常范围,意识清醒时再拔管,以确保患者安全。

2. 皮下气肿　由于腹膜后间隙不同于腹膜腔，正常情况下其被大量脂肪填塞，而且没有明确的界限，CO_2 气体易在间隙内扩散，而且为了在腹膜后内获得一定的手术空间、较满意的手术视野，往往需要较高的气腹压力，易引起广泛的皮下气肿。此外造成广泛的皮下气肿的原因还有：气腹针误入皮下组织；套管针周围漏气或部分被拔出；腹内压过高，充气周围缝合不紧密以及手术时间长。表现为 $PaCO_2$ 和 $P_{ET}CO_2$ 都上升，经难以通过调整呼吸参数来纠正 $PaCO_2$ 升高。

处理：立即暂停手术，过度通气，待 CO_2 排出后再以较低气腹压施行手术，气腹压力是气肿范围和消退速度的决定性因素，一般认为在高碳酸血症被纠正以前应保持机械通气，尤其是 COPD 患者，以免使呼吸做功增加。

3. 气胸、纵隔气肿和心包积气　胸腔、腹腔和心包腔之间残存有胚胎发育时的潜在通道可因腹内压力增大而重新开放。

处理：应调整呼吸参数以纠正高碳酸血症，实施呼气末正压通气（肺大泡破裂引起的气胸不能实施，应行胸腔引流术）。

4. 导管进入支气管　气腹推动横膈上升，气管隆嵴向头部移动，可使气管导管进入支气管。

处理：注意固定好气管导管，注意导管有无移位。术中应严密监测气道压的变化，如发现气道压异常升高，应及时检查气管插管位置是否正确，呼吸回路有无扭曲。

5. 气栓　充气针或套管直接插入血管或气体弥散入腹腔脏器而引起，下腔静脉比邻肾上腺及肾，后腹腔镜手术中，$P_{ET}CO_2$ 在平台期后异常增高应考虑其受损可能，并及时做出相应处理。气栓可出现心动过速、心律失常、高血压、中心静脉压升高、心音改变、发绀及右心负荷增加的心电图变化等表现。

处理：应立即停止注入 CO_2 和终止气腹，置于头低左侧卧位，纯氧过度通气，也可放置中心静脉或肺动脉导管抽气。预防气体栓塞发生还可行迅速进行扩容以提高静脉压，防止气体进一步进入静脉循环。

四、麻醉中管理注意事项

1. 由于后腹腔镜手术中气腹需特殊的体位，对呼吸的管理尤为重要，术中应严密监测气道压的变化，如发现气道压异常升高，应及时检查气管插管位置是否正确，呼吸回路有无扭曲，气腹压力是否在正常范围内，避免腹腔过度充气，并告知手术医师，检查有无膈肌损伤造成气胸。

2. 由于气腹后对腹主动脉与腔静脉的压迫，后负荷迅速增高，表现为血压升高，心率加快，对伴有高血压的患者，如嗜铬细胞瘤等疾病的患者进行手术时，应监测直接动脉压，及时控制血压与心率，可应用硝酸甘油或硝普钠等扩血管药、β 受体阻滞药等对症治疗。

3. 麻醉中如果发现 $P_{ET}CO_2$ 逐渐升高，应调整通气量，维持 $PaCO_2$ 在正常范围，必要时可做血气分析，了解酸碱情况与电解质是否正常，了解组织灌注与代谢情况，根据检查结果调整内环境。

4. 对术前内分泌异常的患者，如糖尿病患者，因手术刺激可增高血糖，术中应注意监测血糖。

5. 后腹腔镜手术人工腔隙空间小，出血后止血困难，术前应建立安全有效的静脉通路，确保急性失血时能够快速输血补液，对于术前存在贫血的高危患者应纠正其贫血状态。

（李伟　李艳华）

参 考 文 献

1. Alan J Wein, Louis R Kavoussi, Alan W Partin, et al. Peters. Campbell-Walsh Urology. 11th ed. New York：Elsevier，2015.

2. Vipul R Patel, Manickam Ramalingam. Operative Atlas of Laparoscopic and Robotic Reconstructive Urology. Berlin：Springer，2017.

3. Ahmed AI-kandari, Inderbir S Gill. Difficult Conditions in Laparoscopic Urologic Surgery. Berlin：Springer，2011.

4. Sara L. Best, Stephen Y. Nakada. Minimally Invasive Urology. An Essential Clinical Guide to Endourology, Laparoscopy, LESS and Robotics. Berlin：Springer，2015.

5. Merseburger AS, Herrmann TR, Shariat SF, et al. EAU guidelines on robotic and single-site surgery in urology. Eur Urol，2013，64（2）：277-291.

6. 孙颖浩. 单孔腹腔镜在泌尿外科的发展现状及展望. 中国微创外科杂志，2010，10（1）：23-24.

7. RaneA, RaoP, RaoP, etal. Clinical evaluation of a novel laparoscopic port （R-PortTM） in urology and evolution of the single laparoscopic port procedure （SLIPP）. J Endourol，2007，21（Suppl 1）：A22-A23.

8. Raman JD, Bensalah K, Bagrodia A, et al. Laboratory and clinical development of single keyhole umbilical nephrectomy. Urology，2007，70：1039-1042.

9. 李峰, 浦金贤, 平季根, 等. 单通道腹腔镜治疗单纯性肾囊肿疗效观察. 现代泌尿生殖肿瘤杂志，2015，7（2）：108-109.

10. 朱清毅, 邓仲磊, 马隆, 等. 经脐单孔腹腔镜术在泌尿外科的应用. 临床泌尿外科，2014，29（6）：480-482.

11. Park J, Lee SB, Cho SY, et al. Comparison of the Efficacy and Safety of Laparoendoscopic Single-Site Surgery with Conventional Laparoscopic Surgery for Upper Ureter or Renal Pelvis Stones in a Single Institution：A Randomized Controlled Study. Urol J，2016，13（4）：2759-2764.

12. Tugcu V, Atar A, Sahin S, et al. Upper Tract Urological Laparoendoscopic Single-Site Surgery （LESS）. JSLS，2015，19（4）：e2015. 00081.

13. Kaouk JH, Autorino R, Kim FJ, et al. Laparoendoscopic single-site surgery in urology：worldwide multi-institutional analysis of 1076 cases. Eur Urol，2011，60（5）：998-1005.

14. Yamada Y, Naitoh Y, Kobayashi K, et al. Laparoendoscopic Single-Site Surgery for Pediatric Urologic Disease. J Endourol，2016，30（1）：24-27.

15. Wang X, Li S, Liu T, Guo Y, Yang Z. Laparoscopic pyelolithotomy compared to percutaneous nephrolithotomy as surgical management for large renal pelvic calculi：a meta-analysis. J Urol，2013，190：888-893.

16. Kallidonis P, Kontogiannis S, Kyriazis I, et al. Laparoendoscopic single-site surgery in kidney surgery: clinical experience and future perspectives. Curr Urol Rep, 2013, 14: 496-505.

17. Wen X, Liu X, Huang H, et al. Retroperitoneal laparoendoscopic single-site ureterolithotomy: a comparison with conventional laparoscopic surgery. J Endourol, 201226: 366-371.

18. 邹晓峰, 张国玺, 袁源湖, 等. 耻骨上辅助经脐单孔腹腔镜技术在泌尿外科的应用价值 (附 57 例报告). 临床泌尿外科杂志, 2011, 26 (7): 481-484, 487.

19. Kaouk JH, Goel RK, Haber GP, et al. Robotic single-port transumbilical surgery in humans: initial report. BJU Int, 2009, 103 (3): 366-369.

20. Autorino R, Kaouk JH, Stolzenburg JU, et al. Current status and future directions of robotic single-site surgery: a systematic review. Eur Urol, 2013, 63 (2): 266-280.

21. 韦周吉, 吴东波, 吴鸿根, 等. 单孔腹腔镜手术操作平台及其器械的研究进展. 中国内镜杂志, 2013, 19 (6): 597-602.

22. Schwentner C, Todenhöfer T, Seibold J, et al. Upper urinary tract laparoendoscopic single-site surgery based on a novel cost-effective reusable platform. J Endourol, 2013, 27 (2): 202-207.

23. Greco F, Cindolo L, Autorino R, et al. Laparoendoscopic single-site upper urinary tract surgery: assessment of postoperative complications and analysis of risk factors. Eur Urol, 2012, 61 (3): 510-516.

24. 朱皓阳, 董鼎辉, 任冯刚, 等. 单孔腹腔镜灵活器械的现状及前景. 中国医疗器械杂志, 2015, 39 (6): 437-441.

25. Kallidonis P, Panagopoulos V, Kyriazis I, et al. Transvaginal specimen removal in minimally invasive surgery. World J Urol, 2016, 34 (6): 779-787.

26. Miakicheva O, Hamilton Z, Beksac AT, et al. Gastrointestinal tract access for urological natural orifice transluminal endoscopic surgery. World J Gastrointest Endosc, 2016, 8 (19): 684-689.

27. Tyson MD, Humphreys MR. Urological applications of natural orifice transluminal endoscopic surgery (NOTES). Nat Rev Urol, 2014, 11 (6): 324-332.

28. Morgan M, Olweny EO, Cadeddu JA. LESS and NOTES instrumentation: future. Curr Opin Urol, 2014, 24 (1): 58-65.

29. 张大宏, 刘峰, 吕佳. 泌尿外科腹腔镜手术并发症的处理. 现代泌尿外科杂志, 2014, 19 (3): 149-151.

30. 周迅, 韩奔宏, 谢红, 等. 后腹腔镜下泌尿外科手术的麻醉处理. 苏州大学学报 (医学版), 2008, 28 (3): 484-485.

第五章

肾上腺疾病

第一节　腹腔镜下肾上腺解剖特点

一、肾上腺的位置及毗邻

肾上腺是成对的腹膜后器官,分别位于左右肾的内上方,周围包以疏松的肾周脂肪囊及致密的肾周筋膜。正常肾上腺体由不同来源的皮质和髓质组成,呈淡黄色,质脆。成人肾上腺长约5cm,宽约3cm,厚0.5~1cm,重4~7g。右侧肾上腺多呈三角形,左侧肾上腺多似半月形。右肾上腺内侧紧邻下腔静脉,前外侧方为肝右叶,上邻肋膈脚,下方与右肾上极相接;左肾上腺内侧为腹主动脉,后外侧面与左肾上极内侧相接,上方被网膜囊覆盖,借网膜囊与胃贲门相隔,下方与胰尾和脾血管相邻。

二、肾上腺的血供

肾上腺的血供极为丰富,肾上腺上动脉由膈下动脉发出,肾上腺中动脉由腹主动脉直接发出,肾上腺下动脉则源自肾动脉。肾上腺上、中、下动脉呈梳状于肾上腺的内侧进入肾上腺,肾上腺的前后面一般无血管分布,是相对无血管区。肾上腺静脉(即肾上腺中央静脉)回流通常只有一支,左右各异,不与动脉伴行。右侧肾上腺中央静脉较短,直接汇入下腔静脉;左侧肾上腺中央静脉较长,与左侧膈下静脉汇合后注入左肾静脉(图5-1)。

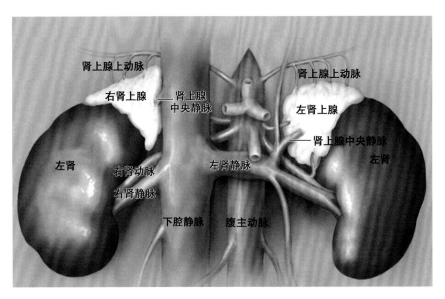

图 5-1　肾上腺血供(Campbell-Walsh Urology)

三、后腹腔途径下肾上腺解剖特点

肾上腺组织周围存在3个潜在的相对无血管层面,分别位于肾上腺的腹侧面、背侧面及腹面。①第1个相对无血管层面:位于肾内上方的肾周脂肪囊与前层肾周筋膜之间,白色网状组织和一些垂直排列的白色条带间隔组织位于该解剖层面内,是判断进入该层面的重要标志。正确进入该层面后,在肾前筋膜和肾上极脂肪囊腹侧之间分离,可快速找到肾上腺。②第2个相对无血管层面:位于肾外上方的肾周脂肪囊与腰大肌之间。③第3个相对无血管层面:位于肾上腺

底部脂肪囊与肾上极实质表面之间。张旭教授团队提出的解剖性后腹腔镜肾上腺切除术即有序地在上述3个潜在的相对无血管层面游离显露肾上腺,避开了重要脏器和大血管,成功地解决了肾上腺显露和肾上腺血管处理的难题。

四、经腹腔途径下肾上腺解剖特点

肾上腺位于肾的内上方,经腹腔途径下肾上腺手术需充分游离肾中上极腹侧周围组织,显露肾的内上方区域。左侧肾上腺手术需充分游离结肠脾区,切断脾结肠韧带、脾肾韧带显露肾内上方。于肾内上方切开肾周筋膜,内侧以胰尾、

外下方以肾，上方以脾为标志找寻并游离肾上腺。肾上腺中央静脉通常向下方走行，汇入左肾静脉。右侧经腹腔手术时，有结肠肝曲和肝脏覆盖在肾表面，需要先离断部分肝镰状韧带将肝抬起，再游离肝结肠韧带、肾结肠韧带才能充分

显露术野。于肾脏内上方切开肾周筋膜，内侧以下腔静脉，外下方以肾脏，上方以肝为标志找寻并游离肾上腺。肾上腺中央静脉通常位于内侧缘，直接汇入下腔静脉。

（章传华）

第二节　腹腔镜肾上腺肿瘤切除术

　　自从 20 世纪 90 年代初报道腹腔镜下肾上腺切除术以来，该手术就成为多种肾上腺疾病的标准术式。与传统开放手术相比，腹腔镜手术具有显著优势，比如患者的疼痛减轻，身体恢复更快，切口更美观等。

　　外科医生根据自身经验体会，可选择应用多种不同的手术途径，包括经腹腔的（侧方、前方）途径或经后腹腔的（侧方、后方）途径。虽然以往的腹腔镜操作经验便于手术的安全操作并缩短手术时间，但适当地学习腹腔镜肾上腺手术的相关技术，有利于避免不必要的中转开放手术。本节将对目前腹腔镜肾上腺肿瘤切除手术的技术知识和注意事项做一综述。

一、适应证和禁忌证

　　1. 适应证　腹腔镜肾上腺切除术适用于绝大多数肾上腺外科疾病，包括：①引起皮质醇增多症和原发性醛固酮增多症的肾上腺皮质增生性疾病和肾上腺皮质肿瘤；②引起儿茶酚胺增多症的肾上腺髓质增生及肾上腺嗜铬细胞瘤；③>3cm 的无功能偶发瘤，包括肾上腺囊肿、肾上腺髓性脂肪瘤和节神经细胞瘤等；④局限性肾上腺恶性肿瘤（影像学无明显包膜或血管侵犯），以及单一的肾上腺转移性肿瘤。

　　2. 禁忌证　常见禁忌证包括：①术前影像学检查发现肾上腺肿瘤明显浸润周围脏器或有远处转移者；②有明显出血倾向而且难以纠正者；③心、肺、肝、肾等重要脏器有严重功能障碍者；④无法控制的嗜铬细胞瘤。

　　肾上腺肿瘤较大如直径>8cm 者曾被视为腹腔镜手术的禁忌证。大多数学者认为较大的肾上腺肿瘤周围血供会比较丰富，并且恶性可能性增加，腹腔镜手术相对比较困难，因此术前要慎重抉择。但随着术者操作经验的积累，成功切除较大肿瘤的报道不断增多。另外，肥胖、妊娠及有同侧上腹部手术史等也曾被视为腹腔镜手术的相对禁忌，目前也都有不少成功的报道；但在这些特殊情况下，对术者技术和经验要求较高，初学者要谨慎选择。

二、围术期的处理

　　1. 常规的术前检查及明确诊断所需的定性和定位检查　定性诊断应结合患者临床表现和体检结果，有选择地进行肾上腺激素水平检测。皮质激素检测包括测定血皮质醇及代谢产物、血 ACTH 及血醛固酮、肾素-血管紧张素等；髓质激素检测包括测定血浆肾上腺素、去甲肾上腺素、血浆儿茶酚胺、24 小时尿 VMA 等。定位诊断筛查可选用 B 超、彩超、薄层螺旋 CT 及 MRI 等。[131]I-MIBG（131 间位碘苄基胍）检查对双侧肾上腺嗜铬细胞瘤及静止型嗜铬细胞瘤的诊断则有决定性意义。

　　2. 围术期药物准备

　　（1）原发性醛固酮增多症：螺内酯每次 40 ~ 60mg，每日

3 ~ 4 次，术前应用 2 ~ 3 周，将血压降至正常水平，严重高血压者应配合使用降压药控制血压；钾替代治疗。

　　（2）儿茶酚胺增多症：术前应用 α-肾上腺素受体阻滞药，可从术前 10 ~ 14 天开始口服哌唑嗪，2 ~ 5mg，每日 3 次；或使用酚苄明，开始时 10mg，每日 3 ~ 4 次，逐渐增至能够防止高血压发作的剂量；如患者心率超过 140 次/分，曾有心律失常，可在 α 肾上腺素受体阻滞剂作用稳定后口服心脏特异性的 β 受体阻滞药。术前心率控制在 90 次/分以内；术前 1 日开始补充血容量，一般在术前补充液体（晶体和胶体的比例约 2 ∶ 1）1000 ~ 2000ml，使血容量扩至正常生理状态。

　　（3）库欣综合征：氢化可的松 200mg/24h；术后连续减低剂量，第 1 天 150mg/d；第 2 天 100mg/d，直至降到 20 ~ 30mg/d，若有应激状态时增加剂量；在垂体和对侧肾上腺功能恢复后停止使用激素替代（几个月后）。

　　（4）单侧肾上腺（既往对侧肾上腺切除）：术后应使用氢化可的松替代治疗，20 ~ 30mg/d，应激状态时需加大剂量。

三、经后腹腔途径手术步骤

　　1. 麻醉与患者体位　施行全身麻醉后，将患者摆成侧卧位，固定于手术床上。

　　2. 建立腹膜后操作间隙及置入操作套管　一般采用 3 点法技术（2 个 10mm 和 1 个 5mm 操作套管）。先在第 12 肋下腋后线处切开皮肤，逐层分离进入腹膜后间隙，以手指进入腹膜后间隙稍加游离后，置入气囊扩张器，充入 800ml 气体，建立腹膜后操作空间。再于髂嵴上方置入 10mm 操作套管，用于腹腔镜镜体。之后于肋缘下腋前线处置入 5mm（左侧）或 10mm（右侧）操作套管。最后于第 1 处切口置入第 3 个操作套管，缝合固定。

　　3. 清理腹膜后 Gerota 筋膜外脂肪　从膈下向下至髂窝，背侧肾周筋膜之外的腹膜后脂肪被锐性分离后整块切除（图 5-2）。

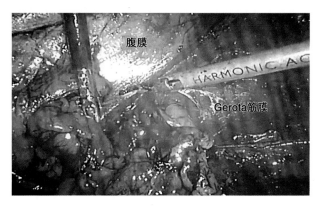

图 5-2　清理腹膜后脂肪

4. 顺序进入"3个相对无血管筋膜平面"以切除肾上腺肿瘤　由接近膈肌处纵行向下切开Gerota筋膜（图5-3），进入以下3个相对无血管筋膜平面。第1个平面是膈下肾脂肪与前层肾周筋膜之间的平面（图5-4）。从这一平面我们在手术的早期便可找到肾上腺肿瘤并暴露它的前表面（图5-5）。第2个平面是位于肾上极侧方，在肾脂肪与背侧肾周筋膜之间的平面（图5-6），通过此平面我们可以暴露肾上腺肿瘤的侧面及后表面。第3个平面位于肾上腺与肾上极实质表面之间的平面（图5-7）。对于肾周脂肪较多的患者，在分离第3个平面之前，可先行清理移除位于肾上极的肾周脂肪。为了防止潜在的出血来源，我们用Hem-o-lok夹或超声刀处理肾上腺动脉。分离完毕第3个相对无血管平面后，通

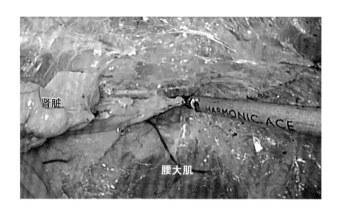

图5-6　分离第2个相对无血管平面

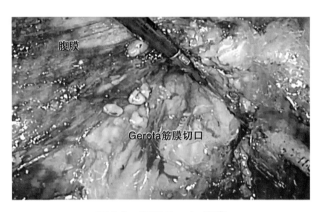

图5-3　切开Gerota筋膜

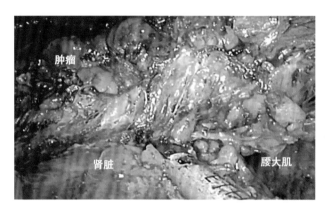

图5-7　分离第3个相对无血管平面

常在肾上腺肿瘤中部及下部边缘钝性游离出肾上腺中动脉及下动脉，并用Hem-o-lok夹或超声刀处理后切断。在整个肾上腺被游离及肾上腺静脉切断之前，先保留肾上腺上动脉，使之可向上牵引肾上腺。

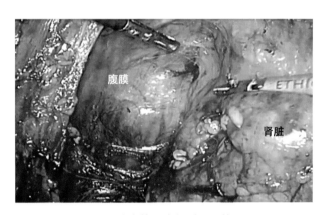

图5-4　分离第1个相对无血管平面

5. 暴露肾上腺静脉　控制较大肾上腺肿瘤的肾上腺静脉比较小肿瘤的肾上腺静脉要困难得多，特别是右侧病例。通过分离3个平面，腹膜后操作空间变得更大，也更有利于控制肾上腺静脉。对于右侧病例，沿肾上腺肿瘤的前表面并向深部分离，可充分暴露下腔静脉。接下来，将肾上腺下缘分离后抬起，在肾上腺下极与下腔静脉之间钝性分离，可以在右侧肾上腺中部边缘与下腔静脉之间找到肾上腺静脉。对于左侧病例，在抬起肾上腺下缘后，钝性分离肾上腺下极与左肾上极之间，可在左侧肾上腺下缘找到肾上腺静脉（图5-8）。

根据肿瘤的具体部位决定是否切断肾上腺静脉，若需切断肾上腺静脉，则用2个Hem-o-lok夹夹闭近心端，1个Hem-o-lok夹夹闭远心端后切断（图5-9）。因右侧肾上腺静脉较短，双重夹闭肾上腺静脉近心端后可能很难再用Hem-o-lok夹夹闭远心端，此时可选择直接切断肾上腺静脉。

6. 游离肾上腺肿瘤　继续游离肾上腺肿瘤（图5-10和图5-11），找到正常肾上腺与肿瘤交界处，以Hem-o-lok夹闭正常肾上腺侧，沿肿瘤与Hem-o-lok夹之间切开（图5-12），如此继续分离正常肾上腺与肿瘤，直至完整切除肾上腺肿瘤，保留正常肾上腺。

7. 标本取出及引流管的置入　肾上腺肿瘤被完全切除

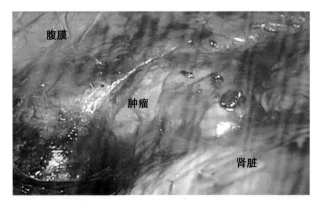

图5-5　通过第1个平面可早期定位肿瘤

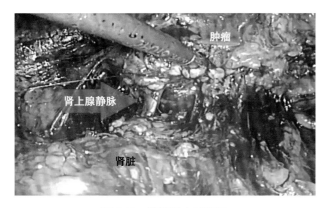

图 5-8 暴露肾上腺静脉

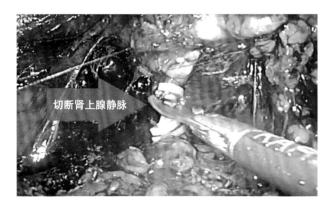

图 5-9 切断肾上腺静脉

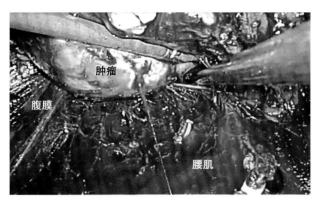

图 5-10 游离肿瘤背侧

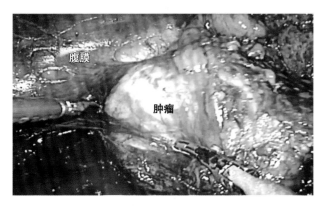

图 5-11 游离肿瘤内侧

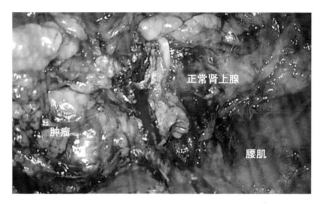

图 5-12 以 Hem-o-lok 夹闭正常肾上腺侧,切除肿瘤,保留正常肾上腺

后,检查创面有无出血,此时可降低气腹压力。将肿瘤装入标本袋(图 5-13),从腋后线切口取出。必要时可适当延长此切口。接着,通过髂嵴上方套管置入橡皮引流管,放置于肾上腺床部。最后关闭所有切口。

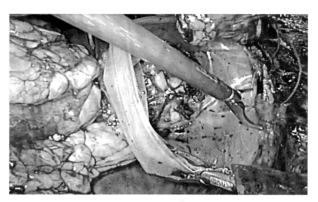

图 5-13 完整切除肿瘤后装入标本袋

四、经腹腔途径手术步骤

1. 麻醉及体位 全身麻醉后,患者摆成侧卧位,冠状面与手术台平面呈 100°~110°,固定于手术台上。

2. 置入操作套管 主穿刺套管(即腹腔镜镜体套管)位于同侧腹直肌侧缘,头侧脐水平,第 2 个套管位于腋前线肋缘下附近,距离主穿刺套管 8~10cm,第 3 个套管位于锁骨中线肋缘下 2cm 处,距离主穿刺套管 8~10cm。若有必要,可于腋中线髂嵴上方位置置入第 4 个套管以用于辅助牵引。

3. 探查腹腔 分离所有粘连部位,辨识各个解剖标志。

4. 切开侧腹膜 沿 Toldt 线切开结肠侧面侧腹膜。向上游离至结肠曲,并切断肝结肠韧带(右侧病例)或脾结肠韧带(左侧病例),增加结肠活动度。向下切开至髂窝。分离 Gerota 筋膜前层与结肠融合筋膜之间的间隙,此间隙是相对无血管间隙,将结肠向内侧移动。助手用器械轻轻托起或牵拉肝(右)或脾脏(左)以帮助显露肾上腺区域。

5. 显露肾上腺肿瘤 左侧肾上腺肿瘤多位于胰尾后方。游离胰尾并向腹侧牵拉胰尾,进一步游离 Gerota 筋膜前层与结肠融合筋膜之间的间隙,直至透过 Gerota 筋膜可看见肾上腺组织或肿瘤。切开肾上腺肿瘤表面的 Gerota 筋膜,暴露肾上腺腹侧面。

右侧病例同法游离 Gerota 筋膜前层与结肠融合筋膜之间的间隙直至下腔静脉,将升结肠及十二指肠向内侧移动。肝脏下缘找到并显露右肾静脉及其汇入的下腔静脉。右侧肾上腺肿瘤多位于右肾静脉与下腔静脉夹角的外上象限内。切开肿瘤表面筋膜,显露肾上腺肿瘤的腹侧面。

6. 显露肾上腺静脉　左侧病例可在肿瘤下方找到左肾静脉,打开静脉鞘,在左肾静脉与肾上腺肿瘤之间分离可显露出肾上腺静脉。

右侧病例沿下腔静脉与肾上腺之间小心分离,直至显露肾上腺静脉,可见其垂直汇入下腔静脉。

根据肿瘤的具体部位决定是否切断肾上腺静脉,若需切断肾上腺静脉,则用 2 个 Hem-o-lok 夹夹闭近心端,1 个 Hem-o-lok 夹夹闭远心端后切断。因右侧肾上腺静脉较短,双重夹闭肾上腺静脉近心端后可能很难再用 Hem-o-lok 夹夹闭远心端,此时可选择直接切断肾上腺静脉。

7. 肾上腺静脉切断后,继续游离肾上腺肿瘤,一般先游离肿瘤上缘,将其与脾(左)或肝(右)分离。再沿腰大肌表面继续游离,将肾上腺背侧充分游离。接着打开覆盖于肾脏上极的 Gerota 筋膜,沿上极与肾上腺肿瘤之间的层面游离肿瘤下缘,最后将肿瘤完全游离。

找到正常肾上腺与肿瘤交界处,以 Hem-o-lok 夹闭正常肾上腺侧,沿肿瘤与 Hem-o-lok 夹之间切开,如此继续分离正常肾上腺与肿瘤,直至完整切除肾上腺肿瘤,保留正常肾上腺。

8. 检查创面有无出血,此时可降低气腹压力。将切除之肿瘤装入标本袋中,经套管切口取出,可适当延长切口。经套管切口留置引流管,手术完毕。

五、注意事项

1. 保留肾上腺的手术最初用于治疗双侧遗传性嗜铬细胞瘤(多发型内分泌瘤 2 型和 Von Hippel-Lindau 综合征),目的是为了保留肾上腺功能,避免终生激素替代治疗的不良反应。近年来有许多医生也用于其他类型的肾上腺肿瘤如醛固酮瘤等,亦取得了良好疗效。从技术角度而言,保留肾上腺手术可考虑用于单一的、直径 2cm 以下且位于肾上腺外周的肿瘤。肾上腺实质创面可用双极电凝、超声刀和血管夹等止血。对较大或有恶性可能的肾上腺肿瘤,由于存在肿瘤细胞种植的风险,被视为保留肾上腺手术的禁忌。

2. 在保留肾上腺的手术中,尽量距离肿瘤边缘 0.5cm 以上分离正常肾上腺与肿瘤,可避免肿瘤破裂,并对防止遗漏微腺瘤有一定帮助。

3. 在保留肾上腺的手术中,应尽量减少对正常肾上腺周围组织的分离与松动,以保留正常肾上腺的血供,对残存肾上腺的功能起到保障作用。

4. 切断肾上腺静脉并不影响正常肾上腺的存活,因此它可以与肾上腺肿瘤一同切除。但保留肾上腺静脉可能更有利于残存肾上腺发挥功能,并可避免因肾上腺血液回流受阻而导致的淤血性出血。因此,在保留肾上腺的手术中,应根据肿瘤的具体部位决定是否切断肾上腺静脉。

(章传华)

第三节　腹腔镜肾上腺全切术

一、概述

由于肾上腺解剖位置较深,且与周围脏器如下腔静脉、胰腺、十二指肠、肝脏、脾脏等重要器官位置毗邻,故开放手术操作难度较大,既往开放手术中出现大血管及重要脏器损伤的概率较高。腹腔镜手术在肾上腺外科中具有绝对的优势,其借助良好的操作及成像系统,可以很好地显露双侧肾上腺及周围结构。腹腔镜肾上腺切除术最早由加拿大医生 Gagner 于 1992 年在 *New England Journal of Medicine* 报道,而国内则最早由张旭教授于 2000 年开展。

随着对腹腔镜下肾上腺解剖关系的研究深入、腹腔镜操作技术的不断积累及器械的不断改进,目前可分为两种途径,即经腹腔肾上腺切除术(laparoscopic adrenalectomy,LA)和经后腹腔肾上腺切除术(retroperitoneal laparoscopic adrenalectomy,RLA)。经腹腔途径手术操作空间大,视野好,周围器官解剖关系及标志明确;而经后腹腔途径虽然操作空间较小,但后腹腔脏器较少,具有侵袭性小、更安全、对肠道和腹膜的刺激更小等优点。欧美等国家多选择经腹腔途径手术,而国内多数医院选择经后腹腔途径。目前研究表明两种手术方式相比,其出血量、手术时间和术后并发症等并没有哪种具有明显的优势,所以腹腔镜肾上腺手术入路的选择,主要根据患者的具体情况和术者的经验,如身体质量指数(body mass index,BMI)、肾上腺瘤体的位置、患者既往手术史等。

二、手术适应证和禁忌证

1. 适应证　虽然肾上腺部分切除术早于 1934 年就已有人报道,但腹腔镜肾上腺全切术仍适用于多数肾上腺增生或占位病变。近年由于对肾上腺疾病的研究深入和手术方式的改进,肾上腺部分切除术才逐渐成为常规手术。在一些无迫切必要保留腺体的情况下,选择肾上腺全切手术更为安全可靠。

(1) 肾上腺偶发瘤:检查技术的进步使得肾上腺偶发肿瘤(adrenal incidentaloma,AI)患者越来越多,该类肿瘤的处理应根据肿瘤的生物学活性及影像学特点,对于肿瘤直径>5cm 或怀疑有恶性可能、生物学活性阳性和肿瘤多发者,我们建议选择行患侧肾上腺全切。

(2) 肾上腺恶性肿瘤:肾上腺恶性肿瘤发病率较低,包括原发肾上腺恶性肿瘤和转移性肾上腺恶性肿瘤。前者以恶性嗜铬细胞瘤多见,后者可来源于肾癌、黑色素瘤、乳腺癌、肺癌、对侧肾上腺恶性肿瘤、肺癌等多器官。对于该类患者应切除肾上腺及周围脂肪整块组织。

(3) 嗜铬细胞瘤:嗜铬细胞瘤(pheochromocytoma,PHEO)体积一般较大,当瘤体直径>5cm 或肾上腺外存在可疑占位时,提示恶性可能性大,建议选择腹腔镜全切手术。对单侧体积较小的肾上腺嗜铬细胞瘤患者,若对侧肾上腺功能形态尚可,为减少术后残留腺体复发可能,我们也建议行腹腔镜患侧肾上腺全切术。

（4）原发性醛固酮增多症:原发性醛固酮增多症包括腺瘤型和增生型两种,临床前者以醛固酮瘤(aldosterone-producing adenoma,APA)多见,后者包括特发性醛固酮增多症(idiopathic hyperaldosteronism,IHA)及原发性肾上腺皮质增生(primary adrenal hyperplasia,PAH)。对于多发的 APA 或存在微腺瘤可能的患者,我们建议行肾上腺全切术。

（5）肾上腺皮质醇症:肾上腺激素分泌不足是皮质醇症(hypercortisolism/Cushing syndrome)行肾上腺切除术的最大并发症,故皮质醇症患者手术尽量选择部分肾上腺切除术。但当肿瘤直径>6cm、可疑肾上腺皮质癌或肾上腺结节或腺瘤样增生时,仍应选择行肾上腺全切术。

（6）其他来源的神经节或副神经节瘤等。

2. 禁忌证

（1）绝对禁忌证

①术前影像学发现肾上腺为恶性肿瘤并且周围脏器明显侵犯或已有远处转移。

②术前检查发现存在严重重要器官功能障碍经相关科室评估无法耐受手术者,如心、肺、脑等存在严重的基础疾病。

③难以纠正的凝血功能障碍。

（2）相对禁忌证

①肾上腺肿瘤体积巨大,肿瘤体积较大与周围脏器粘连界限不清,手术操作难度大,并存在恶性可能,既往作为腹腔镜手术的禁忌证。

②体型肥胖,患者腹腔或腹膜后脂肪组织较多,操作空间小,肾上腺暴露困难。

③有既往上腹部或腰部手术史,可变化手术入路,但增加手术难度。

④患者高龄、婴幼儿或妊娠,非绝对禁忌证,患者妊娠期嗜铬细胞瘤,虽已有妊娠期行腹腔镜嗜铬细胞瘤切除病例报道,但我们认为妊娠及手术风险较高,为患者安全,仍建议先选择终止妊娠,再行手术。

三、术前准备

1. 术前常规检查　血、尿、便常规,肝、肾功能,电解质,凝血功能及 X 线胸片,泌尿、肝胆、心脏彩超,心肺功能等。

2. 术前定位诊断　泌尿系或肾上腺区彩超、CT 薄层扫描、增强与重建,或必要时行肾上腺区及头颅 MRI 扫描,可疑恶性时条件允许下术前可行全身 PET-CT 检查,如占位巨大必要时术前可先行穿刺活检病理证实等。

3. 术前定性诊断　根据患者病史及查体,常规行肾上腺激素水平检测,如 ACTH 节律、肾素-血管紧张素-醛固酮(renin-angiotensin-aldosteronesystem,RAAS)、皮质醇及代谢产物、去甲肾上腺素、多巴胺及 24 小时尿香草扁桃酸(vanilly mandelic acid,VMA),必要时行地塞米松抑制试验等。

4. 其他　术前留置导尿,经腹途径放置胃管。

四、围术期的处理

同腹腔镜肾上腺部分切除术。

五、经后腹腔途径手术步骤

（一）麻醉和体位

气管插管全身麻醉,行深静脉及动脉置管,因术中可能出现血压大幅波动及二氧化碳气腹可引起体内二氧化碳蓄积、血管破裂出现气体栓塞等,术中动态监测血压、CO_2 分压等。

完全健侧卧位,抬高腰桥,呈折刀位。

（二）手术步骤

1. 制备气腹、穿刺点位置及放置方法　同其他后腹腔手术。

2. 清除腹膜外脂肪　以侧椎筋膜为标志,由上向下逐渐分开腹膜外脂肪,去除或向下剥离腹膜外脂肪,显露腹膜折返标记。清理过程注意滋养血管止血,防止影响视野;注意腹膜返折,避免损伤腹膜,若出现腹膜损伤较小,可给予缝合,若损伤较大,必要时可完全敞开或行气腹针腹腔穿刺持续减压,以减低腹腔内压力便于腹膜后空间显露。

3. 打开 Gerota 筋膜　肾上腺暴露要求纵向自上向下充分打开 Gerota 筋膜,打开范围上至膈肌,下到髂血管上缘(图5-14)。

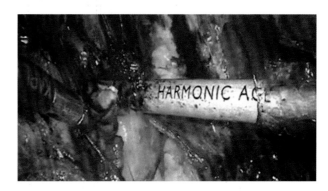

图 5-14　打开 Gerota 筋膜

4. 肾上腺定位　根据肾上腺解剖的 3 个层面(即腹侧面、背侧面及肾上极面),先分离腹侧面,即沿肾周脂肪囊上极与 Gerota 筋膜前层之间间隙,超声刀钝锐性结合分离,可见白色网条状组织排列(图5-15),该层次血管较少,沿层次向深面分离,即可显露肾上腺的前表面。

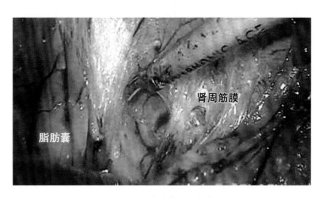

肾周筋膜

脂肪囊

图 5-15　游离肾上腺腹侧

以腰大肌为标志,在肾周脂肪囊与肾周筋膜后层间隙分离肾上腺背侧面(图5-16),沿此层疏松结缔组织向上分离至与第 1 层面汇合,向深部分离至肾上极内侧,为暴露肾上腺背侧面提供操作空间。

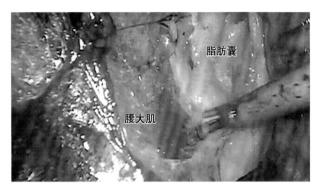

图 5-16 游离背侧

沿肾上极切开肾周脂肪囊,显露肾脏上极,若患者较胖,可切除部分肾上极脂肪组织,显露第 3 个分离层面。上提肾上腺周围脂肪组织,顿锐性分离,游离肾上腺底部,因肾上腺体较脆,尽量避免直接钳夹(图 5-17 和图 5-18)。

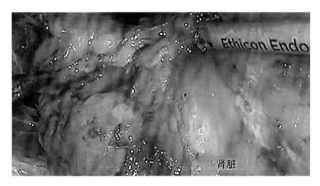

图 5-17 打开肾上极脂肪囊

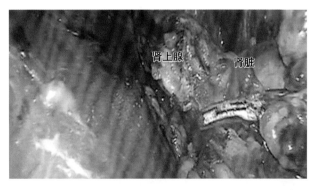

图 5-18 游离肾上腺底部

5. 肾上腺血管处理 肾上腺动脉分支多位于肾上腺内下方,分离过程中可轻柔上提肾上腺周围脂肪组织,充分游离显露动脉分支,行超声刀凝固后离断,必要时可行 Hem-o-lok 夹近端夹闭(图 5-19),肾上腺上级及内侧动脉多可行超声刀凝固离断,较粗动脉分支也可行 Hem-o-lok 夹闭;左侧肾上腺中央静脉汇入左肾静脉,走行朝向肾门,右侧肾上腺静脉短促直接汇入下腔静脉,走行朝向下腔,沿中央静脉走行方向钝性游离,Hem-o-lok 双重夹闭离断(图 5-20)。注意汇

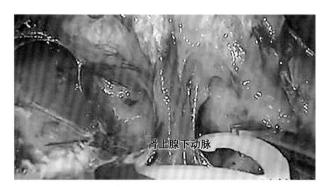

图 5-19 阻断肾上腺下动脉

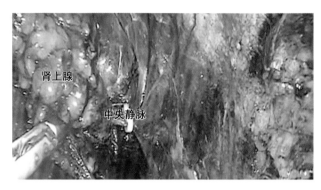

图 5-20 阻断肾上腺中央静脉

入中央静脉的膈下静脉,并用超声刀凝固离断。

6. 切除肾上腺标本 切除肾上腺上级与膈肌连接组织,轻柔提起肾上腺周围脂肪,超声刀游离其他连接组织(图 5-21),完整切除肾上腺。注意操作轻柔,防止肾上腺中央静脉与下腔静脉或左肾静脉连接处夹角撕裂出血。

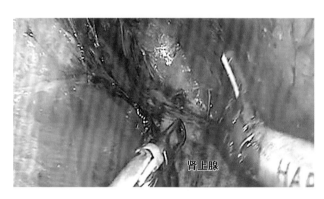

图 5-21 完全游离肾上腺

7. 创面检查止血 肾上腺手术虽切除标本一般不大,但肾上腺血供丰富,血管变异率高,周围大血管较多,标本切除后应常规降低腹压检查术野有无活动性出血,必要时可创面生理盐水冲洗或充填止血材料。

8. 标本取出 切除肾上腺装入标本袋经髂嵴上切口(或经腋后线切口)取出,标本较大时,可适当延长切口,防止取出过程标本破碎残留,取出标本需检查证实完整。肾上腺窝留置引流管缝合固定,关闭切口,结束手术。

(三)注意事项及并发症防治

1. 技术要点 后腹腔镜肾上腺切除术关键在于 3 个无

血管层面的建立及肾上腺位置的解剖定位。

2. 并发症防治 详见本章第五节。

（四）术后处理

监测生命体征变化，清醒拔除尿管，排气后开始流质进食，腹膜后引流管24小时引流量<30ml时尽早拔除，一般建议留置24~48小时。

原发性醛固酮增多症患者术后重点监测血压和电解质变化；儿茶酚胺增多症患者术后重点监测预防低血压及低血糖；皮质醇增多症患者术后重点监测急性肾上腺功能不全，足量补充皮质激素，定期复查电解质和血糖，重视肾上腺危象的早期预防和及时发现处理。

具体同肾上腺肿瘤切除术章节。

六、经腹腔途径手术步骤

（一）麻醉和体位

麻醉同前，体位呈健侧70°~90°卧位，适度垫高腰桥，无须折刀位。下侧肢体膝部弯曲，上侧下肢伸直，膝及踝关节等容易受压部位软垫处理。其他同经腹膜后途径，需建立中央静脉通路和桡动脉穿刺动态检测血压。

（二）手术步骤

1. 制备气腹置入套管

穿刺位置选择：

第1切口：腹直肌外侧缘平脐偏头侧皮肤切口1.5cm，布巾钳提起腹壁及腹直肌外鞘，气腹针垂直穿刺进入腹腔，可见明显落空感，可借助注射器注水回抽实验证实。注入二氧化碳气体，腹压调节至14~15mmHg。旋转刺入10mm Trocar作为内镜通道，置镜观察有无活动性出血或脏器损伤。

第2穿刺口：锁骨中线肋缘下切口1.5cm（右侧，具体视患者肥胖程度），直视下置入10mm（或12mm）Trocar。

第3穿刺口：腋前线髂嵴内上方皮肤切口0.5cm，直视下置入5mm Trocar，如为左侧手术，上述第2、3穿刺口互换。

右侧必要时剑突下置入5mm Trocar，以置入三叶钳牵拉肝暴露视野。

2. 游离显露肾上腺

（1）腹腔镜右侧肾上腺切除：经腹右侧肾上腺切除主要分离3个层面，即肾上极层面、下腔静脉右侧层面和肝下缘层面。入腹腔后查看横结肠、升结肠及肝的位置与右侧肾上腺或占位位置关系，横结肠与升结肠部分可不需游离，若大网膜与腹壁粘连，需超声刀游离出显露右侧肾上腺位置。打开肝三角韧带，三叶钳上挑肝右叶（图5-22），自腔静脉右侧缘至肝三角韧带处沿肝下缘切开后腹膜，并向下游离腹膜后间隙，显露Gerota筋膜前层，暴露肾上腺及瘤体（图5-23）（若瘤体较大，可游离横结肠使肠管下坠，并向内侧推开十二指肠降部）。

打开Gerota筋膜前层，寻找肾上极，向下分离暴露肾上极与肾上腺之间间隙，该层面血管较少，安全易于操作（图5-24）。而后沿下腔静脉右侧缘向上分离，暴露肾上腺内侧面（图5-25），超声刀钝锐性分离，肾上腺中下动脉较粗时需结扎离断，逐步显露肾上腺中央静脉，右侧肾上腺中央静脉位置通常位于肝下缘与下腔静脉右侧夹角，位置隐蔽，找到后Hem-o-lok夹夹闭离断（图5-26）。上提肾上腺周围脂肪组

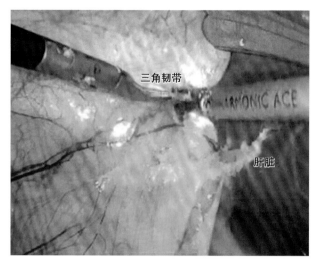

图5-22 上挑肝右叶，离断三角韧带

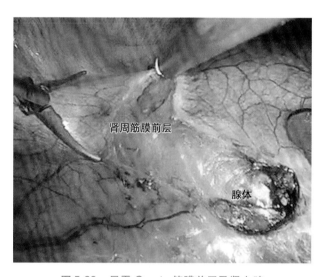

图5-23 显露Gerota筋膜前层及肾上腺

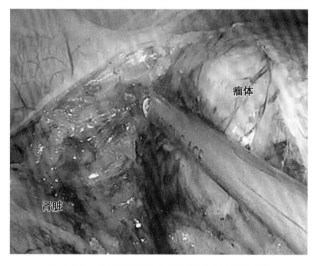

图5-24 分离暴露肾上极与肾上腺间隙层面

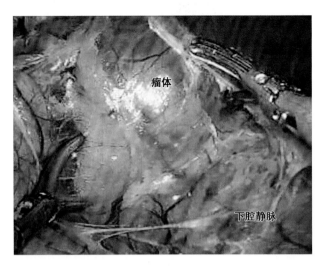

图 5-25　游离肾上腺下腔静脉右侧层面

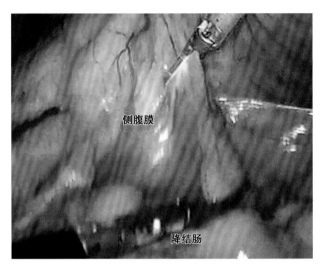

图 5-27　沿 Todlt 线打开侧腹膜

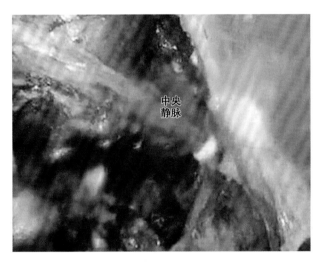

图 5-26　显露肾上腺中央静脉夹闭

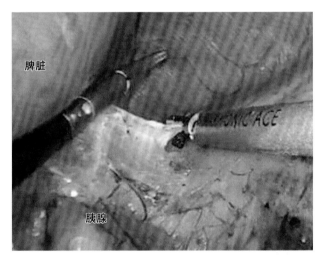

图 5-28　离断脾结肠、脾肾韧带,打开脾肾间隙

织,逐步游离肾上腺肝下缘及背侧面,注意下腔静脉附近操作要轻柔,遇到较粗肾上腺上动脉或膈下静脉,可用 Hem-o-lok 夹夹闭,直至标本完整切除。

(2) 腹腔镜左侧肾上腺切除:经腹左侧肾上腺切除同样需游离 3 个层面,即脾肾间隙层面、胰腺 Gerota 筋膜间隙层面和肾上极层面。超声刀沿降结肠外侧 Todlt 线打开侧腹膜(图 5-27),上至脾外侧膈肌下方,下至髂窝,钝锐性分离 Gerota 筋膜前层和结肠融合筋膜间隙,使结肠向内下垂推开。离断脾结肠、脾肾韧带,打开脾肾间隙,将结肠和脾与左肾上极游离(图 5-28)。

辨认 Gerota 筋膜前层与胰腺筋膜间隙,可见胰腺呈粉红色,锐性游离,注意保护胰尾(图 5-29)。显露左侧肾上腺内侧区域。于左肾上极内侧打开 Gerota 筋膜前层(图 5-30),充分游离肾上腺腹侧面,向下游离可见左侧肾上腺中央静脉汇入左肾深静脉,Hem-o-lok 夹双重夹闭离断(图 5-31)。上提肾上腺周围组织做牵引,沿腺体周围边缘锐性分离,直至腺体完全游离(图 5-32)。注意钝性游离时遇到束状血管组织,Hem-o-lok 夹夹闭,尽量避免分离过程出血视野不清。

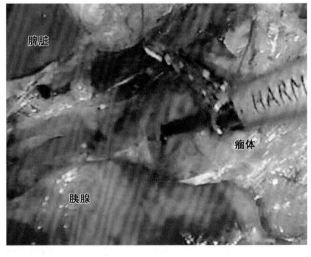

图 5-29　游离显露 Gerota 筋膜前层与胰腺筋膜间隙

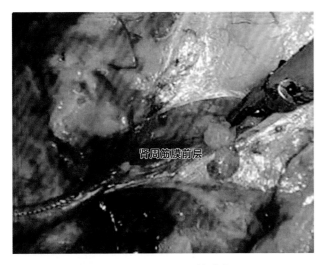

图 5-30　打开 Gerota 筋膜前层

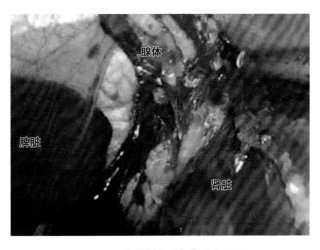

图 5-32　游离肾上腺与肾上极层面

3. 标本取出　创面彻底止血,降低气腹后再次检查创面无渗血,取出标本,放置腹腔引流管,缝合腹壁切口。

（三）术后处理

经腹腔途径难以完全避免对胃肠道骚扰,术前留置胃管术后可 24 小时内拔除,鼓励患者早期下床活动促进胃肠道恢复,伤口引流管可视伤口引流量 24 ～ 72 小时后拔除。

其他围术期处理同经腹膜后肾上腺全切术。

（丁德刚）

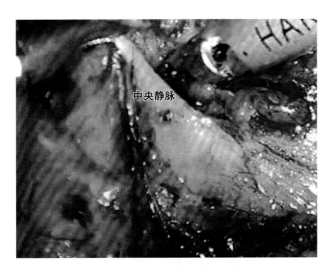

图 5-31　显露左侧肾上腺中央静脉

第四节　经脐单孔腹腔镜肾上腺肿瘤切除术

与开放手术相比,腹腔镜手术具有切口及创伤小、恢复快、更美观的优势,其在泌尿外科疾病的治疗中应用越来越广泛。随着技术的发展,腹腔镜肾上腺切除术已被公认为治疗良性肾上腺肿瘤的"金标准"。然而传统的腹腔镜手术至少需要 3 ~ 4 个穿刺孔,每增加一个穿刺孔就会增加潜在的并发症,如出血、穿刺孔疝和内脏器官损伤等,并影响切口的美观。单孔腹腔镜手术（laparoendoscopic single-site surgery, LESS）在传统腹腔镜手术的基础上,仅通过 1 个皮肤穿刺孔进行手术,进一步减少了创伤。经脐单孔腹腔镜手术符合经自然腔道内镜手术（natureal orifice transluminal endoscopic sugery,NOTES）的理念,其临床意义在于将传统腹腔镜多个体表穿刺操作孔汇集于脐部一个操作孔道,减少对腹壁的创伤,减轻术后疼痛,降低与穿刺相关并发症的发生率,减少手术瘢痕,使体表更加美观。

单孔腹腔镜技术在泌尿外科的临床应用始于 2007 年,Rane 等报道了首例单孔腹腔镜单纯肾切除术,国内首例单孔腹腔镜泌尿手术是由来自 Cleveland Clinic 的 Kaouk 教授于

2008 年 12 月在上海第 26 届世界腔道泌尿外科大会上演示的肾切除术;随后国内的张旭和孙颖浩教授分别报道了单孔后腹腔镜肾上腺切除术和单孔腹腔镜肾切除术。

肾上腺肿瘤通常体积较小,无须扩大切口便可从脐部取出,术后伤口不易察觉,更符合外科微创的理念,对于创伤和美观有特殊要求的患者,经脐单孔腹腔镜肾上腺切除术是安全和可行的。然而由于解剖位置的特殊性,经脐单孔腹腔镜肾上腺切除术的难点主要在于肾上腺的位置较深,容易受到肝或者脾的遮挡,暴露比较困难,手术时间相对传统腹腔镜手术时间长。不过随着单孔腹腔镜应用技术的进步,以及医生手术经验的积累,经脐单孔腹腔镜肾上腺切除术将会取得更长远的发展。

经脐单孔腹腔镜肾上腺肿瘤切除术除需要特殊的一些手术器械外,其他手术同经腹腔或经后腹腔肾上腺肿瘤切除术术前准备、手术操作步骤、围术期处理等基本相同（参照本章第二、三节）（经脐单孔腹腔镜肾上腺肿瘤切除术的常用器械见图 5-33 ~ 图 5-35）。

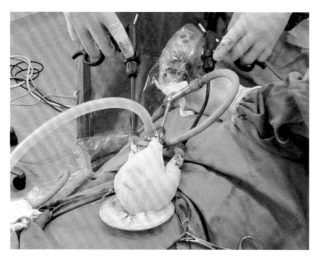

图 5-33　自制单孔腹腔镜穿刺器

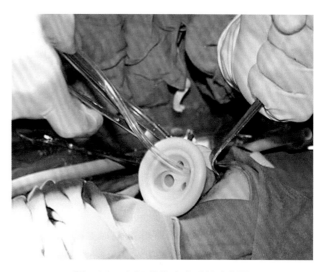

图 5-34　多通道单孔腹腔镜穿刺器

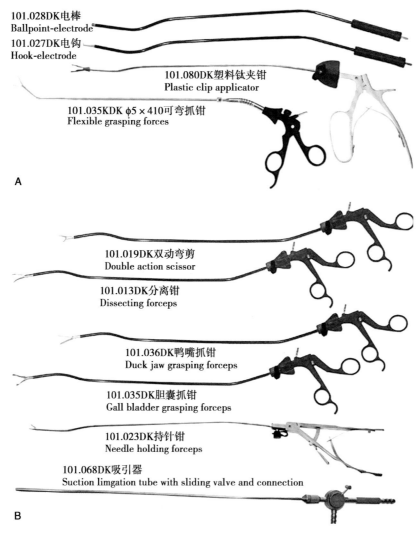

101.028DK电棒
Ballpoint-electrode

101.027DK电钩
Hook-electrode

101.080DK塑料钛夹钳
Plastic clip applicator

101.035KDK φ5×410可弯抓钳
Flexible grasping forces

A

101.019DK双动弯剪
Double action scissor

101.013DK分离钳
Dissecting forceps

101.036DK鸭嘴抓钳
Duck jaw grasping forceps

101.035DK胆囊抓钳
Gall bladder grasping forceps

101.023DK持针钳
Needle holding forceps

101.068DK吸引器
Suction limgation tube with sliding valve and connection

B

图 5-35　单孔腹腔镜常用器械

（丁德刚）

第五节 腹腔镜下肾上腺手术常见并发症的预防及处理

1. 出血 是较常见并发症。

（1）肾上腺及其血管出血：如出血来自肾上腺静脉，因其可能累及左肾静脉和下腔静脉，术中应仔细游离肾上腺静脉，如术中出现肾上腺出血难以控制应尽快行开放手术；如出血来自肾上腺小动脉和腺体，可用钛夹或电凝止血。如出血严重难以腔镜下控制时，则应当机立断中转开放。

（2）腹壁血管损伤出血：多见于在侧腹壁置入 Trocar 时，沿 Trocar 向腹腔内滴血或流出腹壁，有时亦变现于在穿刺部位形成血肿，可行电凝止血或环形缝扎止血或气囊尿管压迫止血。

（3）肠系膜血管及腹膜后大血管损伤出血：可在损伤部位出现血肿，常见于气腹穿刺或置入 Trocar 时。穿刺时应提起腹壁，勿使用暴力，并于穿刺后行抽吸试验以排除血管损伤，穿刺和 Trocar 时可适当增加气腹压，以增加腹部与大血管间距离，如持续出血或血肿不断增大或血流动力学不稳定等考虑为大出血时，应请血管外科医生会诊同时并及时行开放手术探查。

2. 周围脏器损伤 术中可能发生包括肠管、肝、胰腺和肾等脏器损伤，多见于穿刺针所致损伤。预防及处理措施：熟悉解剖，术中小心分离是最好的预防办法。

（1）肠管损伤：发生肠管损伤还应注意有无肠管对穿伤，小的肠管穿孔或撕裂伤，首先考虑腔镜下修补，较严重的肠管损伤，应中转开放手术，对于广泛的肠管损伤需要切除同时应请普外科协助处理。

（2）肝损伤：肝损伤多见于置入气腹针或 Trocar 时，通常损伤较轻微行双极止血处理，当右侧肾上腺肿瘤与肝粘连时，可切除粘连部分肝组织，行止血后缝合。

（3）胰腺损伤：因胰腺与肾上腺颜色相似且与左侧肾上腺位置毗邻，较容易损伤，可通过观察术后引流液颜色发现，若引流液异常可将引流液行淀粉酶检测以明确诊断，处理方式为延长拔管时间至少 1~3 个月，通常胰瘘可愈合。

（4）肾损伤：肾损伤通常发生于分离肾上腺底部，因肾上腺瘤体与肾上极粘连以至分离时导致肾损伤，轻微损伤可行双极止血多可修复，较大损伤按肾部分切方式缝合处理。

3. 胸、腹膜和膈肌损伤 通常为 Trocar 置入定位不准确或手指扩张时撕裂所致。预防和处理措施：建立气腹通道后进镜仔细检查各 Trocar 置入部位，并密切观察血氧饱和度，以及呼吸音变化。如发生膈肌或胸膜破裂，给予缝合修补，必要时放置胸腔闭式引流对于腹膜损伤，较小的裂孔可用吸引器吸出腹内气体，或腹壁置入气腹针排气，再行 Hem-o-lok 或钛夹夹闭或直接缝合，对于较大的裂孔可将后腹腔途径转为经腹途径手术。对于胸膜或膈肌损伤，可直接镜下缝合，必要时放置胸腔闭式引流。

4. CO₂ 相关并发症

（1）皮下气肿：表现为套管周围皮肤肿胀，按压时有捻发感，其主要原因为手术时间过长、气腹压过高、腹膜外充气或 Trocar 周围深部筋膜未缝合。预防和处理措施：术中应确保穿刺针位置正确并固定好穿刺针，防止外移，固定 Trocar 时应注意同时缝合肌肉层和筋膜层，气腹压尽量不要超过 15mmHg，另外尽量减少手术中充气时间，心肺功能正常者，皮下气肿轻微者不需要处理，重度的皮下气肿者，降低气腹压同时给予正压供氧，必要时暂时中止手术。

（2）高碳酸血症：气腹压力过高致呼吸活动受限，肺顺应性降低，同时静脉回流受阻，导致肺通气/血流比例失调，以及手术时间过长，体内过量 CO_2 潴留等均是导致高碳酸血症的因素，心肺功能差的患者对 CO_2 的代谢能力差，更容易引起高碳酸血症。预防和处理措施：①术中监测血氧饱和度和血气分析；②术前充分评估患者心肺功能，对心肺功能不佳的患者谨慎手术；③术中气腹压力不宜过高，保持气腹压力<15mmHg 为宜；④尽量缩短手术时间，针对手术时间较长者应监测血氧饱和度和血气分析，可术中行放气处理防止长时间高气腹压；⑤若出现高碳酸血症，应及时终止注气并行正压给氧，同时静脉输注碳酸氢钠。

（3）气胸、纵隔气肿和心包积气：通常为术中高压气体沿主动脉周边和食管裂孔处，进入胸腔和纵隔，或术中发生胸膜或膈膜损伤，气体进入胸腔，或气体沿颈部筋膜间隙蔓延进入纵隔所致，其主要表现为：血氧饱和度迅速下降、气道阻力增加、潮气量下降、血流动力学异常或出现血压下降、心率增快、呼吸困难、紫绀等循环衰竭表现。预防和处理措施：①Trocar 置入的位置尽量不要超过肋缘；②保持气腹压力<15mmHg；③如出现气胸、纵隔气肿或心包积气应立即终止注气，解除气腹，出现张力性气胸应行胸腔闭式引流。

（4）气体栓塞：主要表现为终末潮气量剧烈波动伴随血氧饱和度迅速下降，同时血压下降、中心静脉压升高、肺动脉压升高，心音异常，甚至抽血时可见血内存在泡沫等。气体栓塞通常见于气腹针进入大血管，或术中损伤大静脉导致 CO_2 在高压下进入血液循环。预防和处理措施：充气前应确认气腹针未穿入血管；术中监测肺动脉压和中心静脉压，如术发生静脉血管损伤应及时关闭或结扎；一旦发生气体栓塞，应立即中止通气并解除气腹，取头低左侧卧位，并以纯氧进行通气必要时给予高压氧治疗，发生呼吸、心搏骤停时立即行心肺脑复苏。

5. 切口疝 通常发生 10mm 及以上 Trocar 置入处，患者通常表现为切口处不适、疼痛，甚至肠梗阻。查体可触及皮下包块，不易还纳。影像学检查可明确诊断。预防与处理措施：缝合切口前，应探查切口内有无内容物，防止腹腔内大网膜、肠管、腹膜后脂肪等组织进入切口内。缝合切口时，要缝至深部的筋膜层。若术后证实切口疝应尽早手术还纳。

6. 血压剧烈波动 主要为嗜铬细胞瘤患者术中血压急剧升高或急剧降低。预防和处理措施：术前口服非选择性 α 受体阻滞药酚苄明，初始剂量 10mg，每日 1 次或每日 2 次，2~3 天递增 10~20mg，通常口服 7~10 天，高血压发作频繁者可延长服药时间至 4~6 周，血压升高、心悸、多汗等症状控制、血压正常或略低、直立性低血压或鼻塞出现等提示药物剂量恰当，同时术前静脉补充晶体+胶体 1000ml/d 维持 2 周；术中分离肾上腺或瘤体时减少对肾上腺或瘤体的刺激，并尽早结扎肾上腺静脉。

7. **肾上腺危象** 通常发生于肾上腺切除后因肾上腺激素分泌不足而引起的恶心、呕吐、腹痛、腹泻、严重低血压、休克甚至高热、昏迷。术前应充分完善检查包括肾上腺糖皮质激素、盐皮质激素等，并结合检查结果评估手术风险。出现肾上腺危象时应立即建立静脉通道，1～2小时内迅速静脉滴注氢化可的松100～200mg，5～6小时内达500～600mg，视病情好转情况及时补充氢化可的松，及时复查血液常规、生化及心电图检查，收缩压<100mmHg，低钠血症者补充糖皮质激素，纠正水、电解质紊乱，补充血容量。

8. **激素相关并发症** 肾上腺手术患者术后去激素并发症约为1%，对于库欣综合征患者术后激素不足可出现：低血压、恶心、呕吐、发热、食欲缺乏、乏力等。预防和处理措施：库欣综合征患者术前1日地塞米松2mg肌内注射，手术日术前地塞米松2mg肌内注射，术中氢化可的松100～200mg静脉滴注，术后当日再静脉滴注氢化可的松100～200mg，术后第1天开始地塞米松2mg肌内注射，每6小时1次，逐日递减至2mg肌内注射，每12小时1次，然后改为泼尼松口服，开始20～25mg/d，根据病情渐减量至10～15mg/d，直至出院，此后每4周减2.5mg，监测血浆皮质醇和ACTH，证实肾上腺皮质分泌功能恢复正常，方可停药，一般需6～8个月。

9. **感染** 主要是切口感染、腹腔内感染以及肺部感染。预防和处理措施：严格无菌操作是关键，切口感染应加强换药并预防性的应用抗生素；腹腔感染多见于腹腔内原有感染灶术后引流不畅患者，术后应充分引流可适当旋转引流管或引流管退出一定长度，同时使用抗生素；肺部感染多见于有肺部基础疾病，在使用抗生素抗感染同时，教会患者咳嗽并行翻身、叩背，鼓励患者尽早下床活动，必要时请呼吸内科协助治疗。

（章传华）

参 考 文 献

1. Gagner M，Lacroix A，Bolte E. Laparoscopic adrenalectomy in Cushing's syndrome and pheochromocytoma. N Engl J Med，1992，327（14）：1033.

2. Reincke M，Ritzel K，Obwald A，et al. A critical reappraisal of bilateral adrenalectomy for ACTH-dependent Cushing's syndrome. European Journal of Endocrinology，2015，173（4）：M23-M32.

3. Aksakal N，Agcaoglu O，Barbaros U，et al. Safety and feasibility of laparoscopic adrenalectomy：What is the role of tumour size? A single institution experience. Journal of minimal access surgery，2015，11（3）：184.

4. Nigri G，Rosman AS，Petrucciani N，et al. Meta-analysis of trials comparing laparoscopic transperitoneal and retroperitoneal adrenalectomy. Surgery，2013，153（1）：111-119.

5. Smith CD，Weber CJ，Amerson JR. Laparoscopic adrenalectomy：new gold standard. World journal of surgery，1999，23（4）：389-396.

6. Brandao LF，Autorino R，Zargar H，et al. Robot-assisted laparoscopic adrenalectomy：step-by-step technique and compara-tive outcomes. European urology，2014，66（5）：898-905.

7. Wang W，Li P，Wang Y，et al. Effectiveness and safety of laparoscopic adrenalectomy of large pheochromocytoma：a prospective，nonrandomized，controlled study. The American Journal of Surgery，2015，210（2）：230-235.

8. Hwang I，Jung SI，Yu SH，et al. Is larger tumor size a contraindication to retroperitoneal laparoscopic adrenalectomy? World journal of urology，2014，32（3）：723-728.

9. Duh QY. Adrenal gland：New guidelines for adrenal incidentalomas. Nature Reviews Endocrinology，2016，12（10）：561-562.

10. 张旭，叶章群，宋晓东，等. 腹腔镜和后腹腔镜肾上腺手术与开放肾上腺手术的疗效比较（附93例报告）. 中华泌尿外科杂志，2002，23（6）：332-334.

11. 叶章群. 肾上腺疾病. 北京：人民卫生出版社，1997：161.

12. 周国保，张旭，王少刚，等. 肾上腺皮质癌19例报告. 临床外科杂志，2005，13（5）：304-305.

13. 刘建军，丁德刚. 解剖性后腹腔镜治疗肾上腺肿瘤48例经验总结. 中国内镜杂志，2009，15（8）：825-826.

14. 王灵点，丁德刚. 射频消融术治疗转移性肾上腺肿瘤研究进展. 中华实用诊断与治疗杂志，2014，5：009.

15. 张飞，丁德刚，杜炜. 肾上腺醛固酮瘤术后肾功能不全原因分析. 临床泌尿外科杂志，2016（2）：151-153.

16. 孟庆洋. 后腹腔镜下肾上腺全切除和保留肾上腺单位切除术对嗜铬细胞瘤病人术后恢复及血压的影响. 青海大学，2016.

17. 李新涛，马鑫，吕香君，等. 后腹腔镜肾上腺切除与部分肾上腺切除治疗醛固酮瘤的疗效比较. 微创泌尿外科杂志，2013，2（5）：317-320.

18. Smith CD，Weber CJ，Amerson JR. Laparoscopic adrenalectomy：new gold standard. World J Surg，1999，23（4）：389-396.

19. 孙颖浩，杨波. 经脐单孔多通道腹腔镜技术在泌尿外科手术中的应用回顾及展望. 第二军医大学学报，2011，32（10）：1047-1048.

20. Rane A，Kommu S，Eddy B，et al. Clinical Evalution of a novel laparoscopic port（R-port）and evolution of the single laparoscopic port procedure（SLiPP）. J Endourol，2007，21（Suppl 1）：A22-A23.

21. Raman JD，Bensalah K，Bagrodia A，et al. Laboratory and clinical development of single keyhole umbilical nephrectomy. Urology，2007，70：1039-1042.

22. 张旭，马鑫，李宏召，等. 单孔后腹腔镜解剖型肾上腺切除术5例报告. 临床泌尿外科杂志，2009，24：647-650.

23. 孙颖浩，王林辉，杨波，等. 经脐单孔多通道腹腔镜手术治疗良性肾脏疾病的初步体会. 中华外科杂志，2009，47（11）：728-730.

24. 卜司元，崔晓波，杨璐，等. 经脐单孔腹腔镜切除肾上腺肿瘤的临床分析. 四川大学学报（医学版），2012，43（4）：628-630.

25. 吴阶平. 吴阶平泌尿外科学. 济南：山东科学技术出版社，2004.

26. 那彦群,叶章群,孙颖浩,等. 中国泌尿外科疾病诊断治疗指南. 2014 版. 北京:人民卫生出版社,2014.

27. 张旭. 泌尿外科腹腔镜与机器人手术学. 2 版. 北京:人民卫生出版社,2015.

28. Alan Wein,Louis Kavoussi,Alan Partin,et al. Campbell-Walsh Urology. 11th Edition. Elsevier,2015.

29. Zhang X,Fu B,Lang B,et al. Technique of anatomical retroperitoneoscopic adrenalectomy with report of 800 cases. J Urol,2007,177:1254-1257.

30. Wang B,Ma X,Li HZ,et al. Anatomic retroperitoneoscopic adrenalectomy for selected adrenal tumors >5cm:our technique and experience. Urology,2011,78(2):348-352.

31. Gagner M,Lacroix A,Bolte E. Laparoscopic adrenalectomy in Cushing's syndrome and pheochromocytoma. N Engl J Med,1992,327(14):1033.

32. Conzo G,Tartaglia E,Gambardella C,et al. Minimally invasive approach for adrenal lesions:Systematic review of laparoscopic versus retroperitoneoscopic adrenalectomy and assessment of risk factors for complications. Int J Surg,2016,28:S118-123.

33. Nehs MA,Ruan DT. Minimally invasive adrenal surgery:an update. Curr Opin Endocrinol Diabetes Obes,2011,18:193-197.

34. Mir MC,Klink JC,Guillotreau J,et al. Comparative outcomes of laparoscopic and open adrenalectomy for adrenocortical carcinoma:single,high-volume center experience. Ann Surg Oncol,2013,20:1456-1461.

35. Bittner JGt,Gershuni VM,Matthews BD,et al. Risk factors affecting operative approach,conversion,and morbidity for adrenalectomy:a single-institution series of 402 patients. Surg Endosc,2013,27:2342-2350.

第六章

肾 脏 疾 病

第一节 腹腔镜下肾的解剖特点

一、肾的位置和毗邻

1. 位置 肾位于腹膜后,脊柱两侧。左肾上极平第 11 胸椎,第 11、12 肋斜行跨过其后方,下极与第 2 腰椎齐平。右肾上方与肝相邻,位置比左肾低半个椎体(1~2cm),右肾上极平第 12 胸椎,下极平第 3 腰椎,其后方有第 12 肋斜行跨过。

2. 毗邻 肾的上方与肾上腺相邻,两者相隔疏松结缔组织。双肾的内下方为肾盂和输尿管。左肾的内侧为腹主动脉,右肾的内侧为下腔静脉,双肾的内后方分别为左右腰交感干。

左右肾前方的毗邻不同。右肾前面上极除与右肾上腺相邻外,大部分隔腹膜与肝相毗邻,小部分无腹膜处为肝裸区,肝肾之间的腹膜延伸为肝肾韧带。前面近肾门处与十二指肠降部直接相邻,前面下极邻结肠肝区,内侧隔腹膜与空肠或回肠毗邻。左肾前面上极内侧邻左肾上腺,上外侧隔腹膜与脾脏相邻,两者之间腹膜形成脾肾韧带。中部近肾门处与胰尾和脾血管直接相邻。胰尾上方隔网膜囊与胃后壁相邻。胰尾下方直到肾下极,内侧隔腹膜与空肠相邻,外侧与结肠脾区相邻(图 6-1)。

肾后面的毗邻关系在左右肾大致相同。肾上 1/3(右侧)或 1/2(左侧)与膈肌毗邻,膈肌下缘由内侧向外侧依次内侧

弓状韧带、外侧弓状韧带和末肋。它们的下方依次为腰大肌、腰方肌和腹横肌腱膜(图 6-2)。在腰大肌表面的内侧弓状韧带,该韧带走行和肾动脉走行大致呈 V 形对称(图 6-3)。在行后腹腔镜肾相关手术时依据该解剖标志,可以帮助快速

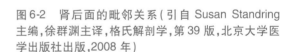

图 6-2 肾后面的毗邻关系(引自 Susan Standring 主编,徐群渊主译,格氏解剖学,第 39 版,北京大学医学出版社出版,2008 年)

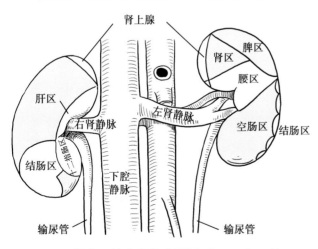

图 6-1 肾前面的毗邻关系(引自 Susan Standring 主编,徐群渊主译,格氏解剖学,第 39 版,2008 年,北京大学医学出版社出版)

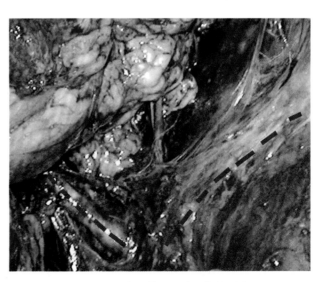

图 6-3 后腹腔镜下后腹腔解剖毗邻

定位肾动脉。行肾相关腹腔镜手术时,不论采取经腹腔途径或者经后腹腔途径,熟悉肾的毗邻对于手术的顺利实施和并发症的防护都具有极其重要的作用。

二、肾门、肾窦、肾蒂

1. **肾门** 肾门为肾内缘中部凹陷处,有肾血管、肾盂、神经和淋巴管等出入。肾门的边缘称为肾唇,有前唇和后唇,具有一定的弹性,手术需分离肾门时,牵开前唇或后唇可扩大肾门,显露肾窦。

2. **肾窦** 肾窦为由肾门深入肾实质所围成的腔隙,由肾血管、肾大小盏、肾盂、神经、淋巴管和脂肪等占据。

3. **肾蒂** 肾蒂由出入肾门的肾血管、肾盂、神经和淋巴管等所组成其主要结构的排列具有规律性,由前向后为肾静脉、肾动脉和肾盂;由上向下为肾动脉、肾静脉和肾盂。

三、肾的血管

1. **肾动脉和肾段** 肾动脉多平第1~2腰椎间盘高度起自腹主动脉侧面,与肾静脉的后上方横行向外,经肾门入肾。肾动脉的支数多为1支(85.8%),2支(12.57%),3~5支者(1.63%)少见。肾动脉在进入肾门前发出肾上腺下动脉及供应输尿管上段的分支。右肾动脉于下腔静脉和肾静脉的后方行走,左肾动脉位于左肾静脉的后方和稍上方。肾动脉分成前后两支进入肾窦,后支于肾盂后方经过供应肾后段,前支于肾盂和肾静脉之间走行,发出分支供应肾上、上前、下前和下段(图6-4)。肾各段动脉之间无吻合。肾段(renal segment)的存在为肾局限性病变的定位及肾分支肾动脉阻断肾部分切除术等临床应用提供了解剖学基础。

2. **肾静脉** 肾静脉的肾内分支与相应动脉分支伴行,但形成无数的吻合支,无节段性。肾静脉(renal vein)多为1支,少数有2或3支,多见于右侧。

两肾静脉的属支不同。右肾静脉短汇入下腔静脉,极少有接受来自肾外的分支。左肾静脉较长,跨过主动脉前方汇入下腔静脉;汇入下腔静脉前,常接受来自肾外的属支。膈下静脉、肾上腺静脉于上方,性腺(或生殖)静脉于下方,腰静脉于后方汇入肾静脉。值得一提的是左肾动脉根部的肾静脉-半奇静脉-腰静脉复合体(reno-hemi-azygo-lumar trunk,AZV)及各属支。左肾门血管背侧被第2腰静脉(L₂)和腰升静脉及其交通支包绕,L₂静脉横亘于左肾静脉和左肾动脉之间,静脉和腰升静脉交汇形成"人"字形的AZV,紧贴左肾动脉根部,腰升静脉沿主动脉背外侧上行。行活体供肾切除术时AVZ及其属支会影响肾动脉的充分显露,需将各属支分别离断后才能清晰显露左肾动脉根部。因此,该解剖结构的认识有助于活体供肾切取术中安全地游离肾蒂血管和获得满意的肾血管长度。

四、淋巴和神经

1. **淋巴** 肾的淋巴管起自3个淋巴丛:第1个丛围绕肾小管,第2个丛位于肾被膜下,第3个丛位于肾周脂肪囊内并与第2个丛有广泛的交通。肾内丛的集合淋巴管形成4~5条淋巴干,伴随肾静脉终止于主动脉旁淋巴结;当其离开肾门时,有被膜下丛的集合淋巴管汇入。肾周丛的淋巴管直接

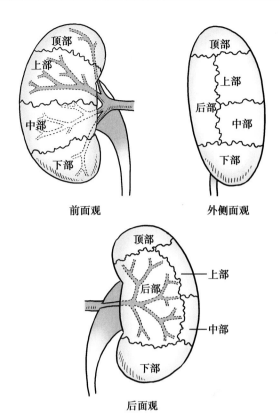

图6-4 右肾的节段性解剖(引自 Wein AJ, Kavoussi LR, Novick AC, Partin AW, Peters CA. Campbell-Walsh urology. 10th ed. Philadelphia:Elsevier Saunders,2012)

回流至主动脉旁淋巴结。肾盂与输尿管上段的淋巴液注入肾蒂血管周围的淋巴管或主动脉外侧淋巴结。针对肾淋巴回流的特点,行肾蒂周围淋巴管结扎术时往往需要离断肾周围淋巴管、输尿管上段及肾盂周围淋巴管、肾蒂血管周围淋巴管。

2. **神经** 肾接受交感神经和副交感神经的双重支配,同时有内脏感觉神经。肾的交感神经和副交感神经均来源于肾丛(位于肾动脉上方及其周围)。一般认为,分布于肾内的神经主要是交感神经,副交感神经可能只终止于肾盂平滑肌。肾的感觉神经随交感神经和迷走神经的分支走行,由于分布于肾的感觉神经纤维皆经过肾丛,所以切除或者封闭肾丛可消除肾疾病引起的疼痛。

五、肾被膜

肾的被膜有3层,由外向内依次为肾筋膜、脂肪囊和纤维囊。

1. **肾筋膜** 肾筋膜又称肾周筋膜,质较坚韧,分为前后两层,前层为肾前筋膜,后层为肾后筋膜。两层筋膜从前后方包绕肾和肾上腺。肾筋膜外侧延伸和附着方式尚有争议,经典且较为公认的解剖学观点认为在肾的外侧缘,前后两层筋膜相互融合形成单一的侧锥筋膜,并与腹横筋膜相连接。在肾的内侧,肾前筋膜越过腹主动脉和下腔静脉的前方,与对侧的肾前筋膜相续。肾后筋膜与腰方肌、腰大肌筋膜融合后,在内侧附于椎体和椎间盘。在肾的上方,两层筋膜于肾

47

上腺的上方相融合,并与膈下筋膜相延续。在肾的下方,肾前筋膜向下消失于腹膜下筋膜中,肾后筋膜向下至髂嵴与髂筋膜愈着。由于肾筋膜的下端完全开放,当腹壁肌减弱,肾周脂肪减少,或有内脏下垂时,肾移动性可增大,向下形成肾下垂或游走肾。如果发生肾积脓或者有肾周围炎时,脓液可沿肾筋膜向下蔓延。

张旭教授以 300 余例后腹腔镜根治性肾切除术为基础,开展了肾筋膜的应用解剖学研究,结合文献,张旭教授团队认为有 3 种肾筋膜外侧延伸和附着方式。Ⅰ型肾筋膜外侧延伸和附着方式:肾前、后筋膜在肾外侧融合成单一的侧锥筋膜,切开最外层的侧锥筋膜后显示肾前筋膜及其前方的肾旁前间隙,白色网状纤维束为此层面标志。Ⅰ型肾筋膜外侧延伸和附着方式出现频率为 22%,侧锥筋膜的解剖结构与传统的解剖学观点一致。Ⅱ型肾筋膜外侧延伸和附着方式:肾后筋膜的外侧份分为前、后两层,前层于肾外侧续于肾前筋膜,后层向外侧续为侧锥筋膜,肾前筋膜和侧锥筋膜亦相延续,切开最外层的肾后筋膜后层,显示肾前筋膜与侧锥筋膜相延续的膜状结构。该型出现频率为 65%,是最常见的类型。Ⅲ型肾筋膜外侧延伸和附着方式:肾前、后筋膜分别经肾前和肾后行向外侧,观察不到侧锥筋膜结构,切开最外层的肾后筋膜,显示颗粒状肾周脂肪及其前方的无脂肪分离平面。Ⅲ型肾筋膜外侧延伸和附着方式出现频率仅为 13%,既往文献无此型记载。此型的肾旁前、后间隙和肾周间隙近似平行排列,肾周间隙的外侧延伸至腹膜反折处,术中切开肾后筋膜即可显露颗粒状的肾周脂肪,推开肾周脂肪后,可见紧贴后腹膜的肾前筋膜,两者难以分离,不易进入肾旁前间隙。

2. **脂肪囊**　脂肪囊为脂肪组织层,成人的厚度可达 2cm,在肾的后面和边缘,较为发达。脂肪囊有支持和保护肾的作用。行根治性肾切除术时需要将包括肾脂肪囊、肾筋膜在内的肾整块切除。

3. **纤维膜**　纤维膜又称肾包膜,为肾的固有膜,由致密结缔组织所构成,质薄而坚韧,被覆于肾表面,有保护肾的作用。利用此特点,可将肾固定于腰大肌上治疗肾下垂。在肾部分切除或者肾外伤时,应缝合纤维膜,以防肾实质撕裂。

此外,纤维膜易从肾表面剥离。肾因长期感染和炎症反应,如结核性脓肾、肾积脓或既往有肾手术史,引起肾周组织严重粘连时,可以采用包膜下肾切除术。

六、肾周围间隙

1. **肾旁后间隙**　肾旁后间隙(posterior pararenal space,PPS)位于肾后筋膜、侧锥筋膜和腹横筋膜之间,为一潜在间隙。行后腹腔镜手术时首先在此间隙建立后腹腔。肾旁后间隙内可见腹膜后肾旁脂肪。行后腹腔镜手术时,清除肾旁脂肪有助于扩大肾旁后间隙,便于手术的实施。此时,可清晰地显露肾旁后间隙:腹侧(内侧)为腹膜及后腹膜返折,背侧(外侧)为腹横筋膜及腰肌筋膜,上部(头端)为膈肌,下部(尾端)为髂窝,底部为侧锥筋膜及肾后筋膜。

2. **肾旁前间隙**　肾旁前间隙(anterior pararenal space,APS)位于肾前筋膜、侧锥筋膜和后腹膜之间。腹膜间位器官包括右侧的胰头、十二指肠降部、升结肠、肝的裸区和左侧的胰尾、降结肠等均位于肾旁前间隙内。行后腹腔镜肾根治性切除术时,需要切开肾前筋膜或侧锥筋膜进入此间隙,该间隙为一潜在的充填着稀疏的白色网状纤维束的相对无血管区,肾前筋膜和后腹膜疏松黏附,易于分离且无大血管,在此间隙内操作,出血较少。

3. **腰肌前间隙**　腰肌前间隙(anterior psoas space)位于腰大肌、腰方肌前面,肾背侧肾周脂肪后面,外侧界为肾后筋膜起始部,内侧界靠近脊柱。沿腰大肌向深面分离,右侧往往首先见到呈淡蓝色的下腔静脉,紧贴腰大肌内下方。由于气腹压力(10～15mmHg)高于下腔静脉压力(5.9～8.9mmHg),镜下呈瘪陷状态。在左侧,隔着脂肪组织可见腹主动脉搏动。沿约平肾的中分水平继续向内分离可见肾动脉搏动,切开动脉鞘后见白色管壁,动脉明显充盈。肾静脉位于肾动脉腹侧,壁薄,与下腔静脉类似,镜下亦呈瘪陷状。

4. **肾周间隙**　肾周间隙(perirenal space)位于肾周围,由肾前筋膜和肾后筋膜包绕而成,间隙内由肾周脂肪填充。肾上腺、肾和输尿管上段等均位于肾周脂肪囊内。

(齐　琳)

第二节　后腹腔镜肾囊肿去顶术

一、概述

单纯性肾囊肿是临床较为常见的一种良性肾实质囊性病变。普通人群中发病率为 20%～50%,并且随着年龄的增长发病率逐渐增高。对于无自觉症状或者压迫梗阻影像学改变者,一般无须进行治疗,定期复查即可。肾囊肿的鉴别诊断容易被忽视,需要与肾积水、肾盏憩室、上位重复肾伴积水、囊性肾癌等疾病鉴别,务必明确诊断,避免盲目手术。临床治疗本病的主要手段有开放肾囊肿切除、经皮肾穿刺硬化疗法、腹腔镜肾囊肿去顶术等。开放手术创伤较大,术后恢复慢,患者承受较大痛苦,现已少用。腹腔镜肾囊肿去顶术的明显优势是创伤小且一次手术能处理各种类型的囊肿,因

此迅速发展成为一项成熟技术并得到普及。腹腔镜肾囊肿去顶术可经腹腔途径或经腹膜后途径完成,具体可根据肾囊肿的位置、数目、术者经验及患者的腹部手术史等来综合判断取舍。

二、适应证和禁忌证

1. **适应证**　单纯性肾囊肿直径>4cm,对肾实质及集合系统造成压迫,影响肾功能者;肾囊肿合并有高血压、血尿及伴发热、腰痛者;肾盂旁囊肿压迫肾盂肾盏或向外突出引起肾盂输尿管梗阻者;多囊肾显性囊肿直径>3cm,伴有腰痛或腹痛。

2. **禁忌证**　心肺有严重疾病不能耐受手术者;有未经纠

正的全身性出血性疾病患者；肾囊肿合并严重感染；怀疑囊肿恶变或囊肿与集合系统相通者；多囊肾伴有肾功能严重障碍者。

三、术前准备

全身检查包括血、尿、便常规，肝、肾功能，凝血功能，血糖，血型，心电图和 X 线胸片等。

术前常规准备：清洁灌肠、手术当日进手术室前静脉内预防性使用抗生素。

四、手术步骤

（一）麻醉和体位

采用气管插管全身静脉复合麻醉。麻醉成功后留置导尿管。患者取完全健侧卧位，升高腰桥。

（二）手术步骤

1. 制备气腹并放置套管，常规采用三通道。常规清理腹膜后脂肪，辨认腰肌、腹膜反折和肾周筋膜等解剖标志。

2. 用超声刀纵行打开肾周筋膜（图 6-5）和肾周脂肪囊（图 6-6）；沿肾实质表面进行分离暴露整个肾囊肿及部分周围肾实质（图 6-7）。在游离过程中尽量避免戳破囊肿壁，保持囊肿适当的张力有利于游离。

3. 用超声刀切开囊壁（图 6-8），用吸引器吸尽囊液（图 6-9），再提起囊壁继续游离，直至暴露囊肿与周围肾实质边界（图 6-10）。

4. 距肾实质边界约 0.5cm，用超声刀环形切除囊肿壁（图 6-11），避免切除过多造成切缘肾实质出血。创面切缘可用电凝棒电凝止血（图 6-12）。囊肿去顶后，要常规观察囊肿基底部有无异常，如有可疑病变，需术中快速活检，取活检时切勿取材太深，以免损伤集合系统引发术后尿瘘。有时已经去顶的囊肿底部可能还存在 1 个或者多个囊肿的现象（囊肿内有分隔或者大囊肿"套"小囊肿），需要一并处理。如基底部有可疑洞穴样结构，应高度重视重复肾与肾盏憩室的可能。囊肿去顶后其创面的止血一般用电凝止血即可，如果电凝止血困难，可以对出血部位创面进行连续缝合止血。用抽

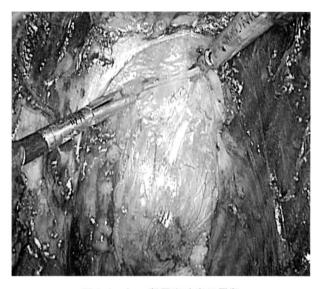

图 6-6　打开肾周脂肪囊显露肾

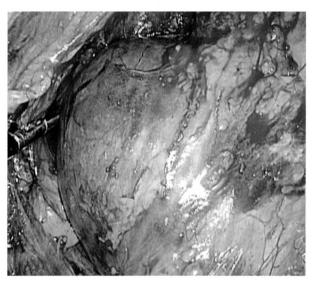

图 6-7　显露肾囊肿及周围部分肾实质

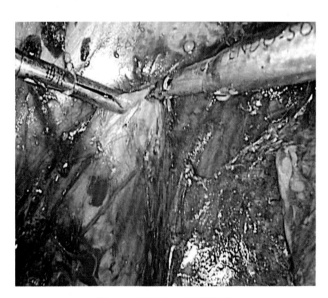

图 6-5　纵行切开肾周筋膜

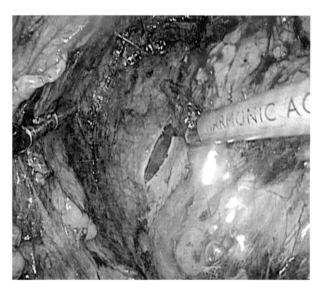

图 6-8　切开囊肿壁

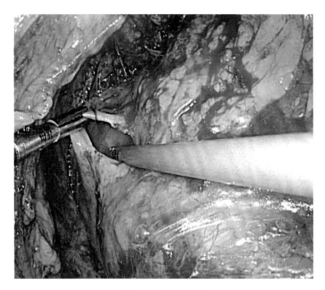

图6-9　吸净囊液

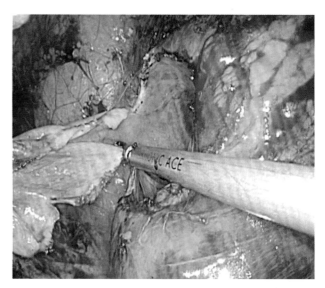

图6-11　环形切开囊肿壁

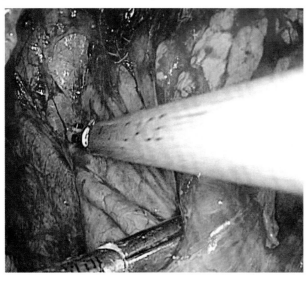

图6-10　进一步游离周围囊肿与周围肾实质边界

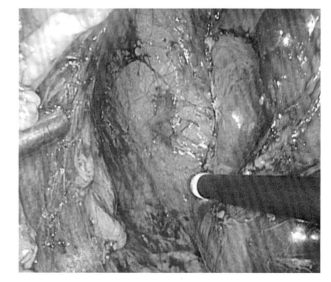

图6-12　电凝创面止血

吸器抽吸囊液时动作要轻柔,避免暴力刮擦基底部引发尿瘘。尽量避免电灼囊肿壁基底部,以避免损伤肾实质内的较大血管。

5. 取出切除之囊肿壁,留置腹膜后引流管1根,退出套管。关闭皮肤切口。放置引流管时勿过度贴近囊肿基底部以免压迫局部组织可致坏死,出现尿瘘。

五、术后处理

麻醉清醒后拔除导尿管。常规应用抗生素。次日可进食。如引流无出血或其他不适即可下床活动。腹膜后引流管引流量24小时少于10ml时拔除,一般留置1~2天。

(齐　琳)

第三节　耻骨上辅助经脐单孔腹腔镜肾囊肿去顶术

一、概述

传统的腹腔镜手术操作需建立3个或更多操作孔来完成,而每增加1个通道就会增加出血、戳口疝、内部器官损伤的发生概率,并且降低手术的美容效果。为进一步减少创伤及达到更好的美容效果,多孔腹腔镜开始向单孔腹腔镜技术(laparoendoscopic single-site surgery,LESS)过渡。LESS于20世纪60年代起应用于妇科疾病的诊断和治疗。由于技术和器械的限制,直至90年代起LESS才逐渐运用于简单的外科手术。随着技术的成熟和器械的进步,2007年Rane首次报道了LESS肾切除术,此后LESS开始在泌尿外科得到较好的应用;目前大多采用经脐入路进行操作。和标准腹腔镜相比,LESS因具有更好的美容效果而为医患接受;但不同于标准腹腔镜下操作空间大、视野清晰、操作方便,LESS因术中操作三角丧失,手术视野暴露不佳,器械复杂且容易碰撞干扰,易受患者体型、身高的限制,操作难度大,增加了手术难度和风险,临床应用受到限制。2010年7月,赣南医学院第一附属医院邹晓峰教授及其团队自主创新了耻骨上辅助经脐单孔腹腔镜技术(suprapubic assisted umbilical laparoendoscopic single-site surgery,SA-LESS),即将观察镜套管移至耻骨上阴毛区,手术结束时较小标本直接从套管取出,较大标本经扩大的耻骨上穿刺孔取出,从而降低LESS技术难度,还利用阴毛和脐部皱褶的自然遮蔽作用,术后耻骨联合处和脐部瘢痕隐蔽,实现了良好的美容效果,凸显了LESS的美容优势。SA-LESS相较标准LESS而言,技术难度明显降低,容易掌握,至今已成为该院有适应证患者腹腔镜手术的首选术式。邹晓峰教授团队应用SA-LESS技术实施腹腔镜下肾囊肿去顶术,效果良好。

二、手术适应证和禁忌证

SA-LESS肾囊肿去顶的手术适应证和禁忌证同标准腹腔镜手术。

三、术前准备

1. 术前常规检查B超、X线胸片、静脉尿路造影、CT平扫及增强或MRI等。

2. 明确囊肿的位置、大小、数目及与肾盂的关系。

3. 证实囊肿与肾集合系统不相通。

4. 术前肠道准备,耻骨上区备皮,留置导尿和胃管。

四、手术步骤

(一)麻醉和体位

气管插管全身麻醉。健侧70°卧位,腰部稍垫起(图6-13)。

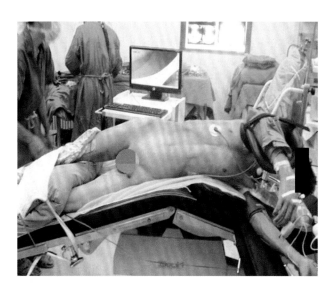

图6-13　体位

(二)设备和器械

5. 4mm 0°远端可弯曲(四方向)腹腔镜或10mm 30°普通腹腔镜;均使用普通腹腔镜操作器械:5mm和10mm套管,5mm无损伤分离钳,5mm吸引器,5mm超声刀,自制标本袋。

(三)手术步骤

1. **制备气腹置入套管**　患侧脐缘内侧用气腹针穿刺入腹膜腔并持续注入CO_2,压力维持在15mmHg(1mmHg = 0.133kPa);于该位点及对侧脐缘内侧分别置入10mm和5mm(或两个5mm)套管;腹腔镜监视下,自耻骨联合患侧阴毛覆盖处插入10mm或5mm套管,皮下少许潜行后自耻骨联合上方进入腹腔,并由此置入腹腔镜,脐部套管置入操作器械(图6-14)。

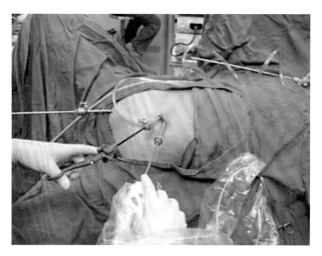

图6-14　Trocar分布及操作外景

2. **切开腹膜,游离结肠**　沿Toldt线切开腹膜,左侧向上至脾肾韧带,右侧沿结肠外侧向上至肝肾韧带,向下至髂血管处。可用无损伤抓钳轻轻牵拉结肠造成轻微的张力,使用锐性切割和钝性分离的方法沿疏松的间隙将结肠推向中线;左侧向上可显露胰尾,右侧可见十二指肠,向下可显露生殖静脉。

3. **显露肾囊肿**　打开肾筋膜,根据囊肿位置选择向肾背侧或腹侧沿囊肿表面游离并暴露出囊肿(图6-15)。

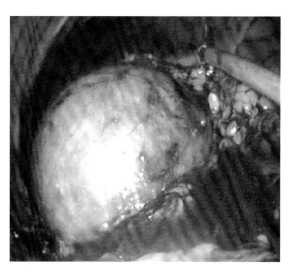

图6-15　显露肾囊肿

4. 肾囊肿去顶　用超声刀切开囊肿,吸净囊液。距肾实质约0.5cm处用超声刀将囊壁切除;用超声刀电凝切缘彻底止血。

5. 取出标本　将切除的囊壁装入自制标本袋经10mm套管取出。肾周放置引流管,缝合腹壁穿刺孔(图6-16和图6-17)。

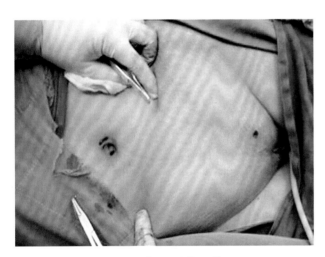

图6-16　术后即刻切口情况

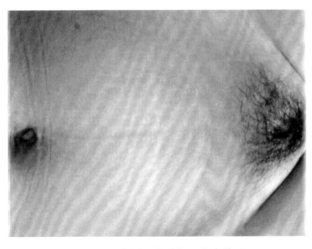

图6-17　术后3个月切口愈合情况

五、术后处理

术后1天拔除导尿管。常规应用抗生素预防感染。保持引流管通畅,24小时引流量<30ml拔除。鼓励早期下床活动预防静脉血栓,鼓励患者咳嗽、咳痰,以预防肺部感染。根据肠道恢复情况逐步恢复饮食。

六、SA-LESS肾囊肿去顶术手术技巧及注意事项

1. 患者均取健侧70°卧位,使腹腔内空腔脏器因重力因素垂向健侧,减少了对手术操作的干扰,便于术野显露,也有利避免肠管副损伤。

2. 应用远端可弯曲的5.4mm 0° 4个方向腹腔镜能提供良好的手术视野,基本消除了普通腹腔镜视野的“死角”,且镜身较普通腹腔镜更长,尤其适合体型肥胖、身材较高患者的手术,操作效率和安全性得以提高。

3. 脐部置入的两套管中,其中之一使用“无气阀”套管,并使用普通直器械操作;注意使两个套管保持高低不一,以进一步避免相互干扰,术者能很快适应操作,手术得以较快进行。

4. 和普通LESS不同,术中术者只需避免自身双手的干扰就可以很便利地进行操作;手术操作时,双手拳眼相对,并在精细操作时将腹腔镜和操作器械互换,使得双手之间无干扰顺利进行。

5. 置入耻骨上区套管时,可在腹部套管置入的腹腔镜监视下进行,应注意避开腹壁下动脉;术前留置尿管,可避免穿刺时造成充盈的膀胱副损伤。

6. 处理肾上极囊肿时,易受到肝或脾的干扰。此时,若用分离钳直接托起肝或脾,则极容易造成两者的损伤。我们在切断横结肠上方腹膜时,有意远离肝或脾,保留更多的组织便于牵引;术中通过对其牵拉即可安全托起肝或脾,显露视野。

7. 游离囊肿时,在保持囊肿完整的情况下,应尽可能沿囊壁分离达囊肿和正常肾实质交界处。切除囊壁过程中应注意保持提起囊壁的抓钳不放松,避免塌陷的囊壁回缩。

8. 对位于肾腹侧、下极的肾囊肿,选择经脐入路LESS更为便捷。位于肾背侧的囊肿经脐部操作较困难,术中肾需要游离的范围较广,可选择单孔后腹腔手术。

(邹晓峰　吴玉婷)

第四节　腹腔镜根治性肾切除术

一、概述

腹腔镜根治性肾切除术以其创伤小、出血少、伤口美观、恢复时间短、并发症少等优点而发展迅速,逐步成为术者和患者的最佳选择。1991年Clayman及其同事首先完成并报道了世界上第1例经腹腔途径肾切除术,随后Gaur于1992年创造了使用气囊建立腹膜后腔的新技术,开创了根治性肾切除术的新路径。截至目前,其已在国内外广泛开展,大多数欧美国家甚至已将其作为治疗局限期肾癌的标准术式。

二、手术适应证和禁忌证

1. 适应证　局限性肾癌,伴有或不伴有局部淋巴结肿大,无明确转移者;肿瘤大小和腔静脉癌栓等,已不再视为腹腔镜受限条件,术者应结合患者具体情况、自身手术经验及手术室条件等谨慎选择。

2. 禁忌证　肾癌侵犯邻近器官,估计手术无法切除局部肿瘤;有肾周感染史、同侧有肾脏手术史、腹腔内大手术史或肾周有组织粘连的均为相对禁忌证;患者身体基础情况较差,伴有循环、血液、呼吸系统等严重基础疾病,无法耐受手

术刺激及全身麻醉者。

三、术前检查和准备

术前应常规行相关辅助检查,包括血、尿、便常规,肝、肾功能,电解质,凝血全套,血型和血糖,X线胸片,心电图,心肺功能等,以全面评估患者的基本健康状况,判断其是否可耐受手术和全身麻醉;腹部CT或MRI平扫+增强扫描以了解肿瘤的位置、性质、大小和范围,排除肾静脉和腔静脉癌栓,必要时可行腹部B超和胸部CT平扫检查有无转移病灶;术前同位素肾图检查或肾动态显影,以评估对侧肾功能;术前必要时可行肾动脉CTA三维成像以辅助判断患肾血管分布情况;患者若有高血压和(或)高血糖病史,需控制血压、血糖平稳后方可手术。

四、经腹腔途径手术步骤

(一)麻醉、体位和消毒铺单

采用气管插管全身静脉麻醉后,阴部消毒留置导尿管。体位呈健侧70°气管插卧位,即患侧斜向上使背侧与床面成70°,即患角侧卧位。抬高腰桥,常规消毒铺单。

(二)手术步骤

1. 制备气腹并置入套管,常规3根套管放置位置如下。第1个套管位置:平脐腹直肌外侧缘切开皮肤约1.5cm,用两把巾钳抓住脐部两侧皮肤向上提起,使腹壁尽量远离腹膜和肠管,Veress气腹针垂直腹壁穿刺进入腹腔。低流量持续注入CO_2气体至腹压为13～15cmHg后,刺入10mm Trocar,作为内镜通道,置30°腹腔镜观察腹腔有无活动性出血或脏器损伤。第2个套管位置:在腋前线肋缘下方约1cm位置切开皮肤约1.5cm,腔镜监视下置入10mm Troca。第3个套管位置:锁骨中线肋缘下切开皮肤约0.5cm,腔镜监视下置入5mm Trocar。可在必要时于剑突下置入5mm Trocar,向头侧牵拉肝或者挑起脾,以便更好地暴露视野。

2. 以右侧肾癌切除为例,沿Toltd线打开右结肠旁沟侧腹膜直至结肠右曲(图6-18),用电钩依次切断肝三角韧带、部分冠状韧带和肝结肠韧带,并将结肠右曲和升结肠向腹中线推移。

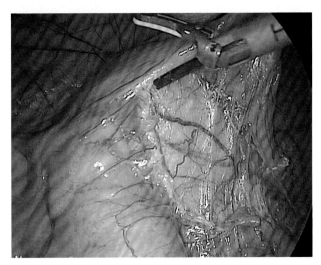

图6-18　打开结肠旁沟侧腹膜

3. 将后腹膜沿肝下方一直切开至腔静脉水平,同时进行钝性分离该区筋膜,向内侧推开十二指肠,清晰显露出下腔静脉(图6-19)。用超声刀切开下腔静脉鞘,随之向深面分离显露出腰大肌前表面。

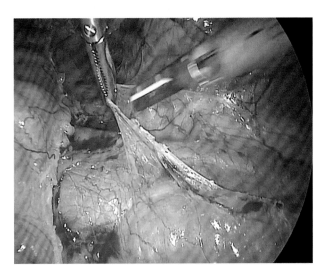

图6-19　显露下腔静脉

4. 沿肾周筋膜外分离,暴露并游离肾及肾蒂。钝性分离肾蒂周围脂肪组织,沿下腔静脉在肾门附近可游离出肾静脉(图6-20),肾静脉后上方可见一较粗大的搏动血管,即为肾动脉(图6-21)。将肾动脉游离出足够长度后,用Hem-o-lok夹闭后离断。同样游离出适当长度,以Hem-o-lok夹闭肾静脉后离断。

5. 处理好肾门血管后游离肾周筋膜,将肾脏前壁全部游离。使用超声刀分离切割肾周筋膜,将整个肾连同肾周脂肪等全部游离。

6. 游离先前找到的输尿管,在近髂血管水平处使用Hem-o-lok将其夹闭后(图6-22),再使用超声刀将输尿管及肾下极连接组织切断。

7. 沿脐旁切口置入标本袋,将患肾完整放入标本袋后,适当延长脐旁切口,取出标本。

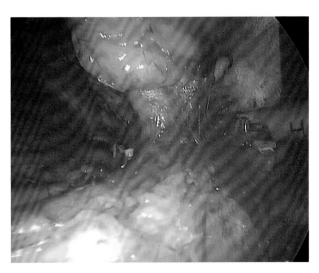

图6-20　游离出肾静脉

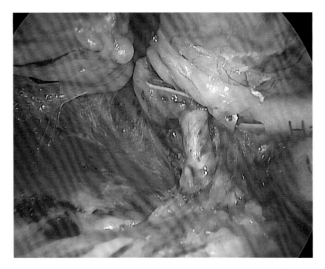

图 6-21　游离肾动脉

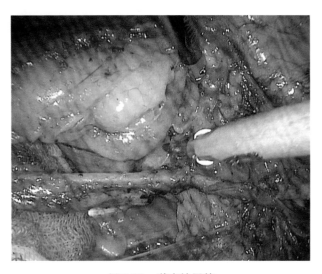

图 6-22　游离输尿管

8. 术毕用水冲洗创面,将气腹压降至 5mmHg,检查创面无活动性出血后,放置引流管于肾窝,逐层缝合关闭各切口。

五、经后腹腔途径手术步骤

(一)麻醉、体位和消毒铺单

1. 采用气管插管全身静脉麻醉后,阴部消毒留置导尿管。

2. 采用完全健侧卧位,呈"折刀状",升高腰桥。常规消毒铺单。

(二)手术步骤

1. 腋后线第 12 肋缘下纵行切开皮肤约 2cm,用长弯血管钳钝性分离肌层和腰背筋膜,手指探入后从下往上、从后往前分离腹膜后间隙,将腹膜向腹侧推开。经该切口放入自制气囊,充空气 600~800ml 扩张腹膜后间隙建立后腹腔。手指从该点伸入后腹腔,在手指的引导于分别于腋中线髂嵴上 2cm 穿刺置入 10mm 套管,腋前线肋缘下穿刺置入套管(右侧卧位为 5mm,左侧卧位为 10mm)。最后于腋后线第 12 肋缘下放置 10mm 套管,巾钳夹闭或缝合创面以防止漏气。充盈

CO_2 气体使腹压为 13~15cmHg。

2. 沿腰大肌向内侧依次分开腹膜外脂肪,常规清理腹膜外脂肪(图 6-23)可显露并辨认腰肌、腹膜反折、肾周筋膜和侧锥筋膜等。

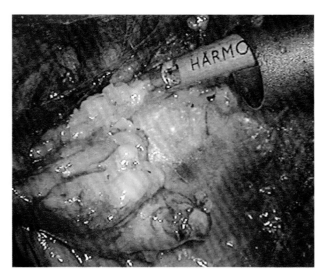

图 6-23　清理腹膜外脂肪

3. 使用超声刀纵行切开侧锥筋膜(图 6-24),在肾前筋膜和腰大肌筋膜之间钝性分离肾背侧,并顺腰大肌向深面分离(图 6-25),此时应以钝性和锐性相结合方式充分游离肾脏背侧。

4. 将肾推向腹侧,在近肾中部平面即肾门水平可见隆起样结构,细心观察当可见动脉搏动,即为肾动脉。使用超声刀切开肾动脉鞘,直角钳钝性游离出肾动脉(图 6-26),用 Hem-o-lok 夹闭后离断。分离肾动脉时要小心切勿遗漏分支动脉或副肾动脉,避免出现漏扎动脉而出血进而影响手术视野。

5. 剪断肾动脉后继续在其深部附近进行游离,左侧可找到肾静脉及其属支(图 6-27),远心端夹闭并离断左肾静脉;右侧可显露右肾静脉与下腔静脉夹角(图 6-28),避免误伤下腔静脉,以 Hem-o-lok 夹闭肾静脉后离断。

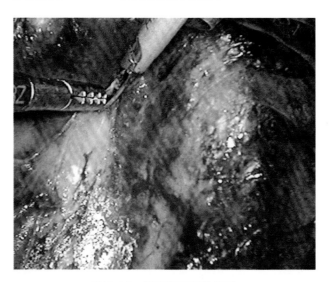

图 6-24　纵行切开侧锥筋膜

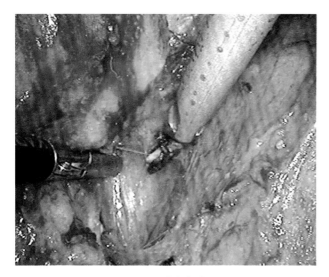

图 6-25　游离肾背侧

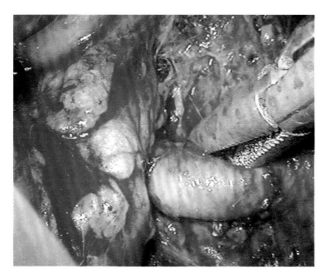

图 6-26　直角钳钝性游离出肾动脉

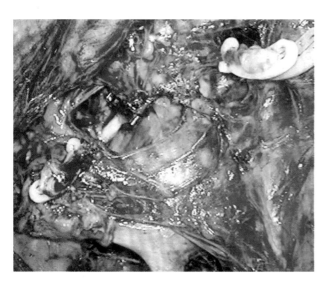

图 6-27　左肾静脉及其属支

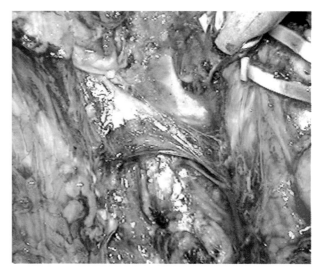

图 6-28　右肾静脉与下腔静脉夹角

6. 肾前筋膜外与腹膜之间相对无血管区充分游离肾脏腹侧。（图 6-29）。

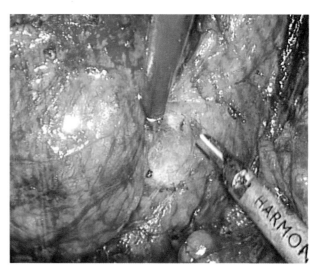

图 6-29　游离肾腹侧

7. 游离肾下极。顶开肾下极，在腰大肌和肾下极之间分离可见一管状物即为输尿管（图 6-30），注意和生殖腺静脉相区分。沿输尿管向下游离，在近髂血管水平处使用 Hem-o-lok 将其夹闭后，再使用超声刀将输尿管和肾下极连接组织切断。随后夹起输尿管近端，将肾门和肾下极两者之间的组织完全分离。

8. 游离肾脏上极。于肾上腺外侧缘使用超声刀处理肾上极（图 6-31），保留完整的肾上腺，将肾向背侧顶开后完全游离肾上极和肾门之间的组织，完成后可完整切除肾。术前影像学检查及术中探查未发现异常的肾上腺时常规保留肾上腺。

9. 取出标本，关闭切口，标本袋送入腹腔后，将标本置入袋中，适当延长背侧切口，取出标本。无菌生理盐水冲洗创面，检查创面无活动性出血后，从髂棘上穿刺点放置引流管于肾窝，逐层缝合关闭各切口。

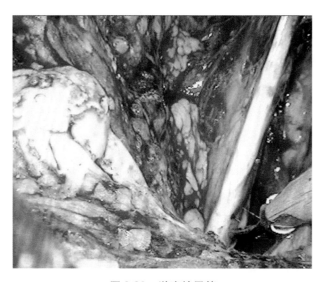

图 6-30　游离输尿管

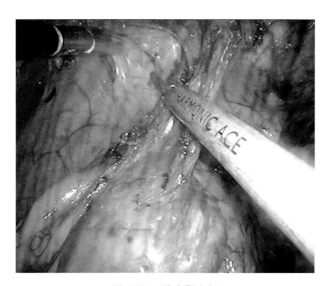

图 6-31　游离肾上极

六、术后处理

术后常规应用抗生素预防感染,术后 1 天或视情况尽早拔除导尿管,以预防尿路感染,3~5 天拔除引流管。鼓励患者早期下床活动,以预防下肢静脉血栓形成,鼓励患者适当力度地咳嗽、咳痰,以预防肺部感染。肛门恢复排气后少量多次逐步恢复饮食。

七、并发症处理及预防

1. 术后出血　肾窝出血是腹腔镜肾切除术的常见并发

症。出血的原因有:①术中血管损伤后止血不彻底;②穿刺鞘拔出后压迫作用消失而引起的穿刺孔渗血;③术后血管夹脱落过早;④术后继发毛细血管出血等。对此,术者在手术过程中应谨慎小心,尽量避免血管损伤并及时妥善止血。术后要严密监测患者生命体征,密切观察伤口渗血情况及各引流管引出液的量、颜色、性质,保持引流管通畅,防止折叠和脱出。术后 3 天均予以卧床制动、静脉滴注止血药预防出血。引流管引流液颜色、性质正常且量少于 50ml/d 后方可拔除。

2. 肩背疼痛　腹腔镜手术的常见并发症之一,乃是腹腔内残存 CO_2 刺激膈神经而引发的,术后第 2 天以肩尖处疼痛最为严重,一般 3~5 天后可自行消退。可持续低流量吸氧至症状缓解,并可要求患者深呼吸,加速 CO_2 的排出,并可在一定程度上降低患者高碳酸血症和低氧血症的发生率。

3. 腹胀　由于术中使用 CO_2 气体、手术体位和手术时间的关系,患者有不同程度的腹部胀痛。主要表现为上腹部胀痛,一般术后 1~2 天可缓解。但对于后腹腔镜根治性肾切除术,有时在游离过程中发现腹侧有粘连,不可避免损伤腹膜,可以表现为全腹或下腹的胀痛甚至肠梗阻的症状。此外,还应观察患者腹部有无压痛、反跳痛和腹肌紧张等腹膜炎症状。可给予持续低流量吸氧和半坐卧位,尽早床上活动四肢,恢复排气后方可进食少量流食。有腹膜炎症状者,予以留置胃管持续胃肠减压,加用药物促进胃肠蠕动、抑制腺体分泌。

4. 邻近脏器损伤　脏器损伤原因较多,多数是缘于腹腔镜手术各种器械的直接损伤和腹腔内分离组织、止血时的热损伤。术中可能损伤的脏器包括胸膜、腹膜、十二指肠、结肠、胰尾、肝、脾和腔静脉等。对于腹腔镜手术初学者而言,镜下解剖结构不熟悉和(或)腔镜操作不熟练,极易引起邻近脏器损伤。腹腔镜手术要求精细操作,对术区解剖结构和手术操作步骤必须了如指掌,对腔镜器材做到如臂使指。术中谨慎小心,分离组织时应尽量远离脏器方向,依照解剖层次确保一切操作在腔镜直视下进行,尽量避免盲目操作。万一发生脏器损伤,切不可慌张,应按相关原则及时冷静处理,必要时可转换为开放手术,尽量减小损伤给患者带来的不利影响。

5. 高碳酸血症　CO_2 气体进入腹腔后对呼吸系统和循环系统有一系列的影响,可发生一过性高碳酸血症,严重者甚至可发生脑栓塞或者肺栓塞。故术后应密切观察患者的意识、面色、呼吸情况,常规予以持续低流量吸氧,以提高氧分压,鼓励患者深呼吸和有效咳嗽,以促进 CO_2 排出,必要时可进行血气监测。

(齐　琳)

第五节　腹腔镜下无功能肾切除术

一、概述

腹腔镜单纯性肾切除术已成为非恶性肾疾病在其他治疗方法无效时的最后方法。与根治性肾切除术相比,单纯性肾切除术直达肾,不需要处理肾周脂肪囊与肾周筋膜;同时,

与开放手术相比,腹腔镜手术术后恢复较快。

二、手术适应证和禁忌证

1. 适应证　良性肾病变所致的患肾功能丧失,而对侧肾功能正常。包括:①感染性疾病,包括肾结核和黄色肉芽肿

性肾盂肾炎等;②梗阻性疾病,包括肾积水晚期肾和高结石负荷的无功能肾;③反流性肾病晚期;④难治性肾血管性高血压;⑤肾移植供体肾切除术。

2. 禁忌证　严重的心肺疾病、凝血功能障碍等不能耐受手术者。肾积水合并脓肾者,可考虑先行肾穿刺造瘘,控制感染后再行手术切除患肾。

三、术前准备

除了常规的术前检查,必须要行增强 CT 了解肾感染、肾血管有无异常及对侧肾功能等情况。

四、经后腹腔途径手术准备

(一) 麻醉和体位

采用气管插管全身麻醉。患者取健侧 90°卧位,升高腰桥。

(二) 手术步骤(以右侧肾切除为例)

1. Trocar 位置　腋中线髂前上棘上 1.5cm,腋后线第12 肋缘下,腋前线第 11 肋缘下。常规清理腹膜后脂肪,辨认腹膜反折和肾周筋膜等解剖标志。

2. 靠近腹膜反折背侧纵行切开肾周筋膜(图 6-32)　上至膈顶,下至髂窝。切开肾周脂肪,沿着肾实质表面,肾周脂肪和肾包膜间的相对无血管平面游离肾(图 6-33)。一般先游离腹侧,再游离背侧,处理完肾蒂血管后再游离下极,处理输尿管,最后游离上极。

3. 游离肾背侧后,将肾推向腹侧,使肾脏血管保持一定的张力。在腰大肌深面肾门处识别肾动脉搏动,用吸引器或超声刀钝性、锐性结合游离肾门处脂肪,显露肾动脉;超声刀切开肾动脉鞘,用直角钳充分游离暴露肾动脉(图 6-34),肾动脉近心端用两个 Hem-o-lok 夹闭,远心端用一个 Hem-o-lok或者钛夹夹闭后离断。进一步游离显露其下肾静脉,游离出足够长的肾静脉主干,同法离断(图 6-35)。

4. 游离肾下极,找到输尿管;用钛夹或 Hemolock 夹闭后离断。对于结核肾,可用 2 个 Hem-o-lok 予以夹闭,在 Hem-o-lok 之间离断输尿管(图 6-36)。

5. 降低气腹压,检查术野是否有活动性出血。将切下的

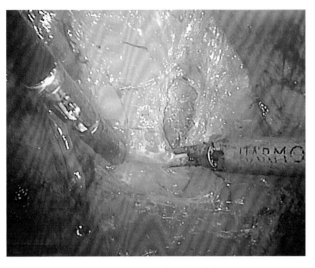

图 6-33　切开肾周脂肪囊

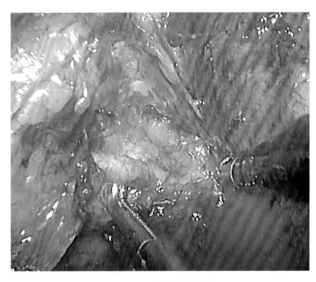

图 6-34　游离肾动脉

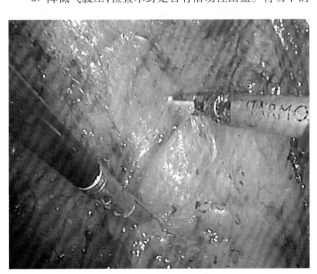

图 6-32　锐性切开肾周筋膜

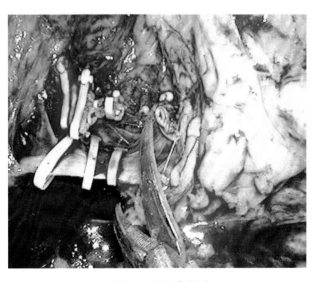

图 6-35　离断肾静脉

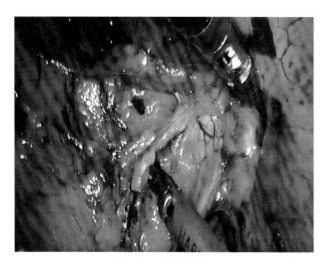

图 6-36　游离输尿管

肾装入标本袋,适当扩大皮肤切口,取出标本。留置腹膜后引流管,关闭切口。

五、术后处理

患者返回病房后早期拔除导尿管。术后常规应用抗生素。密切观测腹膜后引流液的颜色、引流量,24 小时引流量<10ml 时予以拔除。

六、并发症

部分肾结核、黄色肉芽肿性肾盂肾炎等病例,局部粘连严重,肾周组织与肾包膜无明显界限,术中可考虑行包膜下肾切除术或中转开放手术以避免并发症。腹腔镜肾切除术的术中并发症主要包括血管损伤、出血和脏器损伤,术后并发症包括腹膜后血肿或脓肿、伤口感染、气胸和切口疝等。

(齐　琳)

第六节　耻骨上辅助经脐单孔腹腔镜根治性肾切除术

一、概述

2007 年,Rane 等在世界腔道泌尿外科大会上报道了第 1 例单孔腹腔镜(LESS)单纯肾切除术,从而开创了 LESS 在泌尿外科应用的先河。同年,Raman 等报道了经脐 LESS 根治性肾切除术,开始了 LESS 技术在恶性肿瘤治疗中的应用。国内上海长海医院孙颖浩教授及其团队于 2008 年底率先开展了经脐 LESS 无功能肾切除术。多项研究表明,经脐 LESS 肾切除术具有很好的美容效果,创伤小、术后疼痛轻、恢复快、住院时间短。与标准腹腔镜手术相比,LESS 肾切除术不仅具有显著的美容效果,在其他技术指标、疗效指标上亦无明显的缺陷。

但因多利用现有的腹腔镜器械设备进行腔内操作,术中腹腔镜和操作器械之间容易碰撞干扰,甚至视野暴露不佳,导致 LESS 操作费时费力,增加了手术难度和风险,尤其是对初学者,LESS 技术感觉"别扭",操作要点难以掌握,临床应用受到限制;而在取出较大标本时,需扩大脐部切口,降低了美容效果。有鉴于此,2010 年 7 月,赣南医学院第一附属医院邹晓峰教授及其团队自主创新了耻骨上辅助经脐单孔腹腔镜技术(suprapubic assisted umbilical laparoendoscopic single-site surgery,SA-LESS),并应用于腹腔镜下根治性肾切除术。应用结果表明,SA-LESS 根治性肾切除术安全可行,相较于经脐 LESS 手术技术难度明显降低,容易掌握,疗效确切,且具有良好的美容效果。

二、手术适应证和禁忌证

SA-LESS 根治性肾切除术的手术适应证和禁忌证同标准腹腔镜手术。

三、术前准备

1. 术前常规检查　B 超、X 线胸片、CT 平扫及增强及 MRI 等。

2. 对侧肾功能评估,肾动态显影。

3. 建议行肾血管 CT 三维成像来帮助判断肾血管的分布情况。

4. 术前肠道准备,耻骨上区备皮,备血,留置导尿和胃管。

四、手术步骤

(一)麻醉和体位

气管插管全身麻醉。健侧 70°卧位,腰部稍垫起(图 6-37)。

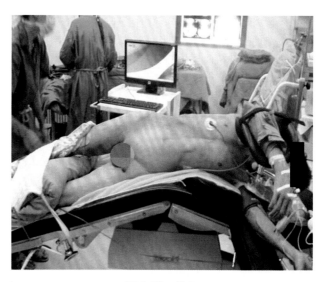

图 6-37　体位

(二)设备和器械

5. 4mm 0°远端可弯曲(四方向)腹腔镜或 10mm 30°普通腹腔镜;均使用普通腹腔镜操作器械:5mm 和 10mm 套管,5mm 无损伤分离钳,10mm 钛夹钳和 Hem-o-lok 钳,5mm 吸引器,5mm 超声刀,自制标本袋。

(三)手术步骤

1. 制备气腹置入套管　患侧脐缘内侧用气腹针穿刺入腹膜腔并持续注入 CO_2,压力维持在 15mmHg(1mmHg=0.133kPa);于该位点及对侧脐缘内侧分别置入 10mm 和 5mm(或两个 5mm)套管;腹腔镜监视下,自耻骨联合患侧阴毛覆盖处插入 10mm 或 5mm 套管,皮下少许潜行后自耻骨联合上方进入腹腔,并由此置入腹腔镜,脐部套管置入操作器械(图6-38)。

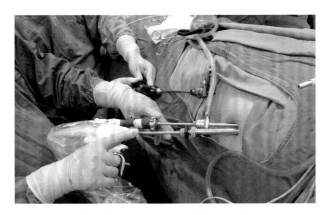

图6-38 Trocar 分布及操作外景

2. 游离结肠和输尿管 沿 Told 线打开腹膜,左侧向上至脾肾韧带,右侧沿结肠外侧向上至肝肾韧带,向下至髂血管处。可用无损伤抓钳轻轻牵拉结肠造成轻微的张力,使用锐性切割和钝性分离的方法沿疏松的间隙将结肠推向中线。右侧用 Kocher 手法分离腔静脉前壁和十二指肠降部融合筋膜的间隙,将十二指肠向内侧游离,暴露下腔静脉。在生殖静脉内侧可见蠕动的输尿管,在髂血管分叉平面尽可能向下方游离后用 Hem-o-lok 夹闭并离断。

3. 游离肾蒂 将输尿管挑起,在肾周筋膜内侧向肾蒂处切开,在肾后筋膜及腰肌筋膜之间钝性分离并将肾下极一并挑起,右侧向上游离时可见汇入下腔静脉的生殖静脉,处理生殖静脉后多在生殖静脉上方 1~2cm 处显露肾静脉;左侧向上可直接显露生殖静脉汇入的左肾静脉。

4. 处理肾蒂 结合术前增强 CT 血管影像,采用钝性游离和锐性切割结合的方法在肾静脉后方找到搏动的肾动脉,超声刀切开肾动脉鞘,直角钳游离出肾动脉,以 Hem-o-lok 夹闭(近心端 3 枚、远心端 1 枚)后离断。再试夹肾静脉观察无充盈证实无其他供应动脉后予以 Hem-o-lok 夹闭并离断(图6-39 和图6-40)。

5. 处理肾上极 于肾蒂处继续向上游离,并根据病情决

定是否切除同侧肾上腺。离断肾上极与膈下筋膜相连的部分,处理剩余肾的侧锥筋膜。

6. 取出标本,关闭切口 经 10mm 套管置入自制标本袋,将切除的肾标本置入标本袋内,经横行延长的耻骨上切口取出;经脐留置腹腔引流管。缝合耻骨上切口及脐部穿刺孔(图6-41 和图6-42)。

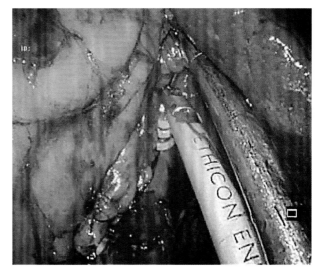

图6-40 离断肾静脉

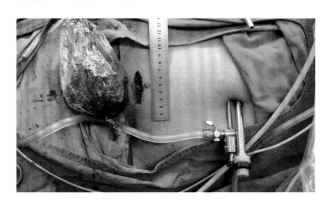

图6-41 延长耻骨上切口取出标本

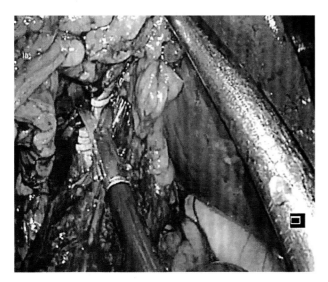

图6-39 离断肾动脉

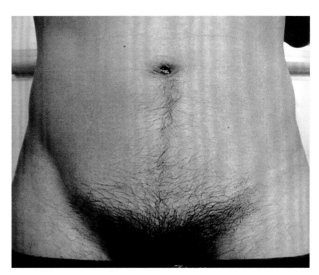

图6-42 术后 3 个月切口情况

五、术后处理

术后常规应用抗生素预防感染。鼓励早期下床活动预防静脉血栓，鼓励患者咳嗽、咳痰，以预防肺部感染。保持引流管通畅，24小时引流量<30ml拔除。根据肠道恢复情况逐步恢复饮食，下床活动后拔除导尿管。

六、SA-LESS根治性肾切除术手术技巧及注意事项

1. 患者均取健侧70°卧位，使腹腔内空腔脏器因重力因素垂向健侧，减少对手术操作的干扰，便于术野显露，也有利避免肠管副损伤。

2. SA-LESS通过将腹腔镜转移至耻骨上，腹腔镜和操作器械相距较远，避免了相互间的干扰；尤其是应用远端可弯曲的5.4mm 0°4个方向腹腔镜，能提供良好的手术视野，基本消除了普通腹腔镜视野的"死角"，且镜身较普通腹腔镜更长，尤其适合体型肥胖、身材较高患者的手术，操作效率和安全性得以提高。

3. 在脐缘内侧置入的两套管中，其中之一使用"无气阀"套管，并使用普通直器械操作；注意使两个套管保持高低不一，以进一步避免相互干扰，术者能很快适应操作，手术得以较快进行。

4. 术中术者只需避免自身双手的干扰就可以很便利地进行操作；手术操作时，双手拳眼相对，并在精细操作时将腹腔镜和操作器械"角色"互换，使得双手之间无干扰顺利进行。

5. 置入耻骨上区套管时，可在腹部套管置入的腹腔镜监视下进行，应注意避开腹壁下动脉；术前留置尿管，可避免穿刺时造成充盈的膀胱副损伤。

6. 经脐LESS肾切除术仅适用于既往无腹部手术史及T_1期肾肿瘤患者；而SA-LESS肾切除术手术适应证进一步扩大，对于既往有腹部手术史及T_2、T_{3a}期的肾肿瘤患者仍可选用。

（邹晓峰 徐辉）

第七节 经阴道NOTES肾切除术

一、概述

经自然腔道内镜手术（natural orifice transluminal endoscopic surgery，NOTES）是指通过食管、胃部、结直肠、阴道、膀胱等自然腔道进入腹腔、纵隔和胸腔进行诊疗，术后患者体表没有手术切口和瘢痕；又被称为"无瘢痕手术（scarless surgery）"。NOTES代表了一种全新的理念，以其创伤更小、恢复更快、美容效果更佳等优势，被誉为继开放和腹腔镜手术之后的"第三代外科手术"，引领着微创外科的发展方向。2007年Marescaux等首次报道了人体经阴道NOTES胆囊切除术，掀开了临床NOTES探索的序幕。之后，泌尿外科NOTES的临床应用研究和诸多尝试走在了外科同行的前列，经阴道入路实施泌尿外科NOTES已成为较成熟的途径。2008年，Branco等为一名23岁的无功能感染肾患者实施经阴道NOTES辅助腹腔镜肾切除术，率先开展临床NOTES肾切除术。此后，Alcaraz和Zorron等先后实施了经阴道混合NOTES肾切除术及肾囊肿去顶术。2010年，Kaouk首次报道经阴道纯NOTES肾切除术，真正实现了体表"无瘢痕"手术。国内泌尿外科NOTES的临床探索已处国际前沿，但开展的单位非常有限。赣南医学院第一附属医院邹晓峰教授及其团队自2010年5月开展泌尿外科经阴道NOTES以来，现已完成经阴道NOTES手术270余例，术式包括经阴道混合NOTES肾切除术（单纯及根治性肾切除术）、经阴道纯NOTES单纯肾切除术以及在国际上率先开展的经阴道混合NOTES肾上腺切除术、重复肾切除术、肾部分切除术，经阴道纯NOTES肾囊肿去顶术，经阴道纯NOTES根治性肾切除术及经阴道NOTES辅助混合腔镜上尿路全切除术等，取得满意疗效，积累了全球最大宗泌尿外科NOTES临床资料，具有中国特色的泌尿外科临床NOTES技术体系已初步形成。

总体而言，由于受到器械和技术等因素的影响，目前国内外泌尿外科纯NOTES技术尚不成熟，NOTES的临床应用研究主要集中在混合NOTES上，且以毁损性手术如肾及肾上腺切除为主。

二、手术适应证和禁忌证

经阴道NOTES肾切除术适用于已婚已育成年女性患者，包括：①良性疾病所致肾的永久性、不可逆性功能丧失，如肾积水、炎症、动脉狭窄、肾发育不全等致肾萎缩；②肾的恶性肿瘤；③脓肾；④肾结核。

手术绝对禁忌证：①未婚及未生育女性；②阴道狭窄者；③阴道感染或宫颈糜烂严重者；④主要脏器严重的功能衰竭；⑤不可纠正的凝血功能障碍（血小板<30×10⁹/L，凝血酶原时间>30秒，凝血酶原活动度<40%）及血象严重异常的血液病。相对禁忌证：①标本太大不宜自阴道取出者，一般标本横径<7cm为宜；②既往有盆腔手术史者；③体形过胖或过高者。

三、术前准备

1. 术前常规检查 B超、X线胸片、CT平扫及增强、MRI等。
2. 对侧肾功能评估，肾动态显影。
3. 建议行肾血管CT三维成像来帮助判断肾血管的分布情况。
4. 术前肠道、阴道准备：术前3天口服诺氟沙星胶囊，0.3g，每日2次；甲硝唑片，0.4g，每日3次；术前晚口服蓖麻油30ml和饮水1000ml，术日凌晨肥皂水清洁灌肠。术前3天用碘伏冲洗阴道，每日1次。

四、手术步骤

（一）麻醉和体位

气管插管全身麻醉。取截石位，患侧腰部垫高30°～60°，头低足高约25°（图6-43）。

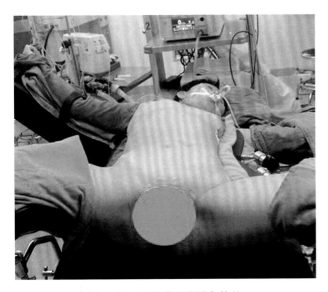

图 6-43　经阴道 NOTES 体位

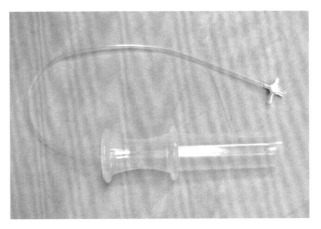

图 6-45　Zou-Port

（二）设备和器械

5.4mm 0°远端可弯曲（4 个方向）腹腔镜或 10mm 30°普通腹腔镜；经阴道混合 NOTES 肾切除术均可使用普通腹腔镜操作器械：5mm 和 10mm 套管，5mm 无损伤分离钳，10mm 钛夹钳和 Hem-o-lok 钳，5mm 吸引器，5mm 超声刀，自制标本袋。经阴道纯 NOTES 肾切除术则使用自主研发的多通道操作套管（Zou-Port）、5mm 加长预弯吸引器、10mm 加长预弯 Hem-o-lok 钳、10mm 加长预弯钛夹钳及 5mm 加长可弯分离钳（图 6-44 和图 6-45）。

（三）手术步骤

1. 经阴道混合 NOTES 肾切除术　于两侧脐缘内置入 5mm 和 10mm 套管，置入腹腔镜并在其监视下，自阴道后穹窿置入 5mm 或 10mm 套管，再由此置入腹腔镜，脐部套管置入操作器械完成手术（图 6-46）。

2. 经阴道纯 NOTES 肾切除术　切开阴道后穹窿黏膜约 0.5cm，用 5mm 无损伤分离钳轻柔戳破阴道后穹窿进入盆

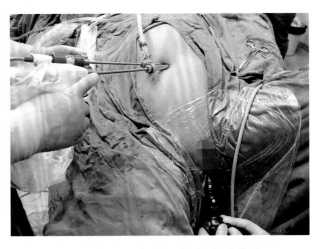

图 6-46　经阴道混合 NOTES 操作外景

腔，在其引导下置入 5mm 套管，证实无肠管损伤后，扩大阴道后穹窿切口至 3.0cm，置入 Zou-Port，再经其置入腹腔镜及操作器械完成手术（图 6-47 和图 6-48）。

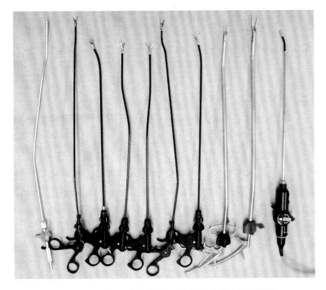

图 6-44　特殊腹腔镜和自主研发的特殊器械

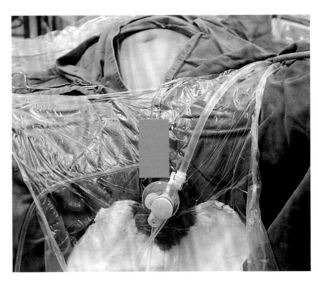

图 6-47　经阴道后穹窿放置 Zou-Port

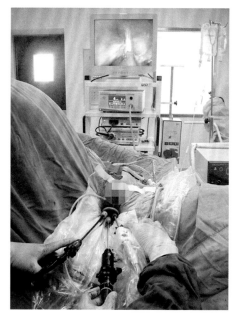

图6-48　经 Zou-Port 置入腹腔镜及操作器械

肾切除手术步骤基本同标准腹腔镜手术(详见本章第六节)。切除标本装入自制标本袋,经扩大的阴道后穹窿切口完整取出。术毕经脐部和(或)阴道切口留置引流管。缝合脐部和(或)阴道切口(图6-49 和图6-50)。

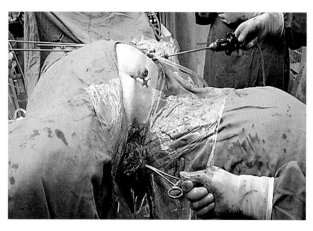

图6-49　标本自阴道取出

五、术后处理

1. 术后禁食,待肠道通气后拔除胃管恢复进食,下床活动后拔除导尿管。

2. 术后密切观察生命体征,注意出血倾向。

3. 术毕阴道内留置凡士林纱条,术后24 小时取出;注意阴道清洁护理。

4. 术后常规行抗感染治疗。

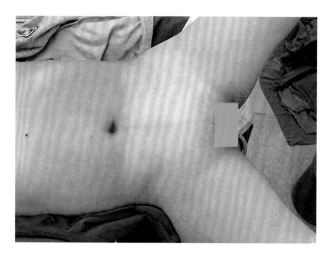

图6-50　术后体表无切口

六、经阴道 NOTES 肾切除术手术技巧及注意事项

1. 建立工作通道时可取头低足高约25°体位,可以减少盆腔内肠管的堆积,降低术中直肠损伤发生率。经阴道混合NOTES 可借助经脐置入的分离钳将子宫体向前方托起,充分显露出直肠子宫陷凹,再在监视下置入经阴道套管;经阴道纯NOTES 则应使穿刺器尽量朝向前腹壁方向刺破阴道后穹窿,再引导置入 Zou-Port,以降低直肠损伤的风险。同时,术前应常规做好肠道准备,以利术中一旦损伤肠管可同期行肠修补。

2. 应用远端可弯曲的5.4mm 0° 4 个方向腹腔镜能提供良好的手术视野。经阴道纯 NOTES 手术应用 Zou-Port 可降低放置操作套管难度,缩短建立工作通道时间,并方便器械的进出;配合使用远端预弯/可弯曲器械,能最大程度的减少手术操作时器械之间的碰撞,从而明显缩短手术时间。

3. 术中若发现肝或脾有碍操作时,无须另增辅助套管,直接使用缝线悬吊,即可获良好的显露。

4. 采用"肾周筋膜外整块肾切除技术"处理粘连肾,能有效降低手术难度、缩短手术时间。

5. 较大标本取出时注意标本长径应和阴道纵轴保持一致,避免粗暴拉拽,以防止阴道撕裂。

6. 开展经阴道 NOTES 需遵循"由易到难、由简到繁、循序渐进"的原则,一般需要从混合 NOTES 向纯 NOTES 过渡的经验积累。赣南医学院第一附属医院邹晓峰教授团队在开展经阴道 NOTES 的早期,进行了相关的动物实验;先期开展经脐单孔腹腔镜(LESS)和自主创新的耻骨上辅助经脐 LESS(SA-LESS)则积累了较好的经脐腹腔镜手术经验;再开展了经阴道混合 NOTES;起初于脐部置入 2 个套管、阴道置入 1 个套管,后改为脐部置入 1 个套管、阴道置入多通道操作套管完成操作;最后过渡到经阴道置入多通道操作套管及腹腔镜和操作器械,完全经阴道完成手术。

(邹晓峰　龙大治)

第八节　腹腔镜保留肾单位手术

一、概述

肾癌占成人恶性肿瘤的 2%～3%，且近年来呈增长趋势。随着人们健康意识的增强和影像检查的普及，由体检发现的肾癌越来越多，无症状偶发肾癌在肾癌中的比例已经占到 50% 以上，且发病呈年轻化的趋势。1993 年 Winfield 报道了首例经腹腔镜肾部分切除术，1 年后 Gill 报道了首例后腹腔镜肾部分切除术，随着腔镜设备的进步和手术技术的发展，腹腔镜肾部分切除术在全世界得到了迅速普及，尤其是针对临床 T_1 期肾肿瘤，目前已经取代了传统的开放手术成为保留肾单位的重要方法。保留肾单位手术（nephron-sparing surgery，NSS）是保留肾的手术总称，包括肾部分切除术、肾楔形切除术、肾肿瘤剜除术等。越来越多的研究表明，与肾癌根治术相比，NSS 可以保留更多的肾功能，降低术后远期发生慢性肾功能损伤的风险，明显提高患者生活质量，并且能够达到和根治术一样的肿瘤学控制效果。

二、手术适应证和禁忌证

1. NSS 的手术适应证可分为 3 类

（1）绝对适应证：解剖性或功能性的孤立肾肾癌，根治性肾切除术将会导致肾功能不全或尿毒症的患者，如先天性孤立肾、对侧肾功能不全或无功能者及双侧肾癌等。

（2）相对适应证：肾癌对侧肾存在有结石、慢性肾盂肾炎或其他可能导致肾功能恶化的疾病（如糖尿病、高血压、肾动脉狭窄等）患者。绝对适应证和相对适应证对肾肿瘤大小没有具体限定。

（3）可选择适应证：对侧肾完全正常，临床分期 T_{1a} 甚至 T_{1b} 期患者。

2. 禁忌证　局部进展性或转移性肾癌，伴有肾静脉癌栓的肾肿瘤及凝血功能障碍或其他原因不能耐受手术者。

三、Trifecta 标准

NSS 需要达到 3 个重要目标，包括肿瘤切缘阴性、最低程度的肾功能损失及不发生泌尿系相关并发症，即 Trifecta 标准。

NSS 完整切除肿瘤时需要保留部分正常肾组织，一般认为安全边距为 5mm，但此边距对于某些中央型肾癌难以实现。多数学者认为，肿瘤切缘阴性比切缘的距离更为重要，术中只要保证包膜完整即可，不再强调安全边距。

缩短肾热缺血时间和减小热缺血范围是减少 NSS 肾功能损失的主要方法。肾部分切除术阻断血管的方式通常采用持续性肾动脉主干阻断，研究显示肾的热缺血时间超过 25 分钟就可导致肾功能的不可逆损害。因此在阻断肾动脉后要求术者在 25 分钟内完成肿瘤的切除及创面的缝合。近年来有很多的新技术缩短肾的热缺血时间：①肾段动脉阻断技术，术前通过肾 CTA 或 3D 可视化模型了解肾段血管分布，根据肿瘤的位置，选择阻断支配该区域的一支或多支肾段动脉，不影响其他部位肾实质的血供。②早期开放肾血管技术，在完成髓质缝合和集合系统修补后开放肾蒂血管，创面的第 2 层缝合是在恢复肾的血供后进行的。这方法可使热缺血时间减少一半，同时可观察第 1 层缝合是否止血彻底。③零缺血技术，高选择性阻断支配肾肿瘤的肾动脉分支，基本上是第 3 级甚至更高级的肾动脉分支，来实现肾保留部分的零缺血。④不阻断肾血管技术，对于位置表浅、外向性生长为主的肿瘤，游离备用但不阻断肾蒂，使用双极电凝和超声刀控制肾实质创面的出血。

NSS 泌尿系相关的并发症主要是出血和尿漏。采用双层缝合的方式修复创面，可使用倒刺可吸引缝合线，Hem-o-lok 免打结连续缝合，关闭里面一层肾髓质和集合系统，外面一层将肾实质和包膜缝合起来，起到止血、防止尿漏和减张的作用。

腹腔镜下 NSS 可通过腹膜后途径和经腹途径完成，两种入路各有优缺点，经腹入路操作空间大、解剖层次清晰，有利于切除位于腹侧、下极及侵入肾实质较深的肾癌，但具有潜在的腹腔脏器损伤的风险。经后腹膜途径腹腔脏器干扰小，能够直接进入手术视野，肾动静脉游离较经腹途径容易，分离组织少，对腹腔脏器干扰少，引流局限在后腹腔，从而避免腹腔污染和肿瘤种植，缺点是操作空间较小，缺乏清晰的解剖标志，操作技术要求高，初学者学习难度大。无论何种入路，手术成功的关键取决于在尽量少的热缺血时间内完成肾脏肿瘤的完整切除、集合系统修补、肾实质确切止血及重建。

四、肾肿瘤手术难度评分

近年来，R. E. N. A. L.、PADUA、C-index 评分作为评价肾肿瘤手术难度系统得到了广泛的应用，并有学者在此基础上不断创新，基于术前 CT 影像资料设计出不同类型且各有特色的评分系统。2009 年，Kutikov 提出了针对肾肿瘤的 R. E. N. A. L. 评分系统，以期针对肾肿瘤的影像解剖特征制定标准化的评分系统。R. E. N. A. L. 分别代表 5 个特征性参数，赋予的分值可评价肿瘤的复杂性：4～6 分为低复杂性，7～9 分为中复杂性，10～12 分为高复杂性。多项研究证实 R. E. N. A. L. 评分的高低与手术方式选择、围术期并发症发生具有相关性。

另外再介绍一种基于动脉复杂性的评分系统（an arterial based complexity scoring system，ABC），NSS 为了完整切除肿瘤，确保切缘阴性，不可避免地会损伤肾的动脉分支结构，Spaliviero 认为，该手术的复杂性和患者预后主要和损伤的肾动脉分支结构有关，提出了基于肾动脉分支结构的评分系统来评价 NSS 难度及预后。根据 CT、MRI 图像，判断肿瘤浸润的肾动脉系统的程度，将肾肿瘤分为 4 个级别。1 级是肿瘤局限于肾皮质，周围仅包绕小叶间动脉和弓状动脉；2 级是肿瘤侵犯肾髓质，最深至肾乳头水平，此时已侵犯叶间动脉；3S 级是肿瘤浸润肾的集合系统，涉及肾段动脉及其第 2 级分支；3H 级是肿瘤已经侵犯肾门，浸润肾蒂血管。ABC 评分与围术期并发症的发生有很大相关性，而且通过临床医师阅读影像图像就可进行分级，无须测量相关数值就可对 NSS 进行有效的术前评估。

五、术前准备

术前实验室检查包括血尿常规、肝肾功能、电解质、血糖、凝血功能、红细胞沉降率、碱性磷酸酶和乳酸脱氢酶。影像学检查包括泌尿系 B 超、X 线胸片及肾平扫、增强 CT、肾 CTA 和 CTV。有条件时可在薄层 CT 的基础上行 3D 可视化模型重建。

术前 1 日口服泻药清空肠道，术前 1 晚禁食，术前半小时预防性使用抗生素。

六、经后腹腔途径手术步骤

（一）麻醉和体位

全身麻醉后患者取健侧卧位，升高腰桥。

（二）手术步骤

1. 常规采用三通道，分别插入 Trocar 建立人造腹膜后间隙，气腹保持 15mmHg 的压力。

2. 运用超声刀清除腹膜后脂肪，在腹腔镜下清楚地辨认出腹膜反折线、膈肌、肾周筋膜、腰大肌等后腹腔间隙解剖标志。纵行切开肾周筋膜（图 6-51）和脂肪囊，采用超声刀锐性和钝性结合的方法分离肾周脂肪与肾实质的间隙，同时采用超声刀锐性切割的方法切割所有粘连，使肿瘤及其周围的肾实质充分暴露（图 6-52）。术中可能需要摆动甚至旋转肾来获得良好的操作角度。

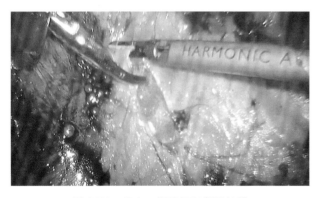

图 6-51　超声刀锐性切开肾周筋膜

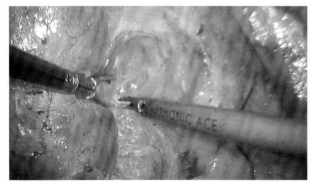

图 6-52　充分游离肾

3. 锐性分离肾的背侧脂肪囊与腰大肌之间的肾门处脂肪组织。寻找肾动脉及肾段动脉并打开血管鞘，采用直角钳

充分游离（图 6-53）。并以电凝钩标记肿瘤边界（图 6-54）。快速注入适量肌苷后，使用 Bulldog 血管夹阻断肾动脉血流（图 6-55），同时开始计时。

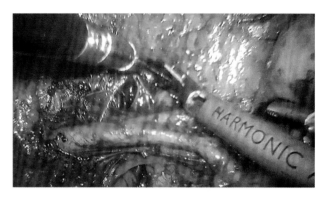

图 6-53　游离肾动脉及肾段动脉

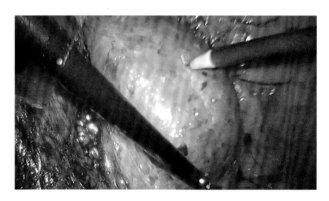

图 6-54　电钩标记切除位置

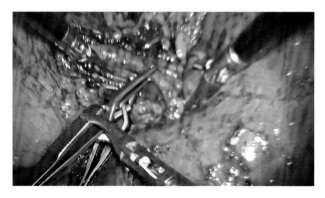

图 6-55　阻断肾动脉或肾段动脉

4. 用剪刀沿正常肾实质锐性完整切除肿瘤组织，确保肿瘤假包膜的完整（图 6-56）。创面采用双极电凝止血。对于外生型且位置表浅的小肿瘤，可直接用 2-0 号可吸收线以"8"字形间断的方式全层缝合肾实质缺损，同时避免遗留基底死腔；对于位置较深且偏大的肿瘤，采用免打结分层缝合法分别缝合全层和肾髓质，以修补肾缺损。手术前先准备一系列修补缝线，一条长约 15cm 的 2-0 号倒刺可吸收缝合线，线尾留 1 枚 Hem-o-lok 夹并打结固定，用相同的方法准备一条长约 20cm 的 1-0 号倒刺可吸收缝合线。操作方法：①缝合肾髓质（图 6-57）。采用 2-0 号可吸收线，第 1 针于离肾组

织缺损边缘0.5cm处进针,于缺损基底出针,并适度拉紧,采用线尾Hem-o-lok夹固定缝线,连续缝合。②缝合肾表面(图6-58)。将上述2-0号缝线于离肾组织缺损边缘0.5cm处出针,适度拉紧缝线,于肾表面采用Hem-o-lok夹固定。然后采用1-0号缝线连续全层缝合肾表面缺损,每一针均采用Hem-o-lok夹于肾表面固定缝线。在缝合的同时采用吸引器吸净渗血,保证缝合过程中视野清晰,肾组织表面缺损缝合完毕

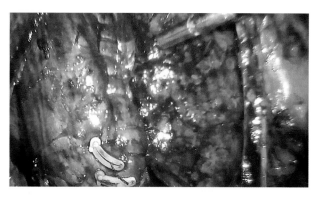

图6-58　双层缝合之外层

后,将两缝合线线尾打结并用Hem-o-lok夹固定,然后撤除Bulldog血管夹。快速滴入甘露醇。灭菌水浸泡手术区域。

5. 检测确定肾的创面有无活动性出血,腹膜后留置1根引流管,缝合关闭切口。切除肿瘤放于标本袋取出。

七、术后处理

术后卧床休息2～4天。鼓励患者床上活动四肢,可在他人帮助下翻身。鼓励患者咳嗽、咳痰,以预防肺部感染。常规应用抗生素预防感染。保持引流管通畅,24小时引流量<10ml,无漏尿及发热,下床活动后无出血,可拔除引流管。根据肠道恢复情况逐步恢复饮食,下床活动后拔除导尿管。

八、并发症的处理

1. 出血　可能与术中肾实质缝合欠佳有关,非手术治疗无效时,可考虑选择性肾动脉栓塞。
2. 尿漏　可能与术中集合系统的损伤或缝合欠佳有关,可留置输尿管内支架管和(或)经皮置管引流。
3. 伤口感染　可行伤口换药,全身使用抗生素治疗。

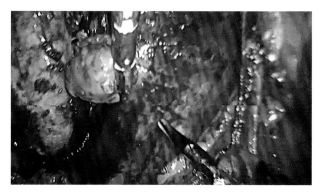

图6-56　完整切除肿瘤

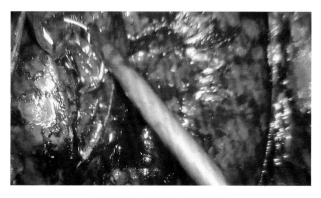

图6-57　双层缝合之里层

（齐　琳）

第九节　腹腔镜肾蒂淋巴管结扎术

一、概述

乳糜尿是晚期班氏丝虫病的常见并发症,是各种原因导致的淋巴系统和集合系统形成病理性交通所引起的症状,大多由班氏丝虫病引起,少数由淋巴管炎、损伤、肿瘤、结核等原因导致内部或外部压迫,阻塞淋巴管道从而迫使淋巴动力学发生改变,使淤滞的淋巴液向肾盏扩张,破溃进入尿液,形成乳糜漏,导致乳糜尿。在我国乳糜尿是晚期班氏丝虫病的常见并发症。肾蒂淋巴管结扎术是如今临床上治疗乳糜尿最有效的方法。其原理是阻断迂曲扩张的淋巴管与肾集合系统的交通。传统开放性肾蒂淋巴管结扎术经腰部切口,创面大而视野局限,肉眼下识别淋巴管易导致遗漏,影响手术成功,易复发。由于腹腔镜的放大作用,能更清晰地观察、处理肾血管周围和输尿管上段的细小淋巴管,较传统开放手术结扎更精细全面,效果良好。

二、手术适应证与禁忌证

对于轻度乳糜尿患者经过卧床休息和控制脂肪摄入,便能得到较好的缓解。但极易导致复发。而症状较重病程较长者,由于长期丢失营养物质,患者健康受到严重影响,则需要手术治疗。

禁忌证包括:①伴有全身出血性疾病;②术前预计肾周粘连严重者;③过于肥胖者,手术视野难以清楚暴露;④有其他严重疾病难以耐受手术者。

三、手术方法

气管插管全身麻醉,患者取健侧卧位。后腹腔气腹制备、套管置入。近腰大肌侧纵行剪开肾周筋膜和肾脂肪囊,在肾实质表面用超声刀钝锐性分离肾实质与肾周脂肪间隙,所有粘连组织用超声刀切割,游离肾和输尿管上段。解剖分离肾动、静脉周围淋巴管时首先从肾动脉背侧开始,整束分

离包含大量淋巴管的肾血管周围疏松结缔组织,用 Hem-o-lok 整束结扎离断,发现较粗淋巴管时逐根结扎(图 6-59)。分离肾蒂血管鞘,Hem-o-lok 结扎、离断,完全剥光肾蒂血管

及输尿管上段。检查术野无活动性出血,腹膜后置橡皮引流管 1 根,关闭套管穿刺切口。腹膜后引流管留置 24 小时。术后卧床 72 小时。

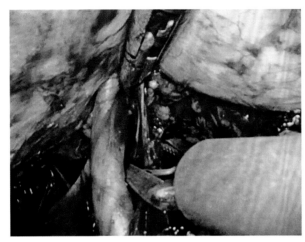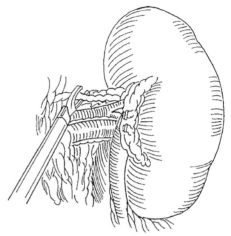

图 6-59 肾动脉周围淋巴管的结扎

四、手术要点

1. 后腹腔气腹制备时应有一定空间以便更好显露肾,自腰三角做一切口钝性分开腰背筋膜,避免损伤腹侧腹膜,防止气体进入腹腔以增大腹腔压力,而减小后腹膜空间,影响手术视野。经该切口扩张后腹腔的方法较经髂嵴上途径具有操作简单、快速的特点。

2. 游离肾脏时用超声刀或电刀紧靠肾的表面分离,粘连组织采用超声刀或电凝切割,可以减少术后淋巴液渗出。分离肾蒂淋巴管时,不但要使肾蒂暴露,还要避免损伤生殖静脉,即精索内静脉或卵巢静脉和肾上腺中心静脉。首先应分离包含大量淋巴管的肾血管周围疏松组织,Hem-o-lok 离断,如发现较粗大淋巴管应单独用 Hem-o-lok 后离断,然后

分离、夹闭、离断肾血管鞘。分离从肾动脉背侧开始,然后为肾静脉前,最后分离肾动静脉间。完全游离肾动静脉和输尿管上端。

五、围术期处理

与常规腹腔镜手术相同。

六、主要并发症

1. 邻近脏器和血管的损伤或错误结扎血管引起相应的并发症。

2. 漏扎淋巴管导致术后仍出现乳糜尿。

3. 其他常见手术并发症如出血、感染等。

(袁晓奕)

第十节 腹腔镜活体亲属供肾切取术

一、概述

肾移植是终末期肾疾病患者最佳治疗方法。随着相关基础和临床应用研究的不断深入,肾移植效果得到进一步提高,移植数量也进一步增加。但尸体供肾肾源供不应求。因此,活体供肾在肾移植中的地位越来越重要。活体供肾移植具有众多的优越性,包括提高术后移植肾存活率、减少供者手术创伤、较好的人类白细胞抗原匹配、缩短供肾冷缺血时间、减少移植受者的等待时间及减少供者术后的住院时间等。目前,活体供肾切取术的方式主要有 4 种,即传统的开放活体供肾切取术、经典的经腹腹腔镜活体供肾切取术、手助腹腔镜活体供肾切取术和后腹腔镜活体供肾切取术。国内活体供肾移植仍开展较少,其中原因之一是供肾摘除手术通常采用开放手术的方法,对供者损伤大并造成术后一定程度的劳动力丧失。腹腔镜活体供肾切除术缩短住院和康复时间、减少疼痛、提高供者的耐受性及相对减少了医疗费用。

二、手术适应证与禁忌证

1. 适应证

(1)患者肾疾病处于终末期。

(2)患者与供者 HLA 配型良好。

(3)供者双肾功能正常,且无解剖上的变异。

2. 禁忌证

(1)恶性肿瘤患者。

(2)伴有感染性疾病应在感染被完全控制以后再行移植。

(3)患者精神异常,术后无法配合进一步治疗和护理。

(4)患者全身情况差无法耐受手术。

(5)患者预期寿命过短。

三、术前准备

术前应对供肾者进行全面评估:①详细了解既往病史;

②全面体格检查;③行肾功能测定、肾 CT 血管造影以明确肾实质及肾血管情况。若供肾者双肾在外形上相似,一般选取左侧肾,若左侧有其他特殊情况,如多支肾血管、合并结石或较大的囊肿等,可考虑右肾。术前无须胃肠道准备。

四、手术方法

采用气管内插管全身麻醉。选择左侧取肾,经后腹腔入路。供者行全身麻醉右侧卧位,穿刺点分别位于腋后线第 12 肋缘下、腋前线第 11 肋下、腋中线髂嵴上缘 1～2cm 处,气囊扩张后腹腔间隙。用超声刀在腹膜后打开肾周筋膜和脂肪囊。脂肪囊内紧贴肾实质表面用超声刀和吸引器头钝性结合锐性游离肾,依次游离肾上极、腹侧、背侧和肾下极,注意尽可能多地保留肾门周围脂肪结缔组织。脂肪囊内肾下极平面找到输尿管,并游离至髂血管交叉处,远端用 Hem-o-lok 夹闭,离断输尿管,保持近端输尿管开放。根据动脉搏动找到并分离出肾动脉达起始部,在近心端离断肾血管周围脂肪结缔组织、血管鞘和淋巴管,完全游离肾动静脉。分别离断左肾上腺中央静脉、左精索内静脉和起始于肾静脉并骑跨在主动脉上的腰静脉。肾动脉应分离至起始部,肾静脉应分离至下腔静脉(图 6-60)。根据术者手的大小及供肾情况扩大切口,用手直接经腹膜后间隙取出肾,交给修肾组灌注及修肾。最后关闭切口,肾窝置管负压引流。

五、术后处理

患者麻醉清醒后根据情况拔除胃肠减压管。术后常规使用抗生素。第 2 天可以拔除导尿管,进流质饮食。术后注

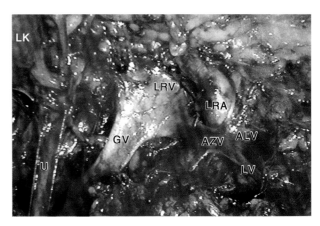

图 6-60　肾静脉-半奇静脉-腰静脉复合体及属支
(LK. 左肾;ALV. 腰升静脉;LRA. 左肾动脉;LRV. 左肾静脉;AZV. 肾静脉-半奇静脉-腰静脉复合体;GV. 生殖静脉;LV. 腰静脉;U. 输尿管)

意记录尿量并复查血清肌酐了解肾功能情况。

六、主要并发症

1. 术中并发症　出血、胸膜损伤、大血管损伤、输尿管损伤等,因而转为开放手术。

2. 术后并发症　严重的切口疼痛、血肿、乳糜胸、肠功能紊乱、肠梗阻、恶心、呕吐、切口感染、切口裂开、术后发热,可并发肾盂肾炎、肺炎、心肌缺血、哮喘及并发泌尿系统疾病,如前列腺炎、尿潴留等。

（袁晓奕）

第十一节　腹腔镜下重复肾切除术/重复肾肾盂成形术

一、概述

重复肾是常见的小儿泌尿系统畸形,在肾脏畸形中占第 2 位。该病系指正常肾区有 2 个肾、2 套集合系统,两肾融合一体,并共处在一个肾包膜内。两肾融合处表面的浅沟即为上、下位肾的分界,但肾盂输尿管及血管多各自分开。重复肾中绝大多数发育不良和(或)积水的为上位肾,且相应输尿管常伴狭窄、开口异位或尿液反流等;而下位肾、输尿管的发育及解剖位置大多正常。60% 重复肾患者无临床症状,无须治疗,定期复查即可。约 40% 有肾积水、输尿管异位开口、漏尿、腰痛等临床症状,其中约半数就诊时上位肾肾功能基本丧失,这时则需进行手术治疗。Jordan 和 Winslow 等于 1993 年报道第 1 例腹腔镜下重复肾切除术,目前该术式已成为治疗重复肾畸形的主要手术方式。近年来,笔者采用腹腔镜重复肾肾盂成形术,其术后漏尿率、尿囊肿及输尿管反流概率明显降低,且手术分离范围减少,可保留重复肾,尤适用于儿童,为重复肾的手术治疗提供了一种安全可靠的选择。

二、手术适应证和禁忌证

1. 适应证
（1）合并输尿管异位开口、膀胱-输尿管反流者。

（2）合并尿路感染无法控制者。

（3）合并较大结石、严重肾积水者。

2. 禁忌证　患有严重的内科系统疾病无法耐受麻醉及手术者。

三、术前准备

1. 术前常规检查

（1）实验室检查:三大常规,生化检查(肝肾功能、电解质、血糖等),凝血功能检查,血型等输血前相关检测等。

（2）影像学检查:X 线胸片、泌尿系彩超、腹部增强 CT 等。有条件时可行泌尿系三维 CT 重建(CTU)、肾血管 CT 三维成像(CTA)及肾动态等检查。

（3）其他:心电图,年龄较大及有相关病史可行心脏彩超、肺功能、头颅 MRI、胸部 CT 等检查以评估手术风险。

2. 护理准备　术前留置导尿,经腹腔途径手术于术前晚上口服泻药、术前晚上排便灌肠、术日清晨清洁灌肠,经腹腔途径左侧手术者术前常规留置胃管。

四、腹腔镜重复肾切除术

(一) 麻醉和体位

气管插管后全身麻醉。麻醉过程中注意监测血 $PaCO_2$,

因 CO_2 气腹可引起体内 CO_2 蓄积。健侧60°～80°卧位,腋下垫腋垫,同时背部及臀部垫沙垫。

（二）手术步骤

制备气腹,穿刺、置入套管

第1切口:脐左侧脐水平/脐右侧脐水平皮肤切口1.5cm,气腹针垂直穿刺进入腹腔。注入 CO_2 气体建立气腹后,刺入10mm Trocar,为内镜通道,置镜观察有无活动性出血或脏器损伤。

第2切口:左腋前线平脐/右锁骨中线肋缘下。该处切口1.5cm,直视下10mm Trocar。

第3切口:左锁骨中线肋缘下/右腋前线平脐。该处切口0.8cm,直视下置入5mm Trocar。

第4切口:前正中线剑突下0.5～1.0cm。如为左侧手术或因手术需要牵拉肝,可置入5mm Trocar。

手术步骤以左侧重复肾为例。

1. 打开侧腹膜,将肠管向内侧推移,显露肾周筋膜(图6-61)。

2. 剪开肾周筋膜,显露重复肾盂输尿管及正常输尿管(图6-62)。

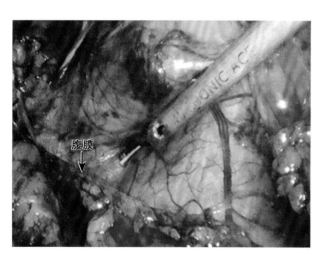

图6-61　打开腹膜

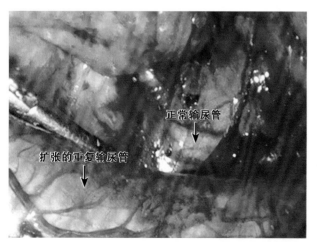

图6-62　显露游离输尿管上段、扩张的重复输尿管及正常输尿管

3. 打开扩张的重复肾肾盂、吸尽囊液(图6-63)。

4. 离断重复输尿管上段(图6-64)。

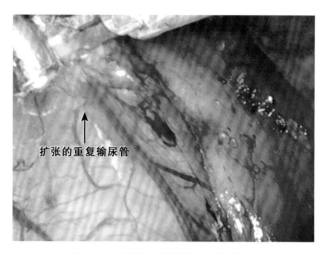

图6-63　打开重复肾肾盂、吸尽囊液

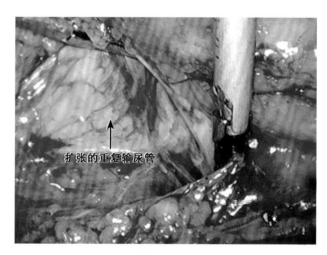

图6-64　离断重复输尿管上段

5. 游离变薄的重复肾肾实质(图6-65)。

6. 游离重复肾静脉及肾动脉,以可吸收生物夹结扎后切断(图6-66)。

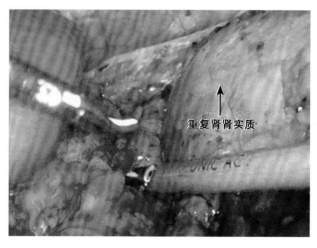

图6-65　游离变薄的重复肾肾实质

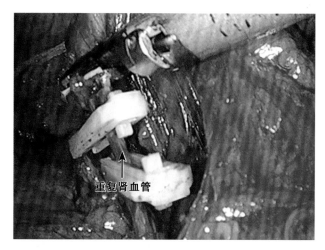

图 6-66 游离重复肾血管并结扎

7. 完整切除重复肾、重复输尿管（图 6-67 ~ 图 6-69）。

8. 3-0 号可吸收肠线连续缝合肾创面（图 6-70）。

9. 检查创面，取出标本。降低气腹压力，仔细观察创面情况，妥善止血。应用取物袋取出切除的重复肾、输尿管等标本，必要时扩大切口以便标本取出。

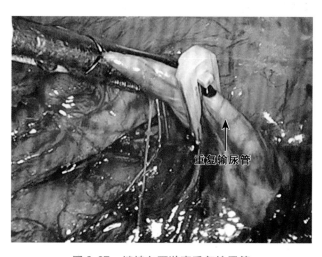

图 6-67 继续向下游离重复输尿管

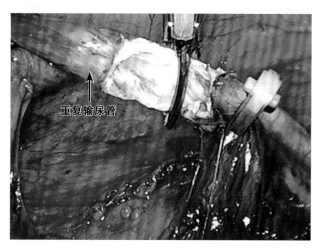

图 6-68 结扎并切除重复输尿管

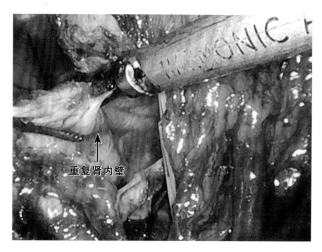

图 6-69 完整切除重复肾

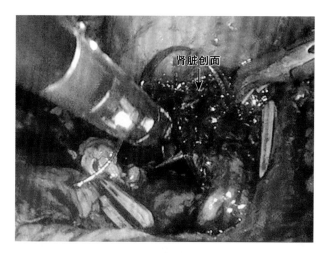

图 6-70 连续缝合肾创面

10. 放置引流管、关闭切口。于术区放置引流管。再次检查创面和各套管情况，后撤出各套管及观察镜。缝合各手术切口，再次消毒后覆盖无菌敷料。

五、腹腔镜重复肾肾盂成形术

（一）麻醉和体位

同"腹腔镜重复肾切除术"。

（二）手术步骤（以左侧重复肾为例）

1. 制备气腹，穿刺、置入套管 同"腹腔镜重复肾切除术"。

2. 打开侧腹膜、将肠管向内侧推移，显露肾周筋膜（图 6-71）。

3. 剪开肾周筋膜，显露重复肾盂输尿管及正常输尿管（图 6-72）。

4. 正常输尿管上段纵行切开 5 ~ 10mm 的切口（图 6-73）。

5. 斜形离断上述正常输尿管上段切口相应位置的重复输尿管（图 6-74）。

6. 于正常输尿管最低点与重复输尿管近端最低点 4-0 号可吸收肠线缝合 1 针（图 6-75）。

7. 将正常输尿管上段纵行切口背侧与重复输尿管近端断端背侧间断缝合 3 ~ 4 针（图 6-76）。

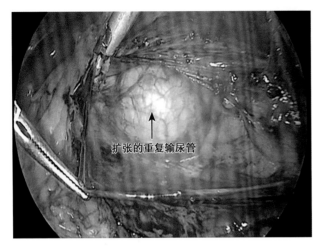

图 6-71　打开腹膜

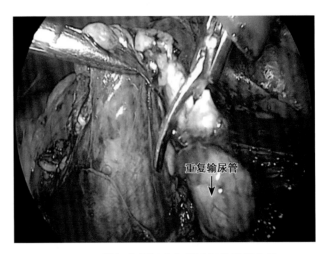

图 6-74　斜行离断相应位置重复输尿管上段

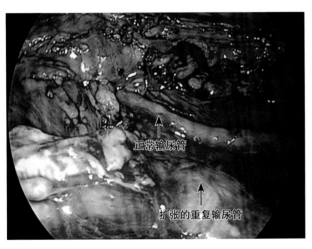

图 6-72　显露重复输尿管及正常输尿管

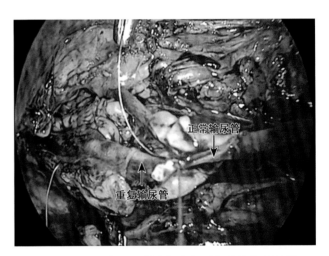

图 6-75　于正常输尿管最低点与重复输尿管近端最低点缝合 1 针

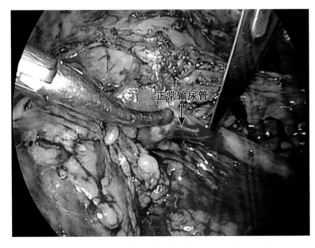

图 6-73　正常输尿管上段纵行切开 5～10mm 切口

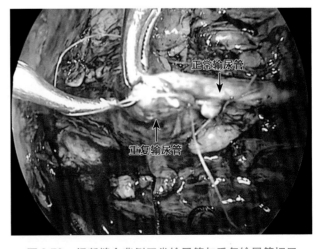

图 6-76　间断缝合背侧正常输尿管与重复输尿管切口

8. 置入 D-J 管(图6-77)。在超滑导丝引导下,置入 D-J 管,上达重复肾肾盂,下至膀胱,撤出超滑导丝。

9. 将正常输尿管上段纵行切口腹侧与重复输尿管近端断端腹侧间断缝合 3~4 针(图6-78)。

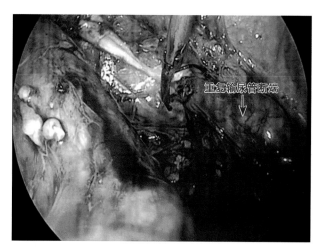

图 6-79 向远端游离重复输尿管断端

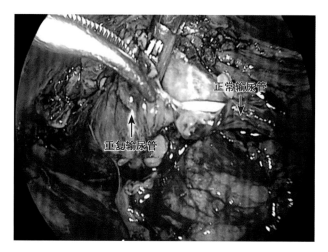

图 6-77 置入 D-J 管

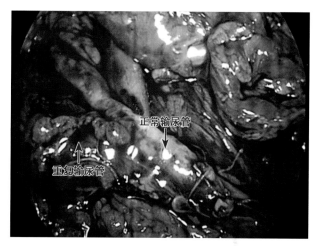

图 6-80 腹腔镜重复肾肾盂成形术完成

咳嗽、咳痰,以预防肺部感染。同时可根据肠道恢复情况以逐步恢复饮食。

术后保持引流管及尿管通畅。重复肾切除者尿管 1~2 天后拔除,引流管每天引流量<20ml 可 2~3 天后拔除;重复肾肾盂成形者引流管 3~4 天后拔除,尿管 4~5 天后拔除。

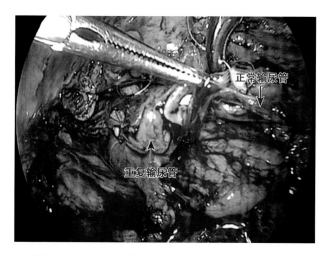

图 6-78 间断缝合腹侧正常输尿管与重复输尿管切口

10. 继续向远端游离重复输尿管断端并离断(图6-79 和图6-80)。

11. 检查创面,取出标本。降低气腹压力,仔细观察创面情况,妥善止血。应用取物袋取出切除的重复肾、输尿管等标本,必要时扩大切口以便标本取出。

12. 放置引流管、关闭切口。于术区放置引流管。再次检查创面和各套管情况,后撤出各套管及观察镜。缝合各手术切口,再次消毒后覆盖无菌敷料。

六、术后处理

常规应用抗生素预防感染,同时注意能量及营养的补充。术后鼓励早期下床活动以预防静脉血栓形成,鼓励患者

七、评论

腹腔镜下重复肾切除术是目前治疗重复肾畸形的经典手术方式,适用于无功能重复肾、压迫正常肾使其功能受到影响,其术后漏尿、尿性囊肿的概率较高。腹腔镜下输尿管膀胱再植术对于输尿管阴道瘘的重复肾患者也是一种选择。笔者近年来采用腹腔镜重复肾肾盂成形术治疗重复肾,可避免术后漏尿、尿囊肿的形成,且能够有效解决输尿管阴道瘘、降低输尿管反流,尤其适用于儿童重复肾患者,为重复肾的手术治疗提供了一种安全可靠的选择(图6-81)。

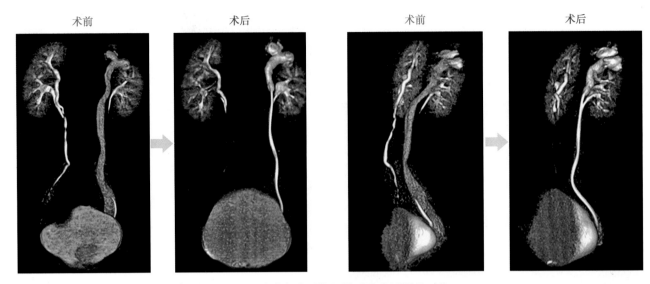

术前　　　　　　术后　　　　　　术前　　　　　　术后

图 6-81　术前与术后的泌尿系重建（CTU）对比

（孟庆军）

第十二节　腹腔镜肾固定术

一、概述

肾下垂指当体位转换为直立位时肾的位置下降超过 5cm 或 2 个椎体的高度。出现临床症状时通常需要治疗。开放肾固定术已有一百多年历史，1993 年 Urban 报道了首例腹腔镜肾固定术，解决了既往施行开放肾固定术创伤大、术后肾下垂复发风险高等弊端，由于其安全性和有效性，逐渐成为症状性肾下垂患者的主流术式。

二、手术适应证和禁忌证

1. 适应证　有持续或间歇性腰痛、平卧后缓解的主观症状且严重影响生活质量，并经检查确定肾下降超过 5cm 或两个椎体以上，伴有反复泌尿系感染和血尿、上尿路梗阻、合并高血压或同侧肾功能受损中至少 1 项客观指征。

2. 禁忌证
（1）有心、肺、脑等重要器官的严重疾病，无法耐受手术者。
（2）凝血功能异常。

三、术前准备

1. 常规检查血常规、凝血功能、心电图、X 线胸片等。
2. 肾功能评估，行尿路造影观察肾活动范围及积水现象。
3. 伴有尿路感染者需先控制感染后手术。
4. 合并肾及输尿管结石者应先处理结石后手术。

四、经后腹腔途径手术步骤

（一）麻醉和体位
气管插管后全身麻醉。取健侧卧位，升高腰桥。

（二）手术步骤
1. 自制气囊　常规建立腹膜后气腹，于肋缘下腋前线、

腋后线及髂嵴上切口置入戳卡及腹腔镜操作器械。

2. 清除腹膜外脂肪　沿腰大肌逐渐清除腹膜外脂肪，显露腹膜反折及侧锥筋膜。

3. 游离肾脏下极　在腹膜反折的外侧，用超声刀纵行切开侧锥筋膜及肾筋膜，上至膈肌，下至髂窝，切开肾周脂肪囊，显露肾，紧贴肾包膜完全游离肾下极（图 6-82）。

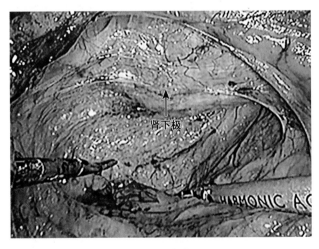

肾下极

图 6-82　游离肾下极

4. 游离输尿管上段　沿腰肌前间隙显露并游离输尿管上段，并向背侧方向游离至肾盂输尿管连接处，游离输尿管时保护其鞘膜完整（图 6-83）。

5. 游离整个肾　沿肾包膜与脂肪囊之间的少血管平面，依次游离肾的背侧、腹侧和肾上极（图 6-84）。

6. 恢复肾的位置　分离肾上极脂肪囊，充分游离一腔隙，以容纳肾。用分离钳将肾推入腔隙内，恢复正常位置（图 6-85）。

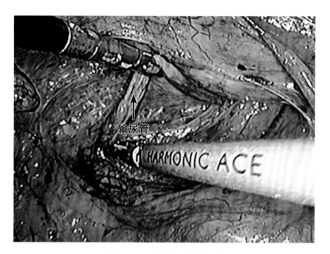

图 6-83　游离输尿管上段

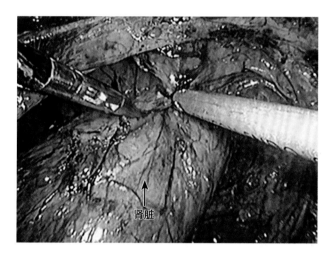

图 6-84　游离肾

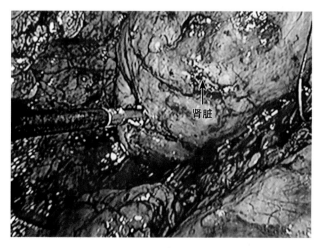

图 6-85　恢复肾的位置

和肾周筋膜缝合关闭,辅助肾的复位。

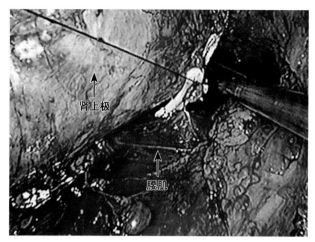

图 6-86　固定肾上极

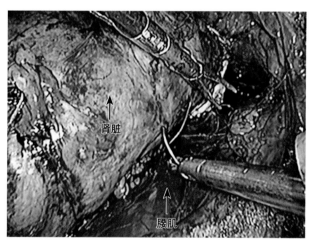

图 6-87　固定肾中部

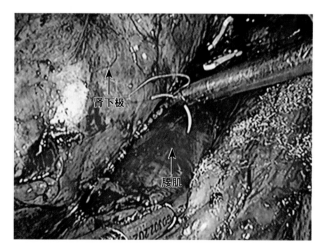

图 6-88　固定肾下极

7. 固定肾　从肾上极开始,到肾中部、肾下极,用 2-0 号可吸收线分别将肾包膜与腰大肌筋膜间断缝合,并打结固定(图 6-86 ~ 图 6-88)。缝合时注意不可太深,以免肾实质出血,另外要避开在腰大肌行走的神经。最后将肾下极脂肪囊

8. 结束手术　创面彻底止血,留置腹膜后引流管 1 根,缝合关闭各切口。

五、经腹腔途径手术步骤

（一）麻醉和体位

麻醉同前，体位取健侧 70°～90°卧位。

（二）手术步骤

1. 制备气腹置入套管。

2. 以左侧为例，切开左结肠旁沟侧腹膜，将结肠向内侧游离，切断脾肾韧带，充分暴露肾。

3. 切开肾筋膜及肾周脂肪囊，显露肾脏和输尿管上段，从肾下极开始，完全游离肾（图6-89）。如伴有肾神经痛的患者，可同时切除肾蒂周围神经丛。

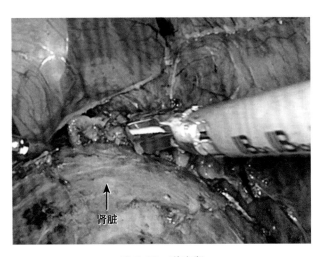

图 6-89　游离肾

4. 充分暴露腰方肌筋膜，将肾脏推至正常位置后，用 2-0 号可吸收线将肾缝合固定在腰肌筋膜上，固定方法同腹膜后途径（图6-90）。缝合时注意将输尿管置于缝合线外。

5. 关闭肾下极脂肪囊与肾周筋膜，并与腹壁固定。

6. 检查术区无出血，留置腹腔引流管1根，缝合各切口。

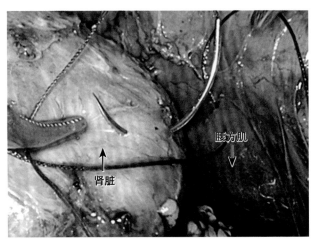

图 6-90　固定肾

六、术后处理

绝对卧床休息1～2周。常规应用抗生素预防感染。保持引流管通畅，24小时引流量<30ml拔除。注意协助翻身、排痰、活动下肢，预防肺部感染、压疮及深静脉血栓形成。

七、评论

肾下垂患者大多没有明显症状，一般不需手术。2001年 Rassweiler 等提出腹腔镜治疗肾下垂的适应证：有持续或间歇性腰痛、平卧后缓解的主观症状，并经检查确定肾下降超过5cm或2个椎体以上，伴有反复泌尿系感染和血尿、上尿路梗阻、合并高血压或同侧肾功能受损中至少1项客观指征。腹腔镜肾固定术有经腹腔入路及经后腹腔入路术式，经腹腔术式特点是解剖结构清楚、操作空间较大，但可能对其他脏器造成一定损伤。经后腹腔术式具有离肾近、对其他脏器干扰小等优点，缺点是操作空间狭窄，肾的游离可能欠充分，对术者水平要求较高，较适合既往有腹腔手术史的患者。

（孟庆军）

第十三节　腹腔镜下肾静脉外支架固定术治疗胡桃夹综合征

一、概述

Schepper 在1972年首次报道胡桃夹综合征。胡桃夹综合征又称左肾静脉受压综合征，是指左肾静脉通过肠系膜上动脉和腹主动脉之间夹角时，由于夹角变小受到压迫，引起血尿、蛋白尿、生殖静脉曲张、左腰腹部不适等一系列临床表现。肠系膜上动脉约在第1腰椎高度起自腹主动脉前壁，斜行向下，两者之间的夹角正常情况下为45°～60°，左肾静脉从肾门开始，经肾动脉前方横行向内，经腹主动脉和肠系膜上动脉之间的夹角汇入下腔静脉。左肾静脉亦有经腹主动脉和脊柱之间汇入下腔静脉（后胡桃夹现象）。对于该疾病的外科治疗有左肾静脉下移、肠系膜上动脉上移、自体肾移植、肠系膜上动脉悬吊、生殖静脉-腔静脉分流、左肾静脉内支架置入等。笔者所在医院2008年首次报道通过改良左肾静脉外支架置入术治疗该病，笔者2010年以来采用腹腔镜下左肾静脉外支架固定术治疗胡桃

夹综合征，通过长期随访，效果理想，已成为一种成熟的方法。

二、手术适应证和禁忌证

1. 适应证

（1）经2年以上观察或内科对症治疗症状（如血尿、蛋白尿、生殖静脉曲张等）无缓解或加重的。

（2）出现并发症的，如腰酸、腰痛、头晕、乏力等。

（3）有肾功能损害。胡桃夹综合征多发于青少年，对于手术指征应严格掌握。

2. 禁忌证　患者伴有严重贫血，循环、呼吸系统等严重疾病，无法耐受手术及全身麻醉。合并有能引起血尿症状的肾疾病等。泌尿系本身的病变，如畸形、肿瘤、炎症等。

三、术前准备

1. 术前常规检查，尿常规，尿红细胞形态分类，彩超、X

线胸片、CT 等。

2. 对双侧肾功能评估,肾动态显影。

3. 术前行彩色多普勒和肾血管 CT 三维成像(CTA)来确定腹主动脉和肠系膜上动脉的夹角及左肾静脉受压及扩张处的血流速度,充分了解解剖结构及左肾静脉的血流动力学变化。

4. 术前留置导尿管,胃管。

四、经腹腔途径手术步骤

(一)麻醉和体位

全身麻醉,体位取右侧卧位(60°~80°)。

(二)手术步骤

1. 制备气腹置入套管　各套管放置位置如下。

第 1 切口:脐左侧缘皮肤切口 1.5cm,气腹针垂直穿刺进入腹腔。注入 CO_2 气体后,刺入 10mm Trocar,为内镜通道,置镜观察有无活动性出血或脏器损伤。

第 2 切口:腋前线和平脐切口 1.5cm,直视下 10mm Trocar。

第 3 切口:肋缘下腹直肌外缘切口 0.5cm,直视下置入 10mm Trocar。

2. 放置腹腔镜器械及超声刀,沿左结肠旁沟切开侧腹膜上达结肠脾曲,下达肾下极,将肠管向内侧推移,显露脾、胰腺及肾周筋膜,充分暴露术野(图 6-91 和图 6-92)。

3. 剪开肾周筋膜,显示肾静脉,可见左肾静脉充盈饱满,小心以超声刀游离肾静脉(图 6-93)。

4. 沿左肾静脉上缘寻及肾上腺中央静脉,用 4 号丝线沿左肾静脉缘结扎中央静脉并离断,肾静脉下缘分离出生殖静脉并离断(图 6-94)。

5. 充分游离左肾静脉周围淋巴管及其他组织(左肾静脉骨骼化)。近心端游离至下腔静脉,远心端游离至肾门。显露肾静脉后面的肾动脉及腹主动脉,游离其周围的血管鞘组织(图 6-95)。

6. 寻及肠系膜上动脉,游离切断动脉周围血管鞘组织。充分暴露肠系膜上动脉和腹主动脉之间的夹角,显示出肠系

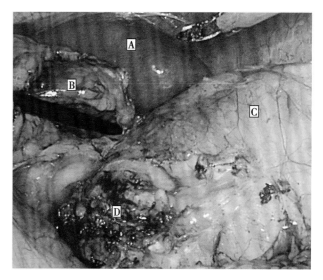

图 6-92　暴露脾(A),胰腺(B),肾(C),肾上腺(D)

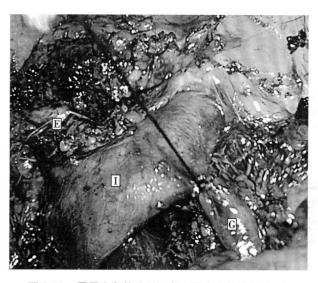

图 6-93　暴露左肾静脉(I),肾上腺中央静脉(E),生殖静脉(G)

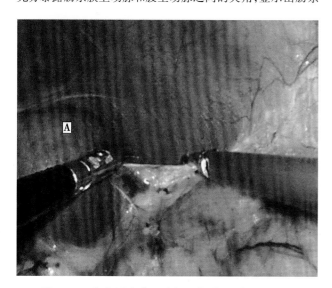

图 6-91　分离侧腹膜及脾肾韧带,推肠管及脾(A)

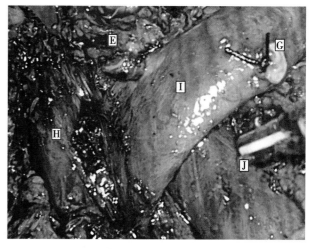

图 6-94　离断结扎肾上腺中央静脉(E)及生殖静脉(G)

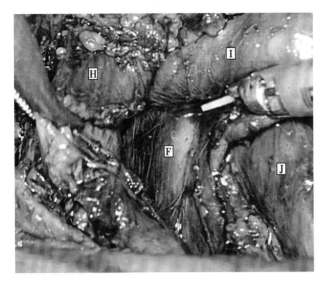

图 6-95　暴露下腔静脉(F),肠系膜上动脉(H)和腹主动脉(J)

膜上动脉、腹主动脉、左肾静脉、下腔静脉的关系(图6-96)。

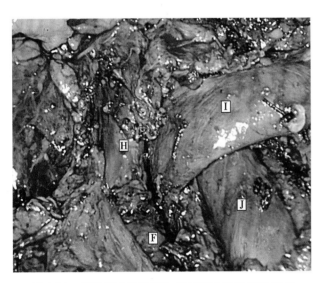

图 6-96　暴露下腔静脉(F),肠系膜上动脉(H)和腹主动脉(J)

7. 采用具有一定韧性及弹性、直径约1cm的人造血管,截取一段长5~8cm,纵行剪开。将人造血管放置在左肾静脉周围,用血管钳翻动人造血管剪开缘,逐步以人造血管将肾静脉包绕,使其穿过腹主动脉与肠系膜上动脉之间的夹角,一端至下腔静脉,另一端临近肾门,成为一隧道样结构(图6-97~图6-100)。

8. 可吸收线缝合肠系膜上动脉和腹主动脉的血管鞘,对该夹角起到悬吊和固定作用(图6-101和图6-102)。

9. 吸净术区渗液,查看出血及渗血情况,清点器械及物品,术区留置引流管1根,退镜关气,拔除 Trocar,以4号丝线间断缝合切口,术毕。

五、术后处理

术后2~3天拔除导尿管。常规应用抗生素预防感染。

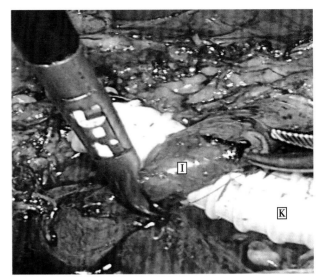

图 6-97　人造血管(K)放置左肾静脉(I)下方

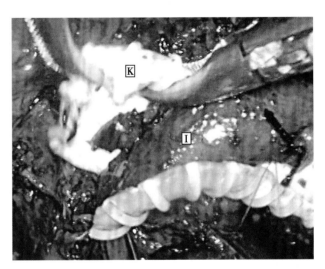

图 6-98　血管钳翻动人造血管剪开缘(K),包绕肾静脉(I)

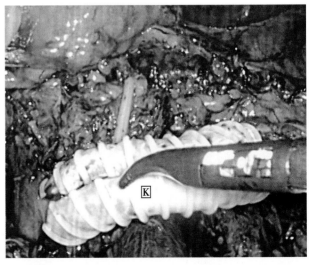

图 6-99　人造血管(K)穿过腹主动脉与肠系膜上动脉之间夹角

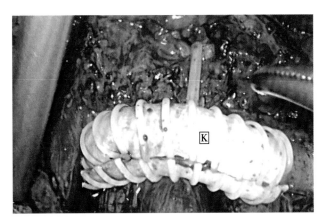

图6-100　人造血管(K)穿过腹主动脉与肠系膜上动脉之间夹角

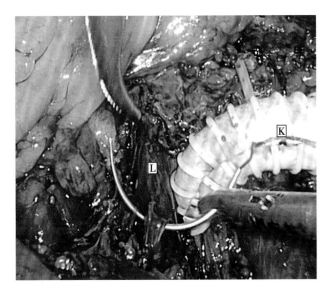

图6-101　缝合固定肠系膜上动脉血管鞘(L)及腹主动脉血管鞘

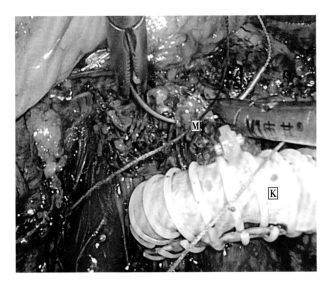

图6-102　缝合固定肠系膜上动脉血管鞘及腹主动脉血管鞘(M)

保持引流管通畅,24 小时引流量<30ml 拔除。鼓励早期下床活动预防静脉血栓,鼓励患者咳嗽、咳痰,以预防肺部感染。根据肠道恢复情况逐步恢复饮食。术后 3 个月内避免剧烈活动。一般术后 6 个月进行 CT 检查(图6-103 和图6-104)。

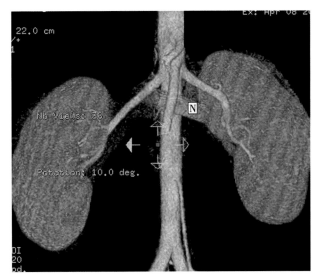

图6-103　术后 6 个月 CTA 检查显示人工血管位置良好,人工血管包绕肾静脉(N)

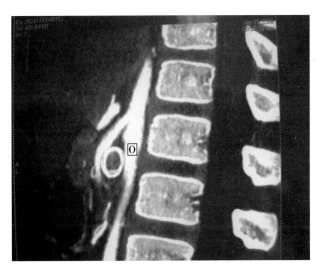

图6-104　术后 6 个月 CTA 检查显示人工血管位置良好,人工血管包绕肾静脉(O)

六、评论

胡桃夹综合征外科治疗常见以下几种。左肾静脉下移-下腔静脉吻合术及生殖静脉-腔静脉分流术,这些术式不影响肾动脉解剖,但由于有大血管吻合,吻合口易出现出血、狭窄、血栓形成等不足。肠系膜上动脉上移-腹主动脉吻合术不影响肾的血供,但会一定程度影响肠道血供,甚至导致肠道缺血坏死可能。自体肾移植及左肾切除术创伤大,血管吻合较多,肾受损较大,患者不易接受。肠系膜上动脉悬吊术操作简单、并发症少,但其远期效果有待观察。左肾静脉介入内支架置入创伤小、恢复快,但有支架变形脱落、血栓形成等不足。作者采用的腹腔镜下左肾静脉人造血管外支架固定术作为一种新的方法，不涉及大血管吻合、创伤小，效果满意，已成为临床治疗胡桃夹综合征值得推荐的手术方式。

（孟庆军）

参考文献

1. Susan Standring 主编，徐群渊主译．格氏解剖学．39 版．北京：北京大学医学出版社，2008.

2. Wein AJ，Kavoussi LR，Novick AC，et al. Campbell-Walsh urology. 10th ed. Philadelphia：Elsevier Saunders，2012.

3. 张旭．泌尿外科腹腔镜与机器人手术学．2 版．北京：人民卫生出版社，2015.

4. 刘志峰，徐祗顺，史本康，等．3 种手术方法治疗肾囊肿的对比研究（附 106 例报告）．中国微创外科杂志，2006，6（8）：611-612.

5. 张晨光，谢立平，张天禹．单纯性肾囊肿不同治疗方式的临床分析．同济大学学报（医学版），2005，26（6）：35-37.

6. Rane A，Kommu S，Eddy B，et al. Clinical evaluation of a novel laparoscopic port（R-port）and evolution of the single laparoscopic port procedure（SLIPP）. J Endourol，2007，21（Suppl 1）：A22-A23.

7. Raman J D，Bensalah K，Bagrodia A，et al. Laboratory and Clinical Development of Single Keyhole Umbilical Nephrectomy. Urology 2007，70（6），1039-1042.

8. 孙颖浩，那彦群．单孔腹腔镜技术在泌尿外科发展中的难题和对策．中华泌尿外科杂志，2011，32（02）：77-78.

9. 邹晓峰，张国玺，袁源湖，等．耻骨上辅助经脐单孔腹腔镜技术在泌尿外科的应用价值（附 57 例报告）．临床泌尿外科杂志，2011，26（7）：481-484.

10. 邹晓峰，廖云峰，张国玺，等．耻骨上辅助经脐单孔腹腔镜上尿路全切术（附 8 例报告）．临床泌尿外科杂志，2013，28（6）：401-404.

11. Xiaofeng Zou，Guoxi Zhang，Yijun Xue，et al.，Suprapubic-assisted laparoendoscopic single-site surgery（LESS）in urology：our experience. BJU Int. 2013，112：92-98.

12. 邹晓峰，徐辉，张国玺，等．经脐入路新型腹腔镜下肾上腺快速切除技术探讨．中华泌尿外科杂志，2014，35（10）：795-796.

13. 吴玉婷，徐辉，张国玺，等．耻骨上辅助经脐单孔腹腔镜小儿重复肾切除术（附 9 例报告）．微创泌尿外科杂志，2015，4（1）：1-5.

14. 廖云峰，徐辉，邹晓峰，等．经脐入路辅助耻骨上或经阴道穿刺通道腹腔镜粘连肾切除技术的探讨．临床泌尿外科杂志，2015，30（5）：385-388.

15. 王晓宁，张国玺，邹晓峰，等．倒刺线连续缝合法在耻骨上辅助经脐单孔腹腔镜插入式输尿管膀胱再植术中的应用．临床泌尿外科杂志，2015，（5）：400-403.

16. 徐辉，张国玺，邹晓峰，等．耻骨上辅助经脐单孔腹腔镜下肾切除术：单中心学习曲线研究．中华泌尿外科杂志，2016，37（8）：572-577.

17. 邹晓峰，江波，张国玺，等．泌尿外科单孔腹腔镜手术的临床应用．临床泌尿外科杂志，2017，32（3）：163-169.

18. 徐刚，黎衍敏，邹晓峰，等．泌尿外科耻骨上辅助经脐单孔腹腔镜手术并发症的临床分析．临床泌尿外科杂志，2017，32（3）：174-177.

19. González León T. Laparascopic nephrectomy：different techniques and approaches. Curr Urol Rep，2015，16（2）：7. doi：10. 1007/s11934-014-0476-4.

20. Gong EM，Lyon MB，Orvieto MA，et al. Laparoscopic radical nephrectomy：comparison of clinical Stage T1 and T2 renal tumors. Urology，2006，68（6）：1183-1187.

21. Kerbl K，Clayman RV，McDougall EM，et al. Laparoscopic nephrectomy. BMJ，1993，307（6917）：1488-1489.

22. Gill IS，Uzzo RG，Hobart MG，et al. Laparoscopic retroperitoneal live donor right nephrectomy for purposes of allotransplantation and autotransplantation. J Urol，2000，164（5）：1500-1504.

23. 马潞林．泌尿外科微创手术学．北京：人民卫生出版社，2013.

24. Kalloo AN，Singh VK，Jagannath SB，et al. Flexible transgastric peritoneoscopy：a novel approach to diagnostic and therapeutic interventions in the peritoneal cavity. Gastrointest Endosc，2004，60（1）：114-117.

25. Branco AW，Branco Filho AJ，Kondo W，et al. Hybrid transvaginal nephrectomy. Eur Urol，2008，53（6）：1290-1294.

26. Haber GP，Brethauer S，Crouzet S，et al. Pure′natural orifice transluminal endoscopic surgery′for transvaginal nephrectomy in the porcine model. BJU Int. 2009，104：1260-1264.

27. Alcaraz A，Peri L，Molina A，et al. Feasibility of transvaginal NOTES-assisted laparoscopic nephrectomy. Eur Urol，2010，57（2）：233-237.

28. Sotelo R，de Andrade R，Fernandez G，et al. NOTES hybrid transvaginal radical nephrectomy for tumor：stepwise progression toward a first successful clinical case. Eur Urol，2010，57（1）：138-144.

29. Kaouk JH，Haber GP，Goel RK，et al. Pure natural orifice translumenal endoscopic surgery（NOTES）transvaginal nephrectomy. Eur Urol，2010，57（4）：723-726.

30. Sotelo R，de Andrade R，Fernandez G，et al. NOTES hybrid transvaginal radical nephrectomy for tumor：stepwise progression toward a first successful clinical case. Eur Urol，2010，57：138-144.

31. 邹晓峰，张国玺，肖日海，等．经阴道 NOTES 辅助腹腔镜下肾切除术．中华泌尿外科杂志，2010，31（12）：814-817.

32. 杨波，王辉清，王林辉，等．经膀胱和胃联合路径切除猪肾脏的初步尝试．第二军医大学学报，2010，31（5）：642-645.

33. Bazzi WM，Wagner O，Stroup SP，et al. Transrectal hybrid natural orifice transluminal endoscopic surgery（NOTES）nephrectomy in a porcine model. Urology，2011，77（3）：518-523.

34. 邹晓峰，张国玺，肖日海，等．经阴道纯 NOTES 肾切除术 2

例报告并文献复习. 临床泌尿外科杂志,2011,26(9):641-644.

35. Eyraud R,Laydner H,Autorino R,et al. Robot-assisted transrectal hybrid natural orifice translumenal endoscopic surgery nephrectomy and adrenalectomy:initial investigation in a cadaver model. Urology,2013,81(5):1090-1094.

36. 邹晓峰,张国玺,张旭,等. 经直肠自然腔道内镜手术辅助腹腔镜下肾切除术猪动物模型的构建. 中华泌尿外科杂志,2013,34:771-774.

37. Georgiopoulos I,Kallidonis P,Kyriazis I1,et al. Hybrid transvaginal nephrectomy:development of our technique. Urology,2014,84:99-104.

38. 邹晓峰,吴玉婷,张国玺,等. 经阴道自然腔道内镜手术辅助腹腔镜下肾切除术对女性性功能及生活质量影响的前瞻性研究. 中华泌尿外科杂志,2014,35:531-534.

39. Xue Y,Zou X,Zhang G,et al. Transvaginal natural orifice transluminal endoscopic nephrectomy in a series of 63 cases:stepwise transition from hybrid to pure NOTES. Eur Urol,2015,68:302-310.

40. 龙大治,江波,邹晓峰,等. 多通道操作套管在经阴道纯NOTES 手术中的应用. 临床泌尿外科杂志,2015,30:872-875.

41. Ramirez D,Maurice MJ,Kaouk JH. Robotic single-port surgery:paving the way for the future. Urology,2016,95:5-10.

42. 张国玺,刘全亮,邹晓峰,等. 经阴道自然腔道内镜手术肾切除术并发症的临床分析. 中华泌尿外科杂志,2016,37:647-651.

43. 江波,徐瑞权,邹晓峰,等. 经阴道 NOTES 辅助腹腔镜肾切除术学习曲线:单中心经验. 临床泌尿外科杂志,2017,32(3):170-173,177.

44. 刘全亮,张国玺,邹晓峰,等. 经阴道自然腔道内镜手术在女性泌尿外科疾病治疗中的应用. 中华泌尿外科杂志,2017,38(10):760-765.

45. Wang Z,Qi L,Yuan P,et al. Application of Three-Dimensional Visualization Technology in Laparoscopic Partial Nephrectomy of Renal Tumor:A Comparative Study. J Laparoendosc Adv Surg Tech A,2017,27(5):516-523.

46. Zhou L,Wei X,Sun WJ,et al. Selective Versus Hilar Clamping During Minimally Invasive Partial Nephrectomy:A Systematic Review and Meta-Analysis. J Endourol,2015,29(8):855-863.

47. Liu W,Chen M,Zu X,et al. The use of self-retaining barbed suture preserves superior renal function during laparoscopic partial nephrectomy:a PADUA score matched comparison. J Laparoendosc Adv Surg Tech A,2015,25(2):130-134.

48. Chen Z,Tang ZY,Liu HT,et al. Treatment of juxtaglomerular cell tumor of the kidney by retroperitoneal laparoscopic partial nephrectomy. Urol J,2014,10(4):1160-1161.

49. Liu W,Li Y,Chen M,et al. Off-clamp versus complete hilar control partial nephrectomy for renal cell carcinoma:a systematic review and meta-analysis. J Endourol,2014,28(5):567-576.

50. Liu L,Qi L,Li Y,et al. Retroperitoneoscopic Partial Nephrectomy for Moderately Complex Ventral Hilar Tumors:Surgical Technique and Trifecta Outcomes from a Single Institution in China. J Laparoendosc Adv Surg Tech A,2017,27(8):812-817.

51. 李昌灿,Zhu Ming. 腹腔镜肾蒂淋巴管结扎术治疗乳糜尿(附 49 例报告). 现代泌尿外科杂志,2008,13(4):261-263.

52. 张旭,刘乃波,叶章群,等. 经腹腔及后腹腔腹腔镜活体亲属供肾切取术(附 2 例报告). 临床泌尿外科杂志,2002,17(9):449-451.

53. 2011 版《中国泌尿外科疾病诊断治疗指南》出版发行. 泌尿外科杂志(电子版),2011,3(03):54.

54. Jordan GH,Winslow BH. Laparoendoscopic upper pole partial nephrectomy with ureterectomy. J Urol,1993,150(3):940-943.

55. Urban DA,clayman RV,Kerbl K,et al. Laparoseopic nephropexy for symptomatic nephroptosis:initial case report. J Endowrol,1993,7(1):27-30.

56. Rassweiler JJ,Frede T,Recker F,et al. Retroperitoneal laparoscopic nephropexy. Urol Clin NonIl Am,2001,28(1):137-144.

57. Sam DG,Thomas EK,James FG,et al. Glenn's Urologic Surgery,7th edn,2010,chapter 126.

58. Chueh SC,Hsleh JT,Chen J,et al. Retroperitoneoscopic nephropexy for symptomatic nephroptosis. Surg Endosc,2002,16(11):1603-1607.

59. Matsui Y,Matsuta Y,Okubo K,et al. Laparoscopic nephropexy:treatment outcome and quality of life. Int J Urol,2004,11(1):1-6.

60. Lingang Cui,Qingjun Meng,Jianguo Wen,et al. Posterior nut-cracker phenomenon and right adrenal incidentaloma:case report. Alexandria Journal of Medicine. 2012,48(4):323-325.

61. 孟庆军,张卫星,赵高贤,等. 左肾静脉外支架固定治疗胡桃夹综合征. 中华现代外科学杂志,2008,5(8):580-582.

62. 赵高贤,孟庆军,张卫星,等. 肾静脉外支架固定术治疗左肾静脉压迫综合征. 中华泌尿外科杂志,2009,30(04):242-244.

63. 崔林刚,孟庆军,赵高贤,等. 彩超及 CTA 对胡桃夹综合征的诊断价值. 现代泌尿外科杂志,2012,17(4):371-373.

64. 张卫星,高长辉,孟庆军,等. 腹腔镜下左肾静脉外支架固定术治疗左肾静脉压迫综合征的疗效分析. 中华泌尿外科杂志,2012,33(3):188-191.

65. 管建云,赵高贤,徐培元,等. 6 例悬吊式左肾静脉压迫综合征的手术治疗. 临床医学,2006,26(10):29.

66. Hartung O,Grisoli D,Boufi M,et al. Endovascular stenting in the treatment of pelvic vein congestion caused by nutcracker syndrome:lessons learned from the first five cases. J Vasc

Surg,2005,42(2):275-280.

67. 张鸿坤,沈来根,李鸣,等.左肾静脉胡桃夹征6例的诊断及治疗.中华普通外科杂志,2001,16:511.

68. Shokeir A,El-Diasty T,Ghoneim M. The nutcracker syndrome:new methods of diagnosis and treatment. Br J Urol, 1994,74:139-143.

69. Chuang C,Chu S,Lai P. The nutcracker syndrome managed by autotransplantation. J Urol,1997,157:1833-1834.

70. Danfeng Xu,Yushan Liu,Yi Gao,et al. Management of renal nutcracker syndrome by retroperitoneal laparoscopic nephrectomy with ex vivo autograft repair and autotransplantation:a case report and review of the literature. Journal of Medical Case Reports,2009,3(82):47-52.

71. Barnes R,Fleisher Hr,Redman J,et al. Mesoaortic compression of the left renal vein(the so-called nutcracker syndrome):repair by a new stenting procedure. J Vasc Surg, 1988,8:415-421.

72. Markus H,Ganluca D,Christian H,et al. Transposition of left renal vein for treatment of the nutcracker phenomenon in long-term follow-up. Urology,2002,59:354-357.

73. Thomas Scholbach. From the nutcracker-phenomenon of the left renal vein to the midline congestion syndrome as a cause of migraine,headache,back and abdominal pain and functional disorder of pelvic organs. Medical Hypotheses,2007, 68:1318-1327.

第七章

肾盂及输尿管疾病

第一节 腹腔镜下肾盂及输尿管解剖特点

肾盂为一漏斗状结构,是肾穹隆至肾门的肾实质所围成的腔隙,位于肾动脉后方。肾盂由肾小盏、肾大盏组成。肾小盏呈漏斗形,共有7~8个。在肾窦内,2~3个肾小盏汇合成一个肾大盏,再由2~3个肾大盏汇合形成一个肾盂。肾盂离开肾门向下弯行,约在第2腰椎上缘水平,逐渐变细与输尿管相移行,成人肾盂容积3~10ml。输尿管位于腹膜后间隙,左右各一,上起于肾盂,下终于膀胱三角,成人长25~30cm。解剖学上将其分为腹部、盆部和壁内部;腹部又以性腺血管为界分为腰部和髂部。而临床上又将输尿管分为3段,上段从肾盂到骶髂关节的上缘,中段为骶髂关节上下缘之间,下段从骶髂关节下缘至输尿管膀胱开口处。输尿管内腔粗细不一,共用三处生理性狭窄:肾盂与输尿管移行处;输尿管跨过髂血管处和穿过膀胱壁处。

一、输尿管的分段及毗邻

(一)腹部输尿管

起自肾盂,紧贴腰大肌前面下行,内侧为脊柱,外侧为侧后体壁。进入盆腔时右侧输尿管跨过右侧髂外血管,左侧输尿管跨过左侧髂总血管。右侧输尿管前面是十二指肠降部、胰腺头部、升结肠及其系膜、阑尾及其阑尾系膜,其间隔以后腹膜,内侧为下腔静脉。左侧输尿管前面是十二指肠空肠曲的右端、降结肠和乙状结肠上端及其系膜,后腹膜隔于其间,内侧为腹主动脉。精索或卵巢血管开始都走在腰部输尿管的前内侧,再抵达腰大肌中点处下方,相当于第3腰椎水平偏下方呈锐角转向输尿管的前外侧,同输尿管呈一锐角交叉,此即为输尿管进入髂骨(中段)的分界处。在X线造影片上,该分界处相当于第5腰椎横突的端部。腹部输尿管的毗邻关系见图7-1。

(二)盆部输尿管

起自骨盆上口相当于其与髂血管交叉处的稍上方,下至输尿管膀胱入口处。盆部在坐骨棘以上的部分称为壁部,以下的部分称为脏部。壁部在腹膜外结缔组织内沿盆侧壁行走,经髂内血管,经腰骶干和骶髂关节的前方或前内侧,在闭孔神经及血管的内侧跨过,直至坐骨棘水平,转向前内方,离开盆侧壁,移行为脏部,经盆底上方的结缔组织直达膀胱底。此段行程中男女显著不同,男性输尿管从坐骨水平开始先向前内下方,经过直肠前外侧壁与膀胱后壁之间,贴近直肠侧韧带,在输精管的外后方与输精管交叉,并转向输精管的内下方和精囊顶部的上方,斜行穿入膀胱,开口于膀胱三角区

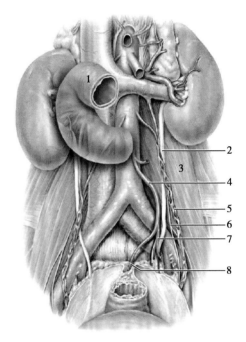

图7-1 腹部输尿管毗邻关系

(注:1. 十二指肠;2. 输尿管;3. 腰大肌;4. 肠系膜下动脉;5. 生殖血管;6. 生殖股神经;7. 乙状结肠动脉;8. 直肠上动脉)

的外侧角。在女性,从坐骨棘水平开始,输尿管向前向下向内,行经子宫阔韧带基底附近的结缔组织内,至子宫和阴道穹隆的两侧,与距宫颈约2.5cm处,从子宫动脉的后下方绕过,在宫颈阴道上部外侧2cm处向前行进,然后斜向内侧,经阴道前面至膀胱底,其斜行进入膀胱,其进入膀胱的角度略小于男性。男性盆部输尿管的毗邻关系见图7-2,女性盆部输尿管的毗邻关系见图7-3。

(三)壁内部输尿管

到达膀胱后壁的输尿管,向下内斜形穿入膀胱壁,形成输尿管壁内部。正常情况下,壁内部与膀胱逼尿肌在输尿管末端形成的Waldeyer鞘对抗尿液反流起着重要的作用。

二、输尿管的血供

输尿管的血管供应:上1/3段输尿管由肾动脉分支供应;中1/3段由腹主动脉、髂总动脉、精索内动脉或卵巢动脉、子宫动脉的分支供应;下1/3段由膀胱下动脉分支供应。这些

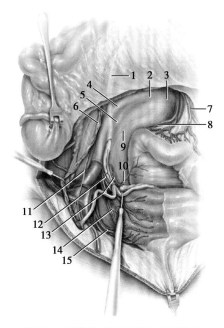

图 7-2　男性盆部输尿管的毗邻关系

（注：1. 输尿管；2. 髂总动脉；3. 上腹下丛；4. 髂外动脉；5. 髂内动脉；6. 睾丸动静脉；7. 乙状结肠动静脉；8. 直肠上动静脉；9. 腹下神经；10. 直肠中动脉；11. 生殖股神经；12. 精囊动脉；13. 下腹下丛；14. 膀胱下动静脉和膀胱丛；15. 膀胱上动静脉）

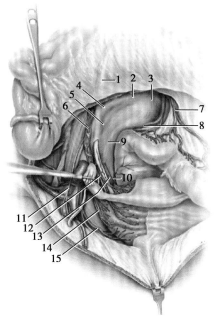

图 7-3　女性盆部输尿管的毗邻关系

（注：1. 输尿管；2. 髂总动脉；3. 上腹下丛；4. 髂外动脉；5. 髂内动脉；6. 卵巢动静脉；7. 乙状结肠动静脉；8. 直肠上动静脉；9. 腹下神经；10. 直肠中动脉；11. 生殖股神经；12. 子宫动静脉；13. 下腹下丛；14. 膀胱下动静脉和膀胱丛；15. 膀胱上动静脉）

动脉的分支在进入输尿管浆膜层下有广泛的交通形式动脉网，然后散布于各层。故此，切断任何一段输尿管对断端局部血液供应并无大影响。但在输尿管损伤后或二次手术时，

由于已发生严重粘连，剥离困难，勉强游离造成输尿管浆膜层，甚至肌层的损伤，这将严重影响局部输尿管的血液供应。

（马　鑫）

第二节　后腹腔镜肾输尿管全长切除术

一、手术适应证和禁忌证

1. **适应证**　适用于局限性上尿路上皮恶性肿瘤，尤其适用于曾有腹腔手术史患者。

2. **禁忌证**　绝对禁忌证为重度心肺功能不全、凝血功能障碍或有其他严重并发症，不能耐受手术者。相对禁忌证包括既往有腹膜后手术史、肾结核、黄色肉芽肿肾盂肾炎等疾病，导致肾周组织严重粘连的患者。

二、术前准备

1. 术前常规检查 B 超、X 线胸片、膀胱镜、尿脱落细胞学。

2. **肿瘤及双侧肾功能评估**　肾输尿管膀胱全程 CT 平扫+增强。

3. 建议常规行肾 CT 血管三维成像明确肾血管的解剖情况。

三、手术步骤

（一）麻醉和体位

气管插管后全身麻醉，取完全健侧卧位。

（二）手术步骤

1. **制备气腹、穿刺点位置及放置方法**　穿刺点位置（图7-4）：腋后线第 12 肋缘下约一横指平行肋缘方向切开皮肤2cm 作第 1 孔，中弯钳钝性分离肌层，示指触及腰背筋膜后，小心用中弯钳戳破并钝性撑开筋膜，伸入示指，用指腹自下而上、自后向前尽量向腹侧推开腹膜。置入自制球囊扩张器（8 号乳胶手套掌部接硅胶管、三通连接器），50ml 注射器注气 10 管（约 600ml），维持约 2 分钟后排气拔除。于腋中线髂嵴上 2 横指切开皮肤 1.5cm 作为第 2 孔，在示指引导下置入 10mm Trocar（放置腹腔镜），于腋前线 12 肋尖前延长线切开皮肤 1.5cm 作为第 3 孔，在示指引导下置入12mm Trocar。第 1 孔置入 12mm Trocar，皮肤、皮下全层缝合 1～2 针以防漏气。于辅助孔接气腹机器，设定气腹压力12mmHg。

2. **清除腹膜外脂肪**　沿腰大肌向内侧逐渐分开腹膜外脂肪，自上而下整块清除腹膜外脂肪，将其向下方髂窝翻转或取出体外。分离过程中若遇见较粗脂肪滋养血管可用超声刀慢档锐性分离，显露肾周筋膜。

3. **游离肾**　在腹膜反折的背侧，超声刀纵行切开侧锥筋膜，显露肾前筋膜与肾后筋膜，于肾旁前间隙与肾旁后间隙

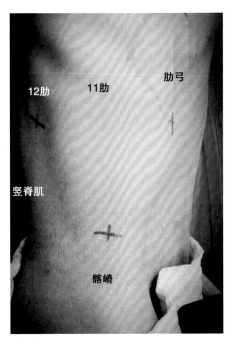

图 7-4 穿刺点位置

向腹侧中线分离肾的腹侧与背侧,直至腹、背侧间隙相互汇合,上至膈下,下达髂窝(图 7-5)。

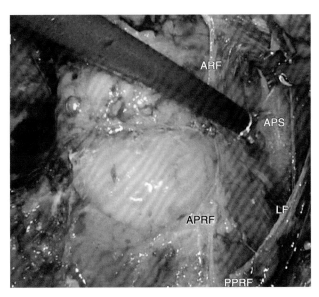

图 7-5 肾前后筋膜的关系

ARF. 肾前筋膜;APRF. 肾后筋膜;LF. 侧锥筋膜;APS. 肾旁前间隙

4. **处理肾蒂** 于肾的内侧约平肾中段水平仔细观察动脉搏动,超声刀切开肾动脉鞘,直角钳游离出肾动脉,继续向深面游离显露肾静脉及其属支,用直线切割闭合器或者 Hem-o-lok 先后将肾动脉、肾静脉离断(图 7-6)。

5. **处理肾上、下两极** 离断肾上极与膈下筋膜延续部分,根据病情需要决定是否切除同侧肾上腺。于肾下极与腰大肌之间找到输尿管,注意与生殖静脉区分。沿输尿管向下

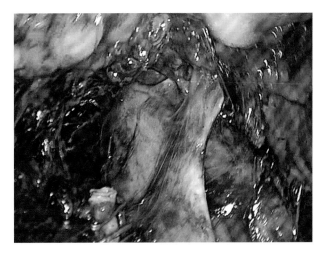

图 7-6 沿下腔静脉游离肾静脉

尽量游离,于最低处上 Hem-o-lok 夹关闭输尿管,防止肿瘤逸出,并将游离的肾、输尿管上段装袋,同时向膀胱内灌注化疗药物(吉西他滨、表柔比星、丝裂霉素等)。

6. **游离输尿管全程** 将腹腔镜从第 1 孔置入,超声刀从第 2 孔进入,分离钳提起输尿管上段继续向下游离输尿管直至膀胱。抽出膀胱内化疗药物,生理盐水充盈膀胱,游离输尿管入膀胱处的膀胱周围脂肪,显露膀胱浆膜层。

7. **膀胱袖式切除** 分离钳提起输尿管膀胱连接处,距输尿管膀胱连接处 1.5cm 左右打开膀胱,吸引器抽出膀胱内液体,袖套状环形切除输尿管膀胱开口及部分膀胱壁,将输尿管下段连同切除之膀胱壁一并装袋。2-0 号可吸收缝线连续关闭膀胱缺口。

8. **膀胱注水测漏** 吸引器吸除盆腔内渗液,纱布擦干缝合处,向膀胱内注入生理盐水,使膀胱中度充盈,仔细检查缝合处有无液体渗漏,必要时 2-0 号可吸收缝线间断加固关闭膀胱。

9. **扩大第 3 孔切口** 完整取出标本。检查术野无活动性出血后,经第 2 孔留置盆腔引流管 1 根,逐一关闭切口,留置三腔导尿管 1 根。

四、注意事项

术前行膀胱镜明确膀胱内有无肿瘤,避免肿瘤遗漏。严格遵循无瘤原则,严格避免输尿管切断,尽可能在肿瘤水平以下夹闭输尿管,防止肿瘤种植,避免夹到输尿管肿瘤。行膀胱袖式切除时需仔细辨认对侧输尿管开口,避免误切对侧输尿管膀胱开口,引起严重后果,必要时可于术前在膀胱镜下插入输尿管导管标记对侧。

五、术后处理

术后常规使用抗生素预防感染,保持导尿管引流通畅。术后第 2 天开始流质饮食并逐渐恢复至正常进食。观察盆腔引流情况,24 小时引流量少于 30ml 时拔除引流管。术后 1 周拔除导尿管,必要时可适度延长导尿管留置时间。

(钟朝晖 刘征)

第三节　完全腹腔镜肾输尿管全长切除术

一、手术适应证和禁忌证

1. 适应证　适用于局限性上尿路上皮恶性肿瘤,尤其适用于曾有腹膜后手术史者。

2. 禁忌证　绝对禁忌证为重度心肺功能不全、凝血功能障碍或有其他严重并发症,不能耐受手术者。相对禁忌证包括既往有腹腔手术史、肾结核、黄色肉芽肿肾盂肾炎等疾病,导致肾周组织严重粘连的患者。

二、术前准备

1. 术前常规检查 B 超、X 线胸片、膀胱镜、尿脱落细胞学。

2. 肿瘤及双侧肾功能评估　肾、输尿管、膀胱全程 CT 平扫+增强。

3. 建议常规行肾 CT 血管三维成像明确肾的血管解剖情况。

三、经腹手术步骤

(一) 麻醉和体位

气管插管后全身麻醉,取侧卧位,患侧垫高 60°~70°。

(二) 手术步骤

1. 制备气腹、穿刺点位置及放置方法　脐上缘横行切开皮肤 2cm,锐性分离皮下直达腹直肌前鞘,组织钳提起前鞘并切开,钝性分离腹直肌,组织钳提起腹膜并切开,伸手指入腹腔探查切口周围有无粘连,此为第 1 孔。经第 1 孔放入 12mm Trocar,全层缝合皮肤、皮下及腹直肌前鞘以防止漏气,连接气腹机,设定压力 12mmHg,置入腹腔镜。

在腹腔镜直视下于患侧平第 1 孔水平,距第 1 孔约 4 横指处斜行切开皮肤约 1.5cm 做第 2 孔,置入 12mm Trocar;于第 1、2 孔连线的垂直平分线脚侧、距离第 1、2 孔约 4 横指处斜行切开皮肤约 1.5cm 做第 3 孔,置入 12mm Trocar,使 3 个孔围成以第 1 孔为顶点的等腰三角形。第 2、3 孔作为操作孔及辅助孔,第 1 孔放置腹腔镜。接气腹机,设定压力 12mmHg,建立气腹。

在平脐向下做第 4 孔,使形成以第 1 孔为顶点,第 3、4 孔为角的等腰三角形,可以处理输尿管下段,必要时可以加第 5 孔以便助手辅助操作吸引器(图 7-7)。

2. 游离肾的腹侧　左侧手术时,沿降结肠旁沟打开后腹膜,上至脾缘,下达髂窝水平,离断脾肾韧带和脾结肠韧带以显露肾上极。沿肾周前间隙将结肠向中线推移,以显露肾的腹侧。右侧手术时,沿升结肠旁沟打开后腹膜,上至结肠肝曲,下达髂窝水平,离断肝结肠韧带、肝三角韧带,必要时离断部分冠状韧带以显露肾上极。沿肾周前间隙将结肠向中线推移,锐性分离肾的内侧缘,将下腔静脉游离,将十二指肠降部推向中线,以显露肾的腹侧。

3. 游离肾的背侧　从肾外侧缘打开侧锥筋膜,向深部游离腹膜后脂肪,找到腰大肌,沿腰大肌平面游离肾的背侧。

4. 处理肾蒂　于肾的内侧约平肾中段水平仔细观察动

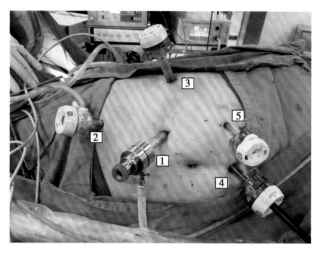

图 7-7　各套管针位置

脉搏动,超声刀切开肾动脉鞘,直角钳游离出肾动脉,继续向深面游离显露肾静脉及其属支,用直线切割闭合器或 Hemo-lok 先后将肾动脉、肾静脉离断(图 7-8)。

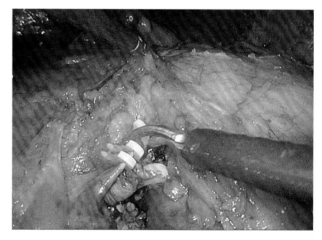

图 7-8　离断肾动脉和肾静脉

5. 游离输尿管上、中段　离断肾上极与膈下筋膜延续部分,根据病情需要决定是否切除同侧肾上腺。于肾下极找到输尿管,沿输尿管向下尽量游离,于最低处上 Hemo-lok 夹关闭输尿管,防止肿瘤逸出,并将游离的肾、输尿管上段装袋,同时向膀胱内灌注化疗药物(吉西他滨、表柔比星、丝裂霉素等)。

6. 改变术者方位　术者转换至患者头侧,调转各 Trocar 方向,相应降腹腔镜设备移至患者脚侧,必要时可更改腹腔镜及操作器械孔位,以便于手术继续进行。

7. 游离输尿管全程　分离钳提起输尿管上段继续向下游离输尿管直至膀胱。抽出膀胱内化疗药物,生理盐水充盈膀胱,游离输尿管入膀胱处的膀胱周围脂肪,显露膀胱浆膜层(图 7-9)。

8. 膀胱袖式切除　将膀胱内液体放空。分离钳提起输

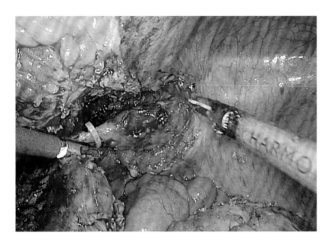

图7-9　游离输尿管直至膀胱肌层

尿管膀胱连接处,从上方距输尿管膀胱连接处1.5cm左右打开膀胱,这样不会有膀胱内液体流出,以防万一可以用吸引器继续抽出膀胱内液体,笔者一般会在剪开膀胱前,予全层缝一针以便牵引,袖套状环形切除输尿管膀胱开口及部分膀胱壁(图7-10)。将输尿管下段连同切除之膀胱壁一并装袋。2-0号可吸收缝线连续关闭膀胱缺口(图7-11)。

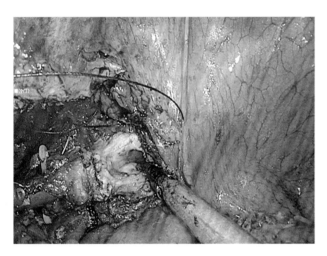

图7-10　直视下切除输尿管口附近膀胱壁

9. 膀胱注水测漏　吸引器吸除盆腔内渗液,纱布擦干缝合处,向膀胱内注入生理盐水,使膀胱中度充盈,仔细检查缝合处有无液体渗漏,必要时2-0号可吸收缝线间断加固关闭膀胱。

10. 扩大第4孔切口　完整取出标本,并检查标本完整性(图7-12)。检查术野无活动性出血后,经3孔留置盆腔引流管1根,逐一关闭切口,留置三腔导尿管1根。

四、注意事项

术前行膀胱镜明确膀胱内有无肿瘤,避免肿瘤遗漏。严

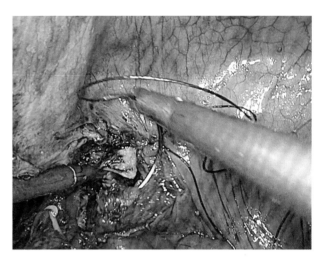

图7-11　缝合膀胱缺口

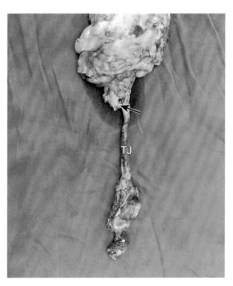

图7-12　检查标本完整性

格遵循无瘤原则,严格避免输尿管切断,尽可能在肿瘤水平以下夹闭输尿管,防止肿瘤种植,避免夹到输尿管肿瘤。行膀胱袖式切除时需仔细辨认对侧输尿管开口,避免误切对侧输尿管膀胱开口,引起严重后果,必要时可于术前在膀胱镜下插入输尿管导管标记对侧。

五、术后处理

术后常规使用抗生素预防感染,保持导尿管引流通畅。术后第2天开始流质饮食并逐渐恢复至正常进食。观察盆腔引流情况,24小时引流量少于30ml时拔除引流管。术后1周拔除导尿管,必要时可适度延长导尿管留置时间。

（钟朝晖　刘征）

第四节 腹腔镜肾盂输尿管成形术

一、概述

肾盂输尿管连接部梗阻(ureteropelvic junction obstruction,UPJO)是引起肾积水的一种常见的尿路梗阻性疾病。由于肾盂输尿管连接部的梗阻妨碍了肾盂尿顺利排入输尿管,使肾盂排空发生障碍而导致肾脏的集合系统扩张。起初,肾盂平滑肌逐渐增生,加强蠕动,试图通过远端的梗阻排出尿液;当不断增加的蠕动力量无法克服梗阻时,就会导致肾实质萎缩和肾功能受损。

1. 病因 UPJO 的病因尚不十分明确,通过肉眼和光学显微镜的观察,大致可将病因归纳为 3 类。

(1) 管腔内在因素:主要是 UPJ 部位的先天性狭窄、瓣膜和息肉及高位输尿管开口。其中,先天性狭窄是 UPJO 的常见原因,主要表现为 UPJ 处肌层肥厚、纤维组织增生。狭窄段一般不超过 2cm,断面直径仅为 1 ~ 2mm,常伴有高位输尿管开口。UPJ 瓣膜为一先天性皱襞,可含有肌肉。息肉多呈葵花样。高位输尿管开口可由先天的各种畸形所致,亦可为继发性病变引起,多伴肾旋转不良。

(2) 管腔外在因素:常见原因为来自肾动脉主干或腹主动脉供应肾下极的迷走血管或副血管,跨越 UPJ 部位使之受压,并使输尿管或肾盂悬挂在血管之上。单纯的异位血管骑跨 UPJ 是否造成 UPJO 还存在争议,有可能是同时存在的 UPJ 内在管腔狭窄引起肾盂扩张积水,在此基础上,异位血管骑跨 UPJ 增加了肾盂排空的阻力,进一步加重了 UPJO。此外,还有纤维索带压迫或粘连等致使 UPJ 纠结扭曲或高位。

(3) 功能性梗阻:表现为 UPJ 部位的动力性功能失调。其特点为 UPJ 无明显的腔内狭窄及腔外压迫因素,梗阻原因是肾盂输尿管交界肌层排列失常或胶原纤维过多,阻碍蠕动波传导,逆行造影输尿管导管能顺利通过,但却有明显肾积水。神经分布异常及平滑肌发育缺陷也是造成动力性梗阻的原因。

2. 临床表现 UPJO 的临床表现根据确诊年龄而异。

(1) 儿童期患者常有疼痛,可伴有肉眼血尿及尿路感染,绝大多数患儿能陈述上腹或脐周痛,大龄患儿还可明确指出疼痛来自患侧腰部。

(2) 成人的先天性 UPJO 常因慢性腰背部疼痛或急性肾绞痛检查而发现,部分患者因腹部或脊柱区域的其他疾病进行影像学检查时偶然发现。

(3) 大量饮水后出现腰痛是该病的一个特点,因利尿引起肾盂突然扩张所致。

(4) 婴儿阶段常以扪及上腹部肿物为主要临床表现。

(5) 部分患者可合并肾结石,出现肾绞痛、血尿等症状。

(6) 扩张的肾盂受到外力作用发生破裂,表现为急腹症。

(7) 扩张的集合系统压迫肾内血管导致肾缺血,反射性引起肾素分泌增加,可引起高血压。

(8) 双侧肾积水或单侧肾积水晚期可有肾功能不全表现。患儿生长缓慢、发育迟缓、喂养困难或厌食等。

3. 实验室检查

(1) 尿常规中可有镜下血尿或肉眼血尿,合并感染时有脓细胞,尿培养有致病菌。

(2) 肾功能不全时血尿素氮、肌酐可增高。

4. 影像学检查

(1) B 超检查:方法简单无损伤,诊断明确,是首选的检查方法。B 超检查可对肾积水进行分度,对梗阻部位诊断及病变性质加以初步鉴别,对估计患肾功能的可复性具有很重要的意义。

(2) X 线检查:排泄性尿路造影(IVU)可显示扩张的肾盂肾盏,造影剂突然终止于 UPJ,其下输尿管正常或不显影。当患侧肾的集合系统显影不佳时,可延迟至 60 分钟或 120 分钟摄片,必要时还可延至 180 分钟摄片以提高诊断率;IVU 可对梗阻部位及肾功能做出评判,尤其是对分肾功能的判断更为重要。对 IVU 不显影,同时又无法进行逆行肾盂造影者,可行经皮肾穿刺造影检查(可以用磁共振尿路造影代替)。

(3) 动态影像学检查:肾图是最常用的评价肾的排泄功能受损严重程度的诊断方法,可测定肾小球滤过功能和显示上尿路是否存在梗阻。正常情况下,同位素在肾内浓集达到高峰后下降至一半所需时间(即半量排泄时间,$T_{1/2}$)为 4 ~ 8 分钟。$T_{1/2}<10$ 分钟可视为正常;10 分钟 $\leq T_{1/2} \leq 20$ 分钟提示肾盂出口可能存在梗阻;$T_{1/2} \geq 20$ 分钟提示肾盂出口存在梗阻。普通肾图难以区分功能性排泄缓慢与器质性梗阻,当排泄期 C 段曲线持续上升达 15 分钟而不降时,可行利尿性肾图,以鉴别梗阻性质。当注射利尿药后,短时间内尿量增加,尿流加快,若淤积在肾盂中的尿液不能加快排出,原来的梗阻型肾图曲线没有迅速出现下降段,则存在器质性梗阻。利尿性肾图对明确早期病变、判断轻度肾积水是否需要手术治疗很有帮助,尤其双侧肾积水时一侧轻、一侧重,对肾积水较轻侧是否手术治疗具有决定作用。

(4) 磁共振成像:MRI 已被广泛应用于尿流梗阻性疾病的诊断。尤其是 MR 尿路成像(MRU)对梗阻的定位及定性诊断很有帮助,其影像与尿路造影相似。由于 MRU 不需使用含碘的造影剂和插管技术就可显示尿路情况,患者安全、无创伤、无并发症,尤其是在肾功能严重破坏并有尿路梗阻时更为适合。

(5) CT 血管造影(CTA):CTA 对于异位血管骑跨 UPJ 诊断的敏感性 91% ~ 100%,特异性 96% ~ 100%。

UPJO 手术目的是解除肾盂出口梗阻,缓解症状并最大限度地恢复肾功能。Anderson-Hynes 离断肾盂成形手术能切除病变的肾盂输尿管连接部及多余的肾盂壁,建立漏斗状肾盂和输尿管连接,恢复肌源性的蠕动,疗效显著,手术成功率高达 90% 以上,成为 UPJO 修复手术的"金标准",适合于包括腔内梗阻、腔外压迫、高位连接等各种类型的 UPJO 病例。该术式的基本要求是形成漏斗状肾盂,无渗漏的缝合,吻合口无张力,保证肾盂输尿管连接部位的通畅排泄。

1993 年,美国得克萨斯大学西南医疗中心的 Schuessler 首次报道了 5 例腹腔镜离断肾盂成形术,虽然手术时间较长(3 ~ 7 小时),但患者术后疼痛轻、恢复快,平均随访 12 个月症状都完全缓解。Schuessler 认为这项新技术尽管在开展早期难度较大,但疗效满意,有临床推广价值。许多研究还证实,和开放手术相比,在保证手术成功率的前提下,腹腔镜离断肾盂成形手术具有明显的微创优势,术后麻醉需求更小,恢复更快,美容效果更好;并且和其他治疗 UPJO 的微创技术(顺行或逆行肾盂输尿管狭窄处内切开或扩张)相比,腹腔镜手术的成功率更高。

目前常用的术式可通过经腹腔途径或腹膜后途径完成。经腹腔途径操作空间大,解剖标志明显,但游离的范围大,术后发生肠道并发症的机会较多。经腹膜后途径手术,稍加分离即可到达手术部位,对腹腔脏器干扰轻微,发生肠道并发症的机会较少;由于异位血管多位于背侧,因而发现和处理异位血管更加容易;另外考虑到潜在的漏尿的风险,该途径更可以减少漏尿对肠道的刺激。相对不足是手术空间较小,解剖标志不明显。

自 2000 年至今,作者经腹膜后途径完成 300 余例腹腔镜肾盂成形术,其中主要为离断肾盂成形术,并对该术式的关键技术如镜下肾盂的裁剪缝合及输尿管导管的放置等进行改进,取得良好效果。

二、手术适应证和禁忌证

1. 适应证

(1) 原发性 UPJO 患者,发现如下情况之一时应手术治疗:$T_{1/2}$ 超过 20 分钟;分侧肾功能受损(患侧 GFR<40%)、在非手术治疗随访中发现 B 超下肾盂前后径(APD)增大及Ⅲ、Ⅳ度扩张。当合并患侧腰痛、高血压、继发结石形成或反复尿路感染也应考虑手术治疗。

(2) 异位血管压迫肾盂输尿管连接部造成梗阻。

(3) 输尿管高位开口造成肾积水。

(4) 输尿管腔内扩张或内切开失败的 UPJO。

(5) 马蹄肾或盆腔异位肾合并 UPJO。

2. 禁忌证

绝对禁忌证为凝血功能障碍或其他原因不能耐受手术者。肾内型肾盂不宜行腹腔镜手术。

三、术前准备

全身常规检查包括血、尿常规,肝、肾功能,电解质,血糖,出、凝血功能,心电图和胸部 X 线检查等。术前尿常规有感染者需行尿培养及药敏试验,并使用敏感抗生素。

术前鉴别诊断如下。

1. 肾盂旁囊肿　与集合系统不相通,CT 和 IVP 可明确。

2. 重复肾伴积水　IVP 或 MRU 可显示重复的输尿管。

术前 1 日进食无渣流质饮食,术前晚普通灌肠。术前预防性应用抗生素。

四、手术步骤

(一) 麻醉和体位

采用气管插管全身静脉复合麻醉。麻醉成功后留置导尿管。取完全健侧卧位,升高腰桥。

(二) 手术过程

1. 制备腹膜后操作空间和放置套管,常规清理腹膜后脂肪,显露腹膜后解剖标志。

2. 纵行切开肾周筋膜(图 7-13),切开的范围尽可能大,下至髂窝水平(图 7-14),上至腹膜返折和后腹壁之间形成的凹

陷(图 7-15)。打开脂肪囊(图 7-16),钝性和锐性结合紧贴肾实质表面分离肾的背侧下极(图 7-17);分离肾盂和输尿管上段充分暴露扩张的肾盂,明确狭窄部位和狭窄原因(图 7-18)。

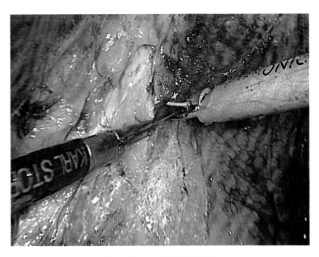

图 7-13　切开肾周筋膜

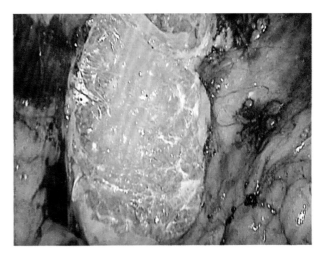

图 7-14　切开肾周筋膜范围下至髂窝

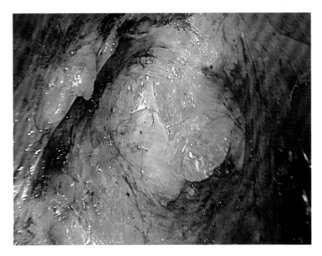

图 7-15　切开肾周筋膜范围上至腹膜返折和腹壁之间形成的凹陷

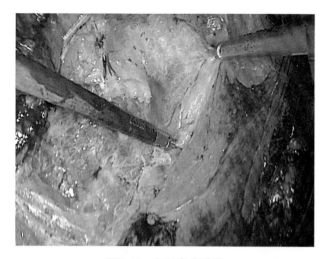

图 7-16　切开肾脂肪囊

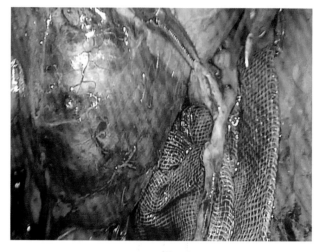

图 7-19　裁剪肾盂

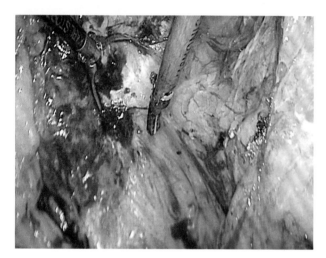

图 7-17　游离肾的背侧

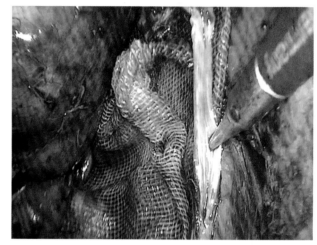

图 7-20　纵行剪开输尿管

低位缝合在一起,缝针先自外向内穿过肾盂瓣下角最低位(图 7-21),再自内向外穿过输尿管劈开处最低位(图 7-22),然后打结完成第 1 针定位缝合(图 7-23)。

　　5. 进一步完成肾盂的裁剪(图 7-24)。暂不去除输尿管

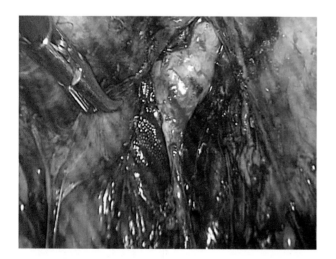

图 7-18　暴露肾盂输尿管连接部狭窄处

　　3. 自肾盂底部的外下斜向内上,弧形剪开肾盂,使肾盂口成喇叭状,保持肾盂内侧部分不全离断(图 7-19),仍与输尿管相连;纵形劈开输尿管越过狭窄约 2cm(图 7-20)。

　　4. 用 4-0 可吸收外线将肾盂瓣下角与输尿管劈开处最

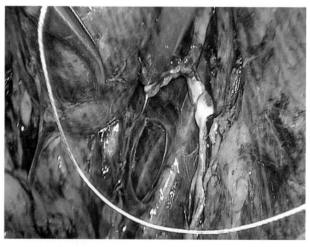

图 7-21　缝针穿过肾盂瓣下角

管狭窄部位时,再用剪刀裁去狭窄段输尿管(图7-28),接着完成吻合口后壁的缝合(图7-29)。如果肾盂瓣较大,可连续缝合关闭肾盂瓣。

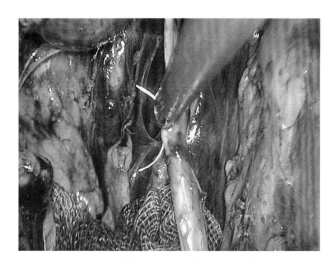

图7-22 缝针穿过输尿管劈开处最低位

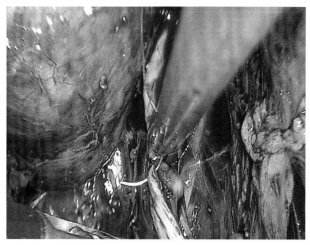

图7-25 自外向内缝合吻合口输尿管后壁

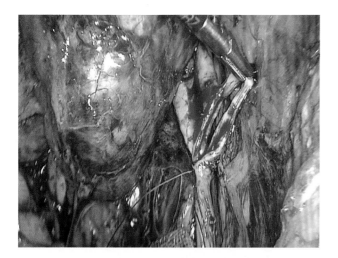

图7-23 打结完成第1针缝合

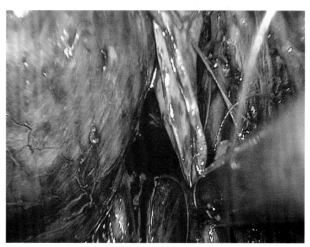

图7-26 自内向外缝合吻合口肾盂后壁

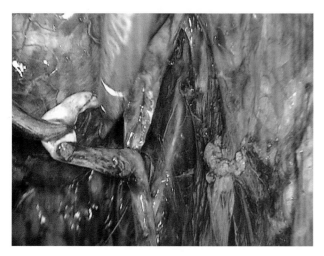

图7-24 完成肾盂的裁剪

狭窄部,可作为钳夹部位,避免对输尿管瓣的损伤。

6. 将缝针从吻合口外侧经背侧绕到内侧,自外向内先缝合吻合口输尿管后壁(图7-25),再缝合吻合口肾盂后壁(图7-26),每连续缝合2针可锁边一次(图7-27),缝合接近输尿

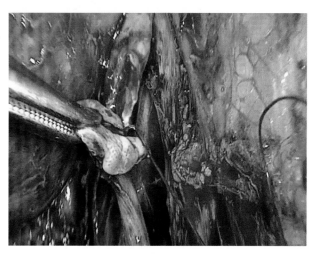

图7-27 连续缝合2针可锁边1次

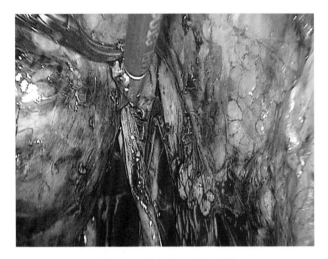

图 7-28　裁去狭窄段输尿管

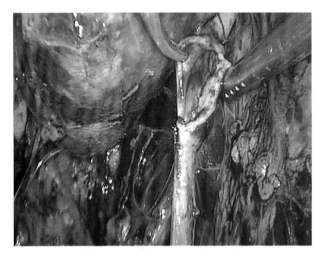

图 7-29　完成吻合口后壁的缝合

7. 经吻合口向输尿管插入双 J 管(图 7-30),再向肾盂内置入(图 7-31)。

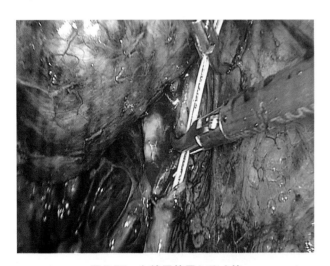

图 7-30　向输尿管置入双 J 管

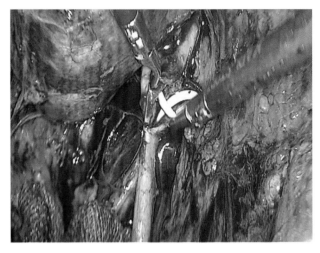

图 7-31　向肾盂置入双 J 管

8. 间断缝合吻合口前壁(图 7-32);手术完成后肾盂的形态(图 7-33)。

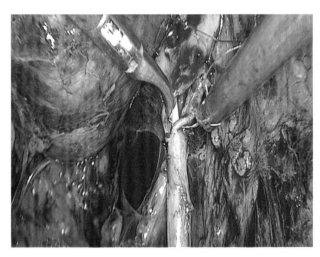

图 7-32　间断缝合吻合口前壁

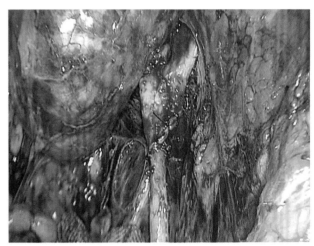

图 7-33　手术完成后肾盂的形态

9. 存在异位血管压迫者,需将血管置于肾盂对侧行成形术。降低气腹压力,确认术野无活动性出血。经髂嵴上套管留置腹膜后引流管 1 根,关闭切口。

五、注意事项

1. 游离肾时只需分离肾的背侧中、下部分。保持肾的腹侧和后腹膜相连,在气腹压力作用下,肾可被腹膜拉向中线,即发挥"自牵拉"作用,可以更好地暴露肾盂和上段输尿管。肾窦处不宜过多游离,出血及渗出增加会影响手术视野;输尿管上段分离也不要过多分离,只要能做到无张力吻合即可。

2. 由于气腹压力的原因,镜下肾盂扩张的程度小于开放手术,裁剪肾盂时应考虑压力因素对肾盂形态的影响,相对多裁剪一些肾盂。如肾盂扩张不明显,不易判断时,术中可用呋塞米(速尿)来判断肾盂扩张程度。

3. 由于镜下不便留置牵引线,如将肾盂输尿管完全离断后再吻合,容易发生输尿管的扭曲。我们对此进行改进,在裁剪时先刻意保留肾盂输尿管最内侧部分相连(即不完全离断),纵形劈开输尿管外侧壁,越过狭窄部;然后将肾盂瓣下角与输尿管劈开处最低位用 4-0 号可吸收缝线缝合固定,再进一步完成肾盂和输尿管的裁剪。这样在完全去除扩张肾盂和 UPJ 狭窄段之前,肾盂和输尿管已被固定,这不但有效避免了输尿管的旋转,也降低了后面吻合的难度。

4. 第 1 针缝合至关重要,如输尿管管腔显示不佳,可能导致吻合失败;这时可暂时在管腔内插入 1 根输尿管导管来充分显露管腔,完成第 1 针缝合后去除。

5. 吻合时宜用 4-0 号可吸收缝线,缝合欠熟练时还可选用"雪橇针"方便进针;宜选用非自动归位型持针器,方便调整持针角度。我们一般先将后壁连续缝合,每 2 针锁边 1 次,防止收线过紧导致吻合口狭窄或收线过松导致的吻合口漏尿,还可节约手术时间。在后壁和肾盂开口缝合完成时,吻合口前壁一般只需 3 ~ 5 针就可完成缝合,因此宜间断缝合。

6. 双 J 管的放置国内外有所不同。国外学者多在麻醉后手术开始前经膀胱镜逆行放置,这对术中输尿管的裁剪及吻合带来不便。我们推荐术中完成吻合口后壁缝合后,直接经吻合口放置双 J 管(成人用 7F 号,小儿 5F)。可用 1 根导丝做内支架管,将双 J 管远端先送入膀胱,双 J 管近段直接用两把弯钳交替送入肾盂。

7. 在小儿患者,有些与成人不同的特点:①小儿腰背筋膜发育不成熟,缺乏很明显突破感;腹膜较薄,用手指前推时要紧贴侧腹壁,动作轻柔;用扩张气囊制备后腹腔时,充气过多撕裂腹膜,以 200 ~ 300ml 气体为宜。②放置套管时,为避免损伤腹膜,可采用不同于成人的方法,在腋后线首先置入套管,接气腹机,置入腹腔镜,在内镜监视下再放置腋前线肋缘下和腋中线髂嵴上的 2 个套管。③小儿腹膜后脂肪少,组织疏松,气腹形成后容易分离,解剖结构比较清晰。

六、术后处理和随访

清醒后拔除胃管。常规静脉使用抗生素。腹膜后引流管留置 3 ~ 5 天,一般在无明显引流液体 2 天后拔出。导尿管保留 6 ~ 7 天。双 J 管留置 4 ~ 6 周后经膀胱镜取出。

UPJO 行肾盂成形术后随访主要依靠患者的主观症状与影像学检查来了解有无复发。但是临床观察发现,相当多的患者即使再次出现梗阻,早期都可能没有任何症状,由此必须强调术后客观指标随访的重要性。随访时间从拔除内支架管后开始计算,至随访期间发现治疗失败终止。拔除内支架管 2 ~ 4 周后行影像学检查,以后每间隔 3、6、12 个月做 1 次,再每年 1 次,共计 2 年,若出现症状亦需检查。

治疗成功的标准为症状消失,肾脏水减轻,肾功能好转或稳定在一定的水平,影像学检查显示排空正常。

1. **B 超检查** 可以初步了解手术前后肾积水的改善情况,若肾积水加重,则提示梗阻复发,对 UPJO 的随访有一定价值,但 B 超不能了解分肾的功能及排空情况,对肾积水的判断因人而异,带有一定的主观性。

2. **利尿性肾图** 作为一种无创的检查方法,是 UPJO 诊断、随访及术后评估一项重要手段,不但可了解分肾的功能,更重要的是通过利尿后肾图时间-活性曲线下降的情况,可鉴别出肾盂张力性下降导致的假性梗阻及是否真正有机械性梗阻存在。

3. **静脉尿路造影(IVU)** IVU 可以了解双肾的功能及排泄情况,但对于肾盂张力性下降及肾功能减退的病例,则无法获取足够的信息来判断有无梗阻。

七、并发症及其防治

主要并发症是吻合口漏尿和吻合口狭窄。良好的腔镜下吻合技术、常规留置双 J 管、保留导尿管保持膀胱低压引流防止逆流等可最大程度避免此类并发症。有漏尿时要首先要排除吻合口远端有无梗阻的情况,如行 KUB 检查,了解有无双 J 管移位等;加强抗感染;保持引流通畅;一般吻合口漏尿可自愈。吻合口狭窄多为周围瘢痕形成所致,首先可考虑行腔内治疗(球囊扩张、内切等),必要时开放手术探查。

八、后腹腔镜 Hellström 血管移位术

部分 UPJO 病例中,只存在异位血管的外源性压迫而无输尿管内源性异常,此时可将异位血管游离后包埋固定于肾盂外侧壁内(Hellström 术)。此术式可保留肾集合系统完整性,无须放置双 J 管,明显减少术后并发症。

需严格筛选病例,这是保证手术成功的关键。我们目前的筛选标准为:将异位血管充分游离后,受压输尿管形态正常,无狭窄及扭曲;可看到正常蠕动波;压迫解除后尿液引流通畅,肾盂体积明显减小;肾盂积水为轻中度。该标准有一定的主观性,且与术者的经验有关。

麻醉、体位、腹膜后腔的制备和腹膜外脂肪的游离,肾盂和上段输尿管的显露同离段肾盂成形术。充分分离异位血管及被压迫的输尿管,观察输尿管有无异常(图 7-34 和图 7-35)。通过腹腔镜的放大作用,可清晰观察暂时去除血管压迫后的输尿管形态是否正常,管腔有无扭曲及狭窄,有无正常蠕动波及肾盂排空等。确定输尿管引流通畅后,将异位血管用无损伤抓钳提起向同侧肾盂方向牵引,在张力较小情况下用 3-0 号可吸收线将其包埋固定在同侧肾盂外侧壁内(图 7-36),并观察输尿管的蠕动及尿液引流情况(图 7-37)。术后一般处理同前。

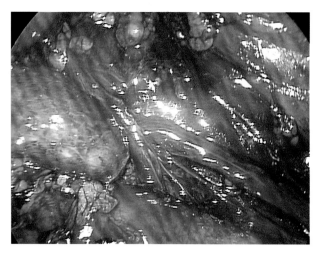

图 7-34　异位血管压迫肾盂输尿管连接处,肾盂有积水

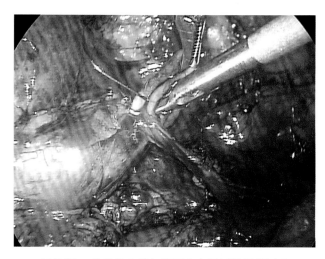

图 7-36　将异位血管包埋固定在同侧肾盂外侧壁

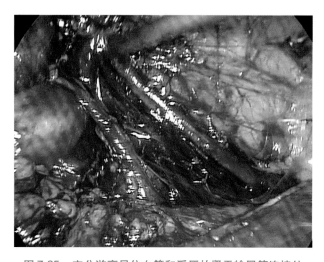

图 7-35　充分游离异位血管和受压的肾盂输尿管连接处

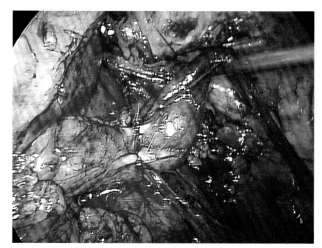

图 7-37　观察输尿管蠕动情况

（马　鑫）

第五节　腹腔镜腔静脉后输尿管成形术

一、概述

下腔静脉后输尿管是一种罕见的先天畸形,新生儿发病率约为 1/1100。男女之比大约为 2.8∶1,最早由 Hochstetler 在 1893 年报道。目前认为下腔静脉后输尿管是胚胎期下腔静脉发育异常,而非输尿管发育异常。下腔静脉在胚胎发育过程中,有后主静脉、下主静脉和上主静脉之分;3 对静脉之间相互吻合在两侧形成静脉环。该静脉环前面部分由后主静脉腰段及其分支组成,后面部分由上主静脉和下主静脉及其分支组成。后肾在胚胎发育期第 12 周由骨盆上升穿过此静脉环至腰部,输尿管从中经过。正常情况下首先发生后主静脉,当上主静脉出现以后,后主静脉即退化萎缩,下腔静脉由后面的静脉环形成,因此输尿管的位置应在下腔静脉的前方。如果后主静脉不萎缩而继续存在,就代替了静脉环后面

部分而形成下腔静脉,输尿管位于其后,形成下腔静脉后输尿管;如静脉环的腹侧不消失,因为有下主静脉在背侧及腹侧,故形成双下腔静脉,导致输尿管位于双下腔静脉间。下腔静脉后输尿管多发生在右侧,如果发生在左侧,则与部分或全部脏器反位以及双下腔静脉有关。

根据影像表现,Bateson 和 Atkinson 将其分为两种类型:①Ⅰ型或低襻型,扩张的近段输尿管走行正常,在第 3、4 腰椎水平折回,以倒“J”或“S”状走行在下腔静脉之后(图 7-38)。临床患者多为此型,常导致中重度肾积水。②Ⅱ型或高襻型,肾盂和输尿管几乎呈水平位,在肾盂输尿管连接部水平或之上,呈镰刀状走向下腔静脉后,该型临床罕见,一般情况下也不造成输尿管梗阻。

临床症状常出现在 30～40 岁,但无特异性,可有腰痛、血尿和尿路感染等。对有症状(梗阻导致腰痛、尿路感染或结

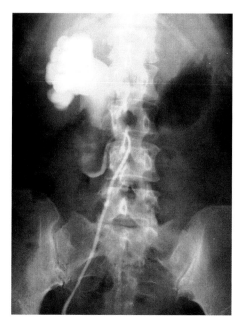

图 7-38 逆行造影提示腔静脉后输尿管

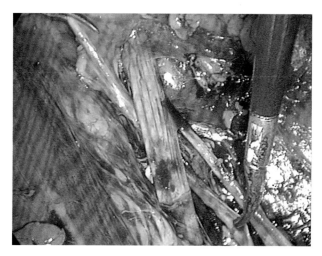

图 7-39 显露下腔静脉和输尿管的关系（从尾侧向头侧看）

石等）和（或）中度以上肾积水的患者应手术治疗，即离断输尿管，将下腔静脉后的输尿管移位至下腔静脉前面再行输尿管端端吻合。Baba 在 1994 年首次报道使用腹腔镜技术治疗下腔静脉后输尿管。1999 年，Salomon 完成首例后腹腔镜下腔静脉后输尿管矫形术。该病发病率低，现有的报道显示腹腔镜技术治疗下腔静脉后输尿管安全有效，微创优势明显，是手术治疗的首选方法。

二、术前准备

完善常规术前准备如血、尿常规，肝肾功能、凝血功能、血糖、心电图和胸部 X 线检查等。术前尿常规有感染者做尿培养和药敏试验，使用敏感抗生素。

术前明确诊断主要依靠影像检查。B 超可发现肾和上段输尿管积水扩张，IVU 和（或）逆行肾盂输尿管造影可明确诊断，有特征性表现。CTU 和 MRU 作为无创手段也能明确诊断。

三、手术步骤

（一）麻醉与体位

气管插管后全身麻醉，留置尿管，取完全健侧卧位，升高腰桥。

（二）手术过程

1. 制备腹膜后操作空间和放置套管，常规清理腹膜后脂肪并辨认解剖标志。

2. 纵行切开肾周筋膜和脂肪囊，显露肾盂和上段输尿管。沿上段输尿管向下游离，可进一步显露下腔静脉并明确输尿管和下腔静脉之关系（图 7-39）。继续游离下段输尿管和下腔静脉后的输尿管。有时为游离方便，可将腹腔镜从腋中线套管换至腋后线套管，从背侧向腹侧观察（图 7-40）。

3. 在下腔静脉右侧，近端输尿管转向处离断输尿管（图 7-41）。斜行剪开扩张的近端输尿管（图 7-42）；将下腔静脉后段输尿管移位至下腔静脉前面（图 7-43），纵行劈开远端输尿管管腔约 1cm（图 7-44）。

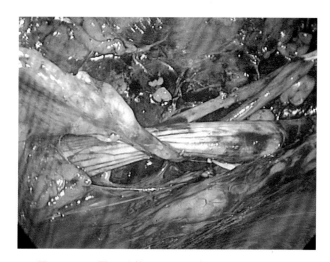

图 7-40 显露下腔静脉和输尿管的关系（从背侧向腹侧看）

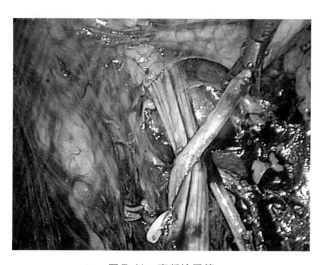

图 7-41 离断输尿管

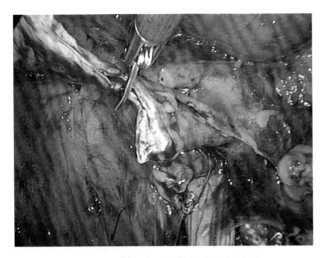

图 7-42　斜行剪开扩张的近端输尿管

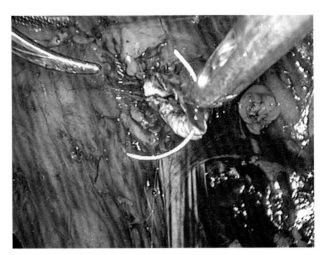

图 7-45　显露近端输尿管切口最低点

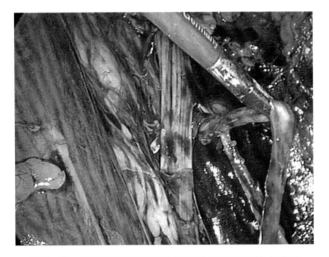

图 7-43　将下腔静脉后段输尿管移位至下腔静脉前面

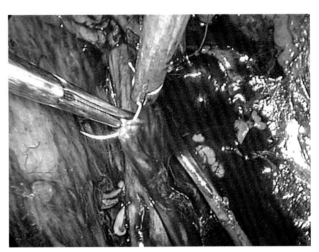

图 7-46　将近端输尿管切口最低点与远端输尿管劈
开处最低点缝合

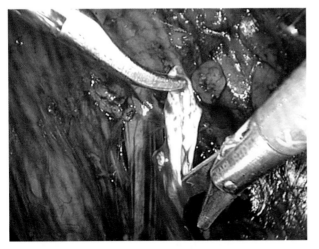

图 7-44　纵行劈开远端输尿管管腔约 1cm

4. 用 4-0 号可吸收缝线将近端输尿管切口最低点与远端输尿管劈开处最低点缝合(图 7-45 ~ 图 7-47);连续缝合吻合口后壁,每 2 针可锁边 1 次(图 7-48 和图 7-49)。不剪断缝线,将近端输尿管开口多出部分连续缝合(图 7-50)。

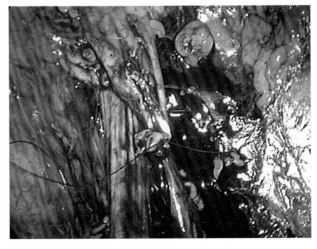

图 7-47　第 1 针定位缝合完成

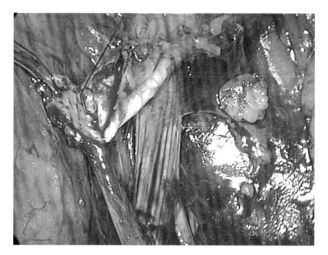

图 7-48　连续缝合吻合口后壁

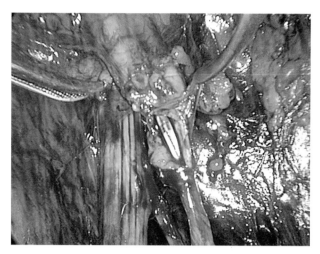

图 7-51　经吻合口留置双 J 管

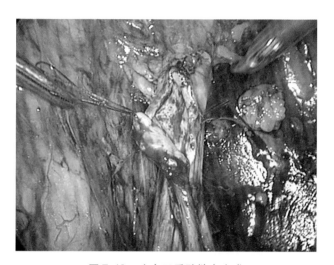

图 7-49　吻合口后壁缝合完成

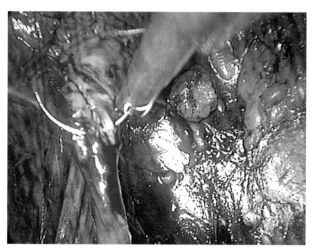

图 7-52　间断缝合吻合口前壁

6. 检查术野无活动性出血,腹膜后放置引流管 1 根;缝合皮肤切口。

四、注意事项

1. 在腹腔镜放大的视野下观察下腔静脉后段输尿管有明显狭窄,或发育不良,收缩功能差,应将该段输尿管切除,然后修整断面,行端端吻合;如该段输尿管外观没有明显狭窄,蠕动正常,劈开处输尿管黏膜发育良好,该段可予以保留;如该段输尿管与下腔静脉有粘连分离困难,可在下腔静脉两侧离断输尿管,将该段输尿管旷置。

2. 梗阻部位较高而接近肾盂时,可行肾盂输尿管端端吻合,如同离断肾盂成形术。

五、术后处理及随访

静脉使用抗生素预防感染。导尿管保留 6～7 天后拔除。腹膜后引流管在无明显液体引出后拔除(24 小时引流量<10ml)。双 J 管留置 4～6 周。术后第 3、6 个月复查 IVU 1 次。

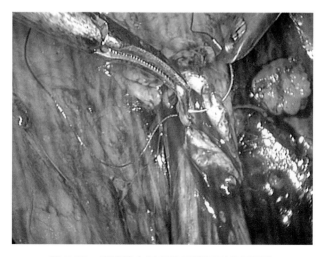

图 7-50　连续缝合近端输尿管开口多出部分

5. 经吻合口留置双 J 管(图 7-51);间断缝合吻合口前壁(图 7-52)。

六、并发症及其防治

1. 下腔静脉损伤　下腔静脉小的属支(生殖静脉和腰静脉)损伤出血,可适当增加气腹压力并用纱布压迫止血,多能奏效;下腔静脉比较明显的裂口,可增加气腹压力并用吸引器清理术野后,用无损伤血管缝合线在腔镜下修补;如腔镜下缝合技术不熟练,应果断中转开放手术修补。

2. 输尿管吻合口漏和狭窄　良好的端-端吻合、术中常规放置输尿管支架管,可减少此类并发症。

(马　鑫)

第六节　腹腔镜输尿管切开取石术

一、概述

绝大部分输尿管结石可用体外冲击波碎石(ESWL)、输尿管镜和经皮肾镜技术来处理,腹腔镜技术在输尿管结石治疗中的应用相对局限,但它依然是可选的微创治疗方法之一。Raboy 在 1992 年报道了首例经腹途径腹腔镜输尿管切开取石术,Gaur 在 1993 年报道了经后腹腔途径腹腔镜输尿管切开取石术。经腹途径和经后腹腔镜途径腹腔镜输尿管切开取石术的效果相当。前瞻性的随机对照研究表明后腹腔镜输尿管切开取石术比开放手术有明显的优势:微创美容,术后需求镇痛药剂量更小,住院时间和恢复到日常活动的时间更短;另外,主要并发症包括脏器的损伤和出血也明显减少。

二、手术适应证和禁忌证

1. 适应证

(1) SWL、输尿管镜和 PNL 取石失败的输尿管结石。

(2) 合并输尿管或邻近组织其他病变需要同时处理。

(3) 直径大于 1.5cm,需行多次 SWL 或输尿管镜治疗,或输尿管扭曲估计 SWL 或输尿管镜治疗比较困难。

2. 禁忌证

(1) 未纠正的全身出血性疾病。服用阿司匹林、华法林等抗凝药物者,需停药 2 周,复查凝血功能正常才可以进行手术。

(2) 严重心脏疾病和肺功能不全,无法承受手术。

(3) 未控制的糖尿病和高血压。

(4) 合并感染和肾功能不全,需先行引流,待病情稳定后再行手术。

三、术前准备

术前常规检查包括血常规、尿常规、肝肾功能、电解质、血糖、出凝血功能、心电图和胸部 X 线检查等。合并泌尿系感染者,术前行细菌培养和药敏试验,使用抗生素控制感染。术前需行静脉肾盂造影,了解远端输尿管的通畅情况,如显影不清,必要时需行逆行造影以排除输尿管狭窄。如为透 X 线的结石,应作平扫 CT,逆行输尿管造影或 B 超定位。患者于麻醉前先作腹部 X 线照片,确定结石位置。术前晚普通灌肠 1 次。术前预防应用抗生素。

四、手术步骤

(一) 麻醉和体位
采用气管插管全身静脉复合麻醉。麻醉成功后留置导尿管并夹闭。取完全健侧卧位,升高腰桥。

(二) 手术过程
1. 制备腹膜后操作空间和放置套管,常规清理腹膜后脂肪,辨认腰肌、腹膜返折和肾周筋膜等解剖标志(详细步骤参见第一篇第二章)。

2. 超声刀切开肾周筋膜(图 7-53),靠背侧切开肾周脂肪囊(图 7-54),显露肾实质,沿肾实质表面游离肾背侧和肾下极(图 7-55),在肾下极内侧,找到输尿管(图 7-56)。结石部位的输尿管明显膨出,并且由于慢性炎症刺激和周围组织粘连比较严重,结石的近端输尿管呈扩张状态(图 7-57)。

3. 用抓钳抓住固定结石近端输尿管,防止结石上移(图 7-58),用腔内切开刀从结石上方扩张的输尿管开始纵行切开输尿管壁全层至结石中部位置(图 7-59),用电钩进一步分离结石和周围输尿管壁的粘连(图 7-60),完全游离结石(图 7-61)。

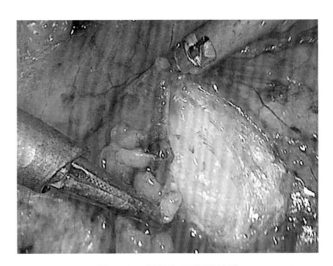

图 7-53　纵行切开肾周筋膜

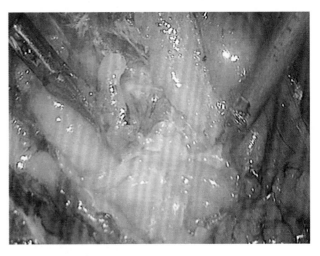

图 7-54　纵行切开肾脂肪囊

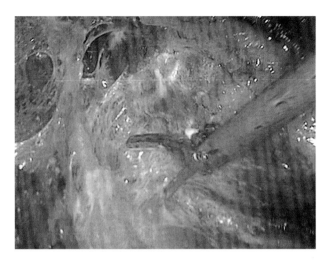

图 7-55 沿肾实质表面游离肾的背侧

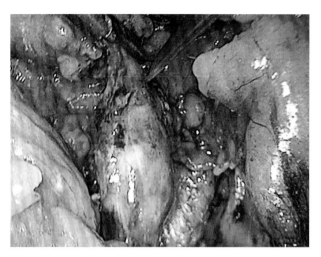

图 7-58 固定结石近端输尿管

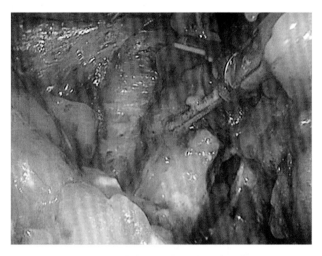

图 7-56 在肾下极内侧找到输尿管

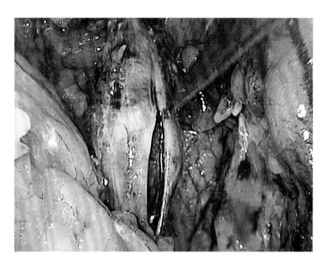

图 7-59 腔内切开刀切开管壁全层

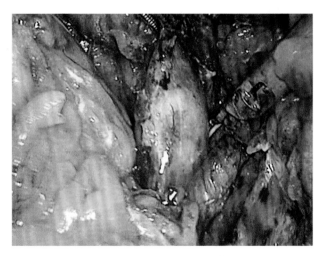

图 7-57 游离显露输尿管

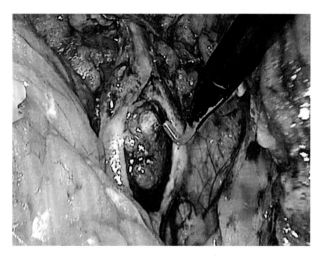

图 7-60 用电钩分离松动结石

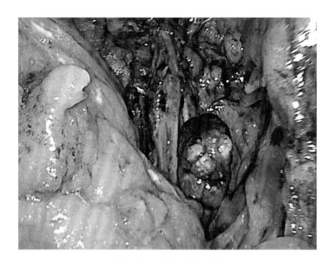

图 7-61　完全游离结石

4. 经吻合口放置双 J 管,先放双 J 管下端(图 7-62),再放上端(图 7-63),然后打开导尿管开关。

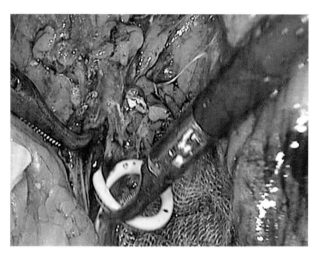

图 7-62　放置双 J 管上端

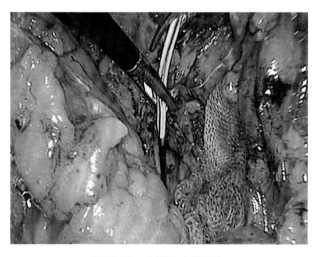

图 7-63　放置双 J 管下端

5. 用 4-0 号可吸收缝线间断缝合输尿管切口。注意要全层缝合,同时要避免缝到双 J 管(图 7-64 和图 7-65)。打结不要过紧,缝针间距一般 3mm 左右(图 7-66)。

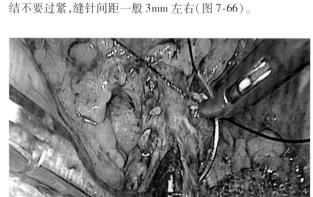

图 7-64　显露输尿管切口

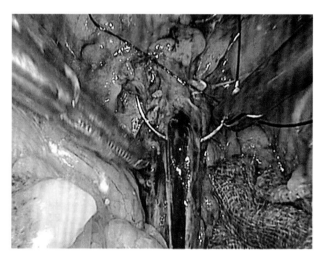

图 7-65　间断、全层缝合输尿管

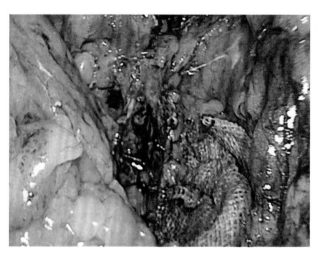

图 7-66　输尿管缝合结束

6. 直接钳夹或用标本袋取出结石。检查手术野无活动性出血后,留置腹膜后引流管1根,缝合皮肤穿刺切口。

五、注意事项

1. **注意把握手术时机**　输尿管结石在 ESWL 或输尿管镜治疗后1~2周内局部炎症水肿明显,此期间内行腹腔镜手术,出血较多,手术风险和转开放率较高。

2. **输尿管切口的缝合**　用4-0号可吸收缝线间断缝合输尿管切口1~2针,小的切口也可不缝合,缝线尽量少穿透或不穿透黏膜层,以免引起输尿管狭窄。

3. **找到结石是手术成功的关键**　初期行腹腔镜输尿管切开取石的转开放率较高,部分原因就是因为找不到结石,或结石滑入肾盂。最好在肾下极处切开肾周筋膜,沿着背侧在腰方肌和腰大肌之间游离,或暴露出肾盂输尿管的连接部后顺势向下游离输尿管。有经验的腹腔镜医师可以结合术前定位片直接暴露结石部位的输尿管。Keeley 等学者认为,结石位于肾下极至输尿管与髂血管交叉处之间是最适合腹腔镜操作的。上方的结石可采用 PCNL,下方结石可采用输尿管镜处理。

4. **结石游走**　输尿管结石合并输尿管明显扩张时,如果结石不发生嵌顿,有可能随体位或因麻醉松弛而向上游走。术前结石的定位是十分重要的。在手术中尽量采取头高足低位,显露输尿管后勿触动结石,用血管带于较高位置固定输尿管可防止结石上移。如术中结石退回肾盂,可术中留置双J管,选择二期行 PCNL 或 ESWL,有经验的术者可切开肾盂,快速灌注生理盐水,将结石冲洗出来,但此操作有增加副

损伤的风险,术中通过 Trocar 置入输尿管软镜或术中超声也有助于寻找结石。

5. **合并输尿管息肉**　输尿管结石合并的输尿管息肉基本上都位于结石的下位,可能为尿流冲击所致。因此,施行取石术时要用分离钳从切口向下插入输尿管内进行探查。若发现息肉,需将其切除,蒂部彻底止血。

6. **合并输尿管狭窄**　结石嵌顿部位或其下方发生狭窄,需行成形手术,一般可将输尿管行纵切横缝。

六、术后处理

常规静脉使用抗生素。腹膜后引流管一般保留4~5天,6~7天后拔除导尿管。术后1个月左右膀胱镜下拔除双J管。术后定期复查B超,必要时行 IVU 检查。

七、并发症及其防治

尿瘘　输尿管切开取石术后出现尿瘘,主要是由于结石嵌顿部输尿管发生水肿,尿流不畅,缝合口愈合不良或局部缺血所致。结石下方输尿管有梗阻或术后肾盂内结石排入输尿管,亦可诱发尿瘘。引流管的位置太靠近输尿管切口也可引起持续漏尿,需酌情剪短。尿瘘如为非梗阻性因素引起者,一般术后10天左右愈合,很少超过4周。可用负压吸引2~3周后改为持续引流。如广泛游离输尿管外膜造成输尿管局部缺血可形成狭窄,插管、球囊扩张或输尿管切开能解决。

其他参见腹腔镜离断肾盂成形术。

(马　鑫)

第七节　腹腔镜输尿管膀胱再植术

腹腔镜输尿管膀胱再植术应用于盆腔段输尿管缺损。1993年由 Ehrlich 开始做腹腔镜下输尿管膀胱再植术用于治疗小儿巨输尿管症。在开放手术式中,黏膜下隧道法应用于下段输尿管缺损较短的患者(3cm内),若缺损达3~5cm则应行腰大肌悬吊法(psoas hitch),若缺损达6~10cm,则应行膀胱翻瓣法(boari flap);目前,在腹腔镜操作下,也大体按开放思路设计,陆续出现腹腔镜下黏膜下隧道法、腹腔镜下腰大肌悬吊法、腹腔镜下膀胱翻瓣法。

一、手术适应证和禁忌证

1. **适应证**

(1) 各种原因所致的输尿管下端狭窄或闭锁性梗阻。

(2) 输尿管异位开口、输尿管阴道瘘或靠近输尿管膀胱连接处的膀胱阴道瘘。

(3) 输尿管下端损伤者。

(4) Ⅳ、Ⅴ度膀胱输尿管反流所致上尿路重度积水扩张的患儿,或合并反复泌尿系感染的成年Ⅰ、Ⅱ、Ⅲ度膀胱输尿管反流患者。

目前笔者在临床上最常遇见的是妇产科术后输尿管阴道瘘的病例,输尿管在子宫动脉附近贴着阴道处最容易被手术医生误伤而且术中不能察觉,术后7天左右出现尿漏,这

样的病例最好行腹腔镜下腰大肌悬吊法。我们以该方法为例,介绍腹腔镜输尿管膀胱再植术。

2. **禁忌证**　绝对禁忌证为重度心肺功能不全、凝血功能障碍或有其他严重并发症,不能耐受手术者,以及输尿管或膀胱原发肿瘤引起的输尿管梗阻患者。

二、术前准备

1. 术前常规实验室检查、心肺功能评估、感染指标及药敏试验。

2. 影像学检查评估病变段输尿管,如 CT、IVU、输尿管逆行插管造影、B超等,了解病变段的长度与部位。

3. 尿流动力学检查了解反流情况。

三、经腹腔途径手术步骤

(一) 麻醉和体位

气管插管后全身麻醉,取仰卧位,尽量头低足高位(不少于30°),必要时上肩托以防止患者滑脱。

(二) 手术步骤

1. **制备气腹、穿刺点位置及放置方法**　脐下缘横行切开皮肤2cm,锐性分离皮下直达腹直肌前鞘,组织钳提起前鞘并切开,钝性分离腹直肌,组织钳提起腹膜并切开,伸手指入腹

腔探查切口周围有无粘连,此为第 1 孔。经第 1 孔放入 12mm Trocar,全层缝合皮肤皮下及腹直肌前鞘以防止漏气,连接气腹机,设定压力 12mmHg,置入腹腔镜。

在腹腔镜直视下于两侧腹直肌旁、脐下距离第 1 孔约 2 横指处斜行切开皮肤约 1.5cm 做第 2、3 孔,置入 12mm Trocar。接气腹机,设定压力 12mmHg 建立气腹。必要时可以于患侧髂前上棘水平偏外置入 5mm Trocar 做第 4 孔以便助手辅助。

2. 游离输尿管 于盆腔髂血管附近搏动处找到髂总动脉,打开腹膜,找到跨越髂血管的输尿管(图 7-67),沿输尿管向下游离直至瘘口处(图 7-68),用 Hem-o-lok 夹闭下端并用剪刀离断输尿管(图 7-69)。

3. 确定再植部位 生理盐水充盈膀胱,于膀胱较高部位打开腹膜,距离输尿管正常段最近处游离膀胱周围脂肪,显露膀胱肌层,作为再植部位。在输尿管阴道瘘的病例中,这样处理往往不能让输尿管能无张力与膀胱吻合,需要将膀胱充分游离,将游离膀胱扯向患侧(图 7-70)。

4. 打开膀胱 超声刀锐性切开膀胱壁,同时用抽吸器洗去膀胱内液体,扩大膀胱壁切口,做一直径稍大于输尿管口径之膀胱切口(图 7-71)。

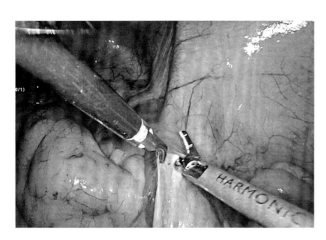

图 7-67 于髂血管处打开腹膜找到输尿管

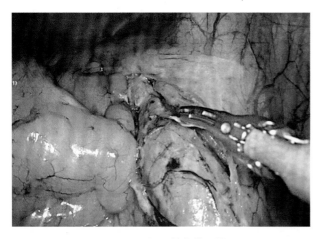

图 7-68 向下游离输尿管

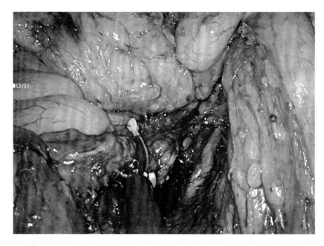

图 7-69 在受损处夹闭,在其近心端正常输尿管处剪断

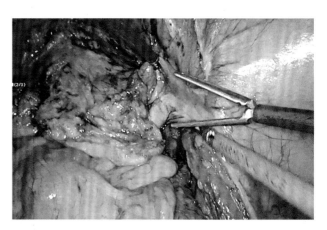

图 7-70 输尿管断端与膀胱肌层呈无张力状态

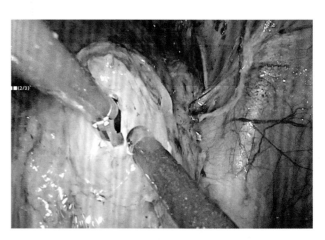

图 7-71 在合适的地方打开膀胱

5. 输尿管膀胱吻合 斜行修剪输尿管末端,保证足够口径以防止术后狭窄(图 7-72)。距离输尿管末端约 1.5cm 处将输尿管浆肌层固定于膀胱浆肌层以减张,输尿管内留置双 J 管(图 7-73)。4-0 号可吸收缝线将膀胱全层与输尿管全层做吻合(图 7-74),注意使膀胱黏膜层与输尿管黏膜层相对,于 6 点方位缝合第 1 针(图 7-75),再于 5 点与 7 点方位缝合

第 2、3 针，于 4 点与 8 点方位缝合第 4、5 针（图 7-76），再分别从 3 点与 9 点方位连续缝合，两连续缝合缝线与 12 点方位汇合并相互打结（图 7-77）。可以将膀胱角与患侧腰肌固定或腹膜包被（图 7-78）。

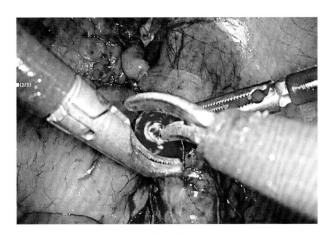

图 7-72　剪开输尿管断端

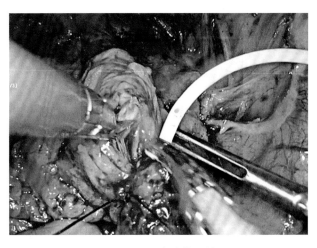

图 7-75　6 点为第 1 针

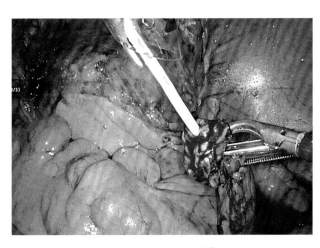

图 7-73　插入双 J 管

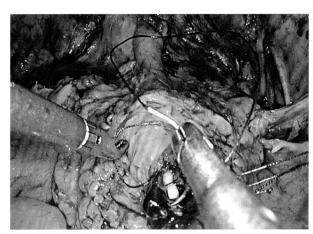

图 7-76　逐针缝合，连续或者间断

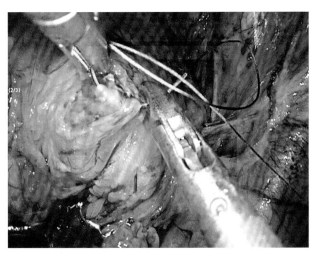

图 7-74　4-0 号可吸收缝线将膀胱全层与输尿管全层做吻合

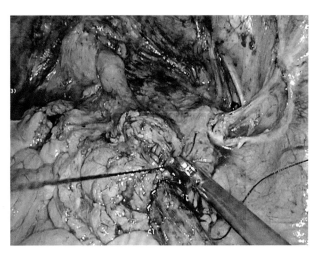

图 7-77　在 12 点位汇合，可以再于浆膜层加针形成包埋效果

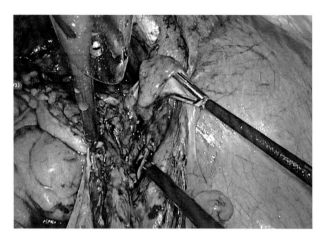

图 7-78　膀胱角与患侧腹膜包被

6. 测漏试验　通过导尿管向膀胱内注水充盈膀胱，检查吻合口有无漏夜，如有漏液则间断加针修补。

7. 检查创面　检查无出血后，盆腔内留置引流管，关闭各切口。

四、注意事项

病变部位需完全切除，需松解足够长的正常输尿管，以保证吻合口无张力。输尿管扩张口径较大时，可将吻合口近端输尿管包埋于膀胱浆膜层下，以起抗反流作用。吻合时应避免输尿管扭转或成角，缝合要紧密，以防止狭窄和漏尿。游离输尿管时要不必过于"干净"，尽量保留输尿管周围血供。

五、术后处理

术后常规使用抗生素预防感染，保持导尿管引流通畅。观察盆腔引流情况，24 小时引流量少于 30ml 时拔除引流管。术后 1 周拔除导尿管，术后 1 个月拔除双 J 管。

六、技术现状

既往腹腔镜输尿管再植术多是泌尿外科医生经过术前仔细选择的患者，故并发症并不多见。但现状随着其他科室腹腔镜手术的大量普及，术中损伤输尿管的情况越来越多，又因为微创的需求，术中会诊或者术后补救性行腹腔镜输尿管手术越来越常规化。这样的病例不是泌尿外科医生主动选择的，所以术中评估非常重要：输尿管损伤长短多少？输尿管断端能否直接到膀胱后壁或者膀胱角或者膀胱瓣？膀胱壁的延展性如何？膀胱容量如何？输尿管血供如何？局部感染粘连如何？患者全身情况如何？这些都是选择术式需要考虑的因素。

所以泌尿外科医生必须坚持自己的判断，结合自身技术水平、工作设备情况来选择到底开放手术还是腔镜手术、是输尿管端端吻合还是输尿管膀胱再植。

（钟朝晖　刘征）

参考文献

1. 张旭，李宏召，马鑫，等. 泌尿外科腹腔镜与机器人手术学. 北京：人民卫生出版社，2016.

2. Oosterlinck W, Solsona E, van der Meijden APM, et al. EAU guidelines on diagnosis and treatment of upper urinary tract transitional cell carcinoma. Eur Urol. 2004,46:147-154.

3. Angulo JC, Hontoria J, Sanchez-Chapado M, et al. One-incision nephroureterectomy endoscopically assisted by transurethral ureteral stripping. Urology,1998,52(2):203-207.

4. Gill IS, Schweizer D, Hobart MG, Sung GT, et al. Retroperitoneal laparoscopic radical nephrectomy: the Cleveland clinic experience. J Urol,2000,163(6):1665-1670.

5. McNeill A1, Oakley N, Tolley DA, et al. Laparoscopic nephroureterectomy for upper tract transitional cell carcinoma: a critical appraisal. BJU Int,2004,94(3):259-263.

6. Rassweiler JJ, Henkel TO, Potempa DM, et al. The technique of transperitoneal laparoscopic nephrectomy, adrenalectomy and nephroureterectomy. Eur Urol,1993,23(4):425-430.

7. Zhang X, Li HZ, Wang SG, et al. Retroperitoneal laparoscopic dismembered pyeloplasty: experience with 50 cases. Urology, 2005,66(3):514-517.

8. Plas E, Kretschmer G, Stackl W, et al. Experience in renal autotransplantation: analysis of a clinical series. BJU,1996,77:518-523.

9. S teinbach F, Sto ckle M, Muller SC, et al. Conservative surgery of renal cell tumors in 140 patients: 21 years of ex perience. J Urol,1992,148:24-30.

10. Danuser H, Ackermann DK, Bohlen D. Endopyelotomy for primary ureteropelvic junction obstruction: risk factors de termine the success rate. J Urol,1998,159:56-61.

11. 张旭，李宏召，马鑫，等. 后腹腔镜离断性肾盂成形术（附 22 例报告）. 临床泌尿外科杂志，2003,18(12):707-710.

12. Ber nado N, Smith A D. Endopyelotomy review. Arch Esp Urol,1999,52:541-548.

13. Soulie M, Salomon L, Patard JJ, et al. Extraperito neal laparoscopic pyeloplasty: a multicenter study of 55 procedures. J Urol,2001,166:48-50.

14. Zhang XD, Hou SK, Zhu JH, et al. Diagnosis and treatment of retrocaval ureter. European Urology,1990,18(3):207-210.

15. Simforoosh N, Nouri-Mahdavi K, Tabibi A. Laparoscopic pyelopyelostomy for retrocaval ureter without excision of the retrocaval segment: first report of 6 cases. The Journal of Urology,2006,175(6):2166-2169; discussion 9.

16. Baba S, Oya M, Miyahara M, et al. Laparoscopic surgical correction of circumcaval ureter. Urology, 1994,44(1):122-126.

17. Salomon L, Hoznek A, Balian C, et al. Retroperitoneal laparoscopy of a retrocaval ureter. BJU Int, 1999,84(1):181-182.

18. Li HZ, Ma X, Qi L, et al. Retroperitoneal laparoscopic ureteroureterostomy for retrocaval ureter: report of 10 cases and literature review. Urology,2010,76(4):873-876.

19. Tobias-Machado M, Lasmar MT, Wroclawski ER. Retroperito-

neoscopic surgery with extracorporeal uretero-ureteral anastomosis for treating retrocaval ureter. International Braz J Urol: official journal of the Brazilian Society of Urology, 2005, 31(2):147-150.

20. Zhang X, Li HZ, Ma X, et al. Retrospective comparison of retroperitoneal laparoscopic versus open dismembered pyeloplasty for ureteropelvic junction obstruction. J Urol, 2006, 176:1077-1080.

21. Zhang X, Xu K, Fu B, et al. The retroperitoneal laparoscopic Hellstrom technique for pelvi-ureteric junction obstruction from a crossing vessel. BJU Int, 2007, 100:1335-1338.

22. 齐琳, 李宏召, 张旭, 等. 后腹腔镜输尿管端端吻合术治疗下腔静脉后输尿管:8 例报道并文献复习. 临床泌尿外科杂志, 2006, 21(11):833-835.

23. 张旭, 朱庆国, 马鑫, 等. 后腹腔镜切开取石术 26 例. 临床泌尿外科杂志, 2003, 18(6):327-329.

24. 田生平, 许汉标, 杨伟忠, 等. 后腹腔镜输尿管切开取石术治疗困难的输尿管中上段结石. 中国微创外科杂志, 2011, 11(8):715-717.

25. 杨江根, 方列奎, 尹朝辉, 等. 经腹与经腹膜后腹腔镜输尿管切开取石术的比较. 中国微创外科杂志, 1006, 6(11):883-885.

26. Won YS, Lee SJ, Kim HY, et al. Five-Year Single Center Experience for Retroperitoneoscopic Ureterolithotomy. J Laparoendosc Adv Surg Tech A, 2017, 27(2):128-133.

27. K Kijvikai, S Patcharatrakul. Laparoscopic ureterolithotomy: Its role and some controversial technical considerations. Int J Urol, 2006, 13:206-210.

28. P Bove, S Micali, R Miano, et al. Laparoscopic ureterolithotomy: A comparison between the transperitoneal and the retroperitoneal approach during the learning curve. J Endourol, 2009, 23:953-957.

29. V Singh, RJ Sinha, DK Gupta, et al. Transperitoneal versus retroperitoneal laparoscopic ureterolithotomy: A prospective randomized comparison study. J Urol, 2013, 189:940-945.

30. FX Keeley, I Gialas, M Pillai, et al. Laparoscopic ureterolithotomy: The Edinburgh experience. BJU Int. 1999, 84:765-769.

31. BC Jeong, HK Park, SS Byeon, et al. Retroperitoneal laparoscopic ureterolithotomy for upper ureter stones. J Korean Med Sci, 2006, 21:441-444.

32. SJ Farooq Qadri, N Khan, M Khan. Retroperitoneal laparoscopic ureterolithotomy—A single centre 10 year experience. Int J Surg, 2011, 9:160-164.

第八章

膀 胱 疾 病

第一节　腹腔镜下膀胱的解剖特点

一、膀胱形态与毗邻

腹腔镜下的膀胱由于有尿管的引流,其形态类似于三菱锥形,有4个面与4个顶点,即四面体,尖部朝向腹侧,底面朝向背侧,最下顶点朝向前列腺或尿道内口。四面体的最顶面为膀胱顶壁,覆盖有腹膜,为腹腔镜下最先看到的部分。膀胱顶壁的腹膜向前延伸,覆盖于腹壁内面,此处腹膜与腹壁的连接较为疏松,当膀胱充盈超过耻骨时,可将此处腹膜与腹壁撑开。膀胱顶壁前端尖部借脐尿管连接于脐,被覆于腹膜下,形成脐正中韧带,为腹腔镜下游离膀胱前面进入耻骨后间隙过程中必须离断的结构。四面体的最后面为膀胱底壁,毗邻精囊与输精管壶腹,底壁的两顶点为末端输尿管进入膀胱的位置。输尿管末端与输精管交叉走行,腹腔镜下可依据输精管的走行判断输尿管末端位置。覆盖于膀胱顶壁的腹膜向背侧延续覆盖于膀胱底壁到达精囊尖水平,在此处反转向上覆盖于直肠,形成膀胱直肠陷凹。四面体的剩余2个面为对称的膀胱前侧面,两侧面的背侧为膀胱侧韧带,此处包含膀胱的主要供应血管及神经纤维。四面体的最下顶点为膀胱颈,此处与前列腺或尿道内口相连,膀胱底壁与前列腺背侧与直肠前壁相邻,中间借狄氏筋膜将此狭小空间分

为3个间隙,即膀胱后间隙、前列腺后间隙与直肠前间隙,间隙中均填充有少量脂肪组织。由于狄氏筋膜在前列腺背侧与前列腺包膜相融合,膀胱后间隙与前列腺后间隙并不相通,此处也是腹腔镜手术中打开狄氏筋膜的位置。需指出的是,膀胱位置的固定除了最下端与前列腺及尿道固定于盆膈以外,有赖于膀胱两侧面周围的纤维脂肪组织,使膀胱位置相对固定,膀胱侧韧带及脐尿管也发挥了重要的固定作用。

在女性中,膀胱顶壁的腹膜向背侧延续翻折覆盖于子宫表面,形成膀胱子宫陷凹(道格拉斯腔),膀胱与直肠之间有子宫与阴道,膀胱与尿道紧邻阴道前壁,由于阴道前壁与两侧的提肛肌附着紧密,故盆膈的收缩可将膀胱颈向腹侧推移。

二、膀胱的血供与静脉回流

膀胱的主要动脉血供来源于膀胱上动脉与膀胱下动脉,均为腹腔镜下可游离的血管。膀胱及周围血管走行见图8-1。膀胱上动脉发自脐动脉的近端,向内下方走行到达膀胱,供应膀胱顶壁与侧壁,同时,膀胱上动脉发出精囊输尿管支,供应精囊与输精管。膀胱下动脉发自髂内动脉前干

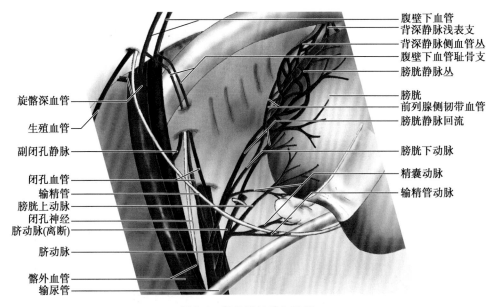

图8-1　膀胱的动脉与静脉

或阴部内动脉,走行于闭孔血管的内下方,供应膀胱底、末端输尿管精囊,同时膀胱下动脉在远端发出前列腺动脉,供应前列腺。

膀胱的动脉血供除了膀胱上、下动脉以外,还与周围动脉形成吻合,主要有闭孔动脉发出的膀胱支、直肠下动脉发出的膀胱支,在女性还有子宫与阴道动脉发出的膀胱支,但这些血管多无须在腹腔镜下逐一游离。

膀胱的回流静脉在膀胱的外下方形成膀胱静脉丛,膀胱静脉丛与前列腺两侧的前列腺静脉丛存在广泛吻合,同时收集来自直肠的部分静脉回流,形成 3~5 支膀胱静脉汇入髂内静脉。在女性中,膀胱静脉丛与阴蒂背静脉、阴道静

脉丛、子宫静脉丛及卵巢静脉丛存在广泛吻合,共同汇入髂内动脉。

膀胱侧韧带是膀胱动静脉出入膀胱的位置,也是膀胱的主要支持结构。在腹腔镜视野下,以输尿管作为分界线将膀胱侧韧带分为前后两层,前层包括膀胱上、下动脉及膀胱静脉丛回流入髂内静脉的血管,此层血管较为明显,血流丰富,腹腔镜下可逐一游离,分别结扎;后层包括直肠下动脉发出的膀胱支及膀胱静脉丛与直肠两侧静脉丛存在的吻合静脉,此层血管多不明显,与周围的脂肪组织粘连形成条束状,但血流丰富,而且多为双向血流,术中处理不当易造成不必要的出血。膀胱侧韧带及分层见图 8-2 和图 8-3。

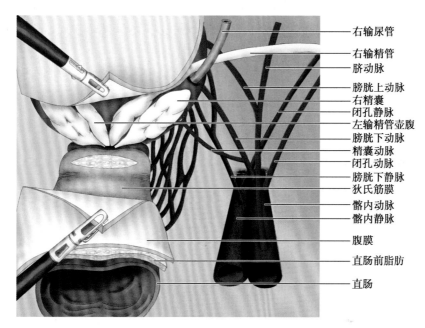

图 8-2　膀胱侧韧带血管分布

右输尿管
右输精管
脐动脉
膀胱上动脉
右精囊
闭孔静脉
左输精管壶腹
膀胱下动脉
精囊动脉
闭孔动脉
膀胱下静脉
狄氏筋膜
髂内动脉
髂内静脉
腹膜
直肠前脂肪
直肠

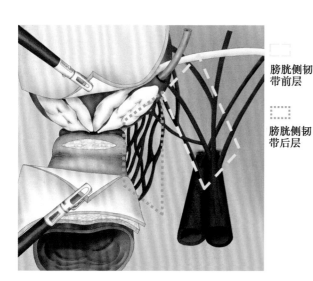

膀胱侧韧带前层

膀胱侧韧带后层

图 8-3　膀胱侧韧带分层

三、膀胱的神经支配与淋巴回流

腹腔镜下无法辨识膀胱的支配神经。支配膀胱的内脏

神经来自于左、右下腹下丛,即左、右盆丛。盆丛的自主神经有 3 个来源,第 1 个来源是发自上腹下丛的左、右腹下神经,第 2 个来源是两侧的骶交感节的节后纤维,为交感神经,第 3 个来源是两侧的盆内脏神经,为副交感神经。左、右盆丛位于直肠、精囊和前列腺(女性为宫颈)的两侧,膀胱的后方,其纤维随髂内血管的分支分别形成膀胱丛、前列腺丛进入内脏,前列腺丛的部分神经纤维向尾端延伸,支配膜部尿道括约肌与阴茎海绵体。

非肿大的淋巴结往往在腹腔镜下无法辨识。膀胱与前列腺的淋巴回流主要有 3 个路径,第 1 个路径为回流至沿髂外血管分布的髂外淋巴结,第 2 个路径为回流至沿髂内动脉分布的髂内淋巴结及位于髂内、外动脉直接的闭孔淋巴结,第 3 个路径为回流至沿骶正中和骶外侧动脉排列的骶淋巴结。上述三组淋巴结的输出管注入沿髂总动脉排列的髂总淋巴结,然后再注入左、右腰淋巴结。膀胱的淋巴回流见图 8-4。

四、腹腔镜下易损伤的结构

1. 旋髂深血管　多由腹壁下血管发出,也可由髂外血管直接发出,向两外侧走行,以旋髂深静脉更为多见。由于髂

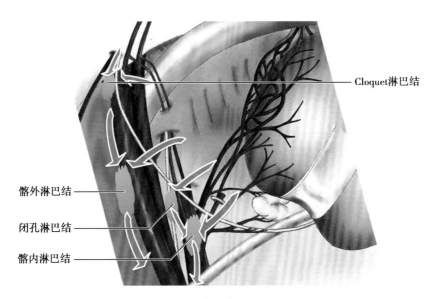

图 8-4　膀胱的淋巴回流

外静脉位于髂外动脉的内侧,故旋髂深静脉多表现为横跨过髂外动脉表面向外侧走行的血管,在清扫髂外血管旁淋巴结时容易损伤。

2. 副闭孔血管　副闭孔动脉多由腹壁下动脉发出,也可由髂外动脉发出(图 8-5),走行内下,与闭孔神经伴行共同穿过闭孔管,在腹腔镜下呈瘪塌状态,较为粗大,在约 50% 的个体中可发现。副闭孔血管在清扫髂血管内侧及闭孔旁淋巴结时容易损伤。

过闭孔管,在约 25% 的个体中可发现;副闭孔静脉多由髂外静脉直接发出(图 8-1),跨过骨盆壁,与闭孔神经伴行共同穿

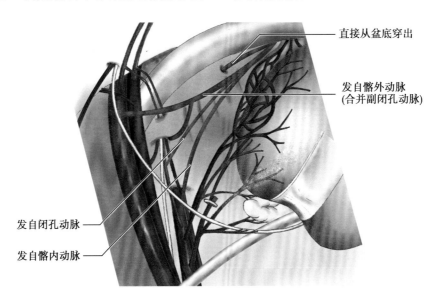

图 8-5　副阴部动脉的常见变异

3. 子宫动脉　被称为"小桥流水"结构,即"小桥"子宫动脉横跨在"流水"输尿管之上,在妇科子宫切除术时游离此动脉时极易损伤输尿管,同样在腹腔镜膀胱根治性切除术中游离输尿管时,也易损伤此血管。

4. 闭孔神经　起自腰丛,沿腰大肌内侧进入盆腔,与闭孔血管一起穿过闭孔膜管进入股部。闭孔神经在髂血管分叉处总行较为表浅,清扫髂血管内侧淋巴结时容易损伤。

5. 副阴部动脉　副阴部动脉可起源于髂内动脉、髂外动

脉或闭孔动脉,在 4% ~75% 的患者中发现其走行于盆筋膜以上或被盆筋膜覆盖,少数副阴部动脉可直接从盆底肌肉中穿出,在前列腺尖部前外侧与背深静脉伴行进入阴茎内。副阴部动脉走行变异较大,在腹腔镜下多表现为异位的粗大血管,朝耻骨下前列腺尖部方向走行。副阴部动脉是老年男性阴茎海绵体的重要血供来源,在保留性功能的手术中,应尽量避免损伤。副阴部动脉的常见变异见图 8-5。

（王　潇）

第二节　腹腔镜下膀胱部分切除术

一、概述

膀胱肿瘤是泌尿外科较常见疾病,目前对于肌层浸润的膀胱癌已经广泛行腹腔镜下膀胱根治术或再同时性盆腔淋巴结清扫术。尽管仅切除部分膀胱壁不能够治愈和预防复发,但是由于不用做尿流改道,患者更易于接受,而且能够保留膀胱功能和性功能等好处。对于身体条件不能够耐受根治性膀胱切除术,或不愿意接受根治性膀胱切除术的患者,仍然可以考虑保留膀胱的手术,术中同时行双侧盆腔淋巴结清扫有助于降低肿瘤的复发率。如果能够严格掌握适应证,术后行合理的放疗和(或)化疗,膀胱部分切除术也是一种好的术式方法。此外,对于局部的良性疾病,如膀胱憩室、膀胱平滑肌瘤、膀胱嗜铬细胞瘤、膀胱子宫内膜异位症等,膀胱部分切除术仍为主要的治疗方法。随着腹腔镜技术的不断普及和发展,腹腔镜逐渐体现出较好的优势,如术中创伤小、出血少、器官损伤少、术后恢复较快等,该手术正逐渐被越来越多的泌尿外科医生运用。

二、手术适应证与禁忌证

1. 适应证

(1) 膀胱憩室内肿瘤。

(2) 膀胱的良性疾病,如膀胱平滑肌瘤、膀胱嗜铬细胞瘤等。

(3) 有严重的尿道狭窄患者。

(4) 不能经尿道电切的较大的或者处于盲区的原发单个肿瘤。

(5) 不能耐受根治性膀胱切除术或者患者强烈要求保留膀胱的浸润性膀胱肿瘤患者。

2. 禁忌证

(1) 肿瘤已经侵犯腹壁或盆壁。

(2) 有远处转移。

(3) 身体状况无法耐受腹腔镜手术者,如严重的心肺功能障碍或严重的出血倾向等。

三、术前准备

1. 术前需要对患者行全身和泌尿系统的检查和评估。

2. 术前晚或手术当日晨行普通灌肠。

3. 术前半小时静脉滴注广谱抗生素。

四、麻醉和体位

气管插管后全身麻醉,取仰卧位。双手置于躯干两侧,臀部垫高 10~15cm,头低足高位(15°~30°),留置导尿管。

五、手术步骤

1. 穿刺器的放置和气腹建立　脐上缘做一1~1.5cm切口,插入 5mm Trocar 入腹腔,注入 CO_2 至 15mmHg,然后换成 10mm Trocar,置入腹腔镜,监视下分别在脐与左髂前上棘连线中点上方 2cm 处置入 10mm Trocar,在右侧麦氏点与脐之间中点放置 5mm Trocar。

2. 游离膀胱　膀胱内注水充盈,在膀胱轮廓外缘,紧贴腹前壁切开腹膜和脐正中韧带,入膀胱前间隙,分离脂肪组织至膀胱壁充分暴露游离(图 8-6)。

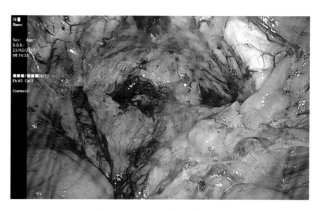

图 8-6　进入膀胱前间隙

3. 切开膀胱并切除部分膀胱　依据术前膀胱镜检查结果,预判膀胱病变部位大体位置,用超声刀切开膀胱壁(图 8-7),暴露肿瘤位置,靠近输尿管口处肿瘤可插入导管作为标记,估计膀胱可无张力缝合,沿距肿瘤边缘 2cm 处切除膀胱壁和肿瘤(图 8-8 和图 8-9),随即将标本置入标本袋,可

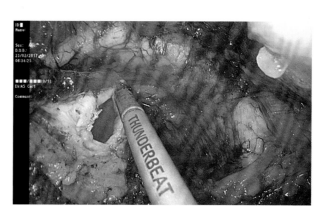

图 8-7　切开预判膀胱壁

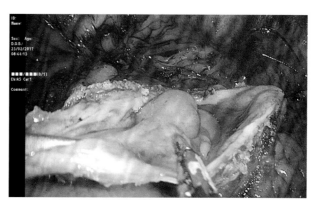

图 8-8　范围距肿瘤边缘 2cm

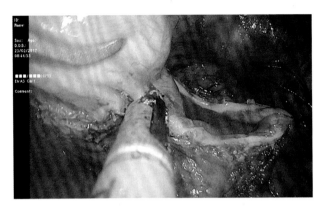

图 8-9　完整切除肿瘤和膀胱壁

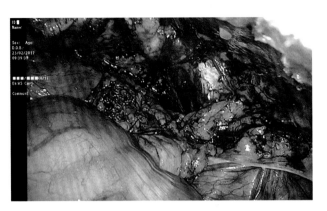

图 8-11　检查创面

暂时置于髂窝处。从导尿管内注入 200ml 水以证实缝合处有无漏水,否则需"8"字加固缝合 1 针(注水检测步骤可选做)。

4. 取出标本,缝合膀胱和切口　探查膀胱内无残余肿瘤,用 3-0 号可吸收线全层连续缝合膀胱壁切缘(图 8-10,图 8-11),再用 2-0 号可吸收线加固缝合膀胱肌层和腹膜。取出标本袋,留置引流管于膀胱肿瘤切除处膀胱壁外侧,依次退出器械,缝合切口。

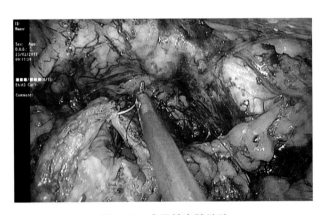

图 8-10　全层缝合膀胱壁

六、术后处理

1. 术后应用抗生素,预防感染。

2. 术后尿管留置 10～14 天拔除。

3. 引流管中引流液较少或消失即可拔除。

4. 术后胃肠道功能恢复后逐渐恢复饮食,可从饮水、流质食物开始。

七、并发症及其防治

1. 出血　主要是术中膀胱壁吻合不紧密所致,一般不严重,要注意保持引流通畅,以免血凝块阻塞。

2. 膀胱瘘　主要是术中膀胱壁吻合不紧密或术后早期导尿管滑脱所致,需延长留置尿管时间和控制感染。

3. 输尿管损伤　常发生于肿瘤和输尿管口接近情况,术前需留置导管以作标识;选择这种术式要考虑到输尿管或输尿管口损伤的可能。当出现如下情况:①肿瘤基底离输尿管口距离<1cm;②输尿管意外损伤。则可能需要行输尿管膀胱再植。

4. 肠道并发症　术中需保持视野清晰,术后尽量早期下床活动,可避免肠道梗阻等的发生。

(余虓　李恒)

第三节　腹腔镜下根治性膀胱切除术+标准盆腔淋巴结清扫术

一、概述

根治性膀胱切除术是肌层浸润性膀胱癌的标准治疗方法。腹腔镜下根治性膀胱切除术作为微创治疗技术,已在泌尿外科领域得到推广。腹腔镜下膀胱切除术最早由 Perra 教授报道,该技术在创建之初,由于手术难度、手术时间及并发症问题一度使这项技术受到质疑。近年来,随着手术设备及术者手术技术的提升,特别是新型的切割系统、血管封闭系统层出不穷,这极大地改善了手术视野,简化了手术步骤,使这项技术的得到更大范围的推广。国外最新的系统评价指出,与传统开放手术相比,腹腔镜下根治性膀胱切除术具有术中出血少、患者术后进食恢复快、术后轻微并发症少、术后疼痛少、住院时间短的优势,同时,腹腔镜手术在严重并发症、切缘阳性率、术后局部复发与远处转移方面与开放手术相比并无差别。

盆腔淋巴结清扫术是肌层浸润性膀胱癌的常规诊疗手段,国外一项对 367 例肌层浸润性膀胱癌患者的尸检结果显示,共 215 例(59%)患者出现淋巴结转移,这其中 92% 的患者存在局部淋巴结(膀胱周围与骨盆淋巴结)转移。此外,96% 的远处淋巴结转移患者均存在局部淋巴结转移,只有 3 例患者仅存在胸部淋巴结转移。最新的系统评价也指出,淋巴结清扫术后的肿瘤相关生存指标明显优于无淋巴结清扫,这表明盆腔淋巴结清扫的作用不只是判断分期、评估预后,同时也是重要的治疗手段。

国外指南根据淋巴结清扫范围的不同将其分为标准淋巴结清扫、扩大淋巴结清扫与超扩大淋巴结清扫。其中,标准淋巴结清扫的范围是以输尿管为内侧界向头侧至髂总血管分叉处的淋巴结,以及髂内淋巴结、髂外淋巴结、闭孔淋巴结,扩大与超扩大淋巴结清扫的范围较之更广。由于后两者对患者肿瘤学及生存预后的影响还有待进一步论证,考虑手术时间及手术难度的问题,笔者推荐根治性膀胱切除术常规行标准盆腔淋巴结清扫。

二、手术适应证

1. 临床分期 $T_2 \sim T_{4a} N_0 M_0$ 期肿瘤

2. 高危非肌层浸润性肿瘤，包括：T_1 期肿瘤；G_3 级别肿瘤；原位癌；多发、复发、大体积（>3cm）$T_a G_1 G_2$ 期肿瘤。

三、术前准备

术前应有活检或电切标本的病理学检查，确诊为膀胱癌；CT 扫描与静脉尿路造影有助于明确临床分期，此外还应排查是否合并有上尿路肿瘤；患者术前 3 天开始过渡到流质饮食，并且加服甲硝唑片与庆大霉素片清理肠道，术前晚与手术当天早晨行清洁灌肠，常规术前备血；术前半小时预防性使用抗生素。

四、手术步骤

（一）麻醉和手术体位
参考相关章节。

（二）手术步骤

1. 建立气腹及放置 Trocar　参考相关章节。

2. 标准盆腔淋巴结清扫　进入腹腔后，调整体位为头低足高位，用无损伤抓钳将覆盖于盆腔表面的肠管向头侧摊开，显露覆盖于腹膜下的膀胱及其周围结构。此时可观察到的表浅结构在腹侧有：脐正中襞（脐正中韧带），为脐尿管覆盖于腹膜下；脐内侧壁（脐旁正中韧带），为脐动脉覆盖于腹膜下；脐外侧壁（脐外侧韧带），为腹壁下血管覆盖于腹膜下；输精管襞，为输精管覆盖于腹膜下，起自内环口，止于膀胱底；输尿管壁，为输尿管覆盖于腹膜下，多位于髂血管分叉处，止于膀胱底并与输精管壁相交；此外还有髂外血管、膀胱直肠陷凹、内环口、睾丸血管（生殖血管）（图 8-12）。认清这些结构，有利于后续的游离操作。

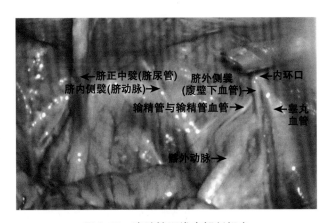

图 8-12　腹腔镜下浅表解剖标志

沿髂外动脉打开腹膜，自髂血管分叉处打开至内环口。在髂血管分叉处寻找输尿管，将输尿管向深处游离足够长度，注意适当保留输尿管周围血供。打开髂外动脉血管鞘，清理髂血管外侧淋巴及脂肪组织，注意勿损伤位于腰大肌表面的生殖股神经，清扫范围自髂血管分叉处至内环口（图 8-13）。然后在髂外动脉内侧游离髂外静脉，清扫髂血管内侧

淋巴脂肪组织。清理完髂血管内侧淋巴结后，沿髂外静脉向深处寻找骨盆壁，沿骨盆壁向下寻找闭孔神经，清理闭孔神经周围淋巴脂肪组织。

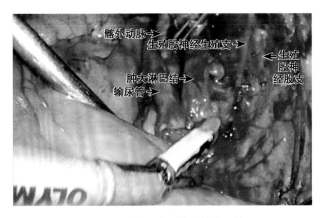

图 8-13　清理髂血管外侧淋巴结

3. 游离精囊与膀胱后壁　助手将膀胱向腹侧推移，同时向头侧牵拉乙状结肠，显露膀胱直肠陷凹。用超声刀沿膀胱直肠陷凹横向打开腹膜，紧贴膀胱后壁向深处游离，寻找输精管壶腹与精囊。将输精管与精囊游离至前列腺水平，注意钳夹精囊动脉，以免造成出血而影响视野。此处在游离精囊时应注意，由于盆腔神经丛自直肠两侧壁至膀胱与前列腺的走行过程中，神经纤维与精囊腺的距离十分贴近，在行保留性神经的手术中，游离精囊时应尽量避免使用电热设备，以免对性神经产生损伤。双侧精囊腺游离完成后，助手用抓钳将两精囊向腹侧提起，此时可观察到有一定张力的狄氏筋膜，用超声刀紧贴精囊横向打开狄氏筋膜，可见黄色的脂肪组织，表明已进入直肠前间隙，在此间隙内向深处游离前列腺背侧，可避免造成直肠损伤（图 8-14）。

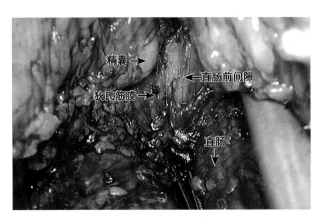

图 8-14　打开狄氏筋膜，进入直肠前间隙

4. 处理膀胱侧韧带　助手将膀胱与精囊向腹侧牵引，暴露两侧的膀胱侧韧带。如前所述，膀胱侧韧带分为前后两侧，前层血管多较为明显，经仔细游离后可逐一结扎离断，后层侧韧带多与周围的脂肪组织紧密粘连，形成条束状血管脂肪组织（图 8-15）。由于后层侧韧带中的血管与直肠侧壁存在广泛吻合，而且多为双向血流，笔者建议采用新型血管封闭系统如 Ligasure，可一次性结扎离断，而且不会造成出血。在保留性神

经的手术中,可用 Hem-o-lok 夹闭侧韧带的远膀胱端,用钛夹夹闭近膀胱端,再以冷刀离断中央,也可有效控制出血(图 8-16)。

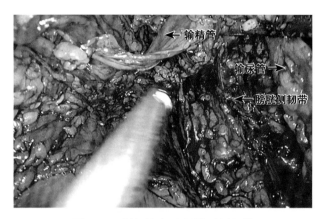

图 8-15　提起精囊,显露膀胱侧韧带

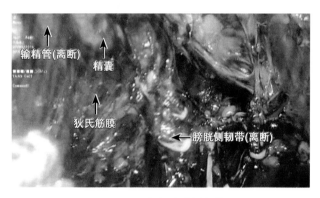

图 8-16　离断膀胱侧韧带

5. 游离膀胱前壁　助手将膀胱向背侧牵拉,用超声刀将前壁的腹膜做倒 U 形切开,同时离断脐正中韧带与脐旁正中韧带。此时若使用30°腹腔镜,可将镜头旋转180°以正确观察膀胱与腹膜的关系,避免打开腹膜时误入膀胱。切开腹膜后可见白色的疏松组织,用超声刀游离,进入耻骨后间隙,清理覆盖于前列腺表面的脂肪组织。

6. 处理前列腺　打开两侧盆筋膜,离断耻骨前列腺韧带,缝扎背深静脉复合体,此处处理方法与前列腺根治性切除术相同,手术技巧请参考相关章节。用超声刀离断前列腺尖部,充分游离尿道。此处需强调的是,由于尿路上皮癌极易发生种植转移,在离断尿道前,应用钛夹或 Hem-o-lok 夹闭尿道近前列腺处,然后在尿道远端用冷刀离断尿道,在行原位新膀胱手术的患者中,尿道应尽量保留足够长度,并避免损伤尿道横纹括约肌。尿道离断后,将膀胱与前列腺向一侧翻转,使对侧前列腺韧带保持一定的张力,离断前列腺侧韧带,在保留性神经的手术中,应先用 Hem-o-lok 夹闭,然后用冷刀离断;然后将膀胱与前列腺向另一侧翻转,离断对侧前列腺韧带。自此,膀胱与前列腺游离完毕。

7. 尿流改道　常规的尿流改道技术主要有原位新膀胱、回肠通道术与输尿管皮肤造口,一般需开放手术完成,读者可参考相关书籍,此处不再累述。需指出的是,可控性尿流改道对患者要求较高,需排除患者存在神经病变、精神衰弱、术前高剂量照射治疗、复杂性尿道狭窄、肾功能不全等情况,

此外,术中应取尿道残缘送活检,排除尿道切缘阳性,同时术中应保留足够的尿道长度,并注意保护尿道横纹括约肌。

(三)解剖式盆腔淋巴结清扫技术

膀胱的支持结构中,除了通过前列腺、尿道与盆底相连以外,最重要的支持结构为膀胱两侧的脂肪组织,尤其是膀胱侧韧带。笔者注意到,在清理盆腔淋巴结时,如果同时处理膀胱两侧的结构及侧韧带血管,可使膀胱得到有效的松解,从而增加操作空间,利于后续的膀胱游离,因此,笔者提出了解剖式盆腔淋巴结清扫技术,主要技术要点如下。

在清理髂血管内侧淋巴结时,于髂血管分叉处寻找髂内动脉,自髂内动脉起始部可游离脐动脉,脐动脉沿脐旁正中韧带位于腹膜下走行,自脐动脉起始部发出膀胱上动脉至膀胱,结扎脐动脉起始部,同时结扎膀胱上动脉,并离断脐动脉,可以有效增加操作空间(图 8-17)。离断脐动脉后,沿髂内动脉向深处游离,此时可同时游离闭孔神经与清理闭孔神经周围淋巴结。在闭孔神经以下层面,可见起自髂内血管的闭孔血管,多可同时见闭孔动脉与闭孔静脉,与闭孔神经走行一致。在闭孔血管水平,可见起自髂内动脉的膀胱下动脉,走行至膀胱底部,仔细游离后可结扎离断(图 8-18)。膀胱的静脉回流变异较大,在膀胱下动脉水平多可见一条较粗静脉回流至髂内静脉,称为膀胱下静脉,可用超声刀直接离断。此外,大部分患者还可见数条回流至髂内静脉的血管,称为膀胱上、中静脉,可分别游离逐一离断。此时,膀胱两侧的空间可得到充分扩展,可见到盆底筋膜与提肛肌,同时,膀胱侧韧带前层也多被有效控制,从而简化了后续处理膀胱韧带时的操作。

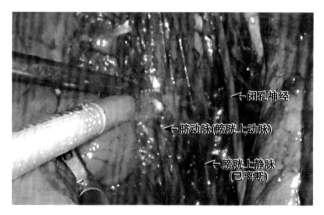

图 8-17　离断脐动脉

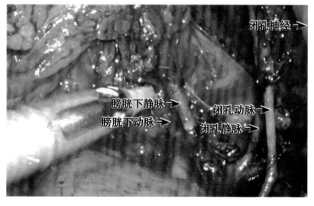

图 8-18　显露闭孔血管与膀胱下血管

（四）精道解剖技术

输精管自内环口进入盆腔，先后跨过髂外血管、脐动脉、输尿管、精囊，最后末端膨大形成输精管壶腹，终止于前列腺。输精管在腹膜下走行表浅易识，质韧不易断，而且整个走行轨迹所跨过的结构均为手术中需处理的重要结构，笔者近年提出"精道解剖"的概念，尝试在腹腔镜膀胱根治性切除时全程游离输精管，通过术中可明确辨识的解剖标志，以规范手术步骤，简化手术操作，其技术要点如下。

1. 以输精管为前侧界，提供标准盆腔淋巴结清扫的范围标志（图 8-19）。

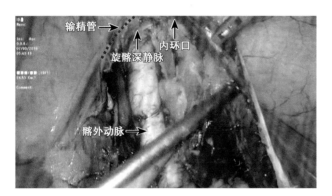

图 8-19　输精管作为淋巴结清扫的前侧界

2. 以输精管为前内侧界，以髂外血管为外侧界，以输尿管为近侧界，以膀胱为内侧界，梯形打开腹膜，增加操作空间（图 8-20 ~ 图 8-22）。

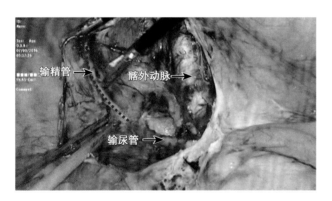

图 8-20　以输精管为内侧界打开腹膜

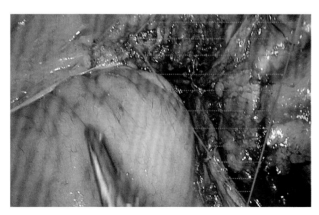

图 8-21　腹膜打开范围

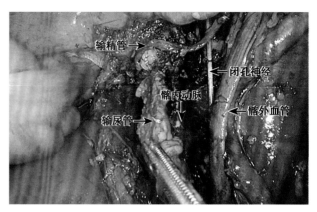

图 8-22　三角形打开腹膜，增加操作空间

3. 以输精管走行为标志，寻找脐动脉。

4. 以输精管走行为标志，寻找其与输尿管的交叉点，从而判断输尿管的末端位置（图 8-23 和图 8-24）。

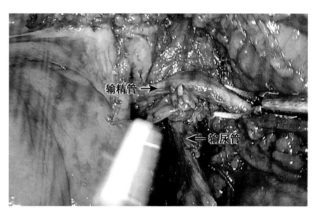

图 8-23　以输精管判断末端输尿管位置

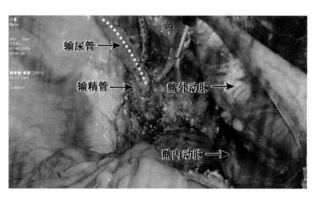

图 8-24　输精管与输尿管交叉

5. 在两输精管以内紧贴膀胱后壁横向打开腹膜，沿输精管向深处游离至输精管壶腹，以输精管壶腹作为标志在两侧寻找精囊（图 8-25）。

（五）女性膀胱癌根治术

女性膀胱癌根治术的切除范围包括整个膀胱、末端输尿管、全部尿道、子宫、邻近阴道及区域淋巴结。近年来，为了解决术后尿失禁及性功能障碍，提高生活质量，不少术者采取了保留盆腔脏器及相关结构的术式，包括保留女性神经血管束、保留子宫阴道、保留尿道行原位新膀胱术等。需指出

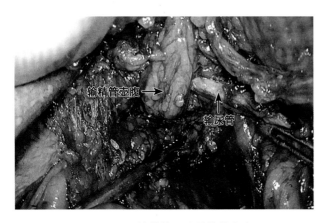

图 8-25　沿输精管寻找输精管壶腹

的是,由于这些技术的肿瘤控制效果及远期生存获益尚缺乏有力的循证医学证据,保留盆腔脏器及相关结构的技术需充分考虑患者年龄、身体条件及个人意愿作慎重选择,不应作为女性膀胱癌根治术的常规治疗手段。

保留子宫及阴道的膀胱癌根治术易于男性手术,主要有两步可极大地节省操作:其一,无须处理前列腺,不需结扎背深静脉复合体,不需处理前列腺侧韧带;其二,保留子宫阴道的术式处理膀胱后面时无须打开狄氏筋膜进入直肠前间隙,由于有阴道介于膀胱与直肠之间,一般不会有损伤直肠的风险。与男性手术相比主要区别在游离输尿管的末端,此处需注意"小桥流水"结构,即子宫动脉挂过输尿管末端处,依笔者经验,游离输尿管时自髂血管分叉处顺行向下游离,尽量游离至子宫主韧带之下,注意保护子宫动脉,此时离断输尿管,无须游离至膀胱壁,输尿管长度足够行后续的原位膀胱或回肠通道等尿流改道技术,且降低了损伤血管的风险,简化了手术步骤。

标准的女性膀胱癌根治术需切除子宫及邻近阴道,手术步骤繁于男性手术,且泌尿外科医生一般不善使用举宫器等辅助工具,子宫多固定活动性差,手术难度较高。主要步骤如下。

1. 在髂血管分叉处找到输尿管,尽量向下游离输尿管至足够长度,沿髂外血管外侧打开腹膜,行标准淋巴结清扫术,手术步骤同男性手术,不再累述。

2. 离断子宫圆韧带,提起输卵管伞,打开子宫阔韧带,在离断时要保证在卵巢内侧游离并离断卵巢固有韧带,避免损伤卵巢外侧的悬韧带,以保留卵巢的正常血供。

3. 在子宫直肠陷凹处横向打开腹膜,游离子宫后面至宫颈。

4. 游离子宫两侧面,同时游离输尿管至子宫主韧带(图8-26),结扎并离断子宫动脉,游离输尿管至足够长度后将输尿管离断。

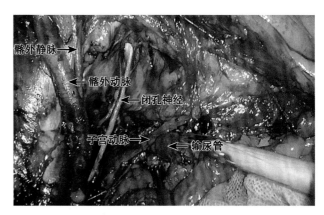

图 8-26　游离输尿管至子宫动脉

5. 在膀胱与子宫之间的层面锐性游离至子宫颈后,处理膀胱两侧面,处理方式同男性手术,将膀胱侧韧带分层处理结扎,此处不再赘述。

6. 打开膀胱前壁覆盖的腹膜,进入膀胱前间隙,游离尿道,结扎尿道后离断,注意处理阴蒂背深静脉的出血。

7. 在宫颈处打开阴道穹隆,并环绕一圈离断阴道,将膀胱及子宫一并取出,以 2-0 号可吸收缝线缝合阴道残端。

五、术后处理

术后取头高足低位以便于引流,恢复饮食可适当延后,以充分观察是否存在迟发性直肠损伤。引流管在引流液干净后可拔除,如存在术后漏尿,可适当延后。术后 4 周拔除双 J 管,如有漏尿应适当延后。若行原位新膀胱术应每日冲洗膀胱,避免新膀胱内血块堵塞,尿管应于术后 2 周拔除,若出现尿失禁现象,应嘱患者做盆底肌肉锻炼。

(刘修恒)

第四节　经脐单孔腹腔镜根治性膀胱切除术

一、概述

2007 年单孔腹腔镜首次被应用于泌尿外科,安全性及可行性初步得到证实,该方法改善了手术后伤口的美观程度,但因其手术技术水平要求较高,尤其是对于根治性膀胱切除手术步骤复杂,限制了单孔腹腔镜根治性膀胱切除术的推广。2009 年林天歆、黄健等首次详细描述了经脐单孔腹腔镜根治性膀胱切除+原位回肠新膀胱术的具体技术步骤,并进行了改良,并证实了其安全性及可行性。随后随着商业化的单孔多通道套管进入国内及单孔器械的改进使得单孔腹腔镜的开展及推广变得相对容易。目前尚缺乏足够的临床证据证实单孔腹腔镜根治性膀胱切除术的远期肿瘤效果。

二、手术适应证和禁忌证

1. **适应证**　原则上凡是符合行腹腔镜根治性膀胱切除术指证并且对美观要求较高的患者均可考虑行单孔腹腔镜根治性膀胱切除术。即 $T_2 \sim T_{4a}$,N_{0-X},M_0 浸润性膀胱癌;高危非肌层浸润性膀胱癌 T_1G_3(高级别)肿瘤;BCG 治疗无效的 Tis;反复复发的非肌层浸润性膀胱癌;经尿道电切和膀胱灌注治疗无法控制的广泛乳头状病变及膀胱非尿路上皮癌等。挽救性膀胱全切除术的指征包括:非手术治疗无效、保留膀胱疗后肿瘤复发。由于手术技术难度较高,建议有较丰富腹腔镜根治性膀胱切除的医生选择适当的患者进行开展。

2. **禁忌证**　有严重并发症(心、肺、肝、脑、肾等疾病)不能耐受手术者。

三、术前准备

1. 术前常规检查、心电图、X 线胸片、心肺功能、膀胱镜等。

2. 影像学分期,如盆腔 CT 或 MR、腹部超声、骨扫描等。

3. 术前留置导尿,胃管不做常规放置。

4. 肠道准备。是否肠道准备,多取决于尿流改道的方式,若为输尿管造口,可不需肠道准备,或仅口服缓泻剂。若采用肠道行原位回肠新膀胱术或回肠通道术,需对肠道康复方案进行有计划的选择。目前针对肠道康复方案分为两种,即常规肠道康复方案和快速肠道康复方案。传统的常规肠道康复方案需于术前 3 天开始口服肠道抗生素,术前 2 天开始进流质饮食,术前晚清洁灌肠及导泻、禁食,术晨清洁灌肠

及留置胃管行胃肠减压。在快速康复外科理念的推动下,快速肠道康复方案逐渐在回肠原位新膀胱术获得广泛应用,并取得优于常规方案的康复效果及不差于常规方案的并发症发证率。快速方案术前准备相对简化,即术前 1 天进流质饮食,术前晚导泻、禁食,整个过程不留置胃管及不进行清洁灌肠。

四、手术步骤

（一）麻醉和体位

气管插管后全身麻醉,取 Trendelenburg 体位(图 8-27),术中需注意 $PaCO_2$ 的监测,防止 CO_2 过度蓄积。

（二）操作步骤

手术的具体步骤与普通腹腔镜根治性膀胱切除术基本一致,为降低手术操作难度对一些具体操作细节进行改良或调整。

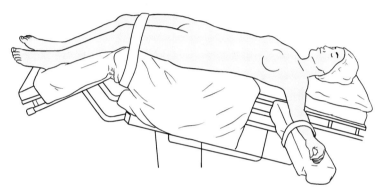

图 8-27　Trendelenburg 体位

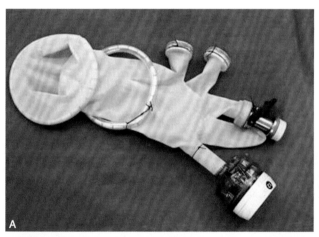
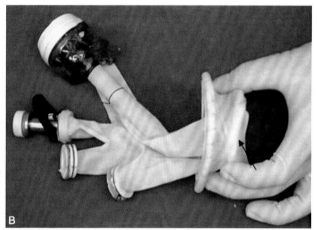
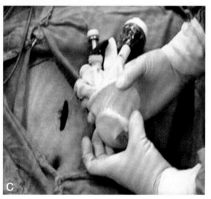
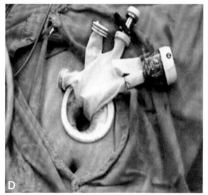
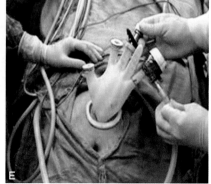

图 8-28　"两环一套"自制单孔套管

1. 制备气腹及单孔通道

（1）单孔多通道套管的选择与制备：单孔多通道套管目前有两大类。一类为商品化套管，如 R-port™（Advanced Surgical Concepts，Wicklow，Ireland），Uni-X™（Pnavel Systems，Morganville，NJ，USA）等，一类为自制单孔套管，如"两环一套"装置，即内环外环和外科无菌手套（图 8-28）。

（2）套管通道建立：直视下于正中下腹部做一长 4~5cm 的切口，将"内环"通过切口置入腹腔，拉紧手套使内环贴近腹壁内侧，外环贴近腹壁外侧，然后经套管注入 CO_2。气腹建立后产生的腹压使得内外环之间产生了张力进而防止漏气。建立气腹后在可根据手术难度适当增加套管。

2. 双侧盆腔淋巴结清扫术　当进行右侧淋巴结清扫时，患者体位向左侧倾斜，术者及扶镜助手位于患者左侧，第 1 助手位于患者右侧；当进行左侧淋巴结清扫时，使患者体位向右侧倾斜，术者及扶镜助手位于患者右侧，第 1 助手位于患者左侧。

于髂总动脉分支处找到输尿管，并向下游离至膀胱输尿管交界处，可考虑先切断输尿管便于术中暴露。淋巴结清扫范围及具体操作步骤同常规腹腔镜盆腔淋巴结清扫。

3. 腹腔镜根治性膀胱切除术

（1）在膀胱上缝一条牵引线将膀胱向前牵引以便暴露和分离精囊（图 8-29）。横行切开膀胱直肠陷窝的腹膜以显露输精管壶腹部和精囊，提起精囊显露狄氏筋膜，横行切开狄氏筋膜并显露直肠与前列腺后面之间的狄氏间隙。

（2）将腹膜倒"U"形切开，显露膀胱前壁及膀胱前间隙，切开盆内筋膜反折。用可吸收缝扎阴茎背深静脉复合体，操作时将可将线的尾端 10cm 打一个滑结套结，然后将针置入腹腔内，缝合复合体后针穿入套圈，拉紧滑结后与线尾打结，以减少体内打结操作（图 8-30）。也可考虑使用可吸收倒刺缝线无须打结。

（3）游离膀胱侧韧带及前列腺侧韧带：使用超声刀或 ligasure 切断膀胱侧韧带，有指征保留勃起神经的可采用 hem-o-lok 及剪刀进行操作。

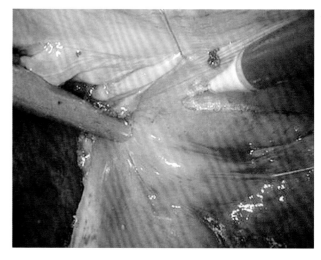

图 8-29　缝一条牵引线将膀胱向前牵拉协助显露

（4）分离前列腺尖部：在缝扎线的近端切断阴茎背深静脉复合体，向下分离至前列腺尖部。紧贴前列腺尖部暴露分离尿道，将 Foleys 导尿管拔出，大号 hem-o-lok 夹闭尿道以防止尿液及癌细胞外流造成污染，暴露并剪断尿道，将直肠尿道肌与膀胱前列腺完全游离。剪开多通道套管，迅速将标本经多通道套管取出。

4. 尿流改道术　根据患者具体情况行不同形式尿流改道。若行原位新膀胱则在腔镜下新膀胱-尿道吻合时仍可应用体外滑结方法减少体内操作。术毕后放置盆腔引流管，移除套管针及单孔腹腔镜设备，缝合切口。

五、术后处理

1. 注意观察术后并发症的发生，如出血、感染、尿漏、肠梗阻、肠瘘、肺炎。

2. 如行肠道手术，术后观察肠道恢复情况并给予适当的营养支持。

3. 鼓励患者早期下床活动以利于肠道恢复。

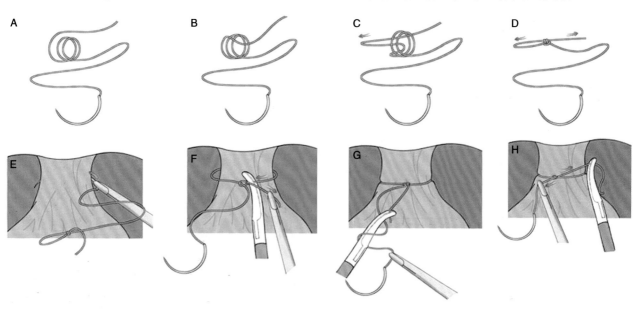

图 8-30　体外滑结技术

4. 盆腔引流管视具体引流情况决定是否拔除。

5. 若行原位新膀胱术,术后早期需手动冲洗膀胱,每天2~3次,以防黏液阻塞尿管。术后10~14天行膀胱造影确认新膀胱尿道吻合口愈合良好,后拔除尿管。

六、展望

单孔腹腔镜根治性膀胱切除术对手术技巧要求较高,尤其是镜下缝合打结操作难度大。体外活结,缝线悬吊等方法均可降低手术难度。随着达芬奇机器人的推广,泌尿外科医生开始尝试使用达芬奇机器人经单孔套管手术,并取得成功,目前尚未发现达芬奇机器人辅助单孔腹腔镜根治性膀胱切除术的报道,相信随着外科手术器械的研发,手术操作难度的降低,单孔腹腔镜根治性膀胱切除会迎来新的发展机遇。

(林天歆)

第五节 腹腔镜膀胱阴道瘘修补术

一、概述

膀胱阴道瘘(vesicovaginal fistula, VVF)是最常见的泌尿生殖瘘,在发展中国家,膀胱阴道瘘主要由产科护理水平的低下引起的产程延长所致;而在发达国家,放射治疗、恶性肿瘤及妇科手术损伤是膀胱阴道瘘发病的主要原因。据文献统计,妇科腹部子宫切除术逐渐上升为膀胱阴道瘘的最常见原因,子宫切除损伤膀胱造成膀胱阴道瘘概率达1/1800,几乎为所有膀胱阴道瘘发生的85%。手术后有一定的复发率,且二次手术更加困难,处理起来非常棘手,是困扰广大患者和医务人员的医学难题。由于尿液通过瘘口持续由膀胱经阴道漏出,易合并泌尿系感染,给患者带来困扰并降低生活质量,患者往往有着强烈迫切的求医愿望。手术是治疗VVF的主要方法。膀胱阴道瘘的开放修补术有经腹部入路、经阴道入路、经腹部阴道联合入路。但由于盆底脏器位置的特殊性,开放手术暴露不易,手术成功率不高。近年来,人们一直在探寻更好的手术方法。随着腹腔镜技术的不断成熟,国内外学者在这方面进行了初步的尝试,将腹腔镜技术应用于膀胱阴道瘘修补。Nezhat等在1994年首次采用腹腔镜对VVF进行修复并取得成功,之后腹腔镜下VVF修补术在临床上得以开展并取得了满意疗效。腹腔镜手术可以借助腹腔镜的放大作用,更好地显露盆腔的解剖结构,术者可以进行精细的切割、细致的止血,精确的缝合,对周围组织器官组织的损伤减小,术中出血少,术后恢复快,患者痛苦轻,手术成功率高,逐渐成为泌尿外科医生的新选择。

二、手术适应证与禁忌证

1. 适应证 由手术、分娩、外伤等原因引起的尿瘘(如膀胱-阴道瘘、膀胱-宫颈-阴道瘘)经非手术治疗无效者。

2. 禁忌证 身体状况无法耐受腹腔镜手术者,如严重的心、肺功能障碍或严重的出血倾向等。

三、术前准备

1. 术前需要对患者行全身和泌尿系统的检查和评估,如心、肺、肾等重要器官的功能。

2. 术前2~3天行PVP-1液阴道灌注。

3. 术前行膀胱镜检查,明确瘘口的位置、大小及与膀胱三角区的关系。

4. 术前晚或次日晨行清洁灌肠,术前半小时静脉滴注广谱抗生素。

四、麻醉和体位

气管插管后全身麻醉。取仰卧位,双手置于躯干两侧,臀部垫高10~15cm,头低足高位(15°~30°),两腿张开并留置导尿管。

五、手术步骤

1. 膀胱镜下留置输尿管导管,用以术中辨认和保护输尿管,4F不同颜色的输尿管导管置于瘘管,末端从阴道取出。

2. 穿刺器的放置和气腹建立 首先取脐旁针尖般大小的小切口,以Veress针穿刺入腹腔,充入CO_2至压力为12mmHg(1mmHg=0.133kPa),脐上缘正中做1cm切口,插入10mm Trocar,置入腹腔镜(摄像头通道),监视下在脐与左髂前上棘连线中点上方2cm置入5mm Trocar,在右侧麦氏点与脐之间中点放置10mm Trocar。

3. 粘连松解及膀胱切开将盆腔内的粘连松解,分辨出子宫和膀胱,使用超声刀切开膀胱和阴道间的腹膜,轻柔钝性分离膀胱和阴道之间,按层次分离开。使用腹腔镜剪刀从膀胱顶部纵向切开膀胱至瘘口的位置,分离膀胱壁,将其与阴道完全分离开(图8-31)。

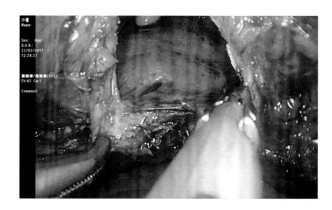

图8-31 分离膀胱和阴道

4. 分离并切除瘘管用子宫托从阴道内顶起宫颈,用剪刀去除阴道壁瘘口周围所形成的瘢痕组织,致使创面较为新鲜,使用4-0号可吸收线连续缝合关闭阴道壁瘘口(图8-32和图8-33)。

5. 膀胱阴道壁之前填塞组织垫松解一段带蒂大网膜,或者结肠周围肠系膜脂肪组织游离,填塞在阴道后壁缝合处,再用4-0号可吸收线加固缝合(本步骤可选做)。

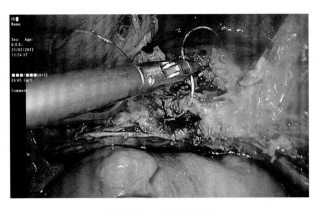

图 8-32　缝合阴道壁

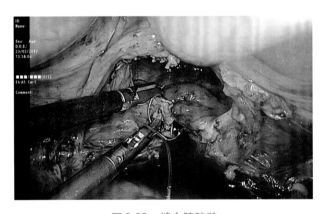

图 8-33　缝合膀胱壁

6. 缝合膀胱壁层瘘口和切开的膀胱壁　用 3-0 号的可吸收线连续减张缝合关闭膀胱后壁瘘口处，再连续缝合膀胱后壁黏膜，注意不要损伤输尿管口。最后检查创面无明显出血，用 3-0 号可吸收线全层连续缝合膀胱切口。冲洗膀胱并吸尽积液，从左下腹 5mm Trocar 处置入 1 根盆腔引流管，退出器械，缝合各穿刺孔。重新置入导尿管，与 2 根输尿管导管一起固定。

六、术后处理

1. 术后应用口服抗生素，预防感染。

2. 术后尿管和输尿管导管留置 10 ~ 14 天拔除，嘱患者定时排尿。

3. 盆腔引流管中引流液较少或消失即可拔除。

4. 术后胃肠道功能恢复后逐渐恢复饮食，可从饮水、流质食物开始。

七、并发症及其防治

1. 出血　主要是术中切口吻合不紧密所致，一般不严重，要注意保持引流管通畅，以免血凝块阻塞。

2. 感染　主要是术中膀胱壁吻合不紧密或术后早期导尿管滑脱所致，需延长留置尿管时间和控制感染。

3. 漏尿　很少一部分患者术后会出现漏尿，从引流管引流出来，多属于缝合不牢靠所致。在保持导尿管通畅的前提下，一般不用特殊处理，1 ~ 2 周后随着伤口的愈合自然减少。

4. 其他器官的损伤　常发生于输尿管损伤，瘘口修补失败或者新的瘘口形成。

（余　虓　李　恒）

第六节　腹腔镜膀胱手术常见并发症的预防和处理

一、概述

腹腔镜下膀胱手术主要涉及盆腔。复杂的盆腔解剖和肠道造成了一些常见并发症。

二、并发症及其防治

1. 血管损伤　腹腔内血管损伤是泌尿外科手术最严重的并发症之一，发生率为 0.03% ~ 2.7%，常涉及腹主动脉和髂总动脉。随着近年膀胱手术的增加，特别是盆腔淋巴结清扫手术的增多和范围扩大，静脉性的出血越来越多，其原因是静脉壁薄容易损伤、术中粘连严重分离时容易撕破、淋巴清扫范围太大又淋巴管与静脉关系密切导致损伤概率增加，并医生的腔镜手术经验也和损伤有关。有研究表明，目前泌尿外科腹腔镜手术 40% 的围术期并发症与术中术后出血有关。

膀胱手术最易损伤的大血管是髂内、外静脉，最凶险的损伤是髂内、外动脉。如清理淋巴结时超声刀不容易分离静脉鞘，而把静脉鞘打开的动作同时夹烧了髂外静脉壁（或者是迂曲变异的髂外动脉没有遮盖住髂外静脉，处理髂外动脉时直接夹烧了髂外静脉壁），出现典型的泉涌状出血，这个时候应该立刻用器械夹住出血处的静脉壁，再用吸引器清理周围，看清情况，然后用血管线做血管的"8"字缝合，或者用小

钛夹整齐成列从远心端开始夹闭该处破损的静脉直到越过裂口处的近心端；不可随意用超声刀或双极电凝止血，或者用单个钛夹或者 hem-o-lok 直接加闭裂口，这样会扩大裂口，造成更大的损伤。髂内、外静脉的属支损伤比较常见，往往是解剖变异或者操作粗野造成的，可以使用双极电凝或者超声刀慢档处理，在凝血操作时注意不要过多钳夹和拨扒，造成小静脉汇入大静脉处的撕脱，引起更大的损伤。

髂外动脉的损伤其实很少发生，一般发生在术者使用超声刀或者电刀太靠近动脉壁操作，造成动脉滋养血管出血，然后再用能量系统止血造成动脉外壁损伤。这种出血很凶猛，喷射出鲜红的血液。要么立刻用纱布压住出血点，要么夹住动脉近心端立刻用血管线"8"字缝合出血点，这样的处理都需要熟练的术者良好的心理素质和充分的准备，否则应该立刻开放修补。

髂内动脉和属支的损伤比较常见，最容易损伤的是膀胱上动脉和闭孔动脉，往往是解剖不清的情况下误伤，但是处理比较简单，在充分处理局部清理视野后找到出血点，在近心端用 hem-o-lok 夹闭动脉。

术中处理完血管损伤后应在术后预防和处理血栓。

2. 神经损伤　膀胱手术最常见的神经损伤是闭孔神经损伤。闭孔神经的损伤一般是在解剖不清时超声刀误伤的，一半断裂或者完全断裂。闭孔神经损伤会造成术后同侧下

肢疼痛、部分肌肉萎缩、行走姿势改变。如果是完全断裂，建议用血管线将端-端缝合牵拢，可能对术后相关并发症有帮助。

3. 肠道损伤　泌尿外科腔镜手术术中造成胃肠道损伤的发生率在0.9%左右。胃肠道损伤可能发生在从建立气腹到关腹的全过程。腹部手术史和泌尿外科二次手术是高危因素。肠道损伤需要及时发现，然后根据损伤情况进行相应处理。如果损伤小，则可行简单修补；如果肠管损伤较大，则需要切除不正常的肠管部分，然后行端-端吻合。

男性膀胱全切手术处理前列腺尖部时，有损伤直肠可能，特别是局部粘连严重解剖不清时。如果只是直肠浆膜层损伤，可以用3-0号可吸收线做"8"字缝合，如果是直肠全层损伤，建议行修补术同时做横结肠造口后期回纳。

全膀胱手术尿流改道或者膀胱重建需要使用肠道，同样会造成损伤。比较常见的损伤是肠襻的血管术中术后的蒂扭转，及时发现可以在复位后用热纱布覆盖观察，如果发现该处肠管血供不行或者高度怀疑不行，应果断放弃和切除。再有可能恢复肠道连续性时吻合问题造成肠瘘或肠道狭窄。

肠道损伤的患者应该在术后高度关注发生急性腹膜炎和败血症的风险，需及时处理。

4. 尿路损伤　腹腔镜下操作离不开超声刀，超声刀的广泛使用，造成越来越多尿道损伤。有数据显示，泌尿外科腹腔镜尿路损伤不多，发生率在1%以内，但是非泌尿外科的腹腔镜手术尿路损伤发生率在0.09%～14%。

腹腔镜膀胱相关手术中，可能因为太靠近输尿管操作造成输尿管血供缺乏、热的超声刀或双极电凝钳夹输尿管等原因，造成输尿管瘘。这样的损伤往往术中难以察觉，术后1周后才出现尿瘘相关表现。所以处理输尿管时应预防性操作，少用凝多用切，尽量保留输尿管鞘，术中若认为可疑损伤，应立刻行输尿管双J管置入。若术后发现，应行输尿管膀胱再植手术。

在涉及打开膀胱手术时如膀胱部分切、膀胱-阴道瘘修补、脐尿管癌或囊肿切除等手术时，请注意输尿管开口的保护，关闭膀胱之前应常规确认输尿管开口正常。在缝合膀胱时应注意缝合张力不能太大，用2-0号可吸收线全层缝合膀胱后再做浆膜层包缝，并一定使用18F以上的导尿管导尿并保持导尿通畅。笔者行膀胱部分切手术超过100例，有1例发生了术后7天缝合处裂开漏尿，行二次手术重新修补后再过7天又裂开漏尿的情况，考虑缝合面较大、张力较大故缝合不牢、患者低蛋白血症造成，再充分游离再修补并补充蛋白后治愈。有学者认为，术中最好用倒刺线缝合膀胱；术后出现膀胱瘘，只要保持尿管和引流管，大部分患者充分引流2周左右可以自愈。

5. 淋巴漏　盆腔淋巴结清扫术后往往出现淋巴瘘和或淋巴囊肿，有报道在腹腔镜全膀胱根治术淋巴结清扫后发病率为7.9%，有报道认为低蛋白血症是淋巴漏的危险因素。淋巴漏出过多的患者有可能增加伤口不愈合情况，及增加肠梗阻可能。建议术中处理淋巴管时用超声刀慢挡多凝，碰见较粗的淋巴管时用钛夹结扎，尽量避免切一半淋巴结的情况。有报道术中用生物胶封闭淋巴管可以降低淋巴瘘的发生。

如果术后出现淋巴瘘，建议低脂、高蛋白饮食，同时保持引流通畅，对于引流量>500ml/d的患者，可采用禁食、肠外营养，或加用生长抑素。

6. 术后伤口感染与裂口　感染一般以肠道的细菌为主，若出现发热，需及时使用敏感抗生素。术后伤口感染需按感染性伤口及时换药，必要时放置引流条充分引流渗出液，保持伤口清洁干燥。如果术中出现肠道内容物或者粪液较多流入腹腔、低蛋白血症患者、一般情况差者，关闭腹壁切口时应该果断行减张缝合。

7. 其他　腹腔镜手术都有可能出现一过性高碳酸血症、皮下气肿等。

（刘　征）

参 考 文 献

1. Louis RK, et al. Campbell-Walsh Urology. 11th edition. Elsevier, 2015.

2. Collins JW, et al. Robot-assisted radical cystectomy: description of an evolved approach to radical cystectomy. European Urology, 2013, 64(4):654.

3. Walz J, et al. A critical analysis of the current knowledge of surgical anatomy related to optimization of cancer control and preservation of continence and erection in candidates for radical prostatectomy. European Urology, 2010, 57(2):179.

4. Secin FP, et al. Guillonneau B. Anatomy of accessory pudendal arteries in laparoscopic radical prostatectomy. Journal of Urology, 2005, 174:523.

5. 陈湘, 齐琳, 陈合群, 等. 腹腔镜下膀胱部分切除术. 中国内镜杂志, 2006(5):456-457, 461.

6. Hemal AK, Kolla SB, Wadhwa P, et al. Laparoscopic radical cystectomy and extracorporeal urinary diversion: a single center experience of 48 cases with three years of follow-up. Urology, 2008, 71:41-46.

7. Gao ZL, Fan J, Zhao JJ, et al. Laparoscopic radical cystectomy with extracorporeal ileal conduit urinary diversion for treatment of Chinese bladder cancer patients. Urol Int, 2007, 79:204-209.

8. Pradhan MR, Ranjan P, Rao RN, et al. Inflammatory myofibroblastic tumor of the urinary bladder managed by laparoscopic partial cystectomy. Korean J Urol, 2013, 54:797-800.

9. Redondo C, Perez S, Gimbernat H, et al. Umbilical laparoendoscopic partial cystectomy. Actas Urol Esp, 2015, 39:451-455.

10. 谢进东, 徐啊白, 陈烈钳. 腹腔镜下膀胱部分切除术治疗膀胱憩室. 分子影像学杂志, 2017(1):6-8.

11. Colombo Jr JR, Desai M, Canes D, et al. Laparoscopic partial cystectomy for urachal and bladder cancer. Clinics (Sao Paulo), 2008, 63:731-734.

12. 陈露, 崔心刚, 刘玉杉, 等. 腹腔镜膀胱部分切除术治疗膀胱平滑肌瘤4例报告及文献复习. 腹腔镜外科杂志, 2015(2):144-146.

13. 傅丰文, 高轶, 徐丹枫. 腹腔镜膀胱部分切除术治疗膀胱憩室和良性肿瘤的探讨. 临床泌尿外科杂志, 2009(9):

656-657.

14. Witjes JA, et al. EAU guidelines on muscle-invasive and metastatic bladder cancer：summary of the 2013 guidelines. European urology,2014,65（4）:778.

15. Chang SS, et al. Treatment of Non-Metastatic Muscle-Invasive Bladder Cancer：AUA/ASCO/ASTRO/SUO Guideline. The Journal of urology,2017,198（3）:552.

16. Gamé X, et al. Uterus,fallopian tube,ovary and vagina-sparing laparoscopic cystectomy：technical description and results. European Urology,2007,51（2）:441.

17. 张旭.泌尿外科腹腔镜手术学.北京:人民卫生出版社,2008.

18. 黄健,许可慰,黄海,等.腹腔镜女性膀胱癌根治术切除-原位回肠新膀胱术初步报告.中国微创外科杂志,2008,8（4）:292.

19. White WM, et al. Single-port urological surgery：single-center experience with the first 100 cases. Urology,2009,74（4）:801-804.

20. Kaouk JH, et al. Laparoendoscopic single-site radical cystectomy and pelvic lymph node dissection：initial experience and 2-year follow-up. Urology,2010,76（4）:857-861.

21. Huang J, et al. Laparoscopic radical cystectomy with orthotopic ileal neobladder for bladder cancer：oncologic results of 171 cases with a median 3-year follow-up. Eur Urol,2010,58（3）:442-449.

22. Merseburger（chair）AS, T. R. W. Herrmann UN,Traxer O, et al. <EAU-Guidelines-Robotics-2014. pdf>. 2014,Available from: https://uroweb. org/wp-content/uploads/EAU-Guidelines-Robotics-2014. pdf.

23. Lin T, et al. Hybrid laparoscopic endoscopic single-site surgery for radical cystoprostatectomy and orthotopic ileal neobladder：an initial experience of 12 cases. J Endourol,2011,25（1）:57-63.

24. 孙颖浩,吴震杰.泌尿外科单孔多通道腹腔镜技术在中国的应用与创新.中华泌尿外科杂志,2012,33（10）:729-734.

25. Stein RJ, et al. Robotic laparoendoscopic single-site surgery using GelPort as the access platform. Eur Urol,2010,57（1）:132-136.

26. Lin T, et al. Enhanced recovery after surgery for radical cystectomy with ileal urinary diversion：a multi-institutional,randomized, controlled trial from the Chinese bladder cancer

consortium. World J Urol,2017.

27. Eilber KS, Kavaler E, Rodriguez LV, et al. Ten-year experience with transvaginal vesicovaginal fistula repair using tissue interposition. J Urol,2003,169:1033-1036.

28. Wong MJ, Wong K, Rezvan A, et al. Urogenital fistula. Female Pelvic Med Reconstr Surg,2012,18:71-8; quiz 78.

29. Tiong HY, Shim T, Lee YM, et al. Laparoscopic repair of vesicovaginal fistula. Int Urol Nephrol,2007;39:1085-1090.

30. Nezhat CH, Nezhat F, Nezhat C, et al. Laparoscopic repair of a vesicovaginal fistula：a case report. Obstet Gynecol,1994,83:899-901.

31. Javali TD, Katti A, Nagaraj HK. A simplified laparoscopic approach to repair vesicovaginal fistula：the M. S. Ramaiah technique. Urology,2015,85:544-546.

32. Miklos JR, Moore RD. Laparoscopic extravesical vesicovaginal fistula repair：our technique and 15-year experience. Int Urogynecol J,2015,26:441-446.

33. Grange P, Shakir F, Thiagamoorthy G, et al. Combined Laparoscopic, Vesicoscopic, and Vaginal Repair of a Vesicovaginal Fistula. J Minim Invasive Gynecol,2016,23:859-860.

34. Sharifiaghdas F, Taheri M. The use of a rotational bladder flap for the repair of recurrent mixed trigonal-supratrigonal vesicovaginal fistulas. Int J Gynaecol Obstet,2012,119:18-20.

35. 李鸿宾,徐月敏,金三宝,等.经腹径路手术治疗膀胱阴道瘘的临床分析.临床泌尿外科杂志,2012,（04）:282-284.

36. 唐云华,张向阳,刘龙飞,等.5例腹腔镜下膀胱阴道瘘修补术的临床体会.中南大学学报（医学版）,2015（3）:336-340.

37. 王东文,曹晓明,郭晋喜,等.腹腔镜下膀胱阴道瘘修补术临床初探.中华腔镜泌尿外科杂志（电子版）,2009（2）:103-105.

38. 傅龙龙,宋小芬,傅斌,等.腹腔镜膀胱阴道瘘修补术.中国内镜杂志,2014（5）:555-557.

39. 宋震,李约延,张成静,等.膀胱镜辅助腹腔镜下修补膀胱阴道瘘.中华腔镜泌尿外科杂志（电子版）,2017（2）:109-112.

40. 夏红,李怀芳,欧阳一芹,等.经腹腹腔镜下修补医源性膀胱阴道瘘的效果评价.同济大学学报（医学版）,2013（5）:87-89,93.

41. 符厚圣,周兴.带蒂大网膜移位修补膀胱阴道瘘的效果.实用医学杂志,2011（7）:1254-1256.

第九章

前列腺疾病

第一节　腹腔镜下前列腺解剖特点

一、前列腺大体形态结构

前列腺位于真性骨盆深部，深藏于直肠前、尿道生殖膈之上和耻骨后下方，是由腺体组织和纤维肌性组织组成的实性器官（图9-1）。前列腺外观形似板栗，长宽厚约为4cm×3cm×2cm，近端宽大，朝向上方，稍凹陷，于膀胱颈相贴，尿道

从其中穿过，后部有左右射精管贯穿其中。前列腺下端为前列腺尖部，朝向前下方，与膜部尿道及覆盖在表面的尿道外括约肌相延续。前列腺底部与尖部之间是前列腺体部，前面隆凸，后面平坦，朝向后下方。在前列腺体部后方邻近膀胱处有双侧射精管斜行穿过并开口于前列腺部尿道后壁的精阜。

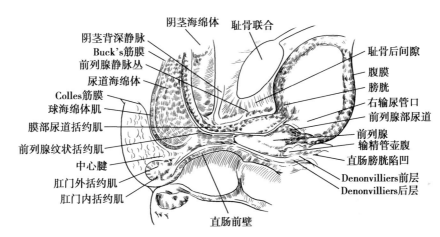

图9-1　前列腺的毗邻

引自：张旭. 泌尿外科腹腔镜手术学. 2008，人民卫生出版社.

二、前列腺筋膜和韧带

前列腺周围有3层深筋膜包绕。第1层是前上层，位于前列腺静脉丛上方和前列腺的前方，形成两条坚韧的耻骨前列腺韧带。两韧带之间及其远侧是前列腺静脉丛和阴茎背深静脉。手术切断耻骨前列腺韧带后可用手指沿前列腺的前面分离至前列腺尖，并可触及尿生殖的上层。第2层为中层，在前列腺静脉丛下面，前列腺后下方下行，实质上就是Denovillier筋膜的前层。第3层即后层，覆盖在直肠后壁上面，实际上是Denovillier筋膜的后层。

第1层和第2层筋膜相延续并反折形成两条耻骨前列腺韧带。耻骨前列腺韧带向前附着于耻骨联合外侧耻骨支的下1/5，向后附着于前列腺与尿道外括约肌的交界处。在两韧带之间、前列腺包膜下可见阴茎背深静脉的最大分支浅表支。两韧带的前列腺侧是侧静脉丛。在处理耻骨前列腺韧带时易造成大量的出血。耻骨前列腺韧带与坐骨嵴之间的

盆筋膜增厚，形成骨盆弓状韧带。

三、阴茎背深静脉和前列腺静脉丛

前列腺静脉在前列腺底部的前面和侧面汇集形成前列腺静脉丛，然后注入髂内静脉，此静脉也收集阴茎背深静脉的回血（图9-2）。阴茎背深静脉穿过尿生殖膈后发出3个属支：浅表支和左右侧静脉丛。其中浅表支分布于前列腺和膀胱颈中部，两侧静脉丛分布于前列腺的后外侧并与阴部静脉丛、膀胱静脉丛有广泛的交通支，因而盆腔内任何静脉丛的破裂均可造成严重的出血。

四、Denovillier 筋膜

Denovillier 筋膜可分为前、后两层。传统观点认为，前列腺和精囊后方为 Denovillier 筋膜的前层覆盖，是尿生殖膈深层筋膜的延续，向上沿前列腺、精囊和射精管后面延伸，并有血管、神经伴行其中，是阻止前列腺炎和癌肿向后扩散的重

119

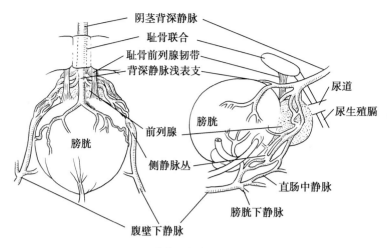

图 9-2　阴茎背深静脉和前列腺静脉丛
引自：张旭．泌尿外科腹腔镜手术学．2008，人民卫生出版社．

要屏障。前列腺后方紧邻直肠，直肠前为 Denovillier 筋膜的后层，剥离前列腺后侧是容易导致直肠损伤，因此在 Denovillier 筋膜的前后层分离，对于避免直肠损伤有重要意义。

Walsh 认为，Denovillier 筋膜是一层薄弱结缔组织，在腹腔镜下难以分离，这可能因人而异。

五、尿道外括约肌

尿道外括约肌位于尿生殖膈内，其侧面观呈倒置马蹄形，外括约肌后方连接的会阴中心腱正是狄氏筋膜起始处。前列腺癌根治手术时靠近尖部离断尿道可避免损伤括约肌而引起真性尿失禁，完整的膜部尿道还利于膀胱颈和尿道断端无张力对位缝合，降低吻合口瘘和狭窄的发生率。

六、前列腺动脉血供和血管神经束

前列腺的血供主要来自膀胱下动脉，其为髂内动脉的分支，主要供应精囊的后下方、前列腺和膀胱底部（图 9-3）。供

应前列腺的分支可分为前列腺动脉尿道组和包膜组。前列腺尿道组动脉分支分别于膀胱颈后外侧 5 点和 7 点处进入前列腺，主要供应膀胱颈部和尿道周围的大部分前列腺腺体。由于它是增生部分前列腺腺体血供的主要来源，在施行前列腺手术时，对前列腺窝后缘 5 点、7 点处前列腺动脉的处理对术中控制出血至关重要。前列腺包膜组动脉分支位于盆侧筋膜深面，沿尿道和前列腺的背外侧方及直肠前侧壁的上方下行，经前列腺的后壁壁沿途发出分支至前列腺的腹侧和背侧，主要供应前列腺外周部和前列腺包膜。而来源于盆腔神经丛的支配盆腔器官和外生殖器的自主神经、支配前列腺、尿道、阴茎海绵体等分支，同前列腺包膜组血管相伴行，共同组成 1 条神经血管束（NVB）。

前列腺癌根治术中保留性功能至关重要。NVB 位于紧贴前列腺筋膜和 Denovillier 筋膜的外侧，在切断前列腺尖部和游离前列腺被侧面时应紧贴前列腺筋膜，仔细辨认以避免 NVB 损伤。

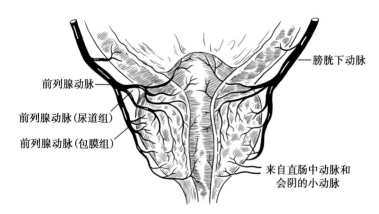

图 9-3　前列腺血供示意图
引自：张旭．泌尿外科腹腔镜手术学．2008，人民卫生出版社．

七、前列腺淋巴回流

前列腺的淋巴管于前列腺周围形成前列腺淋巴网，其淋巴引流分 3 组。第 1 组为淋巴管离开前列腺沿髂内动脉走行

并加入髂外淋巴结组。这组淋巴结又包括 3 个淋巴链：外侧链位于髂外动脉的外侧，前列腺癌淋巴结清扫时该组淋巴结不予处理；中链位于髂外静脉的前内侧；内侧链位于髂外静脉的下方，内侧链中有 1 组淋巴结位于闭孔神经周围，就是

所谓的闭孔神经淋巴结,一般认为此组淋巴结是前列腺癌淋巴结转移的第 1 站。因此,髂外淋巴结的中链、内侧链及闭孔神经淋巴结就是前列腺癌淋巴结清扫的主要范围。

(潘铁军 高磊)

第二节 腹腔镜筋膜外前列腺癌根治术

一、概述

随着中国老龄化社会的到来及人们生活习惯与饮食结构的改变,前列腺癌的发病率和死亡率呈现持续增长趋势,在上海等发达地区已位居泌尿系肿瘤之首,前列腺癌正成为严重威胁我国男性健康的恶性肿瘤之一。前列腺癌根治术是治疗局限性前列腺癌最有效的方法,减少术中出血、避免直肠损伤、保护术后尿控与勃起功能是该手术面临的巨大挑战。1982 年,Walsh 等提出了保留性神经的耻骨后前列腺癌根治术概念,在此后 10 余年里,经诸多学者改进,该项技术得以不断提高与完善。在开放手术年代,耻骨后前列腺根治性切除术是主流术式,随着腹腔镜技术逐步推广,不少学者在 20 世纪 90 年代就开始探索腹腔镜前列腺癌根治术(laparoscopic radical prostatectomy,LRP)。1997 年美国 RABOY 报道了首例经腹膜外途径的 LRP。经过 20 余年的发展完善,LRP 的关键技术已经趋于标准化操作,在很多大型医疗中心已经成为一门成熟的技术,具有视野清晰、创伤小、操作精细等优点。与传统开放手术相比,腹腔镜操作具有解剖结构清晰,术中出血量少,术后有更好的控尿功能及勃起功能、住院时间短、总体花费低等诸多优势。基本取代传统开放式而成为前列腺癌根治的标准术式。LRP 从手术途径上可以分为经腹腔途径和经腹膜外途径,从切除顺序上可以分为顺行切除和逆行切除,本文将重点介绍腹膜外途径前列腺癌根治术(筋膜外或筋膜间技术)。

二、适应证与禁忌证

(一)适应证

随着腔镜技术水平的提高,目前的前列腺癌根治术适应证有扩大的趋势,主要依据肿瘤危险因素,患者的预期寿命及健康状况等进行评估,主要适应证如下。

1. 临床分期 适合于局限前列腺癌,临床分期为 $T_1 \sim T_2c$ 的患者,但也有报道 T_3 或者 $T_4N_xM_0$ 的患者进行根治术的效果较为理想,甚至有关寡转移的前列腺癌患者进行减瘤术的报道,但均无足够的询证医学证据表明患者获益更多。近年对于高危或局部进展期前列腺癌行根治性切除手术的报道逐年增多,且术后辅助放化疗等多方面的综合治疗方案。

2. 预期寿命≥10 年。

3. 患者身体状况可耐受手术,无严重心脑肺等高风险疾病。

(二)禁忌证

1. 患者存在心脑肺等重大疾病。

2. 严重出血或凝血功能障碍性疾病。

3. 预期寿命<10 年。

4. 已有远处淋巴结转移或骨转移者。

但目前临床上手术适应证及禁忌证并非绝对,RLP 也可以作为特定的局部晚期(T_3)和预期寿命>10 年的前列腺癌

患者多模式治疗的一部分,此外,也有学者报道为 1 例 73 岁高龄肾移植术后的前列腺癌患者施行 LRP,疗效显著。术后近期效果较为理想。

三、术前准备

1. 术前评估 术前评估可分为常规检查评估及肿瘤评估。常规检查评估主要是对患者进行 X 线胸片、心电图、心脏彩超、肺功能、血常规、凝血功能、生化全套等相关检查,明确患者一般情况及各重要器官的功能状态。肿瘤评估:主要包括前列腺磁共振,前列腺穿刺活检和骨扫描检查了解肿瘤的临床分期和危险程度。对于相对年轻患者也可进行术前性功能评估。

2. 肠道及术野皮肤准备 患者可于术前 1 日口服肠道抗生素进行快速肠道准备,术前常规进行清洁灌肠。手术前至少禁食禁水 6 小时,并行胃肠减压。术前常规进行术野皮肤准备。

3. 抗生素预防性应用 术前 24 小时内预防性抗生素使用,术后常规应用抗生素 5 ~ 7 天;常选用三代头孢类抗生素。

4. 特殊准备 对于需要常规应用抗凝药患者(心脏支架置入等)需行桥接治疗,常用低分子肝素,术前 12 小时停用,术后 1 ~ 2 天无明显出血倾向后继续桥接治疗;术前发现下肢深静脉血栓患者可行腔静脉滤器置入术;术前患者存在窦性心动过缓患者可行临时心脏起搏器安置。

四、手术步骤

(一)麻醉和体位

患者取仰卧体位,全身麻醉气管插管,患者进入麻醉状态后,生命体征平稳后摆手术体位,臀部采用中单稍垫高,髋关节稍外展,下肢稍外展屈曲,上肢内收于躯体旁边,固定患者头部及肩关节,腹腔镜显示器置于患者双侧下肢上方,与手术者保持合适距离。手术者占于患者左侧,持镜者占位患者头侧,助手站在手术者对侧,经腹膜外途径时,患者取头低脚高位,常规消毒铺巾后留置 18F 导尿管 1 根,有时根据情况可留置肛管 1 根,术中作为定位标志或警防直肠损伤。

(二)手术过程

1. 经腹膜外途径腹腔镜下前列腺根治性切除术

(1)腹膜外空间制备:取 8 号无菌手套制备人工气囊备用,根据患者情况沿脐下 1 ~ 2 横指做下腹部正中纵切口,切口长约 3cm,依次切开皮肤、皮下、腹直肌前鞘、钝性分开腹直肌;沿腹直肌后鞘表面用示指钝性分离制备出腹膜外腔;将之前制备好的人工气囊放置于腹膜外腔,充气 800 ~ 1000ml,短暂保留后取出;移出人工气囊后,将示指放入腹膜外腔引导于脐下两横指处右侧腹直肌旁放置 1 根 12mm 的工作套管,同法在示指引导于左侧相对应位置左侧腹直肌旁放置 1 根 5mm 的工作套管;最后将镜头孔工作套管沿脐下两横指切

口置入腹膜外腔,予以 7 号丝线缝合全层以防止漏气,经镜头孔置入预热腹腔镜30°下方向,于腹膜外腔接入 CO_2 制造手术空间,气腹压力约12mmHg,最后在右侧髂前上棘内侧再放置5mm 工作套管 1 根作为助手辅助器械孔。

(2)分离 Retzius 间隙:首先顺行清除前列腺表面脂肪,充分暴露耻骨后间隙,考虑到耻骨前列腺韧带之间的脂肪组织中有背深静脉的静脉回流,故在清除脂肪同时一定要注意止血,超声刀或者双极电凝止血,清除脂肪后充分暴露盆内筋膜,耻骨前列腺韧带和耻骨弓等解剖标志(图9-4)。

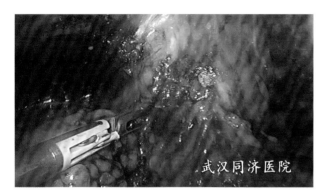

图9-4　清除前列腺表面脂肪显示前列腺轮廓及盆内筋膜等

(3)分别切开盆内筋膜和耻骨前列腺韧带:如果暴露右侧盆内筋膜,则用分离钳将前列腺推向左侧,于弓状韧带的外侧沿耻骨前列腺韧带方向充分切开盆内筋膜,并推开肛提肌(图9-5),尽量避免切开肛提肌,以免出血影响手术视野,同样方法可以暴露左侧盆内筋膜。同时,切除耻骨前列腺韧带注意应紧贴耻骨,避免损伤 DVC 而出血;最后充分游离前列腺尖部以及肛提肌之间的纤维组织充分暴露 DVC 和括约肌。若患者炎性粘连明显可直接锐性分离。

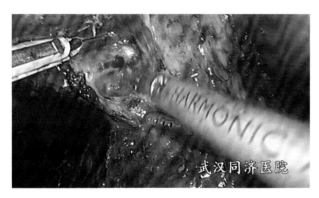

图9-5　切开盆内筋膜并推开肛提肌

(4)缝合背深静脉复合体 DVC:首先确定前列腺尖部位置,用2-0 号可吸收线或者倒刺线从 DVC 右侧进针,注意保持缝针一定弧度,110°持针(图9-6),同时缝线一般不超过15cm,缝合时候保持缝针与耻骨联合方向平行,牵扯尿管便于缝扎 DVC;增加进针间隙,缝扎完全且不累及尿道,同时用分离钳沿着对侧按压前列腺以利于出针,"8"字缝合 DVC(图9-7)。值得注意的是,DVC 宽度过大时建议减少针的弧度;

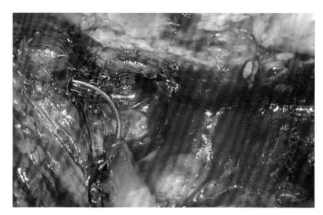

图9-6　缝合 DVC 进针角度和持针方式

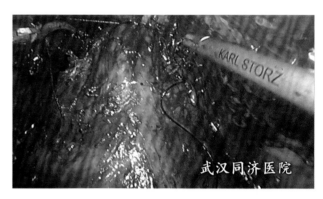

图9-7　呈"8"字缝合 DVC

DVC 缝扎后留待前列腺其他部分游离后再离断。

(5)分离膀胱颈:术者可以观察到前列腺与膀胱颈交界的位置一般可有明显的分界处,助手稍微牵拉尿管及操作器械的接触,判定膀胱颈位置(图9-8)。充分清除膀胱颈附近脂肪组织,判断出膀胱颈和前列腺分界处,于分界处正中超声刀横向切开(图9-9),注意区分膀胱颈肌肉纤维和前列腺之间的间隙,切开膀胱颈暴露出尿管(图9-10)。抽出尿管气囊水后,后退尿管,分离钳提起尿管头侧向上牵拉用超声刀将膀胱颈部分充分游离并紧贴前列腺中叶垂直横断膀胱颈后壁,注意在切断膀胱颈后壁的过程中,对于前列腺中叶较大的腺体可以采用侧方入路的办法以避免损伤输尿管或导致膀胱颈过大。

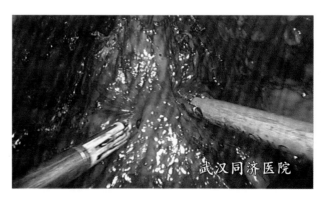

图9-8　判断膀胱颈位置

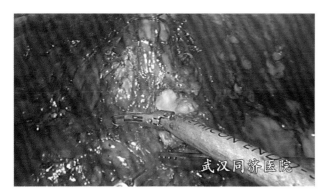

图 9-9　横行锐性切开膀胱颈

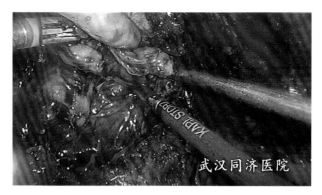

图 9-12　提起双侧精囊,剪开 Denovillie 筋膜前层显示脂肪组织

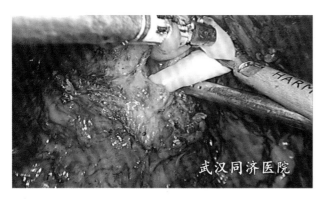

图 9-10　离断膀胱颈前壁拔除尿管

(6) 游离输精管精囊及切开 Denonvilliers 筋膜:切开尿道前后壁充分游离膀胱颈后用分离钳夹住切开的膀胱颈向上牵拉以利于横行切开膀胱颈纵行肌肉纤维而暴露精囊和输精管,充分游离精囊及输精管靠近精囊尖部离断输精管(图 9-11),需要电凝或者夹子闭合输精管远端,注意用超声刀充分止血防止精囊血管出血,提起双侧输精管和精囊暴露出 Denonvilliers 筋膜。可用剪刀或者超声刀剪开 Denovillie 筋膜前层(图 9-12),用分离钳提住精囊保持一定张力,并沿两层之间分离至前列腺尖部,注意沿直肠间隙分离时候避免损伤直肠。在狄氏筋膜间隙内一直沿着前列腺底部表面包膜向前游离至前列腺尖部,两侧的前列腺侧韧带包含有血管神经束。

(7) 处理前列腺侧韧带(走行性神经及血管神经束

NVB):这也是前列腺癌根治术中筋膜外或者筋膜内技术的关键步骤之一。首先充分游离前列腺两侧血管蒂,抓钳紧抓右侧精囊和输精管,将腺体往左边牵拉保持一定张力,如果不需要保留血管神经束 NVB(筋膜外技术),NVB 具体结构和解剖见图 9-13 和图 9-14,则予以 ligasure 离断,同时用 ligasure 紧贴前列腺包膜分离直至前列腺尖部。

(8) 离断背深静脉复合体及锐性切开尿道:用分离钳于前列腺 12 点位方向压住前列腺腺体,用超声刀距离缝扎 DVC 位置约 0.5cm 切断背深静脉复合体,钝性游离显露前列腺尖部(图 9-15),注意保护前列腺包膜;分离出尿道后一定要锐性离断尿道(图 9-16),而后彻底游离前列腺切除前列腺及精囊组织,观察创面有无活动性出血,同时拔除肛管做直肠指检明确有无直肠损伤。特别要注意的是,在离断尿道时,背静脉复合体可以在稍远端离断,尿道靠近前列腺尖部离断,这样可以多保留尿道长度,一是利于吻合,二是术后控尿效果好;离断尿道的位置在外括约肌近端 0.5cm 左右的位置,过于靠远端会损伤尿道括约肌;注意保护尿道两外侧的神经血管束。

(9) 膀胱尿道吻合重建:膀胱颈未完整保留时候需要行膀胱颈重建,以 2-0 号可吸收缝线连续缝合重建膀胱颈,重建好膀胱颈后开始缝合膀胱颈尿道,一般的采取单针法或者双针法连续膀胱尿道吻合法,双针法从 6 点位置开始,分别向

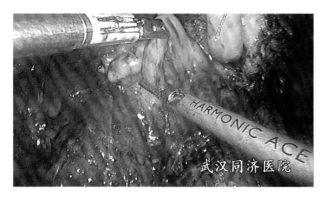

图 9-11　暴露左侧精囊及精管并离断

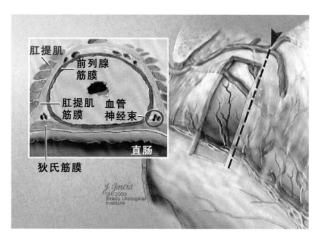

图 9-13　前列腺侧韧带血管神经束结构(引自:坎贝尔泌尿外科. 第 11 版.)

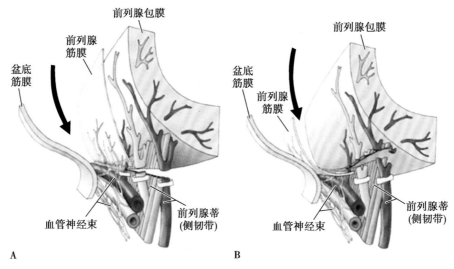

图 9-14　前列腺筋膜和侧韧带解剖图

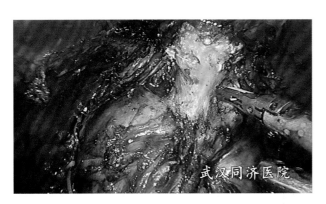

图 9-15　分离前列腺尖部显露尿道

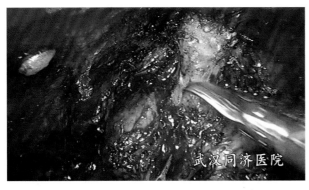

图 9-16　冷刀锐性离断尿道

两侧连续进针,缝好 3、5、7、9 点位 4 针位置(图 9-17)之后,置入 20F 导尿管,连续缝合 6～8 针,单针吻合法从 3 点钟位置顺时针连续吻合尿道与膀胱颈。缝合完毕后于气囊中注入 30ml 生理盐水,最后从尿管中向膀胱内注水 200ml 检查吻合是否渗漏以及避免膀胱内血块堵塞尿管。置入标本袋由镜头孔处完整取除标本,观察术野有无出血,缝合伤口,术毕。

2. 经腹腔途径前列腺根除术　在平卧位下,用中单或软枕稍垫高患者臀部,患者双下肢略微外展。常规气管插管后,进行全身麻醉。常规消毒铺巾。患者进入麻醉状态后,

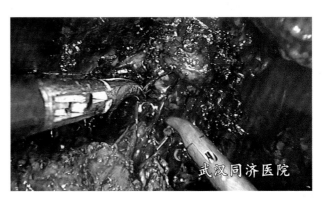

图 9-17　双针法连续缝合 4 针后,吻合尿道后壁和膀胱颈后壁

在脐上约 1cm 处切开皮肤,放置好 12mm 套管,开始充入 CO_2 构建人工气腹,使腹内压力稳定于约 15mmHg(约 2KPa)。在此套管内置入 30°腹腔镜,并在腹腔镜视野指示下,于下腹部置入另外 4 个套管,作为后续操作通道。一般选取左右麦氏点及右侧腹直肌缘脐水平点分别置入 1 个 5mm 套管,在左侧腹直肌缘脐水平点置入 1 个 12mm 套管。通道全部制备完成后,调整患者体位为头低足高位,倾斜角度约 30°。后述手术步骤同腹膜外途径。

五、并发症及其防治

1. 术中出血　由于盆底结构较为复杂,具有较为丰富的血管丛,并有静脉复合体和阴茎背深静脉等结构,术中出血成为腹腔镜下前列腺癌根治术较常见的并发症。因此术前因充分准备止血器械,还应做好出现难以控制出血后转开放手术的准备。术中出血较常发生于前列腺侧血管蒂(Santorini's 静脉丛)、背深静脉丛、腹壁血管、髂血管等处。处理前列腺侧血管蒂时,应尽量少用电切或电凝,可向前牵拉输精管及精囊协助暴露静脉丛,并利用超声刀或 Hem-o-lok 紧贴前列腺包膜进行离断。在处理背深静脉丛时,可待充分游离并显露前列腺尖部后,行"8"字缝合背深静脉丛。此外紧贴耻骨离断耻骨前列腺韧带也能避免背深静脉浅表支的损伤。

熟悉腹壁血管走行，尽量在套管穿刺时避免腹壁下动脉的损伤。盆腔淋巴结清扫时，尽量保证良好暴露下直视操作，若粘连较严重，注意谨慎操作，防止髂血管损伤。

2. 肠道损伤　肠道损伤是手术中较为严重的并发症，可表现为直肠损伤、回结肠损伤等，可继发盆腔感染或腹膜炎，并可能严重危害患者健康甚至生命。直肠损伤若在术中未能及时发现，可与术后 1～3 天内出现肠瘘或盆腔感染。直肠损伤易发生于分离前列腺尖部和分离 Denonvilliers 筋膜及直肠间隙时。Denonvilliers 筋膜邻近直肠，两者间间隙较小，若有肿瘤浸润或既往包膜穿孔，易发生直肠损伤；而切开筋膜时切口离直肠太过接近，也容易造成意外。为避免直肠损伤，术者应该首先明确各解剖层次，而向上方牵引输精管及精囊可增加 Denonvilliers 筋膜张力，扩大直肠前间隙，减少损伤风险。若术中发现高位直肠损伤，应一期进行修补，避免肠造瘘。具体方法为清理伤口周围污染物后，双层缝合破损肠管，并充分清洗后保持通畅的术后引流，并在术后应用广谱抗生素。若低位直肠损伤或者难以处理者，应及时请专科医生协助。

3. 膀胱、输尿管、尿道损伤　手术中也可能造成邻近泌尿系统器官损伤，较常见的有膀胱穿孔、输尿管损伤和尿道术后狭窄。膀胱损伤常是因为分离 Retzius 间隙时横断脐正中韧带时误伤膀胱顶部。穿孔发生后，应该及时术中修补，可应用可吸收线予以缝合，缝合完成后膀胱内注入生理盐水约 200ml 观察是否缝合好。术后应该延长导尿管留置时间，使尿液引流通畅。输尿管损伤常由于分离膀胱后壁及三角区时将输尿管误认为输精管予以处理，因此此步骤需要注意认真辨认解剖结构。若损伤已发生，应该在放置双 J 管后，进行损伤部位缝合。尿道狭窄可发生于术后吻合口瘢痕挛缩，可经尿道电切予以处理。

4. 尿失禁及勃起功能障碍　完全性尿失禁及勃起功能障碍常发生于盆腔神经丛及分支术中受损后，尿失禁也与盆底肌及膀胱颈完整性受损密切相关。术前应该与患者加强沟通，告知潜在风险，对有强烈保留性神经意愿患者，应该注意谨慎操作，尽量保留性神经。此外，术中应该注意保护海绵体神经，也应尽量避免术后出血渗出继发海绵体纤维化。

5. 吻合口尿漏　在膀胱引流通畅的前提下，持续 6 天以上仍有尿液经耻骨后引流，可认为发生吻合口尿漏。发生原因常是由于吻合技术欠缺或不够细致，少数是因为术后吻合口破裂或导尿管早期脱落。术后尿漏发生时，应该适当延长尿管留置时间，尿管异常脱落应该尽量重新留置，直至尿瘘停止方可撤除导尿管。大部分患者在吻合口周围持续引流 2 周左右自行愈合。

6. 闭孔神经损伤　盆腔淋巴结清扫过程中，由于电凝损伤、手术误伤离断或结扎，可造成闭孔神经损伤。术中若及时发现，可用细的不吸收线予以缝合。闭孔神经未完全离断，常在非手术治疗后症状消失，若完全离断可尝试显微外科手术进行无张力端端缝合。

7. 手术切缘阳性（positive surgical margin，PSM）　手术切缘发生的原因可能为前列腺肿瘤包膜外浸润（真阳性），解剖切除困难，或手术技巧欠佳造成前列腺尖部或后侧包膜裂开，形成无包膜外肿瘤浸润（假阳性）。因此切缘阳性常发生于前列腺尖部及后侧，而切缘阳性患者发生生化复发、局部复发和转移的风险较高。减少切缘阳性的手术技巧包括：前列腺尖部远端 10～15mm 处进行背深静脉丛离断、尿道直肠肌锐性分离、膀胱颈离断时于前列腺近端切除 5mm 膀胱颈组织、前列腺侧面有结节时广泛切除神经血管束。

六、技术现状

目前在国内不同级别医院都能在一定程度开展此类手术，很多专家学者为了精简操作步骤便于初学者记忆和学习分别采用不同方式总结 LRP 术，如有北京张骞教授的三孔六步法和笔者总结的 C. R. P. C. 四步法，具体内容：C, control dvc（控制背深静脉复合体）；R, recongnize 3 annytomical layers（前列腺膀胱交界面、精囊面、狄氏间隙面）；P, preserve prostate apex and bladder neck［前列腺尖端和后端（膀胱颈）］；C, Continuous anastomosis between urtha and bladder neck［连续尿道吻合最关键 4 针，3、5、7、9 点处（共 6～8 针）］，以及北京邢念增教授总结的"顺口溜"等，在临床学习过程中都是值得借鉴和参考的。

不同入路的腹腔镜前列腺癌根治术，经腹腔途径的 LAP 有膀胱前入路和膀胱后入路等不同术式，盆内筋膜、神经血管束、耻骨前列腺韧带、副阴部动脉、前列腺静脉丛等前列腺周围结构均在阴茎勃起和尿控功能中具有重要作用，传统的机器人辅助腹腔镜根治性前列腺切除术路径有损伤上述结构的危险。2010 年意大利学者 Bocciardi 教授首次提出 Bocciardi 入路（Retzius-Sparing 后入路术式），该入路避开了所有上述解剖结构的手术路径，位于前列腺后方平面，是一种完全的筋膜内技术，可最大程度保留前列腺周围组织结构，此项技术在后面相关章节将予以介绍。

单孔腹腔镜根治性前列腺根治性切除术，2008 年 Jihad 首次验证了该技术的可行性，但不适合推广，存在一定的操作难度；不同手术入路的前列腺根治性切除术：保留神经血管束的前列腺癌的根治术，筋膜内切除技术是一种较好的保留神经血管束手术方式，其主要特点包括不结扎 DVC，不破坏尿道相关支持结构，基本上保留了绝大部分神经纤维及切除过程中尽量避免热损伤；机器人根治性前列腺切除术，德国和法国最早开展了机器人辅助腹腔镜下根治性前列腺根治性切除术，经过十多年的发展，已经越来越成熟，在美国前列腺根治中有八成选择了机器人辅助；目前在我国主要在大型公立医院逐渐开展开来，真正普及还有一定的难度，考虑到其特有的优势，机器人辅助腹腔镜根治性前列腺切除术将是我国外来前列腺癌外科手术治疗未来发展的主要方向。

七、盆腔淋巴结清扫术

1. 淋巴结清扫的意义　前列腺部位肿瘤一般的最先常转移至盆腔淋巴结，虽然目前对于盆腔淋巴结清扫术是否能够对前列腺癌起到治疗作用、延长患者生存期并无定论，但明确肿瘤是否累及盆腔淋巴结对肿瘤分期、患者预后评估及术后是否行辅助放化疗及内分泌治疗都有很重要的参考意义，因此目前行根治性前列腺切除术时对怀疑淋巴结转移患者常规进行盆腔淋巴结清扫术，以协助肿瘤分期及临床处置策略选择。术中同时进行盆腔淋巴结清扫一般仅略微增加手术时间及并发症的发生率,但有重要的明确肿瘤分期意义及可能的治疗作用,因此推荐对高危患者常规进行盆腔淋巴结清扫。而单独进行盆腔淋巴结清扫可能增加额外的麻醉风险和手术并发症,其性价比并不高,并不予高度推荐。

2. 淋巴结清扫指征 淋巴结清扫常用于影像学(CT 或 MRI)发现盆腔淋巴结肿大影者或淋巴结转移高风险前列腺癌患者。目前主要根据血清 PSA 水平、PSA 动力学指标、Gleason 评分和临床分期等指标来评估患者发生盆腔淋巴结转移的风险。淋巴结转移高风险者常包括:术前 PSA≥10ng/ml 且 Gleason 评分≥8 分,术前 PSA≥20ng/ml 且 Gleason 评分≥7 分,术前 PSA≥50ng/ml,或临床分期 T_{2b} 期以上患者。对于淋巴结转移低风险者,进行淋巴结清扫的性价比并不高,不需要进行不必要的淋巴结清扫,但可在术后进行密切监测。

3. 腹腔镜下盆腔淋巴结清扫的手术方法

(1)清扫范围:传统清扫范围的外侧界为两侧骨盆壁,内侧界为腹膜和膀胱旁筋膜,上、下界分别为生殖股神经及闭孔神经,远端界及近端界分别为股管和髂总动脉。盆腔淋巴结包括闭孔淋巴结、髂总淋巴结、髂外淋巴结(外侧群、中间群、内侧群)、骶髂淋巴结、髂内淋巴结等。由于闭孔淋巴结侵犯占前列腺癌淋巴结转移的绝大多数,且淋巴结清扫的最主要意义在于明确肿瘤分期,同时盆腔淋巴结扩大清扫可能增加术后化疗时发生阴囊及下肢水肿的风险,也有学者认为可仅进行闭孔淋巴结清扫,而不需要进行淋巴结扩大清扫术。

(2)手术步骤:在进行腹腔镜下前列腺癌根治术时,可待制造人工气腹、摆放好套管和手术器械后,开始行盆腔淋巴结清扫。术者常可使用无损伤抓钳和电凝腹腔镜剪进行清扫,助手持无损伤抓钳和吸引器予以配合。首先钝性分离组织,找寻并暴露出位于髂外动脉后内侧的髂外静脉,继续向下分离至髂外动静脉表面的纤维蜂窝组织平面(图 9-18)。接着暴露并分离出髂静脉内侧缘,暴露出闭孔静脉和腹壁下静脉,可发现位于后方的闭孔陷凹。若此时髂静脉较充盈,为预防术中操作可能造成的静脉损伤,可将患者体位变为深度头低脚高位,从而使髂静脉塌陷。定位髂外静脉内侧缘,沿着髂外静脉将闭孔淋巴结予以分离并向内侧牵引,直达耻骨远端水平(图 9-19)。待分离完髂静脉邻近的淋巴结组织后,继续将淋巴结组织与闭孔神经和闭孔动静脉分开。松解并结扎闭孔淋巴结组织团块远端,钳夹组织使其向头端翻折,直达腹壁下动脉水平。手术中对于较小的淋巴管可以予以电凝,较大淋巴管、动静脉属支可结扎后离断。注意术中

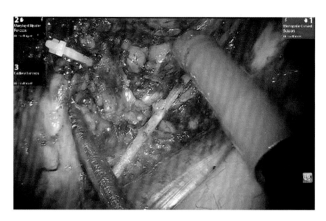

图 9-18 扩大范围的盆腔淋巴结清扫(右侧)

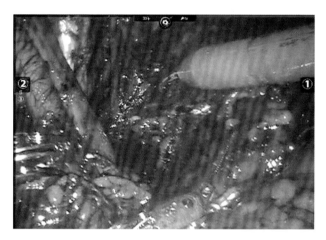

图 9-19 扩大范围的盆腔淋巴结清扫(左侧)

观察闭孔神经、髂外静脉内侧缘和脐内侧韧带等解剖标志,以便于手术定位。

除清扫闭孔淋巴结外,还可行扩大范围的盆腔淋巴结清扫。此时首先沿着髂外动脉远端开始,分离至髂外动脉表面的纤维蜂窝组织平面。分离过程中清扫掉髂内动脉及髂内静脉之间所有淋巴组织,分离完成后,将淋巴结组织团远端提起,向头侧朝上继续分离至髂总动脉水平。可选择性进行主动脉旁淋巴结清扫。整个清扫过程中,应该注意避免误伤回旋静脉等血管及输尿管等结构。清理全部的淋巴结后,将标本直接经套管取出或置于标本袋中取出。

(王志华　王少刚)

第三节　腹腔镜经膀胱前列腺剜除术

一、概述

良性前列腺增生症(benign prostatic hyperplasia,BPH)是导致老年男性排尿困难最常见的良性疾病,严重影响患者生活质量,给患者及社会带来沉重负担。BPH 经典外科手术方法包括经尿道前列腺电切术(transurethral resection of the prostate,TURP)、经尿道前列腺切开术(transurethral incision of the prostate,TUIP)、开放性或腹腔镜下前列腺摘除术及近年

兴起的前列腺激光气化术式,其中 TURP 目前仍为手术治疗 BPH 的"金标准"。研究显示当前列腺体积≥80ml、患者高龄(>75 岁)或伴有急性尿潴留时,TURP 术手术时间明显延长、并发症增多、手术风险上升。与开放术式相比,腹腔镜下前列腺切除术由于手术瘢痕小、出血少、恢复快、操作精细及可处理较大体积前列腺等优点而成为治疗体积≥80ml BPH 的术式之一。2002 年 Mariano 首次报道了腹腔镜下前列腺切除术治疗 BPH,国内白先忠也于同年报道了腹腔镜下经膀胱前

列腺切除术式(laparoscopic transvesical enucleation of prostate, LTEP)。目前,LTEP术作为治疗大体积BPH的术式之一得到越来越多学者的认同,本章将重点介绍耻骨后腹膜外途径腹腔镜经膀胱前列腺剜除术的手术方法及注意事项。

二、手术适应证和禁忌证

(一)适应证

1. BPH伴反复血尿、尿潴留、膀胱结石、膀胱憩室、疝气或肾功能损害等。

2. 前列腺体积≥80ml或前列腺体积较大而手术医生不能在60~90分钟内完成TURP术。

3. 患者伴有肌肉或骨骼的病变,不宜取截石位行TURP术。

4. 需同期行腹腔镜下其他术式的患者。

(二)禁忌证

1. 患者伴有循环、呼吸系统等严重疾病,无法耐受手术或麻醉。

2. 严重出血倾向或血液高凝状态。

3. 三个月内出现过脑梗死或半年内出现过心肌梗死者。

4. 前列腺体积<50ml或前列腺包膜严重炎性粘连,不宜选择腹腔镜术式。

5. 前列腺特异性抗原、直肠指检、磁共振等提示PCa可疑患者,应行前列腺穿刺活检排除前列腺癌。

三、术前准备

1. 完成泌尿系统彩超、PSA、X线胸片、心电图等术前常规检查。

2. 怀疑前列腺癌时应行前列腺穿刺病理活检。

3. 术前常规行IPSS评分、QOL评分及尿流动力学检查。

4. 术前若合并高血压、糖尿病等慢性疾病或尿路感染及肾功能不全时,应于术前给予相应内科治疗、抗感染等处理。

5. 排尿困难症状严重或合并肾功能受损时予以术前留置导尿引流。

四、手术步骤

(一)操作器械

1. 高清腹腔镜系统或3D腹腔镜系统。

2. 常规腹腔镜器械　超声刀、PK刀、无损伤分离钳、抓钳、吸引器等。

3. 一次性使用穿刺器械,常规配备Hem-o-lok。

4. 可吸收缝线等。

(二)麻醉和体位

患者均接受气管内静吸复合全身麻醉,取头低足高15°~30°仰卧位,肩部放置软垫,肩托固定,臀部垫高,两腿稍叉开。

(三)手术步骤(耻骨后腹膜外途径经膀胱前列腺剜除术)

1. 工作通道建立　于脐下采用Hasson法做长约3cm切口,分层切开腹直肌前鞘,找到腹膜与腹直肌之间解剖平面,伸入手指扩大该间隙,将腹膜往两侧和头侧推开,再置入自制水囊扩大腹膜外腔。撤除水囊后在手指引导相继放入另

外4个套管(髂前上棘内约2横指处及脐下2横指的腹直肌外侧缘)。7号丝线缝合脐下缘切口,置入10mm套管用于放置腹腔镜。

2. 分离膀胱前间隙　自尿管注水充盈膀胱,沿膀胱双侧缘钝性分离出膀胱侧壁,不分离盆筋膜;去除前列腺和膀胱前方腹膜外脂肪。

3. 膀胱前壁切开　由腹膜反折部至膀胱颈处纵行切开膀胱前壁,探查膀胱,检查双侧输尿管开口。2-0可吸收缝线将膀胱切缘与两侧盆壁固定以扩大切缘(图9-20)。

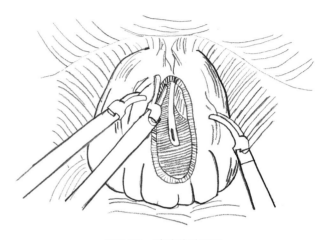

图9-20　膀胱前壁切开

4. 扩大膀胱颈切口并切开前列腺包膜,靠近前列腺尖部切口向一侧弯曲以绕开耻骨后血管复合体。使用超声刀在膀胱颈沿前列腺包膜下游离出增生腺体与包膜间的解剖平面(图9-21)。

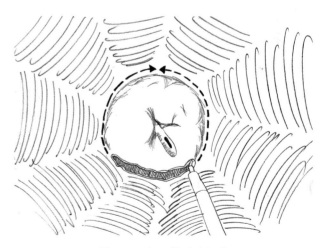

图9-21　切开前列腺包膜

5. 前列腺剜出　缝合悬吊前列腺基底部,先游离左侧前列腺腺体,在吸引器协助下运用PK刀对包膜出血点进行凝固止血,同法处理右侧腺体。两侧叶腺体游离后再继续剜出中叶腺体,最后剜出前列腺尖部。可经尿道置入尿道探条控制前列腺方向以方便游离(图9-22和图9-23)。

6. 前列腺窝止血　剜出的腺体可暂时置于腹膜外脂肪间的空隙或先取出。吸引器吸出前列腺窝内的凝血块,用

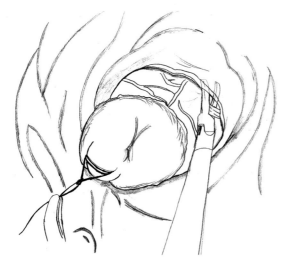

图 9-22 剜出前列腺

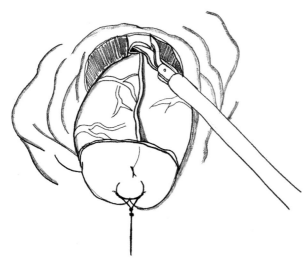

图 9-23 离断尿道

PK 刀仔细对出血点进行确切凝固止血。

7. 缝合前列腺包膜和膀胱壁切口 2-0 号可吸收缝线连续缝合前列腺包膜切缘,在膀胱颈部间断褥式缝合前列腺包膜。经尿道插入 22F 气囊导尿管进入膀胱,随后用 2-0 号可吸收薇乔线连续缝合关闭膀胱,浆肌层再间断加固缝合,同时放置膀胱造瘘管及耻骨后引流管各 1 根(图 9-24)。

8. 尿管气囊内注水 30ml,往尿道外口方向轻轻牵拉,膀胱注水确认无液体外漏,尿管妥善固定。

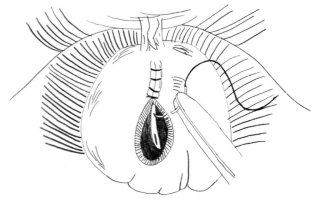

图 9-24 缝合膀胱壁

五、术后处理

1. 术后 24 小时开始进食,常规应用抗生素 2~3 天。

2. 术后 3 天拔除膀胱造瘘管,术后 4~7 天拔除导尿管。

3. 耻骨后引流管 24 小时引流量<30ml 时予以拔除。

4. 鼓励早期下床活动预防静脉血栓,鼓励患者咳嗽、咳痰,以预防肺部感染。

5. 术后 1 个月内避免剧烈活动。

6. 术后定期随访患者排尿情况。

六、经验交流

BPH 手术治疗方法的安全性是决定能否实施该术式的关键因素,而具体术式选择主要由前列腺体积及术者的能力和经验决定。经尿道途径手术处理大体积 BPH 操作时间长、出血、前列腺电切综合征及心脑血管等并发症的发生率升高。开放性前列腺摘除术治疗大体积 BPH 成功率较高、疗效可靠、操作简单且可同时处理膀胱病变,但也存在创伤大、术后恢复时间长、并发症多等问题。Noguera 等研究发现腹腔镜手术治疗大体积 BPH 与开放手术疗效相当,但并发症的发生率明显降低。Mariano 等首次使用普通腹腔镜手术治疗 BPH,随后有文献报道不同医师采用不同腹腔镜技术治疗 BPH:机器人辅助腹腔镜、单孔腹腔镜(经膀胱、经耻骨后间隙)等。与开放性前列腺切除术相比,LTEP 术具有住院时间短、术中出血少、恢复时间短等优点。本节中阐述的 LTEP 术对于大体积 BPH,尤其是合并膀胱疾病或下肢畸形无法保持截石位的 BPH 患者不失为一种良好的术式选择。

(高新 江东根)

第四节 腹腔镜筋膜内前列腺癌根治术

一、概述

前列腺癌根治性切除术是治疗早中期前列腺癌的标准手术方式。但该手术在切除肿瘤和延长患者生存时间的同时,会带来尿失禁、勃起功能障碍等并发症。很多研究发现腹腔镜筋膜内前列腺癌根治术可以最大限度地保留血管神经束及盆底肌肉,有利于保留患者的排尿功能及性功能。

二、手术适应证及禁忌证

1. 适应证 适用于局限于前列腺包膜内的前列腺癌,无前列腺外侵犯及无淋巴结转移,无远处转移。

2. 禁忌证 肿瘤侵犯前列腺包膜或前列腺外;合并淋巴结转移或远处转移。

三、术前准备

1. 术前必须行前列腺穿刺活检确诊为前列腺癌。

2. 行前列腺磁共振确定肿瘤局限于前列腺包膜内。行全身骨扫描排除骨转移。

3. 常规行 X 线胸片、心电图、肝肾功能评估一般情况,确定无手术及麻醉禁忌证。

4. 充分与患者及家属沟通,让患者及家属了解保留血管神经束的优势及可能带来的风险。

四、手术步骤

(一) 麻醉和体位

气管插管后全身麻醉。手术体位采取仰卧位,头低足高 $20° \sim 30°$。

(二) 手术步骤

1. 首先在脐下 1cm 处做一约 2cm 长切口,用气腹针穿入腹腔建立气腹。术中常规使用 5 个 Trocar。第 1 个位于脐下 1cm 处,第 2、3 个分别位于脐下约两横指腹直肌外侧缘,第 4、5 个分别位于左右髂前上棘内侧约两横指处。

2. 清理膀胱颈及前列腺表面的脂肪组织。对于中危的前列腺癌患者行盆腔淋巴结清扫,淋巴结组织分别装袋。

3. 仔细辨认膀胱颈及前列腺底部,在膀胱颈 12 点位置切开膀胱颈,直至看到尿管,将尿管后退 3cm,继续切开膀胱颈的后唇。分离后面 5 点、7 点位前,将含有神经血管束的前列腺筋膜移开。近精囊底部切断双侧输精管,切断精囊动脉,贴精囊腺向下剥除其后面致密的 Denonviliers 筋膜至射精管平面,横行切开 Denonviliers 筋膜,进入前列腺后方含脂肪组织的疏松层。

4. 自前列腺底沿前正中线纵行切开前列腺筋膜至耻骨前列腺韧带处,提起筋膜,沿前列腺包膜向两侧及尖部分离,直至尖部。分别向外上方提起两侧精囊,紧贴前列腺包膜仔细分离,逐步结扎、切断前列腺的血管蒂,小心避免损伤神经血管束。缝扎背深静脉复合体,贴前列腺包膜向下环形分离前列腺筋膜至尿道。

5. 纵行切开尖部 12 点处筋膜,沿尿道剥离筋膜,横行切断尿道外括约肌及尿道全层。提起前列腺尖部,逆行从 Denonviliers 筋膜表面游离。

6. 将膀胱颈与尿道近端端端吻合。

7. 将前列腺及淋巴结组织标本装入标本袋中并自切口取出,留置盆腔引流管。

五、术后处理

术后给予抗生素常规抗感染治疗,并注意营养支持治疗。保持引流管通畅,如引流量 <50ml/d,可于术后 3 天拔除盆腔引流管。术后第 1 天即可下床活动。术后 7 天拔除尿管,观察排尿情况。术后 2 个月复查血 PSA。

六、技术现状

筋膜内分离技术是在前列腺筋膜与前列腺包膜之间的层面进行分离,以保证最大限度保留前列腺周围的神经(图

9-25)。然而,该术式也一直存在争议,主要是功能学方面的优势及对肿瘤的控制方面的影响。

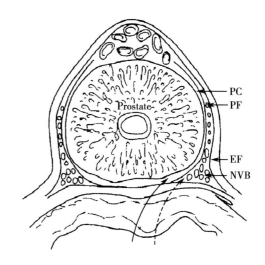

图 9-25　前列腺周围筋膜示意图

前列腺包膜与前列腺筋膜间的间隙为筋膜内间隙,筋膜内前列腺根治术沿此间隙分离。前列腺筋膜与盆底筋膜间的间隙为筋膜间间隙,筋膜间前列腺根治术沿此间隙分离。血管神经束位于前列腺筋膜与盆底筋膜间 PC. 前列腺包膜;PF. 前列腺筋膜;EF. 盆底筋膜;NVB. 神经血管束

筋膜内分离技术于 2004 年首次报道,但在当时,仍需打开盆底筋膜及结扎背深静脉复合体。直到 2007 年,Menon 等报道了新的的筋膜内分离术式,不再打开盆内筋膜及结扎背深静脉复合体,而从离断膀胱颈开始。该术式的要点包括:手术开始首先离断膀胱颈,分离精囊与输精管,打开 Denonvilliers 筋膜,进入直肠前间隙分离,然后离断前列腺两侧血管蒂,并进入前列腺筋膜与前列腺包膜间进行分离,最后离断耻骨前列腺韧带,并处理前列腺尖部。作者认为,前列腺筋膜与前列腺包膜之间是一个相对无血管层面,分离后两侧的前列腺筋膜会像面纱一样悬挂于耻骨前列腺韧带,而保留的前列腺筋膜所覆盖的是与勃起及控尿相关的神经。Stolzenburg 等报道了一种改良的在筋膜内分离技术,该技术的主要特点是离断膀胱颈腹侧面后,在耻骨前列腺韧带之间切开前列腺腹侧的筋膜,进入筋膜内层面并向两侧游离,从而保留耻骨前列腺韧带;另一个改进是在游离前列腺背侧时,不打开 Denonvilliers 筋膜,而在 Denonvilliers 筋膜与前列腺包膜间分离至前列腺尖部。

自筋膜内分离技术创立以来,还有许多学者进行了改良。其中,Stewart 等在手术中保留耻骨前列腺韧带。Hoshi 等发现保留背深静脉复合体的术式更有利于患者术后早期尿控功能的恢复。还有改良后的筋膜内技术在筋膜内层面分离时,直接沿筋膜内层面在背深静脉复合体以下游离前列腺的腹侧面,可显著改善患者术后的性功能指标。但是,由于前列腺的腹侧面富含纤维肌性组织,界限不易分辨,可能会增加切缘阳性率。

筋膜内分离技术的目的是尽可能保留前列腺周围的神经纤维,更好地保留患者功能。一项前瞻性研究中将患者分为试验组和对照组,试验组采用筋膜内分离技术,而对照组

采用筋膜间分离技术,随访 12 个月后发现,试验组患者性功能恢复的比例为 97%,对照组为 74%。Stolzenburg 等研究发现,采用筋膜内分离技术的患者在术后 3 个月、6 个月及 12 个月恢复完全尿控的人数比例分别为 74%、88% 和 93%,而采用传统筋膜间分离技术的患者该比例分别为 63%、76% 与 91%,且在 3 个月和 6 个月时该结果差异有统计学意义。因此,与传统筋膜间分离技术相比,筋膜内分离技术有利于患者术后勃起功能及早期尿控功能的恢复。但这些临床证据的质量普遍不高,而且其发生机制也一直存在争议。因此还需要更多高质量的临床证据。

筋膜内分离技术最令人担心的肿瘤学控制情况,主要表现在手术切缘阳性率方面。由于前列腺癌最易发生在外周带,因而,有学者认为该技术会增加手术切缘阳性率。Curto 等的研究发现,在未严格限制患者的情况下,筋膜内技术的手术切缘阳性率为 30.7%,这一数值远高于同期的研究。Khoder 等也发现,筋膜内分离技术可显著增加 T_3 期前列腺癌的手术切缘阳性率。而 Menon 及 Stolzenburg 的研究则发现两者差异无统计学意义。另外,手术者的经验也是一个重要的影响因素。2012 年有文献报道,最初的前 30 例筋膜内前列腺癌根治术的切缘阳性率高达 51.7%,而随后的手术切缘阳性率则降低至 9.5%。

筋膜内分离技术作为一种新兴的手术方式,虽然在很多方面还存在争议,但功能学方面存在明显优势。在临床应用时,应全面考虑患者术前的肿瘤学情况,在确保肿瘤控制基础上,最大限度地保留患者的功能。

(潘铁军　周宇)

第五节　经膀胱单孔腹腔镜前列腺癌根治术

一、概述

单孔腹腔镜技术近年来被逐渐应用于泌尿外科各种疾病的手术治疗。与常规腹腔镜下前列腺癌根治术相比,单孔腹腔镜下前列腺癌根治术存在操作器械碰撞、操作难度大、手术时间长等问题。为解决这些问题,Desai 等 2008 年首次报道在尸体上进行了 1 例机器臂经膀胱多孔和 1 例机器臂经膀胱单孔前列腺癌根治术的探索;国内高新等 2013 年在世界上首次报道临床上行经膀胱单孔腹腔镜前列腺癌根治术的经验。经膀胱单孔腹腔镜前列腺癌根治术主要适用于治疗低危局限性前列腺癌,作者单位多为惰性前列腺癌主动观察期间病情变化而需要接受根治术的患者选择该术式。现有的解剖学研究发现,阴茎勃起神经丛位于膀胱和前列腺周围,而该术式与常规保留神经的前列腺癌根治术相比,能更好地保护神经丛,患者术后控尿及勃起功能恢复快。今后随着机器臂手术的普及和单孔机器臂的临床使用,该术式有望成为保留神经前列腺癌根治术的常规可选方法之一。

二、手术适应证和禁忌证

(一)适应证

1. 年龄≤70 岁,预期寿命≥10 年。
2. 穿刺活检病理证实为前列腺癌。
3. D'Amice 风险分层等级为低危,即 $cT_{1～2a}N_0M_0$ 期、Gleason 评分≤6 分、PSA<10ng/ml。
4. 患者术前无尿失禁。
5. 术前勃起功能正常,即不需药物或机械支持情况下 IIEF-5 评分≥18 分。
6. 一般查体、X 线胸片、肝胆胰脾彩超或 CT、MRI 及核素全身骨显像未发现明确肿瘤远处转移者。

(二)禁忌证

1. 患有显著增加手术风险的疾病,如严重的心血管疾病、肺功能不良等。
2. 严重出血倾向或血液高凝状态。
3. 3 个月内出现过脑梗死或半年内出现过心肌梗死者。
4. 既往有膀胱手术史、盆腔手术或外伤病史。

三、术前准备

1. 术前常规行心、肺、肾、肝等重要脏器功能检查。
2. 合并高血压、糖尿病、慢性阻塞性肺疾病、心脏病等疾病患者应做相应内科药物处理,待器官功能稳定后再行手术。
3. 术前常规行 IIEF-6 评分、尿流动力学检测了解患者勃起及控尿情况。
4. 术前 3 天口服抗生素肠道准备,术前 1 天清洁灌肠,术前半小时静脉应用抗生素预防感染。

四、手术步骤

(一)操作器械

1. 高清腹腔镜系统或 3D 腹腔镜系统。
2. 常规腹腔镜器械:超声刀、PK 刀、无损伤分离钳、抓钳、吸引器等。
3. 一次性使用穿刺器械,常规配备 Hem-o-lok。
4. V-Loc™ 免打结可吸收线。
5. 用两个环形固定器和 8 号橡胶手套自制"两环一套"单孔多通道组合套件或使用商用单孔多通道组合套件。

(二)麻醉和体位

患者均接受气管内静吸复合全麻,取头低足高 15°～30° 仰卧位,肩部放置软垫,肩托固定,臀部垫高,两腿稍叉开。

(三)手术步骤

1. 腹部切口与套管置入　自导尿管注入盐水充盈膀胱,于脐与耻骨联合中点做长 3～4cm 纵形切口,逐层切开各层至膀胱。将膀胱前壁肌层与腹直肌前鞘缝合固定。经切口置入自制 3 通道单孔套管或商用单孔多通道套管至膀胱,通过 12mm 通道置入腹腔镜,另两个 5mm 通道放置超声刀和分离钳。术中尿液或产生的烟雾通过尿管吸出,可节省 1 个通道,减少术中器械接触(图 9-26)。

2. 切开膀胱颈后唇　仔细辨认输尿管开口,远离输尿管开口切开膀胱颈后唇,沿前列腺包膜外后缘切开膀胱肌层,显露双侧输精管和精囊,切口向两侧扩大至膀胱颈 5 点、7 点位(图 9-26)。

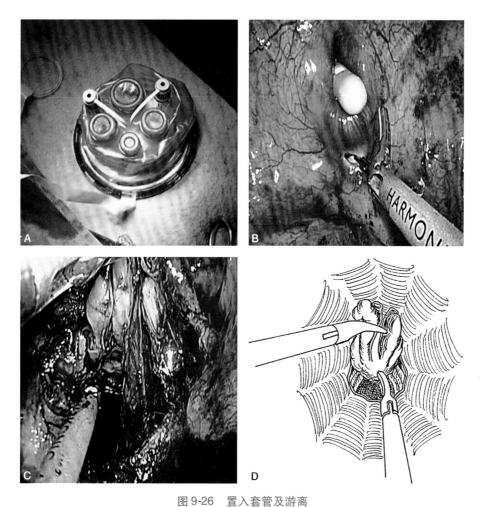

图 9-26　置入套管及游离

A. QuadPort® 于脐下 4cm 大小切口置入膀胱内；B. 远离输尿管口切开膀胱颈后唇；C、D. 游离
输精管及精囊后打开狄氏筋膜，顺行途径游离前列腺后壁

3. 分离输精管和精囊　切开狄氏筋膜前层，分离并切断
双侧输精管，游离双侧精囊。切开狄氏筋膜后层，沿直肠前、
前列腺后缘分离，远端达前列腺尖部（图 9-26）。

4. 筋膜内分离保留阴茎勃起神经血管束　将直肠与前
列腺间隙分离平面向两侧扩大至前列腺侧韧带。先沿前列
腺两侧环形切开膀胱黏膜与肌层，左侧从 8 点至 11 点，右侧
从 1 点至 4 点，紧贴前列腺用剪刀分离。提起右侧精囊，于其
根部切开筋膜，将腹腔镜靠近手术部位放大视野，直视下分
离出前列腺筋膜内平面，沿此平面用可吸收结扎索分段结扎
前列腺侧韧带，剪刀分离，至前列腺尖部，于筋膜内保留阴茎
勃起神经。同法分离左侧（图 9-27）。

5. 控制耻骨后血管复合体和离断尿道　于筋膜内分离
平面，由前列腺包膜外两侧向尖部分离。紧贴前列腺表面切
断耻骨前列腺韧带，钝性推开耻骨后血管复合体，显露尿道。
剪刀锐性横断尿道前壁，退出导尿管，再剪断尿道后壁。将
吸引器头放置于前列腺与直肠间隙，向前抬起前列腺尖部，
游离前列腺尖部，完整切除前列腺。检查前列腺包膜是否完
整，再经单孔套管取出前列腺标本，导尿管气囊注入 40ml 盐
水，牵拉尿管压迫前列腺创面止血（图 9-28）。

6. V-Loc™ 免打结可吸收缝线减张缝合膀胱尿道　平
行于膀胱颈切缘外 2cm，分别在 2~4 点、5~7 点和 8~10 点

做 3 个辅助切口，切开黏膜层和浅肌层，以降低膀胱尿道吻
合张力。用单向带有倒钩的 V-Loc™ 免打结可吸收缝线连续
减张缝合。为提高连续缝合效率，在膀胱颈由外向内进针，
在尿道由内向外进针。第 1 条 V-Loc™ 缝线于膀胱颈 5 点处
进针，穿过线尾端预置环完成第 1 针缝合；顺时针方向连续
缝合吻合膀胱尿道至 8 点处。第 2 条 V-Loc™ 缝线于 4 点处
进针，方法同前，逆时针方向连续缝合吻合膀胱尿道至 9 点
处。此时将患者调整至平卧位，减少膀胱尿道吻合张力。牵
拉 V-Loc™ 两条线头，适当用力，使膀胱尿道吻合口完全靠
拢，两线尾端原位倒转缝合，留置在膀胱黏膜切口内。直视
下置入 20F 导尿管，留置膀胱造瘘管，逐层关闭切口（图 9-
29）。

五、术后处理

1. 术后 5 天拔除膀胱造瘘管，术后 9 天常规行膀胱尿道
造影，如无造影剂外漏情况，患者主观感觉良好、无明显疼痛
感、活动无受限，则予以拔除尿管。

2. 控尿功能锻炼　拔除尿管后观察患者排尿情况，并床
边常规教会患者行盆底肌肉功能锻炼，持续收缩盆底肌（提
肛运动）2~4 秒，间隔休息 2~4 秒，如此反复 10 次为 1 组，
每天早晚各训练 1 组，持续至达到控尿水平或更长。

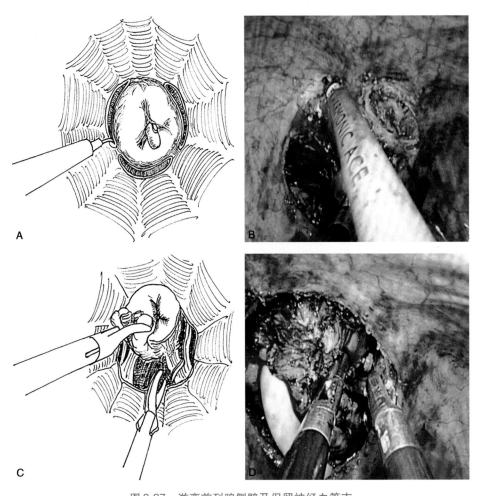

图 9-27　游离前列腺侧壁及保留神经血管束

A、B. 8 点至 11 点方向游离前列腺左侧壁,1 点至 4 点方向游离右侧壁,暴露前列腺侧壁以提供游离侧方血管蒂的空间;C、D. 锐性游离及应用可吸收生物肽夹以保留双侧神经血管束

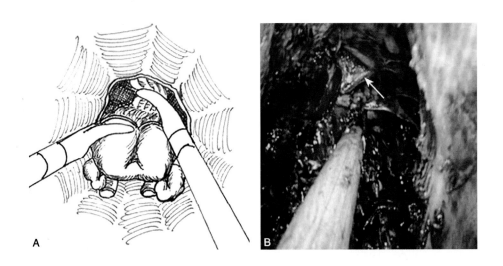

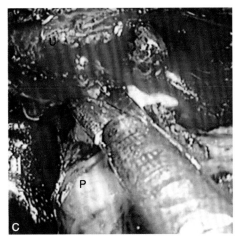
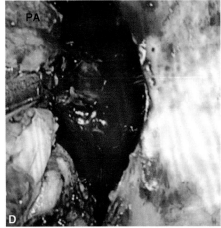

图 9-28　控制耻骨后血管复合体及离断尿道

A、B.紧贴前列腺表面离断耻骨前列腺韧带,推开血管复合体(白色箭头);C.剪刀离断尿道前壁(U 示尿道,P 示前列腺);D.锐性离断尿道后壁后逆行途径分离前列腺尖部(PA 示前列腺尖部)

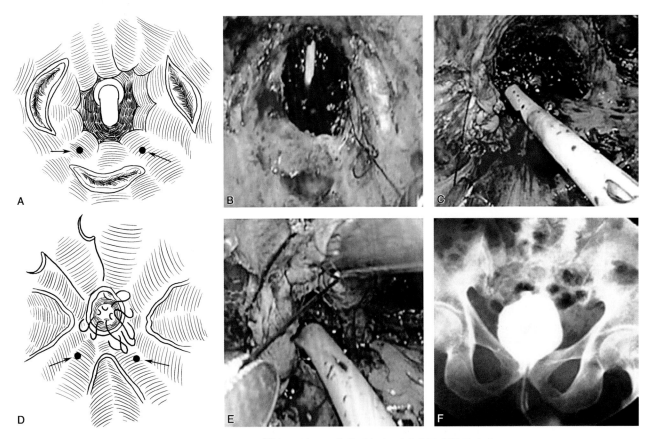

图 9-29　应用 V-Loc™ 免打结可吸收线进行新型减张尿道膀胱吻合

A、B.在 2~4 点、6 点、8~10 点位切开黏膜层和浅肌层以为随后的吻合减张(黑箭头示输尿管口);C.5~8 点位顺时针向尿道膀胱吻合良好;D、E.膀胱尿道黏膜对合良好;F.术后 9 天行膀胱造影示无吻合口瘘

3. **性康复治疗**　术后 2 周开始口服 PDE5 抑制药(西地那非、他达拉非等),每周行阴茎真空负压吸引 2 次。

六、经验交流

前列腺癌根治术后最常见并发症是尿失禁和勃起功能障碍,其发生率波动范围较大,主要与术者经验、术式选择和术中重要神经筋膜组织的保护情况等因素相关,而其中最重要影响因素是术中相关功能神经的保留情况。以往学界认为,对控尿和勃起功能至关重要的神经血管束(NVB)沿前列腺后外侧 5、7 点位方向呈小束状走行;但最近的研究结果表明,NVB 并非呈特定的小束状或圆柱状分布,而是围绕前列腺周围呈更加弥散的网络状分布,并且个体间存在较多变。传统的腹腔镜前列腺癌根治术不可避免地需要游离膀胱、前列腺及尿道周围空间,从而损伤邻近相关功能神经。而经膀胱途径手术无须游离膀胱周围空间，减少了膀胱后壁的游离或牵拉，保护了盆丛的完整性；紧贴前列腺纤维囊的筋膜内游离平面也保留了前列腺周围筋膜和网状神经网络；前列腺尖部尿道周围神经的牵拉及损伤减少，且能保留足够长的尿道；以上综合因素可降低术后尿失禁和勃起功能障碍发生的风险。该术式缺点为膀胱内空间相对较小，因膀胱未游离，膀胱与尿道吻合时有一定张力；此外经膀胱途径不能完成盆腔淋巴结清扫术。作者最近对该术式进行改良：需做盆腔淋巴结清扫患者，可通过腹膜外途径先行盆腔淋巴结清扫，再纵行切开膀胱前壁，按上述手术步骤完成筋膜内前列腺癌根治术。改良的术式非常适合机器臂辅助下经膀胱前列腺癌根治术。

（高新　江东根）

第六节　腹腔镜下前列腺手术常见并发症的预防及处理

1. 术中出血　发生于分离和缝扎阴茎背深静脉丛及处理前列腺侧血管蒂的过程中。阴茎背深静脉的复合体（DVC）的出血可用双极电凝止血，但避免反复使用电凝，以免造成尿道外括约肌和性血管神经束（NVB）损伤。效果不佳时可用纱布压迫数分钟，待切除标本后再妥善处置。前列腺包膜的侧血管蒂出血可用双极电凝、超声刀慢档或Hem-o-lok夹止血，避免误伤NVB。

防治办法主要是切开盆筋膜时避开前列腺静脉丛，在缝扎DVC后再离断膀胱颈部和前列腺侧血管蒂可减少出血，10mm的Ligasure贴近前列腺包膜离断侧韧带的止血效果确切，夹上Hem-o-lok夹后超声刀离断之，可减少残端渗血。

2. 直肠损伤　见于切开狄氏筋膜时距直肠太近未能进入狄氏间隙内分离直肠间隙，或前列腺癌分期较晚致使局部浸润，或存在慢性炎性粘连等，尤其是在视野不清条件下盲目操作，均可能损伤直肠。术中发现直肠破口后可能污染组织，分两层缝合直肠前壁缺口，术后联合应用抗生素，加强静脉营养，延长禁食时间，推迟拔尿管时间等。对于术后发现的直肠损伤，表现为直肠内漏尿，或尿管内有粪气排出等，可给予禁食、营养支持，严重者行降结肠造瘘，半年后修补直肠瘘。

预防措施是术前做好肠道准备，术中保持视野清晰，在正确的解剖平面操作，紧贴前列腺背侧面分离直肠前间隙，靠近前列腺尖部切断尿道后壁，并避免在直肠前壁过多的电凝等。

3. 输尿管损伤　见于横断膀胱颈部或膀胱尿道吻合操作时损伤输尿管壁内段或开口，处理时应仔细缝合修补破损处，留置输尿管双J管，并延迟拔尿管。预防办法主要是紧贴前列腺基底部包膜切割膀胱颈组织，避免切除过多颈口组织。在看清膀胱黏膜和输尿管开口后进针，不易辨认开口位置时可静脉注射亚甲蓝辅助判断。

4. 术后漏尿　发生原因包括膀胱颈部或者膀胱尿道吻合技术欠佳，尿管早期滑脱，吻合口感染、坏死、愈合不良等。一旦漏尿可延长留置导尿管时间，通畅盆腔引流，加强抗生素的应用，多可自行愈合，但容易形成瘢痕和尿道狭窄。预防方法主要是保证尿道残端血供和无张力吻合，加强缝合的精密性，术后保持尿道通畅，使膀胱保持空虚。

5. 尿失禁　最常见，与术中不同程度的盆底肌和尿道外括约肌破坏、膀胱颈完整性受损、括约肌去神经核膀胱不稳定收缩有关，发生后可加强肛提肌收缩锻炼，多数可在半年内恢复。预防办法主要是避免尿道外括约肌复合体损伤，保留足够尿道长度，保护尿控神经和NVB，保留膀胱颈和内括约肌完整性等，以期减少尿失禁的发生。

6. 男性性功能障碍　与术中NVB受损有关，术后炎症渗出和继发纤维化对NVB的破坏亦不同程度影响性功能。预防办法主要是术中注意保护前列腺侧后方的NVB，术后通畅引流，加强抗感染等。

7. 其他　包括淋巴结清扫时可能损伤闭孔神经、围术期血栓相关并发症的出现等。

（潘铁军　徐耀鹏）

参 考 文 献

1. Walsh PC, Lepor H. The role of radical prostatectomy in the management of prostatic cancer. Cancer, 1987, 60(3 Suppl): 526-537.

2. Ittmann M. Anatomy and Histology of the Human and Murine Prostate. Cold Spring Harb Perspect Med, 2017.

3. 张凯, 朱刚. 前列腺外科相关解剖理论更新：如何在根治性前列腺切除术中实现更好的肿瘤控制、尿控保护和勃起功能保留. 泌尿外科杂志(电子版), 2017, 9(1): 5-8.

4. Walz J, Epstein JI, Ganzer R, et al. A Critical Analysis of the Current Knowledge of Surgical Anatomy of the Prostate Related to Optimisation of Cancer Control and Preservation of Continence and Erection in Candidates for Radical Prostatectomy: An Update. Eur Urol, 2016, 70(2): 301-311.

5. Walz J, Burnett AL, Costello AJ, et al. A critical analysis of the current knowledge of surgical anatomy related to optimization of cancer control and preservation of continence and erection in candidates for radical prostatectomy. Eur Urol, 2010, 57 (2): 179-192.

6. Kim JH, Kinugasa Y, Hwang SE, Murakami G, Rodríguez-Vázquez JF, Cho BH. Denonvilliers' fascia revisited. Surg Radiol Anat, 2015, 37(2): 187-197.

7. 夏丹, 王平, 秦杰, 景泰乐, 叶孙益, 汪朔. 经腹膜外途径与经腹途径机器人辅助腹腔镜下根治性前列腺切除术的比较分析. 中华泌尿外科杂志, 2016, 37(3): 165-168.

8. Guillonneau B, Gupta R, El Fettouh H, et al. laparroscopic managment of rectal injury during laparoscopic radical prostatectomy. J Urol, 2003, 169: 1694-1696.

9. 张旭, 王少刚, 叶章群, 等. 腹腔镜前列腺癌根治术治疗早期前列腺癌的临床经验临床泌尿外科杂志, 2004, 516-519.

10. 张旭, 王超. 腹腔镜前列腺癌根治性切除术. 临床外科杂志, 2008, 98-100.

11. 王少刚, 王志华. 前列腺癌的腔镜治疗. 临床外科杂志,

2012,20(2):81-83.

12. 丁炜宏,夏国伟.腹腔镜前列腺癌根治术常见并发症及处理方法.国际外科学杂志,2014,41(1):65-66.

13. Hruza M,Weiss HO,Pini G,et al. Complications in 2200 consecutive laparoscopic radical prostatectomies:standardised evaluation and analysis of learning curves[J]. European Urology,2010,58(5):733.

14. 李勋钢,崔心刚,徐丹枫,等.经腹膜外腹腔镜下前列腺癌根治术(附151例报告).临床泌尿外科杂志,2011,26(8):561-564.

15. 过菲,杨波,黄子钧,等.机器人辅助腹腔镜下根治性前列腺切除术中关键步骤的解剖细节分析.中华泌尿外科杂志,2014(7):547-550.

16. Bollens R,Vanden BM,Roumeguere T,et al. Extraperitoneal laparoscopic radical prostatectomy. Results after 50 cases. European Urology,2001,40(1):65-69.

17. Hasan WA,Gill IS. Laparoscopic radical prostatectomy:current status. British Journal of Urology International,2004,94(1):7-11.

18. Gregori A,Simonato A,Lissiani A,et al. Laparoscopic radical prostatectomy:perioperative complications in an initial and consecutive series of 80 cases.[J]. European Urology,2003,44(2):190.

19. Chen MK,Luo Y,Zhang H,et al. Laparoscopic radical prostatectomy plus extended lymph nodes dissection for cases with non-extra node metastatic prostate cancer:5-year experience in a single Chinese institution[J]. Journal of Cancer Research & Clinical Oncology,2013,139(5):871-878.

20. Guillonneau B,Vallancien G. Laparoscopic radical prostatectomy:initial experience and preliminary assessment after 65 operations. Prostate,1999,39(1):71.

21. 那彦群,叶章群,孙光,等,中华泌尿外科疾病诊断治疗指南.北京:人民卫生出版社.2014.

22. Milicevic S. The impact of benign prostatic hyperplasia surgical treatment with turp method on the quality of life. Acta Inform Med,2011,19(3):142-145.

23. Noguchi M,et al. Transurethral electrovaporization for giant prostatic hyperplasia:report of a case. Kurume Med J,2003,50(3-4):151-153.

24. Yilmaz K,et al. Giant prostatic hyperplasia:case report. Int Urol Nephrol,2006,38(3-4):587-589.

25. Seki N,S Naito. Instrumental treatments for benign prostatic obstruction. Curr Opin Urol,2007,(1):17-21.

26. Schatzl G,et al. Two-year results of transurethral resection of the prostate versus four 'less invasive' treatment options. Eur Urol,2000,37(6):695-701.

27. Naspro R,et al. Holmium laser enucleation of the prostate versus open prostatectomy for prostates >70g:24-month follow-up. Eur Urol,2006,50(3):563-568.

28. Gratzke C,et al. Complications and early postoperative outcome after open prostatectomy in patients with benign prosta-

tic enlargement:results of a prospective multicenter study. J Urol,2007,177(4):1419-1422.

29. B Helfand,S Mouli,R Dedhia,et al. Management of lower urinary tract symptoms secondary to benign prostatic hyperplasia with open prostatectomy:results of a contemporary series. J Urol,2006,176:2557-2561.

30. Noguera RS,RC Rodriguez. Open adenomectomy:past,present and future. Curr Opin Urol,2008,18(1):34-40.

31. Mariano MB,TM Graziottin,MV Tefilli. Laparoscopic prostatectomy with vascular control for benign prostatic hyperplasia. J Urol,2002,167(6):2528-2529.

32. Desai MM,et al. Single-port transvesical simple prostatectomy:initial clinical report. Urology,2008,72(5):960-965.

33. John H,et al. Preperitoneal robotic prostate adenomectomy. Urology,2009,73(4):811,815.

34. Sotelo RJ,et al. Laparoendoscopic single-site surgery simple prostatectomy:initial report. Urology,2009,74(3):626-630.

35. Menon M,Hemal AK,VIP Team. Vattikuti Institute prostatectomy:a technique of robotic radical prostatectomy:experience in more than 1000 cases. J Endourol,2004,18:611-619.

36. Menon M,Shrivastava A,Kaul S,et al. Vattikuti Institute prosta-tectomy:contemporary technique and analysis of results. Eur Urol,2007,51:648-657.

37. Stolzenburg JU,Rabenalt R,Do M,et al. Intrafascial nerve-sparing endoscopic extraperitoneal radical prostatectomy. Eur Urol,2008,53:931-940.

38. Preston MA,Breau RH,Lantz AG,et al. The association between nerve sparing and a positive surgical margin during radical prostatectomy. Urologic Oncology,2015,33:18.e1-18.e6.

39. Rossi MS,Moschini M,Bianchi M,et al. Erectile function recovery after nerve-sparing radical prostatectomy for prostate cancer:Is back to baseline status enough for patient satisfaction?. J Sex Med,2016,13:669-678.

40. Stewart GD,El-Mokadem I,McLornan ME,et al. Functional and oncological outcomes of men under 60 years of age having endoscopic surgery for prostate cancer are optimal following intrafascial endoscopic extraperitoneal radical prostatectomy. Surgeon,2011,9:65-71.

41. Hoshi A,Usui Y,Shimizu Y,et al. Dorsal vein complex preserving technique for intrafascial nerve-sparing laparoscopic radical prostatectomy. Int J Urol,2013,20:493-500.

42. Menon M,Shrivastava A,Bhandari M,et al. Vattikuti Institute prostatectomy:technical modifications in 2009. Eur Urol,2009,56:89-96.

43. Menon M,Kaul S,Bhandari A,et al. Potency following robotic radical prostatectomy:a questionnaire based analysis of outcomes after conventional nerve sparing and prostatic fascia sparing techniques. J Urol,2005,174:2291-2296.

44. Stolzenburg JU,Kallidonis P,Do M,et al. A comparison of

outcomes for interfacial and intrafascial nerve-sparing radical prostatectomy. Urology,2010,76:743-748.

45. Rassweiler J. Intrafascial nerve-sparing laproscopic radical prostatectomy:do we really preserve relevant nerve-fibres?. Eur Urol,2006,49:955-957.

46. Curto F,Benijts J,Pansadoro A,et al. Nerve sparing laparoscopic radical prostatectomy:our technique. Eur Urol,2006, 49:344-352.

47. Khoder WY,Waidelich R,Seitz M,et al. Do we need the nerve sparing radical prostatectomy techniques (intrafascial vs. interfascial) in men with erectile dysfunction? Results of a single-centre study. World J Urol,2015,33:301-307.

48. Ko WJ,Hruby GW,Turk AT,et al. Pathological confirmation of nerve-sparing types performed during robot-assisted radical prostatectomy(RARP). BJU Int,2013,111:451-458.

49. Desai MM,Aron M,Berger A,et al. Transvesical robotic radical prostatectomy. BJU international,2008,102(11):1666-1669.

50. Gao X,Pang J,Si-tu J,et al. Single-port transvesical laparoscopic radical prostatectomy for organ-confined prostate cancer:technique and outcomes. BJU international, 2013, 112 (7):944-952.

51. Alsaid B,Karam I,Bessede T,et al. Tridimensional computer-assisted anatomic dissection of posterolateral prostatic neurovascular bundles. European urology,2010,58(2):281-287.

52. Yu CC,Yang CK,Ou YC. Three types of intravesical hem-o-lock clip migration after laparoscopic radical prostatectomy. J Laparoendosc Adv Surg Tech A,2015,25(12):1005-1008.

53. Kaplan JR,Lee Z,Eun DD,et al. Complications of minimally invasive surgery and their management. Curr Urol Rep, 2016,17(6):47.

54. De Hong C,Liang Ren L,Qiang W,et al. Comparison of efficacy and safety of conventional laparoscopic radical prostatectomy by the transperitoneal versus extraperitoneal procedure. Sci Rep,2015,13(5):14442.

55. Soares R,Di Benedetto A,Dovey Z,et al. Minimum 5-year follow-up of 1138 consecutive laparoscopic radical prostatectomies. BJU Int,2015,115(4):546-553.

56. Salomon L,Rozet F,Soulie M. Surgery of prostate cancer: Technical principles and perioperative complications. Prog Urol,2015,25(15):966-998.

第十章

泌尿外科其他疾病

第一节　腹腔镜腹膜后淋巴结清扫术

一、概述

睾丸肿瘤占人体恶性肿瘤的1%。睾丸肿瘤可分为原发性及继发性两大类,原发性又分为生殖细胞肿瘤及非生殖细胞肿瘤,生殖细胞肿瘤分为精原细胞瘤及非精原细胞瘤,后者包括胚胎瘤、畸胎瘤、绒癌和卵黄囊肿瘤。对睾丸肿瘤的诊断除了详细询问病史及体检外,B超、CT、肿瘤标志物等检查均很重要。其中CT检查对了解睾丸肿瘤有无腹膜后淋巴转移尤为重要,腹膜后淋巴结转移的CT典型表现为腹主动脉及下腔静脉旁单个淋巴结直径超过1.5cm,或多个淋巴结融合成团,呈分叶状;大的转移淋巴结内部可以有液化、坏死而呈不均匀信号。目前对睾丸生殖细胞肿瘤的治疗包括:手术、化疗、放疗及免疫治疗等综合治疗。手术包括根治性睾丸切除术,腹膜后淋巴结清扫术及其他转移病灶清扫术。腹膜后淋巴结清扫术是治疗睾丸生殖细胞肿瘤一个重要的部分,一般在根治性睾丸切除,明确睾丸肿瘤的病理类型,并通过CT对肿瘤进行临床分期后进行。随着微创外科时代的到来,目前腹膜后淋巴结清扫术首先考虑在腹腔镜下完成,可选择经腹腔入路和经腹膜后入路。笔者单位主要选择经腹腔入路。

二、手术适应证和禁忌证

1. 适应证　Ⅰ、Ⅱ$_{a～b}$期非精原细胞的生殖细胞肿瘤。

2. 禁忌证　Ⅱc、Ⅲ期已有腹部、纵隔或肺部转移的生殖细胞肿瘤、全身情况差不能耐受手术者。

三、术前准备

1. 术前常规检查　B超、X线胸片、CT等。
2. 了解睾丸肿瘤组织学类型,评估临床分期。
3. 术前晚备皮及清洁灌肠,术前1日低脂饮食。
4. 术前半小时静脉滴注抗生素,术前留置导尿。

四、清扫范围

右侧腹膜后淋巴清扫范围(图10-1):上界为肾静脉水平、内侧界为腹主动脉外侧、外侧界为右输尿管内侧、下界为肠系膜下动脉水平并沿右髂动脉至与输尿管跨越处。

左侧腹膜后淋巴清扫范围(图10-2):上界为肾静脉水平、内侧界为下腔静脉外侧、外侧界为左输尿管内侧、下界为

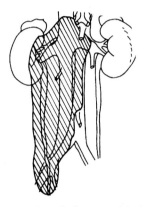

图10-1　右侧腹膜后淋巴清扫范围

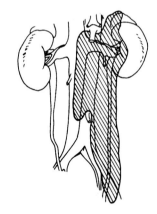

图10-2　左侧腹膜后淋巴清扫范围

肠系膜下动脉水平并沿左髂动脉至与输尿管跨越处。

五、手术步骤(以右侧腹膜后淋巴清扫为例)

(一)麻醉和体位
全身麻醉,气管插管,体位取左侧70°～90°卧位。

(二)手术步骤
1. 制备气腹置入套管　观察镜穿刺孔根据体形胖瘦及大小位于脐旁或脐右侧腹直肌处,3个操作通道位于右侧腋前线脐水平、腋中线肋缘下,锁骨中线肋缘下处。术者位于腹侧,显示器位于对侧,气腹压为12～15mmHg。

2. 解剖出腹膜后间隙及下腔静脉(图10-3～图10-5)　从右结肠旁沟打开侧腹膜,并向下至髂动脉处;挑起肝脏,在肾

137

门水平打开结肠肝曲上方腹膜,并向内侧分离至十二指肠及下腔静脉处;边将右半结肠牵向内下方,边用超声刀离断结肠与肾和肝之间的韧带,显露出下腔静脉和十二指肠。打开十二指肠外侧的韧带及腹膜,将十二指肠小心分离,并推向内下方,彻底暴露出下腔静脉。

3. 清扫下腔静脉与右输尿管之间的淋巴脂肪组织(图10-6~图10-12)　超声刀打开肾周筋膜,从肾门处解剖出右输尿管,分离输尿管内侧的淋巴脂肪组织;打开下腔静脉及右肾静脉血管鞘,在紧贴静脉分离时,避免超声刀闭合边缘近静脉壁,以防止对静脉壁的热损伤出血。剥离开血管鞘后,在肾静脉水平向上挑起肾蒂淋巴脂肪组织,从腰大肌层面以上清扫肾蒂淋巴脂肪组织。游离松解下腔静脉外侧与淋巴脂肪组织间的粘连,并在精索静脉汇入下腔静脉处将之离断。将肾蒂淋巴组织牵向下方,从腰大肌表面清扫下腔静脉与右输尿管之间的淋巴脂肪组织,直至输尿管跨过髂动脉处。沿精索静脉继续向下游离,同时清除其周围的淋巴脂肪组织,直至内环水平精索静脉结扎处。

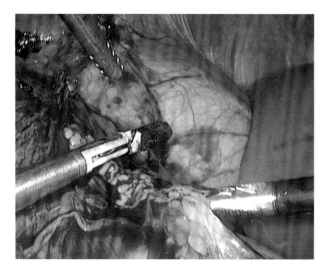

图 10-3　打开结肠肝曲旁腹膜

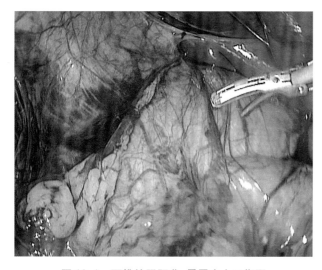

图 10-4　下推结肠肝曲,暴露出十二指肠

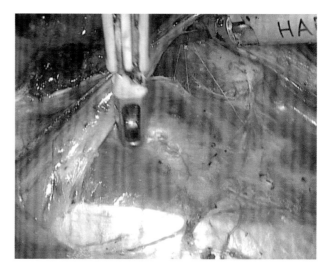

图 10-6　解剖出右输尿管

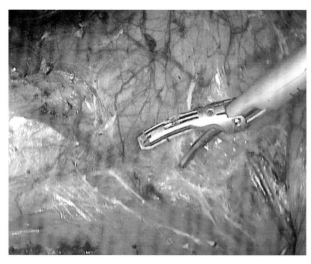

图 10-5　解剖出下腔静脉

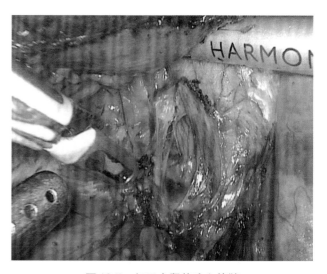

图 10-7　打开右肾静脉血管鞘

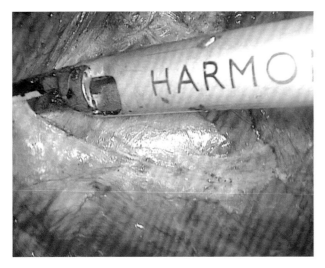

图 10-8 打开下腔静脉表面的血管鞘

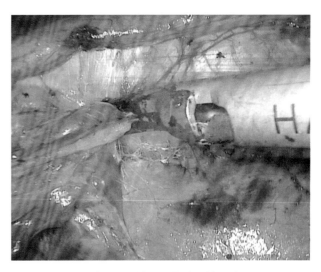

图 10-11 清扫下腔静脉与右输尿管间的淋巴组织

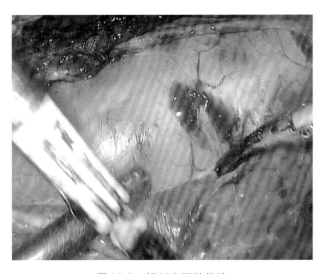

图 10-9 解剖出下腔静脉

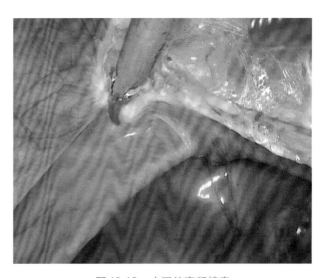

图 10-12 内环处离断精索

4. 清扫下腔静脉与腹主动脉之间的淋巴脂肪组织（图 10-13～图 10-16） 在左肾静脉平面、腹主动脉外侧开始清扫淋巴脂肪组织，剥离松解腹主动脉表面及下腔静脉内侧的淋巴脂肪组织，将下腔静脉拨向外侧，游离清扫下腔静脉后方的淋巴脂肪组织，最后将下腔静脉的血管鞘及下腔静脉与腹主动脉之间的淋巴脂肪组织边牵向下方，边清扫切除，直至肠系膜下动脉水平。在清扫时注意保护腰交感神经链的损伤。

六、术后处理

常规应用抗生素预防感染。术后 1 天拔除导尿管。术后第 2 天予以流质食物，肛门排气后予以低脂普食。保持引流管通畅，24 小时引流量<50ml 拔除腹腔引流管后予以正常普食。早期下床活动预防静脉血栓。

七、手术并发症及其处理

1. 血管损伤 发生出血时要沉着冷静，切忌在血泊中盲

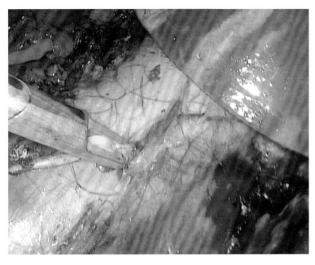

图 10-10 精索静脉在汇入下腔静脉处离断

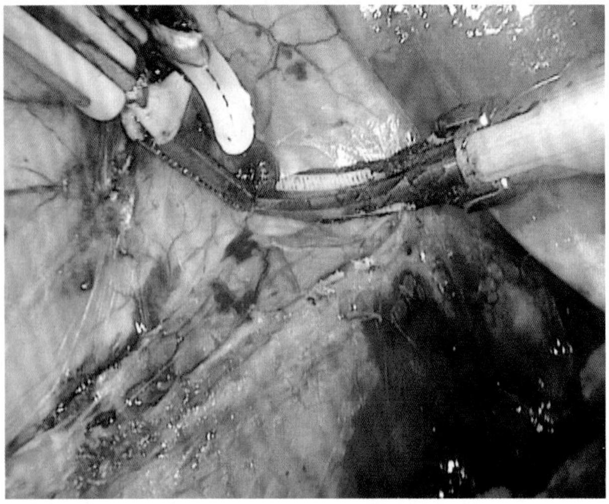

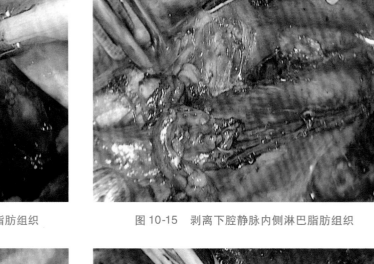

图 10-13 剥离松解腹主动脉表面淋巴脂肪组织

图 10-15 剥离下腔静脉内侧淋巴脂肪组织

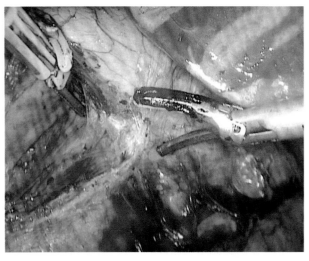

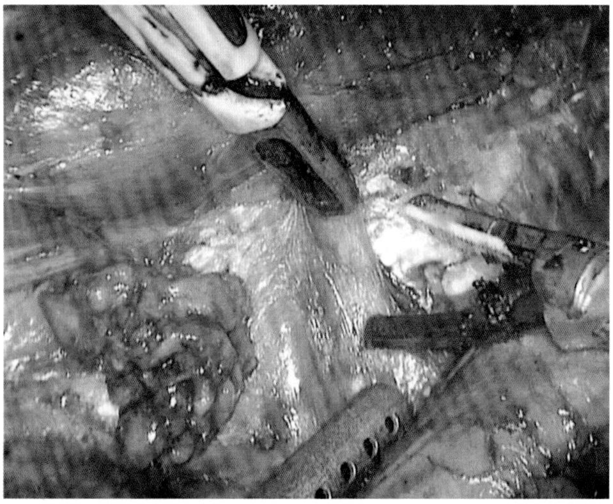

图 10-14 剥离左肾静脉淋巴脂肪组织

图 10-16 剥离下腔静脉后方淋巴脂肪组织

目钳夹或电凝止血,使破口越来越大,先用纱布压迫出血点,并适当增加气腹压至 18mmHg,减少出血,吸引器吸净出血点周围积血,慢慢松开压迫的止血纱布,看清出血点,如果是小血管出血,可以用分离钳夹住血管断端,再用 Hem-o-lok 钳夹止血,如果是肾静脉或下腔静脉等大血管出血,需用 5-0 号血管缝合线缝合血管破口,先在破口处贯穿缝合一道,然后轻轻提起缝线,根据破口大小"8"字或连续缝合破口,血管缝合需要娴熟的缝合技巧,如腹腔镜下缝合止血确有困难,则应果断改开放手术止血。

2. 肠道损伤 在分离结肠及十二指肠时避免紧贴肠壁用电刀分离,以免引起肠壁的热损伤。

3. 淋巴瘘 术中发现较粗的淋巴管予以 Hem-o-lok 结扎,可减少淋巴瘘发生。少量的淋巴瘘可予以低脂饮食,一般淋巴瘘会逐渐减少。如果淋巴瘘持续时间较长,且量较大时,可予以禁食并静脉高营养支持,通常淋巴瘘可以很快好转。

4. 逆行射精 术中仔细解剖,避免腰交感神经链的损伤,可以减少逆行射精发生。

(张大宏)

第二节　腹腔镜下腹股沟淋巴结清扫术

一、概述

20 世纪 50 年代前阴茎癌是我国常见的泌尿系恶性肿瘤,随着人民生活水平的提高和卫生状况的改善,阴茎癌的发病率明显降低,目前已与发达国家相仿。阴茎癌 95% 是鳞癌,基底细胞癌和腺癌均罕见。阴茎癌主要通过淋巴转移,可早期转移到腹股沟浅、深淋巴结。在阴茎根部两侧腹股沟淋巴结有淋巴管交通,故一侧淋巴可转移到对侧。腹股沟淋巴结一旦发生转移,髂淋巴结发生转移的概率为 20% 左右。

因为 30%~60% 的阴茎癌患者出现腹股沟淋巴结肿大,但只有 15%~30% 的是淋巴结转移。而 10%~15% 临床表现为正常淋巴结的患者则出现了腹股沟淋巴结转移。所以阴茎癌原发灶切除后,对行淋巴结清扫的手术指征多年来一直是有争论的话题。目前大家比较认同行腹股沟淋巴结清扫术的手术指征:①原发灶切除后连续抗炎4周,腹股沟肿大淋巴结不见缩小者;②淋巴结活检证实有淋巴转移者;③既往有阴茎癌手术史,腹股沟新出现肿大淋巴结者;④肿瘤细胞分化较差者;⑤临床诊断或影像学检查考虑有淋巴转移者;⑥不能坚持长期随访者。目前对于切除原发灶后经过4~6周抗生素治疗腹股沟区未触及肿大淋巴结的患者,是否进行预防性淋巴结清扫存有争议。有研究显示通过预防性淋巴结清扫证实有淋巴结转移的患者5年生存率可达到80%~90%,而经观察、等待、出现淋巴结转移时再行淋巴结清扫的患者5年生存率只有30%~40%。因此,推荐对于下列情况之一者需进行预防性腹股沟淋巴结清扫,并且由于阴茎淋巴交叉引流的特点,需行双侧清扫:①阴茎癌为低分化;②阴茎癌G_3级及以上;③T_2期及以上;④肿瘤伴有血管及淋巴管浸润。

开放手术的腹股沟淋巴结清扫术因为手术创口大,皮瓣血供差,发生创口不愈、术后感染、皮瓣坏死、淋巴漏等并发症的发生率高,严重影响患者术后的恢复。而腹腔镜下腹股沟淋巴结清扫术,皮肤仅有3个0.5~1.0cm大小的创口,保持了皮肤血管网络的完整性,淋巴瘘引起创口感染的机会也大大减少,可以尽量避免开放手术的术后创口不愈的并发症。

当腹股沟淋巴结清扫发现股管的深组淋巴结有转移时需行髂淋巴结清扫术,而髂淋巴结发现有转移时一般认为不必髂淋巴结清扫术,因为手术创伤大,而手术疗效较差,可采取放疗、化疗等综合治疗。

二、腹股沟淋巴结清扫术的清扫范围

上界:脐与髂前上棘平面的腹外斜肌腱膜。下界:股三角顶端。外界:缝匠肌的内侧缘,并向上沿至髂前上棘。内界:长收肌的内侧缘,并向上沿至腹股沟韧带和精索上缘。

三、手术步骤

(一)麻醉和体位

患者全身麻醉,仰卧位,双下肢外展45°,膝关节90°弯曲。术者位于行淋巴结清扫的一侧,显示器置于对侧(图10-17)。

(二)手术步骤

1. 第1个Trocar穿刺切口位于股三角顶端下方5~8cm,相当于腹股沟韧带中点垂直向下约20cm处,尖刀片横行切开皮肤约1cm,捏起切口周围皮肤,并用剪刀在切口周围皮下浅筋膜层稍做游离(图10-18)。

2. 从切口处置入10mmTrocar,在浅筋膜层左右摆动,钝性游离出一潜在腔隙。再以15mmHg的压力向此腔充入CO_2气体(图10-19)。

3. 在髂前上棘及外环这两点垂直向下,根据第1个切口平面以上3~4cm处,分别置入2个5mm的Trocar(图10-20)。

4. 用超声刀在皮下浅筋膜层继续扩大操作空间(图10-21和图10-22)。

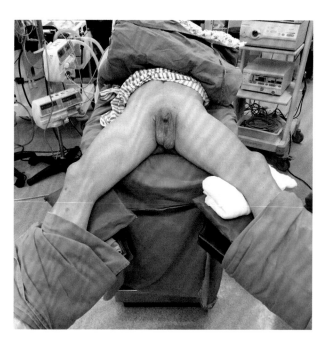

图10-17 右侧手术体位

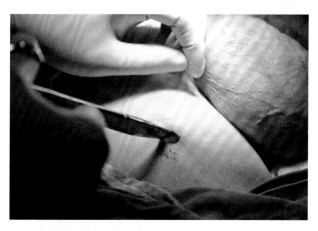

图10-18 第1个Trocar穿刺切口

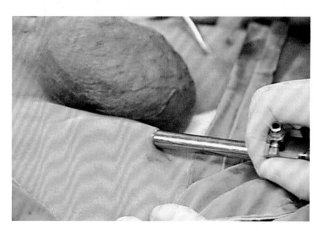

图10-19 Trocar钝性游离出一潜在腔隙

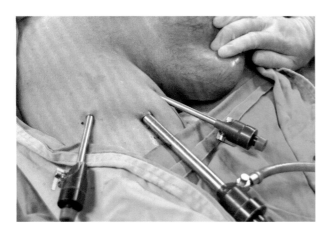

图 10-20　3 个 Trocar 分布

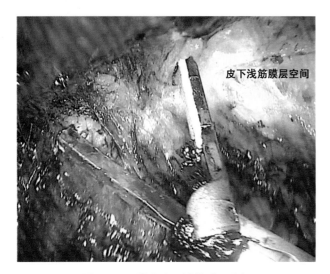

图 10-21　扩大皮下浅筋膜层空间

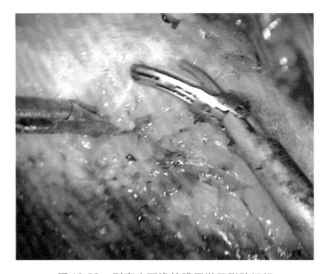

图 10-22　剥离皮下浅筋膜层淋巴脂肪组织

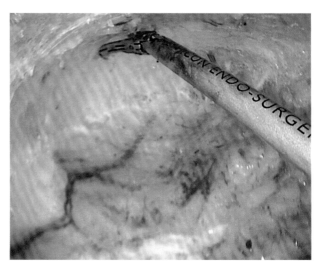

图 10-23　向上游离达腹壁浅筋膜

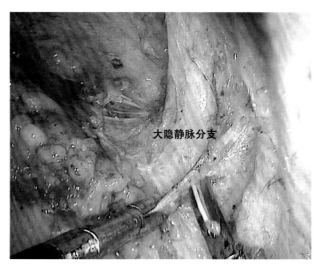

图 10-24　分离出大隐静脉分支

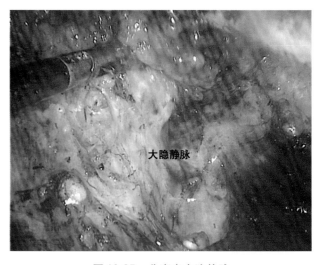

图 10-25　分离出大隐静脉

5. 超声刀向上游离超过腹股沟韧带,达腹壁浅筋膜。将清扫的上界脂肪组织和淋巴向下分离(图 10-23)。

6. 清扫内侧为长收肌的内侧。分离出大隐静脉及分支并予以丝线结扎或超声刀离断(图 10-24 ~ 图 10-26)。

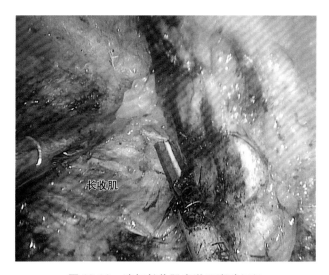

图 10-26 清扫长收肌旁淋巴脂肪组织

7. 清扫下界为股三角顶端(图 10-27)。

8. 清扫外侧为缝匠肌的外侧缘(图 10-28)。

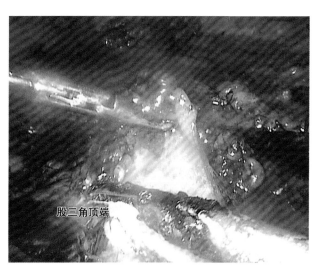

图 10-27 从股三角顶端向上清扫淋巴脂肪组织

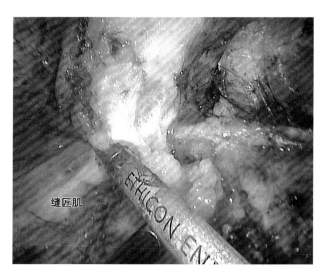

图 10-28 清扫缝匠肌内侧淋巴脂肪组织

9. 整块切除腹股沟浅组的脂肪及淋巴组织(图 10-29)。

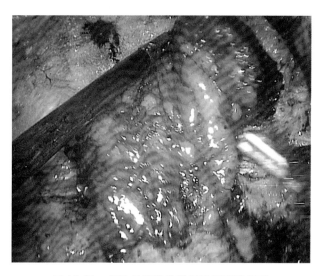

图 10-29 切除的腹股沟浅组淋巴脂肪组织

10. 打开股管的外鞘,游离出股管内的股动脉和股静脉,将股管内的脂肪和淋巴组织清除(图 10-30)。

11. 从 10mm Trocar 穿刺孔将清除的脂肪和淋巴组织取出(图 10-31)。

12. 放置引流管并接负压球吸引,缝合穿刺孔(图 10-32)。

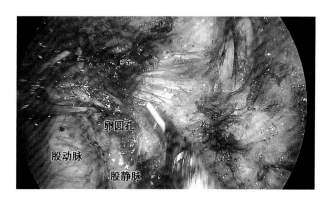

图 10-30 打开股管,清扫股管的淋巴脂肪组织

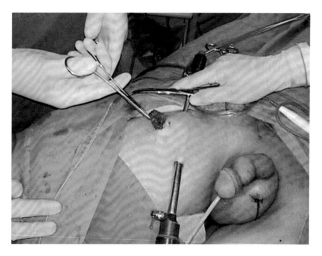

图 10-31 从 Trocar 穿刺孔将清除的组织取出

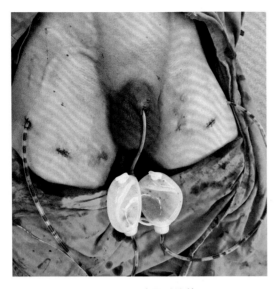

图 10-32　放置引流管

四、术后处理

一般术后第 2 天即可正常饮食,术后皮下引流管持续负压球吸引,早期即可下床活动。

五、术后并发症及处理

1. 下肢淋巴水肿　可适当抬高患肢,必要时可弹力绷带包扎下肢。

2. 下肢静脉血栓　可术后早期下床活动,并适当腿部肌肉按摩,可减少下肢静脉血栓发生。

3. 淋巴瘘　负压吸引球持续吸引,保持引流通畅,一般均可逐渐好转。

六、手术体会

腹腔镜下腹股沟淋巴结清扫术在皮下空间内进行,手术空间狭小,而腹股沟区解剖复杂,有较多血管和神经,手术难度较大,术者应具备娴熟的腹腔镜技术并熟悉腹股沟区解剖。我们的体会:①手术空间有限,尤其是皮下空间建立较为困难,这时可将套管左右摆动,将皮下组织分离,扩大皮下潜在腔隙的范围;②各个套管置入成功后左手持吸引器,右手持超声刀切割,边切边吸,紧贴皮肤慢慢切开皮下组织,可将手术视野进一步扩大,直至形成较大的手术空间;③清扫淋巴结时应紧贴皮肤,从腹外斜肌表面开始,用超声刀切割,将含有淋巴结、淋巴管、皮下脂肪等的组织自上而下切至腹股沟韧带,外侧至髂前上棘,内侧至耻骨结节,再继续向下切除筋膜表面脂肪组织,暴露阔筋膜,沿阔筋膜表面切开至耻骨结节下 3cm 左右,逐步分离,暴露大隐静脉裂孔,显示大隐静脉;④清扫腹股沟浅组淋巴结时尽量不要切破皮肤和损伤大隐静脉,对较粗的分支可用丝线或 Hem-o-lok 结扎后离断;⑤术毕应在股三角最低点放置引流管,接负压吸引以充分引流,减少腹股沟区淋巴囊肿和皮下感染的发生。

(张大宏)

第三节　腹腔镜隐睾探查及下降固定术

一、概述

隐睾包括睾丸下降不全、睾丸异位和睾丸缺如,是小儿泌尿生殖系统最常见的先天畸形之一。其中 80% 的隐睾可被触及,70%~80% 表现为单侧,并以右侧未降为主,约 15% 表现为双侧。隐睾容易造成男性不育,另外,隐睾发生恶变的概率是正常位置睾丸的 30~50 倍。

1879 年 Annandal 成功报道了第 1 例睾丸下降固定术,现已成为隐睾最主要的治疗手段。1994 年 Caldamone 和 Amaral 首次成功报道了腹腔镜隐睾探查及下降固定术,随着腹腔镜手术的逐渐开展,其已成为隐睾治疗的常用方法之一,特别是对高位隐睾的诊疗具有明显优势。

二、手术适应证和禁忌证

1. 适应证　对于所有不可触及睾丸或可疑性的诊断均可应用腹腔镜探查。腹腔镜也可被用于尝试治疗腹股沟型隐睾及双侧隐睾。

2. 禁忌证　存在急性感染及凝血异常。既往有腹部手术史,疑有腹膜粘连时为相对禁忌证。

三、术前准备

1. 术前常规行体格检查、B 超检查、X 线胸片等。
2. 术前有条件可行 CT 或 MRI,但准确率不高。

3. 睾丸动静脉造影及精索静脉造影准确率可达 100%,但属于有创检查,临床对于婴幼儿不常规进行。

4. 术前留置导尿排空尿液。

四、手术步骤

(一)麻醉和体位

采用硬膜外麻醉或气管插管全身麻醉,取头低足高位,麻醉过程中注意监测 $PaCO_2$ 防止体内 CO_2 蓄积。

(二)手术步骤

1. 制备气腹置入套管。采用 Veress 气腹针技术制备气腹,$PaCO_2$ 最大为 8~12mmHg,脐下放置 5mm Trocar,置入 30° 观察镜进行腹腔探查,进一步对高位隐睾进行诊断和定位,根据探查结果在双侧腹直肌外侧作辅助操作孔,置入 5mm Trocar。

2. 腹腔镜下隐睾探查。仔细探查隐睾位置、明确输精管和精索血管的走行(图 10-33),若术中见精索盲端,无任何睾丸残迹提示睾丸缺如,推荐停止腹腔镜手术,若探查睾丸小且萎缩,经综合评估后,可行腹腔镜睾丸切除。

3. 探查证实睾丸存在后(图 10-34),离断睾丸引带,钝性分离输精管及精索血管,充分松解患侧精索,确保睾丸离内环口最大距离在 2cm 以内或牵拉到对侧内环口无明显张力后,可行腹腔镜下睾丸下降固定术,若游离后睾丸不能牵引至对侧内环口,可切断精索血管,保留输精管及其伴行血管,

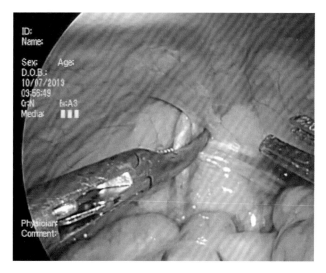

图 10-33　识别精索及输精管

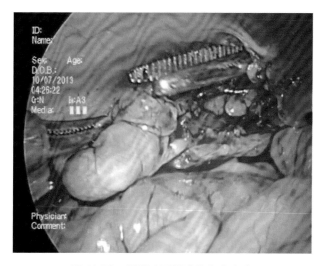

图 10-35　阴囊皮下隧道将睾丸牵出

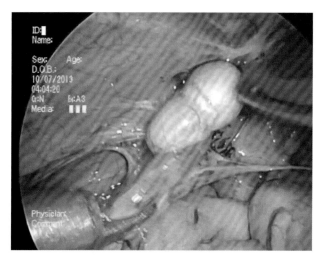

图 10-34　内环口旁隐睾

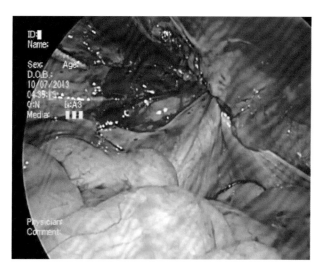

图 10-36　关闭内环口

行 Flower-Stephens Ⅰ期或分期手术。

4. 睾丸固定与开放手术方案相同,于患侧阴囊皮肤做横切口约 1cm,做隧道及阴囊小室,用长血管钳从阴囊皮肤下进入腹腔(图 10-35),钳夹精索筋膜向下牵拉,使睾丸经隧道进入阴囊小室内,确保过程中精索血管无扭转,且张力良好,将精索筋膜与肉囊紧密缝合,关闭内环口(图 10-36),拔除各套管,关闭切口。

五、术后处理

术后第 1 天拔除尿管,常规无须应用抗生素预防感染。术后 3 个月复查阴囊彩超。术后随访的主要目的除观察睾丸生长情况外,还需明确有无睾丸回缩或萎缩,睾丸有无恶变。隐睾患儿手术后最常见的并发症为睾丸回缩及睾丸萎缩。睾丸回缩主要由于精索松解不充分,而睾丸萎缩的原因主要为精索血管短,睾丸下降困难,过度游离腹股沟段的精索血管而导致精索血管损伤所致。隐睾患者年龄越大,睾丸在异常位置时间越长,对睾丸的生长发育及生精功能的影响越严重,将来恶变率也明显增高。建议手术后每 3 个月复查 1 次 B 超至术后 2 年,以后还须定期观察睾丸变化。青春期前儿童性激素

水平的检测尚无明确意义,对于部分双侧高位隐睾患儿术后动态监测性激素水平变化有助于全面了解睾丸情况。

六、注意事项

目前用腹腔镜探查判断高位隐睾位置及有无睾丸仍然是一种准确率最高的方法。同时,腹腔镜下行睾丸下降固定术可更高位松解精索血管、输精管,最大可能地将睾丸无张力下降到阴囊内最低位置,并且有手术操作精细、分离范围小、最大限度减少损伤、保护睾丸血供等优点。

Fowler-Stephen Ⅰ期睾丸固定术治疗腹腔内隐睾至今已有 40 多年历史,遵照 Fowler 和 Stephens 的理论,睾丸的血液供应除精索血管外还部分来源于输精管血管、提睾肌纤维、腹壁下动脉的侧支及睾丸引带。术中无法准确判断睾丸血运情况时,建议先单纯阻断精索血管,仔细观察睾丸颜色变化后再谨慎抉择,如睾丸颜色无明显变化,可酌情离断精索血管,用于充分游离睾丸,便于Ⅰ期行睾丸固定术。

严格把握手术适应证:①睾丸未萎缩,外观无其他异常;②输精管长度足够到达阴囊;③睾丸引带血运良好;④离断精索血管后睾丸颜色变化不明显。禁忌证:①无保留价值的

睾丸,如睾丸太小、外观已经发生瘤样变、空泡样变等;②输精管纤细或过短、引带菲薄;③离断精索血管后睾丸颜色明显变紫,必要时针刺无新鲜血流出;④术中操作损伤睾丸侧支血供特别是输精管和精索血管间组织。

手术应注意:①首先判断睾丸血供情况。腹腔内睾丸的精索血管均纤细且短,离断精索血管后,睾丸引带、输精管等相连的腹膜组织的附属血管可为该隐睾提供相应血供。②初步判定输精管的长度是否能保证睾丸无张力下降到阴囊。我们体会输精管充分游离后睾丸能到达对侧内环口时可以保证经睾丸无张力,但若从腹壁下血管下方走则不必拘泥于这一标准,注意操作时不要损伤或切断腹壁下动、静脉;针对不同年龄的患者,输精管在该出口处多出的长度必须仔细测算,充分游离输精管后从该处多出的长度2.5cm,可顺利下降到阴囊。③严格操作。禁用电刀,推荐用超声刀,使用超声刀时也切记不要强功率持续电凝、电切,避免高温对睾丸的损伤;睾丸无法下降者,可选择精索血管的离断,尽量高位在距离睾丸上方2cm处离断精索血管,不紧贴睾丸分离精索血管,以保证更大范围的睾丸侧支循环。④输精管周围的腹膜尽量保留,距离输精管1.5cm剪开腹膜,只修剪游离平行于输精管上方头侧的腹膜,下方的腹膜尽量保留完整。⑤禁止在精索血管与输精管间进行任何分离,保留其间的血管交通支的完整。⑥在扩大阴囊腔时分离皮下与肉膜囊间的间隙,将睾丸引出固定于该间隙,不盲目扩大或分离睾丸经过的途径,以免对引带和腹壁下血管的侧支循环造成破坏。⑦对下降确实有困难的单侧高位隐睾最终的保留价值如何、是否及早切除尚存在争议;但对下降困难的双侧隐睾,学者们都一致公认必须无条件尽量保留,我们对单侧隐睾只要外观未见异常者采用尽量保留的办法。

另外手术中:①术者、扶镜者最好分立患者两侧,手和器械避免相互碰撞;灵活变换腹腔镜和器械进入的Trocar位置、前后角度等操作;多数情况下,术者、扶镜者分立患儿两侧,利用前后角度操作,在操作困难时大多需要变换镜头和操作杆所在的Trocar位置。②狭小的腹腔内空间对操作有所限制,建议手术对象可以从年长儿逐步过渡到婴幼儿。

随着腹腔镜操作技术的迅速提高,人们对微创的要求日益提高。腹腔镜隐睾下降固定相对常规手术有着无可比拟的优势,腹腔镜下隐睾下降固定术最大的益处是美容效果明显,易于推广,更容易被医生和患儿接受。

七、技术现状

研究证明隐睾患儿出生后6个月就已发生睾丸组织损害,因此,对于大于6个月的隐睾患儿,即可行睾丸固定术。有效保留生育能力的理想年龄是出生后12~24个月,因此,隐睾治疗必须在2岁以前完成,激素治疗无效或就诊年龄超过1岁者应尽早行手术治疗。

对于不可触及或难以触及的隐睾及没有证据表明性发育障碍的情况下,腹腔镜探查是"金标准",因其辨别腹腔内睾丸的敏感性和特异性接近100%,且具有同期行后续治疗的可能性。

(王勤章　李强)

第四节　经脐单孔腹腔镜双侧精索静脉高位结扎术

一、概述

精索静脉曲张是因静脉回流受阻导致的睾丸静脉中蔓状静脉丛的异常扩张,可引起阴囊坠胀疼痛、睾丸发育障碍等。Paduch等报道青春期时行精索静脉曲张结扎术后睾丸可再次发育,最新一项Meta分析提示术后睾丸再次发育率约为76.4%。此外,精索静脉曲张与男性不育关系密切,一项大样本研究表明精索静脉曲张与精液质量损害及生育激素水平相关,且损害程度随着病程的延长而累加,而精索静脉曲张结扎术可明显改善精液参数,提高受孕率。

目前精索静脉曲张主张手术治疗,常用的手术方式有传统开放手术(腹股沟、腹股沟下、腹膜后),腹腔镜下精索静脉高位结扎术,精索内静脉栓塞术及显微手术等。腹腔镜手术具有手术时间短、创伤小、恢复快、可同时处理双侧手术等优点,目前主要适用于双侧高位结扎、肥胖、有腹股沟手术史及开放手术后复发的患者。近年来,单孔腹腔镜的应用逐渐被广泛,经脐单孔腹腔镜双侧精索静脉高位结扎术具有切口隐蔽、学习曲线短、社会效益良好的特点,值得临床推广。

二、手术适应证和禁忌证

1. **适应证**　双侧精索静脉曲张伴有明显阴囊疼痛症状、睾丸明显缩小。无其他引起不育疾病原因且女方生育能力正常者,无论曲张程度,建议行手术治疗。

2. **禁忌证**　凝血功能障碍、腹腔感染及盆腔开放手术病史导致广泛粘连者。

三、术前准备

1. 术前常规行体格检查、阴囊B超检查、腹部B超、X线胸片等。

2. 术前建议行精液分析及睾丸体积测量。

3. 精索静脉造影准确率可达100%,但属于有创检查,且技术难度较大,不作为常规检查。

4. 术前留置导尿排空尿液,胃管不做常规放置。

四、手术步骤

(一)麻醉和体位

采用气管插管后全身麻醉,取头低足高位或平卧位。麻醉过程中注意监测$PaCO_2$防止体内CO_2蓄积。

(二)手术步骤

1. 制备气腹置入套管(图10-37)。采用Veress气腹针技术制备气腹,$PaCO_2$设置为8~12mmHg,取脐下缘长约2cm弧形切口,放置Tri-Port或分别放置3个5mm Trocar,置入30°观察镜。

2. 首先辨认曲张的精索静脉,牵拉同侧睾丸予以确认,于内环口上方找到呈蓝色斜向外上方走行的精索静脉,距内

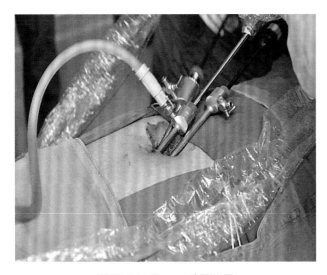

图 10-37　Trocar 放置位置

环口 3 ~ 5cm 处将后腹膜剪开(图 10-38),分离出精索内静脉(图 10-39),辨别并保留睾丸动脉。

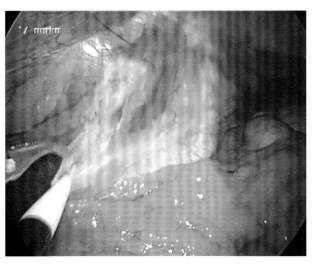

图 10-38　打开后腹膜

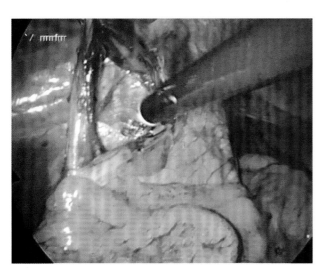

图 10-39　游离出精索静脉

3. 用 4 号丝线双重结扎并离断精索内静脉(图 10-40)或采用结扎夹(Hem-o-lok 或钛夹)夹闭后离断(图 10-41)。

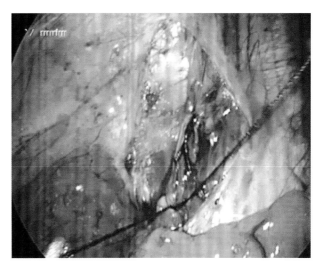

图 10-40　双重结扎

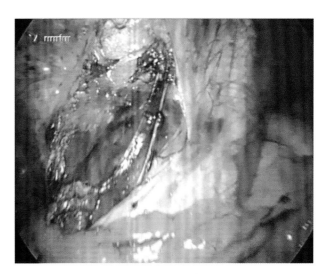

图 10-41　离断精索静脉

4. 同法处理对侧精索静脉。降低腹压,观察无出血后,退出套管及操作器械,,皮内缝合皮肤切口(图 10-42)。

五、术后处理

术后第 1 天拔除尿管,常规无须应用抗生素预防感染。术后 3 个月复查阴囊彩超。

六、注意事项

应用单孔腹腔镜精索静脉高位结扎术治疗精索静脉曲张,更充分地体现了腹腔镜的微创及美容效果。

相较于传统腹腔镜精索静脉曲张结扎术,我们运用的单孔经脐入路腹腔镜方法主要有以下特点。

1. 切口位置的选择　肚脐是个潜在的自然通道,术后伤口可以重新塑造外形,基本没有瘢痕。另外,肚脐处的神经较少,术后伤口疼痛减轻,患者的心理创伤降至最低。

2. 操作方法的体会　经脐入路腹腔镜最大的操作难点

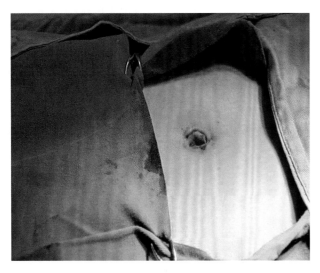

图10-42　术后切口

就是术者和扶镜者操作空间狭小，两者在操作时易互相影响和干扰，对此，我们的体会和经验是：①首先是器械的选择、弯钳的使用，可使操作的空间大大增加；②其次，灵活的站位选择，根据操作需要术者和扶镜者可分别站于患者的两侧或同侧；操作时，操作杆之间形成前后角度或交叉换位角度，还可以变换镜子和操作杆所在的Trocar位置，都可以化解操作时的不便。

3. 结扎精索血管方法的多样化及比较　①丝线打结，近端双重结扎，远端单道结扎，中间离断，此法不需特殊材料，费用低，但花费的时间相对略长，特别是腹腔镜初学者需要多次练习以提高效率，缩短时间；②Hem-o-lok夹闭血管，此法主要用于暴露不清或操作困难时，可以避免不必要的副损伤。两种方法的选择主要根据病情来选择，打结法便宜但手术时间稍长，超声刀操作简单，但费用高并可能造成副损伤，Hem-o-lok夹闭法酌情使用。

经脐入路单孔腹腔镜是近年来腹壁无瘢痕手术研究的热点，自应用后其优势已经非常明显体现出来。随着术者操作及配合的熟练，手术时间会明显缩短。而且该手术打击小，术后疼痛轻，康复快，住院周期短，重建肚脐外形后腹壁无瘢痕，这使患者的心理创伤也大大减低，也使得腹腔镜的微创效果得到更大程度的体现。当然，术中仍然存在许多操作上的困难，比如操作习惯的改变等。

综上所述，我们认为，经脐入路单孔腹腔镜精索静脉高位结扎术较开放手术及传统腹腔镜手术有明显的优势，值得推荐和进一步推广。

七、技术现状

精索静脉曲张常用的手术方式有传统开放手术、腹腔镜手术、显微手术及栓塞术等。开放手术因无法保留动脉及淋巴管，术后容易出现睾丸萎缩及鞘膜积液等并发症，而且手术切口较大，术后瘢痕明显。显微手术术可有效结扎曲张静脉，并最大限度保留动脉、淋巴管、神经等，因此可以有效地

预防鞘膜积液、睾丸水肿、睾丸萎缩等并发症的发生，但该术式需要专业器械，而且培训及手术耗时较长，不适于双侧精索静脉曲张患者。精索静脉栓塞术则由于费用昂贵及辐射风险，临床广泛应用受限。腹腔镜手术具有手术时间短、创伤小、恢复快、可同时处理双侧手术等优点，目前主要适用于双侧高位结扎、肥胖、有腹股沟手术史及开放手术术后复发的患者。传统腹腔镜处理双侧精索静脉曲张多为三孔法，而每增加一个穿刺孔就会增加感染、出血、穿刺孔疝和内脏器官损伤等的风险，并影响美观。近年来，单孔腹腔镜的应用逐渐被广泛，几乎可应用于所有的传统腹腔镜术式，而经脐单孔腹腔镜双侧精索静脉高位结扎术具有切口隐蔽、学习曲线短、社会效益良好的特点，值得临床推广。

（王勤章　李强）

参 考 文 献

1. 张文，袁继炎，周学锋，等.经脐入路腹腔镜下高位隐睾Ⅰ期下降固定26例.中华小儿外科杂志，2010，31（6）：426-428.

2. 鲍俏，张文.小儿隐睾的诊断标准与治疗方案.实用儿科临床杂志，2012，27（23）：1847-1848.

3. Pasquale，Casale，Douglas A，Canning. Laparoscopic orchiopexy. BJU international，2007，100（5）：1197-1206.

4. 何大维，林涛，李旭良，等.腹腔镜下手术治疗腹股沟型隐睾.中华泌尿外科杂志，2009，30（2）：133-135.

5. Esposito C，Vallone G，Savanelli A，et al. Long-term outcome of laparoscopic Fowler-Stephens orchiopexy in boys with intra-abdominal testis. The Journal of urology，2009，181（4）：1851-1856.

6. Essam E，Moursy，Wael，et al. Laparoscopic orchiopexy for non-palpable testes：outcome of two techniques. Journal of pediatric urology，2011，7（2）：178-181.

7. 张文.腹腔镜在小儿泌尿外科中的应用.实用儿科临床杂志，2011，26（23）：1777-1778.

8. 李彦锋，孙中义，吴刚，等.经脐单孔腹腔镜下精索内静脉高位结扎术46例临床分析.第三军医大学学报，2010，32（24）：2647-2649.

9. 张亚群，朱刚，金滨，等.单孔腹腔镜精索静脉高位结扎术早期经验（附5例报告）.临床泌尿外科杂志，2011，26（5）：377-379.

10. Duong，Tu，Kenneth I，Glassberg. Laparoscopic varicocelectomy. BJU international，2010，106（7）：1094-1104.

11. Qimin，Chen Liang，Zhong Shao feng，et al. Laparoscopic Varicocelectomy with Single Incision in Children. Urology journal，2015，12（6）：2400-2403.

12. Tamer，Youssef Emad，Abdalla. Single incision transumbilical laparoscopic varicocelectomy versus the conventional laparoscopictechnique：A randomized clinical study. International journal of surgery（London，England），2015，18：178-183.

第 三 篇

上尿路内镜的手术应用及发展

第十一章

经皮肾镜的临床应用及创新

第一节 经皮肾镜手术的器械及其发展

经皮肾镜手术涉及在辅助影像的监视下使用穿刺针经皮肾穿刺进入目标肾盏，在导丝的引导下使用扩张器扩张建立经皮肾通道，随后使用内镜进入上尿路进行腔内操作，这些基本步骤涉及不同的手术器械和设备，而器械不同的型号又具有不同的特点，只有了解这些，才能充分发挥其特长，使之灵活应用于经皮肾镜手术中。

一、穿刺针

由针鞘和针芯两部分组成(图11-1、图11-2)。常用的有PTC穿刺针和TLA/PCN穿刺系统或Cope导入系统。PTC针规格为G16、G18、G20、G24，常用的为G18，针鞘可插入0.889mm(0.035英寸)的金属导丝。TLA/PCN穿刺针规格为G18，长15cm或20cm，通常由金属末端呈三棱形尖的针芯、针鞘和3.6F Teflon外鞘组成，针鞘内径为4F，可通过0.889~0.965mm(0.035~0.038英寸)的导丝。Cope导入系统由G21针、6.3F Cope扩张器和一个加强套管组成，该针鞘也可通过0.965mm(0.038英寸)的导丝。其6.3F Cope扩张器内带一个加强套管，其尖端下方有侧窗，可允许0.965mm(0.038英寸)的导丝由此侧孔通过。PTC穿刺针优点:可用于肾积水不明显时和B超引导下穿刺。TLA/PCN穿刺系统或Cope导入系统的优点:多用于肾积水较多、X线定位穿刺和操作较为简单时。

临床上使用的穿刺针还有带刻度的穿刺针、STORZ三件套穿刺针等。

二、导丝

经皮肾镜手术所用的导丝有多种，均由不锈钢丝制成，其表面有聚四氟乙烯涂层、亲水聚合物涂层等，其末端有直形、J形等不同类型。长度有80cm、100cm、145cm，直径有0.71mm、0.81mm、0.889mm、0.965mm。按用途分为引导导丝和工作导丝等多种，目前经皮肾造瘘常用的导丝直径多为0.889~0.965mm(0.035~0.038英寸)，长度为100~145cm，有如下种类。

1. 软性引导导丝(图11-3) 以纤细的弹簧钢丝呈同心轴式盘绕并焊接在细钢丝上，末端极其柔软，其末端有直形和可以扭曲呈半径范围约0.3cm，角度为180°的J形等不同品种。常在用细针进行肾穿刺时使用，对尿路黏膜几乎无损伤。

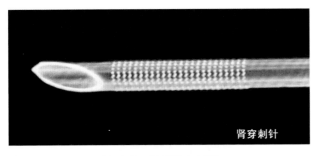

图11-1 斜面肾穿刺针

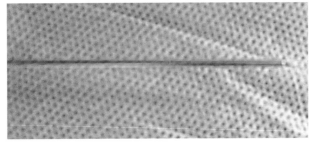

图11-2 Cook 三菱穿刺针

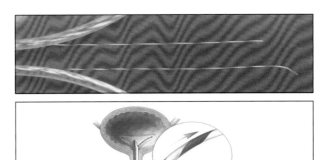

图11-3 Boston 斑马导丝

2. 硬性引导导丝 是在不锈钢丝上焊接弹簧丝盘绕而成的软尖，其末端亦有直形和J形等不同形状(图11-4)，较软性导丝硬，用途范围广，尤其适用于肾穿刺通道的扩张。其末端为J形的硬性引导导丝称为Lunderquist导丝。

3. 超滑导丝 是表面有亲水聚合物涂层的导丝，硬度介于软性和硬性引导导丝之间，代表性产品为Terumo和Radifous导丝，适用于各种原因所致的输尿管狭窄，普通的硬

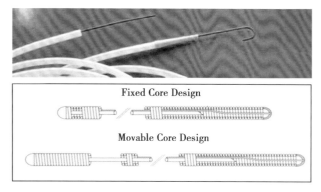

图 11-4　硬性引导导丝

性引导导丝难以插入的患者。由于过于光滑,在建立经皮肾通道时,超滑导丝容易脱出,导致通道丢失。

4. 环扭转可控导丝　为一种末端长度为 8cm 的软尖,其后逐渐变细变硬的柔韧的导丝,其末端可变为各种形状,能在肾盂内转动,可用于调整操作方向。经多功能血管造影导管或眼镜蛇导管插入,相对于其他导丝来说更容易进入所选择的肾盂和输尿管内。

三、扩张器

1. 筋膜扩张器(图 11-5)　由不透 X 线的聚乙烯制成,型号有 8~30F,以 2F 递增,长 20~30cm。每根扩张器的尖端逐渐变细,管腔可通过 0.965mm 的导丝,12F 以上型号配有可剥离的塑料薄鞘,作为工作鞘,通过此鞘入镜进行操作,这也是目前国内使用最为普遍的扩张器,主要采用 8~18F 型号的扩张器进行微穿刺经皮肾镜术和肾穿刺造瘘。

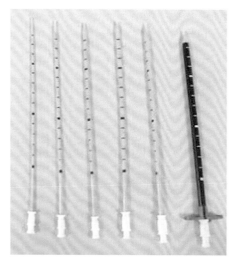

图 11-5　带刻度筋膜扩张器

2. 金属扩张器

(1) 非套叠式金属扩张器:由 9~25F 单根扩张管组成,呈中空管状,尖端呈球形,可以通过导丝,一般从 12F 开始扩张,逐渐递增,但每根都可经 9F 扩张管套入,扩张至需要的通道大小。其缺点是更换每根扩张器时易出血,目前已经很少使用。

(2) 套叠式扩张器:由一根直径 8F 尖端圆钝的中心导

杆和口径以 4F 逐渐增至 24F 或 26F 的扩张器组成,形如拉杆天线或老式的单筒望远镜,扩张时无须取出上一次的扩张器,只要按顺序依次推进更大口径的扩张器即可,较非套叠式相比可以减少术中出血。

(3) 同轴胆道扩张器:由不透 X 线的 Teflon 材料制成,规格为 8~18F。从小的 8F 开始扩张,每次递增 2F,第一根较长、口径 8F、尖端细,可通过直径 0.965mm 的导丝。其余扩张器可依次按口径顺序通过,不需取出更换,可减少出血和扩张器从肾盂脱出。一般常用于小儿经皮肾和纤维肾镜的检查和治疗。

(4) Amplatz 扩张器(图 11-6)　由聚乙烯或 Teflon 材料制成,规格为 8~34F,从 10F 开始,扩张以 2F 递增,24F 以上的扩张器的外层均配有一根较短的 Teflon 外鞘,其一端呈斜面,另一端平齐,如扩张至所需通道大小即可保留鞘于肾集合系统内,然后通过该鞘插入肾镜进行各种操作,主要用于标准的经皮肾镜术的经皮肾通道的扩张和建立。

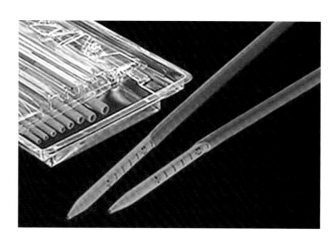

图 11-6　Amplatz 扩张器

(5) 气囊导管扩张器(图 11-7)　由气囊扩张器、导管和高压注射器及压力表组成。导管长度为 60cm,直径 9F。气囊位于导管的前端,用加强的尼龙或马来克司聚乙烯(Marlex)网制成,长度为 4~10cm,充气后直径可达 8~10cm,气囊两端各有一个不透 X 线的标志,气囊膨胀后的压力为 911.9~1722.5kPa,在用气囊扩张器时,先扩张通道至

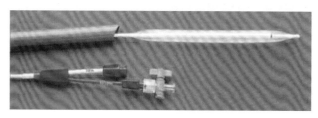

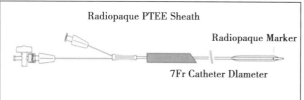

图 11-7　气囊扩张器

12F,后留置 0.965mm 导丝(0.038 英寸),再将 24F Amplaz 扩张器及其配套的 28F Teflon 工作鞘套在 9F 气囊导管上,经工作导丝上送入通道。完成扩张后,将工作鞘经扩张气囊推入至肾集合系统,气囊放气后取出。气囊扩张器可快速扩展和建立通道,但价格昂贵,不能反复使用。

四、经皮肾镜

经皮肾镜包括硬性肾镜(硬镜)和软性肾镜(软镜)。

1. 硬镜 包括标准肾镜和微创肾镜。硬镜一般由镜鞘、闭孔、观察器、操作件等组成(图 11-8、图 11-9)。镜身用金属制成,不能弯曲,长 20 ~ 22cm,其内有光学透镜和 12F 工作

槽,可用于取石钳、液电电极和气压弹道探针等器械通过。镜鞘管径有 16.5 ~ 27F 等规格,常用 24F 和 27F 两种,镜鞘后端侧方设有灌注接口,包括入口和出口,采用连续灌注方法,可在低压状态下保持肾盂内手术视野的清晰。观察镜与镜体呈一定的角度,镜体后端作为操作接口,便于硬性操作器械的进出,观察镜的视野有 0°、5°、12°、70°等数种,物镜的视野角度为 25° ~ 30°,易于观察。

微创肾镜(图 11-10)镜体外径 8.5 ~ 12.5F,视角 10°,操作通道可置入 6F 手术器械,适于微创经皮肾镜取石术,也可在标准肾镜无法进入狭小肾盏时使用。也可以将输尿管硬镜(如 Wolf F8/9.8 输尿管硬镜)作为微创肾镜使用。

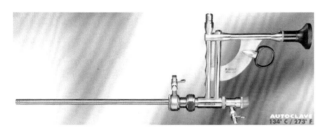

图 11-8 Wolf F18.5 肾镜

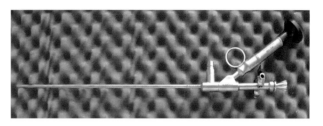

图 11-10 Wolf 8.5/12.5F 微创肾镜

2. 软镜 软性经皮肾镜的镜鞘管径较硬性经皮肾镜细,常用 15F 和 18F。需要通过硬性经皮肾镜的镜鞘或通过扩张器放入肾盂,操作孔直径 5 ~ 7.8F。软性经皮肾镜可弯曲,向上可弯曲 150° ~ 210°,向下可以弯曲 90° ~ 130°,主要用于观察经皮肾通道下硬镜不能到达的平行肾盏。

在一些条件有限的医院,可采用输尿管软镜代替软性肾镜。表 11-1 为临床常用的最新一代软性输尿管镜的主要物理特点和参数,无论是在操控还是性能上软性输尿管镜均可代替软性肾镜,因此配备软性输尿管镜的医院可不需再配备软性肾镜。

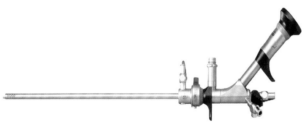

图 11-9 Olympus 22F 肾镜

表 11-1 部分软输尿管镜的物理参数

	Wolf 7325.076	Olympus XURF-P5	Storz FleX-X^2	ACMI DUR-8 Elite
镜体尖部直径(F)	6.0(斜面)	6.3(子弹头形)	7.5	6.75(斜面)
镜体中部直径(F)	8.8	8.4	8.5	8.7
镜体近端直径(F)	8.8	8.4	8.5	10.1
工作腔道直径(F)	3.6	3.6	3.6	3.6
工作腔道长度(cm)	68	70	67	64
主动向上/向下弯曲度数(度)	不详	180/270	270/270	170/180
被动向上/向下弯曲度数(度)	-/-	-/-	-/-	-/130
被动弯曲的部位(距镜体头部的距离)(cm)	7.5	4.0 ~ 7.0	5.0	7.5
空气中窥镜角度(°)	0	0	0	12
空气中视野角度(°)	85	90	88	80
生理盐水中窥镜角度(°)	0	0	0	9
生理盐水中视野角度(°)	61	64	63	58
图像失真率(%)	-7.7	-9.7	-14	-17.9
分辨率(lpmm^{-1})	16	17.95	11.30	11.30
光纤光束数(束)	2	1	1	2

五、取石设备

取石设备主要有取石钳和套石篮。

1. 取石钳　经皮肾镜手术中小的碎石常可用灌注泵冲出,相对较大的碎石则需用取石钳钳出。有二爪的鳄嘴钳和

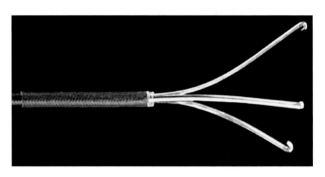

图 11-12　三爪钳

三爪钳(图 11-11、图 11-12),临床最常用的为二爪的鳄嘴钳,有各种规格和长度的取石钳可供选择,选用时应注意取石钳的直径和长度应与现有内镜的操作系统相配合。

2. 套石篮　套石篮一般与软输尿管镜配合使用,在经皮肾镜取石术中应用较少。市面也有多种规格可供选择(图 11-13)。

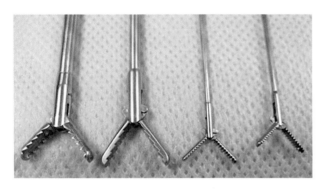

图 11-11　不同类型二爪鳄嘴取石钳

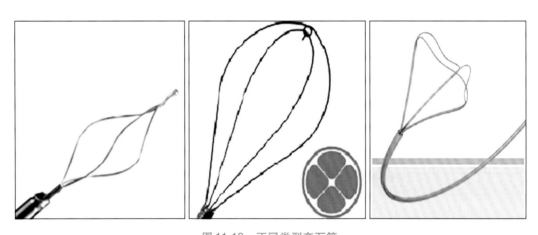

图 11-13　不同类型套石篮

（曾国华）

第二节　经皮肾镜手术的体位选择

一、概述

Goodwin 和他的同事们在 1955 最早开始建立 PCN 通道时采用了俯卧位。随着手术器械以及腔内碎石方法的逐步发展,在俯卧的基础上逐渐发展出了仰卧侧侧抬高,斜仰卧位,侧卧位,斜仰卧截石位等众多体位,本节重点介绍俯卧位及仰卧位。

二、不同体位的操作步骤

无论采用何种体位,患侧输尿管插管是 PCN 第一步。插管有两种体位可以选择。最常用采用的方法是麻醉后先取截石位,输尿管半硬镜下插管。如有需要,可以同时行输尿管镜检。插管后留置导尿并将输尿管导管固定于 Foley's 导尿管。第二种方法是采用俯卧双腿分开体位,使用膀胱软镜插管。俯卧位膀胱软镜下插管在国内使用较少,但在国外一些医院已经是常规方法。俯卧位下插管对于初学者来说可

能有困难,但一个有经验的泌尿外科医师经过数次操作就可以熟练掌握。利用膀胱内气泡来辅助定位输尿管口是操作的关键。尽管 PCN 技术在近二十年有了很多改良和进展,术前输尿管导管的置入在大多数情况下仍然是必不可少的一步。导管的主要作用有:①透视下穿刺前注入造影剂明确肾集合系统的位置和形态;②制造人工肾积水,辅助穿刺,在超声引导下尤其有意义;③在不需要留置 DJ 管时,可以术后短时间留置(一般不超过 48 小时);④术中减少碎石块进入输尿管;⑤某些情况下寻找肾盂输尿管交界开口有困难,或者交界处结石取石后由于狭窄或者肉芽组织的原因会难以找到结石远端输尿管,这个时候输尿管导管本身或者通过导管注入美兰可以作为引导。

1. 俯卧位　截石位改俯卧位,全身麻醉下改变体位要非常慎重。因为患者完全没有肌张力,稍有不慎就可以导致严重的并发症。在由仰卧改俯卧的过程中,要求五位医务人员参加,麻醉师,两位手术医师及两位巡回护士。其中麻醉师

负责保护好气管插管及头颈部,一位护士负责双上肢及静脉通道,一位护士负责双下肢,两位医师分别负责肩胸部及腹部臀部。翻转过程中一定要注意头颈部,躯干及四肢的同轴转动。翻转后患者肚脐平面应位于手术床腰桥的顶端。翻转后先后对头部躯干四肢进行软垫保护。脊柱麻醉可以在患者配合的情况下小心翻转。

软垫保护对预防麻醉和骨关节并发症非常重要。在翻转体位之前,麻醉师应该准备好头部的垫圈。患者头部偏向一侧,用圈型软垫保护,以避免气管插管的受压或者脱落(全身麻醉),要求是既要让麻醉师能方便处置气管插管,又要避免患者头脸部局部受压过重。眼睛用胶布暂时贴住保持闭合,避免受压。脊柱麻醉可以让患者自己在软垫上选择合适的位置。双上肢采用屈曲外展与肩平。肚脐应该和手术床腰桥部位平齐,胸部及腹部各垫一个软枕,膝关节和踝关节分别保护(见图11-14)。手术野头尾端及术侧床沿铺防水塑料膜。最后适当调整腰桥至头低脚底位,拉伸腰部,相对固定肾脏的活动。消毒铺单:消毒范围以腋后线十二肋为中心15cm即可,患侧床缘及手术铺塑料布防水。消毒铺无菌巾后擦干消毒液,铺无菌粘贴巾。笔者所在医院采用的是3M公司的CP型手术粘贴膜,既可以方便收集碎石,又可以防止水流到患者及手术台上(图11-15)。

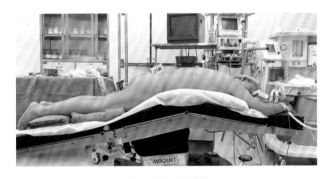

图 11-14　俯卧位
头部偏向一侧,下放垫圈,双手屈曲与头部两侧,胸部及上腹部垫软枕,膝关节踝关节下软垫保护

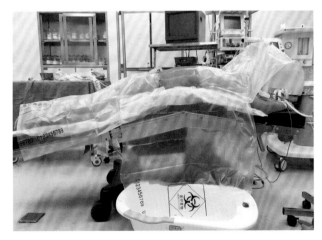

图 11-15　铺塑料防水膜后再消毒,铺无菌巾及 CP 手术黏贴膜

2. 仰卧位　1974 年,Fernstrom 报道了采用仰卧位行PCN,由此基础上又逐渐衍生的体位包括完全仰卧位,仰卧患侧抬高,斜仰卧位,仰卧患侧腰部抬高并截石位等。采用仰卧 PCN,患者在输尿管插管后可以直接平卧消毒铺无菌巾。患侧必须靠近手术床沿,患侧腰部塞入软垫以抬高手术部位,或采用斜仰卧位。穿刺点多选择 12 肋下腋中线至肩胛下角线区域。手术同侧的手臂可悬挂在颈部上方的麻醉架上,此时需固定好以免活动,并防止牵拉过度而损伤臂丛神经。

3. 侧卧位　侧卧位 PCN 最先由 Kerbl 于 1994 年报道,体位同开放手术的侧卧位。主要适用于过度肥胖或脊柱畸形不适合俯卧或者仰卧位的患者。穿刺点多选择第 12 肋下肩胛线和腋后线之间。穿刺既可以选择前组盏也可以选择后组盏。侧卧位是泌尿外科医师最熟悉的体位之一,容易摆放。患者面部和胸腹部没有受压的风险,手术耐受性较好,患者对这种体位依从性也比较高。对于经验较少的初学者,改开放手术也很方便。

4. 斜仰卧位　斜仰卧位是介于仰卧位和侧卧位之间的一种改良体位。输尿管插管后摆体位时,通过在臀部和背部垫支撑物,同时调整手术床的左右侧倾斜位置,来保持患者处于半仰半侧的体位。该体位较仰卧位增加了穿刺点选择的范围,较俯卧位穿刺通道更加水平从而有利于结石冲出。

三、不同体位的优缺点

俯卧位是至今使用最为广泛的体位,正如它的应用,俯卧位的缺陷也是研究和报道的最多的。

1. 俯卧位

(1) 俯卧位的优点:俯卧位下提供了最多的穿刺部位选择。术者的移动范围大,最适宜经肾脏的相对无血管区(Brodel's avascular line)穿刺进入肾后组肾盏。穿刺通道短,损伤腹腔脏器的风险较小(下盏穿刺时结肠损伤风险例外),穿刺上盏较仰卧位难度小。

(2) 俯卧位的缺点:改变体位很繁琐且有风险,需要多位医师,护士和麻醉师协同合作。术者术中需要站立且与手术床保持一定距离并持续伸直或弯曲手臂,容易导致疲劳。非全麻状态下患者容易有不适感。保护不当可以导致各种麻醉和骨科的并发症。手臂外周神经的压迫或牵拉损伤。眼睛或者脸部的受压损伤:前额、颧骨受压可以造成局部坏死。眼部受压可导致视网膜受损,严重的时候可以导致失明。原因可能与由于眼内压增加,视网膜及神经灌注不足和继发的栓塞有关。俯卧位使回心血量减少,胸腔压力增高从而导致心脏指数下降。由于腹腔受压,下肢静脉回流受阻,术后静脉血栓发生的风险是增加的。通常认为俯卧位会导致肺通气功能受限,但 Edgcombe 2008 年的研究显示,如果保护和垫子使用得当的话,俯卧位的肺通气功能较仰卧反而是增加的。采用脊柱麻醉的患者俯卧位时如果需要改为全麻,或者出现全麻患者术中气管脱出的状况对麻醉师来说是一个艰难的挑战。一部分过度肥胖病人及脊柱畸形的病人无法采用俯卧位。

2. 仰卧位

(1) 仰卧位的优点:仰卧位不需要全身麻醉插管后的重

新摆体位,减少了医护、麻醉师的工作,避免了麻醉后体位搬动的风险。仰卧位从患者侧方或前侧方穿刺,往往穿刺前组肾盏,穿刺通道与肾盂平面平行。而俯卧位穿刺进入后组肾盏,通道与肾盂平面接近垂直,前者有利于保持肾内低压状态,碎石块也更加容易被冲出。当需要再次经尿道处理时,仰卧位很容易做到,分开双腿即可以联合软镜处理结石。而俯卧位则很困难,有时甚至需要再次改变体位。相对于俯卧位,仰卧位一般没有相应的神经肌肉骨骼方面的并发症。降低了结肠损伤的概率。仰卧位下术者可以坐着手术,明显减少了腰部(站立)、腿部(站立踩踏板)及手臂(器械抬高)的疲劳。移植肾结石,盆腔异位肾结石PCN一般均采用仰卧位。

(2)仰卧位的缺点:不为大多数结石科医师所熟悉。其他影响其使用的原因有仰卧位穿刺难度相对较大,穿刺点选择区域狭小和在医师心理上担心损伤肠道而限制了它在临床上的应用。其实Boon等的研究显示仰卧位结肠损伤的可能性较俯卧位更低。仰卧位时肾内的可视性较俯卧位差,这是由于肾盂内压力相对较低所致。同时气泡更加容易集聚在集合系统的腹侧,影响视野。由于肾脏在穿刺时向前内侧移位,导致穿刺及扩张时需进入较深,穿刺通道较俯卧位长,镜身摆动受限,增加了穿刺和手术操作难度。过度肥胖的病人可能需要特殊加长器械。在仰卧位下,肾上极靠内后侧,且位于肋骨后方,穿刺上盏难度大,下盏入路是最常用的通道。

Rosette系统回顾分析了9篇仰卧位、25篇俯卧位PCNL文献,结果显示只有在鹿角型结石和肥胖患者中,俯卧位手术时间和结石清除率优于仰卧位,二者的出血发生率相似。尽管已有的多数文献报道均未显示俯卧位较仰卧位在出血和肠道损伤等并发症,结石的清除率,手术时间等方面有明显优于后者,而且仰卧位在体位并发症方面反而具有优势。但可能由于泌尿外科医师对于从腹侧穿刺的不熟悉和对肠道损伤的职业性的担忧,俯卧位仍在PCN中占绝对多数。国外的研究显示,Montreal垫和ProneView头盔保护系统可以减少俯卧位体位并发症的发生。同时,更多的不同体位PCN手术的研究值得我们进一步开展。

(陈合群)

四、斜仰卧位经皮肾镜碎石术

1976年由Fernstrom与Johansson完成了首例真正意义上的经皮肾镜碎石术(percutaneous nephrolithotomy,PCNL)。此后,俯卧位成了传统PCNL标准体位,优点是便于C臂X光定位,具有较大的穿刺空间,肾脏固定,易于穿刺,可以进行多通道穿刺,器械操作时摆动不受限制。但俯卧位PCNL有不足之处,患者俯卧时胸腹部受压易引起通气不足,腹部受压还可致下腔静脉回流受阻,出现血压下降,常伴有血压、呼吸、心率、血氧饱和度不同程度的变化,特别是肥胖或心肺功能较差患者;不利于麻醉中麻醉师观察及术中抢救;体位摆放繁琐,摆放时颈椎损伤可能。

为克服以上缺点,仰卧位及改良的仰卧位、斜仰卧位、侧卧位相继出现,1998年,Valdivia等首次报道大样本的仰卧位经皮肾镜手术。他们对一组连续557例患者进行仰卧位PCNL,成功率为93.1%,平均手术时间为85分钟;有3例发生

严重出血,无结肠损伤发生。他们认为仰卧位经皮肾镜手术安全有效,且患者更舒适。目前公认各种仰卧位体位使患者更舒适,不易损伤结肠,且对心肺功能影响小,其在治疗肥胖、高危患者时更具优势。

虽然已有的各种仰卧位具有上述优点,但各种因素制约了其取代俯卧位成为标准手术体位。首先,俯卧位已应用临床多年,安全性、有效性确切,已为绝大多数医生所熟悉;第二,已有的仰卧位摆放时将患者的腰肋部垫高,这将直接导致穿刺区域缩小、镜体摆动范围受限;第三,与俯卧位相比较,仰卧位临床应用偏少,缺乏足够的应用数据支持。

基于这个原因,为了克服这些问题,潘铁军等对仰卧位进行了改良,并命名为"腰肋悬空"仰卧位(flank suspended supine position,FSSP),此体位很好地纠正了目前已有的仰卧位的绝大多数固有缺陷。

1. "腰肋悬空"仰卧位摆放方法 患侧肩部及臀部分别用楔形垫或3L水袋垫高,使患侧腰肋部(即手术野)悬空,同时使患侧肢体尽量靠近手术床边缘。此时患者身体冠状面与水平成30°~45°,调节手术床使患者呈折刀位,随后分别调节双下肢高度,并使患侧下肢伸直、背伸并稍内旋,对侧髋关节外旋、膝关节屈曲,整个身体呈反弓状。用2条手术固定带或胶布呈V形交叉固定胸腹壁及骨盆(图11-16~图11-19)。

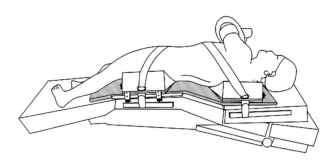

图11-16 "腰肋悬空"仰卧位正面示意图

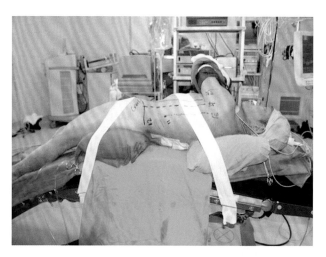

图11-17 "腰肋悬空"仰卧位正面图

2. "腰肋悬空"仰卧位优点如下 ①患者患侧腰肋部不放置软垫,使患侧腰肋部(即手术野)悬空,穿刺区域增大、器械操作空间大,达到与俯卧位相似的穿刺操作区域;②患者

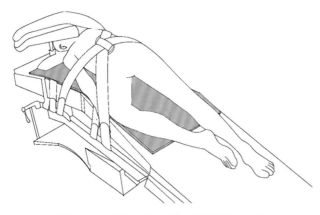

图 11-18 "腰肋悬空"仰卧位侧面示意图

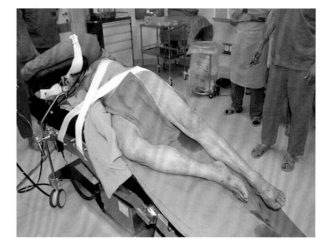

图 11-19 "腰肋悬空"仰卧位侧面图

身体呈折刀位,患侧下肢放低伸直,背伸内旋,使患侧腰肋部皮肤、肌肉紧绷,缩短了穿刺路径,减少了肾脏活动度,该体位可使肾脏向下移位,对于各组肾盏包括上组肾盏的穿刺均无明显限制;③采用胶布"V"形交叉固定胸腹壁及骨盆,减小了肾脏的活动度;④穿刺后组肾盏时通道长轴与水平方向基本平行,仅需较低灌注压即可冲出结石,且术者可坐位操作;⑤肾脏结构变异者也可以进行穿刺,如肾旋转不良,患肾的肾盂向腹侧旋转,更利于穿刺;⑥仰卧位患者舒适度、耐受性好,对患者血流动力学影响小,肥胖、心肺功能差,年老体弱的患者可以耐受,扩大了手术适应证。

3. "腰肋悬空"仰卧位摆放注意事项 尽量将患者腰肋部悬空,可使穿刺区域明显增大,对于建立双通道、多通道亦无影响;摆放体位时使患侧尽量靠近手术床边缘,便于操作,结合建立腰桥,使身体呈折刀位,此时腰肋部皮肤、肌肉紧绷,缩短了穿刺路径;采用胶布 V 形固定交叉固定胸腹壁及骨盆,在牢固固定患者体位同时进一步压紧腹壁,既缩短了穿刺径路,又减小了肾脏的活动度,以利于穿刺;B 超引导下于腋后线附近 11 肋间至 12 肋下之间区域基本呈水平方向穿刺肾盂或目标肾盏,若肾脏活动度大,助手可按压同侧前腹壁,协助固定肾脏。

(潘铁军 李功成)

第三节 经皮肾穿刺造瘘的引导方式

一、概述

Goodwin 最初开始做肾脏穿刺的时候没有引导工具,采用的是"盲穿"的方法,之后逐渐采用放射透视或者超声引导。迄今为止,除极个别的地方或个人由于条件限制,或对 X 线透视、超声引导不熟悉等原因,很少有人再采用"盲穿"的方法来做 PCN 手术了。透视和超声引导在国内外都被广泛应用,各有优势和缺点,方式的选择主要在于手术医师的经验和当地的条件。

二、超声引导

穿刺前通过输尿管导管滴注生理盐水形成"人工肾积液",有利于超声辨认积水盏和确认穿刺成功。B 超引导穿刺,使用 B 超检查仪扇形探头或穿刺专用探头,无菌塑料保护套包裹,保护套和探头之间以超声耦合剂或者无菌生理盐水作为超声介质,保护套与皮肤之间用生理盐水做介质。超声探头先于腰背部纵行扫查,了解患肾部位及整体结构,肾脏与周围脏器的关系。再根据结石及积水的情况选择穿刺的肾盏及皮肤的穿刺点。穿刺前应该测量皮肤至穿刺目标肾盏的距离、肾实质的厚度,明确穿刺针的方向、角度、深度等情况。穿刺上盏时注意避开胸膜和肝脏或者脾脏,穿刺下盏时注意有无肠道,超声下肠道内气体表现为肾脏实质外无声影或弱声影的强回声。选好穿刺部位后,固定探头,在超声下全程监测穿刺针。进入穿刺盏后,拔出针芯,可以见到尿液流出。鹿角型结石肾积水不明显且目标盏人工肾积水难以到达时,需直接穿刺肾盏结石。这时候需要在超声监测下,以带声影的强回声肾盏结石为目标,超声下显示针尖穿到结石,术者可以感觉到针尖和结石的摩擦和硬物感。这时候再适当将穿刺针进入少许,退出针芯,有时可以抽出少量尿液。如果结石感明显,无尿液抽出时也可以直接置入导丝,但这时候的导丝置入应该在超声检测下进行。导丝在超声下往往显示清晰,可以见到导丝从结石旁滑过,如果导丝顶在结石上无法进入,这时候可以稍微偏转穿刺针,让导丝滑过结石,导丝置入顺利,无尿液流出也可以直接扩张,但这时候一定要助手稳定导丝,扩张时宁浅勿深,逐步进入。第 11 肋间穿刺时,将探头移至穿刺区并将扫查方向转为与肋间隙平行,以避开肋骨,再扫查穿刺通道经过的结构。

三、操作注意事项

1. 穿刺针与探头位置的选择 穿刺针可以从探头的两端或者旁正中进入,根据术者习惯不同选择,但从两端穿刺更加容易做到全程监测穿刺过程。

2. 人工肾积水 人工肾积水可以使穿刺更加简单,尤其在肾脏积水不明显时。但人工注水会增加肾盂内压力,如果术前存在尿路感染,尿脓毒血症的风险会明显增加。所以术前如有明确的尿路感染,或者由于结石梗阻,不能排除有尿路感染,应该尽量减少人工肾积水。

3. 超声下穿刺针方向调整　超声下显示穿刺针的位置很重要,如果针尖显示不清,可以通过摆动超声探头寻找穿刺针,再通过调整穿刺的方向瞄准目标盏。在穿刺针进入肾脏实质以前,这种调整可以反复进行。一旦穿刺针进入肾实质,如需要调整,应该将穿刺针退到肾周脂肪囊。切忌在肾实质内反复调整穿刺针方向。针尖在超声下显示为强回声光点,快速而细微地抖动穿刺针可以帮助超声下寻找针尖。

4. 穹隆穿刺　超声下判断穹隆部较透视困难。对于有扩张积水的肾盏,可以通过移动超声探头寻找扩张积水盏的顶部来判断穹隆部。当目标盏没有积水且结石充填时,可以选择结石的中央作为穿刺目标。

5. 直接穿刺结石　某些情况下穿刺盏无肾积水,人工肾积水也难以达到穿刺盏,这时候超声下显示见到穿刺针与结石相遇,术者同时可以抖动针尖,感受针尖和结石的摩擦。有时因为针尖顶在结石上,导丝置入困难,可以稍微摆动针尾,让导丝从结石表面滑过。

四、透视引导穿刺

用 C 臂机监控下穿刺,首先 C 臂机前后呈直角,输尿管导管注射造影剂,与 KUB 和 CT 对比,选择合适的穿刺盏。调整 C 臂的角度,必要时注入空气确认后组盏(俯卧位下气泡位于后组盏),同时在皮肤定位。在 X 线监视下,穿刺全程可见,针尖呈一放射强光点。首先垂直进入 5cm 左右。此时,将 C 臂机旋转到 30°,侧面观察穿刺针影像(针杆和尖端),必要时适当向头侧或尾侧调整,使穿刺方向和肾盏平行。用一把止血钳标记好肾盏位置在皮肤的投影。当针向肾盂推进时,针的头端可清楚地看见,并可在荧光屏下调整。X 线透视无法显示肾实质,但穿刺针在肾包膜处,会有一定的阻力感。进入肾实质后,穿刺针会随呼吸上下运动。进入肾实质后不要随意调整穿刺针方向。一旦进入积水的肾盏,会有一种落空感。然后,在 X 线监视下再进针少许

(根据积水的情况调整)。拔出针芯,有抽出尿液或者空气证实穿刺成功。无积水肾盏结石直接穿刺时可以通过透视下针尖直接穿到结石,术者有针尖与结石的摩擦感来判断穿刺到位。C 臂的调整在穿刺过程中尤其重要,左右侧的调整可以显示穿刺针进入肾盏的方向,头尾侧调整观察判断穿刺的深度。

五、超声和透视引导的优缺点

1. 超声能清楚显示整个穿刺通道的组织结构,腹腔脏器、肠道、肾周结构、肾脏实质结构都可以清楚显示,但对集合系统显示稍差。透视结合造影剂注射能完美显示肾脏的集合系统,全程监测穿刺过程毫无困难,但很难辨认集合系统以外的结构。

2. 有经验的医师可以通过超声探头在体表的移动,在穿刺过程中做精细的微调,使穿刺更加精准。X 线透视观察结石较超声更加直观,穿刺的学习曲线较超声短,更加容易为泌尿外科医师掌握。且术中对残余结石的观察由于超声。

3. 透视引导需要的设备相对昂贵,需要特殊的手术床,而且移动困难,对手术室的条件要求较高。

4. 透视引导的 X 线对患者和术者都有影响,尤其对于长期大量从事 PCNL 手术的泌尿结石科医师来说影响很大。

5. 对于一些特殊的病人如孕妇等不适合使用透视。对于移植肾患者超声引导明显优于透视。

6. 相对于 X 线透视引导,超声引导穿刺对于泌尿外科医师比较困难,学习曲线长,初始阶段穿刺难度大。

超声和透视引导两种方法在临床上都被广泛使用,各有优劣。使用哪一种方法主要根据术者的经验和医院的条件。也有学者结合两种方法的优点,先使用超声引导穿刺进入肾周,再结合 X 线透视穿刺目标肾盏。GPS 导航超声系统能够在定好位之后,实时追踪显示穿刺针的位置,一定程度上解决了初学者超声引导穿刺困难的问题,缺点是价格昂贵。在一些特殊情况下,可以采用 CT 或者 MRI 来实时引导穿刺,穿刺过程中可以直接显示肾脏周围脏器,避免损伤。

(陈合群)

第四节　经皮肾穿刺通道的选择及建立原则

经皮肾镜取石术应选择合适的手术入路(包括穿刺点和穿刺方向的选择),建立合适的经皮肾通道,这是 PCNL 手术成功的关键。PCNL 手术入路的选择,除了根据结石的大小和分布、肾脏集合系统的空间结构及其周围血管分布、肾积水程度、肾与毗邻器官的关系外,很大程度上还要根据手术者的经验。

一般认为,能最大限度清除结石,又不造成肾出血和邻近器官损伤的穿刺通道,是 PCNL 的理想通道。理想的 PCNL 通道须满足以下条件:①选择穿刺肾盏与皮肤的距离最短;②选择肾盏的穹隆部进针;③选择穿刺肾盏与目标肾盏之间径向最接近直线,有利于硬式设备进入目标肾盏,减少因成角造成肾实质或肾血管的撕裂;④选择穿刺肾盏到达目标肾盏数目最多。

PCNL 的手术入路包括肾下极入路、肾中极入路及肾上极入路三种。根据肾脏集合系统及叶间血管的分布,若经肾盏穹隆部穿刺,三种手术入路血管损伤的概率均很低(肾段或叶间动脉损伤的概率极低,叶间静脉损伤的概率少于8%);但若经肾盏漏斗部穿刺,因肾上、中、下极肾盏漏斗部周围血管分布的差异,上述三种入路引起血管损伤的概率不同。本章节对上述三种手术入路的解剖特点及使用情况分述如下。

一、肾下极入路

标准经皮肾镜取石术(standard PCNL,经皮肾通道口径为 26~36F)常用肾下极入路。

1. 血管分布情况　肾下极漏斗部后方缺乏肾段或叶间

动脉。Sampaio 分析 62 例肾脏集合系统的空间分布及其周围血管分布情况,62% 的肾下极漏斗部的后方缺乏肾段或叶间动脉,38% 该部位可见肾段或叶间动脉,但临床上实际肾下极漏斗部穿刺肾段或叶间动脉损伤的概率仅为 13%(图 11-20),这是传统经皮肾镜取石术(通道口径为 26～36F)通常选用肾下极入路的主要原因。最低位的肾小盏漏斗部的后方均可见段间或叶间动脉包绕(图 11-21)。肾下极漏斗部前方均可见段间或叶间动脉包绕(图 11-22)。但肾下极漏斗部围绕丰富的静脉丛(图 11-23),静脉损伤的概率较高(静脉出血可自行止血,但会影响术中视野)。

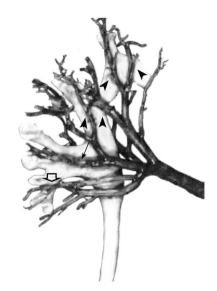

图 11-22　肾脏前面观
空心箭头所指最低位的肾下盏漏斗部的前方均可见一动脉包绕;长的实心箭头所指 65% 肾中极漏斗部前方段间或叶间动脉包绕

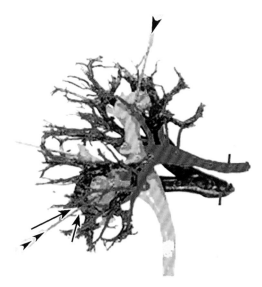

图 11-20　肾脏后面观
肾脏上中下极肾盏穹窿部均缺乏段间或叶间动脉,三种路径损伤动脉的可能性少

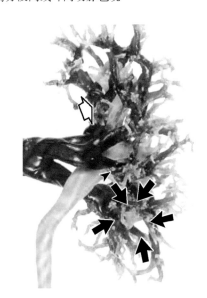

图 11-23　肾静脉丛
实心箭头所指肾下极漏斗部围绕丰富的静脉丛;短的实心箭头所指 21% 肾中极漏斗部的后方围绕肾静脉的后分支;空心箭头所指肾上极漏斗部围绕丰富的静脉丛

2. 集合系统的空间分布　穿刺肾下极后组盏,建立的通路可到达肾盂、肾上极靠内侧肾盏、夹角较大的肾中组盏及其他肾下盏,但难以进入输尿管上段、肾上极靠外侧肾盏、夹角较小的肾中盏及其他肾下盏(图 11-24)。

3. 穿刺损伤毗邻器官的情况　肾下极入路通常经第 12 肋下入路,损伤胸膜及肺脏的概率很低。若穿刺点靠近腋中线,损伤结肠的可能性增大。若从右肾下极穿刺,存在损伤十二指肠的可能。

4. 操作注意事项

(1)肾下极穿刺,由第 12 肋下斜行进针,穿刺入路长,

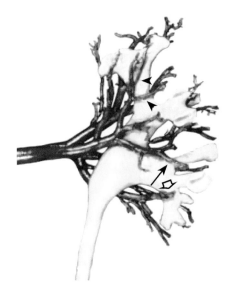

图 11-21　肾脏后面观
空心箭头所指最低位的肾小盏漏斗部的后方均可见一动脉包绕;长的实心箭头所指至少有一个中组肾盏的漏斗部的后方有段间或叶间动脉包绕;短的实心箭头所指肾后段动脉(可能供应 50% 的肾实质血流)行走于漏斗部的后方

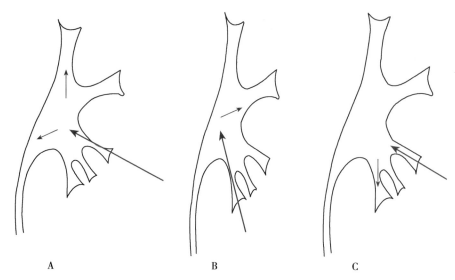

图 11-24　穿刺肾下极后组盏可达到肾盂肾盏情况

A. 穿刺肾下极后组盏,建立的通路可到达肾盂、肾上极靠内侧肾盏;B. 穿刺肾下极后组盏,建立的通路可到达夹角较大的肾中盏;C. 穿刺肾下极后组盏,建立的通路可到达夹角较大的其他肾下盏

与肾长轴有一较大角度,由于呼吸时肾有一定的活动度,穿刺成功后针尖不易固定,扩张时导丝容易脱出。

（2）肾下极经皮肾通道与输尿管的夹角过小,肾镜无法进入输尿管,无法处理肾盂输尿管连接部及输尿管上段病变;在碎石、取石过程中,若结石移位落入输尿管上段,易造成术后残石而需要其他辅助治疗;有时术中留置导丝及放置双 J 管存在困难。

（3）处理肾下极多发肾盏结石时,若要经穿刺的下盏进入其他下盏取石,由于各下盏间夹角小,部分肾下盏结石难以处理;由于漏斗部长,肾镜强行进入极易造成肾盏颈的撕裂,引起术中严重出血。

二、肾中极入路

微通道经皮肾镜取石术（MPCNL）常用肾中极入路。

1. **血管分布情况**　由于中组肾盏形态和数目变异较大,肾中极漏斗部周围血管的变异较大。Sampaio 分析 62 例肾脏集合系统的空间分布及其周围血管分布情况,至少有一个中组肾盏的漏斗部的后方有段间或叶间动脉包绕（图 11-21）,65% 肾中极漏斗部前方有段间或叶间动脉包绕（图 11-22）,临床上实际肾中极漏斗部穿刺段间或叶间动脉损伤的概率为23%。71% 肾中极漏斗部的前方围绕肾静脉的前分支,21% 肾中极漏斗部的后方围绕肾静脉的后分支（图 11-23）。

2. **集合系统的空间分布**　穿刺肾中极后组盏,建立的通路可到达肾盂、肾盂输尿管连接部、近段输尿管、夹角较大的肾上盏、中盏及下盏。但难以进入夹角较小的肾上盏、中盏及下盏（图 11-25）。

3. **穿刺损伤毗邻器官的情况**　肾中极入路通常经第 12肋上入路,Munver 等报告损伤胸膜的概率为 9.7%。Hopper

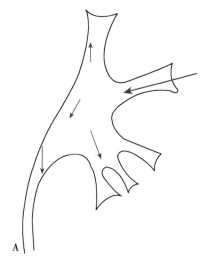

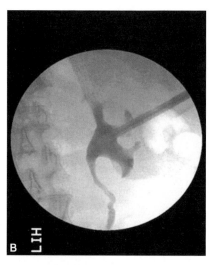

图 11-25　穿刺肾中极后组盏可达到肾盂肾盏情况

A. 模式图;B. 造瘘管造影

和 Yakes 分析经第 11 肋与第 12 肋之间穿刺,如果在呼气相穿刺肝、脾不会被损伤,但如果在吸气相穿刺肝、脾损伤的概率为 13%。

4. 操作注意事项

(1)Atallah 等对一组 481 例不同肾盏穿刺入路 PCNL 的比较研究发现,上盏穿刺入路并发症的发生率最高,尤以胸膜损伤多见,中盏穿刺与下盏穿刺的发生率相近,但中盏穿刺入路所出现并发症的严重程度最轻,他们认为 PCNL 选择中盏穿刺入路最为安全、可靠。

(2)结合 ReinLe 和 Hodson 的研究报告,肾盏的排列以 Brodel 型多见,后面肾叶向外侧突起明显,后排肾盏结构拉长,向外与肾冠状面成 20°,前组肾盏较短,与肾冠状面成 70°。经皮穿刺后组肾盏可通过摆动输尿管镜或微创肾镜进入前组肾盏、肾盂、肾上盏、肾下盏及近段输尿管,可以同时处理大多数肾盏和近段输尿管结石。此为微通道 PCNL 常选用中极入路的主要原因。

(3)通常选择第 12 肋上腋后线交点作穿刺点,穿刺针方向指向肾盂,于水平面呈 30°~60°方向进针,从中盏后组肾盏入路;对于输尿管上段结石、肾多发结石以及合并 UPJ 狭窄需同时作内切开者,选择第 12 肋上腋后线和肩胛下线之间、最接近结石的点为穿刺点,即从后组肾盏进入肾盂。

(4)鹿角状结石、多发性结石,建立一条从肾中盏后外侧的经皮肾通道,碎石取石及手术操作较慢,结石清除受限制。距经皮肾通道较远或成角的肾盏内结石,如清除较困难,可根据实际情况,一期或二期建立第二条或三条经皮肾通道。

三、肾上极入路

肾上极入路具有开阔的视野,可节省手术时间及取得较高的结石清除率,但容易损伤胸膜和肺脏,目前被选择性使用。

1. 血管分布情况　99% 的肾上盏只有一个漏斗部,围绕肾上盏漏斗部的叶间血管较肾中下盏丰富,平行排列于漏斗部的前后方,其中后段动脉(可能供应 50% 的肾实质血流)行走于漏斗部的后方,穿刺肾上盏漏斗部引起出血的风险较大(图 11-21、图 11-23)。Sampaio 分析 62 例肾脏集合系统的空间分布及其周围血管分布情况,肾上极漏斗部穿刺损伤叶间血管的概率为 67%,其中叶间动脉损伤的概率为 26%。因此,肾上盏穿刺要正对穹隆部,避免撕裂漏斗部引起大出血。

2. 集合系统的空间分布　与肾中下盏相比,由于腰大肌的倾斜角度和肾周筋膜的黏附,肾上盏与后腹壁皮肤的距离较短,3~4cm;肾上盏的位置更靠背侧,经后组肾上盏入路更接近肾脏长轴的走向,除了与其平行的肾上盏及少数成角的肾中下盏外,可近似直线地进入大部分前后组肾中下盏、肾盂及输尿管上段,具有开阔的操作视野,可节省手术时间和取得较高的结石清除率(图 11-26、图 11-27)。

3. 穿刺损伤毗邻器官的情况　肾上极入路通常须肋上入路,肋上入路最常见的并发症为胸膜损伤。文献报道肋上入路胸膜刺激征和液气胸的发生率分别为 8%~12.5%、4%~15.3%;而肋下入路分别为 0~1.4%。穿刺通道越靠头侧,发生胸腔并发症的概率越高。其次,肾上盏入路通常经过膈肌,增加术后疼痛概率,Andreoni 等前瞻性对照研究提示,肋上入路疼痛评分为 4.7,肋下入路为 1.5。另外,肋上入路可损伤肋间动脉造成血胸,紧贴肋骨的上缘可避免损伤肋间动脉。而且,穿刺点越靠头侧及腹侧,肺脏、肝脏、脾脏和肠管损伤的风险越大,Hopper 和 Yakes 分析经第 11 肋与第 12 肋之间进入肾上盏,如果在呼气相穿刺肝脾不会被损伤,但如果在吸气相穿刺肝脾损伤的概率为 13%;经第 10 肋与第 11 肋之间穿刺,肝脾损伤的概率增加至 33%。

4. 操作的注意事项

(1)后组肾上盏入路 PCNL 适合于:①长径>1.5cm 或嵌顿性输尿管上段结石;②长径≥2cm 或嵌顿性肾盂结石;③鹿角状结石或肾多发性结石;④复杂性肾下盏结石;⑤不适合行 ESWL 或 URL 的肾上盏结石;⑥肾上盏憩室结石;⑦肾结石并 UPJ 梗阻或输尿管上段狭窄;⑧需行 PCNL 的过度肥胖患者;⑨马蹄肾肾结石;⑩移植肾的肾或输尿管结石(尤其是合并输尿管膀胱吻合口狭窄)。

(2)文献报道约 25% 的 PCNL 采用肾上盏入路。Netto

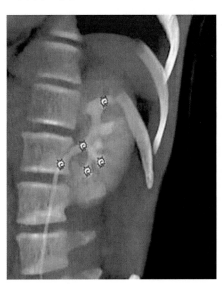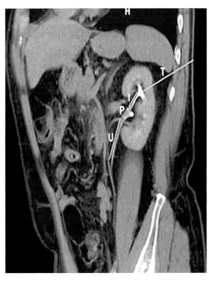

图 11-26　三维重建 CT 显示经肾上盏入路可进入肾盂、输尿管上段及多个肾下盏

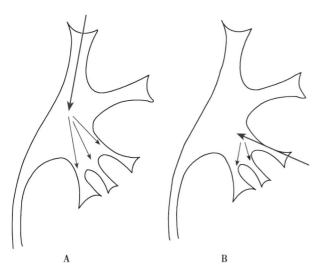

图 11-27 模式图显示肾上盏入路与肾下盏入路抵达目标肾盏的差异

NR 等报告 119 例肾脏铸型结石,分别采用肾上盏入路、肾中下盏入路及多通道入路治疗,三组结石清除率分别为87.5%、80%、84.8%,手术时间分别为 86.8 分、139.1 分、134.9 分,并发症的发生率分别为 25%、21.4%、45.4%,显示肾上盏入路治疗肾脏铸型结石优于其他路径。Aron M 等比较肾上盏入路与下盏入路治疗复杂性肾下盏结石,前者的结石清除率较高、失血率较低、手术时间较短,需建立另外通道的数目及再次手术的次数较少。

5. 熟悉肾脏与胸膜、肺脏及邻近器官之间关系有助于减少胸腔并发症的发生。

6. 肾上极入路最好选择气管插管全麻,穿刺时容易控制患者的呼吸时相。

四、其他入路

1. 多通道经皮肾镜取石术 经皮肾镜取石术宜选择最少的通道尽量清除上尿路结石,但对于复杂的病例,尤其是铸型结石或多发性肾结石分于分支型肾盂肾盏内(各盏细长成锐角),往往单一的通道难以取出所有的结石,需要建立多个经皮肾通道取石。

对于复杂的病例,在开始建立经皮肾通道取石之前,需要仔细设计经皮肾路径。通过 IVP、逆行造影、三维 CT 重组等影像学资料,了解患肾的肾盂肾盏结构以及结石的分布,是制订穿刺计划的重要依据。

在分析患者影像学资料后,制订穿刺计划,通过最少的通道取得尽量多的肾结石。一般遵循以下原则:①俯卧位下,选择后组肾盏入路能够进入更多的肾盏,提高结石清除率,操作上也更利于结石碎片的冲洗;②选择盏颈较宽、长度较短的肾盏入路,这样肾盏对内镜的约束较少,内镜能够灵活地进入更多的肾盏;③选择最短的皮肤到集合系统穿刺路径,以减少出血及提高结石清除率。总的说来,第一个通道应首选能够取出最多结石的后组肾盏,同等条件下,首选盏颈宽短的中盏后组肾盏穿刺。

通过第一通道取出大部肾结石后,X 线透视结合造痿

管造影,了解残留结石的分布情况,如果残留结石所在肾盏长轴与现有通道延长线夹角成锐角,且结石位于肾盏边缘,则很难通过现有通道处理残留结石。有报道使用输尿管软镜或软性膀胱镜、肾镜通过现有经皮肾通道处理残留结石,减少经皮肾通道数量。但实践发现,如果术中出血、集合系统较窄,软性内镜也很难处理这些残留结石,而且软性内镜的费用高,限制了在国内的使用。微通道经皮肾镜取石术手术创伤较小,可考虑多通道取石,视手术时间以及患者耐受等情况决定是否一期手术多通道取石或者择期二期手术建立新通道。

2. Y 通道经皮肾镜取石术 第二通道以及后续建立的通道,一般直接选择结石所在肾盏为目标盏,也可按照前面讲述的方法制订穿刺计划。在多通道经皮肾镜取石的实施过程中,由于肋骨的限制,有时候既有的通道可能会阻挡进一步的穿刺造痿,因此需要拔除原通道,才能进一步开展手术。可采用同一皮肤切口的多角度穿刺(图 11-28):经现有通道取出能所及的肾盏的结石后,确认该通道不存在严重出血,拔除 Peel-away 鞘,经同一皮肤切口再次穿刺残留结石。原通道可留安全导丝,待手术结束时与新通道一起留置造痿管或者同一皮肤切口多个穿刺道而仅留置 1 根肾造痿管,形象地称之为“Y 通道”法。

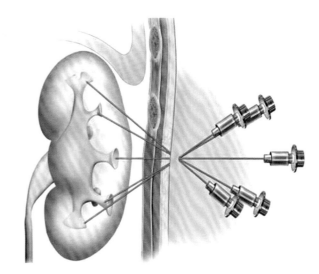

图 11-28 Y 通道:同一皮肤切口的多角度穿刺

Y 通道实际上是多通道经皮肾穿刺的特例,减少了皮肤的切口,但也有其不足之处,如部分经皮肾通道未留置肾造痿管,可能引起出血。另外,同一皮肤穿刺点经不同角度穿刺进入多个肾盏,没有遵循最短路径穿刺的原则,穿刺道与某些肾盏的角度不适合取石,增加了术中翘裂肾盏盏颈的风险,手术时应格外注意。

3. 大小通道联合经皮肾镜取石术 在实施多通道取石的过程中,可结合大小通道。一般选择可取出大部分结石的肾盏入路建立大通道(24F 以上),大通道下采用 EMS 碎石清石效果明确,可加快手术进度;而对于平行肾盏的结石或残留的少量结石,可建立多个小通道(14F~18F)进行多通道取石,结合输尿管镜纤细的特点,能够进入尽量多的肾盏,提高结石的清除率。大小通道相结合进行经皮肾镜取石,加快了

手术进程,提高了结石清除率,在鹿角状结石或多发性复杂结石的治疗中具有重要的意义。

(曾国华)

五、大通道经皮肾镜碎石术

尿路结石是泌尿外科的多发病、常见病,其中以原发于肾脏的结石为最多见。Fernstorm 等研究者 1976 年首次尝试引入经皮肾镜取石(percutaneous nephrolithotomy, PCNL)用于治疗肾结石。因其创伤小、安全、结石清除率高,如今代替传统开放手术成为治疗复杂上尿路结石的首选术式。手术的关键步骤是取石通道的建立,目前取石通道的建立通常采用金属套叠式扩张法、顺序筋膜扩张法、高压球囊扩张法。

经皮肾镜取石术的适应证有:所有适合行开放手术治疗的肾结石,包括不完全性或完全性的鹿角形结石、直径≥2cm 的肾结石、体外冲击波碎石术难以击碎及治疗失败的结石、有症状的肾盏内结石;腰 4 段以上输尿管上段结石。随着科学技术的发展,内窥镜设备、显像技术、X 线或多普勒超声定位穿刺技术的不断更新,使得 PCNL 更加的安全和有效。然而,随着临床上 PCNL 的大量开展,各种术后并发症也随之而来,其中最常见的为手术导致的大出血和术后感染。通道的口径大小是引发术后并发症的重要影响因素之一。

传统的经皮肾镜取石术的工作通道一般较粗,常为 24F~30F。一般说来,通道越粗,损伤血管数量就越多,损伤大血管可能性越大,就越容易出血。近 10 余年来,国内普遍采用微通道取石,一般为 14F~20F,出血虽然减少,但是取石时程延长。

(一) 手术技巧

1. **体位及麻醉** 方式同标准通道 PCNL。

2. **穿刺** 大通道 PCNL 时因通道较大,对目标盏的穿刺精准度会有更高的要求。穿刺需严格遵循穹隆部进针原则。常用的穿刺办法有 X 线引导,超声引导。如今随着科技进步,出现了各种导航引导穿刺系统如 3D 电磁导航系统、Uro-Dyna-CT 系统、Sonix GPS 系统、Ipad 引导系统。还有内镜引导下穿刺、全程可视穿刺(all-seeing needle)。

国内普遍采用单纯超声引导下穿刺,使用或不使用穿刺针固定支架。对于超声引导的 PCNL,首先需要逆行留置输尿管导管,部分积水较重者可以不用预先置管。由于超声能清晰显示肾脏周围脏器及针道,穿刺时注意避开胸膜、肺以及腹腔脏器。对于中、重度肾脏积水的患者,可以直接在超声引导下穿刺。但是对于肾轻度积水或者没有积水的患者,可先通过输尿管导管逆行注水,扩张肾盂肾盏,以利于从目标肾盏进针。穿刺必须经过肾盏穹隆部,沿着组肾盏的长轴方向进针(部分肾脏旋转不良或结构异常患者也可能从前组肾盏进针)。若目标肾盏扩张积水,则可以清晰地看到穿刺针进入肾盏,拔出针芯或回抽后有尿液即表示穿刺成功。若目标肾盏充满结石没有扩张积水,则必须通过输尿管导管逆行注水,见到有水从穿刺针流出,才表示穿刺成功。部分目标盏完全堵塞时,可能注水也没有尿液流出,此时多能体会到穿刺针与结石在摩擦感。

穿刺成功的金标准是看到尿液自针孔中流出。此外,作为辅助判断穿刺针进入集合系统的方法还包括:①超声直接观察到针尖穿过穹隆部进入肾盏;②置入导丝可见导丝位于肾盏内,或经肾盏进入肾盂。这两种辅助判断方法有时并不是完全可靠,在看不到尿液自针孔中流出或抽吸不到尿液的情况下,这两种方法即使看得很逼真,也不能盲目进行扩张操作。因为超声扫描的扇面有一定的厚度,某些情况下穿刺针或导丝与目标盏贴得很近的情况下,会在超声图像下被融合而产生针或导丝进入目标盏内,而实际上是穿刺针或导丝紧贴目标盏滑过。一般应在实时超声显示目标盏最大截面时,看到穿刺针道或导丝,才能较好保证穿刺针与目标盏不是擦身而过。置入导丝确认穿刺针进入目标盏的位置,除了进一步辅助证明穿刺是否成功外,还可以看到穿刺针进入的方向和目标盏与肾盂相对位置关系,为下一步扩张做好铺垫。

穿刺成功后,置入导丝。导丝也用斑马导丝或头段柔软的硬质导丝(J 形导丝)。导丝置入后,超声观察导丝位置,确保导丝已进入目标盏。推荐使用头段柔软的硬质导丝,遇有阻力,即停止置入导丝。在有肾积水的肾脏,在超声图像上可以看到插入导丝的整个过程。导丝头段柔软,不太会造成肾盂穿孔,硬质导丝在扩张时不容易折曲,扩张方向容易把握,有利于提高扩张的成功率。扩张建立通道时,由于超声不像 X 线能清晰显示扩张器进程,扩张基本上是"盲扩"。

那如何保证在"盲扩"下成功建立工作通道呢?必须遵循以下两个原则:首先,控制方向,与穿刺进针的角度一致。顺着硬质导丝,缓慢旋转扩张。第二,控制深度,宁浅勿深。扩张器套在导丝上,最好由同一手术者操作,一手扶导丝,使其保持端直,另一手沿导丝方向捻转扩张器并向前推进。有输尿管导管的情况下可向肾盂注入水,注意感觉扩张器上的阻力变化,同时注意扩张器尾部出水情况;扩张器进入一定深度后,一手边向前推进另一手短距来回抽动导丝,感受导丝软性头端与筋膜扩张器尖端接触的触感。若导丝回抽困难,则应减缓推进速度或停止推进。根据导丝 J 端与筋膜扩张器尖端的可移动距离、扩张盏实际空间情况做出综合判断。筋膜扩张由 8F 开始,2F 递增,根据肾脏积水情况和术者个人经验,采用逐级扩张或一步法扩张也可。

根据所需通道的大小,在扩张最后将所需管径的 Peel-away 鞘连同扩张器一同旋转推入肾盂内,在探测到扩张器深度合适后,固定扩张器,将 Peel-away 鞘从扩张器表面旋转滑入肾集合系统,退出扩张器,留置 Peel-away 鞘即为经皮肾工作通道。一步到位入工作鞘是最为理想的方式,可最大限度减少对肾皮质的损伤;在扩张或置鞘过程不顺利,或个人经验不足,避免扩张过深的情况下,可分步置鞘,即先扩张到 F14~F16,置入工作鞘,利用输尿管镜观察鞘所在位置,根据镜下所见,判断鞘位于肾周、肾皮质内或肾集合系统内,然后根据情况,重新插入扩张器,将 Peel-away 鞘送入集合系统,若需建立更大通道,则在确认小通道成功且无严重损伤的基础上进一步扩大,以达到近似直视下扩张,心中有数的目的,避免因穿刺路径不理想的情况下盲目扩张造成的严重损伤。

当然,在有些情况下,工作鞘必须分步置入,如结石占据目标盏空间,扩张器不能进入足够深度,此时工作鞘难以一步到达理想位置,有时不能突破黏膜层进入集合系统,此时甚至需借助碎石器械击碎部分结石,获得一定空间后再置入工作鞘。

检查通常分两步进行:首先,以 UPJ 和穿刺肾盏为标志,参照 KUB+IVU,经皮肾镜下确认各个肾盏并取出结石。然后,进行超声检查,若发现有结石残留,则插入经皮肾镜至肾盂,通过超声扫查确定残留结石和经皮肾镜的空间关系,在超声监视下寻找结石。若不能寻及,可以在超声引导下再建立第 2、甚至第 3 通道行 PCNL 取石。

3. 无透视下扩张深度控制要点 单纯超声引导经皮肾通道扩张对扩张器深度的把握缺乏直观依据,可用来辅助深度判断的方法包括:①落空感:即扩张器突破肾实质进入肾集合系统时阻力的突然减小,经验丰富者适用,但这种感觉很难把握,因为肾实质厚薄不一,体壁的厚度也存在很大的差异,特别在体壁较厚的患者,因扩张器整体所受阻力大,很难感受到突破后的落空感。②比划深度:即根据穿刺深度或超声测量皮肤穿刺点到目标盏的距离,在扩张器上比划出相同的长度,以此为限进行扩张,该方法可有效避免扩张过深造成的损伤,但扩张器进入肾实质时存在一定阻力,这会推动肾脏造成一定的移位;同时扩张时需要施加较大的力量突破肌层和筋膜层,扩张器上固定深度或标识深度容易因反复滑动、摩擦而受到影响;此外,扩张器进入集合系统后,若进入深度不够容易滑出,置鞘也存在困难,而继续扩张又缺乏参照。③导丝触感:适用于 J 形导丝,扩张器沿导丝进行扩张时,导丝总位于扩张器的中空腔内,其所受阻力相对较小,且比较恒定,在扩张器进入集合系统后,其尖端靠近 J 形导丝的弧形段时,通过短距离活塞运动样抽动导丝,可感觉到导丝弧段与扩张器尖端触碰的阻力,这说明扩张器已顺利进入集合系统,其尖端已贴近导丝弧段。具体操作中的经验是,在穿刺成功后先以导丝探知穿刺针方向是否安全,穿刺针前空间如何,在退出穿刺针时大致记下穿刺深度等,做到心中有数,扩张时,根据前面观察到的信息,可快速推进扩张器至穿刺针穿刺的深度,再根据穿刺针前方空间的情况,缓慢推进,并用导丝抽动的触感进一步感知扩张器的深度,以期能到达最合适的深度,实现一步置鞘到位。

超声监测下在球囊扩张目前正在临床摸索中,有望实现超声引导下在直视扩张,从而提高扩张的安全性。

无论何种方法扩张,安全可靠的穿刺路径是顺利扩张的前提,穹窿顶部垂直进针后留置引导导丝。拔除穿刺针外鞘后,导丝保持在穿刺针方向不变。扩张时沿导丝方向扩张,一步法扩张或逐级扩张,扩张时注意宁浅勿深。严格固定导丝方向扩张,既可避免在血管丰富的肾实质部位扩开造成的血管损伤,也可防止一定范围内扩张过深和方向的失当对肾柱的戳伤而造成出血。

(二)通道大小和扩张方式

传统经皮肾通道一般分为两类:微通道,22F 以下;大通道,24F 以上。国外行 PCNL 手术时,一般采用大通道。多年来,对经皮肾通道大小的研究不断完善,国内目前较常用的是微通道(mini-PCNL,mPCNL)(14F ~ 18F)、超微通道(ultra-mini PCNL)(10F ~ 12F)和标准通道(20F ~ 22F)PCNL。微通道和超微通道是具有中国特色的 PCNL 技术,被认为较小的内径可能具有减少术中术后出血及肾实质损伤的潜在优势。对于不同通道孰优孰劣,目前尚有争议。

目前国内外较常用的类型有:筋膜扩张器、金属扩张器

和球囊扩张器。其中筋膜扩张器在国内应用最为广泛,主要用于建立微通道和标准通道。

筋膜扩张器和金属扩张器均使用逐级增加扩张通道的方式,在建立通道的过程中增加了肾实质出血、肾脏集合系统穿孔及通道丢失的风险。多项研究表明球囊扩张器具有降低术中出血及减少肾脏集合系统穿孔的优势。

(三)出血与清石率

早期普通肾镜(26F ~ 34F)有 11% ~ 14% 病例需要输血。大通道 PCNL 伴随的术中术后出血并发症是困扰临床大通道 PCNL 广泛开展的问题。随着穿刺扩张精准度的提高,近些年来国外大宗病例报道,经皮肾穿刺取石术术中或术后大出血的情况,降低至约为 2% ~ 3%。国内多中心大样本报道经常采用的经皮肾工作通道是 14F ~ 24F,大出血发生率仅有 0.71% ~ 1%,低于大通道(26F ~ 30F)经皮肾取石术。当前大通道与微通道对患者术后出血方面的影响尚无明确的定论。Resorlu 采用 26F ~ 30F 三种不同通道行 PCNL 时,三者之间出血量及输血率没有统计学差异。有部分研究者报道,大通道和微通道在处理直径 ≥2cm 结石方面,总的出血率与结石清除率无明显的差别。两种方式手术效果相类似,但微通道经皮肾镜取石术手术时间更长。Mishra 等学者的一项前瞻性研究显示:微通道(14F ~ 18F)和 24F 通道在处理肾结石时,两组患者的结石清除率,术后出血、输血率、肾脏集合系统损伤的发生率等方面并无显著性的差别。Knoll 等学者的另一项前瞻性研究也证实两种通道在引起的术后出血、术后疼痛方面并无差别。

微通道是否具备更低的术后并发症发生率,国内外学者各有不同的观点。据 CROES 一项多中心 5803 名患者的研究,发生明显出血的占 7.8%,需行输血的比例占 5.7%。术中出血不仅与术中通道口径相关,还与建立通道所使用的扩张器类型相关。研究证实 14F ~ 16F 通道较传统的 24F ~ 34F 通道在通道扩张时会较少撕裂血管,术中出血少,但 14F ~ 16F 通道在处理大结石时会延长手术时间,并发症的发生率相应增加。在一项对 22F ~ 30F 通道的研究中发现,随通道大小增加,术后血红蛋白水平有显著下降,但通道在一定大小范围内扩大,如 12 ~ 22F 以内,扩张引起的失血量变化并不明显。通道位置是影响通道出血更为显著的因素,不当的穿刺点选择会加大大出血发生的概率,即使是小通道也可能出现大的血管损伤;合理的穿刺通道可减少出血概率,在一定范围内(16F ~ 24F)扩张均较安全。李逊等国内学者研究了 16F ~ 30F 经皮肾通道对肾血管数目损伤,结果表明 ≥26F 较 ≤24F 的通道损伤血管数目有差异。26F 与 24F 通道之间有一明显界限。26F 以上通道导致损伤肾血管的级数及数目都会增加。24F 是一个临界值,经皮肾通道不要超过 24F 为宜,否则容易引起明显的出血。肾脏的厚薄对肾血管的损伤也有一定的影响。按照通道理论,血管损伤数量 $=P \cdot \pi R2 \cdot H$,在穿刺通道的半径(R)一致的情况下,如果肾血管密度(P)变稀或者肾皮质厚度(H)变薄,血管损伤数量也会相应减少,这与临床中积水肾出血少相符合。随着肾积水程度的加重,出血相应的减少。有鉴于此,对于积水轻微或无积水肾,选择通道较小 PCNL,能降低出血发生率。

术后的动脉损伤出血是 PCNL 最常见的并发症,临床处

理也较为棘手,特别是对于缺乏介入栓塞治疗的基层医院。关于PCNL术后出血的原因及相关因素分析的研究已有大量报道。例如:糖尿病、泌尿系感染、急性肾衰、高血压、孤立肾、肥胖、带支架患者等等,这些原因可通过规范的术前准备来降低PCNL术后动脉损伤出血的风险。手术因素是引起术后动脉损伤出血重要因素,因此需要强调精准穿刺,穿刺前对患肾行插入输尿管导管,充分建立人工肾积水,使肾盂、肾盏黏膜与结石的间隙充分扩张。术中用B超反复探查寻找合适的穿刺点,全程在B超引导下经目标盏穹隆部进针,保证皮肾通道距离最短,取石最方便,尽可能避免直接穿刺进入肾盂,穿刺过程中若未能确定穿刺针从目标盏穹隆部进针不要盲目扩张以降低直接穿刺进入肾盂的概率,部分肥胖或肾脏旋转不良的患者可以使用B超定位器,或联合彩色多普勒超声、C臂机使定位更准确。

通道的选择除考虑到出血并发症外,还受碎石器械,结石负荷,泌尿系统感染情况等的制约,一般情况先建立16F~20F通道,可处理绝大多数情况的结石,根据情况可以很方便地扩张至22F~26F通道,满足特殊情况下的需要。

出血是经皮肾镜取石术的并发症之一,孤立肾、高血压、术前尿路感染、结石面积大、肾实质厚、肾积水轻、多通道和手术时间长会增加大通道经皮肾镜取石术出血。输血对其治疗有重要意义,对于有出血倾向的患者术前应常规备血,备血以红细胞悬液为主。围手术期应密切观察病情,根据外科输血指征及时给予合理输血,必要时行肾动脉选择性栓塞治疗。

PCN手术的微创性并不完全体现在取石通道大小上,只要掌握正确穿刺部位,把握穿刺深度,并有熟练的穿刺扩张建立通道的手法,增加操作通道的孔径,并不会增加手术出血风险。

在结石清除率方面,各项研究报道不一,目前尚无形成统一的共识。这是多因素相互作用造成的结果。李逊等报道经皮肾微造瘘取石术(mPCNL),采用输尿管镜通过人工制作的微小径路治疗复杂性结石,不适于治疗大的结石,因为小口径的通道会增加手术时间,故使用指征受限,尚不能替代传统PCNL。

(四)肾脏损伤

微创经皮肾镜取石术也属于侵入性的手术,对患者肾实质势必会造成一定程度的损伤。两种通道对患者肾脏损伤程度当前尚无明确的定论。部分前瞻性研究通过比较手术所导致的急性肾组织损伤相关的蛋白标记物TNF-α、IL-1、IL-6、CRP、SAA等,发现大通道与微通道两者间并没有显著性差别。表明两种通道对肾实质的损伤并没有明显的差别,且微通道不具备减少短期或长期的肾实质损伤的优势。

Traxer等对比发现在离体实验中,大小通道对肾实质损伤没有统计学差异,并认为小通道并没有在减少肾损伤上有优势。Li等前瞻性检测了165名行大通道和微通道PCNL患者TNF-α、IL-1、IL-6、CRP、SAA,两组间对比并无明显差异。微通道与大通道相比,并不具备减少手术创伤的优势。曾国华等利用小猪的经皮肾造瘘动物模型,发现16F通道经皮肾镜取石术和24F通道经皮肾镜取石术对肾实质的损伤都很小,16F通道较24通道在减少肾实质损伤方面并无明显的优势。

(五)肾盂内压与术后感染

PCNL术后感染的术前因素有:①术前已经存在尿路感染。术前细菌培养及药敏对PCNL术后预防并发重症感染有重要的指导意义。②合并糖尿病。众所周知,糖尿病患者的高血糖会使机体的免疫功能低下,细胞趋化性及吞噬作用减弱;另外PCNL的手术应激,加重血糖的变化等改变均使糖尿病患者更易并发感染。对合并糖尿病患者行PCNL术,术前严格监测及控制血糖有重要的意义。

目前微通道PCNL在国内得到广泛的开展,但也存在由于通道口径小带来的一系列术后并发症,感染最为多见。国外学者报道,大概有21.0%~32.1%的患者术后出现>38℃的发热等与感染相关的并发症。尽管术后发热在大部分患者中是相对短暂的,但仍有0.3%~4.7%的患者进展为尿源性脓毒血症。术中使用高压灌注,通道口径小,灌注液流出道受阻不畅,造成肾脏集合系统的较高的压力,超过一定的极限,即引起灌注液返流入血。其反流途径包括肾盂小管反流和肾盏穹隆部反流,后者包括肾盂肾窦反流、肾血管周围反流、肾盂静脉反流和肾盂淋巴管反流。目前研究者普遍认为,肾盂内液体反流的极限压力值是30mmHg,高于此压力肾盂内液体反流的风险将显著增加。而结石是细菌或内毒素的载体,尤其是感染性肾结石。结石在碎石器械作用下破碎,其内部所含的细菌或内毒素随即释放入灌注液中,在高压促进下沿上述途径随灌注液吸收入血,累积到一定程度即造成血行感染,激发机体全身炎症反应。使机体不受控制的释放炎症相关因子,比如IL-1、IL-6、PCT、CRP、TNF-α等,这些炎症介质通过一系列的相关反应使全身组织细胞受损伤,引发尿源性脓毒血症,严重者发生感染性休克或死亡。

尿路结石通常是细菌的载体,体积越大的结石,内含更多数量的细菌,且内毒素的浓度也更高。尤其是由感染引起的鸟粪样或鹿角形结石,主要成分是磷酸镁铵。其内所含的细菌和内毒素会更多。McAleer等研究者发现感染性结石中内毒素含量是非感染性结石的36倍。结石被碎石器械击碎后,其内所含的大部分细菌或内毒素必然释放入灌注液中,肾盂内高压促进其通过上述相关途径返流入血,引发术后发热、菌血症、脓毒血症等。结石大小或结石负荷是影响大通道PCNL术后并发重症感染的重要因素,曾有国内外学者就结石大小与感染的关系进行研究,得出相似的结论,认为结石直径≥1.0cm较<1.0cm更易致感染发生。

体积较大的结石,术后应加强感染相关的敏感物质的监测,例如降钙素原(PCT)等。

杨嗣星等在行钬激光碎石过程中发现肾盂内压力>30mmHg,累积总时间超过10分钟,后脓毒血症的发生率明显偏高,且检查血液中内毒素的含量也相对较高。这就说明高压促进了灌注液中更多的细菌或内毒素进入血液循环中。因此,多数国内外研究者均强调术中应保持低压灌注,以降低术后发热等并发症的发生率。Troxel等学者通过持续监测大通道术中肾盂内压力变化,发现肾盂内压力在大部分时间里都是低于30mmHg,并且呈不稳定性的变化,偶尔也会出现超过30mmHg的情况,但持续时间较短,因此并不能进一步确定肾盂内压力和术后发热之间的直接关系。肾盂内压力的波动性升高并累积一定的时间,促使更多的含细菌或内毒素的液体的吸收可能是引发术后发热的原因。Guo 等强调术中监测肾盂内压力,控制其超过 30mmHg 的时间低于 10 分钟很有必要,有益于患者术后康复及减少并发症;并且应尽可能缩短患者手术的持续时间。针对不同体积的结石,选择合适口径通道的经皮肾镜取石术,提高碎石效率,缩短手术时间,这一点相当重要。

微通道 PCNL 由于通道口径的限制,只能使用较细的肾镜或输尿管硬镜,能使用的碎石器械明显有限,多数使用钬激光进行粉末化碎石。同等大小的结石,较之大通道,将明显延长手术时间。对于直径>2cm 的结石将明显延长其术中碎石取石时间;且在微通道下碎石,术野范围比较小。且易因为术中出血或结石粉沫干扰造成视野模糊,这都将增加手术的难度,从而延长时间,增加术后发生感染的风险。相关研究表明,手术时间延长是术后发生感染的危险因素,且手术时间>90 分钟与术后发生脓毒性感染休克密切相关。这可能是因为手术时间越长,通道口径小,灌注液引流不畅,液体过多的累积于肾盂内,造成压力过高,促使含有细菌及内毒素的灌注液更多地进入人体的血液循环中,引起术后感染,严重者发生尿源性脓毒血症。

同时,国外研究也提出术前已存在的尿路感染也是术后发生 SIRS 的高危因素。Erdiltw 等对 317 名已行经皮肾镜取石术的患者行术前中段尿培养、肾盂尿培养、及术后结石碎片细菌培养,他们发现肾盂尿液培养阳性的细菌与结石细菌培养具有高度一致性,更能明确致病的微生物和指导医生术

后使用敏感的抗生素,而术前中段尿培养结果的准确性较前两者差。近期另一项研究也得出相似结论,术前尿培养并不能准确地判断上尿路感染的情况,术中肾盂尿培养和结石细菌培养的结果更能反映已存在的感染状态。因此,如果术前已存在的尿路感染尚未行积极的有效的治疗、术中无严格遵守无菌原则、术中经皮肾穿刺建立通道的过程中造成肾脏集合系统的损伤、手术时间过长等均会增加尿液中的细菌进入血液循环的机会,使感染进一步扩散到全身,甚至会发生尿源性脓毒血症,进而发展成感染性休克。这些并发症的发生均与术中肾盂内的液体压力变化密切相关。肾盂内灌注液压力越高,时间持续越长,发生感染性并发症的概率就越大,保持术中低压下碎石取石已受到越来越多的泌尿外科医生的重视。同时,缩短手术的持续时间也是减少术后并发症的发生率的重点所在。

通道口径直接影响结石清除效率及术后出血、感染等并发症的发生率,选择合适口径的通道对于提高手术的安全及疗效具有重要的意义。对于单发小体积结石,或多发小体积结石位于多个不同肾盏的,采用 mPCNL 由于镜鞘活动度大,因此碎石效率高,且对肾脏损伤较小。而对于体积较大的结石,或多发小结石位于单个肾盏时,采用大通道 PCNL 碎石取石,手术视野更加开阔,操作方便,取石效率高,能明显缩短碎石取石时间,减少麻醉时间及风险,在复杂肾结石(多发性结石和铸型大结石)手术中值得推崇。

(陈志强　彭鄂军)

第五节　经皮肾镜手术的麻醉

PCNL 是处理 2cm 以上肾结石的首选方案,随着技术的进步和设备的革新,PCNL 不仅对复杂肾结石的处理具有更好的效果,对较单纯的肾结石也是一种可选择的方案。每一台成功的经皮肾镜手术背后,都离不开麻醉医生的支持,他们不仅为术者提供最佳的工作条件,同时观察和处理麻醉与手术本身相关并发症,为整个手术过程的顺利进行保驾护航。PCNL 手术的麻醉具有一般麻醉的共性,也有其自身的特点,下面从以下几方面分别介绍。

一、术前病情评估与处理

上尿路结石的患者常伴有不同程度的肾功能损害,代偿期患者需注意患侧肾功能的状况,术中注意保护患侧肾功能;失代偿的患者会出现水、电解质和酸碱失衡,也常伴有心血管系统、代谢、造血系统的异常,除了肾功能的保护外,还需注意多器官的功能状态。此外,结石和感染的并存,加上术中液体灌注压力的影响,让患者术中或术后容易出现发热、寒战、呕吐等症状,感染严重的患者还可出现感染性休克。由于患者的个体差异,PCNL 对体位及设备的特殊要求,麻醉医生在术前应该根据每个患者的具体病情和手术的特殊要求与手术医生进行沟通,选择更为合适的麻醉方法。

因此,在手术前对每位患者的病情进行评估,了解一般状况和心、脑、肺、肝、肾等重要器官的功能,注意体温、血压、脉搏、呼吸,以及血尿常规、血生化、血气分析、凝血功能、心

脏功能等检查结果,并根据情况给予相应的处理意见,这些措施能够显著提高患者围手术期安全。

1. 一般状况　体型对麻醉和 PCNL 手术都有影响,肥胖患者术中采用俯卧位会增加心前区的压力,同时这类患者在麻醉的施行和搬动体位时麻醉的管理中都会增加困难;营养不良、明显贫血、低蛋白血症能够降低麻醉和手术耐受力以及术后免疫力。肥胖患者需对手术时间和患者心肺功能状态进行仔细评估;营养不良的病患术前应尽可能经口补充营养,但如果时间上不允许,可以通过少量多次输血及补充营养液,但是治疗过程中应注意营养液的热量和容量,并维持水、电解质及酸碱的平衡。成人血红蛋白低于 80g/L,麻醉时有发生休克的潜在危险,术前应尽可能纠正。对于年龄超过 70 岁的老年人,还应重视正常血容量性贫血的纠正。另外,上尿路结石合并肾功能不全的患者,常因促红细胞生成素的减少导致贫血,术前应特别注意血红蛋白的含量。对于小于 3 个月的婴儿,血红蛋白的含量应该超过 100g/L;大于 3 个月,至少需要达到 90g/L。

2. 高血压　高血压患者的麻醉安全性需要关注当前血压控制的情况和是否伴有重要器官的继发损害以及损害程度,包括大脑功能、冠状动脉供血、心肌功能和肾功能等改变。降压药物的合理使用是术前准备的重点,使用含"利舍平"的降压药需更换其他种类药物控制血压。

(1)舒张压持续超过 90mmHg 的患者,无论年龄均应给予降压治疗,待血压正常或收缩压降低 20% 后方可进行

手术。

（2）舒张压超过110mmHg的患者，降压治疗必须持续到手术当日，以预防术中因血压的剧烈波动而诱发心力衰竭或脑血管意外等特殊状况。

（3）长期降压治疗的患者，不能突然停药，否则患者内源性儿茶酚胺敏感性的增高可能会引发高血压、心动过速、心律失常和心肌缺血等严重意外。

（4）高血压合并肾功能损害的患者，麻醉药物的种类和剂量需要谨慎考虑。

（5）高血压合并心肌缺血的患者，需加强心肌缺血的治疗，近期有发作者，应延期手术。

（6）长期服用利尿降压药和低盐饮食的患者，注意血钾和血钠的监测，如有异常给予积极治疗。

3. 心血管疾病　PCNL虽为微创手术，但术中体位的影响和手术对内环境的干扰，心脏负荷较高，而手术创面的出血不能通过常规止血方法进行止血，所以自身凝血状态十分重要。

（1）对存在症状或心电图异常的患者，建议心脏彩超和长程心电图进一步明确诊断，必要时冠状动脉CT成像或冠状动脉造影检查，如有需要可先放置冠状动脉内支架再考虑手术。

（2）术前心电图有心律失常的患者，应做24小时动态心电图（Holter）和超声心动图检查，了解心律失常程度和心功能情况，如有需要术前可给予抗心律失常的药物，严重者可考虑行先射频消融治疗。

（3）术前注意询问有无服用非甾体类抗炎药物（NSAID）及抗凝药。阿司匹林在择期手术前至少停用5～10天，在手术后48～72小时再恢复使用，其他NSAID在手术前至少停用48小时。

4. 呼吸系统疾病　俯卧位仍是PCNL最常采用的体位，这种体位在麻醉过程中呼吸的管理监测是非常重要的一个环节。

（1）术前应该禁烟，控制急慢性肺部感染，术前3天应应用有效的抗生素。

（2）阻塞性肺功能不全或停诊支气管有哮鸣音的患者，需给予氨茶碱、肾上腺素等支气管扩张治疗。

（3）哮喘经常发作的患者，术前可给予肾上腺皮质激素和平喘治疗。

（4）肺心病伴有右心衰竭患者，术前需要使用洋地黄、利尿药物、吸氧、降低肺血管阻力等治疗。

（5）对于呼吸功能减退的患者，如采用椎管内阻滞，当麻醉阻滞平面上移，不仅循环功能受抑制，呼吸功能也可能受到限制。因此，麻醉方式首选气管插管全身麻醉，保持呼吸道通畅和呼吸支持。

5. 肾功能损害　麻醉药物的抑制、手术创伤、低血压或脱水等因素，都能导致肾脏血流减少并产生肾毒性物质，由此可导致暂时性肾功能不全，如果术前已存在肾功能失代偿的情况，这种损害将更为显著。

（1）术前补足血容量，防止因血容量的不足导致肾脏缺血。

（2）避免使用血管收缩药物，必要时可选用多巴胺。

（3）保持充分的尿量，术前静脉补液，必要时给予呋塞米。

（4）避免使用肾毒性药物和经肾脏排泄的药物，如造影剂。

（5）控制尿路感染，如尿常规及尿培养检查均提示有细菌存在，术前应选用敏感的抗生素治疗，但如尿培养检查为阴性，手术当日也应选用抗生素预防感染。

（6）部分患者因合并肾功能不全术前需要行血液透析治疗，术前要了解血液透析的方法和时间，特别是进行肝素化透析治疗的患者，要密切监测其凝血功能，最好能采用无肝素化或低分子肝素化透析治疗。

二、麻醉方法的选择

PCNL主要的麻醉方式有气管内插管全身麻醉和椎管内麻醉两种麻醉方式。总的来说，两种麻醉均能满足经皮肾镜手术的麻醉要求。气管内插管全身麻醉术中能控制患者呼吸，减少呼吸对穿刺过程和术中碎石过程的影响，同时提高患者手术过程中的舒适度，但也存在诸如：心脑血管风险增加，术后肺膨胀不全，费用高等问题；椎管内麻醉的麻醉风险相对较小，麻醉剂用量相对较少，费用低，但由于经皮肾镜手术体位的特殊性，增加了患者手术过程的不适感，甚至一些患者因此而影响手术的顺利进行，对于一些特殊情况，诸如脊柱畸形，病态肥胖，手术时间较长的患者不能采用。

1. 气管插管全身麻醉　对于以下几种特殊情况需要使用气管插管全身麻醉：

（1）脊柱畸形的患者：脊柱畸形的患者采用椎管内麻醉存在穿刺困难和麻醉效果不佳等情况，宜采用气管插管全身麻醉。另外，脊柱畸形的患者均有不同程度的限制性通气功能障碍，术前需进行肺功能测定和血气分析检查，充分了解脊柱畸形对呼吸功能的影响。严重的强直性脊柱炎患者，常伴有头后仰受限，气管插管困难，需采用纤维支气管镜引导下经口或鼻腔插管。

（2）过度肥胖或老年患者：合并心脏病、高血压、糖尿病等疾病患者及ASA Ⅲ级以上患者，对于俯卧位且腹部垫高位造成的呼吸、循环变化耐受力差，宜选择气管插管全身麻醉。

（3）手术穿刺通道位置选择的需要：部分病患因病情需要选择高于第11肋的高位穿刺点，此类穿刺点容易造成胸膜的损伤，从而导致气胸的发生。选择椎管内麻醉，患者清醒，会出现心动过速、咳嗽、胸痛，气胸进行性加重可导致呼吸急促、呼吸困难甚至发绀，最终因严重低氧血症可引起意识障碍和休克。而采用气管插管全身麻醉，术中以麻醉机控制呼吸，即使一侧出现气胸也不会使患侧肺过度压缩导致通气障碍，从而引起患者缺氧。

（4）小儿患者：此类患者通常不能配合手术，不能忍受膀胱截石位和俯卧位造成的不适，所以选择气管插管全身麻醉更为安全和利于麻醉管理。

（5）外科医生技术水平：对于PCNL，部分医院尚处于起步阶段，手术医生的技术欠成熟，手术时间相对较长，出现术中并发症的概率较大，宜选择气管插管全身麻醉。而对于术前评估难度比较大、手术时间比较长的患者，也应选择气管插管全身麻醉。

2. 椎管内麻醉　椎管内麻醉适合手术时间较短,没有合并椎管内穿刺禁忌证的患者。手术过程中患者处于清醒状态,知晓术中情况,能配合进行体位调整,并能主动反应术中出现的腹胀、寒战、心悸等症状,麻醉医生和术者能更快做出相应处理。部分患者术中不能耐受,过分紧张,躁动不安,会影响术中操作,对手术时间预估较长,患者术前情绪紧张的患者需慎用。

标准的 PCNL 一般先膀胱截石位经尿道、膀胱行输尿管逆行插管,后改为俯卧位且腹部垫高位行经皮肾穿刺碎石,麻醉平面要求宽,上界 T6 下界 S4,椎管内神经阻滞需行两点才能满足手术需要,对 ASA 评估 I ~ II 级的成年患者可以选择两点法腰麻-硬膜外联合阻滞麻醉或两点法硬膜外阻滞麻醉,减少患者术中的不适感。

（程帆　余伟民）

第六节　经皮肾镜碎石术的临床应用

一、经皮肾镜碎石设备类型及其特点

腔内碎石器是指可配合内镜在人体腔道内进行碎石的一类特殊器械,腔内碎石器的开发和使用极大地推动了腔内泌尿外科的发展。腔内碎石器主要是利用电能、机械能、超声波或激光等不用能量来粉碎结石,根据其碎石原理的不同,主要有下列 5 种碎石装置。

1. 液电碎石器　液电碎石器是由苏联工程师 Yutkin 于 1955 年开发出来的,是最早投入临床使用的腔内碎石器。液电碎石的原理在于:两个不同电压的电极之间存在一绝缘层,当两个电极之间的电压差超过绝缘层最大电阻时,电极之间产生放电(电火花)。当放电在液体媒介(如水)中发生时,电火花迅速蒸发掉周围的液体,产生空化气泡并迅速膨胀到一定程度后急剧崩解,从而产生液体冲击波并粉碎结石。用高速摄影术和声音检测技术可以发现,每一次放电,液电探头末端周围都有电火花产生的等离子体气泡在振荡,同时产生 3 个冲击波。第 1 个冲击波是等离子体空泡膨胀形成的;第 2、3 则是周围液体蒸发产生空化气泡崩解引起的。电极每产生一个电火花需时 1/800 秒,故可持续发放。当探头末端距结石表面 1mm 左右时,产生的冲击波最强,碎石效果最佳;若距离>3mm,空化气泡的能量将更多地转换为声能,碎石效率下降。液电碎石器的能量主要与放电的电压和电容大小有关,通过调节发生器上的这些参数设置可以产生不同能量和波长的冲击波。随着材料和制作工艺的发展,现今的液电碎石机的工作电压介于 1 ~ 10kV,输出能量 50 ~ 1500mJ。碎石探头的粗细也从最初 9F 降为 5F、3F,乃至最细的 1.9F 和 1.6F。液电碎石器对结石成分无选择性,探头可弯曲,不仅适合各种硬镜,也可用于输尿管软镜。临床使用中,为提高安全性主张先选择一较小的电压或能量输出,再根据术中碎石的需要逐渐调高。

在启动液电碎石器碎石前,镜下视野应清晰,探头的远端应距结石表面<1mm,同时不能接触尿路上皮。使用液电碎石器的碎石目标是使结石碎裂的残片能通过取石钳取出或自行排出,不推荐采用液电碎石器将结石碎裂成<2mm 的残片,因这样可能导致尿路组织的损伤。

对比不同的腔内碎石器的安全性,液电碎石器安全范围最窄。研究发现液电碎石比脉冲染料激光更容易导致兔的膀胱穿孔;同样 Piergiovanni 等在猪的动物模型上发现:对比其他碎石器,液电碎石由于术中产热更容易导致组织损伤。在碎石效率上,液电碎石器比运用硬探杆的超声或气压弹道碎石器以及钬激光的效率要低;在安全性方面比起其他碎石

器也有其不足,因而钬激光应用于临床后,液电碎石器的重要性已明显下降。液电碎石器的探头可损坏镜体,术中应注意探头应超出镜体 5mm。

液电碎石器的探头应避免过度使用(不超过 10 次);每次使用前需检查探头的内外绝缘层是否完整。有文献报告医护人员在使用液电碎石器时因接触患者而遭受电击,因而推荐碎石时应避免接触患者。此外,安装心脏起搏器的患者不能采用液电碎石器。

2. 气压弹道碎石器　国产气压弹道碎石机气压弹道碎石器采用机械能碎石,由气泵、碎石机、操作手柄和撞针组成。它的原理同工业上使用的气压电锤一样,碎石机气泵中的气体被压缩驱动撞针产生高速往返的撞击运动从而击碎结石。撞针运动幅度为 2 ~ 3mm,不产生热量。如术中避免探杆顶着结石进行冲击带来的组织损伤,气压弹道碎石器的组织安全性很高。现今气压弹道碎石器有不同的压力可调,最高达 500kPa,其不锈钢碎石探杆有多种型号可供选择,冲击模式可选用单发或连发。气压弹道碎石器的碎石效率很高,能破碎包括一水草酸钙结石和胱氨酸结石在内的各种结石。安全性方面,Piergiovanni 等比较了气压弹道碎石器、液电、钬激光和超声碎石对尿路上皮的损伤,结果发现气压弹道对上皮损伤最轻。气压弹道碎石器不足之处在于碎石时结石可移动,如在输尿管镜取石术中可使结石上移到肾盂。由于其探杆(撞针)为硬质不锈钢针,不能用于软输尿管镜。气压弹道碎石器由于其费用相对低廉,碎石效率和安全性均较高,适合我国国情。

3. 超声碎石器　超声碎石器由超声发生器、换能器、探头和负压泵等组成。超声碎石的首次实验是 Mulvaney 于 1953 年进行的,其后 Coates、Lamport 和 Newman 等人进行了全面的试验。超声碎石的原理:高能发生器激活后作用于压瓷晶体,引起晶体的膨胀和收缩,从而产生频率为 23 000 ~ 27 000Hz 的振动能(超声波)。该能量经实心或中空的探头传导后转化为水平或横向的振动,引起钻孔效应导致结石的粉碎。和气压弹道碎石器一样,超声碎石时也需探头和结石直接接触。由于通过振动效应起作用,对正常有弹性的组织损伤极小,因而超声碎石相当安全。但高频振动能产生大量的热量,可对周围组织造成热损伤,所以工作时需用大量循环水冷却探头。现今大多数超声碎石器多采用中空探头,不仅做水循环通道,还可用来抽吸结石碎片。探头制作上有 2.5F ~ 12F 多种大小供选择使用。2.5F 的探头为实心设计,主要采用横向振动来碎石,用于小口径的输尿管镜。

超声碎石的效率较高,但对于质地较硬的一水草酸钙结

石或胱氨酸结石,单纯超声碎石的效率不高。现代技术已将气压弹道碎石和超声碎石合二为一形成气压弹道联合超声碎石清石系统,其将气压弹道碎石、超声碎石和灌注清石系统组装在同一个操作手柄中联合应用。体外试验显示:气压弹道联合超声碎石清石系统明显提高了碎石效率,缩短了处理结石的时间。对于大体积或鹿角状结石,气压弹道联合超声碎石清石系统较其他腔内碎石器有其突出的优点。瑞士 EMS LithoClast Master-All in one(图 11-29)是这一种设计理念的杰出代表,但它并不是气压弹道碎石和超声碎石简单叠加,而是两种碎石能量、四种碎石方式及专利设计的结石清理和收集系统的完美结合,可进行多种组合治疗;其软性探杆也可应用于软输尿管镜。

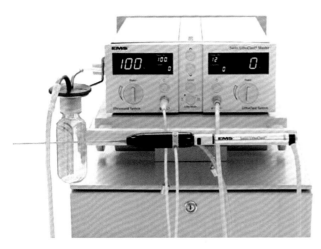

图 11-29　EMS LithoClast Master-All in one 碎石机

最近几年开发的双导管超声碎石器 Cyberwand 碎石清石系统是将两种超声探杆通过单一的超声能源手柄产生超声+弹道的作用效果。设计原理见图 11-30 和图 11-31,其两根探杆通过手柄与发生器连接,内探杆以 21 000Hz 的频率振动产生传统超声碎石的效果,粉碎小的结石并吸出碎片;外探杆

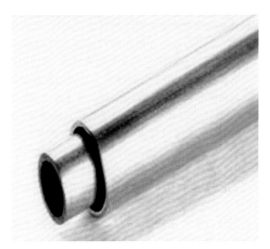

图 11-30　Cyberwand 碎石系统
双探杆的设计,外探杆比内控杆短 1mm,旨在减少碎石时外探杆对组织的损伤。其柔性探杆正在研制之中,有望可用于软输尿管镜

以 1000Hz 的频率振动产生高量冲击波的效果而粉碎较大的结石,这一碎石系统可望改变单一超声碎石对较硬结石碎石效果欠佳的局面。

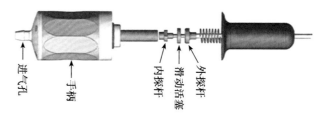

图 11-31　Cyberwand 碎石系统
双探杆通过同一能源手柄与发生器连接而产生两种不同频率的振动

4. 激光碎石器　激光应用于碎石研究始于 20 世纪 60 年代早期。1968 年,Mulvaney 和 Beck 首先采用红宝石激光碎石成功,因产热太多会导致严重的组织损伤而限制了其在临床使用。后来开始采用连续式激光,如 CO_2 激光、钕:钇铝石榴石激光(Nd:YAG)等。CO_2 激光虽在空气中能有效碎石,但在水中能量衰减很快,碎石时必须向体内灌注气体,临床上很难应用。Nd:YAG 激光虽然能在水中有效碎石,但所需能量很高,除引起严重的组织热损伤外,还极易损坏光导纤维。因此这类激光也逐渐被淘汰。上述激光都是利用激光的直接作用碎石。20 世纪 80 年代开始用脉冲式激光取代连续式激光,前者能将激光能量转换成冲击波发挥作用,因而致热效应明显减小。临床应用证明,这类激光具有很高的碎石效率和相当低的并发症发生率。现今临床应用最多的激光碎石器为钬激光(Holmium:YAG Laser)和 U-100 双频双脉冲激光(frequency-doubled double-pulse Nd:YAG laser,FRED-DY),其各自特点分述如下。

(1)钬激光(图 11-32):其研制成功是医用激光研究进展的标志,除碎石外,钬激光尚具有良好的切割和止血功能,广泛地运用于临床各科。钬激光波长 2100nm,与其他染料激光不同的是这种波长可被各种成分的结石非选择地吸收,理论上钬激光可粉碎各种成分的尿石,临床实践也证明钬激光可有效地粉碎各种类型尿路结石,包括一水草酸钙结石、胱氨酸结石等硬性结石,且碎片很小。钬激光对组织的切割深度不超过 0.5mm,因而钬激光具有较高的安全性。现今市面钬激光机的功率有 30～120W,光纤有 $200\mu m$、$350\mu m$、$550\mu m$ 和 $1000\mu m$ 等几种,$200\mu m$ 的光纤可与软输尿管镜最好地配合使用。在钬激光运用于碎石的初期多采用较低的能量(0.8～1.2J)和频率(5～15Hz)设置,随着经验的积累,采用较大功率(如 50W 以上)进行碎石也逐渐应用于临床,这显著增加了碎石的效率,但并发症并无明显增加。如液电碎石器一样,钬激光可损坏镜体,操作时光纤的远端应超出镜体至少 5mm。

(2)U-100 双频双脉冲激光:是近年来问世的一种先进的固体激光碎石器,它能在一较长的脉冲内(1.0～1.4μs)发出波长为 1064nm 的红外光和波长为 532nm 的绿光。碎石过程中,绿光能量被结石表面吸收形成等离子体,等离子体再充分吸收红外光的能量,产生机械能冲击波将结石粉碎。由于两种波长的共振使 FREDDY 产生的冲击波功率极高,能在

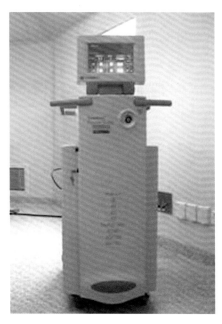

图 11-32 钬激光机

短时间内粉碎各种结石。且 FREDDY 采用的是一种非热灼性的工作方式，术中不会产热，不会损伤镜体。由于正常的软组织不吸收上述两种波长的激光，因此 FREDDY 的安全性极高，碎石过程中不会造成尿路组织的损伤。此外，FREDDY 提供的石英光纤柔软度较好，弯曲直径达 10mm，可与软输尿管镜最好地配合使用。

5. 电子动能碎石器　电子动能碎石器由发生器(主机)、操作手柄和脚踏开关三部分组成。电子动能碎石器的工作原理与气压弹道碎石器相似，不同的是电磁原理产生的能量推动撞针往返运动。电子动能碎石器的安全性和效率均较高，与气压弹道碎石器相比它还具有体积小、使用方便和便于搬运的优点。此外，电子动能碎石器的撞针的运动速度较气压弹道碎石器快，且运动距离更短，因而碎石功率更高。电子动能碎石器的撞针也有各种型号(0.8mm、1.0mm、1.5mm 和 2.0mm)可供选择，其镍钛合金的撞针可与软镜配合使用。

各种腔内碎石器都有其优、缺点，临床医师应根据医院设备、医生的操作经验及患者的结石情况进行选用。目前所用的各种碎石器，都可以粉碎大多数结石。碎石失败的主要原因是无法到达结石部位，而不是无法将结石击碎。另外所有碎石器经输尿管逆行碎石时，都可发生结石向肾脏移位，但似乎气压弹道碎石器更常见。而对于很硬的结石应用液电碎石器和超声碎石器碎石的速率较慢。超声弹道碎石器，是目前唯一的碎石时可同时吸出结石碎片的碎石器。在经皮肾镜取石中，气压弹道碎石和超声碎石仍是主流；钬激光是一较好的补充，特别是需结合软输尿管镜处理硬镜难以到达的肾盏结石时，但目前其价格相对高昂，适合于规模较大的医疗中心。

二、经皮肾镜碎石术手术指征

欧洲、美国和我国泌尿外科结石病诊治指南等均对经皮肾镜碎石取石术的适应证有了明确的规定，分类概述如下。

1. 结石大小和位置　所有需要开放手术干预的肾结石，包括完全性和不完全性鹿角状结石、直径≥20mm 的肾结石，有症状的肾盏或憩室结石，ESWL 难以粉碎及治疗失败的结石，输尿管上段 L4 以上、梗阻较重或长径>15mm 的输尿管结石，或因息肉包裹及输尿管迂曲、ESWL 无效或输尿管镜失败的输尿管结石。

2. 结石成分　质硬的结石，如胱氨酸；质软的结石，如基质结石、尿酸结石、鸟粪石、磷酸镁铵结石。

3. 解剖结构异常　如马蹄肾、异位肾、融合肾、肾盏憩室、肾结石合并肾盂输尿管连接部梗阻等肾结石。

4. 患者因素　①特殊职业：如飞行员、司机、特种部队；②肥胖；③肾脏手术史；④骨骼异常：如脊柱侧弯或融合；⑤异物；⑥尿路改道手术史：如肠代输尿管、肠代膀胱或肠代输出道。

5. 孤立肾肾结石　功能性或解剖性孤立肾、移植肾等肾结石。

（曾国华）

三、经皮肾镜术中超声的应用技巧

经皮肾镜碎石取石术(PCNL)包括输尿管插管、穿刺目标肾盏、通道扩张并建立经皮肾通道、寻找击碎并取出结石及留置双 J 管、肾造瘘管等主要步骤，其中最关键的步骤就是如何建立高效、安全的经皮肾通道。

传统的经皮肾镜手术采用 X 线或(和)B 超定位相结合来引导建立经皮肾通道。X 线定位准确，图像清晰，但仅能提供平面图像，并需要注射造影剂显示肾盏集合系统，对肾功能不全的患者有一定风险；此外，定位所需的 C 形臂 X 线机设备较昂贵，不易搬动，且长时间 X 线暴露对术者和患者有伤害，在一定程度上限制了 PCNL 的开展。随着 B 超的普及和技术的发展，国内越来越多的单位开始采用 B 超引导建立经皮肾通道。B 超具有无 X 线暴露且能实时观察的优点，可具体反映结石的部位与肾脏及邻近器官的相互解剖关系，不会产生 X 线的影像重叠；并且可以测定积水肾盏至皮肤的距离，便于术者掌握穿刺和扩张的深度；必要时可以使用彩色多普勒观察拟穿刺通道上有无大的血管走行，最大程度上避免意外损伤；此外，B 超还能发现和定位 X 线检查下阴性的结石。但 B 超定位图像不如 X 线检查清晰，对使用者的 B 超技术也有较高要求，初学者对肾脏及其周围脏器解剖的 B 超影像特点的掌握需要一个学习过程。开展手术前，泌尿外科医生应了解相关的 B 超知识，观摩经皮肾镜手术；开始阶段，手术医生术前还可以与 B 超医生一起给患者行 B 超检查，了解结石大小、位置和相关结构，做到心中有数。

1961 年 Schlegel 应用超声检查确定肾结石部位，指导手术，减少肾脏正常组织的损伤；Berlyne 利用超声确定肾脏的位置，指导穿刺路径，进行活检；1977 年开始应用二维灰阶声像图进行肾结石手术定位；1979 年 Sadlowski 报道 B 超引导经皮穿刺肾造瘘，取得良好效果。随着 B 超技术的普及和发展，国内外越来越多单位开始采用 B 超引导建立经皮肾通道，李建兴等报道 8025 例 B 超引导下建立标准通道 PCNL 取得满意疗效，B 超引导下建立经皮肾通道的可行性和安全性已经得到了国内外广泛认可。以下将在我院 1 万余例 PCNL

的基础上,总结和分享 B 超在 PCNL 通道建立中的使用技巧和经验,其中不少病例是无积水肾结石或鹿角形肾结石,并且部分病例免去了输尿管插管制造"人工积水肾"的步骤。

(一)B 超原理

B 超指辉度调节型超声,是以不同的辉度光点表示界面反射信号的强弱,称为灰阶成像,因其采取连续扫描,故可显示脏器的二维图像。超声是一种机械波,具有反射、散射、衰减及多普勒效应等物理特性,传播需要依靠介质,介质有一定的声阻抗,声阻抗差越大,则回声越强。通过各种类型的超声诊断仪,将超声发射到人体内,在传播过程中遇到不同组织或器官的分界面时,将发生反射或散射形成回声,这些携带信息的回声信号经过接收、放大和处理后,以不同形式将图像显示于荧光屏上,即为声像图(ultrasonogram)。超声波在介质传播过程中其声能逐渐减少,称为衰减。在人体组织中衰减的一般规律是:骨组织>肝组织>脂肪>血液>纯液体。其衰减对特定介质来说是常数,超声通过液体几乎无衰减,而致密的骨化、钙化和结石,衰减值特别大,其后方减弱以致消失,出现声影。

(二)肾脏及肾结石 B 超图像特点

1. 肾脏的 B 超声图像(图 11-33) 正常肾脏随扫查方向,可呈圆形、卵圆形或豆状。肾脏最明显的界面当数肾被膜,肾筋膜内侧为脂肪组织,外侧与肝脏或脾脏相接处,界面平整,界面两侧的声阻抗差较大,回声显示清晰。肾脏被膜与周围脂肪的回声构成肾脏清晰的轮廓线,肾被膜光滑的线状高回声勾绘出肾切面的清晰外形。肾纤维膜内测为回声较低的肾皮质,肾皮质组织间的回声呈均匀的中等强度,略低于正常肝脏或脾脏组织的回声,但高于肾髓质的回声强度。肾髓质回声又称肾锥体回声,其强度较皮质为低,呈低回声,甚至无回声,其形状呈锥形,基底在外,尖端向内,在肾窦周围呈放射状排列,与解剖结构一致。集合系统虽为管腔结构,但常为闭合状态,若没有积液,通常难以显示,故对无积水的肾结石行 B 超引导下 PCNL 时,常需采用逆行插入输尿管导管注水,造成人工积水肾,以便在 B 超下清楚显像。肾盂、肾盏与其外围的血管、脂肪组织及结缔组织形成肾窦回声,因组织多样性,结构复杂,层面较多,呈形态不规则、分布尚均匀的强回声团,位于肾脏中央。积水时

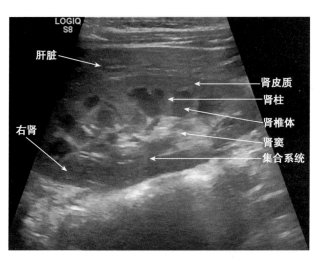

图 11-33 正常肾脏的超声成像及解剖结构

出现肾窦强回声分散,肾窦内出现前后径圆形、椭圆形或不规则扇形的无回声区。有时肾盏部位的结石可以导致该肾盏局部积水。

2. 肾结石在 B 超声像图(图 11-34) 通常把人体组织反射回声强度分为四级,即高回声、中等回声、低回声、无回声。对后方伴有声影的高回声,也称为强回声。肾结石在 B 超声像图中具有特征性表现:肾窦内强回声团伴后方声影,合并有肾盂积水时表现为结石旁无回声的液性暗区。肾结石通常发生于集合系统内,因此,结石回声图像的发生部位一定位于肾窦回声中;结石的质地会影响声像图的表现,典型的肾结石呈极强的回声,形成强光团、光带或光斑、光点;其后侧伴有明晰的无回声束状声影。B 超检查肾结石时常需要与肾结核钙化、肾囊肿钙化灶、肾肿瘤钙化灶、肾钙质沉积等疾患相鉴别。

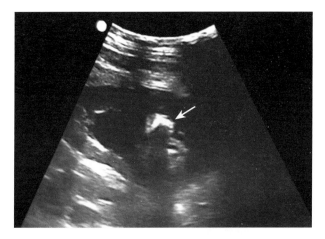

图 11-34 肾结石超声影像图

(三)B 超引导下经皮肾镜技术与经验

能最大限度兼顾高效性与安全性的精准穿刺是 PCNL 的关键和核心步骤。高效性要求穿刺通道便于碎石操作,能到达更多的肾盏、更深的输尿管,从而处理更多的结石;安全性则要求尽可能减少周围脏器损伤及术中、术后出血。为了实现这一目标,需要完善的术前准备、科学的理论体系、规范的术中操作。

1. 术前准备及麻醉及体位选择

(1)麻醉:采用连续硬膜外麻醉、全身麻醉或椎旁阻滞麻醉。

根据肾盂积水大小和术者习惯决定是否需要逆行输尿管插管,通常插 6F 输尿管导管的作用有:①适当注水可使目标肾盏增大,超声图像上目标肾盏、穿刺针体、针尖的显影更明显,利于引导穿刺针方向;②注水增加肾盂内压力,穿刺中有尿液流出,辨别肾穿刺是否成功;③辨认肾盂输尿管的标志;④减小输尿管的腔隙,使取石过程中减少碎石进入输尿管;⑤逆行加压注水,利于碎石从操作鞘中排出。

(2)体位:多选取俯卧位,也可选择侧卧位或平卧位。患者俯卧位时可以很好地取得肾脏的纵、横切面,肾脏的长轴显示完整,取得的切面与周围关系比较清晰,便于肾内外病变与肾周围关系的鉴别,也便于判断穿刺路径上有无胸膜、肺组织、结肠及邻近器官,但不能取得肾脏的额状面,肾

脏内测显示欠佳,不能观察肾外血管;侧卧位时可获得肾脏的额断面、横断面、斜横断面多种图像。取俯卧位时,腹部下垫高,使腰背成一平面或低拱形,使肋间隙增宽,可使后组肾盏处于垂直位,有助于穿刺。

凸阵扫描探头穿透力强、成像范围广,适合于腹部脏器的超声引导穿刺,如肝脏、肾脏、肾上腺、腹膜后、胸腹腔,因此 PCNL 穿刺多采用 3.5MHz 凸阵扫描探头。超声波的传播需要介质,B 超引导 PCNL 穿刺时,B 超探头上涂布耦合剂,一次性无菌薄膜粘贴包裹探头,使其与探头间无气泡,保证良好的超声耦合。

穿刺常见的持针、进针方式有两种(图 11-35):平面内引导几乎可以显示完整的针体(图 11-36A,图 11-36B);而平面外引导(图 11-37)仅可显示针体的一部分,具体使用何种方式依术者的经验来定。

2. 穿刺点选择的原则　仔细阅读腹部平片、CT 平扫、静脉肾盂造影等影像学资料,明确结石部位,积水肾盏,肾脏周围脏器;结合 B 超,辨认肾脏(皮质和集合系统)、肾脏上下

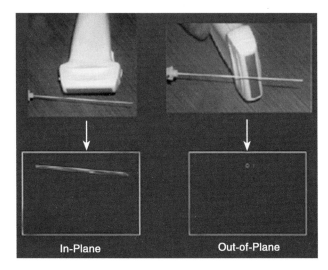

In-Plane　　　Out-of-Plane

图 11-35　超声引导下穿刺常见的两种持针、进针示意图

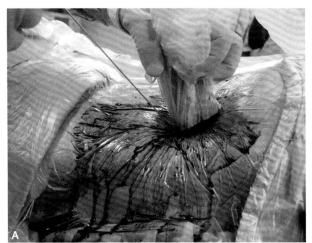

A

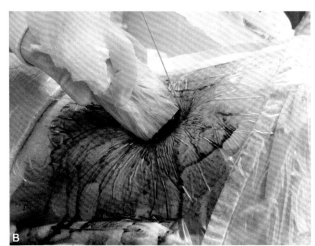

B

图 11-36　平面内引导

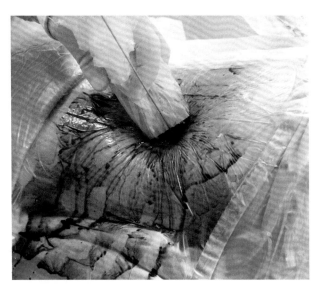

图 11-37　平面外引导

极、结石、积水盏、肝脏或脾脏、结肠(尤其是肾后结肠)、可能的胸膜。检查时探头多采取顺腰背肋弓放置,位于腋后线处。然后用探头从不同部位及方向多切面了解整个肾脏的结构,明确结石的位置、大小,与周围肾盏的关系,肾脏周围的组织毗邻,确定穿刺的路径。

后组肾盏通常朝向肾前、后动脉分支之间的无血管区,是最理想的穿刺点,因此,一般尽量选择背侧的中盏、上盏作为穿刺目标,穿刺路径的选择需遵循一些基本原则:①最短距离(Short,S):尽量选择距离皮肤穿刺点最近的肾盏,使穿刺路径经过肾实质的通路最短,损伤最小(图 11-38);②高点原则(Vertex,V):当有多个结石时,应当以距离皮肤最近的结石为穿刺目标,达到“占领制高点,从高至低”的效果(图 11-39);③钝角原则(Obtuse,O):当无法直接穿刺结石所在肾盏时,穿刺通道方向与目标结石肾盏的方向应尽量大于90°,避免强行窥视目标肾盏所致的盏颈撕裂,导致严重出血(图 11-40);④穿隆原则(Fornix,F):确保穹隆顶部进针,穿刺通道与盏颈同轴同方向(图 11-41)。将以上四条基本原则的英文首字母缩写简称为“SVOF”,该方法为我院泌尿外科

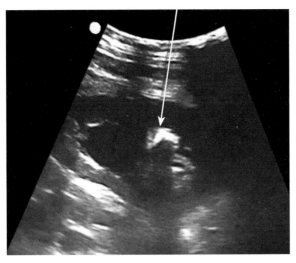
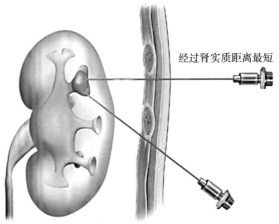

图 11-38　最短距离 short 原则

目标肾盏距离皮肤最近,使可能的损伤最小化;理想的穿刺途径是在肾的后外侧相对无血管的 Brodel 区进入后盏,减少血管损伤的机会

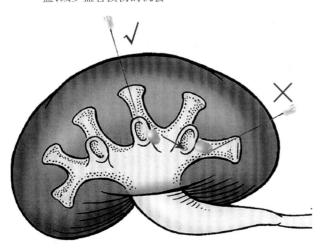
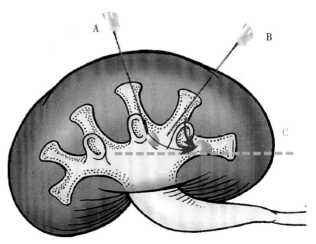

图 11-39　高点原则

当有多个结石时,应当以距离皮肤最近的结石为穿刺目标,由近及远,从高至低

图 11-40　钝角原则

不可强行窥视肾盏开口方向与穿刺通道方向成锐角的肾盏。如图所示,A、B 穿刺点均可处理中组肾盏结石,经 A 通道进入下盏为钝角,方便处理下盏结石;而经 B 通道进入下盏为锐角,易造成盏颈撕裂出血

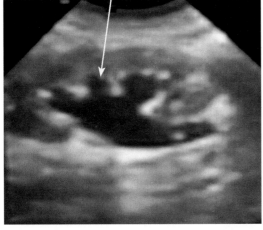
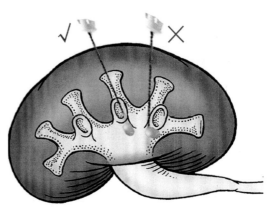

图 11-41　"穹窿进针,盏颈同轴"原则

穹窿顶进针,穿刺通道需与盏颈同轴,使得硬镜易于摆动且损伤最小化;若穿刺路径没有平行于穹窿部,术中需要扭力扳动硬镜时可能造成肾实质撕裂损伤

在 1 万余例 PCNL 的基础上总结提出，B 超引导下俯卧位 SVOF 两步穿刺法经过不断完善和发展，其有效性和安全性逐步得到广泛认可，目前已在国内多家单位推广应用。

设计 PCNL 通道时，不仅要考虑结石位置，还要熟悉肾的后腹腔位置以及与膈肌、胸膜、肝、脾、左右结肠的关系。后组肾盏是首选入路，可尽量避开肾动脉的大分支，易于将导丝通过肾盏置入输尿管。不管精确地肾盏方向如何，理想的肋下经皮肾穿刺通道位于腋后线内测，从肾的后外侧方穿过肾实质，应平行于肾盏漏斗部进入集合系统，以避开毗邻漏斗部的血管，若不慎穿透至肾集合系统前面，则有损伤大血管的危险。对于穿刺困难部位或肾盏孤立结石，可直接穿刺结石部位。如果可能应尽量在第 12 肋下穿刺，以减少胸膜损伤的并发症；穿刺太靠近肋尖可能损伤肋间神经血管，引起术后疼痛；穿刺太靠内侧（脊柱旁）增加患者不适，而且太靠肾实质中部增加出血的风险；穿刺部位太靠外侧（靠向腋后线）可能损伤结肠，尤其是肾后结肠，后位结肠左侧略多，最常见于腹膜后脂肪很少的瘦弱女性、老年患者、有空回肠短路手术史的患者。穿刺点位于第 11 肋之上时会增加肝脾损伤的风险，为减少肝脾损伤风险，上极穿刺时应尽可能靠内、接近骶棘肌边缘。

下极径路的并发症少，为首选途径，除非特殊情况，才考虑选择上极径路。所有径路的核心原则是，使内镜可以获得最大的结石效益，与肾盏同轴同方向的内镜最利于观察结石和进入肾盂，由于不需要特别摆动内镜，使肾损伤的风险减小。对于孤立的肾盏结石，首选的穿刺路径是直接穿刺进入含有结石的肾盏，但有时直接进入肾盏常常与集合系统形成锐角，使得内镜难以进入肾盂，因此需要用到"钝角原则"，使穿刺肾盏和结石所在肾盏尽可能呈钝角关系，间接穿刺进入结石肾盏。当肾下极路径取石不尽时也可采用肋骨上方穿刺，肾上极路径可经肋下、肋间和肋上穿刺，肋缘上途径最接近于平行肾轴，应紧贴上方肋骨，使穿刺针能够顺利通过肋间隙；肋缘下途径穿刺只能进入肾上极，较难进入肾盂，操作不当易致损伤。如果碎石后某肾盏残余结石较多、较大，通过第一通道无法进入该肾盏，而患者一般情况尚可，手术时间不长，则可以考虑一期建立多通道碎石。

3. 穿刺扩张具体步骤和细节

（1）B 超观察、确定穿刺肾盏和体表穿刺点：选择凸阵探头，涂抹耦合剂；一般选择腋后线和肩胛线之间第 12 肋下或第 11 肋间的位置，探头扇面平行肋骨方向，稍用力使探头紧密贴合皮肤。观察肾脏、结石及周围组织，选择最佳观察扇面；B 超探头紧贴皮肤移动，不可脱离。根据上述 SVOF 原则选择合适的目标肾盏和体表穿刺点。

（2）B 超定位：左手持 B 超探头，于探头下缘、拟穿刺方向，以右手食指快速按压数次，观察波动方向是否达到目标盏穹窿部并通过盏颈，可重复上述动作数次直至找到理想穿刺点；如遇肋骨阻挡，可翘起探头上缘，仅以探头下缘1/3～1/2 扇面观察肾脏。

（3）肾周穿刺：于理想穿刺点，沿拟定方向将穿刺针穿入皮肤；左手持 B 超探头，使下缘紧贴穿刺针，穿刺针位于探头中缝平面，穿刺针刺入肾周组织，维持穿刺针方向不变，轻轻来回推动几次，于 B 超显示屏寻找强回声针道。如未见针道，维持穿刺针方向不变，左右摆动 B 超探头寻找针道，找到穿刺针后，退出至皮下，维持穿刺针与探头相对位置不变，B 超探头回到最佳扇面，再次穿刺，在 B 超监视下不断调整穿刺针方向和角度，引导穿刺针进入目标肾盏周围的最佳扇面（图 11-42）。此操作可重复数次。

（4）肾脏穿刺：当穿刺针位于肾周最佳扇面时，穿刺方向基本已固定，观察肾脏随呼吸波动的频率，选择最佳时机，快速穿刺入肾盏穹窿部。吸气相穿刺胸膜损伤的风险更大，所以肋骨上方穿刺应在呼气末时进行。穿入较大积水肾盂时可有明显突破感；无积水肾突破感不明显。当 B 超图像显示液性暗区内可观察到明亮的强回声光点针尖时，表明穿刺已到位。拔出穿刺针芯，观察是否有清亮尿液流出，如有则穿刺成功，或者抽出尿液可确认穿刺针位置合适，偶尔需边抽边缓慢退针；如无清亮尿液或有血液流出，可于 B 超监测下微调深浅，或拔出穿刺针，重复整个穿刺过程。必须注意的是：穿刺次数越多，难度越大，损伤、出血风险越大。

肾周-肾脏两部穿刺法，先将穿刺针进入肾周脂肪囊，调整后再择机快速进入肾盏内，整个过程可利用 B 超动态显示穿刺过程和穿刺针尖所在位置，不但可提高目标肾盏穿刺成

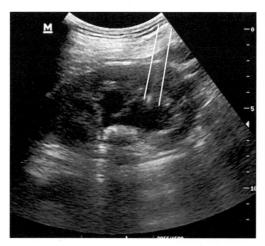
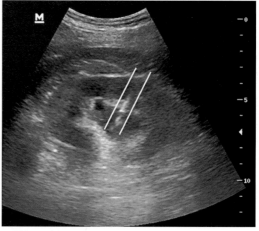

图 11-42　穿刺针道超声图像
超声可实时监测进针角度和深度，避免损伤

功率,而且能最大程度减少对肾脏的损伤和反复穿刺肾实质所致的出血。

(5)扩张通道:通道扩张方式有套叠式金属扩张器、筋膜扩张器、球囊扩张等,临床均有应用,各有利弊,但无论何种扩张方式,都需牢记"同轴同向扩张""宁浅勿深"的基本原则。穿刺针进入目标肾盏内后,撤除针芯,金属穿刺导丝经穿刺针送入集合系统,妥善放置导丝后退出穿刺针,此时可再次利用B超寻找金属导丝声像图,确认穿刺位置。沿导丝依次以12F、18/20F筋膜扩张器同轴同向扩张至所需大小的口径(初学者可能需要助手妥善固定导丝深度及方向);退出穿刺针时可粗略估计穿刺针的进针深度,作为所需扩张深度的参考值,做到"宁浅勿深"。

4.碎石取石　置入输尿管镜或肾镜,依次观察肾盂及各组肾盏,寻找结石,气压弹道和或钬激光碎石。碎石中或取石结束时,可以再次利用B超检查有无结石残留。若残留结石较大且内镜不能直接到达该肾盏时,可B超定位结石后直接向结石处穿刺,建立第二条通道;若残留结石较多、较大,分散于各个肾盏内,反复取石容易引起渗血较多导致视野不清,或者患者合并感染高危因素时,应当适时终止手术,留置肾造瘘管,择期行二期PCNL。一般PCNL术后常规放置输尿管内双J管1~2个月,根据患者病情和术中情况决定是否留置肾造瘘管。超声不仅能实时监测整个碎石过程,寻找残余结石,还能帮助及时发现和避免并发症。对可疑有并发症的患者,还可以利用B超探查肾周、腹腔以及胸腔,了解有无积液,以便及时发现和处置。

（王少刚）

四、经皮肾镜碎石术技巧及改良

经皮肾镜碎石术具有学习曲线较长,初学者容易在经皮肾镜手术过程中的每一个环节出现失误,即在定位、穿刺、扩张、碎石和留置双J管及肾造瘘管过程中的失误。定位不准确可以导致术中不能寻及结石或术后残石率高,或者需要建立更多的不必要的通道;穿刺的并发症可以表现为穿刺过浅、过深或偏移目标肾盏,从而导致穿刺不成功。扩张通道

在建立皮肾通道时也是一个重要的环节,扩张不熟练时可以导致扩张过深引起肾盂损伤或肾实质的损害;碎石的设备常用的有气压弹道、钬激光和超声碎石,每种设备都有相应的特点,需要在术中灵活应用;留置双J管和肾造瘘管不当的话可以导致置管位置不佳,造成术后引流不畅。因此完全熟练掌握经皮肾镜碎石术需要较长的时间和较多病例的积累。笔者自2005年9月开展经皮肾镜碎石术以来,到目前已经完成了几千例经皮肾镜手术,有了较多的经验体会,下面就经皮肾镜中的定位、穿刺、扩张建立通道、碎石和置管的具体过程中作一阐述。

1.目标肾盏的选择　经皮肾镜碎石术的术中穿刺定位很重要,精准的定位是完成一台高质量的经皮肾镜碎石术的基础。目标肾盏的选择需要满足以下条件:①能最大限度地取净结石;②必须安全,能避开腹腔内肠道、肝脏和脾脏以及胸膜和肺脏等。术前建议常规行CT检查,如果患者总肾功能好,建议行CT平扫+增强或者CTU检查,我们可以通过CT结果观察肾脏的位置以及与周围组织器官的关系,结石的分布与肾盂肾盏的形态,从而设定穿刺径路。在绝大多数情况下,经皮肾镜手术的皮肾通道的建立是通过后组肾盏入路,因此术前通过阅读CT横断面的图片可以观察是否有后位结肠、胸膜、肝脏或脾脏是否位于设定的目标肾盏的穿刺径路上,从而在决定穿刺目标肾盏时避开这些组织器官。

一般而言,大多数情况下我们选择肾脏中后组入路可以有效地处理结石,如果结石位于上盏,而上盏与中盏之间的夹角小,或者盏颈细长,或与中后盏为平行盏,则建议选择上组盏直接穿刺。同样情况下,如果结石位于下盏,不能通过中、上组肾盏的入路处理的话,则直接选择下组肾盏入路(图11-43,图11-44)。

输尿管结石的经皮肾镜碎石手术,笔者建议如果能将结石推入肾盂再行经皮肾镜手术会更容易一些,如果结石不能上推,目标盏的选择以中、上组肾盏为宜。掌握了以上原则,具体的定位方法有X线定位、CT定位和B超定位方法,B超定位以其使用方便、无放射性、可实时全程监测在我国逐渐

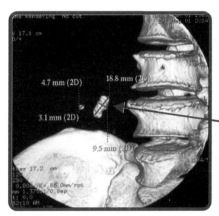

右输尿管上段结石

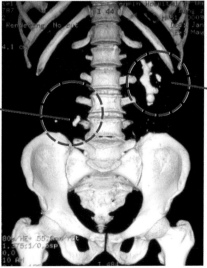

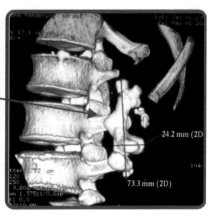

左肾鹿角型结石

图11-43　穿刺盏的选择

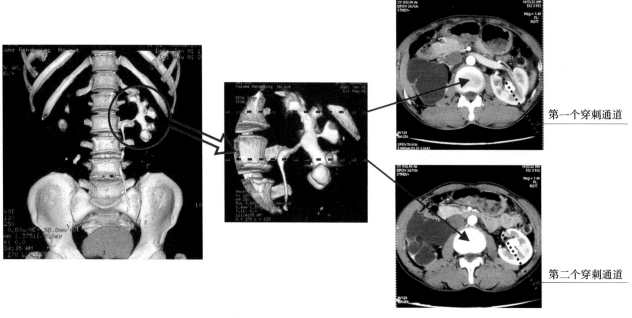

图 11-44　穿刺盏的选择

成为主导的定位方法(图 11-45)。

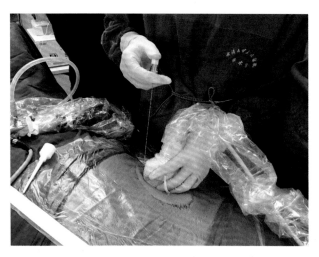

图 11-45　B 超定位穿刺

2. B 超定位　要做好 B 超定位首先需要掌握 B 超的一些相关知识,术者在使用 B 超定位时,要会辨别肠道、肝脏、脾脏和胸膜的声像,并且通过横切、纵切、冠状切面以及斜纵切面在大脑中形成一个立体的肾脏概念,能够把 CT 三维图像用 B 超的不同切面的图像反映出来,那么 B 超定位就没有问题了,这个过程需要术者不断琢磨、理解,一旦掌握,B 超定位其实比较简单。

笔者利用 B 超定位下穿刺的经验技巧是:"三点成一线"穿刺法。确定好目标肾盏后,在 B 超的引导下,皮肤(A 点)、目标肾盏对应的肾包膜(B 点)和目标肾盏的肾乳头(或穹隆部中点)(C 点)作为三个关键点引导穿刺(图 11-46)。

如果从 B 超探头的头端穿刺,则将探头位置移动使目标肾盏的肾乳头(或穹隆部中点、或结石切面的中点)(C 点)位

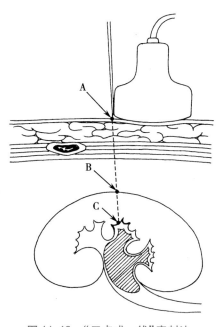

图 11-46　"三点成一线"穿刺法

于头端位置,穿刺针沿 B 超探头头端的中间位置垂直进入皮肤(A 点),在 A 点和肾包膜(B 点)之间可以上下、左右及前后摆动穿刺针使其能显示在 B 超声像图上,并在 B 超实时监测下通过皮下组织、肌层、肾周筋膜及脂肪囊到达肾包膜(B 点);由于呼吸运动时肾脏的位置亦会变动,因此 B 点和 C 点会随着呼吸运动而移动,可以嘱咐患者屏住呼吸或麻醉师控制患者呼吸以减少肾脏的移动幅度,穿刺针刺入 B 点后注意保持进针方向,必要时可轻微调整方向以准确穿刺到 C 点,切忌大幅度前后左右调整穿刺路线以免撕裂肾实质。掌握"三点成一线"穿刺方法后可以做到精准穿刺,避免穿刺不理想或不成功而导致并发症的发生或手术失败。

穿刺成功后,导丝需留置到位,导丝留置后以 B 超观察导丝是否留置到位,而且可以进一步判断穿刺径路是否精准(图 11-47)。

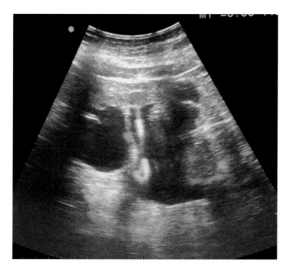

图 11-47 B 超监测导丝位置

3. 扩张器扩张 然后在导丝的引导下利用筋膜扩张器扩张,扩张时应注意顺着导丝的方向,原则是:同轴扩张、宁浅勿深。常用的扩张器有筋膜扩张器和球囊扩张器,筋膜扩张器由数个直径逐级增大的单根扩张器组合使用,球囊扩张器利用球囊内充气将皮肾通道扩张。目前在我国临床上应用广泛的是筋膜扩张器,筋膜扩张器和球囊扩张器在积水肾盏的皮肾通道的扩张和留置皮肾通道鞘时均无困难,但在无积水肾脏手术建立皮肾通道时,现有的筋膜扩张器和球囊扩张器由于前端较长,不能充分扩张肾实质部分,常常造成留置外鞘时外鞘不能置入肾盏内(图 11-48)。或者由于扩张过深而损伤穿刺扩张对侧的肾实质或肾盂,引起大出血或尿外渗。

笔者针对现有单根扩张器设计上的缺陷,经过重新改良设计,其核心在于随着单根扩张器的直径逐级增大,其圆锥形前部的长度逐渐缩短,从而使其能充分扩张皮肾通道并将外鞘同步顺利留置在合适位置(图 11-49 ~ 图 11-51)。

4. 碎石技巧 碎石的技巧与所使用的碎石设备相关,常用的碎石设备有钬激光、气压弹道和超声碎石,每一种碎

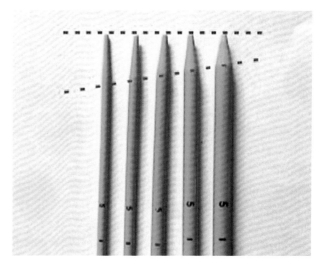

图 11-49 改良后的外鞘

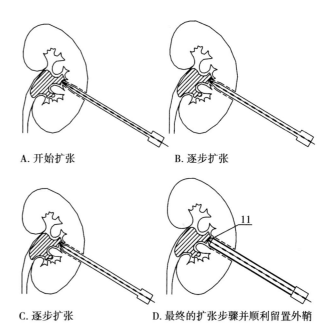

A. 开始扩张　　　　　B. 逐步扩张

C. 逐步扩张　　　　　D. 最终的扩张步骤并顺利留置外鞘

图 11-50 改良外鞘置入肾盏内示意图

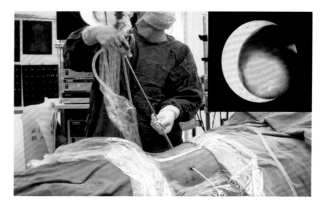

图 11-51 改良外鞘置入肾盏内实景图

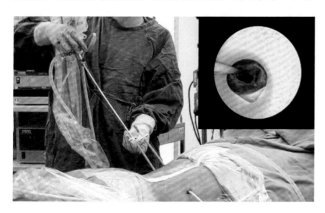

图 11-48 外鞘不能置入肾盏内

石设备可以单独使用,也可以组合使用。使用钬激光时需接触结石表面碎石,必须在视野看见的情况下碎石,采用"扫射"方式碎石,注意不要采用"钻孔"方式碎石,因为这样在击穿结石后钬激光头端不易被观察到,继续使用钬激光容易误伤肾盂、肾盏,严重时可能造成肾盂或肾实质穿孔,有可能损伤肾动静脉或肾脏周围组织而造成严重的后果。气压弹道碎石效率高,安全性高,但是如果结石较硬,而肾实质由于积水而变薄时,使用气压弹道碎石时,根据作用力与反作用力的原理,可能造成结石后方的肾脏损伤出血,甚至出现肾盂肾实质穿孔可能,结石被击至肾脏外面。如何避免这种情况发生?笔者的方法在于:①将结石移位后再碎石,避免在一个位置反复碎石;②避免碎石时用力压住结石;③改用钬激光碎石或超声碎石。在使用超声碎石时,如果结石较小或硬度不高,可以直接超声碎石,否则应先以气压弹道或钬激光将大的结石击碎为小的结石碎片后再以超声碎石;超声碎石时注意保持入水与出水的动态平衡,超声吸引的负压不能过高或过低,过高时肾盂肾盏充盈不佳导致肾盂或肾盏黏膜被吸引致超声探杆内,影响碎石效果,过低则结石不能有效地被碎石和清除,最终影响碎石效率。

5. 置管　碎石后的置管包括留置双 J 管和肾造瘘管,目前有研究探讨不留置肾造瘘管及双 J 管的可能,但是如果不留置肾造瘘管或双 J 管是有先决条件的,并非所有的病例均适合,而且此种方案还未形成广泛共识,因此笔者建议常规留置肾造瘘管和双 J 管。双 J 管的留置可通过斑马导丝顺行置入,注意双 J 管的下端要置放到膀胱内,如果在留置双 J 管的过程中有阻力,需考虑输尿管内小结石的可能,如果发现结石,需再次碎石清石或以水柱将结石冲入膀胱内,然后再留置双 J 管。肾造瘘管直径的选择要比皮肾通道小 2F,以质地柔软的 T 管为佳,距头端约 0.5cm 剪一侧孔为宜,这样侧孔位于肾盂或肾盏内,可以有效地引流。术后如果肾造瘘管引流液偏红,估计出血明显时,可予以夹闭肾造瘘管,建议 4 小时后开放,出血停止后要尽量保持引流通畅,防止引流不畅而引起肾内感染。

（罗洪波）

五、经皮肾镜碎石术后残石的处理

经皮肾镜取石术(PCNL)后的残石主要指残留于肾脏和输尿管的结石碎片。残留结石可能导致血尿、疼痛、感染、结石复发、输尿管梗阻及肾积水等并发症的发生。当结石与感染相关时,75% 的患者在短期内将会出现结石再发或增大,而取尽结石,只有 10% 的患者再发结石。因代谢异常引起的结石,取尽结石可以延长结石复发的时间。PCNL 术后结石残留的情况主要与结石大小、数量、分布,肾脏解剖变异,手术时间,取石设备,术者技术水平、术中是否出现相关并发症等密切相关。

一般认为,对于无临床症状,结石直径<4mm 的残留结石可以进行合理的随访;直径 4～6mm 的残留结石伴有临床症状者需积极治疗;直径>6mm 的患者应选择合理的方法进行治疗。但其具体治疗方案需根据是否留置肾造瘘管,是否分枝型肾盏,残石大小、位置、类型,患者年龄、职业、身体状况,取石设备,术者技术水平等综合判断,制定个体化治疗方案。

处理 PCNL 术后残留结石的治疗方法包括:

1. 体外冲击波碎石术　PCNL 术后的残留结石可以考虑配合体外冲击波碎石术,有助于减少残石及促进结石排出(图 11-52A～C)。

2. 输尿管软镜　使用输尿管软镜逆行或者经原 PCNL 通道,可以观察到硬镜的盲区,将结石击碎取出(图 11-53A～C)。

3. 二期或者多期 PCNL　对于鹿角型结石、多发结石常需多期手术才能取尽结石。如果肾造瘘管仍留置,判断经原通道可以取出结石者可考虑行二期或多期取石;如经原通道不能取出结石,而患者身体状况、经济条件允许,可建立新的通道再次取石。二期手术视野清楚,通道出血机会少,手术安全性增高,如果需要新建通道,手术风险同初次手术(图 11-54A～C)。

4. 输尿管镜　结石位于 L4 以下输尿管并引起梗阻,应行输尿管镜取石术。如果结石最大径≤5mm,输尿管、尿道无狭窄,结石可能自行排出,可密切随访。

5. 药物排石　药物可以抑制新结石形成和残留结石生

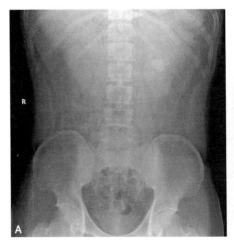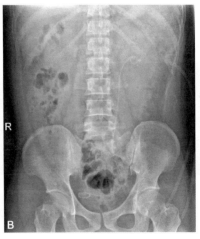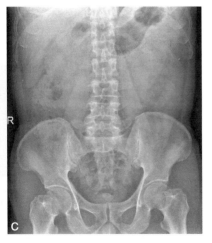

图 11-52　体外冲击波碎石术处理残石

A. 左肾多发结石;B. 行左侧 PCNL 术,术后平行盏结石残留;C. 二期行 ESWL 术,术后复查未见

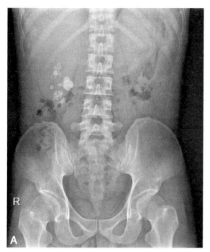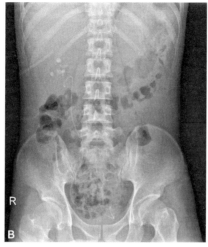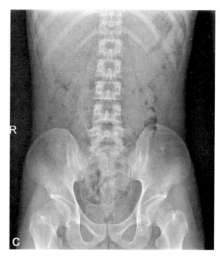

图 11-53　逆行输尿管软镜钬激光碎石术处理残石

A.右肾多发结石；B.行右侧 PCNL 术，术后多处结石残留；C.二期行逆行输尿管软镜钬激光碎石术，术后复查未见结石残留

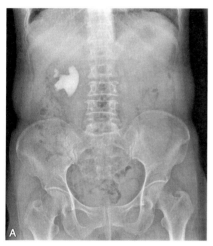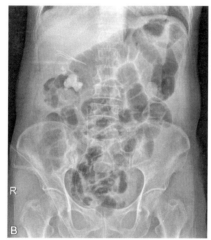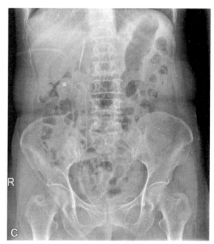

图 11-54　二期 PCNL 处理残石

A.右肾鹿角型结石；B.行右侧 PCNL 术，术后结石残留；C.二期经原通道行 PCNL 术

长，以及促进结石排出。如枸橼酸钾治疗草酸钙结石、肾小管酸中毒等；噻嗪类利尿剂治疗高钙尿症；α-受体阻滞剂针对输尿管下段结石；别嘌呤醇、碳酸氢钠治疗尿酸结石等。

六、经皮肾镜碎石术常见并发症的预防及处理

经皮肾镜取石术总体而言是一项安全、微创、高效地处理结石的方式，但也存在较多并发症，这些并发症既可能发生在术中，也可能发生在术后；有些并发症通过保守治疗就可以恢复，而有些并发症则需要行介入治疗甚至开放手术才能处理。熟悉这些并发症的发生机理和处理方法有助于减少甚至避免并发症的发生，将其危害降至最低。

1. 出血的预防与处理

（1）术中出血：①反复穿刺可能会损伤叶间动脉或其分支导致严重出血。在 B 超或 X 线引导下从穹窿部入针，走行与肾盏长轴保持一致，可以避免损伤肾盏颈部血管，有利于减少出血。②通道扩张引起的出血主要有两方面原因：一种是穿刺通道邻近大血管，扩张过程中引起血管撕裂；另一种

是扩张时偏离原穿刺路线进入肾实质或者扩张过深损伤对侧肾实质。以上情况引起的出血量一般较大，多会影响手术视野，对症处理无效时常需终止手术，留置肾造瘘管压迫，待二期手术，出血严重时需行介入治疗或手术探查。③碎石导致的出血包括：碎石设备损伤肾组织所致出血；结石与肾组织粘连及炎性肉芽组织增生，取石时致黏膜出血；取石角度过大，强行取石导致肾盏颈撕裂出血；经皮肾镜工作通道脱出等。取石过程中动作需轻柔，避免强行取石导致的肾盏颈撕裂伤；处理盏颈狭窄或者细长肾盏内结石时，可用直径较小的经皮肾镜操作。对于穿刺通道难以到达的地方，不要强行取石，以免撕裂肾组织造成大出血，可结合具体情况，重新建立通道，或者配合软镜或者术后体外冲击波碎石等。

（2）术后出血：术后几乎所有的患者都会有不同程度的肉眼血尿，一般在 12～24 小时内逐渐转清。术后出血的原因有穿刺通道及肾黏膜渗血、肾内感染、假性动脉瘤、动静脉瘘等。前两种情况一般出血量不大，通常经抗感染、止血、制动等对症支持治疗后可以有效地止血。后两种情况多由于建

立通道或取石过程中损伤肾血管分支所致,临床以周期性迟发性出血表现为主,动脉瘤破裂出血最具特征(图 11-55),多于术后 5~7 天突发性出血,出血量大,肾造瘘管引流出鲜红色血尿,膀胱内血块填塞,部分患者表现为失血性休克,严重时可危及生命。保守治疗包括:①止血、抗炎、制动对症支持治疗。②夹闭肾造瘘管:通过增加肾盂内压力的方法压迫血管止血。使用带气囊的肾造瘘管压迫止血可以解决大部分

穿刺通道渗血所致的术后出血,止血效果确切,术后 3~5 天排空气囊观察 12~24 小时无活动性出血可拔出肾造瘘管。③术后大出血主张尽早行肾动脉造影+超选择性肾动脉栓塞术(图 11-56)。止血时应尽量仔细,需注意多点出血及副肾动脉分支出血,以免造成漏栓血管的情况发生。栓塞后再有大出血或者造影未见明显出血点但术后再次出血的情况,仍属于介入治疗指征。④必要时行开放手术修补。

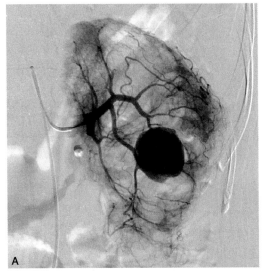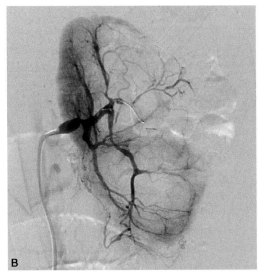

图 11-55　左侧 PCNL 术后出血栓塞
A. 患者左侧 PCNL 术后出血,肾动脉造影发现左肾分支假性动脉瘤形成;B. 栓塞术后

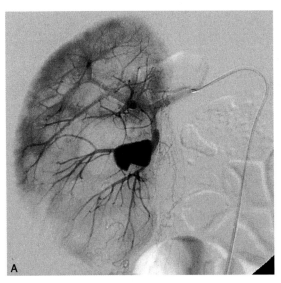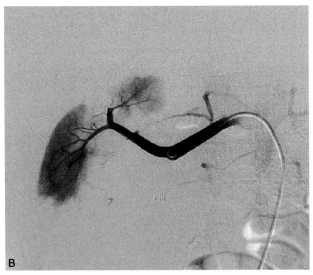

图 11-56　右侧 PCNL 术后出血栓塞
A. 患者右侧 PCNL 术后出血,肾动脉造影发现右肾分支假性动脉瘤形成;B. 栓塞术后

2. 尿源性脓毒血症　尿源性脓毒血症发生的原因是腔内碎石术中肾盂压力增高,致肾盏穹窿部发生破裂细菌以及毒素释放进入灌注液,通过肾盏穹窿部静脉、肾小管、淋巴管及间质逆流等途径重吸收进入循环系统,导致尿源性脓毒血症。术前要高度重视高血压、心脏病、糖尿病、贫血、独肾、低蛋白血症、肾功能不全、使用糖皮质激素和免疫抑制等病史,女性也是独立高危因素。充分评估患者的泌尿系感染情况,

针对性使用抗生素,必要时先留置输尿管导管、双 J 管或肾造瘘管 Ⅰ 期引流,待感染控制后 Ⅱ 期手术。

建立通道后发现尿色混浊、脓苔形成等情况,需常规留取肾盂尿和肾结石标本进行细菌培养,为术后调整抗生素提供依据。此时可留置肾造瘘管和双 J 管待 Ⅱ 期手术。也可以结合患者状况,结石复杂程度,脓液、脓苔性状,手术设备,通道大小及术者操作水平等多方面因素进行 Ⅰ 期手术,需注意

以下事项:①控制手术时间,此时手术的主要目的是击碎结石,解除梗阻,特别是肾盂或肾盏处引起梗阻的结石,利于感染的控制,残留结石可待Ⅱ期清石;②降低集合系统内压力:通道适当偏大,可明显降低集合系统内压力;降低冲水压力,防止集合系统内压力过高;负压超声碎石可明显降低肾盂内压力并提高清石效率。尿源性脓毒血症的早期诊断及治疗对阻止疾病的进展和降低死亡率起着关键作用,需要监测血压、心率、呼吸、氧饱和度、中心静脉压、尿量等。治疗包含以下4个基本方面:①早期合理地应用抗菌药物是治疗的关键,能显著提高存活率。早期经验性应用广谱抗菌药物,必要时应用碳青霉烯类抗生素,随后根据药敏结果进行调整,病情稳定后根据尿液和结石细菌培养和药敏结果实行降梯治疗。②加强对症支持治疗:稳定血压,维持水、电解质平衡,补充白蛋白等。③处理基础疾病,例如控制血糖等。④必要时应用氢化可的松。

3. **结石残留** 由于肾脏集合系统的特殊解剖,结石的大小和分布不同,穿刺通道的选择等诸多因素使得经皮肾镜取石术必然存在一定残石率。减少残石的发生需要做到:熟悉X线或B超影像与实际肾脏解剖的对应关系;掌握选择目标肾盏的原则,以便尽可能地处理结石;术前充分了解集合系统的解剖结构及患者肾脏的个性化特点,合理地设计手术通道;术中逐步地探及各组肾盏,减少遗漏。手术结束时应常规进行X线或者B超检查,检查是否存在残留结石,必要时配合软镜或者建立多通道清石。对于小的孤立结石可考虑后期配合物理振动排石、ESWL等,不应为了追求净石率而增加损伤的机会。

4. **疼痛** 主要指术后疼痛:①术后出血通过短暂夹闭肾造瘘管增加肾盂内压力止血时,易出现腹痛、腹胀或腰痛等症状。可给予止痛等对症处理,同时密切观察出血情况。随着肾脏出血停止和造瘘管开放引流,疼痛可逐步缓解。②球囊肾造瘘管牵拉固定可减少患者术后穿刺通道出血,但不宜牵拉用力过度,否则易导致表皮固定线过度内陷引发的疼痛。③尿液反流致手术侧腰痛,可以持续开放尿管,引流尿液。④双J管、输尿管结石刺激输尿管或膀胱黏膜诱发肾绞痛或膀胱刺激症状,镇痛解痉处理,必要时处理残留结石。

5. **肾周血肿** 经皮肾镜引起肾周血肿常见原因基本同术中出血的原因。一般首先采用保守疗法,若出血持续不止需行超选择血管栓塞术。若出血停止后,当血肿较大且液化较好时,可行经皮穿刺抽吸或置管引流术,这样有利于加快血肿吸收,减少严重感染机会。若血肿合并严重感染,药物治疗欠佳时,可行穿刺引流或切开血肿清除术。

6. **肾盂集合系统穿孔** 肾盂集合系统穿孔的常见原因有扩张时方向及深度不佳,碎石时击破集合系统,取石时撕裂集合系统等。损伤预防的主要方法是:①建立通道时应本着"宁浅勿深"的原则,防止扩张时穿破集合系统;②避免在同一位置长时间碎石,否则持续的应力可能造成集合系统穿孔;③嵌顿结石取石时要轻柔,强行碎石或者钳夹结石会导致集合系统穿孔。处理的主要方法是:发生穿孔后应立即减少灌注量,立即结束手术或者酌情尽快结束手术,放置双J管及肾造瘘管,保持持续通畅引流。必要时行造影检查后根据

具体情况行相关处理。此时即使肾内伴有出血,也尽量不要夹闭肾造瘘管,防止造成更严重的尿外渗或肾周积血。

7. **肾周积液** 主要为经皮肾镜通道灌洗液外渗导致,一般不需特殊处理。但是需要排除肾造瘘管没有完全置入集合系统,侧孔在肾包膜外的情况。另外,肾造瘘管扭曲、打折、插入过深均可能导致肾周积液。可以通过彩超、CT等检查明确,酌情调整肾造瘘的位置。对于范围较大的肾周积液,可考虑行肾周引流,引起积脓的,按肾周脓肿处理。

8. **周围脏器损伤的预防与处理**

(1) 胸膜损伤:避免第11肋上穿刺,尽量避免第12肋中点内侧的第11肋间穿刺。如确实需要进行肋上穿刺,在超声引导下辨明穿刺通道与胸膜的关系后再实施。术中、术后出现胸痛或者呼吸困难症状时,术后应常规行胸片检查。X线胸片是诊断气胸的重要方法,典型X线表现为外凸弧形的细线条形阴影,称为气胸线,线外透亮度增高,无肺纹理,线内为压缩的肺组织。一旦怀疑胸膜或肺损伤,可用球囊肾造瘘管或气囊尿管轻轻牵拉压迫穿刺通道,有助于减少气胸加重,防止张力性气胸或开放性气胸形成。术后拔除肾造瘘管时也应警惕气胸的发生,拔管时嘱患者深吸气后屏住呼吸,将凡士林纱布条塞入肾造瘘口,防止气体从瘘口进入。少量气胸或胸腔积液(肺受压小于30%),而患者无呼吸困难表现,可以等待观察。若大量气胸或胸腔积液,患者有呼吸困难表现,可尝试在B超定位下抽吸;若经抽吸后仍反复出现气胸或胸腔积液,应及时行胸腔闭式引流术,避免反复胸膜穿刺引起胸膜损伤导致肺不张。

(2) 结肠损伤:肾后结肠、穿刺点偏向腹侧、肾前组盏穿刺、体型消瘦、脊柱后凸侧弯、肾脏先天异常和结肠扩张是结肠损伤的高危因素。术前CT检查有助于指导通道建立,术中在超声引导下仔细辨认周围脏器结构,可有效避免结肠损伤。术后密切监测患者的症状、体征,怀疑结肠损伤时可通过CT明确。大多数可行保守治疗,首先确保输尿管内引流通畅,然后在X线引导下将肾造瘘管退出肾脏,避免肾脏与结肠间形成窦道,促进肾脏窦道愈合。观察病情稳定后再拔出肾造瘘管,使结肠瘘口愈合。期间患者需禁饮禁食,采用肠外营养,加强抗感染治疗。若出现明显腹膜炎体征,则需行开放手术处理。

(3) 十二指肠损伤:十二指肠损伤较为少见,当向右肾盂及右肾下盏方向穿刺、放置导丝及扩张时,可能穿破十二指肠。如果瘘口较大或者出现严重感染情况,需行开放手术处理。如果瘘口小,症状体征不明显,可行保守治疗,包括禁食水、应用抗生素、胃肠减压及肠外营养,保持肾造瘘管引流通畅。术后10~14天,行肾造瘘管造影及上消化道钡餐了解瘘管是否愈合。

(4) 肝脏、脾脏损伤:在吸气相经第11肋和第12肋之间进入左肾上盏可能损伤脾脏,而经第10肋和第11肋之间穿刺及在脾大时穿刺左肾,损伤脾脏的概率会明显增加。吸气相经第10肋和第11肋之间穿刺及在肝大的情况下穿刺右肾,损伤肝脏的概率会明显增加。术前通过CT指导穿刺,术中配合彩超仔细辨认解剖关系,可以有效避免该类并发症。肝脾损伤经止血对症等保守治疗多可治愈,若患者血流动力学不稳定,则考虑外科手术处理。

（5）肾静脉、下腔静脉损伤：通常是由于术中缺乏有效监测，穿刺针经集合系统进入肾实质（图11-57），斑马导丝经肾实质进入肾静脉分支或主干，继而进入下腔静脉，从而导致错误的扩张及置管（图11-58）。在扩张前通过X线下观察导丝的走行可以有效避免该类并发症。如果仅为穿刺针或斑马导丝进入血管可在严密监测下拔出；如果是扩张鞘或肾造瘘管进入血管，需要进行手术修补破裂的肾静脉及下腔静脉，也可在严密监视下试行分步拔出肾造瘘管。

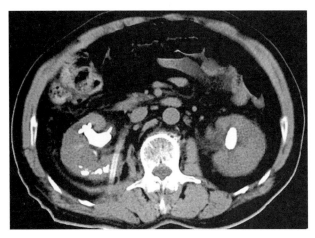

图11-57　CT检查见右肾造瘘管通过肾皮质

9. 其他并发症

（1）体温降低：与麻醉导致的血管扩张、手术时间长、皮肤暴露面积大、室温低、大量常温灌洗液冲洗等因素有关。可使心肌梗死和心律失常的发生率增高，注意给患者保暖以及使用加热后的灌洗液有助于避免低体温的发生。

（2）体位相关性并发症：包括肩关节脱位、臂丛神经损伤、皮肤损伤等，主要是由于术中体位及保护不到位所致。一旦发生，进行损伤评估及理疗可以有效缓解。

（3）深静脉血栓形成：高龄、房颤、高血压、糖尿病等是高位人群，可使用弹力袜，鼓励术后早期活动。一旦发生深静脉血栓，主要防止血栓扩大及脱落，PCNL术后溶栓有风险，需综合评判，放置下腔静脉滤网可以防止肺动脉栓塞。

（4）麻痹性肠梗阻：腹膜后广泛的尿液、血液、冲洗液积聚，可引起麻痹性肠梗阻。术中需注意控制灌注量、灌注压力以及手术时间。一旦发生，注意禁食水，必要时胃肠减压，维持电解质平衡，多在术后24～48小时可逐步缓解。

（5）水电解质失衡：经皮肾镜取石术最常见的水电解质失衡是稀释性低钠血症，系术中手术时间长和/或灌注压高导致机体吸收较多的灌注液所致。灌注液应采用生理盐水，低压灌注或者负压吸引，缩短手术时间。随时监控血气分析，如果发生低钠血症，应立即或尽快结束手术，静脉给予呋塞米，促使吸收的水分排出。必要时静脉给予高渗氯化钠溶液提高血钠浓度。

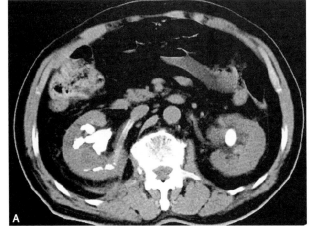
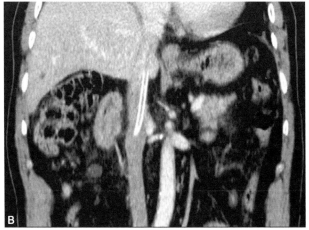

图11-58　CT检查见右肾造瘘管进入下腔静脉

（邓耀良　关晓峰）

第七节　经皮肾镜手术在泌尿外科其他领域的应用

目前，虽然经皮途径肾手术的主要应用仍然集中在上尿路结石的治疗，但是在上尿路移行细胞癌、肾盂输尿管连接部狭窄、肾囊肿、肾盏憩室结石、肾脏异物等等疾病的治疗上也有越来越多的报道。相信今后，随着外科医生更为熟练地掌握该项技术、影像学技术的进展和内镜设备的改良，将使得经皮途径肾手术到达更为精细的程度，其在泌尿外科上的临床应用亦会得到更为广泛的拓展。

一、经皮肾镜治疗上尿路移行细胞癌

上尿路移行细胞癌发病率虽低，但其外科治疗需要进行复杂的手术方式，肾脏输尿管全切术仍是该疾病的标准治疗方法。对于孤立肾、对侧肾功能不全估计切除患肾无法代偿、双侧上尿路移行细胞癌、肾盂或肾盏肿瘤、各种原因导致无法经输尿管途径切除近端输尿管肿瘤和全身情况较差不

能耐受手术的患者,不适合进行肾切除;或者低分级的移行细胞癌、肿瘤局限、未浸润周围组织,采用肾切除的方式代价太大,患者本身意愿无法接受肾切除,其传统的肾脏输尿管全切术也需要慎重考虑了。

近年来,腔内泌尿外科技术得到了迅速的发展,对于低级别低分期的上尿路移行细胞癌或者临床上不适合进行根治性肾脏输尿管全切术的特殊患者,我们需要提供一种更为安全有效的治疗方案。1982 年,Tomera 等首先采用经皮肾镜的方式进行了肾盂肿瘤的切除。2004 年也有研究应用经皮肾镜技术治疗上尿路的移行细胞癌并进行了长期随访,其治疗效果得到了肯定。我国也有报道,通过经皮肾镜的手术方法切除孤立肾肾盂肿瘤,术后进行了 26 个月的随访观察,患者的肾功能正常,未发现肿瘤的复发。为了预防经皮肾镜治疗肾盂癌后发生的肿瘤以下尿路或经皮肾通道的肿瘤种植转移,还可以采用蒸馏水通过经皮肾通道的灌注冲洗或经皮肾通道的预防性放疗。

对于特殊上尿路移行细胞癌患者进行经皮肾镜方式的治疗短期内还是安全有效的,但是通过内镜手段治疗上尿路移行细胞癌均具有一定的复发率,因此术后严格的灌注化疗和定期的随访观察是不可或缺的。

二、经皮肾镜治疗肾盂输尿管连接部狭窄

肾盂输尿管连接部狭窄的病因较多,最为常见是先天性发育异常、输尿管炎性狭窄、输尿管扭曲、迷走血管压迫和手术后瘢痕狭窄等原因。目前,腹腔镜下或开放手术进行离断性肾盂成形术是治疗肾盂输尿管连接部狭窄的主要治疗手段。但随着腔内泌尿外科技术的不断发展和成熟,通过经皮肾途径的肾盂内狭窄内切开手术开始得到不断的探索和总结。1984 年,Ramsey 等就有采用经皮肾镜手段处理肾盂输尿管连接部狭窄的成功报道。国内也有很多成功报道,2009 年徐晓亮等就采用经皮肾镜技术治疗了肾盂输尿管连接部狭窄合并肾结石的患者,术后随访观察了半年,患者患侧的肾积水得到了明显的改善,虽然该研究为个案报道,其成功的经验值得借鉴。2012 年,106 例通过经皮肾镜技术治疗肾盂输尿管连接部狭窄的临床研究显示,经皮肾镜下处理肾盂输尿管连接部狭窄是一项安全、可靠的手术方法,能够有效地解决肾盂积水所致肾功能损害和腰部不适,特别对于手术后再次狭窄的患者,更是一种简单、易行的微创治疗方法。

内镜技术的日益成熟让经皮肾镜手术处理肾盂输尿管连接部狭窄成为一种可行手段,相比腹腔镜和开放手术更具有操作简单、创伤小、手术时间短、恢复快等优势。而对于腹腔镜或者开放手术后再次狭窄的患者,经皮肾镜的处理方式不仅让医生能够拥有一个更为简易的微创治疗途径,也让患者享受到微创、安全的实惠。

三、经皮肾镜治疗肾囊肿

早在 1966 年,Wahlqvist 等报道采用囊液穿刺抽吸加硬化剂注入治疗肾囊肿。1988 年,Ozgür 等也采用囊液穿刺抽吸加硬化剂注入的方式治疗了 16 名肾囊肿患者,经过 3 ~ 6 年的随访观察,没有囊肿复发及并发症的发生。在该技术开展的初期取得了较好的疗效,但是经过较长时间的随访研究发现该治疗方法的持续性较差,复发率较高并可能伴随较多的并发症。近年来,腹腔镜下肾囊肿去顶术日趋流行,已代替传统的开放手术成为具有创伤小、安全、复发率低的微创手术方式。为了追求更为微创、疗效更好、并发症更少的治疗方式,应用经皮肾镜技术治疗肾囊肿的研究逐年增多。2012 年,郭丰富等就采用经皮肾镜技术治疗肾盂膀胱囊肿。夏志国等还报道了一项 30 例的临床研究,研究显示通过经皮肾镜技术治疗肾囊肿有着较好的疗效。还有通过经皮肾镜采用局部麻醉治疗肾囊肿也取得了不错的疗效,为患者减轻了住院费用的压力,缩短了住院时间。而在处理肾囊肿合并肾结石的病例中,经皮肾镜手术方式更具有无法比拟的治疗优势,我国王少刚教授团队在此种治疗方式上有着丰富研究经验,具体内容在后面的内容进行详细介绍。

四、经皮肾镜治疗肾盏憩室合并结石

近十年来,处理肾盏憩室合并结石患者微创治疗方法较多,如经皮肾镜碎石取石术、经皮肾镜球囊扩张术、输尿管软镜碎石术及腹腔镜手术,其中经皮肾镜的手术方式不仅能治疗结石,还能同时对狭窄的肾盂憩室进行切开或扩张,有效地改善了术后憩室的引流,减少结石的复发及感染的发生,为处理此类疾病提供了新的有力手段。

五、经皮肾镜处理上尿路医源性异物

泌尿外科手术中常需要留置输尿管支架管,若输尿管支架管留置的时间过长,其脆性增加,甚至导致自发性断裂,使得医源性异物残留于肾脏内。另外,残留的支架管多伴有异物性结石及输尿管扭曲等等情况,为其顺利地取出带来了较大的困难。而通过经皮肾镜手术,一方面可以取出残留的医源性异物,还可以联合碎石设备处理异物性结石,具有创伤小、手术时间短、疗效好等优势。

(程帆　阮远)

第八节　经皮输尿管镜肾囊肿去顶术

一、概述

单纯性肾囊肿是最常见的肾脏良性疾病,常见于 50 岁以上人群,发病率随年龄的增长而增加。大多数单纯肾囊肿可定期随诊,但当囊肿体积增大,压迫肾实质或肾集合系统,伴或不伴有腰胀等临床症状时即需要外科干预。20 世纪 80 年代开始,陆续有文献报道局麻下超声引导经皮穿刺抽吸及注射硬化剂技术。其治疗安全、费用低,近期效果良好,但远期复发率可高达 30% 以上,且易出现发热等不良反应。伴随腹腔镜技术在泌尿外科的普及,1992 年 Hulbert 教授首次报道了腹腔镜肾囊肿去顶术,后期大量的随访数据表明该术式对患者创伤小、疗效确切,术后恢复较快,成为现阶段治疗有手术指征的单纯肾囊肿的"金标准"方式。但在提倡手术更微创化、快速康复外科等理念的当前,腹腔镜肾囊肿去顶术

也显现出一定的不足,如三孔不够微创,腔镜器械及全身麻醉加重患者医疗负担同时,延缓患者康复时间等。基于此,作者在前期大量的临床工作基础上,探索出一种创新的肾囊肿处理方式,称为经皮输尿管镜肾囊肿激光去顶术。该手术方式对大多数肾囊肿安全、有效、更微创;不需全身麻醉,节省患者医疗费用,加速患者康复;且该术式操作简便,不需特殊器械,适宜在各级医院推广。

二、手术适应证和禁忌证

(一)手术适应证

1. 单发背侧单纯(肾盂旁)肾囊肿(术前影像学评估囊肿直径>5cm),压迫肾实质或肾集合系统。

2. 部分有经皮穿刺路径的单发腹侧单纯(肾盂旁)肾囊肿(术前影像学评估囊肿直径>5cm),压迫肾实质或肾集合系统。

(二)手术禁忌证

1. 合并出血性疾病者。

2. 术前影像学评估囊肿 Bosniak 分级高,有恶变倾向者。

3. 心肺功能不全,不能耐受麻醉与手术者。

4. 多发肾囊肿或多囊肾者。

三、术前准备

1. 泌尿系 B 超、泌尿系 CT 增强+体层成像明确囊肿位置及囊肿与集合系统的关系。

2. 常规术前准备,备皮、灌肠等。

四、麻醉选择

常规施行椎管内麻醉或椎旁神经阻滞麻醉。

五、手术器械

常规经皮肾镜器械,9.8F 输尿管镜,灌注泵,穿刺针,导丝,Amplatz 扩张器(最大 26~28F),异物钳(图 11-59)。

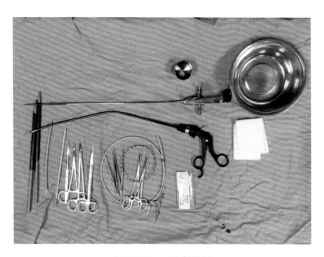

图 11-59 手术器械

六、手术步骤

1. 单纯肾囊肿手术步骤

(1)体位:患者取俯卧位,垫高上腹部。

(2)B 超观察囊肿的位置,选择腋后线与肩胛线之间第 12 肋缘下或第 11 肋间为穿刺点。B 超引导下,18G 穿刺针穿刺至囊肿内(图 11-60)。

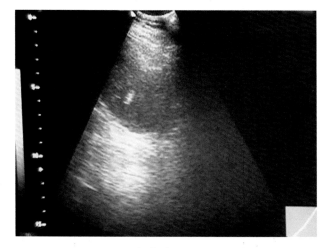

图 11-60 肾囊肿 B 超引导下穿刺

(3)顺穿刺针放入导丝,用 Amplatz 扩张器逐步扩张,建立 F26~F28 通道(图 11-61)。

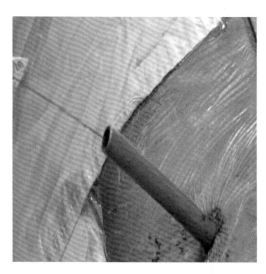

图 11-61 建立通道

(4)经通道置入 9.8F 输尿管镜,灌注泵生理盐水持续灌洗,流量及压力适当,视野清晰即可(图 11-62)。导丝留在囊壁内,直视下将通道退至囊壁外(图 11-63)。

(5)游离囊壁:寻找囊壁与周围脂肪的间隙,利用镜体和水压直视下对囊壁进行充分游离(图 11-64)。

(6)切割囊壁:大部分囊壁塌陷后,异物钳钳夹囊肿壁至扩张鞘内,直视下用钬激光或铥激光切除囊肿壁送病理检查(图 11-65,图 11-66)。留置肾周引流管。

切除囊壁过程全程在鞘内操作,不伤及正常肾实质,故手术较安全。略显不足的是,单次切除所提起的囊壁有限,不如腹腔镜整块切除效率高,但通过多次切除可以弥补,达到腹腔镜手术切除的程度。关于激光的选择,我中心常用铥激光(连续波模式功率 40~50W)或钬激光(功率 60~70W)

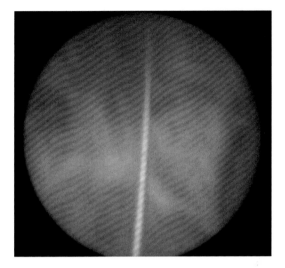

图 11-62　输尿管镜下见囊肿腔内

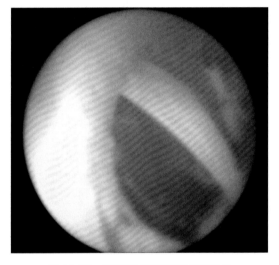

图 11-63　直视下将通道退至囊壁外

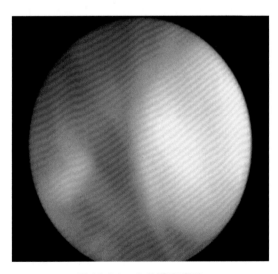

图 11-64　充分游离囊壁

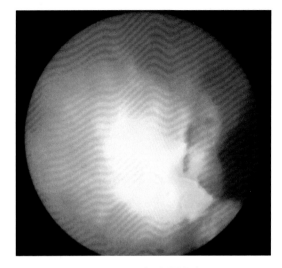

图 11-65　切除囊肿壁

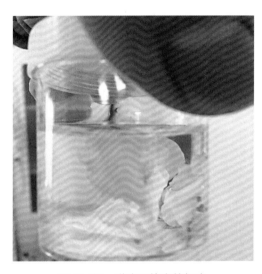

图 11-66　送病理检查的标本

进行囊壁切除，铥激光切割效率较高，而钬激光可兼顾碎石和切割两种特性。

临床常遇见肾囊肿合并同侧肾盂（盏）结石患者，利用该方法可一期处理。穿刺路径尽可能选择通过囊肿进入肾脏集合系统，处理结石后，再行囊肿去顶。

2. 肾盂旁囊肿手术步骤

（1）体位：截石位，膀胱镜下在患侧输尿管留置 6F 输尿管导管，留置尿管。改俯卧位，垫高上腹部。

（2）B 超引导，穿刺至囊肿内，留置导丝并建立 F24 通道。

（3）经通道置入输尿管镜，预先留置的输尿管导管推注美兰，直视下判断与肾盂相邻的囊壁（图 11-67），通常该部位呈淡蓝色，且向囊腔内突出，可利用穿刺针穿刺以明确（图 11-68）。

（4）激光进一步切除周围囊壁扩大范围，进入肾盂（图 11-69），留置双 J 管，一端置于囊肿内进行持续内引流（图 11-70），造瘘管放置肾盂内。

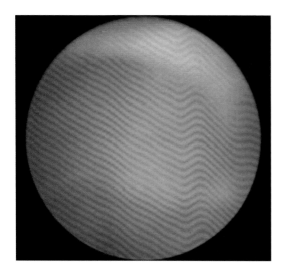

图 11-67 直视下观察囊壁

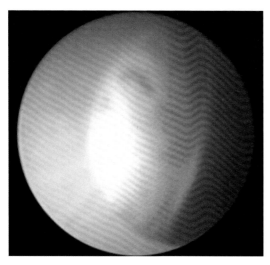

图 11-68 穿刺明确囊肿

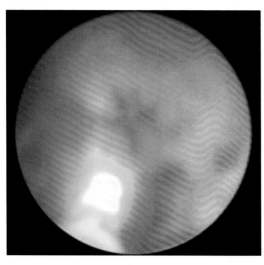

图 11-69 进入肾盂

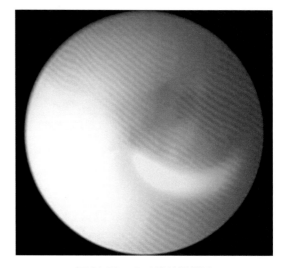

图 11-70 双 J 管持续引流

七、术后处理

单纯肾囊肿引流管 1 ~ 2 天后拔除,肾盂旁囊肿内引流术患者引流管 10 ~ 14 天后拔除,双 J 管 2 ~ 3 个月后拔除。

八、并发症的预防与处理

1. 灌注液吸收综合征 灌注液的灌注需要保持一定的灌注速度,才能保持工作界面的清晰,当灌入流量大于排出流量时,灌流液通过后腹腔途径吸收入血液循环。短时间大量液体入血可导致循环超负荷,血流动力学变化等相关综合征。因此在防治中,一方面术者控制好灌注速度和灌注时间,以视野清晰即可,手术时间控制在 1 小时内。我科的百余例的临床经验提示,绝大多数囊肿去顶术均可在 1 小时内完成,并且无一例患者出现相关灌注液吸收综合征。另一方面,麻醉师应加强管理,控制液体入量,适时调整治疗方案。

2. 囊壁或肾实质出血 多因切开正常肾实质而出血。术中尽量避免激光在鞘外切割囊壁,充分游离囊壁后,囊壁可提起至鞘内,而肾实质无法提至鞘内,此时操作更安全。

3. 相关脏器损伤 穿刺过程可引起邻近多个器官损伤偶有发生,如肠管、胸膜等,B 超实时监控可避免,一旦确诊,应尽早处理。此外对肾下极囊肿手术时易损伤输尿管,建议紧贴囊壁表面充分游离,提至鞘内操作可避免。

九、手术热点问题研究现状

近年来,国内外其他中心也在探索肾囊性疾病更微创治疗方式。早在 20 世纪 80 年代即有经皮肾囊肿切除术的报道。囊壁内置入 30F 扩张鞘,采用电切环对囊壁进行切除。新近 Tehranchi 等人也完成一项类似研究,11 例肾囊肿患者采用滚轮电极行囊壁切除,随访结果表明 66% 患者切除彻底,25% 患者仍残余囊肿,而 9% 的患者治疗失败。我科自 2012 年开展经皮输尿管镜肾囊肿激光去顶术,至 2016 年 8 月共完成近 100 例手术,有明确随访结果的患者共 59 例,其中 42 例患者囊肿完全消失,15 例患者囊肿体积显著减小,有 2 例患者囊肿复发,手术有效率 96.6% 。较前者明显提高,且可一期治疗囊肿合并同侧肾结石患者。冲洗液相比,我科术中所采用的生理盐水极大降低了患者稀释性低钠血症的发生率,手术更为安全。

逆行输尿管镜技术是另一种治疗肾囊肿的方式。Kavoussi 等人最早描述了使用经尿道输尿管镜治疗肾盂旁囊肿的方法,通过切开肾囊肿壁建立肾集合系统和囊肿之间的通道。国内的杨嗣星等人采用输尿管软镜下钬激光内切开引流术治疗肾囊性疾病,具有相对安全、有效、可一期处理囊肿合并同侧肾结石的特点,且经自然腔道,手术更加微创。遗憾的是,该方式仅对肾盂旁囊肿具有良好治疗效果,对其他单纯肾囊肿患者的治疗存在局限性,且不能获取足够的组织标本进行病理分析。

麻醉方式的优化也是经皮输尿管镜激光肾囊肿去顶术的一大特色,相比腹腔镜(包括单孔腹腔镜)所需的全身麻醉,研究所实施的椎管内麻醉,及后期对部分患者采用的椎旁神经阻滞不仅费用低,且麻醉减少了阿片类药物的使用,术后恶心呕吐等发生率明显降低,更重要的是保留了患者下肢肌力,有利于术后早期下床活动,加速患者康复,有望使该术种成为日间手术。

经皮输尿管镜激光肾囊肿去顶术也存在一定缺陷,对无穿刺路径的腹侧单纯(肾盂旁)囊肿患者,该方式并不适用。即便对有穿刺路径的腹侧单纯(肾盂旁)囊肿,也因位置受限,囊肿切除不彻底可能造成术后较高复发率,故病例选择根据术前影像学检查严格筛选。

(王少刚 胡嘏)

参考文献

1. Zeng G, Mai Z, Zhao Z, et al. Treatment of upper urinary calculi with Chinese minimally invasive percutaneous nephrolithotomy: a single-center experience with 12,482 consecutive patients over 20 years. Urolithiasis, 2013, 41(3): 225-229.

2. Skolarikos A1, Alivizatos G, de la Rosette JJ. Percutaneous nephrolithotomy and its legacy. Eur Urol, 2005, 47(1): 22-28.

3. Bryniarski P, Stelmach P, Taborowski P, et al. Percutaneous Nephrolithotomy with Amplatz and Alken Dilators: An Eight-Year Single Tertiary Care Centre Experience. Med Sci Monit, 2016, 22: 4918-4923.

4. Zeng G, Wan S, Zhao Z, et al. Super-mini percutaneous nephrolithotomy (SMP): a new concept in technique and instrumentation. BJU Int, 2016, 117(4): 655-661.

5. El-Shazly M, Salem S, Allam A, et al. Balloon dilator versus telescopic metal dilators for tract dilatation during percutaneous nephrolithotomy for staghorn stones and calyceal stones. Arab J Urol, 2015, 13(2): 80-83.

6. Kerbl K, Clayman RV, Chandhoke PS, et al. Percutaneous stone removal with the patient in a flank position. J Urol, 1994, 151: 686-688.

7. Hatada T, Kusunoki M, Sakiyama T, et al. Hemodynamics in the prone jackknife position during surgery. Am J Surg, 1991, 162: 55-58.

8. Walick KS, Kragh Jr JE, Ward JA, Crawford JJ. Changes in in-traocular pressure due to surgical positioning: studying potential risk for postoperative vision loss. Spine, 2007, 32: 2591-2595.

9. Edgcombe H, Carter K, Yarrow S. Anaesthesia in the prone position. Br J Anaesth, 2008, 100: 165-183.

10. Boon JM, Shinners B, Meiring JH. Variations of the position of the colon as applied to percutaneous nephrostomy. Surg Radiol Anat, 2001, 23: 421-425.

11. de la Rosette JJ, Tsakiris P, Ferrandino MN, et al. Beyond prone position in percutaneous nephrolithotomy: a comprehensive review. Eur Urol, 2008, 54: 1262-1269.

12. Papatsoris A, Masood J, El-Husseiny T, Maan Z, Saunders P, Buchholz NP. Improving patient positioning to reduce complications in prone percutaneous nephrolithotomy. J Endourol, 2009, 23: 831-832.

13. Fernström I, Johansson B. Percutaneous pyelolithotomy. A new extraction technique. Scand J Urol Nephrol, 1976, 10(3): 257-259.

14. Valdivia Uria JG, Lanchares E, Villaroya S, et al. Percutaneous nephrolithotomy: simplified technic (preliminary report). Arch Esp Urol, 1987, 40: 177-180.

15. Valdivia Uria JG, Valle Gerhold J, L6pez L6pez JA. et al. Technique and complications of percutaneous nephroseopy: experience with 557 patients in the supine position. J Urol, 1998, 160: 1975-1978.

16. Pan TJ, Li GC, Ye ZQ, Wen HD, Shen GQ, Zhang JQ. Flank suspended supine position for percutaneous nephrolithotomy, Urologia, 2012, 79(1): 58-61.

17. 潘铁军,张家桥,李功成,等. 腰肋悬空仰卧位下经皮肾镜碎石术中的临床研究. 中华泌尿外科杂志,2011,32(1): 11-14.

18. 潘铁军,魏世平,刘波,等. 腰肋悬空和俯卧位经皮肾镜取血流动力学的影响因素研究. 中华泌尿外科杂志,2012, 33(6): 413-416.

19. 潘铁军,张家桥,李功成,等. "腰肋悬空"仰卧位经皮肾镜术在高危及肥胖患者中的应用. 现代泌尿外科杂志, 2011,16(3): 219-222.

20. Barbaric ZL, Hall T, Cochran ST, et al. Percutaneous nephrostomy: placement under CT and fluoroscopy guidance. AJR, 1997, 169: 151-155.

21. Thanos L, Mylona S, Stroumpouli E, et al. Percutaneous CT-guided nephrostomy: a safe and quick alternative method in management of obstructive and nonobstructive uropathy. J Endourol, 2006, 20: 486-490.

22. Matlaga BR, Shah OD, Zagoria RJ, et al. Computerized tomography guided access for percutaneous nephrostolithotomy. J Urol, 2003, 170: 45-47.

23. Osman M, Wendt-Nordahl G, Heger K, et al. Percutaneous nephrolithotomy with ultrasonography-guided renal access: experience from over 300 cases. BJU Int, 2005, 96: 875-878.

24. Basiri A, Ziaee AM, Kianian HR, et al. Ultrasonographic ver-

sus fluoroscopic access for percutaneous nephrolithotomy：a randomized clinical trial. J Endourol,2008,22（2）:281-284.

25. Häcker A,Wendt NG,Honeck P,et al. A biological model to teach percutaneous nephrolithotomy technique with ultrasound and fluoroscopy guided access. J Endourol,2007,21（5）:545-550.

26. Stern J,Zeltser IS,Pearle MS. Percutaneous renal access simulators. J Endourol,2007,21（3）:270-273.

27. Bruyère F,Leroux C,Brunereau L,et al. Rapid prototyping model for percutaneous nephrolithotomy training. J Endourol,2008,22（1）:91-96.

28. Ko R,Razvi H. C-arm laser positioning device to facilitate percutaneous renal access. Urology,2007,70（2）:360-361.

29. Zeng GH,Liu Y,Zhong W,Fei X,Song Y. The role of middle calyx puncture in percutaneous nephrolithotomy：relative factors and choice considerations. Minerva Urol Nefrol,2015,67（4）:335-345.

30. Sekar H,Krishnamoorthy S,Kumaresan N,Ramanan V. Supracostal Punctures for PCNL：Factors that Predict Safety,Success and Stone Free Rate in Stag Horn and Non-Stag Horn Stones：A Single Centre Experience and Review of Literature. J Clin Diagn Res,2016,10（9）:PC17-PC21.

31. Singh V,Garg Y,Sharma K,Sinha RJ,et al. Prospective randomized comparison between superior calyceal access versus inferior calyceal access in PCNL for inferior calyceal stones with or without pelvic stones. Urolithiasis,2016,44（2）:161-165.

32. Yadav R,Gupta NP,Gamanagatti S,et al. Supra-twelfth supracostal access：when and where to puncture? J Endourol,2008,22（6）:1209-1212.

33. Lojanapiwat B,Prasopsuk S. Upper-pole access for percutaneous nephrolithotomy：comparison of supracostal and infracostal approaches. J Endourol,2006,20（7）:491-494.

34. Fernstrom I,Johansson B. Percutaneous pyelolithotomy. A new extraction technique. Scand J Urol Nephrol,1976,10（3）:257-259.

35. Yamaguchi A,Skolarikos A,Buchholz NP,et al. Operating times and bleeding complications in percutaneous nephrolithotomy：a comparison of tract dilation methods in 5,537 patients in the Clinical Research office of the Endourological Society Percutaneous Nephrolithotomy Global Study. J Endourol,2011,25（6）:933-939.

36. Oner S,Okumus M M,Demirbas M,et al. Factors Influencing Complications of Percutaneous Nephrolithotomy：A Single-Center Study. Urology Journal,2015,12（5）:2317-23.

37. Celik H,Camtosun A,Dede O,et al. Comparison of the results of pediatric percutaneous nephrolithotomy with different sized instruments. Urolithiasis,2016,45（2）:1-6.

38. Karakose A,Aydogdy O,Atesci Y Z. Does the use of smaller Amplatz sheath size reduce complication rates in percutaneous nephrolithotomy?. Urol J,2014,11（4）:1752-1756.

39. Cheng F,Yu W,Zhang X,et al. Minimally invasive tract in percutaneous nephrolithotomy for renal stones. J Endourol,2010,24（10）:1579-1582.

40. Segura JW,Preminger GM,Assimos DG,et al. Ureteral stones clinical guidelines panel summary report on the management of ureteral calculi. The American urological association. Urology,1997,158（5）:1915-1921.

41. Rodrigues Netto N Jr,Claro Jde A,Ferreira U. Is percutaneous monotherapy for staghorn calculus still indicated in the era of extracor-poreal shockwave lithotripsy. Endourol,1994,8（3）:195-197.

42. Kukreja R,Desai M,Patel S,et al. Factors affecting blood loss during percutaneous nephrolithotomy：prospective study. J Endourol,2004,18（8）:715-722.

43. Druskin S C,Ziemba J B. Minimally Invasive（"Mini"）Percutaneous Nephrolithotomy：Classification,Indications,and Outcomes. Curr Urol Rep,2016,17（4）:30.

44. Mishra S,Sharma R,Garg C,et al. Prosperctive comparative study of miniperc and standard PNL for treatment of 1 to 2 cm size renal stone. BJU Int,2011,108（6）:896-899,899-900.

45. Knoll T,Wezel F,Michel M S,et al. Do patients benefit from miniaturized tubeless percutaneous nephrolithotomy? A comparative prospective study. J Endourol,2010,24（7）:1075-1079.

46. De la Rosette J,Assimos D,Desai M,et al. The Clinical Research Office of the Endourological Society Percutaneous Nephrolithotomy Global Study：indications,complications,and outcomes in 5803 patients. J Endourol,2011,25（1）:11-17.

47. Rastinehad A R,Andonian S,Smith A D,et al. Management of hemorrhagic complications associated with percutaneous nephrolithotomy. Journal of Endourology,2009,23（10）:1763-1767.

48. Said S H,Ma A K H,Ali R H,et al. Percutaneous nephrolithotomy；alarming variables for postoperative bleeding. Arab Journal of Urology,2017,15（1）:24.

49. Senocak C,Ozbek R,Bozkurt O F,et al. Predictive factors of bleeding among pediatric patients undergoing percutaneous nephrolithotomy. Urolithiasis,2017:1-7.

50. Zhao Z,Cui Z,Zeng T,et al. Comparison of 1-stage With 2-stage Multiple-tracts Mini-percutaneous Nephrolithotomy for the Treatment of Staghorn Stones：A Matched Cohorts Analysis. Urology,2016,87:46-51.

51. Jones P,Aboumarzouk O M,Rai B P,et al. Percutaneous Nephrolithotomy（PCNL）for Stones in Solitary Kidney：Evidence From a Systematic Review. Urology,2016.

52. Skolarikos A,De l R J. Prevention and treatment of complications following percutaneous nephrolithotomy. Current Opinion in Urology,2008,18（2）:229-234.

53. 王健明,刘杰,朱文彬,等. B超联合实时彩色多普勒超声在降低经皮肾镜取石术出血并发症中的意义. 中华泌尿外科杂志,2016(2):95-97.

54. 黄丽娟,刘乔保,马鸿钧,等. X 光单独与联合超声定位在经皮肾镜取石术中并发症情况的比较. 中华腔镜泌尿外科杂志:电子版,2013,7(5):10-13.

55. Chan D Y,Jarrett T W. Mini-percutaneous nephrolithotomy. Endourology,2000,14(3):269-272.

56. Traxer O,Smith T R,Pearle M S,et al. Renal parenchymal injury after standard and mini percutaneous nephrostolithotomy. J Urol,2001,165(5):1693-1695.

57. Li L Y,Gao X,Yang M,et al. Does a smaller tract in percutaneous nephrolithotomy contribute to less invasiveness? A prospective comparative study. Urology,2010,75(1):56-61.

58. 曾国华,李逊,何朝辉,等. 微创经皮肾取石术和传统经皮肾镜取石术对肾皮质损伤的比较. 中华实验外科杂志,2004,21(12):1551-1552.

59. Kukreja R,Desai M,Patel S,et al. Factors affecting blood loss during percutaneous nephrolithotomy:prospective study. J Endourol,2004,18(8):715-722.

60. Turna B,Nazli O,Demiryoguran S,et al. Percutaneous nephrolithotomy:variables that influence hemorrhage. Urology,2007,69(4):603-607.

61. Troxel S A,Low R K. Renal intrapelvic pressure during percutaneous nephrolithotomy and its correlation with the development of postoperative fever. J Urol,2002,168(4 Pt 1):1348-1351.

62. Mcaleer I M,Kaplan G W,Bradley J S,et al. Endotoxin content in renal calculi. J Urol,2003,169(5):1813-1814.

63. Mariappan P,Smith G,Moussa S A,et al. One week of ciprofloxacin before percutaneous nephrolithotomy significantly reduces upper tract infection and urosepsis:a prospective controlled study. BJU Int,2006,98(5):1075-1079.

64. 杨嗣星,郑府,柯芹,等. 软性输尿管镜碎石术中肾盂内压力监测方法及意义. 中华泌尿外科杂志,2014,35(8):575-578.

65. Zhong W,Zeng G,Wu K,et al. Does a smaller tract in percutaneous nephrolithotomy contribute to high renal pelvic pressure and postoperative fever? J Endourol,2008,22(9):2147-2151.

66. Guo H Q,Shi H L,Li X G,et al. Relationship between the intrapelvic perfusion pressure in minimally invasive percutaneous nephrolithotomy and postoperative recovery. Zhonghua Wai Ke Za Zhi,2008,46(1):52-54.

67. Wang Y,Jiang F,Wang Y,et al. Post-percutaneous nephrolithotomy septic shock and severe hemorrhage:a study of risk factors. Urol Int,2012,88(3):307-310.

68. Erdil T,Bostanci Y,Ozden E,et al. Risk factors for systemic inflammatory response syndorome following percutaneous nephrolithotomy. Urolithiasis,2013,41(5):395-401.

69. Singh P,Yadav S,Singh A,et al. Systemic Inflammatory Response Syndrome Following Percutaneous Nephrolithotomy:Assessment of Risk Factors and Their Impact on Patient Out-

comes. Urol Int,2016,96(2):207-211.

70. Xiao B,Hu W,Zhang X,et al. Ultrasound-guided minipercutaneous nephrolithotomy in patients aged less than 3 years:the largest reported single-center experience in China. Urolithiasis,2016,44(2):179-183.

71. Indira Malik,Rachna Wadhwa. Percutaneous Nephrolithotomy:Current Clinical Opinions and Anesthesiologists Perspective. Anesthesiol Res Pract,2016,2016:9036872.

72. Cicek T,Gonulalan U,Dogan R,et al. Spinal anesthesia is an efficient and safe anesthetic method for percutaneous nephrolithotomy. Urology,2014,83(1):50-55.

73. Jackman S V,Hedican S P,Peters C A,Docimo S G. Percutaneous nephrolithotomy in infants and preschool age children:experience with a new technique. Urology,1998,52(4):697-701.

74. Henglong Hu,Baolong Qin,Deng He,et al. Regional versus General Anesthesia for Percutaneous Nephrolithotomy:A Meta-Analysis. PLoS One,2015,10(5):e0126587.

75. Moslemi M K,Mousavi-Bahar S H,Abedinzadeh M. The feasibility of regional anesthesia in the percutaneous nephrolithotomy with supracostal approach and its comparison with general anesthesia. Urolithiasis,2013,41(1):53-57.

76. Singh V,Sinha R J,Sankhwar S N,et al. A prospective randomized study comparing percutaneous nephrolithotomy under combined spinal-epidural anesthesia with percutaneous nephrolithotomy under general anesthesia. Urol Int,2011,87:293-298.

77. Manoj Kamal,Pradeep Sharma,Geeta Singariya,et al. Feasibility and Complications of Spinal Anaesthesia in Percutaneous Nephrolithotomy:Our Experience. J Clin Diagn Res. 2017 Jun;11(6):UC08-UC11.

78. Kuzgunbay B,Turunc T,Akin S,et al. Percutaneous nephrolithotomy under general versus combined spinal-epidural anesthesia. J Endourol,2009,23(11):1835-1838.

79. York N E,Borofsky M S,Chew B H,et al. Randomized Controlled Trial Comparing Three Different Modalities of Lithotrites for Intracorporeal Lithotripsy in Percutaneous Nephrolithotomy. J Endourol,2017,31(11):1145-1151.

80. Sarkissian C,Cui Y,Mohsenian K,et al. Tissue damage from ultrasonic,pneumatic,and combination lithotripsy. J Endourol,2015,29(2):162-170.

81. Aldoukhi A H,Roberts W W,Hall T L,et al. Holmium Laser Lithotripsy in the New Stone Age:Dust or Bust? Front Surg,2017,4:57.

82. Marguet C G,Sung J C,Springhart W P,et al. In vitro comparison of stone retropulsion and fragmentation of the frequency doubled,double pulse nd:yag laser and the holmium:yag laser. J Urol,2005,173(5):1797-1800.

83. Von Niederhäusern W. Problems in the clinical evaluation of an endoscopic lithotripter. The case of the Lithoclast EMS. Ann Urol(Paris),1994,28(2):84-90.

84. Zeng G, Mai Z, Zhao Z, et al. Treatment of upper urinary calculi with Chinese minimally invasive percutaneous nephrolithotomy: a single-center experience with 12,482 consecutive patients over 20 years. Urolithiasis, 2013, 41 (3): 225-229.

85. Elmansy HE, Lingeman JE. Recent advances in lithotripsy technology and treatment strategies: A systematic review update. Int J Surg, 2016, 6 (Pt D): 676-680.

86. Storz E, Kurtz F, Straub M. The most important current guideline recommendations on the topic urolithiasis: A brief comparison. Urologe A, 2016, 55 (10): 1302-1308.

87. Türk C, Petřík A, Sarica K, et al. EAU Guidelines on Interventional Treatment for Urolithiasis. Eur Urol, 2016, 69 (3): 475-482.

88. Bach T, Knoll T. Individualized evidence-based interventional stone treatment: One stone, many question marks? Urologe A, 2016, 55 (10): 1297-1301.

89. 梅骅, 陈凌武, 高新等泌尿外科手术学. 第3版. 北京. 人民卫生出版社, 2008, 803-810.

90. 杨波, 李建兴, 胡卫国, 等. 两步法建立标准通道经皮肾镜取石3052例临床报告 [J]. 北京大学学报 (医学版), 2010, 04: 447-450.

91. Alan J. Wein, Campbell-Walsh Urology-4 Volume Set. 11e. United VRG: Elsevier, 2016.

92. Li J, Xiao B, Hu W, et al. Complication and safety of ultrasound guided percutaneous nephrolithotomy in 8,025 cases in China [J]. Chin Med J (Engl), 2014, 127 (24): 4184-4189.

93. Liu Q, Zhou L, Cai X, et al. Fluoroscopy versus ultrasound for image guidance during percutaneous nephrolithotomy: a systematic review and meta-analysis. Urolithiasis, 2016.

94. Yan S, Xiang F, Yongsheng S. Percutaneous nephrolithotomy guided solely by ultrasonography: a 5-year study of >700 cases. BJU Int, 2013, 112 (7): 965-971.

95. Chi T, Masic S, Li J, et al. Ultrasound Guidance for Renal Tract Access and Dilation Reduces Radiation Exposure during Percutaneous Nephrolithotomy [J]. Advances in Urology, 2016, 2016 (2): 1-8.

96. Chu C, Masic S, Usawachintachit M, et al. Ultrasound-Guided Renal Access for Percutaneous Nephrolithotomy: A Description of Three Novel Ultrasound-Guided Needle Techniques. J Endourol, 2016, 30 (2): 153-158.

97. Liu Y, Yu X, Sun X, et al. Paravertebral block for surgical anesthesia of percutaneous nephrolithotomy: Care-compliant 3 case reports [J]. Medicine (Baltimore), 2016, 95 (28): e4156.

98. Ramakumar S, Segura JW. Renal calculi. Percutaneous management. Urol Clin North Am, 2000, 27 (4): 617-622.

99. Luo HB, Liu XH, Wu TP, et al. Clinical application of percutaneous nephrostomy in some urologic diseases. J Huazhong Univ Sci Technol, 2008, 28 (4): 439-442.

100. Roy C, Tuchmann C, Guth S, et al. Helical CT of urinary tract: clinical applications. J Radiol, 2000, 81 (9, SI): 1071-1081.

101. Aldaqadossi HA, Kotb Y, Mohi K. Efficacy and Safety of Percutaneous Nephrolithotomy in Children with Previous Renal Stone Operations. J Endourol, 2015 Aug, 29 (8): 878-882.

102. 罗洪波, 刘修恒, 吕胜启, 等. 经皮肾镜手术治疗上尿路结石合并脊柱畸形的临床分析. 微创泌尿外科杂志, 2017, 6 (6): 348-351.

103. Thiruchelvam N, Mostafid H, Ubhayakar G. Planning percutaneous nephrolithotomy using multidetector computed tomography urography, multiplanar Reconstruction and three-dimensional reformatting. BJU Int, 2005, 95 (9): 1280-1284.

104. Hosseini MM, Yousefi A, Rastegari M. Pure ultrasonography-guided radiation-free percutaneous nephrolithotomy: report of 357 cases. Springerplus, 2015, 4 (1): 313.

105. Karami H, Rezaei A, Mohammadhosseini M, et al. Ultrasonography-guided percutaneous nephrolithotomy in the flank position versus fluoroscopy-guided percutaneous nephrolithotomy in the prone position: a comparative study. J Endourol, 2010, 24 (8): 1357-1361.

106. 邓耀良. 输尿管结石诊断治疗指南. 2014版中国泌尿外科疾病诊断治疗指南. 北京: 人民卫生出版社, 2014.

107. 邓耀良, 叶章群, 李虹. 泌尿系结石临床诊断治疗学. 第1版. 北京: 人民卫生出版社, 2009.

108. 叶章群, 邓耀良, 董诚, 等. 泌尿系结石. 第2版. 北京: 人民卫生出版社, 2010.

109. 曾国华, 李逊. 经皮肾镜取石术. 第1版. 北京: 人民卫生出版社, 2011.

110. Tomera KM, Leary H. Pyeloscopy in urothelial tumors. J Urol, 1982, 127: 1088-1089.

111. Palou J, Piovesan LF, Huguet J, et al. Percutaneous nephroscopic management of upper urinary tract transitional cell carcinoma: recurrence and long-term follow-up. J Urol, 2004, 172 (1): 66-69.

112. 张浩, 张炎, 司徒杰, 等. 经皮肾镜方法切除孤立肾肾盂肿瘤并灌注化疗1例报告. 中华腔镜泌尿外科杂志, 2013, 7 (2): 154-155.

113. Samarasekera D, Chew B. Endopyelotomy still has an important role in the management of ureteropelvic junction obstruction. Can Urol Assoc J, 2011, 5 (2): 134-136.

114. Kapoor A, Allard C. Laparoscopic pyeloplasty: the standard of care for ureteropelvic junction obstruction. Can Urol Assoc J, 2011, 5 (2): 136-138.

115. Ramsay JW, Miller RA, Kellett MJ, et al. Percutaneous pyelolysis: indications, complications, and results. Br J Urol, 1984, 56: 586-588.

116. 徐晓亮, 黄义, 白志明. 经皮肾镜2μm激光治疗UPJO合并肾结石一例报道. 中华腔镜泌尿外科杂志, 2009, 3 (4): 362.

117. 李志刚,韩从辉,邱祥政,等.经皮肾镜治疗肾盂输尿管连接部狭窄106例临床研究.东南大学学报(医学版),2012,31(6):702-704.

118. Wahlqvist L, Grumstedt B. Therapeutic effect of percutaneous puncture of simple renal cyst. Follow-up investigation of 50 patients. Acta Chir Scand, 1966 Oc;132(4):340-347.

119. Ozgür S, Cetin S, Ilker Y. Percutaneous renal cyst aspiration and treatment with alcohol. Int Urol Nephrol, 1988, 20(5): 481-484.

120. 郭丰富,邵志强,王广健,等.经皮肾囊肿穿刺2μm激光切开内引流术治疗肾盂旁囊肿.中华医学杂志,2012,92(2):122-123.

121. 夏志国,张保,石马晋,等.经皮肾镜肾囊肿去顶减压术30例临床研究.微创泌尿外科杂志,2015,4(1):34-36.

122. 杨佐炎,刘滴,杨长庆,等.局麻下经皮肾镜钬激光去顶减压术治疗11例肾囊肿报告.遵义医学院学报,2015,38(4):433-434.

123. Park H, Kim CS. Natural 10-year history of simple renal cysts[J]. Korean journal of urology. 2015, 56(5):351-356.

124. Paananen I, Hellstrom P, Leinonen S, et al. Treatment of renal cysts with single-session percutaneous drainage and ethanol sclerotherapy: long-term outcome. Urology. 2001, 57(1):30-33.

125. Efesoy O, Tek M, Bozlu M, et al. Comparison of single-session aspiration and ethanol sclerotherapy with laparoscopic de-roofing in the management of symptomatic simple renal cysts. Turkish journal of urology. 2015, 41(1):14-19.

126. Gelet A, Sanseverino R, Martin X, et al. Percutaneous treatment of benign renal cysts. Eur Urol. 1990, 18(4):248-252.

127. Hamedanchi S, Tehranchi A. Percutaneous decortication of cystic renal disease. Korean journal of urology. 2011, 52(10):693-697.

128. Kavoussi LR, Clayman RV, Mikkelsen DJ, et al. Ureteronephroscopic marsupialization of obstructing peripelvic renal cyst[J]. The Journal of urology. 1991, 146(2):411-414.

129. 杨嗣星,吴旭,廖文彪,等.输尿管软镜下钬激光内切开引流术治疗肾囊性疾病的安全性及疗效.中华泌尿外科杂志,2016,37(01):17-20.

130. Yu W, Zhang D, He X, et al. Flexible ureteroscopic management of symptomatic renal cystic diseases. The Journal of surgical research. 2015, 196(1):118-123.

131. Liu Y, Yu X, Sun X, et al. Paravertebral block for surgical anesthesia of percutaneous nephrolithotomy: Care-compliant 3 case reports. Medicine (Baltimore). 2016, 95(28): e4156.

132. Jia Hu, Najib Isse Dirie, Jun Yang, et al. Percutaneous ureteroscopy laser unroofing−a minimally invasive approach for renal cyst treatment. Sci Rep, 2017 Oct 31;7(1):14445.

133. 胡嘏,杨俊,夏丁,等.经皮输尿管镜激光肾囊肿去顶术治疗肾囊肿的安全性和有效性.中华泌尿外科杂志,2017,38(01):1-4.

第十二章

输尿管镜的临床应用及创新

第一节　输尿管软镜类型及其革新

腔镜技术的发展总是与工业制造技术的进步密不可分的。Marshall（1964 年）使用 F9 纤维镜观察到输尿管中段结石，这是最初的观察镜，并未设计工作通道，仅仅能作为诊断工具，实际临床意义非常有限。后来 Bagley 等从设计方面改善了软输尿管镜，使其视野更清晰开阔、操控性能更稳定以及具备了相应的工作通道，工作通道内可以置入不同的器械完成活检、碎石等治疗，现代软输尿管镜初具雏形。这一时期的软镜仍有许多缺陷限制其临床应用，如镜体较粗、转向关节活动度小、分辨率较低等，与同时期半硬质输尿管镜相比没有任何优势。电子软镜的出现迅速推动的软镜的临床应用，它具有高清的画面、广阔的视野、灵活的转向和多功能的微通道器械，大大提升了软镜的效能，高频高功率激光的出现进一步推动了软镜的广泛应用，使之成为近年来泌尿外科医生的新宠。

要想做好软镜手术，必须了解、认识、熟悉软性输尿管镜。各种软性输尿管镜的构造和特性都不尽相同。因此，熟悉各种软性输尿管镜及与软性输尿管镜术相关的器械（如软性输尿管镜送达鞘、碎石设备、取石及组织活检设备）对软性输尿管镜术操作至关重要。

目前使用较多的软性输尿管镜品牌主要有：Olympus，Karl Stortz，ACMI，Wolf 等（表 12-1）。

表 12-1　部分品牌软性输尿管镜的参数

	Olympus URF-P5	ACMI DuR-8	Karl Stortz Flex-X^2	Wolf 7325. 076
长度（cm）	70	64	67	68
尖部直径（Fr）	6. 3	6. 75	7. 5	6. 0
中部直径（Fr）	8. 4	8. 7	8. 5	8. 8
尾部直径（Fr）	8. 4	10. 1	8. 5	8. 8
视野（°）	90	80	88	85
视角（°）	0	12	0	0
工作通道直径（Fr）	3. 6	3. 6	3. 6	3. 6
弯曲度↑↓（°）	180/270	170/180	270/270	270/270

国内已有多家公司进行软性输尿管镜或软硬一体化尿管镜的研发和生产，一次性软性输尿管镜也在进行临床前研究，未来单次手术成本将会越来越低。

软性输尿管镜可分为软性光学纤维镜和软性电子镜。

一、纤维镜

（一）单通道软性纤维镜

单通道软性纤维输尿管镜是目前临床应用较为广泛的软性输尿管镜（图 12-1）。顾名思义其镜体内设计有单个操作通道（图 12-2）。

软性纤维输尿管镜的原理是利用外部光源发出的光经导光纤维束传至软镜的最远端部分的一个凹透镜上，经凹透镜发散照射，以获得更宽广的照明视场。人体内脏经光线照射后，器官组织界面反射的光线进入软镜的成像通道，由该物镜成像在图像传导纤维束的端面上，再经图像传导纤维束传导至目镜端，术者从目镜即可看到清晰的体内影像，目镜可连接摄像系统，将内部影像经电视显示出来。

软性纤维镜主要由导入鞘、可控制旋钮的手柄、目镜、导光束、工作通道等组成（图 12-3）。

各类软性纤维输尿管镜的操作手柄的设计大致相同，均带有可调节软镜先端部转向的控制旋钮（图 12-4）。软镜先端部的设计多数为双向（腹侧和背侧转向）。不同产品转向角度的大小会有所差异。当操作通道内置入光纤、套石篮等器械后，软镜先端的转向最大角度会有所减小（图 12-5）。转向旋钮的转向是在二维平面上，若要完成在肾内一个平面以上的转向，则需要手术者通过镜身的旋转来完成。

（二）双通道软性纤维输尿管镜

双通道软性输尿管镜的镜体内设计有两个操作通道，其在使用过程中可以同时使用两个通道从而达到更好的碎石效果（图 12-6）。如一个通道置入套石篮套住结石，另外一个

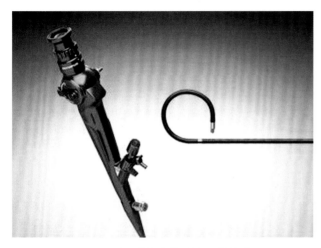

图 12-1　单通道纤维软性输尿管镜外观

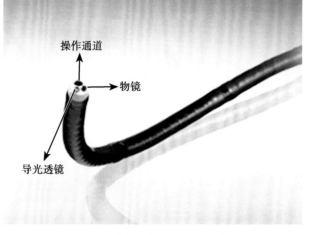

图 12-2　单通道纤维软性输尿管镜先端结构

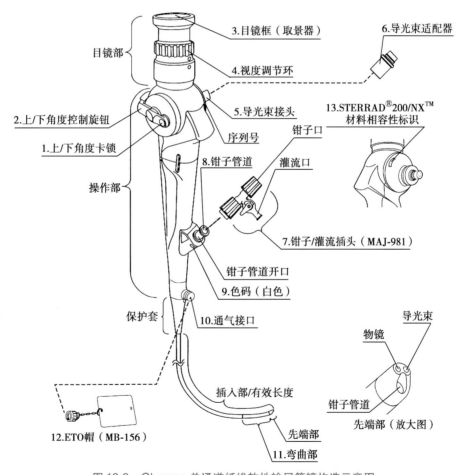

图 12-3　Olympus 单通道纤维软性输尿管镜构造示意图

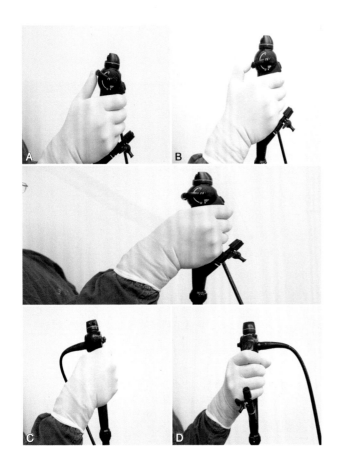

图 12-4 操作手柄示意图
标准持镜手法(中间),角度控制旋钮上推
(A)、下按(B)、镜身内旋(C)、外旋(D)

		Storz Flex-X²		ACMI DUR-8 Elite				Olympus XURF-P5		Wolf 7325.076	
		↑	↓	↑–	↓–	–↓	↓↓	↑	↓	↑	↓
Empty	∠(°)	256.0	264.3	164.5	157.8	125.4	285.6	182.2	287.6	265.7	258.4
	r(mm)	11.6	10.6	9.7	11.1	8.6	10.2	8.2	9.5	11.0	11.1
200 μm laser fiber	∠(°)	246.1	244.3	151.4	148.4	125.9	274.1	180.4	272.3	252.3	247.6
	r(mm)	12.7	12.2	11.3	11.7	8.6	11.2	8.3	11.3	11.5	11.4
365 μm laser fiber	∠(°)	191.0	199.8	117.0	113.8	121.9	232.8	108.3	207.0	211.8	203.6
	r(mm)	16.6	16.5	14.9	16.8	9.8	12.3	16.1	15.7	16.0	15.9
2.2F nitinol basket	∠(°)	250.7	256.5	158.2	153.7	133.1	287.0	181.9	280.6	259.9	259.0
	r(mm)	11.7	11.1	10.6	11.0	8.7	10.3	8.3	11.4	11.0	11.1
3F nitinol basket	∠(°)	246.1	260.9	158.0	155.8	137.0	284.7	182.3	275.9	254.3	251.4
	r(mm)	11.9	10.6	10.7	11.0	8.9	10.3	8.3	11.5	11.2	11.1

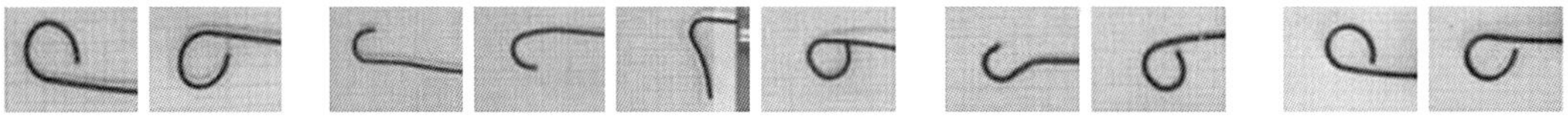

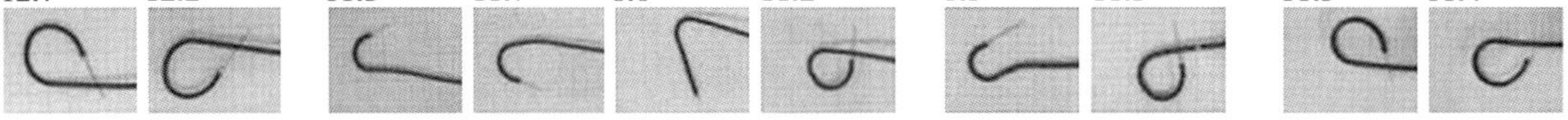

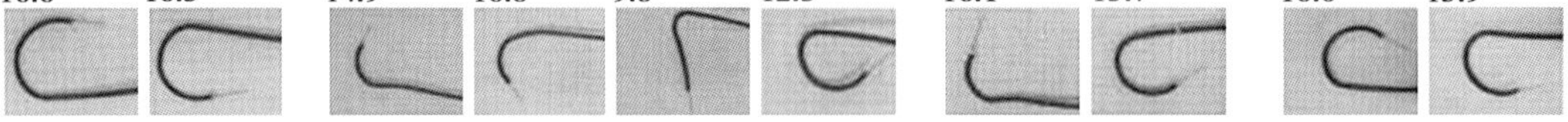

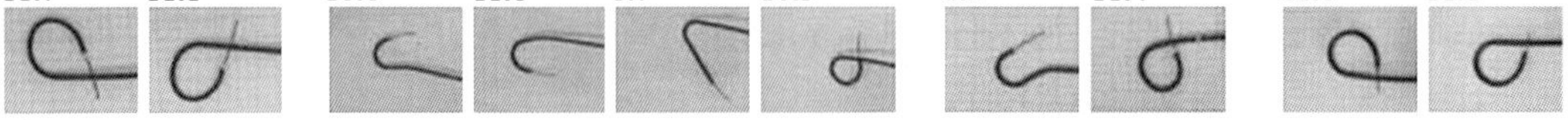

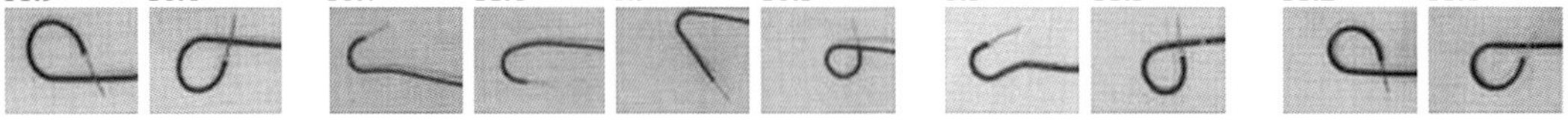

图 12-5 不同品牌软镜先端部转向角度

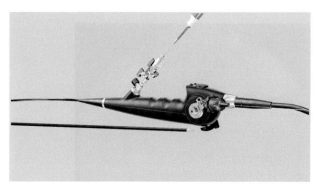

图 12-6　双通道软镜的操作通道

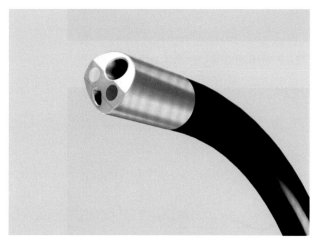

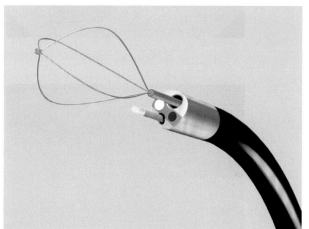

图 12-7　双通道软镜的先端部

通道置入激光光纤碎石,从而避免单通道激光碎石过程中结石跳动的问题(图12-7)。

由于镜体直径的限制,双通道软镜的操作通道较单通道软镜小。

二、电子镜

(一)电子镜的特点

电子镜是将冷光源经窥镜内的导光纤维经光导入被检者体内,对所检者以及手术部位照明后,通过镜身前端的由集成电路片组成的微型图像传感器(CCD,charge coupled device)接受体腔内各脏器组织表面反射的光线,将量子变换成电荷载流子进行光电转换,并积分存储,收集在陈列的存储单元中,把图像的光信号转化为电信号,再通过电缆传输图像信号。图像在经过视频处理中心,对图像进行还原并进行加工处理,然后通过显示屏进行显示和采集存储,提高了获取图像的质量,克服了光纤在使用过程中的容易损坏的特点(图12-8)。软性电子镜的好坏取决于CCD的性能,目前多数采用CCD,但是随着互补金属氧化物半导体(CMOS,complementary metal-oxide semiconductor)的应用,以CMOS为基础的软性电子镜技术迅猛发展(表12-2)。

表 12-2　CCD 与 CMOS 图像参数比较

性能参数	灵敏度	噪声	光晕	电源	集成状况	结构
CCD	优	优	有	多电极	低	复杂
CMOS	良	良	无	单一电极	高	简单

(二)纤维镜与电子镜的比较

光学纤维软镜与软性电子镜的比较(表12-3)。

表 12-3　光学纤维软镜与电子纤维软镜的比较

参数	图像质量	使用年限	图像的失真度	旋转
软纤维镜	低	短	略失真	困难
软电子镜	高	长	失真小	灵活

由于受到镜体直径的限制纤维软镜的图像传输光纤的数目受到限制,直接影响到图像分辨率的提高。软性电子镜由于采用CCD或CMOS采集图像而更容易获得较高的图像清晰度和对比度(图12-9)。同时由于软性电子镜采用电缆线代替易折损的光纤传输图像,使得其使用寿命明显提高。另一方面电子软镜由于获取图像方式的改变,可以通过各种技术手段改善图像质量和增加成像信息,以提供更有价值的图像信息(图12-10)。

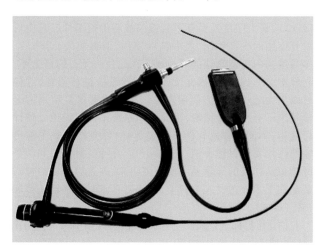

图 12-8　软性电子输尿管镜镜体、导光及图像信号传输系统

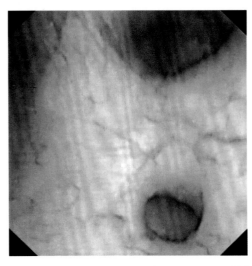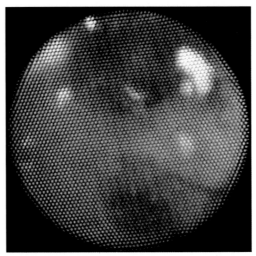

图 12-9 同一部位 Karl Storz 软电子镜(左)与软纤维镜(右)图像对比

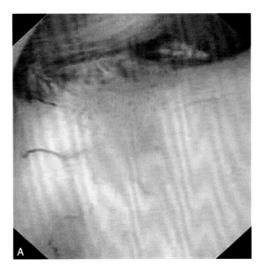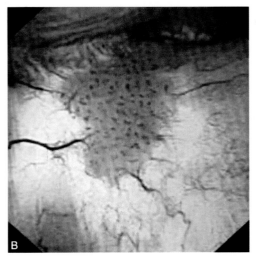

图 12-10 软电子镜白光图像(A)与 NBI 成像(B)的图像对比

目前很多软性电子镜为了术者操作的方便增加了新的功能。如 Olympus 电子软镜的插入部通过旋转从而更方便在人体内进行转向操作(图 12-11)。

(三) 可拆卸的组合式软性输尿管镜

输尿管的生理结构特点决定了软性输尿管镜必须纤细和可弯曲,由此造成了传统整体式软性输尿管镜不可避免的易损性,并带来高昂的维修费用和较长的维修周期,阻碍了这项大可惠及病患的技术广泛使用。其损坏的表现主要有:①工作通道损毁;②镜体远端破损;③转向失灵;④手柄损坏;⑤影像缺失(导像光纤断损)。

为了解决上述所面临的难题,新型组合式软性输尿管镜(modular flexible ureteroscope)开始应用于临床。新型组合式软性输尿管镜是一种可拆卸式输尿管镜,成像稳定清晰,主要核心部件可随时拆卸更换,光源光纤和视频光纤可分别插入视频和光源通道,通道远端有玻片覆盖,不直接与病人接触,所以不用消毒。而易损耗部件可随时拆卸抛弃,且价格低廉。这些独特设计尝试解决了软性输尿管镜主件易损坏的难题,降低维修费用,弥补软输尿管镜维修周期长,成本

价格昂贵的缺点。

德国铂立(Poly Diagnost Gmbh)公司设计的可拆卸组合式软性泌尿镜是全球独有的组合式软性输尿管镜(图12-12),最大限度地保存了软镜的核心价值部件。它由可重复使用的光纤系统,及一次性使用、消毒包装、可弯转、多通道的内窥镜套管共同组成。在此独一无二的概念下,光纤不会受到污染,因此无须对光纤系统进行消毒,这样可以大大延长光纤的使用寿命。独立的可重复使用的光学系统不会与患者接触,因此光学系统不需要消毒处理即可使用,不同于普通软性纤维镜那样,导光纤维和图像传输纤维均置于目镜手柄(图12-13)。目镜、摄像头和两条纤维束从内镜的导管系统中分离出来,并且以无菌的模式装配在手术台边的三节臂上,使术者手术时更加轻松自如(图12-14)。

铂立可拆卸组合式软性输尿管镜设备(图12-15)由摄像仪(图12-16)、冷光源(图12-17,图12-18)及镜体组成。其中可拆卸的镜体包括:目镜、光纤(包含导光束)、光纤长度补给器(当操控镜子前端转向时,该器械可以确保光纤与套管始

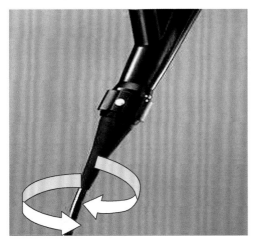

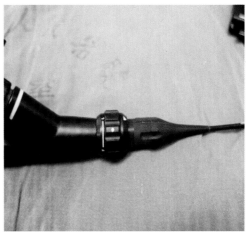

图 12-11　Olympus 软电子镜插入部的左右旋转功能

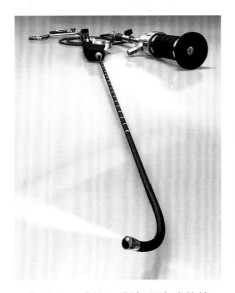

图 12-12　Poly 可拆卸组合式软性
输尿管镜

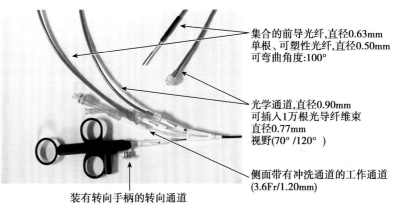

集合的前导光纤,直径0.63mm
单根、可塑性光纤,直径0.50mm
可弯曲角度:100°

光学通道,直径0.90mm
可插入1万根光导纤维束
直径0.77mm
视野(70°/120°)

侧面带有冲洗通道的工作通道
(3.6Fr/1.20mm)

装有转向手柄的转向通道

图 12-13　Poly 软镜操作手柄及各通道示意图

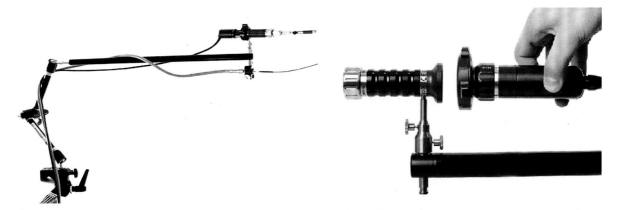

图 12-14　Poly 软镜三节臂示意图

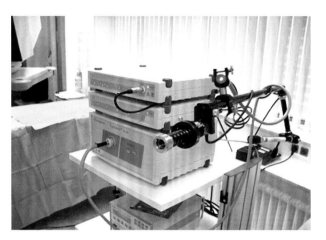

图 12-15　Poly 软镜主机系统

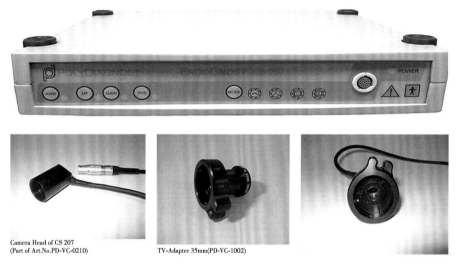

Camera Head of CS 207
(Part of Art.No.PD-VC-0210)

TV-Adapter 35mm(PD-VC-1002)

图 12-16　Poly 软镜（专业小腔道）摄像仪 PD-VC-0210

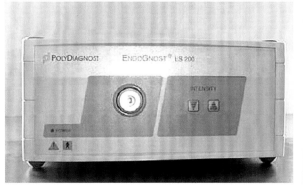

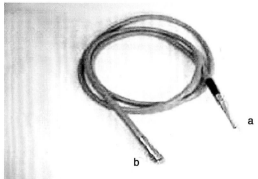

图 12-17　Poly 软镜（专业小腔道）冷光源 PD-LS-0220

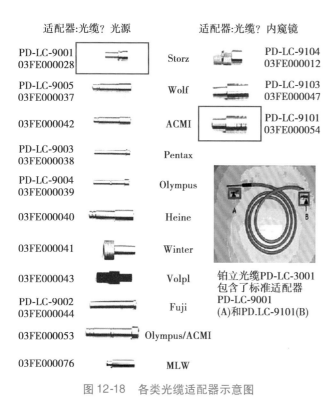

图 12-18　各类光缆适配器示意图

终吻合）。镜子的可拆卸性允许操作者在必要的情况下，随时更换损坏的部件，避免手术中断。其视频通道直径为 0.99mm，可置入 0.77mm 视频光纤，可视角度（70°/120°）；工作道通（3.6Fr/1.20mm），有用于灌注的侧孔；可拆式软镜远端结构为 8.0Fr/2.65mm，工作通道插入 230μm 光纤时最大弯曲度：250°（±5°）（图 12-19，图 12-20）。这些独特设计尝试解决了输尿管软镜主件易损坏的难题，降低维修费用，弥补输尿管软镜维修周期长，成本价格昂贵的缺

点。卢剑等采用德国铂立可拆卸组合式软性输尿管镜治疗 4 例肾输尿管结石患者，结石直径为 0.8～1.5cm，均碎石成功，术中无输尿管损伤等并发症发生，术中视野清晰，操作简便。笔者使用可拆卸软性输尿管镜治疗肾结石 22 例，单次碎石成功率 86.4%（19/22），手术时间 45～150 分钟（110.4±25.3 分钟），术中无大出血、输尿管穿孔、严重感染等并发症发生。Bader 等采用可拆卸组合式软性输尿管镜治疗 20 例肾结石，均顺利到达结石所在位置碎石成功，平均碎石时间 77 分钟。Bader 认为组合式输尿管软镜易于操作，克服输尿管软镜主件易损坏，维修价格昂贵的缺点（图 12-21）。

光学系统具有 1 万像素，可传输非常清晰的图像，景深>30mm。光学系统采用了单根光纤成像技术，不同于传统的众多石英光纤复合而成的结构形式，不但提高成像的清晰度，而且不会因部分光纤折断而造成黑斑现象，也没有网格或蜂窝状虚影。

（四）软性输尿管镜机器人

机器人软输尿管镜系统由外科操作台、电子架、软导管系统和机器人导管操纵器等部分构成。外科操作台由液晶显示器及可直接调整导管转向的三维操纵杆、腔镜及 X 线透视两种模式能通过操纵台上开关控制。术中通过遥控系统调节输尿管软镜，其最大弯曲度可达 270°，且不受工作通道中使用其他辅助设备的影响，术者可通过机器人操作系统完成软输尿管镜碎石手术。

Desai 等应用机器人输尿管软镜顺利完成了 18 例大小为 5～15mm 肾结石手术，成功将结石碎成 1～2mm，术后复查 CT/排泄尿路造影，完整结石清除率在 2、3 个月时分别为 56% 和 89%。3 个月后所有患者肾功能稳定及集合系统通畅引流。他认为机器人软输尿管镜技术虽费用高，但有其优势价值所在，可进一步应用于临床治疗。

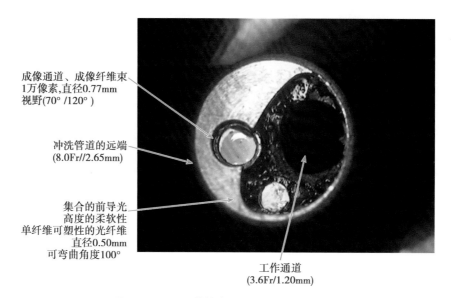

成像通道、成像纤维束
1万像素，直径0.77mm
视野(70°/120°)

冲洗管道的远端
(8.0Fr/2.65mm)

集合的前导光
高度的柔软性
单纤维可塑性的光纤维
直径0.50mm
可弯曲角度100°

工作通道
(3.6Fr/1.20mm)

图 12-19　Poly 软镜先端结构及各通道示意图

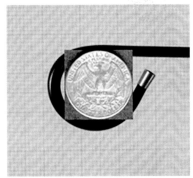
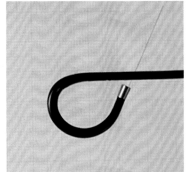
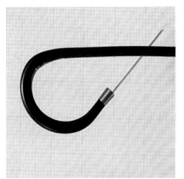

最大的有效顶端偏向角度
（空载）：
250°（±5°）

最大的有效顶端偏向角度
（内含230um激光纤维）：
250°（±5°）

最大的有效顶端偏向角度
内含600um激光纤维：
240°（±10°）

图 12-20　Poly 软镜各状态下最大的有效顶端偏向角度

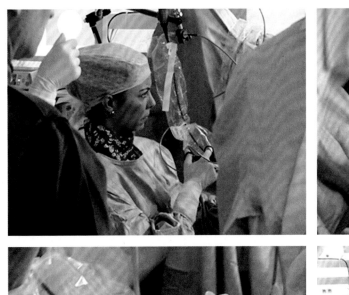
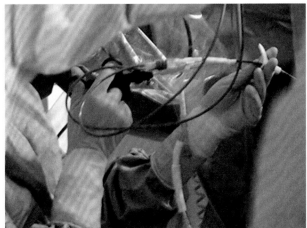
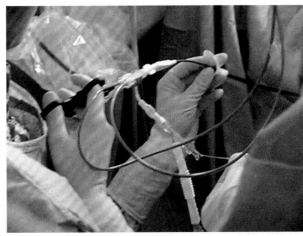
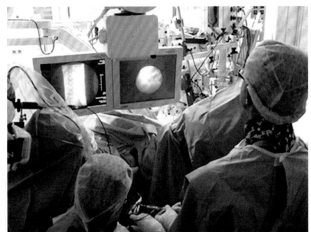

图 12-21　Poly 软镜手术操作示意图

（熊云鹤　杨嗣星）

第二节　几款国内代表性的软镜类型

一、孙氏末段可弯硬性输尿管肾镜

（一）概述

输尿管镜技术的临床应用于 1964 年首次报道,经过 50

年余的发展,目前该技术主要包含输尿管硬镜和输尿管软镜两大应用方向。

输尿管硬镜为金属钢结构镜体,使用便捷,简单易学;但是输尿管硬镜也有其不足,由于镜体不可弯曲,因此只能处理输尿管结石而无法治疗肾脏结石;此外,对于一些输尿管上段结石碎石过程中发生结石上移进入肾脏的情况,输尿管硬镜手术由于无法处理返回肾脏内部的碎石而易导致碎石失败。

输尿管软镜最主要的特征为镜身全部为软性结构,具有被动弯曲功能;同时镜体前端能够双向主动弯曲,因而能够进入肾脏内部,处理肾盂、肾盏结石。但是,输尿管软镜碎石手术也存在一些不足:其软性结构导致手术操作复杂、镜体易损,购买和维修成本昂贵,这些不足制约了软镜的进一步推广和普及。

针对目前输尿管硬镜和输尿管软镜上述不足,第二军医大学附属长海医院泌尿外科孙颖浩院士及其团队经过长期研发和不断改良,在前期研究成果的基础上,于2013年推出了新一代"孙氏末段可弯硬性输尿管肾镜"。该内窥镜具有完全自主知识产权,通过临床应用证实安全、有效,可基本替代输尿管硬镜和软镜完成输尿管和肾脏结石的腔道内镜下的碎石手术。本节对此将做一介绍。

(二)第一代末段可弯输尿管硬镜的研发

1. **各种泌尿系结石微创诊疗技术的优缺点** 理想的上尿路结石治疗方式应在最低程度损伤前提下,能够处理输尿管以及肾脏各个部位的治疗。目前的主流治疗方式包括体外冲击波碎石(ESWL)、经皮肾镜碎石术(PCNL)、输尿管硬镜和软镜手术。

ESWL开展至今已30余年,虽然具有创伤小、开展便捷等特点,但该诊疗技术尚存在一些不足:首先ESWL对于体积较大(>2cm)以及较硬的结石治疗效果欠佳,其次对于肾脏下盏结石,ESWL往往会出现碎石后无法排出的情况;另外,一些输尿管结石合并远端梗阻以及嵌顿性结石,通常也不适合ESWL治疗。

PCNL通过建立经皮肾通道,使用气压弹道、超声或者激光碎石,具有高效、结石清除率高的特点,尤为适合治疗肾脏巨大以及复杂性结石;但经皮肾镜碎石术手术并发症风险高达50%,其中严重并发症如大出血(11.2%~17.5%)等更是制约经皮肾镜碎石术广泛开展的重要因素。

输尿管硬镜和软镜手术通过人体自然腔道治疗泌尿系结石,创伤小,恢复快,但两种内镜各有一定局限性:输尿管硬镜治疗多数输尿管中、下段结石均可取得良好效果,但由于镜体无法弯曲因而不能处理肾脏结石;输尿管软镜虽具有大角度主动弯曲特点、能够方便进入各个肾盏碎石,但柔软的镜体导致手术操作复杂、镜体易损、同轴转向差,而且价格昂贵,大大超出了国内多数医院医疗成本的承受能力。

因此,研发一种兼具安全、微创、高效,同时功能整合的新型腔道内镜技术和器械具有十分重要的临床价值。

2. **第一代末段可弯输尿管硬镜的研发** 2003年,长海医院泌尿外科研究团队在孙颖浩教授的带领下,与OLYMPUS公司经过3年技术攻关,研发出了第一代末段可弯输尿管硬镜(图12-22)。

该内镜采用钢性结构镜身及可弯软性末段一体化设计,当插入钢性闭杆时,末端可弯部分在闭杆的支撑下能够维持伸直中立位,此时该内镜可作为输尿管硬镜使用;当取出闭杆时,内窥镜末端可弯部分能通过手柄上的弯杆实现上/下

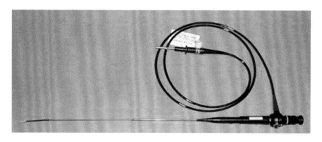

图12-22 第一代末端可弯输尿管硬镜全貌

可控弯曲,弯曲角度达到双向>180°(图12-23);此时末端可弯段的操控方法类似于输尿管软镜,可实现肾脏内不同位置结石的探查和碎石治疗。该器械通过输尿管硬镜+软镜功能一体化的突破性设计,初步实现了仅用一把内窥镜即能完成输尿管结石和肾脏结石的治疗,并于2006年获得国家实用新型专利。

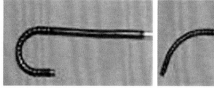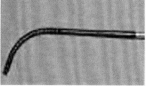

图12-23 第一代末段可弯输尿管硬镜末端可弯部分结构

对该内镜的临床应用显示,使用该内镜治疗输尿管上段和肾脏结石平均手术时间约为28分钟,结石总体清除率可达到83%~92%,无一例严重手术并发症;无论是治疗肾脏结石还是输尿管结石均能取得良好的效果;尤其在处理输尿管上段发生移位的结石时,术中无须更换内镜,跟随上移结石继续上镜,使用可弯末段的功能处理上行至肾脏内的结石。相关研究结果于2010年发表于Journal of Endourology上,同时在第26和27届世界腔道泌尿外科会议上做了报告发言。

3. **第一代末段可弯输尿管硬镜的改进** 虽然第一代末段可弯输尿管硬镜在结构和功能上具备了输尿管硬镜软镜一体化的设计理念,但在使用中尚存在一些不足。

首先,由于镜体前端可弯段维持伸直中立位需要在工作通道内置入硬性闭杆,这导致闭杆和碎石工具(如气压弹道探杆、激光光纤等)不能同时置入使用。其在治疗一些输尿管扭曲严重的结石病例时,一旦闭杆退出工作通道、准备更换碎石工具时,镜体前端可弯段即会失去支撑、无法维持良好的碎石位置导致碎石困难、甚至碎石失败。

其次,由于用于支撑伸直中立位的硬性闭杆较细、应力负荷有限,内镜前端可弯段在输尿管内上镜过程中可能会因为输尿管扭曲、转角较大等原因而难以维持伸直中立位,导致上镜困难。

(三)新型孙氏末段可弯硬性输尿管肾镜的研发和性能

1. **孙氏末段可弯硬性输尿管肾镜的研发和性能** 针对第一代末段可弯镜的不足,孙颖浩教授团队联合医疗器械生产企业经过10年研发和改进,于2012年成功研制出新一代末段可弯输尿管硬镜,命名为"孙氏末段可弯硬性输尿管肾镜"。

该镜采用导光纤维成像技术,分辨率 10 000 华数,视角 80°,景深 1~20mm;整体类似输尿管硬镜外观结构,镜体全长 700mm,工作长度 425mm,前端可弯段长度 90mm;尖端外径 8.7Fr,镜体后端插入部外径 9.8Fr,工作通道内径 3.6Fr;镜身具有较好的钢性和韧性,手柄操作部分符合人体工程学设计,完全满足常规输尿管硬镜手术需要(表 12-4)。

表 12-4　孙氏末端可弯输尿管硬镜性能参数

名称	孙氏末段可弯硬性输尿管肾镜
尖端部	8.7Fr(带鞘)
插入部	9.8Fr(带鞘)
器械工作通道	3.6Fr
工作长度	≥425mm
末端可弯段长度	90mm
图像分辨率	10 000 华数(像纤)
照明方式	光纤
弯曲方向和角度	下弯:≥210° 上弯:≥270°
工作温度	+10℃~+40℃
相对湿度	RH 30%~75%
大气压力范围	70kPa~106kPa

该新型内窥镜最主要特点在于其独特的软、硬镜一体化结构设计。与前一代末段可弯镜不同的是,孙氏末段可弯硬性输尿管肾镜的软、硬功能一体化设计采用了钢性结构可伸缩外鞘和末端带有 9cm 软性可控弯曲末段的输尿管硬镜组成(图 12-24)。

孙氏末段可弯硬性输尿管肾镜手柄包括以下几部分结构组成(图 12-25)。A. 可伸缩外鞘锁定:用于调节外鞘伸出与缩进;伸缩调节采用分段式设计,以适应不同肾脏集合系统的需要;B. 独立的灌注水流出道外口:该通道不与工作通道共用,不会因为置入操作器械导致灌注水流出不畅进而引起肾盂压力升高;C. 外鞘连接部:可伸缩外鞘通过此处螺纹与内窥镜主体部分连接;D. 可弯末端操控杆:采用与输尿管软镜相同的弯杆操控设计,操控杆上推——可弯末端向上弯

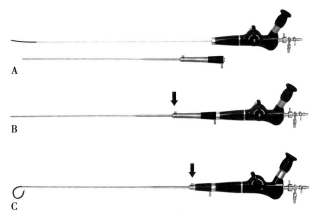

图 12-24　孙氏末段可弯硬性输尿管肾镜的整体结构
A. 带有可弯末段的硬镜以及可伸缩钢性外鞘的分体结构;B. 组合结构,外鞘呈伸出状态,内镜可作为硬性输尿管镜使用;C. 外鞘缩回,显露出可弯段,内镜可作为软性输尿管镜使用;箭头所指分别为外鞘伸出与外鞘缩回状态

曲,操控杆下推——可弯末端向下弯曲,调节便捷且精确;E. 三通阀:与内窥镜工作通道相连接,用于接入灌注水以及置入操作器械和碎石工具;F. 目镜及焦距调节:用于调节内窥镜焦距以及连接视频成像系统。G. 光源接入:用于连接光源线。

2. 孙氏末段可弯硬性输尿管肾镜操作方法　将可伸缩鞘套于内部末段可弯镜外部,通过螺纹旋紧固定,外鞘保持完全外伸,内部可弯段被外鞘覆盖,此时孙氏镜在结构上与普通硬性输尿管镜一致,可按硬镜使用方式进入输尿管开口以及沿输尿管腔逆行上镜。当外鞘缩回,露出内部镜体的软性可弯段时,可弯段能随着手柄操控杆的上下扳动而双向弯曲,可以在肾脏内各个部位探查操作(图 12-26)。此外,孙氏镜的外鞘采用三段式伸缩设计,能够分别显露 3cm/6cm/9cm 长度的可弯段以适应不同大小的肾脏集合系统需要。

3. 孙氏末段可弯硬性输尿管肾镜的特点与研发价值　该新型内窥镜由长海医院泌尿外科孙颖浩教授团队研发,具有完全自主的知识产权,已获得国家实用新型专利,专利号 ZL201320426657.5。

该新型内镜具有如下特点:

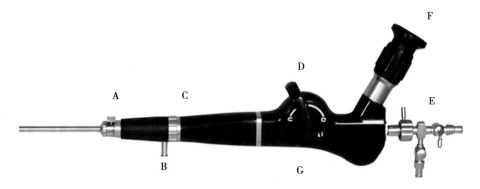

图 12-25　孙氏末段可弯硬性输尿管肾镜手柄部分结构
A. 外鞘伸缩功能锁定;B. 独立流出道;C. 外鞘固定位置;D. 末端调节弯杆;E. 三通阀;F. 目镜及焦距调节;G. 光源接入(在镜体对侧)

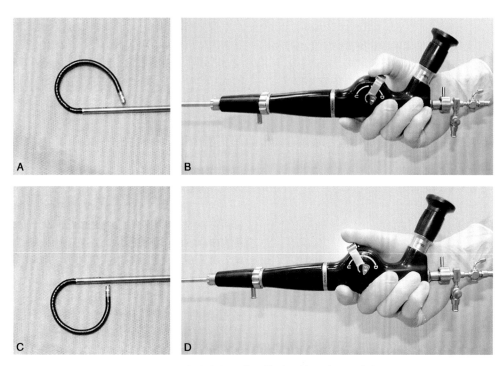

图 12-26　孙氏末段可弯硬性输尿管镜的双向弯曲

（1）采用一体式设计，一把内窥镜兼备输尿管软、硬镜功能，术中无须更换内窥镜，即能一并处理输尿管和肾脏的结石。

（2）内窥镜为刚性结构镜体，同轴转向性稳定一致，使用中能保持手柄与末端 1∶1 扭矩，操控性能好，碎石成功率高。

（3）孙氏末段可弯硬性输尿管肾镜的使用以广泛开展、技术成熟的普通输尿管硬镜操作方法为基础，结合类似软镜的操控杆结构控制镜体末端双向弯曲，开展的技术门槛较低；同时该内窥镜易于上手，操作便捷，学习曲线较输尿管软镜明显较短。

（4）本镜采用金属外鞘和末端可弯内芯设计，与输尿管软镜相比经久耐用。

（5）完全国产化设计、制造，具有自主知识产权，购买和维修成本低。

孙氏末段可弯硬性输尿管肾镜与国外同类内窥镜产品性能相当，但一把内镜可基本替代传统输尿管硬镜和软镜的功能，在实用性、价格、市场竞争力方面具有更显著的优势。面世以来，孙氏末段可弯硬性输尿管肾镜已在各类全国泌尿外科会议以及世界腔道泌尿外科年会、亚洲泌尿外科年会、美国泌尿外科年会等会议中会议上做了专题介绍，同时长海医院泌尿外科围绕该新型内窥镜的推广和普及已举办多期研讨班，受到国内外同行的高度关注。通过对该新型内窥镜的推广，有望进一步提高泌尿系结石新型微创诊疗技术在国内各级医院的普及率，降低医疗成本，满足广大基层地区的诊疗需要，惠及更广大患者的需求，具有良好的应用前景。

（四）孙氏末段可弯硬性输尿管肾镜碎石术

1. 适应证　孙氏末段可弯硬性输尿管肾镜具备传统输尿管硬镜和软镜的所有功能，因此孙氏末段可弯硬性输尿管肾镜碎石术的适应证也与上述两种内镜手术基本一致。孙氏末段可弯硬性输尿管肾镜碎石术的手术适应证包括：

（1）输尿管中、下段结石。

（2）ESWL 失败后的输尿管上段结石，尤其是距离肾盂输尿管连接部较近，可能发生上移的结石。

（3）ESWL 后的"石街"。

（4）X 线阴性的输尿管结石。

（5）停留时间长的嵌顿性结石而 ESWL 困难；

（6）ESWL 难以处理（定位困难、X 线阴性、或者结石较硬等）肾盂、肾上极或肾中极<2.0cm 的结石。

2. 禁忌证

（1）未经控制的严重出血性疾病。

（2）严重的心肺功能不全，无法耐受手术。

（3）未控制的泌尿道感染。

（4）严重的尿道以或输尿管狭窄，腔道内镜手术无通过。

此外，虽然孙氏末段可弯硬性输尿管肾镜具有良好的弯曲能力，对于 95% 以上肾脏集合系统探查无盲区，但在处理一些角度过大的下盏结石，尤其是当其漏斗部与输尿管夹角接近 0°、盏颈长度>25mm 以及盏口宽度<5mm 时，孙氏末段可弯硬性输尿管肾镜可能进入肾盏较困难，这与目前主流输尿管软镜处理下盏结石的局限性相仿。因此，在行孙氏末段可弯硬性输尿管肾镜碎石前需综合考虑上述解剖因素。

3. 术前准备

（1）术前常规检查胸片、心电图、腹部 B 超、腹部 CT 平扫、静脉肾盂造影（IVP）、腹部平片（KUB）。

（2）术前行血常规、血生化、尿常规、中段尿培养、血清降钙素原等检查。

（3）结石负荷较大或有明确输尿管狭窄病史者,术前留置双 J 管。

4. 手术器械准备 手术需常用的器械准备见表 12-5。

表 12-5 孙氏末段可弯硬性输尿管肾镜
碎石术器械准备

器械准备
内窥镜
孙氏末段可弯硬性输尿管肾镜
导丝
斑马导丝
灌洗液
生理盐水灌洗液(/50ml 注射器接延长管人工灌注)
操作器械
输尿管软镜异物钳和取石篮(备用)
导管
双腔导尿管
6～10F 双 J 管
输尿管扩张器
输尿管球囊扩张器(备用)
碎石器械
钬激光机
配套 200μm 或超细超软光纤
仪器设备
内窥镜连接设备、光源系统、成像系统

5. 手术步骤

（1）患者取截石位,通常采用全身麻醉或者腰麻及硬膜外麻醉,对于特殊病患也可使用局部麻醉合并镇静药物。会阴部常规消毒、铺单,连接成像系统、光源、灌洗液等设备。

（2）首先用末段可弯镜进入膀胱,找到患侧输尿管开口并置入斑马导丝。在 X 线引导和直视下沿导丝逆行进镜,上镜过程中注意观察输尿管腔粗细。如输尿管较细、上镜阻力较大则适时退镜,改用球囊或者留置双 J 管 2 周后再次手术（图 12-27）。

（3）如处理输尿管结石,寻至结石后可留置安全导丝并退镜;同法在另一根工作导丝引导下再次上镜至结石处。退出第二根工作导丝,置入激光光纤碎石。如需要处理肾脏结石或者输尿管结石碎石过程中碎块上移进入肾脏,则可沿导丝继续进镜直至肾盂。

（4）当镜体进至肾盂后,将镜体伸出至外鞘外,显露内部可弯末段,退出导丝。术者通过扳动手柄部的弯杆调节可弯末段,在逆行造影引导下探查肾脏集合系统。寻找到结石位置后,从器械工作通道内置入钬激光光纤碎石（图 12-28）。

（5）术中使用 0.9% 氯化钠溶液作为灌洗液,灌洗方式可采用压力泵、悬挂吊带和注射器人工灌注,术中在保持视野清晰的前提下,需注意控制肾盂内压力于 20～40cmH$_2$O 间。

（6）将结石彻底击碎后,仔细检查有无结石残留,留置斑马导丝于肾盂腔内,直视下退出内镜,沿斑马导丝留置双 J 管。

此外,孙氏末段可弯硬性输尿管肾镜的外鞘插入部外径为 9.8F,对于绝大多数病例可直接上镜而无须扩张。对于少数输尿管狭窄或者较细、直接上镜困难病例,可在 X 线透视引导下沿导丝用输尿管球囊扩张或放置双 J 管留待二次手术,以确保内镜成功上镜。

6. 术后处理 术后第 1 天,复查 KUB,拔除导尿管,常规应用抗生素抗感染治疗,根据肠道恢复情况逐步恢复饮食。对于直接上镜成功病例,术后 2 周拔除双 J 管;对于术中行输尿管主动扩张病例,术后双 J 管可留置 1 个月。

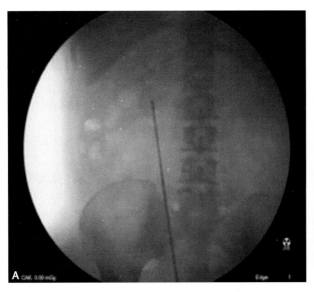
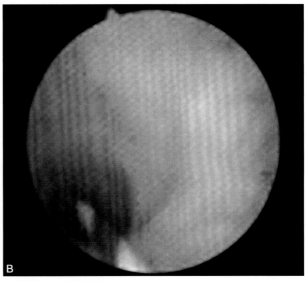

图 12-27 末段可弯输尿管硬镜沿导丝上镜
A. X 线透视下观察沿导丝从输尿管腔内上镜;B. 内窥镜下沿导丝从输尿管内上镜

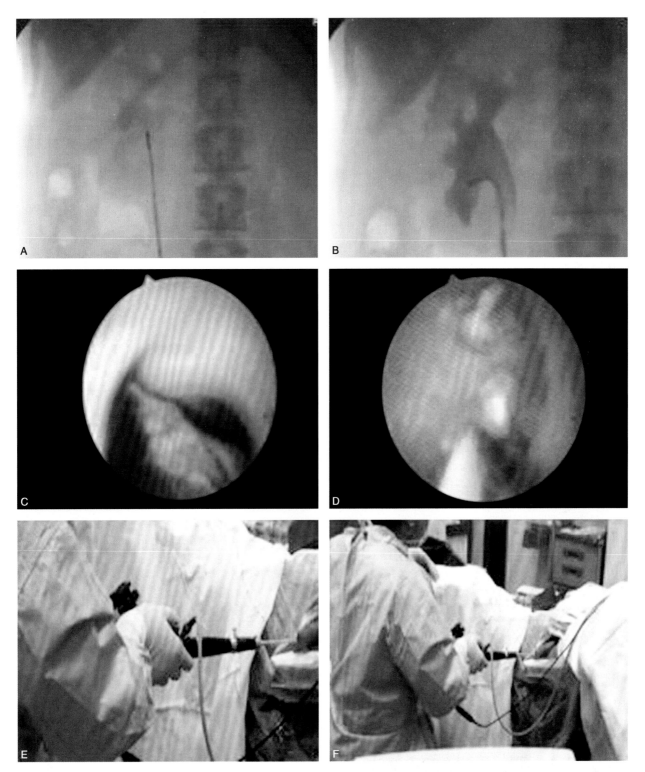

图 12-28　孙氏末段可弯硬性输尿管肾镜沿导丝上镜

A. X 线透视下观察镜体伸出至外鞘外；B. 逆行造影引导下观察集合系统；C. 内镜下发现下盏结石；D. 置入钬激光光纤碎石；E. 术者单手操控镜体，扳动弯杆控制可弯末段；F. 术者体位

（高小峰）

二、少刚镜

(一)概述

自 1964 年 Marshall 首次报道应用 9F 被动弯曲输尿管镜观察到输尿管结石,1971 年 Takagi 首次报道主动弯曲肾盂输尿管纤维软镜的应用,最早的输尿管软镜只是作为诊断工具,没有相应的工作通道和配套的多功能微通道器械可用于治疗,因此临床价值有限。随着近年来成像技术、主动弯曲、工作通道、镜体尺寸等多方面改进,尤其是与钬激光的配合导致其应用日益广泛。目前市面上可重复使用的一体式纤维镜和电子镜存在耐用性欠佳、维护成本高昂、消毒过程繁琐的问题,这些不足严重制约了软镜的进一步在广大基层单位普及应用。

(二)少刚镜性能特点

少刚镜是一种新型的国产组合式输尿管纤维软镜,由光纤内窥镜和一次性输尿管软镜导管组装而成,具有完全自主知识产权,弥补了可重复使用的一体式输尿管软镜的不足,大规模临床应用证实安全、有效(表 12-6)。光纤内窥镜光纤最小弯曲直径 20mm,光纤外径 0.78mm,图像传输 10 000 华数,景深 3 ~ 100mm,视场角 ≥80°,视向角为 0°(图 12-29)。一次性输尿管软镜导管总长 896mm,工作长度 630mm,软鞘外径 8F,器械通道内径 4.2F,远端 60mm 可以单向弯曲,最大空载弯曲角度 270°,空载水流量 300ml/min,最大负载弯曲角度 210°。

输尿管软镜导管控制手柄符合人体工程学设计,包括以下几部分结构组成(图 12-30):E 孔:器械孔,可放置导丝、套石篮、F4 活检钳、200 ~ 500μm 激光光纤等操作器械和碎石工具;I1 孔:注水孔,用于连接三通水阀控制灌注水;F 孔:成像照明孔,连接光纤内窥镜;I2 孔:预留注水孔,常规封闭;推拉杆:采用与常规输尿管软镜类似推拉设计,但加入了独创的无级自锁功能,调节轻松准确,可通过右手大拇指上下推拉控制导管前端在 0 ~ 270° 之间弯曲。少刚镜由光纤内窥镜和一次性输尿管软镜导管通过光纤位移补偿器(图 12-31)组合而成(图 12-32),保证了一次性输尿管软镜导管远端弯曲时

表 12-6　少刚镜的主要技术参数

名称(单位)	少刚镜
工作长度(cm)	63
尖部直径(Fr)	8
中部直径(Fr)	8
尾部直径(Fr)	8
工作通道直径(Fr)	4.2
空载水流量	300ml/min
最大负载弯曲角度↑↓(°)	0/210
最大空载弯曲角度↑↓(°)	0/270
末端可弯长度(cm)	6
照明方式	光纤
分辨率华数(像纤)	10 000
视野(°)	80
视角(°)	80
工作温度(℃)	+10 ~ 40
相对湿度	RH 30% ~ 80%
大气压力范围(Pa)	700 ~ 1060

成像光纤不移位,完全满足常规输尿管软镜碎石、活检手术需要。

少刚镜具有以下性能特点:

(1) 与大部分市场上软镜控制手柄不同,少刚镜采用无级自锁设计的手式推拉杆结构,能够实现单手操作软镜弯曲在相应角度的自由锁定,碎石更加精准稳定,符合人体工程学,减少了大拇指疲劳感,碎石时间更持久。

(2) 转向操作系统、工作通道与成像系统分离,其一体式输尿管软镜导管是一次性耗材,使用崭新的一次性输尿管软镜导管保证了主动弯曲角度(常规软镜多次使用后弯曲性

光纤内窥镜结构及参数

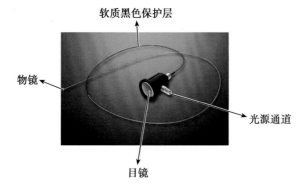

	YC-FL-A
工作长度	2000mm
外径	0.78mm
像素	10 000

光纤内窥镜:10 000像素,将可弯曲的光纤内窥镜的清晰度做到极致

图 12-29　少刚镜光纤内窥镜外观结构示意图

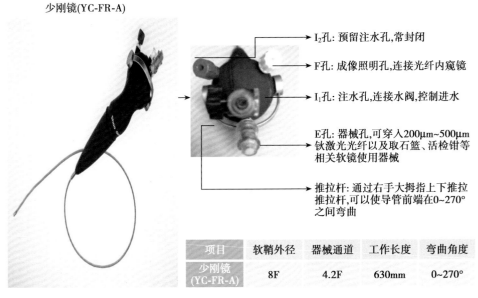

少刚镜(YC-FR-A)

- I₂孔: 预留注水孔,常封闭
- F孔: 成像照明孔,连接光纤内窥镜
- I₁孔: 注水孔,连接水阀,控制进水
- E孔: 器械孔,可穿入200μm~500μm 钬激光光纤以及取石篮、活检钳等 相关软镜使用器械
- 推拉杆: 通过右手大拇指上下推拉 推拉杆,可以使导管前端在0~270° 之间弯曲

项目	软鞘外径	器械通道	工作长度	弯曲角度
少刚镜 (YC-FR-A)	8F	4.2F	630mm	0~270°

图 12-30　少刚镜一次性输尿管软镜导管外观示意图

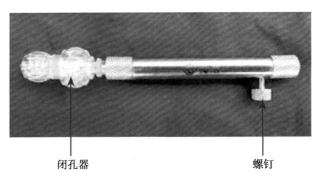

闭孔器　　　　　　　螺钉

图 12-31　光纤位移补偿器外观示意图

能受影响),尤其适于难度较大的下盏结石,而且即使术中输尿管软镜导管的转向功能或工作通道损坏也并不影响光纤内窥镜的使用,通过更换一次性输尿管软镜导管后可继续使用,减少了维护成本和购置费用。

(3)输尿管软镜导管头端流线型设计,更容易进入输尿管和肾盏,处理各类输尿管和肾结石。

(4)多个操作通道设计便于医生综合使用各种微创器械操作,预留了通道术中必要时可以增加注水孔、照明孔改善手术视野,另外工作通道4.2F,较市面上绝大多数3.6F工作通道大,可以同时置入激光和套石网篮,可套石后精准激光碎石。

(5)输尿管软镜导管采用医用材料制作,重量轻,操控简便,降低医生的工作强度。

(6)整体结构一次性设计,一次性使用免除繁琐的消毒灭菌过程,防止交叉感染,使得连台手术的效率大大提高。

(7)完全国产化设计、制造及自主知识产权,购置和维护成本低。

杜克大学 Preminger 等在 J Endourol 上发表论文:将少刚镜与其他类型一次性软镜(LithoVue 和 NeoFlex)及最新的一体式软镜(Flex-Xc 和 Cobra)在光学、弯曲度和水流灌注等参

操作步骤

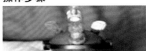

1去除少刚镜白色光纤孔帽

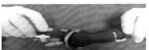

2拧松补偿器闭孔

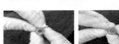

3捏住金属补偿器螺纹鲁尔接头 前端与少刚镜鲁尔接头连接

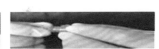

4将成像光纤穿过闭孔器

5闭孔器开闭状态

6手感觉到稍稍阻力时拧紧补 偿器闭孔

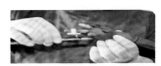

7松开补偿器螺钉后将补偿器前 推,使少刚镜前端稍受力后拧紧 螺钉

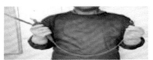

8组装完成

图 12-32　少刚镜组装操作步骤示意图

数进行对比,发现少刚镜镜体最细,工作通道最粗,最大弯曲角度和最大灌注流量最大,即使负载光纤和套石网篮弯曲角度也是最大的(表12-7)。

综上所述:少刚镜与国外同类组合式输尿管纤维软镜成像和主动弯曲性能相当,组装便捷,在实用性、价格、市场竞争力方面优势凸显。

(三)适应证与禁忌证

1. 适应证

(1)诊断:①来源于上尿路血尿、尿脱落细胞学检查阳

表 12-7　少刚镜与一次性软镜（LithoVue 和 NeoFlex）及最新一体式软镜（Flex-Xc 和 Cobra）性能参数比较

	少刚镜	Neo-Flex	LithoVue	Flex-Xc	Cobra
成像技术	纤维镜	电子镜	电子镜	电子镜	纤维镜
外径	8F	9F	9.5F	8.4F	9.9F
工作通道直径	4.2F	3.6F	3.6F	3.6F	双 3.3F
弯曲特点	单向	双向	双向	双向	双向
10mm 内对比度（线/mm）	5.04	10.1	7.13	8.00	4.00
图像失真	4.3%	14.0%	3.6%	22.6%	16.7%
景深（mm）	4.0	5.0	4.5	6.0	6.0
10mm 内视野	14.00	13.80	15.75	10.50	14.25
最大弯曲角度	349°	264°	276°	263°	253°
最大流率（mL/min）	59	40	40.3	38.4	28.8
空载	339	226	276	263	253
200μm 光纤	308	214	274	254	251
1.9F 套石篮	321	224	271	263	248

性、造影检查中的肾集合系统内充盈缺损的上尿路病变定位检查；②上尿路移行细胞癌腔内治疗后的随访；③上尿路狭窄或梗阻；④小儿输尿管检查。

（2）治疗：①上尿路结石：2cm 以内输尿管上段结石和肾盂肾盏结石（图 12-33）；②完全肾窦内肾盂旁囊肿伴症状或积水（图 12-34）；③上尿路狭窄的治疗：直视下扩张输尿管或用激光切开狭窄部；④上尿路新生物的治疗：体积小的、表浅的上尿路低分级、低分期的移行细胞癌（图 12-35）。

2. 禁忌证

（1）未经控制的严重凝血功能障碍。

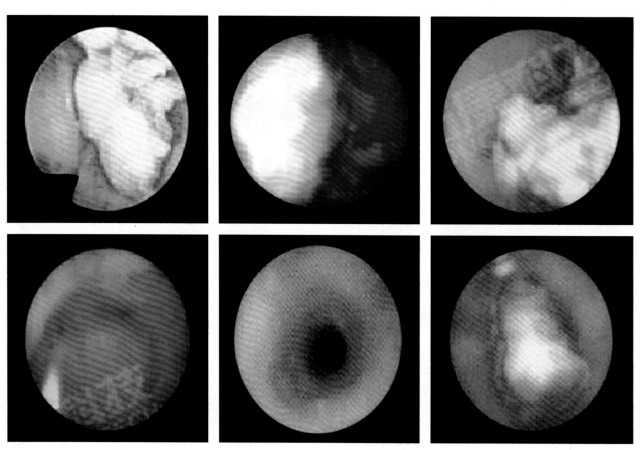

图 12-33　少刚镜钬激光碎石内镜图

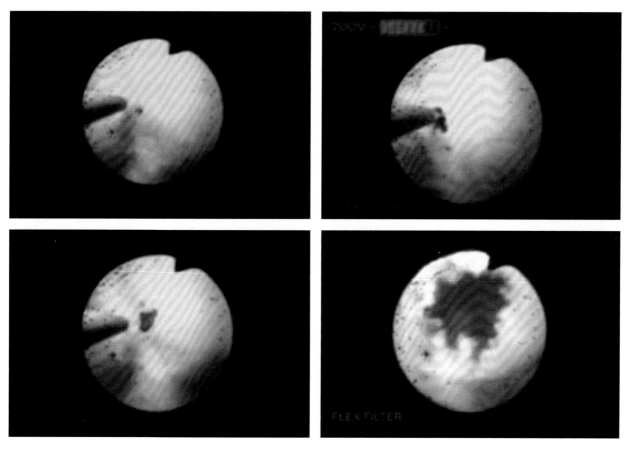

图 12-34　少刚镜钬激光肾盂旁囊肿切开内引流术内镜图

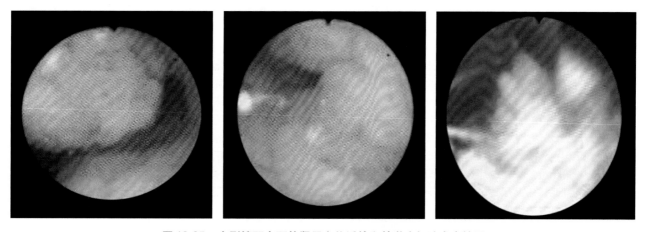

图 12-35　少刚镜下套石篮肾盂占位活检和钬激光切除术内镜图

（2）无法耐受麻醉。

（3）未经控制的尿路感染。

（4）严重的尿道以或输尿管狭窄内镜无法通过者。

（四）手术流程

1. 术前准备

（1）术前常规检查胸片、心电图、腹部 B 超、泌尿 CT 平扫+体层成像、腹部平片（KUB），必要时静脉肾盂造影（IVP）或 CTU。

（2）术前行血常规、血生化、尿常规、中段尿培养等检查

（3）结石负荷较大、有明确输尿管狭窄病史者、怀疑上尿路感染患者术前留置双 J 管。

2. 配套器械和设备　0.035 超滑泥鳅导丝或斑马导丝；输尿管软镜输送鞘；F2.2 取石网篮或异物钳（备用）；输尿管球囊扩张器（备用）；F8/9.8 输尿管硬镜；带 200um 光纤的钬激光碎石系统；盐水灌注系统。

3. 碎石套石手术步骤

（1）气管插管全身麻醉成功后，患者取截石位，会阴部常规消毒铺巾。

（2）置入 F8 号尿管引流灌注液，直视下将输尿管镜置入膀胱，观察膀胱未见明显异常。

（3）如有预置双 J 管用异物钳拔出，没有双 J 管的以斑马导丝引导扩张患侧输尿管口，将输尿管镜置入输尿管直至

肾盂输尿管交界处,仔细观察输尿管内径、有无结石、狭窄、脓尿絮状物等,如无异常置入导丝到肾内,退镜。

(4)拔尿管,沿导丝逆行放置输尿管软镜输送鞘到 UPJ 或输尿管结石下方,退导丝和鞘心见尿液流出。

(5)顺软镜输送鞘插入输尿管软镜,常规通过手柄推移杆控制软镜远端弯曲依次寻找上、中下后盏,必要时抽出软镜后轴向翻转180°,再次进镜通过手柄推移杆控制软镜远端弯曲检查上、中前盏,根据 CT 片提示在肾内找到结石,伸出激光光纤击碎结石,用套石篮套取部分结石碎块;仔细检查各盏未见 4mm 以上结石后顺软镜输送鞘置入超滑导丝。

(6)保持导丝留置的情况下同步拔出输尿管软镜鞘和少刚镜,回退过程观察输尿管损伤情况。

(7)顺导丝逆行置入双 J 管,改用输尿管硬镜检查双 J 管位置良好后退镜。

(8)留置 F18 气囊尿管 1 根,术毕患者安返病房。

(五)应用报道

罗洪波等在《临床泌尿外科杂志》发表论文:通过少刚镜应用于 185 例上尿路疾病,临床总结发现随访 3 个月见输尿管结石清除率为 96.3%,肾脏多发性和下盏结石的清除率80.4%,肾盂和肾脏上、中盏结石清除率为 93%;多囊肾和肾盂旁囊肿病例未见内切开的囊肿复发,无严重并发症。结论认为:应用国产组合式输尿管纤维软镜能有效、安全地处理大部分上尿路疾病,是对现有国内进口软镜产品的补充,值得临床使用和推广。

余虓等在《微创泌尿外科杂志》发表论文:通过少刚镜和进口一体式软镜治疗 664 例肾结石,其中少刚镜治疗 528 例,结石寻及率 97.2%,Ⅰ期清石率 93%,二期清石率 96.9%,与一体式输尿管软镜对比,手术时间、术后住院时间、结石寻及率及无石率、术后并发症发生率均无明显差异,但是组合式软镜购置和使用成本更低。结论认为少刚镜治疗结石具有质轻易操控、疗效确切、手术安全、耗材成本较低等优点,值得推广。

在全国泌尿外科会议、欧洲泌尿外科年会、美国泌尿外科年会等会议上已有多次关于少刚镜的专题介绍和手术演示,其受到了国内外同行的高度关注和好评。通过对该镜的推广,有望进一步推广软镜诊疗技术在基层医院的普及,降低医疗成本,满足广大基层地区的诊疗需要,惠及更广大患者的需求,具有良好的应用前景。

(余虓　杨欢)

三、智能监控肾盂内压的新型输尿管软镜

(一)概述

近年来,随着新型输尿管镜及相关设备的发展,输尿管软镜技术在上尿路结石治疗方面的应用越来越广泛。术中灌注流量是决定视野清晰度、碎石效率、避免损伤的重要因素。术中灌注流量不足直接影响视野清晰度,碎石效率低;为满足手术效果加大流量灌注,则容易导致肾盂压力(renal pelvic pressure,RPP)过高。手术过程中 RPP 过高导致的肾功能损伤具有时间累积效应,持续的 RPP 过高在早期会出现全身炎症反应综合征、脓毒血症、肾盂及输尿管肿瘤扩散等并发症,远期则会引起肾功能不可逆的损害。另外,术中无

高效的结石清除系统,主要是靠套石篮间断取石,耗时长,清石不彻底,容易形成输尿管"石街",甚至缩短输尿管软镜的寿命。这些问题一定程度上限制了输尿管软镜在上尿路结石中的临床应用。因此如何解决灌注流量与肾盂内压矛盾、提高术中清石效率成为研究的热点。

赣州市人民医院自 2008 年开始进行"经皮肾镜吸引清石系统"设备研发,并应用于"微造瘘经皮肾镜吸引取石术"中进行临床研究,研究结果显示,应用该系统行"微造瘘经皮肾镜吸引取石术",术中在既能满足碎石需要的灌注流量,又通过持续吸引降低 RPP,并直接通过鞘吸引取石提高清石效率。课题组对微创腔内钬激光碎石所需灌注流量、吸引取石负压大小和腔内碎石所需要的压力控制状态,三者之间的调控积累了丰富。在此基础上,赣州市人民医院课题组牵头,医研企结合,把临床积累的经验通过压力传感技术及压力反馈控制技术,研发了泌尿腔内碎石灌注吸引智能控压清石系统取石辅助设备(图 12-36),系统中包含具有压力反馈控制的医用灌注吸引平台、一次性使用无菌输尿管导引鞘、一次性使用压力传感器、灌注吸引连接管道、结石收集瓶和废液瓶。该系统应用在输尿管软镜取石术中,利用压力反馈控制技术,解决了输尿管软镜术中灌注流量不足与肾盂内高压的矛盾,提高了手术安全性,通过吸引取石显著提高清石效率、降低耗材费用,并延长输尿管软镜使用寿命、拓宽输尿管软镜的手术适应证。

(二)系统设计原理

1. **医用灌注吸引平台**　具有压力反馈控制的医用灌注吸引平台(图 12-37),包括主控单元、灌注装置、吸引装置、压力监测和压力反馈控制装置。平台控制面板可以设定术中灌注流量、腔内压力控制值、腔内压力警戒值。平台参数采用数值化显示。手术过程中,平台主控单元通过压力反馈调节负压吸引,智能化控制腔内压力在设定范围,并实时显示腔内实际压力值,压力接近设定腔内压力警戒值时平台报警,腔内压力达到警戒值平台自动停机。平台共有 4 个模式,分别为全自动(灌注、吸引、压力监测、压力反馈控制)、半自动(压力监测、灌注)、单纯灌注、单纯吸引模式。

2. **一次性使用无菌输尿管导引鞘**　一次性使用无菌输尿管导引鞘(图 12-38),其内径 12F,外径 14F,长度为 25~45cm,选择透明医用材质制作,有利于内镜透过输尿管鞘直接观察鞘外黏膜情况,鞘壁集成压力传感通道,压力采集点位于鞘前端 5mm 的内外侧壁上,进行防阻塞多点采集腔内压力,鞘后端侧面分别有压力传感器和吸引两个通道连接接口,其中鞘的主通道为软镜工作和负压吸引通道,鞘软镜入口设计有软性密封帽垫,入镜后形成相对密封形成真空负压,利于自动吸引取石。

3. **一次性使用压力传感器**　一次性使用压力传感器主要用于一次性使用无菌输尿管导引鞘与医用灌注吸引平台的连接,达到平台对腔内压力的实时监测,并通过压力反馈控制原理调节负压吸引,维持腔内压力在设定的范围内。

(三)适应证与禁忌证

1. **适应证**

(1)各段输尿管结石,尤其是长段输尿管结石或输尿管"石街"。

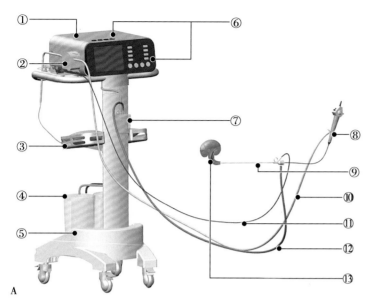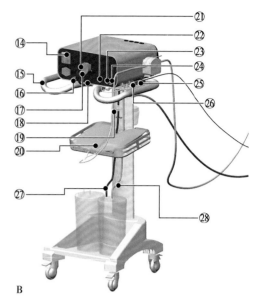

图 12-36 泌尿腔内碎石灌注吸引智能控压清石系统组成结构示意图

A. 正面:①平台主机;②蠕动泵;③液体挂篮;④灌注液收集容器;⑤车台;⑥平台主机面板及功能键;⑦结石收集瓶;⑧输尿管软镜;⑨可测量压力的输尿管导入鞘;⑩液体灌注管道;⑪一次性有创血压传感器;⑫吸引管;⑬肾腔模型;B. 背面:⑭220V 电源座;⑮蝶形扶手;⑯接地端子;⑰负压终端;⑱排气口;⑲生物过滤器;⑳生理盐水;㉑负压终端插头;㉒网络 RJ45 座;㉓USB 座;㉔一次性有创血压传感器插座;㉕一次性有创血压传感器;㉖20ml 注射器;㉗吸引管道;㉘中间管道

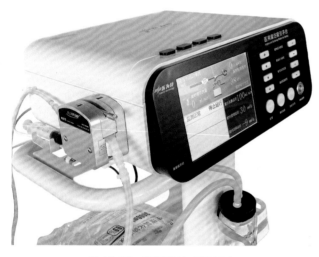

图 12-37 医用灌注吸引平台

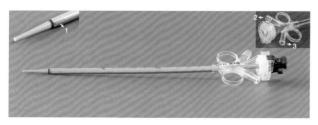

图 12-38 一次性使用无菌输尿管导引鞘
1. 鞘内外壁多点测压口;2. 吸引管接口;3. 压力传感器接口

（2）2cm 以下各类型肾结石。

（3）直径>2cm 肾结石,计划一期或分期软镜取石术。

2. 禁忌证 绝大部分为相对禁忌证。

（1）泌尿系重症感染期。

（2）尿道、输尿管狭窄无法置鞘或者影响灌注液通过鞘回流者。

（3）有盆腔放疗史或者盆腔手术史,输尿管固定,纤维化者,易出现输尿管损伤。

（4）有严重出血性疾病或不能耐受手术和麻醉者。

（四）手术流程

1. 术前准备 按尿路结石的常规术前准备,术前需行中段尿培养和药敏试验,术前明确合并泌尿系感染者,需先抗生素治疗。

2. 器械设备

（1）泌尿腔内碎石灌注吸引智能控压清石系统主机(图 12-39)。

（2）无菌手术器材:一次性使用无菌输尿管导引鞘、一次性压力传感器、吸引管、液体蠕动灌注管、斑马导丝、相应匹配的外周径小于 8.5Fr 的软镜(图 12-40)。

3. 麻醉和体位

（1）麻醉:采用气管内插管全身麻醉,碎石过程间歇性通气停止,便于精准持续快速碎石。

（2）体位:采用健侧卧奔跑位(图 12-41),该体位具有将患侧肾盂出口处于肾盂肾盏的最低位(图 12-42),有利于肾盂肾盏、输尿管上段结石进行原位碎石,肾盂肾盏碎石后的颗粒,随液体压力差自然崩落流向肾盂出口,进入吸引鞘自动清除。

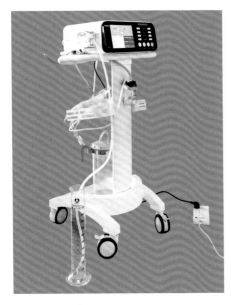

图 12-39 系统主机

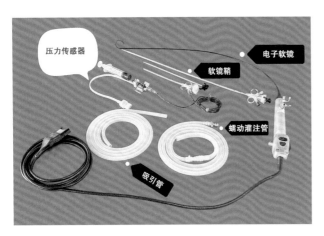

图 12-40 无菌手术器材

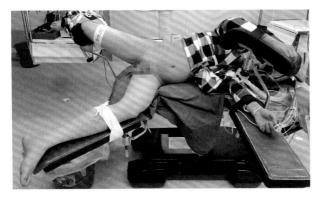

图 12-41 健侧卧奔跑位

4. 手术步骤

(1) 输尿管镜检:平台设定为单纯灌注模式,使用输尿管硬镜经尿道进入,检查尿道、输尿管全程及肾盂,排除无严重狭窄、扭曲、占位性病变等,留置斑马导丝至肾盏内,缓慢退镜(图 12-43)。

(2) 鞘测压通道检测:使用一次性使用无菌输尿管导引

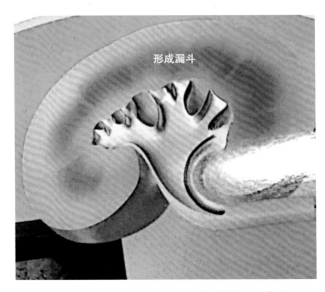

图 12-42 健侧卧奔跑位肾盂出口最低位示意图

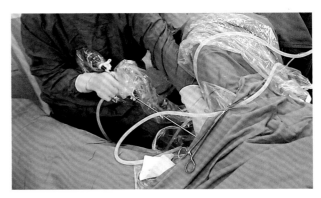

图 12-43 输尿管硬镜检查

鞘前,用稀碘伏水加压推注检测鞘压力传感通道有无泄漏,注意鞘前段内外壁的压力采集口是否畅通(图 12-44)。

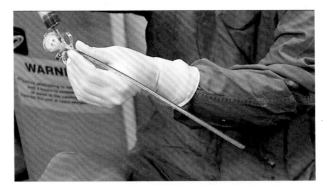

图 12-44 推注稀碘伏水检查鞘测压通道

(3) 置鞘:沿斑马导丝置入一次性使用无菌输尿管导引鞘至输尿管上段或肾盂出口处,置鞘过程避免暴力,防止造成输尿管损伤。对输尿管轻度狭窄者,可用等型号的扩张器扩张后再顺斑马导丝置鞘(图 12-45)。

(4) 压力传感连接:一次性使用无菌输尿管导引鞘测压通道接口,用一次性压力传感器连接医用灌注吸引平台输入端插口(图 12-46)。

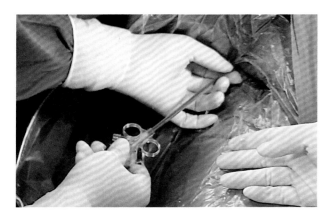

图 12-45　顺斑马导丝置入鞘

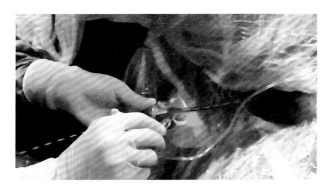

图 12-46　连接压力传感器

（5）吸引管道连接：一次性使用无菌输尿管导引鞘吸引通道接口，用吸引管连接医用灌注吸引平台的结石收集瓶（图 12-47）。

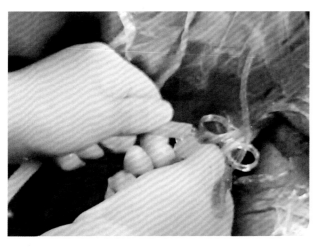

图 12-47　连接吸引管

（6）蠕动灌注管连接：蠕动管装入蠕动泵，软镜灌注通道接口连接医用灌注吸引平台的灌注管。

（7）平台参数设定：在医用灌注吸引平台控制板面待机状态下，模式切换为灌注吸引自动模式，并在平台控制板面设定术中所需灌注流量（50～150ml/min 之间）、腔内压力控制值（−2～−15mmHg）、腔内压力警戒值 15～30mmHg（术中发现尿液混浊或脓液时，设定腔内压力警戒值 15mmHg）。

（8）腔内压力校零：用 20ml 注射器推注生理盐水，将传感器及一次性使用无菌输尿管导引鞘测压管道的空气排空，并见一次性使用无菌输尿管导引鞘管尾端液体流出，显示器腔内压力值相对稳定后，按"校零"键对腔内压力进行校零（图 12-48），观察腔内压力波动范围小于 2mmHg 则校零成功，此时肾内通向大气压的压力值校设为 0mmHg。

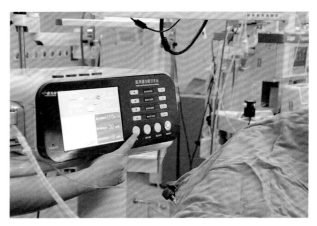

图 12-48　设定手术参数、对腔内压力校零

（9）开始碎石取石：轻按"启动/暂停"开关，此时平台智能控压灌注吸引模式开始工作，为使腔内压力调节在设定的负值，吸引泵智能吸引，输尿管软镜在连续大流量灌注下，经一次性使用无菌输尿管导引鞘操作通道进入，进行智能控压的输尿管软镜吸引取石术（图 12-49），采用钬激光光纤经输尿管软镜通道置入进行连续粉末化碎石，碎石时镜体在鞘内间歇地前后或旋转移动约 2～3mm，以保持鞘吸引畅通，并利于能通过镜鞘间隙的结石颗粒随水流吸出。大流量灌注下连续碎石始终能保持视野清晰，腔内压力维持在设定的低负压状态（图 12-50），大于镜鞘间隙小于鞘内直径的碎石颗粒通过退镜吸出（图 12-51）。

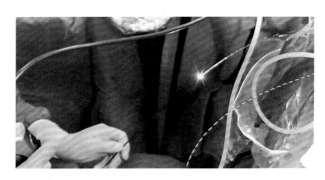

图 12-49　大流量灌注准备碎石

（10）术毕：碎石取石完毕，经鞘内留置斑马导丝，内镜监视下将透明鞘退至输尿管膀胱入口处，用与鞘等长推管将 F4～6 双 J 管置入位，内镜直视下推顶双 J 置下端至膀胱内，退出一次性使用无菌输尿管导引鞘。女性患者可先退鞘，再顺导丝推入双 J 管。放置导尿管，手术结束，收集结石标本。

（11）存读数据：平台 USB 口插入 U 盘，按平台顶部"记录键"，把手术中设定参数和实时数据存入 U 盘，关闭平台电源，术中数据在电脑 Excel 表读取。

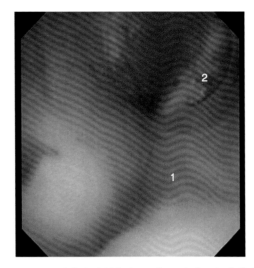

图 12-50 腔内大流量低负压,肾盂黏膜呈闭合状态
1. 透明的输尿管软镜鞘;2. 闭合的肾盂黏膜

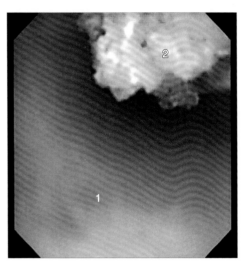

图 12-51 鞘吸引取石内景
1. 透明鞘;2. 鞘内被吸出的结石

5. 术后处理

(1) 术后急查血常规、抽血查降钙素原,监测生命体征。

(2) 术后根据病情停用或继续静脉应用抗生素 1 ~ 2 天。

(3) 术后第 1 天行 KUB 检查,2 ~ 4 周拔出双 J 管前复查 KUB。

6. 注意事项

(1) 对于输尿管存在明显狭窄或扭曲的患者,鞘前端未能放置到正常的肾盂出口或者输尿管结石下方位置,鞘上端软镜通过和活动存在困难,容易出现液体流通受阻,建议留置双 J 管二期软镜手术或者改其他术式。

(2) 术中采取健侧斜仰卧-截石位,使肾盂出口处置于集合系统最低位,肾盂、肾盏结石碎石后,粉末和颗粒在高灌注、吸引以及结石本身的重力作用下,结石颗粒容易坠积在肾盂出口或软镜周围,为避免造成软镜嵌顿和影响吸引,建议碎石和吸引取石交替进行。

(3) 术中出现结石颗粒卡住镜鞘影响镜体活动,应避免

强行退镜,轻轻向前推镜,松动结石,感觉无阻力后再退镜,可以避免软镜可弯部分的镜体损伤。

(4) 对于术前行中段尿细菌培养+药敏试验阳性的患者,术前静脉滴注敏感抗生素 48 ~ 72 小时,术中将腔内压力警戒值设定为 15mmHg,并尽量缩短手术时间。

(宋乐明 陈华)

四、硕通输尿管镜

(一) 概述

硕通输尿管镜是带有负压吸引外鞘的输尿管硬镜,由标准镜、碎石镜、镜鞘及负压固定器组成。硕通输尿管镜最大的特色在于具有负压吸引硬性外鞘,术中应用负压吸引外鞘还可以配合各种软性输尿管镜进行碎石及其他操作,并且负压系统可以有效控制肾盂内压力,从而保证手术的安全性,并且快速吸出冲洗液,保持手术视野清晰,达到碎石清石一体化。

(二) 硕通输尿管镜的组成

硕通输尿管镜由标准镜(图 12-52)、碎石镜(图 12-53)、镜鞘(锥形头及圆形头)(图 12-54、图 12-55)、负压固定器(图 12-56)及灌注负压机(图 12-57)组成,各参数详见表 12-8。

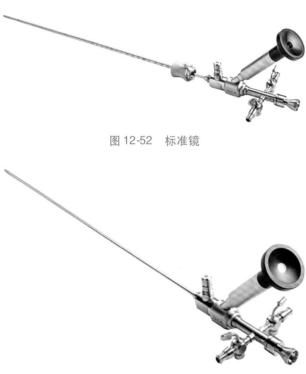

图 12-52 标准镜

图 12-53 碎石镜

(三) 适应证与禁忌证

1. 适应证

(1) 任意位置的输尿管结石。

(2) 直径≤2cm 的肾盂、肾上盏、肾中盏结石。

(3) PCNL 术后残余结石。

(4) 联合经皮肾镜进行双镜治疗复杂性肾结石。

(5) 对于直径>2cm 的肾盂、肾上盏、肾中盏结石,建议

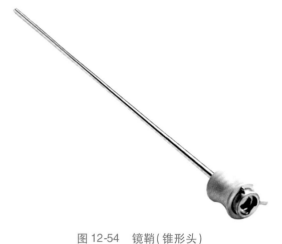

图 12-54　镜鞘(锥形头)

图 12-55　镜鞘(圆形头)

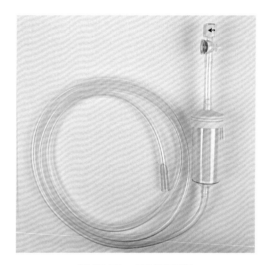

图 12-56　负压固定器

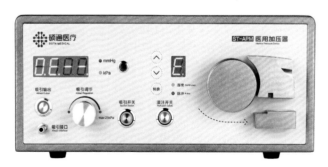

图 12-57　灌注负压机

由丰富经验的术者操作。

2. 禁忌证

（1）不能控制的全身出血性疾病。

（2）严重的心肺功能不全,无法耐受于术。

（3）未控制的泌尿道感染。

（4）严重尿道或输尿管狭窄,无法建立工作通道。

表 12-8　硕通镜主要组成及配件参数

产品名称	项目	参数
组合式硬镜(标准镜)	工作长度	450mm
	最大直径	10.8F
	最小工作通道内径	5.4F
组合式硬镜(碎石镜)	工作长度	460mm
	最大直径	6F
	最小工作通道内径	3.9F
镜鞘(锥形头)	长度	400mm
	最大直径	13.5F
镜鞘(圆形头)	长度	400mm
	最大直径	12.9F
负压固定器	长度	1500mm
灌注负压机	无	无

（5）严重髋关节畸形,截石位摆放困难。

（四）术前准备与患者的评估

与软性输尿管镜碎石术前准备相同。

（五）手术步骤

1. 麻醉与体位　一般采用截石位,如采用双镜联合则根据实际情况选择体位;推荐采用全身麻醉,便于控制呼吸深度及腹肌紧张度。

2. 操作方法

（1）使用前将标准镜置入镜鞘中,锁紧后直视下将标准镜及镜鞘经尿道直达目标结石部位;若遇到输尿管狭窄导致进镜困难,可先使用普通输尿管镜镜检、扩张后再进硕通输尿管镜。

（2）解开锁紧装置退出标准镜,留置镜鞘建立硬性通道;将负压固定器锁紧固定在镜鞘上,并连接负压装置建立负压系统。

（3）经负压固定器接头置入碎石镜,然后通过碎石镜的工作通道置入钬激光光纤并进行碎石清石。

（4）对于碎石镜无法达到的肾盏结石,可配合软性输尿管镜进行一体化的碎石清石(图 12-58)。

（六）硕通输尿管镜的特点与优势

1. 直视下建立工作通道,相比传统的软镜输尿管外鞘的

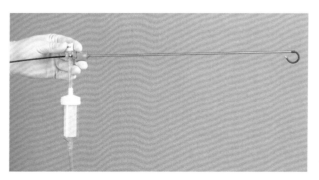

图 12-58　配合软性输尿管镜使用

盲视置入更加安全、成功率更高,且学习曲线相对较短。

2. 负压吸引系统可主动将结石吸出,碎石清石同步进行,相比传统软镜的自行排石,有效提高清石率。

3. 可调节的负压吸引系统,术中可随时控制集合系统内压力,降低术后感染的发生率,并保证术野的清晰。

4. 外鞘和负压系统可以配合软性输尿管镜使用,并保留负压及主动吸出结石的功能。

5. 相比软性输尿管镜,硕通输尿管镜的成本更低,且维修费用低、维修周期短,可降低治疗费用。

(七) 硕通输尿管镜的操作技巧

1. 置鞘过程中,若遇到输尿管扭曲,可利用斑马导丝或导管引导下置入。

2. 置鞘过程中,如发现输尿管狭窄,可先利用镜身缓慢推挤尝试进镜,若仍无法通过,建议换用普通8/9.8F输尿管镜,行输尿管镜检至肾盂或目标结石部位,利用普通输尿管镜身将输尿管进行适当扩张,然后换用硕通标准镜,一般可顺利进入肾盂;对于熟练者,如发现输尿管环行狭窄,可用球囊扩张后并检查输尿管无撕裂,可Ⅰ期进镜进行手术。

3. 如Ⅰ期进镜失败,可留置双J管2周被动扩张后再次手术。

4. 碎石过程中不必追求将结石完全碎至粉末,碎成小碎块后可利用负压吸引将细小碎石主动吸出。

5. 术中还可用镜尖或镜鞘撬动结石至肾盂再碎石。在中下盏结石尽可能使之移动至肾盂再碎石,不行则改用软镜(宜选用外径小于8F的软镜)碎石。

(王树声　甘　澍)

第三节　输尿管软镜术的麻醉

输尿管软镜治疗上尿路疾病,手术过程中可采用椎管内麻醉(蛛网膜下腔阻滞、硬膜外阻滞、腰硬联合麻醉)或全身麻醉(喉罩、气管插管)。应根据患者实际情况,选择最佳的麻醉方式。对于输尿管软镜治疗肾、输尿管上段结石,为避免术中呼吸对手术碎石的影响,我们推荐理想麻醉方式依次为喉罩全身麻醉、气管插管全身麻醉、椎管内麻醉。

喉罩是一种介于气管插管和呼吸面罩之间的气道处理装置,具有操作简单、置管成功率高、血流动力学稳定、诱导期用药少、避免咽喉及气管黏膜损伤等优点。为输尿管软镜治疗上尿路结石的首选。但通过喉罩,患者气道的密闭性有时较差,导致正压通气时容易漏气,麻醉气体亦有可能进入胃,故手术时间不宜太长。对于复杂性的肾结石,建议使用气管插管全身麻醉。

如预计患者手术时间较短,也可采用椎管内麻醉,但此麻醉方式不干预患者的呼吸,常常会因呼吸动度等原因影响术中碎石的效率。故可作为输尿管软镜治疗上尿路结石手术时一种可选择的麻醉方式。

正常肾脏一般随着呼吸活动可有3cm之内的活动度,整个手术过程中亦是如此。如采用椎管内麻醉(蛛网膜下腔阻滞、硬膜外阻滞、腰硬联合麻醉),患者肾内结石同样会随着患者的呼吸而上下活动,由于患者术中一直处于清醒状态,呼吸动度往往难以控制,难以配合手术,故影响手术的碎石过程,往往引起碎石效率低;同时由于术中,肾内结石不停地随呼吸无规律的活动,钬激光光纤也容易接触到肾盂黏膜,导致术中出血甚至手术失败。故最理想的麻醉方式为全身麻醉。

全身麻醉时,通过呼吸机对患者进行呼吸道管理,一般患者术中的呼吸都是有规律的,有节奏的,同样由于被动呼吸带动的肾内结石也在有规律,有节奏的活动着。手术过程中,术者可通过患者的呼吸节律,判断出结石的活动情况,利于碎石。另外麻醉医师可根据患者术中的实际情况,施行控制呼吸,一般呼吸机的调节参数呼吸机的频率为16～20次/分,潮气量为8～10ml/kg。如果麻醉师术中降低患者的呼吸频率及潮气量,可使肾内结石活动度明显减少,有利于术者提高碎石效率。但麻醉过程中,降低患者呼吸频率及潮气量的同时,需密切观察患者的血氧饱和度及呼气末二氧化碳分压($PETCO_2$)情况,如血氧饱和度下降、二氧化碳分压异常则需增加患者呼吸的频率及潮气量,避免发生患者通气不足,造成高碳酸血症。有时候,为提高碎石效率,可采取暂停患者的呼吸,一般建议患者呼吸暂停时间少于1分钟,此方式更需密切监测患者的血氧饱和度及呼气末二氧化碳分压($PETCO_2$)情况,及时给予呼吸机正压通气。如患者血氧饱和度及呼气末二氧化碳分压($PETCO_2$)稳定,必要可重复采用此方式,以提高碎石效率,缩短手术时间。

(程　跃)

第四节　输尿管软镜碎石术的临床应用

一、输尿管软镜碎石术手术指征

输尿管软镜碎石术(retrograde intrarenal surgery,RIRS)最早出现在20世纪80年代后期,用来治疗ESWL后的残留结石。这些被ESWL击碎的结石通常零散停留在肾下盏,RIRS可通过套石篮或抓钳取出下盏残留结石。后来,一些肾盏憩室结石(多数在上盏和中盏)患者在行ESWL失败后,也选择了RIRS,并获得成功。随着镜体设计的小型化(7.5Fr替代10.4Fr;1990年),新碎石能源(钬激光,1994年)的发展,以及更适合于在肾内操作的取石工具(无尖端套石篮,1997年;输尿管送达鞘,2000年)的出现,使得RIRS成为越来越多肾结石患者的一种常规术式。

决定肾结石手术入路的传统因素是基于以前的ESWL的研究,其中包括肾脏解剖结构,结石大小,结石成分,预计清石效果和患者的体型。自2000年起输尿管送达鞘开始使用,使得FURS能反复顺利经输尿管到达肾内集合系统。UAS不仅降低了手术时间和成本,而且能减少并发症,提高手术成功率。UAS改变了肾结石的治疗策略,使得逆行软性输尿管镜碎石术成为世界范围内泌尿外科领域的主流手术方式。由于现代化的FURS的出现,许多这些"传统因素"都不再重要。因为钛激光能击碎所有类型结石,所以知道结石成分不再是选择治疗方案的基本要素。因为肥胖没有太多改变患者的尿道或肾内解剖结构,所以患者体型也不太重要。

随着设备和技术的进步,软输尿管镜在治疗上尿路结石方面具有以下优势:①能在直视下粉末化结石;②能同时处理合并的上尿路梗阻;③在碎石的同时能取尽结石碎片;④能将肾下盏结石移至肾上盏,以利于碎石取石;⑤能用钛激光击碎任何成分的结石。

截至 2003 年,美国加州洛杉矶 Cedars-Sinai 医学中心 RIRS 的主要适应证如表 12-9 所述。因为它是微创的门诊手术,碎石效果优于 ESWL,围手术期的并发症发生率低,所以,RIRS 已成为泌尿系结石治疗的一项可选方案。在 RIRS 过程中需要转为 PCNL 的情况并没有明确界定,尚需要大量的临床随机研究。总之,对于用 ESWL 可能效果不确定或结石负荷较低密度不高尚不需要采用更有创的 PCNL 时,该医学

表 12-9　RIRS 治疗上尿路结石手术适应证

适应证类型

ESWL 治疗失败患者(单个结石直径<1.5cm)

单一原发肾结石患者(直径<1.5cm;直径<2.5cm 可联合使用 RIRS 和 ESWL)

肾下盏结石直径<1.5cm 伴有肾脏集合系统的解剖和/或功能异常患者

X 线不显影结石<1.5cm 患者(药物保守治疗失败者)

伴有输尿管结石的肾结石患者(当肾结石直径<1.0cm)

肾盂输尿管连接部狭窄并肾结石患者(直径<1.0cm)

肾结石并肾内狭窄患者

肾盏憩室内结石患者(肾上极和肾中盏)

肾结石并肾钙化患者

肾结石并孤立肾患者

肾结石并尿流改道(新膀胱)患者

鹿角形结石患者(少用,当 ESWL 和 PCNL 在技术上不可行时,或联合使用 RIRS 和 ESWL)

病态肥胖患者的肾结石患者

伴有出血性疾病患者的肾结石患者

飞行员(需要绝对无泌尿系结石)

来源:美国加州洛杉矶 Cedars-Sinai 医学中心(ESWL 体外冲击波碎石;RIRS 逆行肾内手术;PCNL 经皮肾镜碎石)

中心的医师均首选 RIRS。这包括位于集合系统内任何肾盏的小于 2cm 的单一肾结石,特别是已知结石成分为一水草酸钙,胱氨酸或尿酸。对于伴有输尿管结石和肾结石(直径<1.5cm)的患者,他们通常采用逆行途径同时处理肾和输尿管结石。

尽管软输尿管镜在治疗输尿管近端结石和肾结石方面起了重要作用,但是,早期的学者多将小于 1.5cm 的肾结石作为适应证,认为结石负荷超过 1.5cm 的患者,软镜治疗效果有限。然而随着技术水平的提高,越来越大的泌尿外科医师开始使用软镜来治疗大负荷肾结石,甚至是鹿角型结石,特别是当患者有其他并发症,不能耐受其他手术方式时。Grasso 等最早报道了使用软镜治疗大负荷肾结石,随后其他学者也有类似报道。Mugiya 等报道对于平均结石负荷为 2.4cm 的肾结石患者,单次输尿管软镜钛激光碎石术后的清石率为 87%。对于大负荷结石,可以考虑通过多次软输尿管镜手术和联合其他碎石方法来提高清石率,减少并发症。

软输尿管镜联合肾内碎石的方法已经成为输尿管近端结石或肾盂肾盏结石患者的指南推荐治疗方法之一。软输尿管镜联合钛激光也可以作为一种微创的治疗方法来处理结石合并有肾内梗阻的患者,如肾盂肾盏憩室或漏斗部狭窄等。

欧洲泌尿外科指南认为除了一些无法进行全身麻醉或伴有尚未治愈的泌尿系感染的患者以外,几乎所有患者都能接受软输尿管镜的手术操作,并没有明显特殊的禁忌证。但是一些特殊的情况如输尿管狭窄可能会降低手术的成功率。尽管有文献报道对于伴有未纠正出血性疾病的患者行软输尿管镜手术的成功病例,但是,在手术前调整患者出凝血参数到正常范围后再行手术治疗,仍然是大多数医生的主流意见。

二、输尿管软镜碎石术手术技巧

(一)患者体位

患者的体位必须便于手术操作,目前最常见的软性输尿管镜术的体位是截石位,但由于患者因素、结石位置及联合其他手术方法处理疾病的需要,也有一些不常见的体位,如:改良截石位、Trendelenburg 头低脚高位、Galdakao-Modified Supine Valdivia(GMSV)体位、劈腿俯卧位。

1. **截石位**　大多数的输尿管软镜患者采用截石位(图 12-59)。

2. **改良截石位**　健侧下肢抬高,患侧下肢下垂,该体位

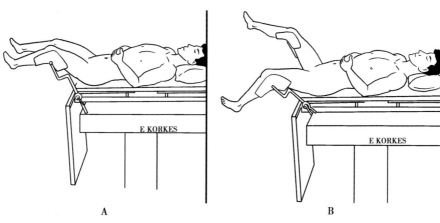

A　　　　　　　　　　　　　　**B**

图 12-59　截石位(A)和改良截石位(B)

可以拉直患侧输尿管,扩大输尿管镜的操作空间,有利于入镜(图 12-59)。

3. Trendelenburg 头低脚高位　此体位与患侧侧卧位结合,使下盏结石容易向下盏颈以及肾盂方向移动(图 12-60)。

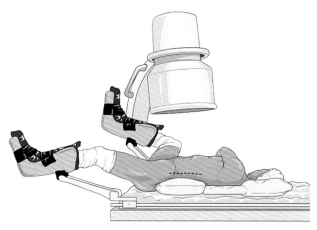

图 12-61　截石位-斜仰卧位(GMSV 体位)

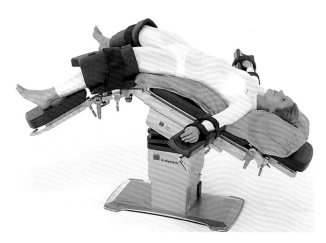

图 12-60　Trendelenburg 头低脚高位

4. GMSV 体位　也叫截石位-斜仰卧位,下方接近截石位,上方接近斜仰卧位,适合于同时进行经皮肾镜操作及逆行软输尿管镜手术(图 12-61)。

5. 劈腿俯卧位　该体位适合于同时进行经皮肾镜操作及逆行软输尿管镜手术(图 12-62)。

(二)膀胱及输尿管镜检

1. 膀胱及输尿管镜检查　不管是输尿管软镜碎石术,还是软输尿管镜检查,施行标准的软输尿管镜操作前均须行膀胱及输尿管镜检查,了解膀胱内有无病变、输尿管开口喷尿以及输尿管有无狭窄、严重扭曲、结石、新生物等情况,根据输尿管宽窄情况选择合适的输尿管扩张方法(图 12-63)。

2. 硬输尿管镜检查　在软输尿管镜操作前进行输尿管硬镜检查尿道、膀胱、输尿管,有助于了解尿道、膀胱和输尿管的病变,了解输尿管的走行和扭曲情况,同时起着输尿管扩张的作用,并放置好导丝,使下一步软镜操作更简便易行。

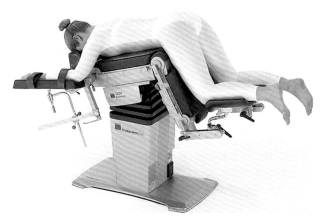

图 12-62　劈腿俯卧位

如发现输尿管内结石,也可以对结石进行破碎及取出结石碎片,有利于输尿管通道鞘的置入(图 12-64)。

(三)输尿管通道鞘置入

软输尿管镜进镜方法目前通常有两种:一种是依赖软输尿管镜通道鞘(UAS)进镜(图 12-65);另外一种是不依赖

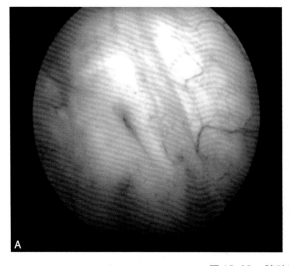

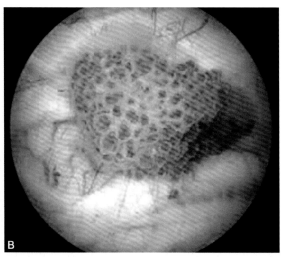

图 12-63　膀胱及输尿管镜检查
A. 镜检见输尿管开口的大小及位置;B. 发现膀胱肿瘤

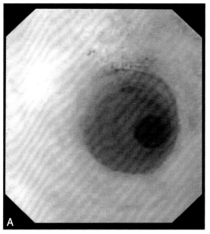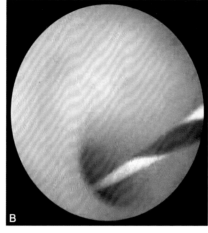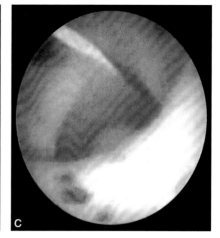

图 12-64 硬输尿管镜检查
A.硬输尿管镜进入输尿管;B.硬输尿管镜检查时发现前方扭曲;C.硬输尿管镜进入肾盂输尿管连接部

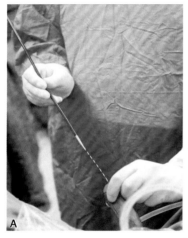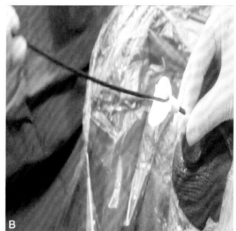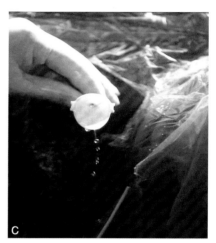

图 12-65 依赖软输尿管镜通道鞘(UAS)进镜
A.沿斑马导丝放置输尿管送达鞘;B.拔出输尿管送达鞘的内芯;C.输尿管送达鞘成功到达肾盂后可见肾盂尿排出

UAS进镜,用输尿管硬镜扩张输尿管后,经安全导丝引导直接置入软输尿管镜至肾盂。第一种方法为常用方法,特别是对于稍大的肾结石,具体操作是:在通过硬镜向肾盂输尿管内置入安全导丝,在安全导丝的辅助下置入软输尿管镜通道鞘,软镜通过UAS到达肾盂。该种方法可以防止进镜过程中镜体折断、输尿管损伤出血等。Rehman等通过实验发现UAS的使用能显著降低肾盂内压力。有学者认为UAS可降低57%~75%肾盂内压力。孙颖浩等认为术中UAS的使用,在有少量出血时加快冲洗速度,使手术视野保持清晰,不影响手术的继续进行,同时降低了肾盂内压,也减少镜体轴线旋转阻力,减少镜体反复进出输尿管造成的黏膜损伤。术中保持肾盂内压低压状态有助于减少灌洗液吸收及术后发热、菌血症的发生率。笔者认为术中放置UAS除了以上好处外,由于UAS内径达到Fr12,这样术中结石粉末可以随着UAS通道流出体外,减少术后的排石负荷及输尿管石街的形成风险。第二种方法虽然可以减少手术费用,但降低了软镜在肾盂、肾盏内的活动度,影响碎石成功率,且容易发生镜体损坏,另外术后感染的机会大增。因此,在能够放置UAS成功的情况下,尽量放置UAS。理想的UAS位置最好放在肾盂输

尿管交接部。

UAS有多种型号和规格(图12-66)。选择UAS直径须根据输尿管的宽窄及使用输尿管软镜的粗细而定。一般来说,UAS的直径越小,置入输尿管的可能性越大,但只能选用直径较小的软输尿管镜。譬如目前只有Storz软输尿管镜能通过Fr10/12 UAS,其他软镜均只能选择Fr12/14以上的UAS。选择UAS长度须根据患者的高矮,或者输尿管的长短而定。男性患者通常选择长度为45cm UAS,女性患者通常选择长度为35cm的UAS。

UAS的置入强烈推荐在C形臂X线监视下放置,不可采用盲目置入UAS。输尿管硬镜检查结束时经硬镜工作通道内注入造影剂,显示肾盂肾盏的位置及结构,在C形臂X线监视下,沿导丝把UAS推送至UPJ为止。此法可监视UAS推送的全过程,容易把UAS放置在所需位置,但术者和患者须接受小剂量的X线辐射。

不推荐没有C形臂X线监视下进行徒手放置UAS。徒手放置的弊端在于:①如果放置过深,可能因扩张杆损伤肾上盏导致肾脏出血,影响下一步软镜的操作视野;②如果放置位置太低,影响软镜的反复进出;③扩张过程可因导丝折

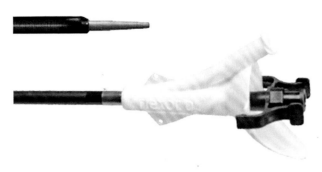

图 12-66 UAS 型号和规格
COOK 鞘大小有 Fr9/12、Fr12/14、Fr14/16（双通道），长度
有 35cm 和 45cm

曲、移位导致放置失败，甚至输尿管损伤。

术前 1～2 周放置双 J 管能够提高 UAS 的置入率。对于结石直径<1.5cm，术前可不预置双 J 管，80% 可成功置入 UAS，如果术中无法置入 UAS，则直接通过安全导丝置入输尿管软镜碎石。术前放置双 J 管虽然有好处，但同时也增加了医疗费用和病人的痛苦。

（四）液体的灌注

软输尿管镜操作时须使用生理盐水作为灌洗液，灌洗方式可采用压力灌注泵恒压灌注法、高度悬吊灌注法，加压高度悬吊灌注法和注射器手推灌注法（图 12-67）。术中在保持视野清晰的前提下，需注意控制肾盂内压力于 20～40cmH$_2$O。

1. 压力灌注泵恒压灌注法 经软镜的工作通道，接入液压灌注泵，通过恒定水流进行灌注。此法使软镜下的视野较为清晰，有利于寻找目标肾盏，尤其适合存在少量出血的肿瘤病灶寻找，但可使小结石活动幅度较大，不利于进行碎石操作。建议操作前将灌注压及流量调至恒定，水流呈自然抛物线状较为合适。

2. 高度悬吊灌注法 通过悬吊液体，高度约 60～100cm，接入软镜的工作通道，利用液体的重力作用，进行灌注。此法灌注入软镜的水压波动幅度较小，使小结石的活动度减小，有利于进行碎石操作，无须助手协助注水，但有时出现视野

不清。

3. 加压悬吊灌注法 分人工加压以及束带加压两种。尽管束带加压灌注节省了人力，但是很难控制其灌注流量以及压力，因此较少被应用。

4. 注射器手推灌注法 经软镜的工作通道，接入延长导管，助手使用注射器经延长导管匀速推注生理盐水。此法灌注软镜的水压波动幅度较小，使小结石的活动度减小，而且根据手术需要调整进水量和进水压力。

（五）镜体置入（图 12-68）

置入软输尿管镜的方法有导丝引导下直接进镜法和经 UAS 进镜法两种。

1. 导丝引导下直接进镜法 术前仔细分析患者 IVU 或逆行尿路造影，了解患侧输尿管走行、梗阻部位及程度，以便术中调节镜身位置及弯曲度。

在输尿管硬镜直视下，留置斑马导丝于患侧输尿管内，经输尿管软镜工作通道套入导丝，由助手固定。在 C 形臂 X 光机监视下，输尿管软镜沿工作导丝，从尿道置入膀胱，然后至患侧输尿管开口，加大灌注流量压力，术者左手握住输尿管软镜体部送镜进入，右手控制操作杆调节方向，保持视野清晰，沿着导丝逐步推进。进镜时术者常有一定程度紧束感，镜端穿过壁段后有明显"突破感"，随之可见黏膜光滑、管腔宽敞的输尿管腔，这是输尿管软镜通过壁段输尿管的重要标志。一旦通过壁段输尿管后应调低压力及流量，插入过程中，术者操作动作应轻柔，切忌粗暴用力。必须在直视下推进输尿管软镜，只有在看清输尿管管腔和导丝的情况下方可继续上镜，避免出现输尿管出血、穿孔等并发症。

该方法虽然可节约手术成本，但降低了软镜在肾盂、肾盏内的活动度，影响碎石成功率，且容易发生镜体损坏。

2. 经 UAS 进镜法 留置 UAS，形成一个从尿道外口至输尿管的通道，输尿管软镜直接经 UAS 进入 UAS 的末端，到达输尿管上段或肾盂。

（六）肾集合系统镜检

输尿管软镜先寻找肾盂，然后结合静脉尿路造影中肾盂、肾盏的分布，依次寻找肾上盏、肾中盏及肾下盏。一般来说，对于右手持镜者，输尿管软镜检查左肾时，逆时针旋转

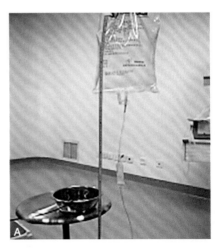
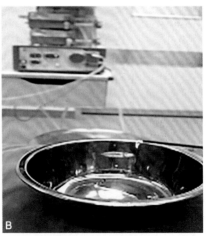
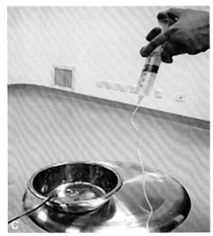

图 12-67 灌洗方式
A. 高度悬吊注水法；B. 压力灌注泵灌注法；C. 手推注射器注水法

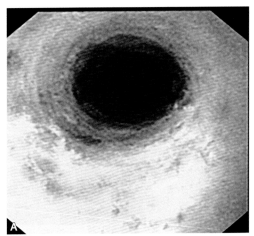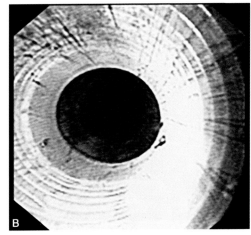

图 12-68　镜体置入
A. 不依赖输尿管送达鞘进镜；B. 依赖输尿管送达鞘进镜

软镜，即可以观察到左肾上、中、下盏；如果检查右肾时，向顺时针旋转软镜，即可以观察到右肾上、中、下盏（图 12-69 ~ 图 12-71）。

（七）碎石及取石操作

将输尿管软镜通过 UAS 或直接到达预定目标，进行激光碎石。若输尿管结石原位难以碎石，可将结石推入肾盂再行碎石。碎石功率应由小到大，以求最佳效果。碎石时起始功率一般为 0.6J/6Hz。脉冲能量若>1.0J，有可能使结石移位或碎裂为几大块，需重新寻找结石而减慢碎石速度，降低碎石效率。能量设置低时可增加频率以弥补其不足，能量逐步增加至 1.0J 后，将频率逐步增加，最大功率最好控制在 30W

以下。碎石时光导纤维的顶端一定要直抵结石，以免损伤黏膜或导致穿孔。碎石过程通常采用"蚕食"式，即采用高频低能方式（如 0.6J/35Hz）从结石边缘开始，用光纤抵住结石并与结石成一定角度，逐层粉碎结石。对于坚硬的结石，可采用高能低频方式（如 1.0J/20Hz）先把结石切割成几小块，然后用"爆米花"式把结石进一步粉碎。碎石过程中在保证视野清晰的情况下，冲洗液压力一般在 200 ~ 300mmHg，压力过高或流速太快易造成结石移位（图 12-72）。

1. **激光纤维的选用**　使用输尿管软镜时若选用 200μm的激光纤维，其对软镜的弯曲度影响较小，可进行肾脏上中下盏的碎石。若选用 273μm 以上的激光纤维，使软镜的弯曲

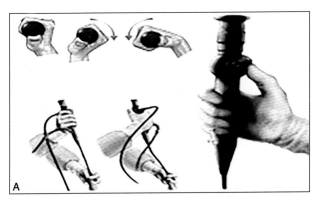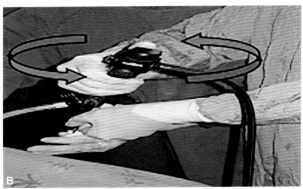

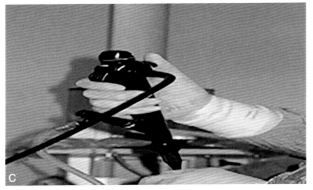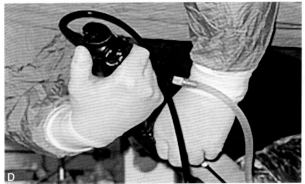

图 12-69　软镜下寻找目标盏

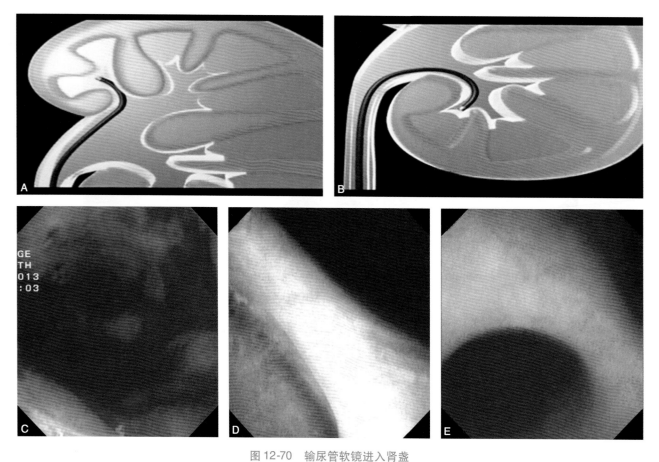

图 12-70　输尿管软镜进入肾盏

A.输尿管软镜进入上组肾盏的模拟图；B.输尿管软镜进入下组肾盏的模拟图；C.输尿管软镜进入上组肾盏的实图；D.输尿管软镜进入中组肾盏的实图；E.输尿管软镜进入下组肾盏的实图

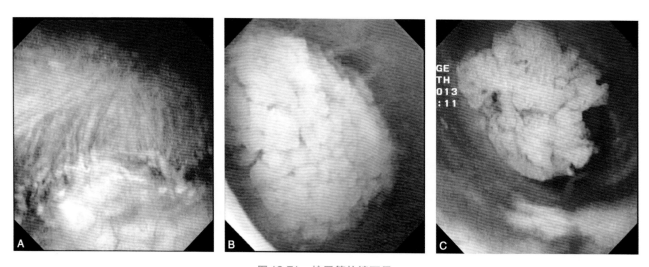

图 12-71　输尿管软镜下见

A.输尿管软镜镜检发现肾盏钙化斑；B.输尿管软镜镜检发现结石；C.输尿管软镜镜检发现肿瘤

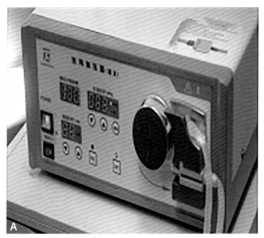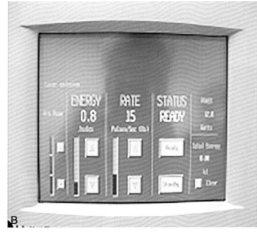

图 12-72 压力泵参数设定和钬激光能量参数设定

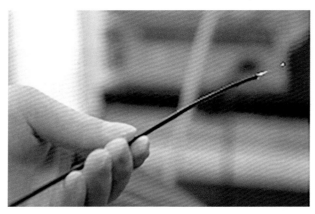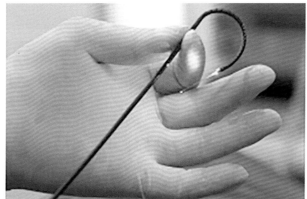

图 12-73 激光光纤进入目标肾脏后应先弯后直

度减少 4.44%~10.21%。若选用 365μm 以上的激光纤维，使软镜的弯曲度较大，可能只能处理肾上中盏结石(图 12-73)。

2. 激光纤维固定器的使用 激光纤维固定器可限制碎石过程中光纤的移动，保持光纤末端与软镜先端部的距离，防止光纤击穿工作通道。

3. 肾下盏结石移位技巧 使用输尿管软镜处理肾下盏结石时，往往需要把软镜调至最大弯曲状态。长期处于最大弯曲状态的软镜容易被损坏。为了更好地保护软镜，推荐使用肾下盏结石移位技巧：进入肾下盏碎石时，让激光纤维深深陷入结石内，借助软镜的移动把结石牵拉至肾盂或肾上盏。经钬激光击碎的适当大小结石，可通过取石篮取出。选择合适的取石篮，有助于加快取石速度(图 12-74)。

4. 取石篮的选择 采用 1.5~2.4Fr 的无头镍钛合金取石篮对软镜的弯曲度影响不大，2.4Fr 以上的取石篮对软镜的弯曲度影响较大(图 12-75)。

5. 取石篮困难取出的对策 如果碎石太小，取石篮难以抓获；碎石太大，碎石无法通过输尿管或 UAS。结石太大无法取出时期忌用力强行取出，以免输尿管损伤，应在相对宽阔的肾盂或肾盏内松开取石篮，再用钬激光击碎后取出。当然也存在取石篮无法退回相对宽阔处的情况，如果使用可拆卸取石篮，可以卸取网篮末端，用钬激光击碎结石后再取出。

碎石后，不必以取石篮取尽所有的碎石，通常取 2~3 枚，做结石成分分析。术后须密切随访，结石清除率以术后 3 个月计算，最好 CT 扫描评价结石的清除率。

(八)组织活检操作

输尿管软镜下取活检可采取三种方法：①直接用软镜的活检钳钳取：由于输尿管软镜工作通道为 Fr3.6，只能通过 Fr3 的活检钳，很难取到很大的组织，COOK 设计可拆卸活检钳解决了此难题，即拆除活检钳手柄，活检钳的牵引导线由软镜尖端部的工作通道逆行插入并穿出适配器，然后软镜和活检钳一起进入肾集合系统，对病变部位活检。②对较游离的病灶，可用取石篮套取；③可在软镜用激光楔形切除病灶，再取活检钳或取石篮取出。Nd:YAG(钇铝石榴石晶体)激光的波长为 1064nm，氧合血红蛋白对 Nd:YAG 激光的吸收较差。但其穿透深度可达 4mm 左右，因而能对较深部位的血管瘤发挥治疗作用。采用 2.4~3.0Fr 活检钳可使软镜的弯曲度减少 30.7%~57.8%(图 12-76)。

(九)退镜及输尿管支架管置入

碎石取石结束后，常规放置斑马导丝，沿该导丝放置双 J 管。放置导丝的方法有三种：①软镜直视下放置斑马导丝：把软镜退至扩张鞘内，或让软镜处于伸直状态，经工作腔道引入斑马导丝，把软镜退出至扩张鞘的上方，由助手负责推送斑马导丝，术者同时退出 UAS 和软镜，同时观察输尿管壁

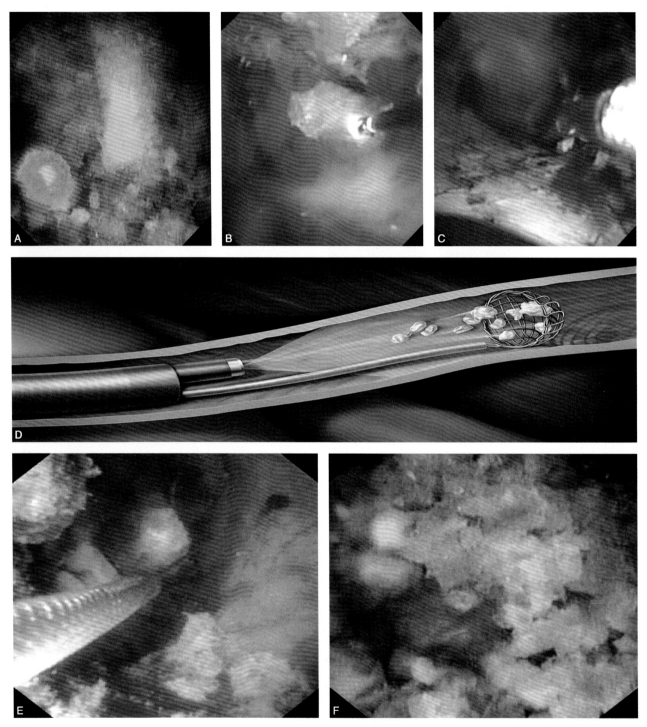

图 12-74　各种结石处理方法
A.钬激光碎石；B.单个结石爆破；C.取石钳取石；D.套石篮取石模拟图；E.套石篮取石实景图；F.粉末化碎石

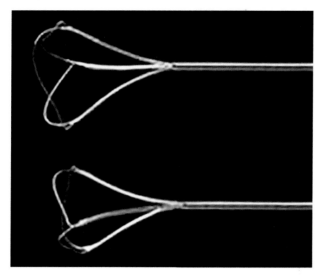

图 12-75　套石篮

损伤情况及输尿管内的碎石情况。②通过 UAS 放置斑马导丝:软镜退出前把 UAS 末端调整至肾盂水平,软镜退出后沿 UAS 内放置斑马导丝。③通过输尿管硬镜放置斑马导丝:软镜碎石术后把软镜及扩张鞘同时退出,改用输尿管硬镜入输尿管,检查输尿管及肾盂情况,同时经硬镜放置斑马导丝。

三、输尿管软镜碎石术常见并发症的预防及处理

软性输尿管镜术为经人体自然腔道手术,较经皮肾镜手术更微创。文献报道的软性输尿管镜术中及术后并发症较少。2014 年大宗病例的统计软性输尿管镜术中并发症发生率约为 7%,其中严重出血、输尿管损伤较为多见;术后并发症发生率约为 5.09%,较常见的为发热、泌尿系感染甚至尿脓毒血症等。手术过程中与体位、麻醉等其他因素相关的并发症如肺栓塞、急性心肌梗死也有报道。必须指出的是,软性输尿管镜术是比较安全的手术方式,并发症发生率并不高,严重并发症的发生率更是非常低。按照 Clavien 分级评分, Ⅰ 类并发症发生率为 1.4% , Ⅱ 类为 1.3% , Ⅲ 类为

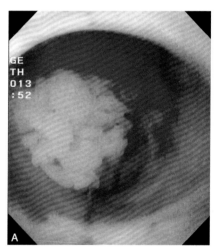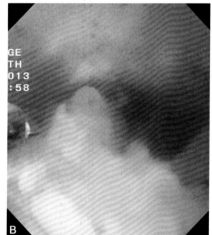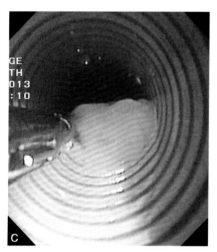

图 12-76　输尿管软镜下取活检
A.输尿管软镜镜检发现肿瘤;B.通过软镜取活检;C.取出的肿瘤组织到达输尿管送达鞘

0.5% , Ⅳ 类为 0.1% , Ⅴ 类为 0.02% 。

软性输尿管镜围手术期并发症目前尚无明确的分类标准。可参照输尿管硬镜围手术期进行分类。按严重程度可分为严重并发症和轻微并发症两类,按发生时间分类可分为术中、术后早期和术后晚期并发症等几类,具体可参见表 12-10。国外文献推荐采用标准化方式报告并发症,其方法也将详细介绍。

(一) 术中并发症

1. 输尿管损伤　软性输尿管镜使用过程中,输尿管损伤的报道并不多。术中并发症最常见是输尿管损伤,而导致这一损伤的最常见原因是与输尿管镜送达鞘(UAS)的使用相关的。Olivier 等将 UAS 所造成的输尿管损伤按其深度分为 5 级。无输尿管损伤或仅有黏膜瘀斑为 0 级,黏膜擦伤或形成细小黏膜瓣但无肌层损伤是 1 级,2 ~ 4 级损伤则为超过黏膜层的损伤,其中 2 级损伤包括黏膜及平滑肌,但外膜完整伤,周围的脂肪或腹膜后组织不可见。3 级损伤为输尿管穿孔,穿透全层输尿管壁(图 12-77),4 级损伤则为输尿管撕

表 12-10　输尿管镜围手术期并发症的分类

术中并发症	
主要并发症	输尿管穿孔、输尿管撕脱、外渗
轻微并发症	进镜困难、黏膜擦伤、假道形成、套叠、出血、膀胱过度充盈、结石移位、器械失灵、热损伤
术后早期并发症	
主要并发症	感染/发热
轻微并发症	严重疼痛、支架管移位、出血或血块引发的尿路梗阻、尿潴留、水肿、膀胱输尿管反流
术后晚期并发症	
主要并发症	缺血性输尿管坏死、输尿管狭窄
轻微并发症	膀胱输尿管反流、结石残留

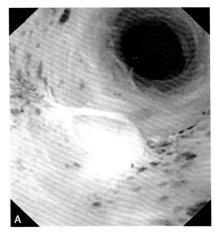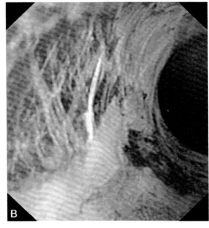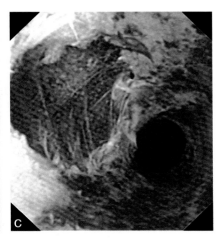

图 12-77　不同程度的输尿管损伤
A. 黏膜擦伤;B. 2 级损伤;C. 输尿管穿孔

脱,导致输尿管连续性中断。其中因 UAS 所导致的输尿管壁损伤发生率可高达 46.5%。其中 86.6% 为 0 ~ 1 级损伤,2 级损伤为 10.1%,3 级损伤为 3.3%,尚未出现 4 级损伤。预置双 J 管进行被动扩张,被认为是最有效的预防 UAS 相关输尿管损伤的措施,可以降低损伤风险约 7 倍。而男性患者 UAS 损伤概率显著高于女性患者,这与输尿管硬镜操作过程中的经验相似,但其原因尚不清楚。估计与两性间激素水平的差异或是男性腰大肌张力较高有关。老年患者由于输尿管弹性纤维成分下降也易产生 UAS 相关损伤,应引起重视。UAS 可能造成输尿管损伤,但由于 UAS 使输尿管镜进出输尿管的操作更为便捷,在一定程度上降低了逆行输尿管镜手术中输尿管损伤的发生。对于输尿管轻度损伤,多数学者认为留置双 J 管 1 ~ 2 周即可,对于 2 级以上的损伤,则适当延长留置时间。

应该说明的是,尽管软性输尿管镜末端可转向,镜体较柔软,但利用 UAS 或直接反复进出输尿管都将产生输尿管的损伤,这与硬镜操作过程中的损伤机制是类似的。

因此了解输尿管硬镜逆行途径手术过程中的输尿管相关损伤是必要的。硬镜术中的输尿管损伤可分为黏膜擦伤(mucosal abrasion),黏膜下假道形成(submucosal tunneling/false passage),外渗性损伤(extravasation)输尿管穿孔(ureteral perforation)和输尿管撕脱等几类。黏膜擦伤是输尿管镜操作中最常见的损伤,输尿管镜操作过程中都会出现不同程度的擦伤,但由于这种损伤常无明确临床意义并常被忽略。文献报道当使用 6 ~ 10Fr 输尿管硬镜时,该型损伤发生率约为 1.5%。黏膜擦伤随着镜体直径的变细而变细,有研究报道,使用 6 ~ 7Fr 的硬镜损伤为 6%,而使用 9 ~ 11.5Fr 镜体时的损伤率高达 24%。通过精细化操作避免镜体过于迅速的移动及将管腔置于视野中央,有助于减少这种损伤。黏膜下假道形成发生于操作器械穿透输尿管黏膜并在其下方潜行一定距离,但尚未穿孔的情况,其发生率为 0.4% ~ 1%。输尿管狭窄、扭曲或与周边粘连的输尿管结石都将增加黏膜下隧道形成的概率。因此在软镜操作过中,特别是置入 UAS 之前,应常规采用硬镜检查输尿管全长,避免有上述情况而盲目置入 UAS 带来不必要的损伤。小而短的黏膜下

隧道可通过短期留置双 J 管解决,而长距离未能正确发现而反复扩张及通过的黏膜下隧道可能引发严重后果。导丝无法顺利置入或器械前进受阻往往是黏膜下隧道的直接表现,可采用 C 臂及不同硬度的导丝,验证正确通道的位置而获得解决。外渗性损伤是指以腔内物质向腔外迁移为特征的一种损伤。这种情况多见于集合系统穿孔,也可见于穹窿部撕裂(forniceal rupture),诸如尿液、灌注液、血液及造影剂、组织及结石碎片等均可出现外渗。液体外渗发生率在 1% 以下,结石或结石碎片滑出腔外的发生率约为 0.2% ~ 2%。小量的液体外渗常常没有明显后果,但大量液体外渗则可能引发严重并发症。例如尿外渗可引发尿囊肿形成、脓肿形成及输尿管周围纤维化等。水中毒及低钠血症可能由于低渗性灌注液外渗及其冲吸收而引发。无菌性结石落入腔外的情况常不引发显著性后果,而且考虑到取回结石将引发穿孔的扩大,导致周边炎症反应增加及其引发远期狭窄的风险,应尽量避免将这种结石残片取回。同时应详细记录结石在腔外的具体位置,并告知患者,以免后期出现误诊的情况。输尿管穿孔的发生率在 2% 以下,需要手术修复的穿孔仅占 0.1% ~ 0.6%,结石负荷较大,腹膜后纤维化,手术史及过长的手术时间都将增加穿孔风险。随着输尿管镜镜体直径的逐步细小及更为安全的碎石工具的采用,都大大减少了穿孔的发生率。小的输尿管穿孔,如导丝和激光光纤引发的穿孔常无临床意义。大的穿孔可能需要提前结束手术,但极少需要进行中转修复。穿孔发生后采用留置双 J 管及抗生素使用的策略即可有效解决。对于大的穿孔应适当双 J 管留置时间。精细化操作、采用输尿管镜送达鞘,不在工作通道内器械伸出的情况下进镜等措施可有效减少穿孔的发生。

2. 术中出血　软性输尿管镜术中出血比较少见,也极少产生严重后果。但由于软性镜视野和工作通道较小的原因,常导致视野不清而被迫终止手术。最常见的出血见于镜体进入集合系统后,碎石过程中由于镜体相对不稳定及患者肾脏随呼吸运动移动而误伤周边正常组织而引发出血。其他出血原因见于置入 UAS 过程中引发的肾盂、输尿管甚至肾实质损伤、置入导丝引发的集合系统损伤等。出现被迫终止手术的出血的概率并不高,其发生率在 0.1% ~ 2.1% 之间。

Abdel-Razzak 及 Bagley 等回顾性分析了 290 例软性输尿管镜治疗结石及上尿路肿瘤病例，其中仅 2 例因出血而终止手术。这些病例通过留置输尿管导管并结束手术而获得解决，没有需要输血的病例。

软性输尿管镜在治疗上尿路肿瘤时，由于多采用激光对肿瘤进行融蚀，可能存在出血风险，但多宗大型研究报告中均未提及出血相关并发症的情况，考虑到软性镜治疗上尿路肿瘤适应证选择多是单发的 G1 期肿瘤，其创面较小，可能出血也较少，因此对于这种肿瘤的治疗应用，应严格掌握适应证，避免创面过大。同样，治疗肾盏憩室结石过程中，由于憩室口较小，往往需要以钬激光切开憩室口方能进入，此时应观察切开区域周围的血管搏动，并避免在血管上进行切开。一般而言，精细化操作，小心使用激光及其他操作器械可有效降低出血风险。

3. 稀释性低钠血症　稀释性低钠血症常由于灌注液通过反流、逆流及外渗等途径进入血循环而引发。其中术中灌注压力过高、持续时间过长是首要危险因素，其次集合系统穿孔或损伤，液体大量外渗也是危险因素。与 TURS 类似，其症状多表现为烦躁、神志淡漠、血压升高，严重者可发生脑水肿甚至昏迷。预防措施包括：在术中严格控制灌注肾盂内压力，尽量减少灌注量并增加回流液体流量；对于大负荷结石，采用分期处理的措施，避免操作时间过长；避免使用低渗性灌注液；精细化操作避免集合系统损伤；手术时间较长、考虑液体外渗或重吸收过多时，应术中使用呋塞米或高渗盐等。出现上述症状后，应考虑稀释性低钠血症的可能性，在严密监测生命体征急查电解质的前提下，采用利尿纠正电解质失衡等措施，多能取得较好效果。

4. 输尿管套叠及输尿管撕脱　输尿管套叠及输尿管撕脱是输尿管镜操作过程中最严重的并发症之一。在软性输尿管镜相关文献中尚无明确报道。输尿管套叠发生于输尿管黏膜自黏膜下层环状撕脱，同时如袖套状套入完整的输尿管腔内。也可以将这种情况理解为输尿管黏膜撕脱而输尿管壁其他组织结构完整。在文献中这一情况鲜有报道，多发生于逆行碎石术、逆行肾盂造影上尿路上皮癌的诊断过程中。套叠的情况多在碎石或输尿管扩张术后无法置入输尿管导管而被发现。逆行造影显示"钟状"结构（bell-shaped）。如果术中未能发现，术后则表现为输尿管梗阻症状，CT 增强扫描显示为多层同心圆状结构。冠状面则显示为造影剂形成的细线，也被称为"线征"（line sign）。如果术中发现此类损伤，应第一时间尽可能留置输尿管导管，如果逆行置管失败，可行肾造瘘术，但由于套叠段将可能发生纤维化及狭窄形成，因此这一措施往往只是临时引流。最终，套叠段切除、输尿管肾盂、输尿管、膀胱间的吻合术是治疗的唯一选择。

输尿管撕脱是输尿管镜操作中最严重的损伤。最常见的原因是通过套石篮套取结石过程中，结石碎片过大而无法安全通过输尿管腔（图 12-78）。其他危险因素包括近端输尿管套石，套取粘连紧密的结石，输尿管解剖性异常及输尿管疾病等。早期输尿管撕脱的报道多见于 20 世纪 80 至 90 年代，主要是非直视下套石过程中发生的，多见于应用 Dormia 套石篮的情况。由于输尿管肾盂交界部输尿管基层及尿路

上皮层最薄，该区域是撕脱最易发生的区域，同时肾盂相对固定，而输尿管其他部分相对移动也是该处断裂的主要原因。撕脱伤常在术中被发现，输尿管常套叠进入膀胱或直接由尿道外口由套石篮或输尿管镜带出体外。撕脱的输尿管可呈蚯蚓状垂于尿道外口（图 12-79）。

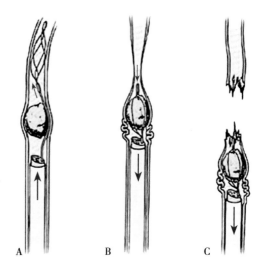

图 12-78　套石过程中发生的输尿管撕脱并离断

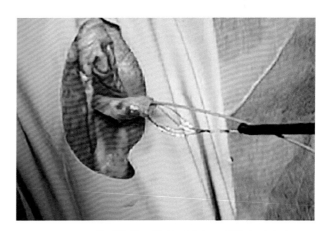

图 12-79　撕脱的输尿管断端被套石篮带出尿道外

值得庆幸的是，这是一种极少发生的并发症，发生率在 1% 以下，而且随着技术的不断进展，其发生率还在进一步减少。近期的文献综述中对 1000～5000 例输尿管镜术中发生撕脱的回顾性研究发现其发生率在 0～0.18% 之间。这些可能与输尿管镜技术的进步直接相关，如：输尿管镜直径更细更清晰，套石篮设计更完善及钬激光的大量采用等。最近一篇报道中输尿管撕脱的 3 例患者分别发生于肾盂输尿管交界部和膀胱输尿管移行部。2 例是由于硬镜取石操作过程中，硬镜末端直径为 8Fr，镜身直径为 9 或 9.5Fr，进镜过程中十分困难而采用暴力进镜，整条撕脱的输尿管紧密的套于镜身上被带出体外。1 例是行输尿管镜诊断性镜检过程中，该患者静脉肾盂造影上显示有盆段输尿管充盈缺损，但患者盆腔有巨大包块，考虑为压迫所致。但镜检证实为输尿管狭窄，镜体进入后卡入输尿管中，当尝试拔出输尿管镜的过程中出现输尿管撕脱。在输尿管镜进镜过程中，过度的外力使

用应该是导致这些输尿管撕脱的主要原因,同时没有进行输尿管镜术前的输尿管膀胱移行部扩张也是诱因之一。有趣的是,使用 UAS 过程中,尽管这些器械的直径多在 12～14F 之间,尚未见有输尿管撕脱的报道,这可能与 UAS 规则的外形,表面的亲水润滑涂层及大量润滑剂的使用有关。

输尿管镜操作经验、良好的操作技巧及准确的判断是减少输尿管撕脱的关键。逆行进镜应该是无须过大外力就可进行的,如果进镜明显困难应果断放弃操作,留置双 J 管被动扩张 2 周后再行操作。同时适当的输尿管主动扩张及更换更细直径的输尿管镜将减少撕脱风险。在输尿管镜或 UAS 全长大量应用润滑剂也将有所帮助。更合理的方式可能是,在行输尿管镜操作前预置双 J 管 1～2 周行被动扩张可基本避免进镜困难和撕脱的发生,同时也将被动扩张引发的输尿管壁纤维撕裂减到最少。

在套石过程中,应避免套取体积过大的结石或其残片,同时应避免在套石后使用暴力将结石取出也是预防撕脱的重要措施。同时,使用 UAS 可能有助于减少远段和中段输尿管撕脱。另外采用新型套石篮也是很好的解决方案,这种套石篮在受到过大的外力牵引后会将结石解套从而避免撕脱发生。如果结石残片在套石过程中卡在输尿管中,在套石的情况下采用激光碎石或破坏网篮也可避免撕脱,输尿管镜的工作通道常可同时容纳套石篮和较细的激光光纤。对于嵌顿入输尿管内的输尿管,应首先等待输尿管松弛,并采用肌松剂,如果上述措施无效,可参考文献自尿道中置入另一支输尿管镜,与嵌顿的输尿管镜并行,同时考虑行输尿管口切开术,可能有效。

术中发现输尿管撕脱必须立即进行处理,否则后期进行手术治疗难度极大,往往导致肾脏丢失。对于输尿管下段撕脱,可行输尿管膀胱吻合术,如缺损距离较长不能直接吻合,可行输尿管膀胱角吻合术。输尿管中段撕脱,可行输尿管膀胱瓣吻合或与对侧输尿管吻合。对于输尿管上段撕脱或缺损长的中段撕脱,可行回肠代输尿管术或自体肾移植术。对于这一问题,我们将在本章第三节中结合我们在处理输尿管硬镜术后长短输尿管撕脱中的经验进行详细论述。

5. 术中器械失灵　输尿管镜及其操作器械的正常工作时成功实施输尿管镜操作的重要保障。任何器械在术中出现失灵将影响整个过程。由于镜体和器械容易在手术或清洗、消毒过程中出现损伤,操作过程中由于外力影响将导致损坏,因此术前常规在体外对所用器械进行检查是非常必要的。例如,套石篮在提取大片结石碎块或开在输尿管、肾盏内,是受到外力牵拉可能出现断裂和解体,套石篮的组成部分可能落入集合系统形成异物。又如,光纤由于疲劳或过度弯曲,可能出现断裂,有可能落入输尿管镜工作通道或集合系统中。而光纤外套可因光纤的耗损而逐渐延长,应及时取出光纤,将外套去除,避免其遗留在集合系统中。

套石篮失效嵌顿的情况也时有发生,此时可采用激光切割套石篮,使其与主体部分脱离,在取出套石篮大部分后,采用异物钳取出剩余部分。

由于软性输尿管镜极为精密,其处理,消毒,和存储是非常精细的工作。特别应该提到的是应采用专用工具,如专用消毒盒消毒软性输尿管镜,避免其转向关节的损伤及压伤。

同时应固定专门的、受过良好教育的团队负责输尿管镜清洗和存储,可以有效减少输尿管镜输尿管损伤、延长其使用增加寿命,且能有效防止术中失效情况的发生。

(二) 术后并发症

1. 术后发热、感染性并发症及尿源性脓毒血症　输尿管镜术后的尿路感染依据其严重程度排序,可分为一般性感染、严重感染、全身炎症反应综合征及尿脓毒血症四类。尿路结石常是感染的主要来源,尽管术前尿培养结果阴性,尿路结石中仍可含有大量细菌及内毒素,碎石过程中仍然可能进入血循环而引发症状。另外经由尿道外口的手术,常可由输尿管镜等器械将尿道外口及附近的皮肤的细菌带入上尿路。而灌注液体常需由较高的压力灌入工作通道,如果引流不畅,将形成肾盂内高压,尿源性致病物常由静脉及其他途径转移入血。输尿管镜术后发热的发生率在 1.2%～22% 之间。最新的文献中,输尿管镜术后的尿路感染发生率为 1%～4%,尿脓毒血症发生率为 0.3%～2%,术后真菌性脓毒血症的发生极少,有严重肝硬化患者术后出现此症的报道。

中国泌尿外科诊疗指南 2014 版对尿脓毒血症的描述是:尿脓毒血症即由尿路感染引起的脓毒血症。当尿路感染出现临床感染症状并且伴有全身炎症反应征象(Systemic Inflammatory Response Syndrome,SIRS)即可诊断为尿脓毒血症。SIRS 的诊断标准包括:①体温>38℃ 或体温<36℃;②心率>90 次/分;③呼吸>20 次/分或 $PaCO_2$<32.25mmHg;④术后白细胞>12×10^9/L 或术后白细胞<4×10^9/L。上述 4 项标准符合或超过 2 项者诊断成立。约 5% 的脓毒血症为尿源性,死亡率可高达 20%。尿脓毒血症的主要致病菌为革兰阴性菌,真菌引起的脓毒血症比例呈上升趋势。由于诊断标准并不统一,因此文献中的报告存在较大差异。国外报道在 PCN 术后发生脓毒血症(Spesis)的概率为 0.3%～4.7%。应该明确 SIRS 与脓毒血症是有区别的,后者是以感染为重要病因的,而 SIRS 可能尚有其他病因。

软性输尿管镜术后脓毒血症的发生率并不高,但一旦发生则极为凶险。因此对此类并发症应引起足够重视,从术前预警、术中预防及术后早期诊断治疗等多方面入手才能有效控制。具体内容将在本章第四节详细叙述。

2. 术后疼痛　输尿管镜术后疼痛是较为常见的症状。术中器械操作引发的黏膜损伤可能导致输尿管管壁水肿、痉挛,同时可能的血块及排石过程也可引发一过性梗阻,这种情况在双 J 管留置的状态下也难以完全避免。同时术后留置双 J 管本身也可引发肾绞痛症状。严重的术后疼痛的发生率约为 2%～9%。这种疼痛通常具有自限性,采用止痛、解痉等治疗常可奏效。对于未留置双 J 管的情况,由于可能的输尿管梗阻及疼痛而需要再次手术置入双 J 管的发生率为 2.6%～8.3% 之间。Tanriverdi 等对 276 例无并发症输尿管镜术后患者的回顾性研究发现,8.3% 患者由于急性肾绞痛需要 24 小时内留置双 J 管。较长的操作实践、反复进入上尿路操作,结石负荷较大,结石肉芽包裹及近期尿路感染等均为绞痛及再次置管的危险因素。

无损伤或无并发症的输尿管镜术后是否留置双 J 管,仍然存在争论,两篇最近的系统评价对此进行了分析。Pengfei 等对 16 篇随机对照研究的 1573 个病例进行了分析,留置双

J 管组术后疼痛及下尿路症状较未留置组更为明显,但两组术后总并发症发生率并无差异,同时两组止痛剂的使用、感染发生率及非计划性入院也没有差异。Nabi 等对 9 篇随机对照研究的 831 例患者进行分析后同样发现,两组间镇痛药物使用、感染发生率、结石清除率或输尿管狭窄发生率间比较,并无明显差异,但置管组非计划性入院发生率似乎更低。

3. 术后出血及肾包膜下血肿　输尿管镜,特别是软性输尿管镜术后出血性并发症并不多见,文献报道也较少。Tiplitsky 等曾报道了一例输尿管镜术后迟发性出血的病例,该例患者最终需要输血,并行选择性血管栓塞而止血,最终证实,该例患者出血原因为肾下极动静脉瘘。比较有趣的是,该例患者 2 个月前进行过 SWL 术,但并不明确是否 SWL 与其出血存在关联。

Watanabe 等报道了一例 39 岁男性患者软性输尿管镜碎石术后肾包膜下血肿的病例,该病例术中并无明显并发症,但术后即开始出现术侧腰痛,行 CT 检查后发现肾包膜下血肿,但未见活动性出血。采用保守治疗获得痊愈,出院后 1 个月复查 CT 发现血肿吸收。作者认为可能激光光纤碎石过程中对肾脏的损伤或术中肾盂内压持续性升高可能是主要原因。Xu 等同样报道了 1 例软镜术后包膜下血肿的病例,该例为 31 岁女性患者,行软性输尿管镜钬激光碎石后出现休克情况,影像学检查证实为肾包膜下血肿,采用介入栓塞后病情缓解。该例结石负荷较大,感染因素、碎石时间过长,同时术中肾盂内压变化过大导致肾实质及其包膜的突然扩张及破裂可能是形成血肿的主要原因。Bai 等总结输尿管镜术后肾包膜下血肿发生的原因时认为,结石负荷过大,积水程度,手术时间及灌注压力过高可能与此直接相关。

4. 支架移位　支架移位与支架选择太短、术中推送太深、患者术后活动过多等因素有关。预防措施包括针对患者身高选择合适长度支架管,对儿童患者应选择专用支架,支架膀胱输尿管开口外保证一个完整的环等。有条件的中心,应采用 C 臂确认术后双 J 管的位置。

5. 输尿管狭窄　输尿管镜术后输尿管狭窄的发生率为 0 ~ 4% 之间,最近的报道中一般低于 1%,通常低于 0.4%。狭窄的危险因素包括大口径器械的使用(如外径 17.5Fr 的 UAS),结石与周边组织粘连,肉芽形成及输尿管损伤等。输尿管狭窄的形成原因并不十分清楚,但一般认为直接器械损伤、热损伤及由于大口径器械压迫而产生的输尿管壁缺血等原因及其组合式主要原因。硬镜操作过程中的一组数据可能为此提供证据,Roberts 等对一组输尿管镜治疗较硬的输尿管结石病例术后 7 个月的随访后发现 24% 出现输尿管狭窄情况,在出现狭窄的 5 例患者中,其中 4 例出现输尿管穿孔,因此他们认为输尿管穿孔性损伤可能与狭窄形成直接相关。Stoller 等也发现 5.9% 的输尿管穿孔患者出现了输尿管狭窄。UAS 的使用过程中,比较容易出现输尿管损伤的情况,特别是在未进行预先扩张的条件下采用大口径 UAS 的情况下,因此 UAS 操作过程中避免输尿管损伤可能是预防术后输尿管狭窄的重要措施。Delvecchio 等报道,UAS 产生的输尿管狭窄发生率约 1.4%,这些患者术前多未行被动扩张。此外,有学者认为,结石碎块嵌入输尿管壁可能引发肉芽组织形成而产生输尿管狭窄。一些证据表明当残留碎片大于

4mm 时,结石碎片越接近输尿管腔,输尿管狭窄越容易发生。

值得注意的是,采用输尿管镜治疗上尿路肿瘤的病例较上尿路结石病例更容易出现输尿管狭窄。在一组 44.5 个月的随访中,输尿管狭窄发生率接近 9%。可能的原因包括反复检查及治疗,激光直接烧灼肿瘤组织及邻近的输尿管肾盂组织,上尿路 BCG 灌注等。有研究认为精细化操作,结石取出或肿瘤消融过程中避免使用暴力,可以将发生输尿管损伤及狭窄的发生率降到最低。合理应用 UAS 也可在一定程度上避免狭窄发生,近期对 194 例上尿路肿瘤患者软镜治疗后的 41 个随访中发现,由于合理化操作,没有出现输尿管狭窄的情况。套石过程中推荐使用 Nitinol 套石篮,特别是具有转向功能的套石篮,可能对预防狭窄风险有帮助。另外,如果术中进镜或 UAS 置入困难,应留置双 J 管 1 ~ 2 周,而非强行手术。这样往往可以顺利操作,这一做法已被推荐为最安全的操作方式。如果术中在输尿管开口或壁间段受阻,采用球囊对狭窄段进行扩张也是合理的解决策略,通常将输尿管扩张至 12 ~ 15Fr 即可,但应尽量避免输尿管其他部位的球囊扩张。

输尿管镜术后输尿管狭窄的治疗方式包括腔内治疗(扩张鞘或球囊扩张),由于狭窄多仅存在管径变细而周边组织并不缺血,这使采用内镜途径对其进行治疗成为可能。Richter 等报告球囊扩张治疗输尿管狭窄短段成功率为 40% ~ 89.2%,长段为 16.7% ~ 37.5%,成功与否有赖于局部是否缺血。Wolf 等发现良性输尿管狭窄内切开的成功率高达 80%。但反复发生的狭窄,长段狭窄及节段性多处狭窄则需采用开放或腹腔镜手术治疗(图 12-80)。

6. 膀胱输尿管反流　文献报道输尿管镜术后膀胱输尿管反流的发生率可高达 10%,但多为轻度反流。成人出现的反流多为无菌性且术后无明显症状及后果,因此无须常规随访。儿童群体使用逆行途径输尿管镜治疗后出现反流的概率存在争议。多数文献认为儿童术后出现的反流多为一过性,长期随访后多数可消失。但大口径 UAS 使用条件下的壁间段的损伤及输尿管壁缺血仍是需要考虑的问题。一旦出现难以恢复的反流,则需要考虑采用手术方法解决,常用的方法包括"膀胱黏膜下隧道法"等(图 12-81)。

7. 术后石街形成　石街(steinstrasse)一词源于德语,是指石头构成的街道。主要是指碎石术后长条结石碎片聚集并堵塞输尿管的情况。这一现象首先见于 SWL 碎石术后,但在输尿管镜碎石术后也常有发生。由于输尿管镜碎石过程中,常将结石粉末化,或采用套石篮取出结石碎片,因此石街相对 SWL 而言通常并不常见,同时输尿管镜术后留置双 J 管也常常延缓石街症状的出现。最初对于 SWL 术后石街的分类包括:单一大结石碎片产生梗阻,其后方大量结石末形成聚集及由许多较小的结石碎片产生的聚集。结石碎片的聚集引发输尿管壁的水肿,今儿出现管腔的狭小并阻碍结石碎片的自发排出。石街可发生于输尿管的任何节段,而在生理性狭窄段,如输尿管膀胱移行部、输尿管跨越髂血管处及肾盂输尿管交界部,更为常见。远段输尿管石街占所有病例总数的近 75%,中段发生率在 3% ~ 10%。

对于输尿管镜术后石街形成的危险因素尚无文献报道,但可参考 SWL 术后石街发生的危险因素进行分析。结石体

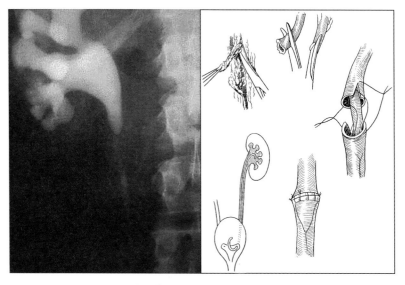

图 12-80 输尿管镜术后输尿管狭窄及其修复方法

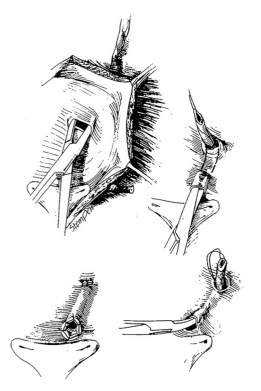

图 12-81 输尿管"膀胱黏膜下隧道法"建立抗反流机制

积过大(特别是直径>2cm 时)结石位于肾脏而非输尿管等。

　　石街自行排出的可能性可高达 60%～80%,但所需时间往往长达数天或数周。许多患者需要手术治疗。治疗指针包括:难以控制的疼痛、发热、严重的恶心呕吐或尿路感染的其他征象,双侧或孤立肾梗阻及自发排石困难等。无症状性石街可以随访数周,通过影像学进行严密观察,多数病人可获缓解。1/3 的患者可出现无症状性梗阻(silent obstruction),应引起重视。对于有临床症状或持续存在的石街,有许多措施可以进行处理。例如经皮肾造瘘术,SWL、输尿管镜术或腹腔镜及开放手术。肾造瘘的主要目的是引流尿液或感染灶并缓解

梗阻,术后由于水肿消退,75% 的患者可以治愈。SWL 对于末端结石的治愈率可达 80%,对于不适合手术的病例推荐采用。输尿管镜治疗石街的成功率可达 100%,亦可作为选项。如果石街形成的同时,肾内仍然存在较多残石,经皮肾镜术或逆行途径肾内手术均可作为治疗措施。而开放或腹腔镜手术往往仅作为最后的补救性措施。

　　8. 无症状性肾积水　输尿管镜术后无症状性肾积水(asymptomatic/silent hydronephrosis)发生率约为 2%～5%,此类患者由于出现无症状性梗阻而可能最终导致肾脏无功能。因此术后随访显得比较重要,常规的影像学检查,如超声、CT 及静脉肾盂造影均可发现此类情况。特别是对于存在术中并发症的病例,如结石较硬碎石时间较长、术中输尿管损伤,术后疼痛等情况时更应列入常规。一般术后 4～6 周行超声检查比较有利,一旦发现积水,应行进一步功能影像学检查明确原因。

　　9. 软镜术后肿瘤播散　软镜输尿管镜目前是上尿路肿瘤诊断的最直接手段,通过活检可取的最终的准确诊断。镜检过程中仍需借助灌注泵或推注灌注液保持视野清晰。这种情况下,由于肾盂内压力升高可导致肾盂静脉、肾盂淋巴、肾盂肾窦及肾盂小管等的反流发生。1993 年 Lim 等报道了软镜镜检术后,尿路上皮细胞癌随淋巴及静脉系统播散的极限情况。发生这一情况可能与当时软镜技术相对不成熟,未使用 UAS 等情况有关,但肾盂内高压的情况确实可以产生许多并发症,必须引起高度重视。

　　10. 输尿管坏死　输尿管坏死是一个罕见的并发症,输尿管坏死可能与输尿管黏膜撕脱、尿外渗,输尿管穿孔,较长时间的 UAS 压迫导致输尿管局限性或长段缺血等因素有关。预防策略包括:减少集合系统损伤;减少尿液外渗;同时推荐常规采用术前预置双 J 管行被动扩张,以缓解输尿管壁狭窄及过粗的 UAS 形成压迫性缺血的发生。值得注意的是,输尿管平滑肌不同于骨骼肌,其细肌丝中不存在肌钙蛋白,因而钙离子引起平滑肌细胞中粗、细肌丝相互滑行的横桥循环的机制与骨骼肌不同,平滑肌横桥激活的机制需要较长的时间,平滑肌收缩与舒张都相对缓慢。采用预支双 J 管被动扩

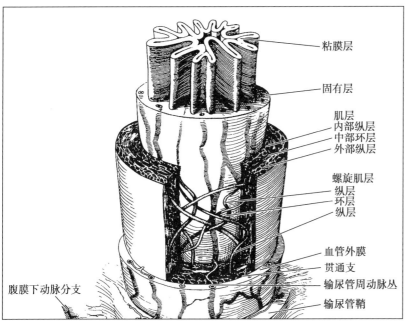
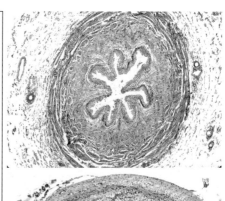
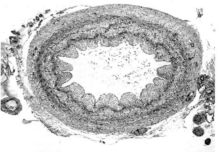

图 12-82 输尿管结构(左)、正常生理状态的输尿管(右上)和扩张的输尿管(右下)

张的方式,符合平滑肌舒张、收缩较平滑肌缓慢的生理特点。特别是壁间段扩张过程中,对输尿管及膀胱平滑肌均可推挤,使平滑肌纤维延长,同时并不破坏抗反流机制。在被动扩张条件下置入 UAS,可有效减少输尿管缺血性损伤。与此不同的是,被动扩张条件下,较短时间内扩张,可引发输尿管平滑肌、上皮层撕裂,可导致输尿管纤维化及瘢痕形成,导致狭窄或动力性梗阻。因此,许多文献已将术前预置双 J 管被动扩张列为软性输尿管镜术前的标准措施(图 12-82)。

(三)常用并发症评分系统及并发症的规范化报告

文献中对于软镜术后并发症的描述多采用不同的方式,缺乏统一的分类及评分系统,这一现象导致比较及统计术后并发症存在困难,不利于总结出现相关并发症的危险因素进而采取对应的预防措施。

改进的 Clavien 系统是一种标准化的并发症分级报告系统,可用于多种泌尿外科手术后并发症的报告。这一系统是对患者进行 3 个月的随访,在 3 个月末统计并分析其并发症的发生情况。该系统将输尿管镜术后并发症分为 5 级,其分级方法是:

一级:术后无须药物、手术或介入性干预的并发症。其中药物除外止吐药、解热镇痛药、利尿药及电解质制剂等。

二级:需一级允许以外的药物治疗,包括输血和胃肠外营养药的使用。

三级:需要手术、内镜或介入手术干预的并发症。

Ⅲa:无须在全麻下完成的手术;Ⅲb 需要在全身麻醉下进行的手术。

四级:威胁生命的并发症,包括中枢神经系统并发症,需要进入 ICU 治疗的情况等。

Ⅳa:单一器官的功能障碍,包括需要透析的情况;Ⅳb:多器官功能障碍。

五级:患者死亡。

分级具体情况可参见表 12-11。

表 12-11 软性输尿管镜术后并发症的改进 Clavien 分级系统

分级	并发症
Ⅰ	发热;一过性血肌酐升高;一过性血尿;持续性血尿
Ⅱ	是否输血;尿路感染
Ⅲa	肾周尿囊肿形成;由血块引发的梗阻;血块引发的肾绞痛
Ⅲb	支架管移位;石街;结石移动;输尿管穿孔;输尿管撕脱
Ⅳa	心肌梗死
Ⅳb	尿脓毒血症
Ⅴ	死亡

Swarnendu 等通过分析围手术期因素与患者术后 Clavien 并发症分级之间的关系后发现,输尿管镜术后并发症的发生率与结石负荷、结石是否与组织紧密粘连、中段输尿管结石及术者的经验密切相关。通过这一分级各研究中心的大样本数据可以相互比对,从而得出更为可信的结论。

总而言之,软性输尿管镜术围手术期并发症发生率总体是较低的,而且多数并发症可以通过术前的被动扩张及精细化操作加以预防。多数并发症可以通过留置输尿管导管安全解决。但,严重的并发症,如尿脓毒血症、长段输尿管损伤、肾包膜下血肿等,对于软性输尿管镜术这样的极微创手术而言是不能接受的。通过全面理解可能性并发症及其预防措施将是成功开展软性输尿管镜术的关键。

(四)长段输尿管损伤的修复

由输尿管镜操作所致的长段输尿管黏膜撕脱以及长段

乃至全程输尿管缺损时有发生。既往常采用回肠代输尿管成形术、膀胱瓣输尿管成形术（Boari 成形术）或自体肾移植等方法修复，但对长段（>20cm）输尿管缺损的修复仍存在一定困难。Boari 成形术能够重建长达 10~15cm 的输尿管损伤（图 12-83）。但由于所取膀胱肌瓣短，术后吻合口张力大，术后并发症较多。回肠代输尿管术虽然不受缺损长度的限制，但由于肠道的特殊性，术前需行彻底的肠道准备。而长段输尿管损伤患者往往需要在第一时间行修复手术，因此，回肠代输尿管术在时效性上存在一定缺陷。此外，回肠代输尿管术围手术期及术后各种并发症的发生亦不容忽视，早期尿外渗、肠襻梗阻及进行性加重的代谢紊乱等均可影响手术的远期疗效。近年来亦有应用腹膜等组织进行输尿管修复的报道。随着组织工程学的发展，输尿管组织工程学也取得了一定的进步，但目前其技术尚处于试验阶段。

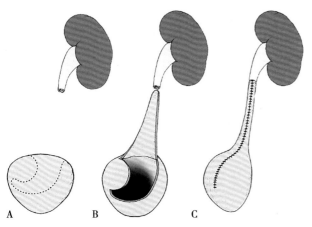

图 12-83 传统的 Boari 瓣输尿管成形术示意图

针对传统式的缺点，杨嗣星等在研究膀胱血供特点的基础上，设计出螺旋状带蒂膀胱肌瓣输尿管成形术（图 12-84），2006 年 6 月至 2012 年 2 月治疗由输尿管镜操作所致的长段输尿管缺损患者 6 例，包括 4 名男性及 2 名女性，平均年龄 47 岁（37~59 岁）。包括输尿管黏膜全程撕脱 2 例，自肾盂至膀胱连接处输尿管完全离断 4 例。缺损长度 21~25cm，平均 22cm。损伤段近心端接近肾盂输尿管连接部，远端达输尿管膀胱连接处。最长随访时间达 4 年，效果良好。

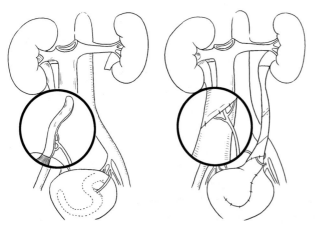

图 12-84 螺旋状带蒂膀胱肌瓣输尿管成形术示意图

长段输尿管缺损的修复材料和方法理论上应具备以下条件：①与正常输尿管组织结构近似；②其有一定的顺行性蠕动节律以抗反流等；③血运丰富，足以营养新生输尿管以防术后穿孔、坏死等；④无免疫排斥反应，不会造成电解质紊乱等；⑤结石、狭窄等发生率低；⑥操作简便易行。我们采用的螺旋状带蒂膀胱肌瓣输尿管成形术具备上述条件。螺旋状带蒂膀胱肌瓣输尿管成形术采用自体膀胱肌瓣组织，与原有输尿管组织同属尿路上皮组织；取材肌瓣循血管走行裁剪，保留了膀胱上动脉的完整性，最大限度地保留了构建输尿管的血运，重建输尿管血运状况好，术后易存活。

手术方法具体如下：全身麻醉，平卧位，留置三腔尿管。取损伤侧下腹部 Gibson 切口，必要时向上向侧腹部延长。腹膜外暴露腹膜后间隙，离断脐韧带、膀胱腹膜粘连及输精管或圆韧带等以游离膀胱。顺髂内动脉前干向下辨识膀胱上动脉，分离对侧膀胱上动脉可增大膀胱移动度。于髂血管处向下沿输尿管入膀胱走向辨识远端输尿管残段。仔细了解输尿管损伤部位，结扎或缝扎残端。向上仔细游离肾盂输尿管连接部，以 1 号丝线标记作定位及牵引，修剪损伤断端成斜面，以利与膀胱肌瓣成形输尿管吻合。经尿管注入 400ml 生理盐水充盈膀胱，1 号丝线标记膀胱前壁，设计螺旋状带蒂膀胱肌瓣。循髂内动脉前干向下仔细辨识患侧膀胱上动脉及其分支，牵拉丝线紧张膀胱壁，循血管行径依肌瓣设计"S"形螺旋状带蒂膀胱肌瓣，膀胱肌瓣基底宽度≥2cm，肌瓣长度以相当输尿管损伤长度为宜。以 12Fr 导尿管为支架，螺旋卷绕膀胱肌瓣。5-0 可吸收线连续缝合肌瓣，间断包埋缝合浆膜层。缝合成形输尿管起始处与膀胱结合部应保持肌瓣自然螺旋状态，使其自然形成一类似瓣膜的抗反流结构，不必刻意裁剪肌瓣底部行传统的黏膜抗反流缝合。拔除尿管，置入 7Fr 双 J 管。可吸收线吻合管状肌瓣至肾盂输尿管连接处，同时将管状肌瓣沿腰大肌走向以丝线固定 3 针于腰大肌肌膜上。行膀胱腰大肌固定。留置三腔导尿管及耻骨后引流管，可吸收线关闭膀胱壁切口。常规关闭手术切口。6 例患者手术均顺利完成。手术时间 60~120 分钟，平均 90 分钟。术中均未输血，术后均恢复良好。术后成形输尿管旁引流管第 3 天拔除 5 例，1 例因漏尿于术后第 10 天拔除。患者创口均一期愈合。术后 2 周复查血肌酐和尿素氮指标正常。术后 8 周在膀胱镜下安全拔除双 J 管。1 例术后 6 个月复查时发现手术侧轻度肾积水，患侧输尿管轻度扩张，但总肾功能正常，余 5 例患者随访 2~4 年未见明显异常。IVU 检查均显示手术侧成形输尿管形态正常，显影良好（图 12-85）。

采用该方法对 6 例输尿管撕脱患者采用该术式重建上尿路，未发生膀胱肌瓣重建输尿管坏死情况。同时可以减小取材肌瓣基底部的宽度，以增大取材面积、延长取材长度，能提供足够长度（>20cm）桥接肾盂和膀胱；另外，由于所取肌瓣为螺旋状，缝合时可自然在底部和残余膀胱顶壁之间形成一定夹角，这样可以形成一类似瓣膜结构以增强术后输尿管的抗反流机制，而且螺旋状肌瓣为旋转缝合，膀胱平滑肌在收缩时可进一步增强成形输尿管的顺行蠕动。因此，重建的输尿管无需加做黏膜下隧道抗反流缝合。加之螺旋状平滑肌缝合后特有的收缩功能，大大降低了术后输尿管反流的可能性，进而降低了术后肾输尿管积水的发生。此外，本术式由

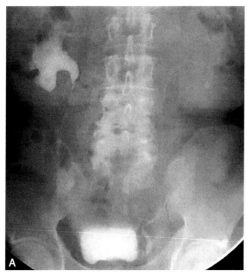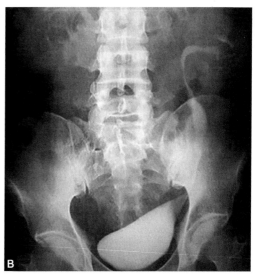

图 12-85　术后 2 年 IVU 片

图 A 与图 B 分别为 2 例塔旋状带蒂膀胱肌瓣成形术后输尿管影像,术后肾脏轻度积水但显影正常

于无须行肠道准备,急诊下可进行,明显缩短围手术期时间,提高患者术后生存质量。

本术式操作中应当注意:①最大限度地游离膀胱及患侧输尿管:一般应自腹膜外途径、循腹膜后间隙,充分游离膀胱的腹膜粘连,还需要离断脐韧带,甚至是输精管或圆韧带,以便最大限度地将膀胱牵拉向患侧。②保留完整的患侧膀胱上动脉及其分支:肌瓣成形的输尿管成活与否与取瓣过程中膀胱上动脉的保留密切相关,取"S"形瓣的过程中尽量循血管走行切取,取瓣范围可从后外侧至前壁对侧。③肌瓣切取长宽适宜:基底宽度以 2～3cm 为宜,且肌瓣全长至少要大于缺损长度 1～2cm,以保证肌瓣既有充足的血供,不致缺血坏死,亦有足够的长度,吻合时不致张力过大。④可酌情加用膀胱腰大肌悬吊术及肾游离下降固定术。如果患者膀胱容积较小,螺旋肌瓣长度不够的话,可牵拉患侧膀胱,行腰大肌固定术,也可人为游离肾脏,使其下降固定,肾下降固定术尤其适用于左侧输尿管缺损的修复。⑤吻合过程应保证无张力:肾盂输尿管连接部保留处输尿管应做斜行裁剪,以利于与螺旋肌瓣的吻合。⑥由于本术式为螺旋状裁剪膀胱肌瓣,管状缝合时在膀胱顶部和再造输尿管之间会自然成角,形成一类似瓣膜的抗反流结构,本术式可不加用黏膜下隧道缝合。⑦酌情采用带蒂大网膜覆盖的方法可促进重建输尿管的成活。本术式一个显著的特点是切取肌瓣时循膀胱上动脉的走行裁剪,可最大限度地提高术后再造输尿管的存活率,因此,除非是术中裁剪肌瓣时膀胱上动脉保留不当、损伤过多,否则,无需加用带蒂大网膜覆盖。

总之,螺旋状带蒂膀胱肌瓣输尿管成形术是长段输尿管损伤修复的理想术式,有较高的推广价值。

（五）软镜术尿脓毒血症的预警和诊断治疗

上尿路结石的发生发展机制决定了结石往往与感染并存的病理生理学特点,结石引发的梗阻及并发的感染、结石内部携带的大量细菌都是引发感染、全身炎症综合征甚至尿脓毒血症的重要因素。经皮肾镜碎石取石术 PCN（percutaneous nephrolithotomy）和逆行途径的肾内手术（retrograde Intra-Renal Surgery,RIRS,包括采用输尿管软镜和硬镜所进行的逆行手术）是目前治疗上尿路首选的微创手术方式,但其围手术期都存在感染性并发症发生的风险,最严重的并发症包括致死率极高的尿脓毒血症。

1. 上尿路结石治疗过程中发生尿脓毒血症的预警　尿源性脓毒血症是 PCN 术后致死的最常见原因。多个术前因素与 PCN 术后尿脓毒血症的发生相关,例如术前中段尿或肾盂尿培养阳性、解剖型肾结构异常、神经源性膀胱及术前是否采用针对性抗生素等,患者年龄也应被视作独立危险因素,其他术前危险因素还包括性别、结石成分及大小、肾功能不全,代谢综合征、截瘫及神经肌肉疾病等。而术中平均肾盂内压、高压维持时间、手术时间及结石培养阳性也与 PCN 及 RIRS 术后脓毒血症发生呈正相关。术后因素留置包括肾造瘘管及导尿管。

（1）术前危险因素:结石内部还有大量细菌集落,且术前使用抗生素并不能将其根除,实验证实将含有致病菌的结石直接置于抗生素溶液中,数小时后仍有细菌存活;其次围手术期泌尿系梗阻将损害集合系统的引流,形成持续存在的细菌微环境,细菌可通过尿路上皮自身的胞吞作用隐藏于细胞内部而不易被清除;最后,PCN 和 RIRS 属于微创手术,其通道较小,往往导致肾内压（intrarenal pressure,IP）的显著升高,通过肾盂肾小管、肾盂淋巴管及肾盂静脉系统的反流将细菌冲入血循环。特别是在逆行手术过程中,尽管采用输尿管镜鞘等引流装置,但灌注进入肾内的液体仍无法得到有效引流,形成一种相对封闭的灌注系统,更容易引发肾内压力的升高。除细菌自身的因素外,细菌产生的内毒素也是引发术后脓毒血症的重要原因。McAleer 等研究感染性结石中的内毒素脓毒发现,即便小结石中所含的内毒素也可达到引发严重脓毒血症的浓度。文献中也报道了许多脓毒血症病例血培养阴性,但患者体内内毒素水平较高。

多数学者认为术前尿培养是预测术后发生感染性并发

症的重要依据。近期回顾性研究表明,术前尿培养阳性患者,PCN 术后发生 SIRS 的记录几乎是尿培养阴性患者的 2倍。值得注意的是,许多研究都证实脊柱损伤引发的截瘫及神经源性膀胱患者是术后发生感染性并发症的高危因素。主要原因是截瘫患者尿路菌群较多,倾向于发生感染性结石,同时移动较少也引发泌尿系引流障碍。尿流改道术后患者 PCN 术后,Fernandez 等发现这些患者较对照组患者术后发热及脓毒血症的发生率明显升高(8% vs 0%;P = 0.0387),其原因可能是这些患者尿路中存在与截瘫病人类似的多种致病菌群。

肾发育畸形例如马蹄肾、异位肾同样增加术后感染的发生。Gupta 等发现畸形肾患者 PCN 术后脓毒血症发生率为3.8%;马蹄肾可增加 PCN 术后感染性并发症的发生率,主要与其引流障碍及肾积水有关。但多项国际多中心研究中,却没能证实上述说法,这些研究中肾发育畸形并未增加术后发热的发生率,且未见脓毒血症发生。Tefekli 等的研究发现,伴发糖尿病、高血压及其他代谢综合征的患者更容易在上尿路结石术后出现主要并发症,包括感染。肾功能不全患者存在较高的术后脓毒血症风险,在近期的研究中,30 例术前肾功能不全的患者中,6 例(20%)在碎石术后出现脓毒血症。而且,研究中发现,术前血肌酐水平与术后脓毒血症发生呈正相关。CROES 研究发现,术后并发症 Clavien 评分与美国麻醉师协会机体状态评分(ASA)呈正相关。深入分析发现,患者年龄、糖尿病、术前肾造瘘、鹿角状结石等均与术后感染有关。

(2)术中危险因素:已有大量研究证实,肾盂内的致病菌群往往不同于膀胱中的情况,肾盂内菌群被视作上尿路结石术后的重要影响因素。更为重要的是,肾盂内致病菌可能在证实膀胱中段尿培养阴性后依然,因此必须引起足够重视。许多手术过程中,尽管进行了术前的抗感染治疗,术中仍可见结石表面或肾盂尿内存在大量脓性分泌物(图 12-86)。Margel 等发现术中采集的肾盂尿培养阳性的患者较膀胱中段尿培养阳性患者更容易发生术后脓毒血症。此外,术后发生脓毒血症的患者中,术前尿培养阴性的患者与菌尿患者的细菌谱并不相同,后者更多见革兰氏阴性细菌,而肠道菌群及其他革兰氏阳性细菌主要见于尿培养阴性的患者。许多研究均证实结石及肾盂尿培养在预测上尿路结石术后感染中的重要意义。如 Dogan 等发现结石及肾盂尿培养与术后脓毒血症紧密相关。该研究中全部 5 名脓毒血症患者结石培养均呈阳性。

除术中细菌谱相关因素外,术中所见的上尿路尿液状态也与脓毒血症的发生相关。例如 PCN 穿刺过程中发现脓性尿液。穿刺尿液浑浊是术后脓毒血症发生的独立危险因素。在这种前提下,无论是进行 PCN 或 RIRS 手术时,最为安全的做法是放弃一期手术,转而留置肾造瘘管或双 J 管引流,准备行二期碎石手术。事实上,很多行输尿管软镜的患者术前留置双 J 管 2 周进行被动扩张,在一定程度上引流了感染,也起到了预防感染性并发症的作用。

目前术中肾内压力已被多个指南认定为上尿路结石手术过程中必须注意的重要问题,其与术后感染性并发症的关系也已得到充分重视。上尿路腔道手术中,为了保持术野清

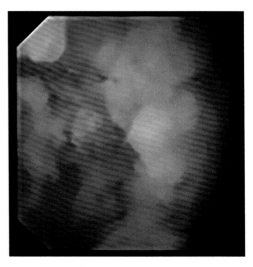

图 12-86 镜下所见结石表面的脓性物质(这些物质在尿液清亮的患者中同样存在)

晰,灌注是必需的环节。但同时各种类型的反流也在较高的灌注压力下悄然形成,这些反流过程携带了大量集合系统中已有的和碎石中的菌落及其内毒素进入血液是术后发生脓毒血症的重要因素。Zhong 等对 PCN 术中肾内压进行检测发现,肾盂内压 ≥20mmHg 与术后发热直接相关,且高压持续时间与手术时间同样重要。他们认为患者肾盂内压超过 30mmHg 且持续超过 30 秒与术后发热直接相关。另一方面,通过将肾盂内压控制在 30mmHg 以内,Troxel 等发现,肾盂压力与术后发热无关。这提示,压力的阈值极为重要。其他学者则认为术中吸收的灌注液体量及手术总时间与术后感染性并发症相关。Chen 等发现手术时间超过 132 分钟的患者较时间少于 96 分钟的患者更容易出现术后 SIRS。同样的,Wang 等发现 PCN 手术时间超过 90 分钟与脓毒血症休克直接相关。这些研究都提示,控制手术时间,特别是肾内高压时间将有效降低术后感染性并发症的发生。陈亮等认为,手术时间是 PCN 术后发生尿脓毒血症的危险因素,而且影响作用十分明显。统计结果显示手术时间 ≤60 分钟,对 SIRS 发生无明显影响;而手术时间 >60 分钟,随着手术时间延长,发生 SIRS 的风险程度呈倍数增加,特别是手术时间 >180 分钟组发生 SIRS 的风险程度是 ≤30 分钟组的52 倍。因此,多数文献建议手术时间尽量不要超过 180分钟。

(3)术后危险因素:较多的国外文献认为,术后除了合理的选用针对性抗生素预防外,还应采取其他相关措施。例如采用无管化(tubeless)手术方式(包括肾造瘘管和内支架),残余结石的处理等。尽管很多比较无管化及传统 PCN的文献未发现无管化 PCN 在预防感染方面存在优势,但大规模临床实验发现术后留置肾造瘘发生术后发热的风险较高(OR = 1.45,P = 0.048),明确这一关联尚需更多研究支持。Gutierrez 等的研究报道了残余结石可能导致术后发热,但这与 Draga 等的发现正好相反。

结石成分对术后感染的影响尚未得到明确评估,但鸟粪石等类型的结石可能由于还有更多细菌及其代谢产物而带

来更多的感染风险。必须强调的是,94% 的结石还有鸟粪石成分,其内毒素含量是非感染性结石,如尿酸盐结石的近 40 倍。

针对软性输尿管镜术围手术期的各种危险因素,杨嗣星等通过总结临床资料,建立了一套感染性并发症预警评分系统,通过回顾性分析,该评分系统准确性较高。同时,利用该评分对高分值患者早期预警及预防有效地防止了感染性并发症的发生(表 12-12)。

表 12-12　软性输尿管镜术感染性并发症预警评分

评分内容	总计
1. 术前尿培养是否阳性?	
2. 结石总负荷是否超过 2.5cm(STONE 结石评分)?	
3. 是否属于复杂性肾盂?	
4. 是否存在基础性疾病,如糖尿病。控制情况如何?	
5. 手术时间是否超过 120 分钟?	
6. 术后 5 分钟降钙素原、内毒素及 IL-6 水平?	
7. 术中肾盂内压-时间曲线下面积?	

评定标准:相加以上得分,依据总分分级。0~7 分,轻度危险;8~19 分,中度危险;20~35 分,高度危险,极易发生 SIRS,甚至尿脓毒血症

2. 上尿路结石手术过程中脓毒血症的预防　对于上尿路结石手术过程中脓毒血症的预防,应注意 3 个主要方面。

(1) 应对患者一般状况进行评估和矫正。例如糖尿病患者应控制血糖,肾功能不全患者应通过引流等方式使肾功能得以恢复。

(2) 对于结石负荷大、尿培养阳性的高危病例应预防性使用抗生素。感染性结石占尿路结石总体 15%,它可造成尿路梗阻,同时作为异物能促进感染的发生,感染可以加速结石的增长和肾实质的损害,两者形成恶性循环,结石内可包裹或表面附有病原菌。微创碎石术是一种介入性治疗,难免造成不同程度的尿路轴膜损伤甚至穿孔,破坏轴膜上皮的屏障功能;术中为保持手术视野清晰,采用高压水流灌注冲洗,高压液体向肾实质逆流致使病原微生物入血发生全身感染,因此上尿路微创碎石术后易发生尿源性的脓毒血症。Mariappan 等认为结石培养加药敏或肾盂尿培养加药敏比膀胱中段尿培养加药敏更能准确预测 PCNL 术后发生尿路感染情况,而且术前口服环丙沙星 1 周能够减少 PCNL 术后尿路感染的发生。但由于结果回报通常需要超过 3 天,术中留取标本可能会影响术后抗生素的选择,因此这种方法多不能广泛采用。AUA 结石病诊疗指南推荐,对于上尿路结石患者,术前少于 24 小时的预防性用药以预防术后感染性并发症的发生。这一推荐意见是基于一项非随机对照前瞻性研究,该研究发现术前采用环丙沙星术前用药可以有效降低术后感染的发生。EAU 指南也推荐术前单剂抗生素预防感染,头孢菌素类、氨基糖苷类及青霉素类抗生素均可采用。Mariappan 等发现>2cm 上尿路结石及扩张的集合系统患者发生术后脓毒血症的风险是对照组的 4 倍,当对这类患者在 PCN 前使用环丙沙星一周(250mg,每天两次)行预防性治疗后发现,术后感

染性并发症的发生率显著下降同时,预防性使用抗生素的患者发生脓毒血症的概率较未使用这降低 3 倍。Bag 等 PCN 前一周使用呋喃妥因预防脓毒血症的研究,结果发现,对于>2.5cm 的肾结石伴或不伴肾积水,中段尿培养阴性的情况下,使用预防性抗生素组术中发现肾盂尿及结石培养阳性的比例更低,术后发热概率更低,可降低脓毒血症及内毒素血症风险分别达 69% 及 78%。而采用术前 30 分钟单次静脉应用抗生素预防术后尿路感染的方法,从统计结果分析虽不能减少术后 SIRS 的发生,但术后多数 SIRS 患者症状很快好转。考虑到内毒素血症在尿路结石术后尿脓毒血症中的作用,内毒素可以考虑作为治疗的重要靶点。通过免疫学方法,如内毒素抗体可以直接对抗内毒素的效应,但截至目前尚未证实,该疗法可以降低脓毒血症相关死亡风险。近期研究还发现降脂药物可以有效提高脓毒血症患者的生存率,尽管确切机制上不清楚,但可能是通过提高针对内毒素的免疫反应而起效。

(3) 对于术中操作而言,在发现重度感染及脓肾的情况下,应避免一期手术,而应在留取感染样本培养后,进行有效引流准备二期碎石。同时在准备期间可以采用特异性抗生素控制感染。在手术操作过程中,对灌注流量进行有效控制,避免肾盂内压力显著升高,并减少高压持续时间。对于 RIRS 手术而言,特别是采用软镜治疗肾内结石的情况,应对高风险的患者,采用分期碎石的方式,降低肾盂内压升高及其累积的风险。我们对 432 例接受输尿管软镜碎石的患者进行的研究发现,术后发热的比例为 10.8%,其中脓毒血症的发生率为 1.6%,术后发热的主要危险因素是肾盂内压持续性增高,当肾盂内压力大于 30mmHg 且累计持续时间超过 10 分钟时,患者确诊为脓毒血症的患者比例显著增高。因此我们提出在行输尿管软镜钬激光碎石过程中对肾盂内压进行实时监测的解决方案,通过改善引流和分期操作减少高压时间的累积。

3. 尿脓毒血症的治疗　脓毒血症、严重脓毒血症和感染性休克是一个连续的临床过程。与其他脓毒血症一样,影响尿脓毒血症预后的一个关键在于患者能否得到早期的诊断和治疗。需要对尿脓毒血症患者严密监测血。其主要措施包括,保证引流通畅、提高器官的灌注水平、充分的生命支持治疗以及合适的抗菌药物治疗。因此,推荐泌尿外科医生和重症监护专家以及感染性疾病专家合作来管理病人。治疗包含以下 3 个基本策略:

(1) 应进行复苏、支持治疗:如果怀疑为脓毒血症,必须在早期(即脓毒血症诱发低血压 1 小时内)进行复苏、支持治疗。通畅气道、维持呼吸、提高灌注,必要时可机械通气。维持水、电解质平衡是治疗尿脓毒血症患者的重要一部分,特别是当病情进展到感染性休克阶段。通过输液扩容、稳定动脉压、提供足够的氧气输送能力的联合治疗,来维持充分的组织灌注和氧输送。对于肾上腺皮质功能相对不足的患者可应用氢化可松治疗,同时控制体内炎症反应的强度。

(2) 在脓毒血症诱发低血压 1 小时内,采用针对性抗生素治疗。虽然脓毒血症的主要病原体是革兰阳性菌,但尿脓毒血症主要是革兰阴性菌,且真菌引起的脓毒血症比率逐渐

上升。总的来讲,大肠埃希菌大约占50%,变形菌15%,肠杆菌属和克雷伯菌属15%,铜绿假单胞菌5%,革兰阳性菌15%。如果患者的抵抗力下降,毒力更低的细菌如肠球菌、凝固酶阴性葡萄球菌或铜绿假单胞菌也可以引起尿脓毒血症。应结合术前、术中尿及结石培养的结果应用抗生素。上

尿路结石治疗过程中,真菌性尿脓毒血症并不常见,但也有报道,多见于二重感染及长期留置输尿管导管的状态下,应引起足够重视。

(3)控制合并因素,例如:保证术后引流通畅等。

(熊云鹤 杨嗣星)

第五节 输尿管软镜在泌尿外科其他领域的应用

不明原因血尿在临床诊疗中比较困难。输尿管软镜检查可直接观察到上尿路病灶并取病理确诊,从而成为血尿确诊的补充手段,尤其在对输尿管硬镜无法触及的肾中下盏肿瘤病例的确诊中优势明显。近年来,原发性上尿路恶性肿瘤发病率有增加趋势,可能与发病患者增多或诊断水平提高有关。肿瘤按瘤体性质可分为良性和恶性。良性上尿路肿瘤如原发性息肉,恶性肿瘤如移行细胞癌、移行细胞合并鳞状上皮癌,黏液癌等。临床上上尿路肿瘤大多数为恶性,良性肿瘤极为少见,其中原发性息肉占原发性肿瘤的20%,其病因可能与先天性、局部梗阻、变态反应及损伤有关,上尿路恶性肿瘤大多数(90%)为移行细胞癌,50%~73%的输尿管癌发生在输尿管下1/3位置。由于原发性上尿路恶性肿瘤的复发率比较高,因此上尿路恶性肿瘤的标准治疗方式为患侧肾及输尿管全切、膀胱袖套状部分切除。

随着近年来内窥镜技术的不断发展,为上尿路肿瘤的治疗开辟了一条新思路,采用输尿管软镜技术应用于泌尿外科其他领域,可对上尿路肿瘤诊断和治疗可同时进行,即减少患者痛苦,有研究表明上尿路恶性肿瘤的预后取决于肿瘤的分级与分期,但对早期、低级别肿瘤的预后与手术方式无明显相关性。一些学者采用经输尿管软镜钬激光电灼技术,治疗对低级别低分期恶性肿瘤,并取得良好的效果。因此,对于上尿路良性肿瘤,早期、低级别的恶性肿瘤以及一些特殊病例,如孤立肾患者、高龄患者、不能耐受大手术的患者等,可采用输尿管软镜联合钬激光行上尿路肿瘤切除术。

一、手术指征

1. **上尿路良性肿瘤、息肉** 原发性输尿管、肾盂息肉系良性肿瘤,只要输尿管软镜下结合钬激光切除,极少复发,预后良好。因此输尿管软镜下肿瘤切除术为首选。

2. **早期、低级别的上尿路恶性肿瘤** 浅表性的局部肿瘤(T0~T1期,G1~G2级),一般选择瘤体本身大小不超过1.0cm,如输尿管肿瘤,建议直径小于输尿管管径的一半,窄蒂的肿瘤。

3. **特殊病例** 如孤立肾患者、对侧肾功能不全、高龄患者、体质差不能耐受较大手术的患者等。

二、术前准备

1. **胃肠道准备** 术前12小时开始禁食,术前4小时开始禁水,以防因麻醉或手术过程中呕吐引起误吸、窒息或吸入性肺炎。

2. **器械准备** F8~9.8输尿管硬镜、输尿管软镜、斑马导丝、钬激光及光纤。

三、手术要点

联合钬激光上尿路肿瘤切除

1. **麻醉方式** 硬膜外阻滞、蛛网膜下腔阻滞、腰硬联合麻醉、全身麻醉都可以选择,常用硬腰联合麻醉,必要时全麻,以保证输尿管平滑肌松弛。

2. **体位选择** 患者取截石位:病人仰卧,双腿放置于腿架上,将臀部移到床边,能最大限度地暴露会阴。也可采用改良截石位,即健侧下肢抬高,患侧下肢下垂,使远端输尿管前移,有利于输尿管镜操作。

3. **手术步骤**

(1)输尿管镜插入膀胱:输尿管镜进入尿道时,动作要轻柔,镜体通过尿道,进入膀胱后,注意观察前后尿道及膀胱内有无赘生物形成(图12-87)。

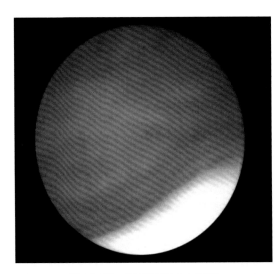

图12-87 输尿管镜进入膀胱

(2)找到患侧输尿管开口:输尿管镜进入膀胱后,于膀胱三角区找到患侧输尿管开口(图12-88),如术中发现患侧输尿管开口不清,可先找到对侧输尿管开口,然后沿输尿管间脊找患者输尿管开口,必要时可予F3输尿管导管试插患侧输尿管开口或静脉注射亚甲蓝(美兰)5ml,见蓝色尿液喷出处即可找到输尿管开口。

(3)患侧输尿管开口置入斑马导丝:插入斑马导丝时(图12-89),不宜插入导丝过多,以免导丝损伤输尿管黏膜或瘤体,导致出血,影响手术视野。

(4)沿导丝输尿管镜进入输尿管,并检查输尿管:输尿管硬镜检查患侧输尿管时,一般采用由下至上的观察方法,沿导丝向上缓慢进镜,注意观察输尿管管腔的黏膜情况(图12-

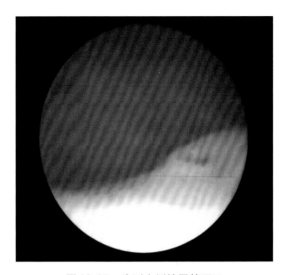

图 12-88　找到患侧输尿管开口

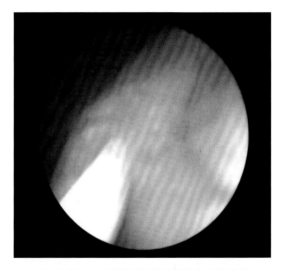

图 12-89　向患侧输尿管开口插入斑马导丝

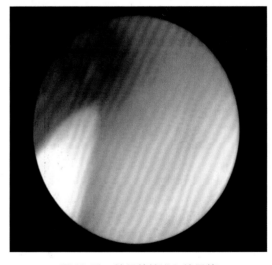

图 12-90　输尿管镜进入输尿管

90)。动作需轻柔,不可盲目暴力,以减少肿瘤种植转移的机会。

(5) 找到输尿管肿瘤:如硬镜找到输尿管肿瘤,注意观察输尿管肿瘤的大小、位置及带蒂情况(图 12-91)。

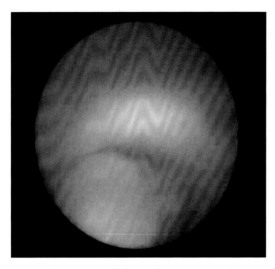

图 12-91　输尿管镜下找到输尿管肿瘤

(6) 钬激光予以切除:激光处理肿瘤时应对肿瘤进行汽化、切割,先从肿瘤的外缘向中心汽化,并直至浆膜层,尽量减少种植转移的机会,不宜在肿瘤未处理完全时继续上行进镜,否则可能增加转移的机会。治疗过程中若出现输尿管穿孔,应放置 D-J 后,尽快结束手术(图 12-92)。

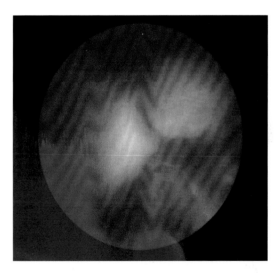

图 12-92　钬激光切除肿瘤

(7) 改输尿管软镜扩张鞘:如输尿管硬镜检查输尿管时,如发现输尿管扭曲或输尿管肿瘤位于肾盂输尿管交界处以上,难以通过输尿管硬镜处理时,可采用输尿管软镜联合钬激光的方式进行肿瘤切除。退出输尿管硬镜,沿斑马导丝持续用钝力置入 F12/14 输尿管软镜导引鞘至输尿管,注意软镜导引鞘不宜插入过深,一般插入输尿管开口 5cm 即可,以免导引鞘越过输尿管肿瘤,引起肿瘤及输尿管黏膜出血,不利于手术操作。置入引导鞘时通过输尿管开口时会稍有阻力,不可用暴力,通过后如遇阻力较大,不应再强求上行输尿管导引鞘,以免损伤输尿管。男女均可用 35mm 导引鞘。

（8）取出输尿管软镜导引鞘内芯：置入引导鞘后，拔出引导鞘的内芯，必须固定输尿管导引鞘外鞘及斑马导丝，以免外鞘脱出后需重新留置；如斑马导丝脱出，可尝试用输尿管软镜通过引导鞘继续进镜，如软镜难以通过导引鞘上方的输尿管管腔，需重新使用输尿管硬镜插入斑马导丝。

（9）找到并切除肾盂（输尿管）肿瘤：找到输尿管肿瘤后，拔出导丝，插入钬激光光纤，钬激光光纤前端至能见到激光保护膜，然后进行输尿管肿瘤汽化。（详见输尿管硬镜联合钬激光肿瘤切除）。

（10）置入D-J管。

四、术后处理

1. 观察患者生命体征的变化。

2. 注意观察尿量及颜色。

3. 术后输尿管内留置D~J管引流，一般需4~6周，术后留置导尿3~7天可拔除。

4. 术后10天进行膀胱灌注，具体方案及灌注间隔时间与膀胱肿瘤电切术后相同，同时可配合全身应用白介素或干扰素等免疫制剂。

5. 建议术后每3个月复查，必要时可行患侧输尿管软镜检查。

五、术后并发症

输尿管软镜诊治上尿路疾病的常见并发症有感染、出血、输尿管损伤、双J管移位等。具体可参见第十二章第四节。

（程 跃）

参 考 文 献

1. Laclergerie F, Jacquemet B, Guichard G, et al. Flexible ureterorenoscopy in obese patients: Results from a large monocenter cohort. Prog Urol, 2014, 24(10): 634-639.

2. Alkan E, Ozkanli O, Avci E, et al. Effectiveness of Flexible Ureterorenoscopy and Laser Lithotripsy for Multiple Unilateral Intrarenal Stones Smaller Than 2 cm. Adv Urol, 2014, 2014: 314954.

3. Chapman R A, Somani B K, Robertson A, et al. Decreasing cost of flexible ureterorenoscopy: single-use laser fiber cost analysis. Urology, 2014, 83(5): 1003-1005.

4. Saglam R, Muslumanoglu A Y, Tokatli Z, et al. A New Robot for Flexible Ureteroscopy: Development and Early Clinical Results (IDEAL Stage 1-2b). Eur Urol, 2014.

5. Martin C J, Mcadams S B, Abdul-Muhsin H, et al. The Economic Implications of a Reusable Flexible Digital Ureteroscope: A Cost-Benefit Analysis. The Journal of Urology, 2017, 197(3): 730-735.

6. Rasswaler J, Rasswaler M, Klein J. New technology in ureteroscopy and percutaneous nephrolithotomy. Current Opinion in Urology, 2016, 26(1): 95-106.

7. 杨嗣星. 软性输尿管镜术培训教程. 北京: 人民卫生出版社, 2015. 278.

8. Gao X, Zeng G, Chen H, et al. A Novel Ureterorenoscope for the Management of Upper Urinary Tract Stones: Initial Experience from a Prospective Multicenter Study. J Endourol, 2015, 718-724.

9. 孙颖浩, 王林辉, 许传亮等. 末端可弯型输尿管镜治疗肾盏结石的初步体会. 中华泌尿外科杂志, 2005(11): 24-26.

10. Marshall VF. Fiber optics in urology. J Urol, 1964, 91: 110.

11. Takayasu H, Aso Y, Takagi T, et al. Clinical application of fiber-optic pyeloureteroscope. Urol Int, 1971, 26(2): 97-104.

12. Tom WR, Wollin DA, Jiang R, et al. Next-Generation Single-Use Ureteroscopes: An In Vitro Comparison. J Endourol, 2017, 31(12): 1301-1306.

13. 罗洪波, 刘修恒, 吕胜启, 等. 国产组合式输尿管纤维软镜在诊治上尿路疾病中的临床应用（附185例报告）. 临床泌尿外科杂志, 2016, 2: 123-126.

14. 余虓, 杨欢, 崔磊, 等. 国产组合式输尿管软镜（少刚镜）治疗肾结石的临床应用. 微创泌尿外科杂志, 2017, 6(2): 89-92.

15. Xiaolin D, Leming S, Donghua X, et al. Suctioning Flexible Ureteroscopy with Automatic Control of Renal Pelvic Pressure. Endourol Part B Videourology, 2015, DOI: 10.1089/vid.2015.0036.

16. 邓小林, 宋乐明, 钟久庆, 等. 可智能监控肾盂内压的输尿管软镜吸引取石术的临床应用. 中华泌尿外科杂志, 2016, 37(5): 385-388.

17. Deng X, Song L, Xie D, et al. Suctioning flexible ureteroscopy with automatic control of renal pelvic pressure: a porcine model. Int J Clin Exp Med, 2016, 9(3): 6563-6568.

18. Song L, Deng X, Xie D, et al. A novel technique of suctioning flexible ureteroscopy with automatic control of renal pelvic pressure: an initial experience of 37 cases. Journal of Urology, 2016, 195(4): e682-e682.

19. Zhu X, Song L, Xie D, et al. Animal Experimental Study to Test Application of Intelligent Pressure Control Device in Monitoring and Control of Renal Pelvic Pressure during Flexible Ureteroscopy. Urology, 2016, 91: 242.e11-242.e15.

20. Zhong W, Leto G, Wang L, et al. Systemic inflammatory response syndrome after flexible ureteroscopic lithotripsy: a study of risk factors. Journal of endourology / Endourological Society, 2015, 29(1): 25-28.

21. Jung H, Osther PJS. Intraluminal pressure profiles during flexible ureterorenoscopy. Springerplus, 2015, 4(1): 1-5.

22. Yang Z, Song L, Xie D, et al. The New Generation Mini-PCNL System-Monitoring and Controlling of Renal Pelvic Pressure by Suctioning Device for Efficient and Safe PCNL in Managing Renal Staghorn Calculi. Urologia internationalis, 2016, [Epub ahead of print]

23. Yang Z, Song L, Xie D, et al. Comparative Study of Outcome in Treating Upper Ureteral Impacted Stones Using Minimally Invasive Percutaneous Nephrolithotomy With Aid of Patented System or Transurethral Ureteroscopy. Urology, 2012, 80(6):

1192-1197.

24. Song L, Chen Z, Liu T, et al. The application of a patented system to minimally invasive percutaneous nephrolithotomy. Journal of Endourology, 2011, 25(8):1281-1286.

25. 中华医学会泌尿外科分会,中国泌尿系结石联盟. 软性输尿管镜术中国专家共识. 中华泌尿外科杂志, 2016, 37(8):561-565.

26. 甘澍,周均洪,廖芝健,等. 负压组合镜治疗肾结石的临床观察. 临床外科杂志, 2017, 25(02):104-106.

27. 甘澍,邹乾明,傅永盛,等. 负压组合输尿管镜治疗最大径>20mm 肾结石的有效性与安全性. 广东医学, 2016, 37(15):2268-2269.

28. 王树声,翁湘涛,周均洪,等. 硕通镜治疗上尿路结石的有效性与安全性. 中华泌尿外科杂志, 2017, 38(9):671-674.

29. 中华医学会泌尿外科分会,中国泌尿系结石联盟. 软性输尿管镜术中国专家共识. 中华泌尿外科杂志, 2016, 37(8):561-565.

30. 杨嗣星,叶章群. 上尿路结石排石治疗理念的革新:由被动排石变主动排石. 中华泌尿外科杂志, 2017, 38(9):654-657.

31. Giusti G, Proietti S, Villa L, et al. Current Standard Technique for Modern Flexible Ureteroscopy:Tips and Tricks. European Urology, 2016, 70(1):188-194.

32. álvarez Villaraga D, Iregui Parra J D, Patiño Sandoval G, et al. Flexible ureterorenoscopy:State of the art and practical guide of tips and tricks. Urología Colombiana, 2016, 25(3):250-260.

33. Akbulut F, Kucuktopcu O, Kandemir E, et al. Comparison of flexible ureterorenoscopy and mini-percutaneous nephrolithotomy in treatment of lower calyceal stones smaller than 2cm. Ren Fail, 2016, 38(1):163-167.

34. Talso M, Emiliani E, Haddad M, et al. Laser Fiber and Flexible Ureterorenoscopy:The Safety Distance Concept. JOURNAL OF ENDOUROLOGY, 2016, 30(12):1269-1274.

35. Ozgor F, Kucuktopcu O, Ucpinar B, et al. Is there a difference between presence of single stone and multiple stones in flexible ureterorenoscopy and laser lithotripsy for renal stone burden <300mm(2)?. INTERNATIONAL BRAZ J UROL, 2016, 42(6):1168-1177.

36. Dessyn J, Balssa L, Chabannes E, et al. Flexible Ureterorenoscopy for Renal and Proximal Ureteral Stone in Patients with Previous Ureteral Stenting:Impact on Stone-Free Rate and Morbidity. JOURNAL OF ENDOUROLOGY, 2016, 30(10):1084-1088.

37. Buldu I, Tepeler A, Karatag T, et al. Which factors affect the hospital re-admission and re-hospitalization after flexible ureterorenoscopy for kidney stone?. WORLD JOURNAL OF UROLOGY, 2016, 34(9):1291-1295.

38. Berardinelli F, Proietti S, Cindolo L, et al. A prospective multicenter European study on flexible ureterorenoscopy for the management of renal stone. INTERNATIONAL BRAZ JUROL, 2016, 42(3):479-486.

39. Tato Rodreguez J, Lema Grille J Crille J, et al. A fibroepithelial Polyp of the ureter. A report of 2 new cases. Actas Uro-Esp 1997. 21:420-425.

40. Camacho Garcia C, Martin Betancort D, Diazlglesia JM, et al. A fibroep-ithelial myxlid polyp of the renal pelvis to a patient with horseshoe kidneys:apropos a case. Actas Urol Esp, 1999, 23:609-612.

41. Robert IC, Leveillee R, Bird V, et al Peripheral temperature monitoring For Laparoscopic and CT-guided radio frequency ablation of renal masses, Journal of the American College of Surgeons, 2006, 203:98-100.

42. 郭应禄,周利群,主译. 坎贝尔—沃尔什泌尿外科学. 第9版. 北京:北京大学医学出版社, 2009:1749.

43. 鲁功成,曾浦清. 现代泌尿外科学. 武汉:湖北科技出版社, 2003:355-358.

44. MIlls IM, LANIAAO ME, PATEL A. The role of endoscopy in the management of patients with upper urinary tract transitional cell carcinoma. BJU Int, 2001, 87:50-162.

45. HAKIMA EI, WEISS GH, LEE BR, et al. Correlation of ureteroscopic appearance with histologic grade of upper tract transitional cell carcimoma. Urology, 2004, 63:647-650.

46. Elliott DS, Blute ML, Patterson DE, et al. Long-term follow-up of endoscopically treated upper urinary tract transitional cell carcinoma. Urology 1996, 47:819-826.

47. McDougal WS, Gervais DA, McGovern FJ, Mueller PR. Long-term follow up of patients with renal cell carcinoma treated by radiofrequency ablation with curative intent. J Urol 2005, 174:61-63.

第 四 篇

下尿路内镜手术的应用及发展

第十三章

下尿路内镜手术的临床应用及创新

第一节　下尿路内镜手术器械及其发展

一、概述

下尿路内镜手术是泌尿外科微创手术的重要组成部分，一些泌尿外科的常见疾病如非肌层浸润性膀胱癌、良性前列腺增生症、尿道狭窄、膀胱结石等均可以通过下尿路内镜手术进行诊断和治疗。

下尿路内镜手术通常是利用自然腔道进行的，因此，数百年来，人们根据人体下尿路的解剖结构的特点研制出了许多专门用于下尿路内镜手术的器械，并根据临床实际应用时所获得的经验和教训，对这些器械不断地改进和完善，于是便有了如今数量、种类、功能众多的下尿路内镜手术器械。

二、手术器械的种类

（一）尿道膀胱镜

膀胱镜是泌尿外科最常用的检查工具之一。1804 年，Phlip Bozzini 发明了世界第一台用蜡烛照明的膀胱镜（图 13-1）。

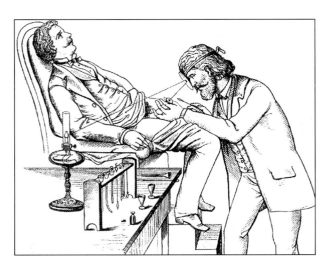

图 13-1　世界第一台膀胱镜

膀胱镜主要由镜鞘、闭合器、观察镜和转换器 4 个部分构成。镜鞘大小通常是 F16～F26；闭合器用来填塞镜鞘前端，避免损伤尿道（图 13-2）；观察镜一般有从 0°～120°，临床多用 30°镜和 70°镜（图 13-3）；转换器与观察镜组成一体，兼顾观察和操作（图 13-4）。其他的附件包括异物钳、活检钳、输尿管导管、连接管、高频电极及碎石钳等。

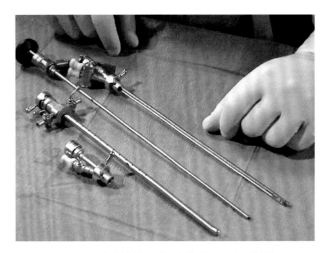

图 13-2　膀胱镜的组成（由 STORZ 公司提供）

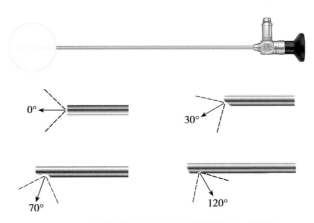

图 13-3　膀胱镜的观察镜（由 STORZ 公司提供）

膀胱镜检查的适应证包括：①常规检查，B 超及 X 线等不能明确诊断的膀胱、尿道和上尿路疾病。②了解泌尿系统外疾病对泌尿系统的影响。③了解血尿的原因及出血部位。④膀胱肿瘤的诊断。⑤膀胱内结石及异物的取出。禁忌证包括：①尿道严重狭窄。②膀胱容量过小。③1 周内曾进行过膀胱镜检查。④急性下尿路炎症及男性生殖系炎症期间最好不要进行膀胱镜检查，以免加重感染。⑤各种生理及病

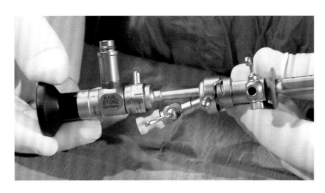

图 13-4 膀胱镜（由 STORZ 公司提供）

理性凝血功能异常。⑥不能耐受膀胱镜检查者。

膀胱镜问世 100 多年以来，尽管对其外形、光源、导光系统及视野范围等进行了各种改进，但是，至今临床基本沿用金属制硬性膀胱镜。1973 年 Tsuchida 和 Suganwara 首次在临床上应用纤维内镜来观察膀胱。Olympus 公司于 1986 年制造出全球第一台专用软性膀胱镜。目前国内以应用硬性膀胱镜为主，随着腔内泌尿外科的发展，软性膀胱镜的应用范围还会不断扩大，会越来越受到临床重视（图 13-5）。

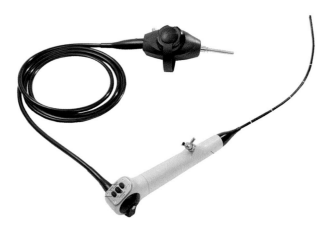

图 13-5 软性膀胱镜（由 STORZ 公司提供）

（二）尿道电切镜

尿道电切镜由镜鞘、闭孔器、观察镜、操作件及附件组成。

镜鞘在切除过程中有强电流通过，早期的镜鞘由绝缘材料制成。现在均为金属制作，前尖端附以绝缘材料。由于切除过程是通过襻状电极往返完成，故其末端一侧凹入较长。冲水通道类似尿道膀胱镜，也可制成两层，使进出呈循环样进行，镜鞘有 F24 ~ F28.5 多种型号，也有 F10.5 ~ F13.5 小儿用镜鞘。

闭孔器与膀胱镜相似，因镜鞘尖端无唇样结构，有的闭孔器近尖端有活动关节，便于插放。

观察镜与尿道膀胱镜相同，有 0°、12°、30° 等角度的观察镜，观察膀胱时常用 30° 镜和 70° 镜，切割时用 0° 镜。

操作件是进行切割的主要部件，由操作把手、切割电源插头、襻状电极插孔和襻状电极组成。

（三）尿道内切开镜

尿道内切开镜主要应用于治疗尿道狭窄，管径 F20，观察镜角度 12°（图 13-6）。根据尿道狭窄的程度和范围，可以使用不同形状切开刀。狭窄部位切开后，应用气囊导管导向架，可以顺利向尿道内安放导尿管。目前常用带导管的切开刀，F5 导管可以通过切开刀鞘达到狭窄部位，在导管的指引下进行切开。

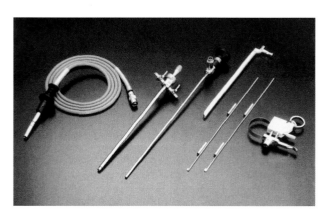

图 13-6 尿道内切开镜及其附件（由 STORZ 公司提供）

（四）单极、双极电刀

单极电刀是目前手术中最为广泛应用的一种电刀（图 13-7）。在单极电流环路中国，有效电极位于手术部位，回路电极连接地衬垫。因此，电流通过患者的躯体形成环路。电流的波形可以设置为连续或者间断（电切或者电凝）的高电压低电流，电流通过人体组织时，因为电阻大而产生 100 ~ 200℃ 的高温，使组织细胞瞬间发生变性-坏死-干燥皱缩-气化-炭化-组织形成焦痂的变化，从而达到止血或者切割组织的目的。

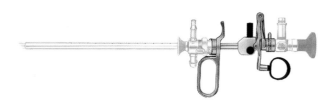

图 13-7 单极电刀（由 STORZ 公司提供）

常规双极电切镜与单极电切镜组成部件相同，也是由连续灌流镜鞘、工作手件、镜子、电切环 4 个部分组成（图 13-8）。双极电切镜工作手件不同于单极，且连接导线不同。

相比于单极电切镜，其优点：降低 TUR 综合征的概率；电流不经人体，不用负极减少神经刺激；切割介质-生理盐水可用于糖尿病患者；电凝效果更好；术中出血少。缺点：电刀和单极不同，需要额外购买，且电刀成本较高。

双极操作应注意，电凝操作在有出血点需要止血时，正确的操作方法：将电切环或电凝电极微微地接触出血点；踩下脚踏激活双极电凝功能；将电切环或电凝电极在前后方向小幅度来回移动即可。

三、其他附属设备

附属设备包括照明系统、高频电源装置（图 13-9）、尿路腔道内碎石系统、内腔镜摄像及照相系统。

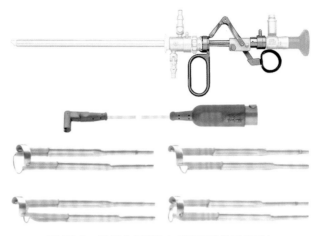

图 13-8　双极电切镜(由 STORZ 公司提供)

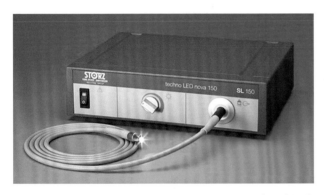
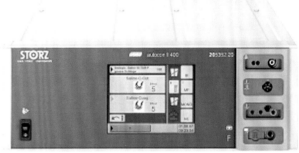

图 13-9　照明系统及高频电源装置(由 STORZ 公司提供)

(余　旎)

第二节　激光在下尿路内镜手术中的应用进展

一、概述

激光为被激发出来的光子队列,著名物理学家爱因斯坦在 1916 年发现其原理。医学是在激光技术的应用中较早、较广泛的学科之一。1961 年,随着红宝石激光器的研制成功,激光首先被用于眼科手术中,随后在其他领域得到了广泛的应用。

激光手术是以激光代替常规手术器械进行分离、切除、凝固等操作去除病灶等各种手术的总称,在泌尿外科、普外科、烧伤外科、骨外科、妇科、皮肤科、五官科中应用较为广泛。目前为止,临床上有几十种激光医疗设备投入使用,有紫外至可见光和红外的各种波长,输出方式包括连续、脉冲、超脉冲等方式。激光在泌尿外科治疗中的使用已有近 30 年历史,由于其强度高、术中出血少、手术时间短等性质在泌尿外科下尿路疾病中得到了广泛的应用。

激光手术的优点包括如下。

1. 与电刀相比,激光手术对周围正常组织损伤小,伤口愈合快,术后反应轻。

2. 与电刀相比,止血时间短、效果好,在减少术中出血量的同时,还可显著的缩短手术时间。

3. 可利用光纤传输将激光与手术显微镜耦联,进行各种显微手术;还可以将激光与内镜或穿刺针联合使用,进行介入手术操作。

4. 激光对术中各种监护仪器的干扰较小,这在有些手术中是非常重要的。

二、激光的种类及其特点

(一) Nd:YAG 激光(钕激光)

Nd:YAG 激光是连续波激光,是早期应用于泌尿外科手术的激光之一。激光波长为 $1.064\mu m$,吸收系数为 $0.011mm^{-1}$,吸收深度 90mm。1990 年前后 Nd:YAG 开始应用于泌尿外科手术中,根据治疗方式分为接触式、非接触式和组织间插入式。

(二) Ho:YAG 激光(钬激光)

Ho:YAG 为脉冲波,激光输出中心波长为 $2.1\mu m$,最大输出功率和频率分别为 100W 和 80Hz,切割深度 0.44mm。人体的组织水吸收率在 $2.0\mu m$ 和 $3.0\mu m$ 光波长附近有两个吸收峰,此波段与组织作用时,光容易被机体体液吸收,对邻近组织损伤小,光作用点吸收强。Ho:YAG 现已成功地应用于各种内镜手术中,包括膀胱镜、输尿管镜和经纤维支气管镜治疗肺癌、前列腺肥大、腹腔镜治疗卵巢囊肿中。由于 Ho：YAG 安全性较高，只作用于可见区域，因此普遍的应用到了泌尿外科手术中。

（三）KTP 激光（绿激光）

KTP 激光产生于 Nd：YAG 激光穿过钾钛磷酸盐晶体后的过程中，由于激光频率在此过程中增加了 1 倍，而波长缩短为 532nm，因此 KTP 激光以前被称为倍频激光。而其在可见光谱中为绿色，因此也被之为"绿激光"。KTP 激光能被富含血红蛋白的机体组织大量吸收，因此可以使激光能量在组织表面较为集中，达到理想效果。

（四）铥（thulium）激光

铥激光的平均波长 1.91μm，由于其手术效率较高、热损伤较小，因此大大减少术后瘢痕、狭窄形成的可能。连续波铥激光与 Nd：YAG 激光的止血效果虽然无明显差异，但是铥激光无须担心深层组织的穿透，损伤组织性较小。

三、激光在下尿路内镜手术中的应用

（一）Nd：YAG 激光（钕激光）

有研究报道，Nd：YAG 对前列腺增生症手术治疗的总有效率为 89.39%，并且 Nd：YAG 可以明显改善术后患者的症状、平均尿流率和残余尿量，且无明显并发症（严重出血、TURP 综合征、邻近器官损伤、尿失禁、阳痿等）。ND：YAG 激光亦能切除较大体积的前列腺组织，但切除过程中激光能量不宜过大，因为能量过大会使腺体表面炭化形成焦痂，会造成手术不彻底，增生腺体残留过多，可能会引起前列腺增生的再发可能。而且由于水分子的吸收系数比较低，严重影响手术过程中的切割效率，而且切口区域的损伤面积会扩大。由于 Nd：YAG 激光对组织的穿透深度大，如果术者技术不熟练、切割不当时，偶可引起尿失禁。而且由于透射深度较大的原因，术后患者的膀胱刺激症状较明显。

（二）Ho：YAG 激光（钬激光）

由于 Ho：YAG 分离切割组织的有效性，因而在治疗良性前列腺增生、膀胱肿瘤中展示出安全有效的特性，大多数患者在使用 Ho：YAG 激光治疗后无明显并发症发生。Ho：YAG 作为良性前列腺增生的治疗手段有其优越性，有研究在随访达 4 年的对照研究中发现 Ho：YAG 的近、远期疗效与经尿道前列腺电切术无显著差异，而在留置尿管天数、平均住院时间、失血量和并发症方面显著优于 TURP 术。对大体积前列腺患者，其与开放手术在术后最大尿流率改善、留置尿管、平均住院天数、输血量和并发症方面相比无显著差异。还有研究表明对于接受抗凝治疗的患者，HoLEP（钬激光前列腺剜除术）的安全性较高，并且无须中止抗凝治疗。但 HoLEP 的主要缺点是学习曲线长，有研究表明至少 50 个病例。

（三）KTP 激光（绿激光）

绿激光手术是治疗前列腺增生、膀胱肿瘤的微创治疗方法之一，其具有安全有效、操作简单、并发症少的优点。

KTP 激光在前列腺汽化中有其特点：①易于掌握。技术上易于学习，与 TURP 类似。②止血效果出色。532nm 波长可被血红蛋白选择性地吸收，因此，对血红蛋白丰富的组织汽化速度较快。③热量扩散受限。由于 KTP 在组织中只穿透 0.8mm 的，而且汽化层下的凝固带只有 1～2mm，因此热能向深部组织扩散受限制，可保持术中手术野清晰，防止术后组织水肿。

有研究发现，在男性膀胱出口梗阻患者中随机行 TURP 手术及 KTP 前列腺选择汽化术，结果显示两种手术方法的最大尿流率和症状改善效果无显著差异，但 KTP 并发症更少、对性功能的影响更小。而 KTP 的缺点：①可能会引起尿路刺激症状和血尿。②无法获得送病理检查的组织样本。③不能用于碎石。④对前列腺的体积有要求。

（四）铥激光

在手术过程中，铥激光可提供连续波和脉冲波两种方式，连续波的切割效率高，主要应用于前列腺手术；而脉冲波主要应用于膀胱颈挛缩等精细操作中。铥激光的脉冲波模式与连续波模式相比较，其切割精确性、效率性更高，对组织的损伤更小。但是，脉冲波模式的碎石效率较低。

（刘修恒　王丹）

第三节　下尿路内镜手术解剖学

一、下尿路腔道的局部解剖

（一）男性尿道

成人男性尿道自膀胱颈部至尿道外口，全长 15～20cm，管径平均 0.5～0.6cm。以尿生殖膈为界，可划分为前尿道和后尿道，前尿道长约 15cm，后尿道长约 4cm（图 13-10）。

1. 前尿道　即海绵体部尿道，可细分为外口部、舟状窝、阴茎体及球部。外口部即尿道外口，是尿道最狭小处。舟状窝是紧接尿道外口的第一膨大处，其背侧正中有一弧状皱襞称舟状窝瓣，此瓣与舟状窝背侧壁形成一向前开放的 Guerin 窦，深 6～12mm。Guerin 窦后方通常有一向前方开口的大隐窝，称为巨隐窝，平均深 6～12mm，但有些人此窝甚浅或呈平面。阴茎体部尿道为舟状窝到球部的一段，在 11 点和 1 点处有散在尿道腺开口。阴茎悬韧带海绵体附着处将海绵体尿道分为前后两段，前段可随阴茎改变，后段稍呈水平状。球部尿道是指尿道海绵体到尿道膜部之间的部分，是尿道第二膨大处，前段呈水平位，后段呈弧形向上方折转，止于尿生殖膈下缘。

2. 后尿道　包括尿道膜部、前列腺部和尿道内口。膜部尿道位于尿生殖膈上下两层肌膜间，位置固定，是尿道球部的延续部分，因为有外括约肌围绕，所以除排尿时外常常处于收缩状态。前列腺部尿道位于膜部和尿道内口之间，往往向前倾斜，是尿道第三膨大处，这段尿道下端固定于尿生殖膈面上，被前列腺包绕，位置比较固定。精阜位于其后壁中央。尿道内口位于膀胱颈部，是膀胱出口，内口周围有内括约肌围绕。

男性尿道除上述 3 个膨大处外，尚有 2 个生理性弯曲和 3 个生理性狭窄处。2 个生理性弯曲：前曲在耻骨联合前方，凹向后下，称为耻骨前曲；后曲在尿道膜部凹向前上，称为耻骨下曲，由于前列腺及尿生殖膈固定，如将阴茎拉向腹壁，前

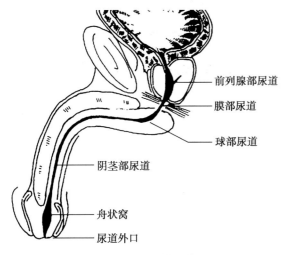

图 13-10 男性尿道

曲消失。3 个生理性狭窄,自下而上分别是尿道外口(呈纵行裂隙状)、尿道膜部和尿道内口(图 13-10)。

(二)女性尿道

位于耻骨联合后方,阴道前方,起于尿道内口,向下、向前贯穿尿生殖膈,止于尿道外口,女性尿道分上、中、下 3 部分。上部尿道为尿道内口,膀胱颈部的环状肌和此处环状肌连贯,形成肥厚的平滑肌内括约肌。中部尿道在平滑肌层外有一些随意环肌,具有轻微的外括约肌作用。下部为尿道外口。女性尿道短,成年女性尿道长 3～5cm,宽 8～10mm(图 13-11)。

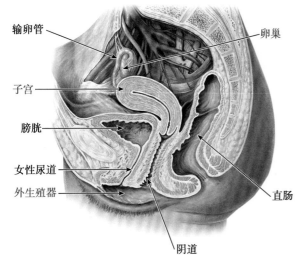

图 13-11 女性骨盆正中矢状面

(三)膀胱

成人膀胱位于盆腔之内,耻骨联合之后,男性膀胱在直肠之前,其间为直肠膀胱间隙,其后外侧与输精管末端、精囊及输精管下端相邻(图 13-12)。女性膀胱在子宫和阴道之前(图 13-11),底部偏外侧有输尿管下段。在成人,当膀胱空虚时顶端不超过耻骨联合上缘。小儿由于骨盆尚未发育,膀胱位置较高,因此即使膀胱处于空虚状态也有一部分高于耻骨

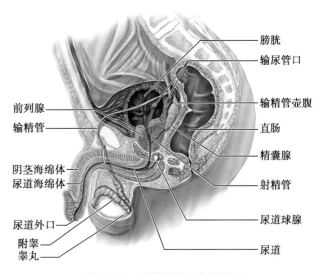

图 13-12 男性骨盆正中矢状面
(copyright @ 2009 Wolters Hluwer Health Lippincott Williams & Wilkins)

联合上。

膀胱的形态与充盈尿液多少有关,膀胱尿液排空时一般呈三角形,可分为尖、体、颈 3 部分,尖部顶端细小朝向前上方,膀胱正中韧带与脐相连,中间膨大部称为体部,与尿道连接部为膀胱颈部。膀胱中等度充盈时,男性膀胱为圆形,女性膀胱因受子宫影响而呈扁圆形。新生儿膀胱容量约 50ml 左右,成人男性 350～750ml,女性 250～550ml。

二、下尿路内镜下的尿道解剖

(一)男性尿道

成人尿道从尿道外口至膀胱颈全长 15～20cm,尿生殖膈将其分为前尿道和后尿道两部分。前尿道由尿道外口、舟状窝、阴茎体部尿道及球部尿道组成,长约 14cm。尿道黏膜上皮呈淡红色,光滑而有弹性(图 13-13),通常在 11 点和 1 点处可见尿道腺开口,由于这些腺体开口斜向尿道外口,所以

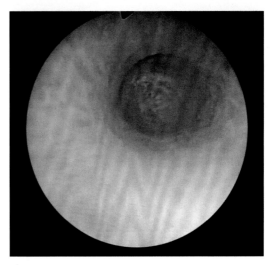

图 13-13 前尿道黏膜淡红色、光滑,有弹性

247

排尿时腺体外口会自动关闭,因此尿液不会进入腺体导管。在悬垂旁可见尿道上皮连续螺旋状排列的环(图13-14)。这是由于尿道黏膜下肌层部分呈螺旋状排列,因而呈现来复枪枪管状外貌,这样的结构有利于精液排出。

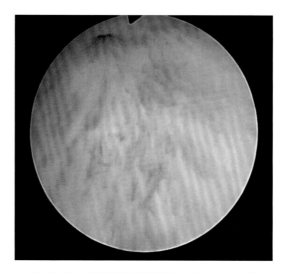

图13-16　膜部括约肌使尿道腔变小,呈星状

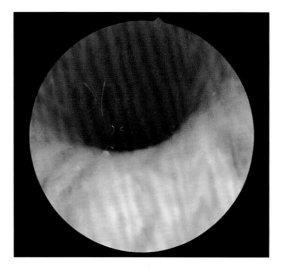

图13-14　悬垂部尿道黏膜呈连续环状排列,似来复枪枪管状

后尿道包括膜部尿道、前列腺部尿道和尿道内口。膜部尿道通过尿生殖膈,长1~2cm,由外括约肌包绕、管腔窄,尿道舒张时黏膜呈放射状(图13-15);当尿道黏膜皱褶时呈星状(图13-16),有时呈裂缝状(图13-17)。这是膀胱尿道镜通过最困难处。当膀胱尿道镜进一步深入,在尿道后壁中线可见一纵行隆起的尿道嵴(图13-18)。尿道嵴中部宽,呈圆丘状称为精阜(图13-19)。精阜顶部明显凹陷处称为前列腺囊。有时在精阜顶点可见深红色前列腺导管开口,其两侧为深红色,裂隙状射精管开口(图13-20),三者排列呈品字形。精阜是经尿道手术的重要标志。

前列腺部尿道长3~4cm,管腔宽。以至于在冲水时从精阜就可通过尿道内口看到膀胱(图13-21)。

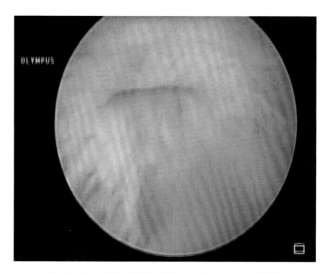

图13-17　膜部括约肌使尿道腔变小,呈裂缝状

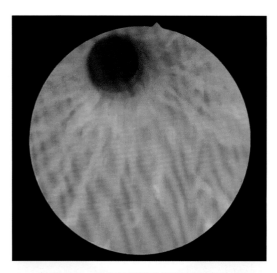

图13-15　近膜部尿道黏膜呈放射状排列

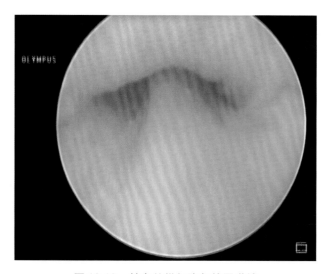

图13-18　精阜处纵行隆起的尿道嵴

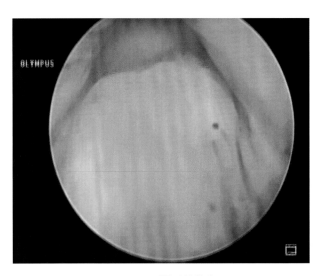

图 13-19　圆丘状精阜

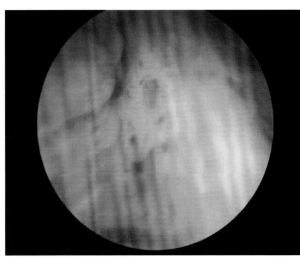

图 13-20　位于精阜上的裂隙状射精管开口

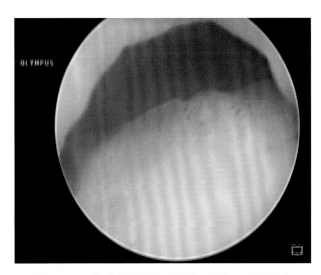

图 13-21　前列腺尿道管腔增宽,在冲水时可通过
尿道内口看到膀胱

（二）女性尿道

女性尿道长 5 ~ 6cm,宽为 8 ~ 10mm,在尿道内可见纵形皱襞,在 5 点和 7 点处比其他处尤为明显(图 13-22)。采用 0°镜冲水观察,尤其是用手指伸入阴道压迫尿道近端时可以观察到尿道全貌。

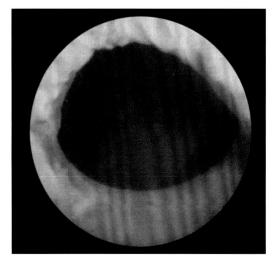

图 13-22　女性膀胱颈全貌

（三）膀胱

膀胱是贮存尿液的器官,成人膀胱容量 250 ~ 750ml。临床上将膀胱分为前壁、后壁、顶部、两侧壁、底部及三角区等部位。膀胱位于盆腔,在耻骨后面。儿童时期的膀胱较成人为高。在成人,女性较男性略低。女性子宫下部及宫颈位于膀胱三角后方,致使该部稍有隆起,称为"体部隆起",两侧微凹陷称为"侧窝",因此不要误认为膀胱肿瘤和假憩室形成。

1. **正常膀胱黏膜**　在膀胱镜下观察时,膀胱黏膜呈淡黄色、黄白色、黄红色或粉红色。三角区黏膜,由于血管丰富而表现为深红色。黏膜上血管虽粗细不等,但都清晰可见。膀胱黏膜的色泽,常受照明的亮度、距离的远近和冲洗液透明度的影响,应加注意(图 13-23 ~ 图 13-25)。膀胱黏膜受到器械刺激时,极易出现充血,甚至有出血点,应与真正的炎症鉴别。

2. **膀胱黏膜的血管**　在正常膀胱黏膜上,膀胱镜检查时,血管纹理清楚、边缘清晰。多数为动脉,一般呈鲜红色,粗细不等,分布也不规则;有时也可见到几支静脉蜿蜒于黏膜深处,较动脉粗,呈灰蓝色。膀胱三角部血管分布比较特殊,其动脉多而较直,自膀胱内口向输尿管口及输尿管间嵴呈扇形分布。膀胱顶部及两侧壁的血管则稀疏而细小(图 13-23 ~ 图 13-25)。

3. **膀胱三角**　膀胱三角是位于膀胱底部的等边三角形区域。三角之顶为尿道内口,底边为输尿管间嵴,两侧边则为输尿管嵴。输尿管间嵴系由两侧输尿管来的纵肌纤维交织而成,左、右输尿管口各居输尿管间嵴一端。输尿管间嵴肥大者,在其后面形成较大的凹陷,容易存积尿液,称为"三角后隐窝"或"水槽形成"(图 13-26)。输尿管嵴是由输尿管口向尿道内延伸的输尿管纵肌肌束形成的皱襞,在膀胱尿道镜下容易看到(图 13-27)。膀胱三角的位置比较固定,即使在膀胱排空和充盈时改变也不大,因而成为膀胱内定位的重要标志之一。膀胱三角又是疾病的好发部分,75% ~ 80% 的

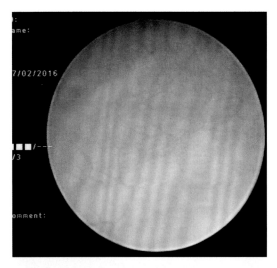

图 13-23 正常膀胱黏膜血管(1)

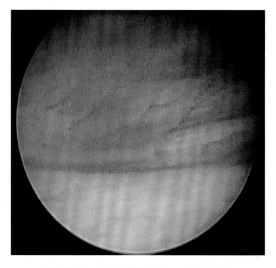

图 13-26 输尿管间嵴和三角后隐窝

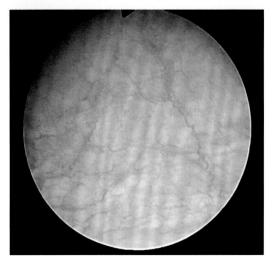

图 13-24 正常膀胱黏膜血管(2)

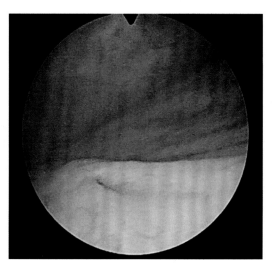

图 13-27 右侧输尿管嵴

膀胱疾病发生在这一区域。因此,对膀胱三角的检查是膀胱尿道镜检查的主要内容。膀胱三角部血管丰富,常被误诊为炎症,应当仔细识别。

4. 输尿管口 在膀胱尿道镜检查中,寻找输尿管口是一个重要的步骤,观察输尿管口的形态和病理改变,对泌尿系疾病的诊断有重要的临床意义。它开口于膀胱三角的两个侧角,在输尿管间嵴和输尿管嵴汇合处隆起的正面,多数两侧位置对称。输尿管口形状多变,有时不易辨认。典型的输尿管口呈斜隧道形成或沟穴状外形,由外上方斜向内下方开口,与输尿管斜行穿过膀胱的方向一致(图 13-28 和图 13-29)。正常输尿管口不停地有节律性的活动,随其蠕动,尿液即从管口排出(图 13-30 和图 13-31)。每 10 ~ 30 秒出现一次,过度频繁收缩或间歇期过长,具有一定的临床意义。

5. 膀胱颈部 膀胱颈部即尿道开口。此处有膀胱括约肌围绕,其内层为黏膜层,膀胱空虚时,黏膜成放射状皱襞(图 13-32)。将膀胱尿道镜拉至尿道内口,即可见到光亮而半透明颈部和暗黑的膀胱内腔。观察整个膀胱颈部,必须用膀胱镜环视一周(图 13-33)。正常膀胱颈上部呈半月形或凹

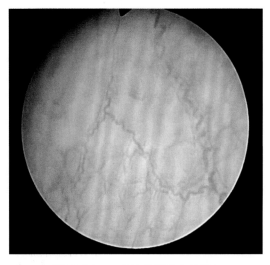

图 13-25 正常膀胱黏膜血管(3)

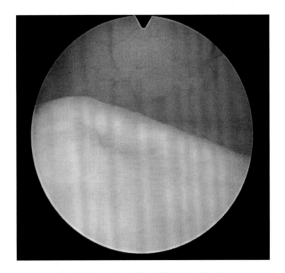

图 13-28　正常输尿管开口（右侧）

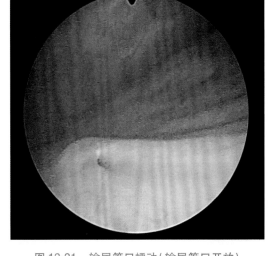

图 13-31　输尿管口蠕动（输尿管口开放）

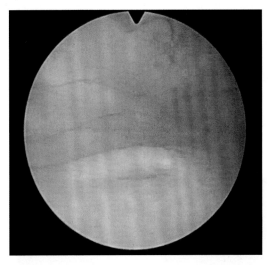

图 13-29　正常输尿管开口（左侧）

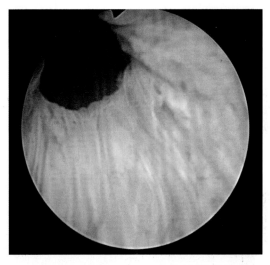

图 13-32　膀胱颈部，黏膜成放射状皱襞

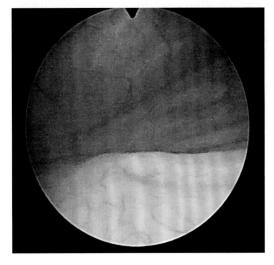

图 13-30　输尿管口蠕动（输尿管口关闭）

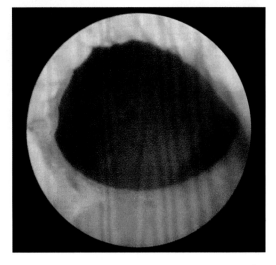

图 13-33　膀胱颈全貌，上部呈光滑圆弧形，下部呈横行状

陷弧形,表面平滑而整齐,三角区前面的颈部,变成平坦,有的略呈凸形。若正常颈部弧度变形,常示有病变存在,但正常女性的膀胱颈部,有时可见凹凸不平,不可误认为病变,需结合临床加以分析。

6. 膀胱顶部和气泡　膀胱顶部是膀胱的最高部分,该区因离接物镜较远,故视野不甚清晰,必须将接目镜下压或膀胱内液体减少,缩短镜、物间距离,方可有所改善。膀胱镜检时,总能看到顶部有大小不一的气泡,这是冲洗膀胱时随液体带入的空气。呈圆形或椭圆形,常为单个(图 13-34),有时可见多个。气泡可随膀胱内液体的波动而颤动反光,透过气泡可隐约看见黏膜血管。气泡是膀胱内定向的重要标志之一。

7. 尿道嵴　尿道嵴为沿后尿道后壁的一条纵行黏膜皱襞(图 13-35)。在距尿道内口 1～1.5cm 处,尿道嵴有一圆丘状的隆起,称为精阜(图 13-36 和图 13-37)。为黄红色,表面平滑而带有光泽。精阜上有 3 个开口,即两个射精管开口和一个较大的居于中间的前列腺囊开口。尿道嵴虽非膀胱组成部分,但在膀胱尿道镜检查完毕之际顺带观察,能帮助了解后尿道情况。观察时使膀胱尿道镜窗口向下,并不断冲水,使尿道黏膜保持展开形态,即能清晰观察。

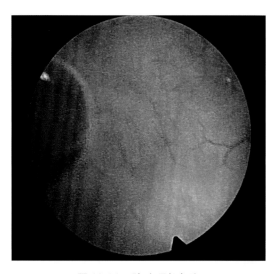

图 13-34　膀胱顶部气泡

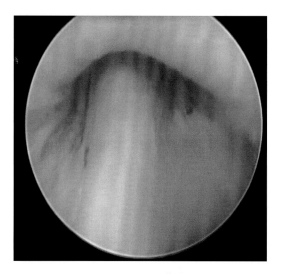

图 13-35　尿道嵴

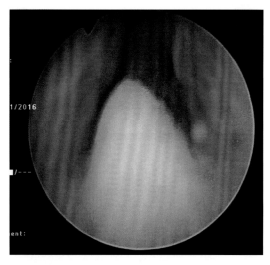

图 13-36　精阜(1)

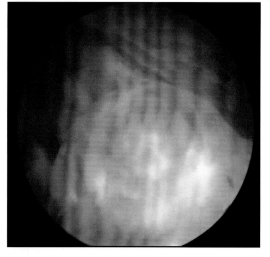

图 13-37　精阜(2)

(杨国胜)

第四节　下尿路内镜手术基本操作

一、膀胱尿道镜诊疗适应证和禁忌证

(一)膀胱尿道镜诊疗的适应证

膀胱尿道镜检的主要目的是直视下对膀胱和尿道腔内解剖学和大体病理进行观察,并可获得活检标本进行组织病理学检查;也可通过输尿管插管留取上尿路尿样、进行逆行造影来了解上尿路病变,从而做出临床诊断。通过膀胱镜还可以对某些尿路疾病进行简单的治疗。

1. 诊断方面　病史、体检、实验室检查、影像学检查等仍不能明确诊断的尿道、膀胱及上尿路疾病。

（1）明确外科血尿的出血部位和病因。

（2）怀疑膀胱或尿道病变或需取活体组织进行病理检查者。

（3）膀胱尿道移行上皮肿瘤保留膀胱手术后定期复查。

（4）诊断膀胱尿道的结石、异物、畸形、尿道狭窄、膀胱瘘等。

（5）膀胱周围脏器病变对膀胱的影响。

（6）上尿路逆行造影诊断肿瘤、结石、梗阻的部位和程度；也可从上尿路获取尿样进行尿常规、细胞学、细菌培养、找抗酸杆菌等检查。

2. 治疗方面

（1）取出异物、粉碎并取出较小的结石。

（2）通过输尿管导管向肾盂灌注药物治疗乳糜尿。

（3）放置输尿管导管或支架管，以引流尿液、预防和治疗输尿管狭窄等。

（二）膀胱尿道镜诊疗的禁忌证

（1）泌尿男性生殖系急性感染：急性膀胱炎、尿道炎、前列腺炎、附睾炎等是绝对禁忌证。

（2）膀胱容量过小：小于50ml时观察不满意，存在膀胱穿孔的危险；结核性膀胱挛缩则是绝对禁忌证。

（3）尿道狭窄：是造成膀胱镜检失败的主要原因。如果未考虑到此情况，可造成尿道损伤、假道、直肠损伤等。尿道狭窄时可行尿道镜检查。

（4）未控制的全身出血性疾病。

（5）女性月经期。

（6）不能放置膀胱截石位者。

（7）某些原因不能耐受检查者，体质极度虚弱者，精神病患者。

二、膀胱尿道镜操作方法

（一）膀胱尿道镜插入方法

行膀胱尿道镜检查前应检查膀胱镜各部件是否配套完善，并连接光源、摄像系统、监视器及灌洗系统。调节白平衡及对焦后，先将闭孔器插入镜鞘，旋紧固定环，镜鞘前端涂抹适量润滑油，以利器械插入和减少尿道黏膜损伤。患者采取膀胱截石位，检查者站在患者两腿之间。

1. 男性尿道镜检查　向尿道内注入2%利多卡因10～20ml，用阴茎夹或橡皮筋夹住阴茎头5分钟。将镜鞘涂抹适量润滑油。

（1）左手向上提起阴茎悬垂部，与腹部成直角，以消除尿道的耻骨前弯曲。右手以示指和中指夹持镜鞘后端，将镜鞘插入尿道口舟状窝，先贴尿道后壁经过3cm，避开Guerin窦，然后紧贴尿道前壁，将镜体竖直轻轻滑入或插入尿道，至尿道球部时受阻（图13-38）。

（2）左手继续上提阴茎，右手保持镜体于中线，稍加用力，做一弧形动作将镜鞘下压并轻巧向前推进，使外括约肌被迫打开，将膀胱尿道镜推入尿道前列腺部（图13-39）；同时右手将镜鞘后端进一步下压至水平或更低，以使镜鞘克服尿道的耻骨下弯曲，自行滑入后尿道和膀胱（图13-40）。镜鞘

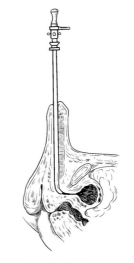

图13-38　提起阴茎,消除尿道第一弯曲

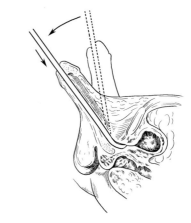

图13-39　作一弧形动作将镜鞘下压并轻巧向前推进

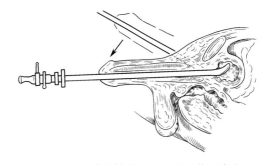

图13-40　膀胱镜自行滑入后尿道和膀胱

前后移动和左右转动没有阻力时，则表明镜鞘已进入膀胱（图13-41）。

对于初学者，上述的盲目膀胱尿道镜插入法有可能会对尿道造成损伤。因此可直接在30°或70°内镜直视下，当镜鞘进入尿道后即开始边冲水边观察，沿尿道腔向前推进直到进入膀胱。

2. 女性膀胱尿道镜检查　用棉签蘸取1%～2%利多卡因插入尿道口内，放置5分钟，左手分开小阴唇显露尿道外口，右手以示指和中指夹持镜鞘后端，插入尿道外口内。镜

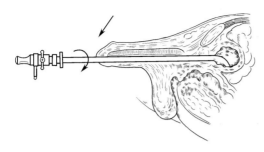

图 13-41 镜鞘前后移动和左右转动没有阻力时,则表明镜鞘已进入膀胱

鞘进入尿道外口后,前端略向下压以绕过耻骨联合,即很容易进入膀胱。镜鞘进入膀胱后,后端可稍向下放。

在女性膀胱镜检查应注意两点:一是防止滑入阴道,特别是老年患者尿道外口较紧,紧靠阴道口,应先看清尿道外口然后轻巧将镜鞘插入尿道。二是女性膀胱基底部多被子宫顶起,如不注意会引起膀胱基底部损伤,因此在插镜过程中应把镜鞘外露部分稍压低。

(二)膀胱尿道镜插入困难的主要原因

1. 麻醉效果或患者精神状态 麻醉效果不佳或患者精神极度紧张会引起尿道外括约肌持续痉挛。

2. 操作不规范 膀胱尿道镜前端未达尿道膜部时过早下压,使镜鞘前端外移,不能进入膜部尿道。或在镜鞘前端进入膜部时,未将镜鞘后端进一步压低,则镜鞘前端不能沿尿道的生理弯曲通过尿道膜部。

3. 尿道或膀胱颈部原有病变 如尿道狭窄、肿瘤或前列腺增生等,以及膀胱内巨大结石或肿瘤,常使膀胱镜插入困难,切忌过度用力推进,要求有较熟练操作技术方可进行。

(三)膀胱尿道镜检查注意事项

1. 插入膀胱尿道镜时操作要轻巧 镜身始终保持于中线位,并按操作常规进行,麻醉不满意时,可适当加用表面麻醉,但如尿道黏膜有损伤时则不宜加用有毒性较大的表面麻醉药。如尿道口或尿道有狭窄时应行尿道口切开或尿道扩张,一般要扩至 F24。遇到前列腺增生或外括约肌痉挛所致阻力时,切忌暴力,术者可把两肘紧夹自己胸旁,以便更好地控制镜鞘进入的速度和深度,防止阻力突然消失时将镜鞘捅入膀胱而引起的损伤。如镜鞘前端不能导入后尿道,可将左手放在会阴部,把镜鞘前端上托,常可帮助镜鞘顺利进入后尿道。现代膀胱尿道镜观察尿道十分清晰,为防尿道损伤,插膀胱尿道镜时可直接用观察镜而不用闭孔器,当膀胱镜进入尿道后即可边冲水边观察,边看边沿尿道腔推进。

2. 测定残余尿和膀胱容量 患者上膀胱尿道镜检查台前,先嘱其排空膀胱,膀胱尿道镜插入膀胱后拔除闭扎器(Wolf 型镜拔出窥镜或开放 Storz 镜鞘后端的冲水装置),所放出尿量即为残余尿量。可根据病情需要送常规检查或细菌培养。开放吊瓶夹子使无菌冲洗液缓慢进入膀胱直至膀胱有尿意感或胀满感时为止,进入的液体量表示膀胱容量。一般正常成人膀胱容量为 250～400ml。

3. 膀胱冲洗注意事项

(1)膀胱检查时注入水量一般控制在 150～200ml,水量过多,因物镜离膀胱壁距离远,不易看清病变。注入水量太少,则膀胱皱襞未能充分展平,距离过近,物像模糊不清。

(2)膀胱内尿液可因血液、血块、脓液或乳糜液造成浑浊,视野模糊,应反复冲洗膀胱数次以达到视野清晰要求,冲洗膀胱量应从少开始(30～40ml 液体),逐步增加冲洗液量,直至患者感到尿意或胀感为止,此时即为膀胱最大充液量。膀胱尿道镜检查,充盈膀胱液体量应略少于此量,否则可因冲洗量大导致膀胱强烈收缩,尿液沿镜鞘周围喷出,或反流到冲洗吊瓶内。

(3)如反复冲洗,血块或乳糜块仍难以冲洗干净,可用 Ellick 冲洗器将其吸出,如仍不能使视野清晰,可采用边冲洗边检查的方法进行。

(四)膀胱尿道镜观察方法和观察顺序

1. 尿道观察顺序 观察尿道时常选用 0° 或 30° 镜,可以清晰见到镜体所在部位光滑尿道腔的全貌。在外括约肌处可见放射状皱褶环,通过外括约肌向内可见隆起的精阜和前列腺部尿道,进而可见洞状的膀胱颈,通过膀胱颈即可进入膀胱。

2. 膀胱尿道镜观察方法

(1)前后移动观察法:即沿膀胱长轴方向前后移动,其最大移动范围介于膀胱颈和膀胱后壁之间。每一次前后移动均可看到与镜轴方向一致的狭长区域膀胱黏膜,通过不同区域的前后移动就可看到膀胱全部。

(2)旋转运动观察法:即围绕膀胱镜长轴方向旋转运动。膀胱尿道镜在原位每转动一圈,可以观察到与镜轴横断面一致的环形区域膀胱黏膜,同样也可以对不同区域进行旋转运动观察。

(3)各点摆动观察法:即以膀胱颈部为支点,将膀胱尿道镜前端在膀胱内向各个方向摆动;用此方法可以随意使膀胱尿道镜接近或远离病灶,从各种不同角度仔细观察膀胱各部分。

在膀胱镜检查时,上述 3 种观察方法应相互配合,才能全面看到膀胱内部情况,发现病变部位。

3. 膀胱尿道镜观察顺序 膀胱尿道镜插入膀胱后,常选用 30° 镜,观察窗口向上,左手持冲水装置冲水,右手控制膀胱尿道镜后端作前后、旋转或摆动。为有序检查及利于病变定位,将膀胱分为 6 个区(三角区、右侧壁、前壁、顶壁、左侧壁和后壁),各区之间没有明显解剖边界,并在一定程度上相互重叠。检查时最好按前壁、顶壁、后壁、两侧壁、底部三角区及膀胱颈部顺序观察避免遗漏。

在膀胱空虚时,可边冲水边观察,这样可看到膀胱皱襞。随着膀胱容量的增加而逐步消失,当黏膜清晰可见时即停止进水。从膀胱颈开始,分段把膀胱尿道镜推向后壁,每次向膀胱后壁推动约 2cm 左右,在推动过程中观察膀胱壁,同时辅以左右转动膀胱尿道镜,在每次左右转动的同时,均需配合摆动观察,以便全面观察病变的形态、大小和范围。依次全面观察前壁、顶部及后壁。当膀胱充盈过度时,因壁、顶部及后壁离接物镜较远。不易看清细微变化,此时可由助手在下腹部轻压膀胱,使前壁及顶部接近物镜,以便仔细观察。继之将观察窗口分别向左右旋转 90°,以同样方法观察膀胱左右侧壁。最后将观察窗口向下观察膀胱底部、三角区和颈部。一般镜面与观察物相距 2.5cm 时成像与实物的形状大小类似,紧贴观察时则可放大 4 倍,如观察时借助输尿管导管的刻度测量,可从刻度上得出真正的病变大小。膀胱底部及三角区是病变好发部位,有 75%～80% 的膀胱病变发生于此,故应着重仔细观察。三角区与底部有一横形隆起的嵴,称为输尿管间嵴。由于三角区血管丰富而底部血管较少,若将内镜视野的前半放在三角区,后半放在底部,即可看出前后浓淡的对照,这也是寻找输尿管间嵴的方法。沿此间嵴将窥镜向左右移动,在间嵴两端即可看到输尿管口。最后将膀胱尿道镜向外缓慢拉出,使膀胱尿道镜窗口部分在尿道、部分在膀胱,光线直接照于膀胱颈而不能直接射到膀胱壁,因而使鲜红明亮而有光泽的膀胱颈与淡暗红色的膀胱腔形成明显对比。在此位置将膀胱尿道镜旋转一圈,即可窥察到颈部的全貌。继续把膀胱尿道镜向外拉出 1～1.5cm,边冲水边将镜杆稍许来回运动,则可清楚见到精阜,有时还可见两侧射精管开口和两孔之间的前列腺管开口。如将膀胱尿道镜旋转一圈,即可窥察后尿道黏膜的全貌,此时也可换成 0° 镜或 5° 镜,按前述动作,边冲水边观察,同时退出膀胱尿道镜,这样可以再一次检查尿道。膀胱窥察完毕,如无须输尿管插管或其他手术治疗,先拔出内镜放出冲洗液,插入闭孔器,转动膀胱镜前端指向膀胱顶部,以弧形动作,与插入相反动作缓慢地拔出膀胱镜。

观察过程中影响视野明暗的常见原因及处理　当内窥镜插入镜鞘后,有时看不清膀胱内病理变化,甚至一片漆黑。此时不应立即拔出膀胱尿道镜,而应寻找原因予以纠正,以减少患者的病人痛苦。常见原因及纠正办法如下:

(1) 因膀胱充盈不足或因冲洗液沿膀胱尿道镜漏出,使膀胱壁紧贴膀胱尿道镜窗口或因膀胱本身病变激惹痉挛所引起。改正方法根据造成原因处理。在膀胱瘘病例可用手指、橡皮手套或阴茎套充水膨胀后经阴道或直肠堵塞瘘口后观察。

(2) 膀胱尿道镜插入过浅,未进入膀胱,而在后尿道视野呈一片暗红,或插入过深,膀胱尿道镜前端被膀胱壁黏膜包理。前者将膀胱尿道镜推入膀胱,后者将其退出到适当位置即可。

(3) 膀胱尿道镜前端插入肿瘤、血块内或由于膀胱内有巨大、多发结石。大的血块可用 Ellick 冲洗器吸尽,如遇巨大肿瘤、结石或多发结石可适当调节膀胱尿道镜的深度和方向。

(4) 膀胱内活动性出血或严重乳糜尿,大量乳糜凝块,需反复冲洗,有时要用 Ellick 冲洗器吸出,对膀胱内活动性出血者,可同时采用边冲洗边观察的方法。

(5) 膀胱外或膀胱本身病变所致膀胱移位变形,如子宫肌瘤、卵巢肿瘤、子宫脱垂或巨大膀胱憩室等。上述情况插入膀胱尿道镜可能会遇到困难,或插入后视野暗淡不清,甚至一片黑暗,有时改变内镜方向或前后移动可能得到满意结果。

(五) 麻醉后处理

1. 表面麻醉的患者检查完后,只需休息片刻即可回家。

2. 骶管麻醉患者需待麻醉作用完全消失,无任何不良反应方可离院。

3. 腰椎麻醉及全身麻醉后则需留在病房观察。

(六) 下尿路内镜检查后常见症状的处理

泌尿内镜检查后常有尿道疼痛,轻微的肉眼血尿,或尿道口少量滴血。输尿管插管逆行肾盂造影或肾盂药物灌注后常有腰痛。上述情况一般于术后 1～3 天内可逐渐消失。术后应嘱患者多饮水,以增加尿量,稀释尿液。同时给予抗生素预防感染。如疼痛明显,可给予解痉药、镇痛药,血尿明显者给予止血药。发生急性尿潴留者应置保留导尿管。如患者频繁呕吐,不能进食,应予补液。如上述情况严重或有严重尿道感染、尿道损伤,应留院内观察或住院治疗。上尿路的检查或做内镜下治疗者,一般均需要住院治疗。偶尔可出现尿闭或黄疸等罕见并发症,则需住院进行相应急症处理。

泌尿内腔镜检查后应立即填写有关检查记录单,以免遗忘或发生不同患者的相互混淆,应详细记录检查的发现,标明病变的部位、大小和数目,作为明确诊断和拟定治疗的依据或参考资料,对收集的肾盂尿液标本和组织,必须填好化验单并及时送出做检查。

三、并发症及其防治

进行膀胱尿道镜检查时,如准备不当或违反操作常规或操作不慎,均可引起各种并发症。

1. 损伤及出血　尿道及膀胱黏膜十分娇嫩,具有丰富的血管,而膀胱尿道镜前端有一角度,镜鞘的观察窗有时难免有棱角,所以膀胱尿道镜检查时可引起尿道与膀胱黏膜的损伤和出血。损伤轻微时,患者仅感尿道疼痛或轻微血尿,在排尿时疼痛更甚。输尿管插管时有时也可引起血尿,上述情况一般在 1～3 天内逐步消失。如果违反操作程序,动作粗暴可造成严重损伤。

(1) 尿道损伤及治疗:由于不熟悉尿道解剖,选用膀胱尿道镜粗细不当,滑润油涂抹太少,膀胱尿道镜鞘闭孔器与观察窗闭合不严密,运用膀胱尿道镜时未将转向器放平或插膀胱尿道镜时遇有阻力仍用暴力强行插入,定会引起黏膜撕裂,甚至造成假道或贯通伤。如处理不当,早期可造成感染,久之会形成尿道狭窄,甚至瘘管。在小儿镜检时,因小儿组织脆弱,患儿检查不合作,如操作不慎,极易造成此类损伤。

尿道挫伤或轻微擦伤,少量出血无须特殊处理,一般经 1～3 天即可自愈。如出血明显时可行体外压迫出血部位的尿道,片刻即可止血。如遇到广泛尿道黏膜撕裂或尿道贯通伤,应放置导尿管 1～2 周。对尿道贯通伤并发尿潴留,插入导管失败或留置导管无效者,则按尿道外伤的治疗原则进行手术治疗。有尿外渗时,需做切开引流。

(2) 膀胱损伤处理

1) 膀胱挫裂伤:膀胱尿道镜插入过快过深,观察时镜鞘移动或转动幅度太大,输尿管插管时抬高的转向器钩住黏膜,使用异物钳、碎石器和活体组织钳等器械时,误将正常黏膜钳夹,均可产生膀胱黏膜挫伤或撕裂,尤其在膀胱内充水不足,或膀胱黏膜充血、水肿、溃疡、糜烂等情况下更易发生这些损伤。出血时因损伤程度和范围而异,出血量大时常有大量血块。少量血尿可采用保留导尿及定时膀胱冲洗,保持尿路通畅治疗。大量血块则需先用 Ellick 冲洗器吸出,如仍不能止血,应行手术处理。

2）膀胱破裂及治疗：膀胱破裂可见于以下情况。①膀胱镜插入过深或过猛。②膀胱充水过多，患者又处于腰椎麻醉或全身麻醉下，膀胱感觉消失。③结核性膀胱挛缩，膀胱容量小于50ml，如膀胱壁充血水肿严重、膀胱壁弹性差，更易于穿孔。④膀胱镜下取异物、碎石及取活体组织时，使用器械不当；或电切肿瘤时电切过深。⑤膀胱内有活动性溃疡或憩室内严重炎症时，常使膀胱对刺激极为敏感。若膀胱容量减少，插入膀胱尿道镜前又未将膀胱排空，检查时可因患者精神紧张或疼痛引起腹部肌肉紧张和膀胱剧烈收缩，导致腹压和膀胱内压突然增高，可在膀胱病变处造成破裂。这种间接暴力所致膀胱破裂在临床上少见。当膀胱破裂时，患者立即出现腹痛、腹肌紧张、反跳痛等腹膜刺激征，并出现脉搏细速，大汗淋漓。灌入膀胱内的液体量极大超过引出的量，膀胱破裂诊断多能迅速确定，并应及时进行手术治疗。

为减少和预防上述损伤及出血并发症的发生，应采取下列措施：①操作者必须充分了解膀胱尿道镜检查有关解剖知识。②膀胱尿道镜检查前应从患者病史中了解有无尿道和膀胱病变，如有尿道狭窄应先解决，直至尿道腔有足够的口径，挛缩性小膀胱（容量小于50ml）不可做膀胱尿道镜检查。③麻醉必须完善，取得患者合作。按膀胱尿道镜检查操作程序（后述）轻巧插入膀胱尿道镜，预防膀胱尿道镜检查出血。如遇阻力可在肛门指检引导下插入膀胱内。④膀胱内有病变时，膀胱充盈不宜过度，操作尤应慎重。⑤膀胱尿道镜下手术时，应反复冲洗膀胱，只有在看清病变时，方可进行相应手术，避免损伤正常组织。

2. **腰痛**　多发生在逆行肾盂造影的患者，当注入造影剂过多，注射速度过快，常伴有剧烈腰痛，在造影片上经常可见造影剂淋巴反流。应给予输液等对症治疗。如造影剂用量从少开始，根据造影片逐渐增加剂量或在电视荧光屏监视下造影，可避免上述情况。

3. **感染及防治**　膀胱尿道镜检查并发感染大多是由于对患者局部准备不充分、消毒不彻底、器械和敷料灭菌不严及操作过程中污染等方面引起。

（1）尿道炎、膀胱炎：因膀胱尿道镜检查对膀胱和尿道的刺激而引起黏膜的充血水肿，产生尿频、尿急、尿痛等膀胱刺激症状，一般经1～3天可自愈。若黏膜损伤严重，细菌侵入，引起感染，则可导致尿道炎和膀胱炎。细菌也可经前列腺管开口及射精管开口引起急性前列腺炎和附睾炎。

（2）肾盂肾炎：一般发生在上述操作后24～48小时。常见原因为尿路原有感染，检查前未用抗生素控制，检查后感染加重，尤其是上尿路存在梗阻积水时，逆行插管造影易引起感染加重或引起新的感染。临床症状主要是寒战、高热、腰痛及尿频、尿急、血尿等。应给予抗生素治疗，肾盂积水者如药物治疗无效，可再行逆行输尿管插管持续引流或行经皮肾穿刺引流，可获好的治疗效果。

（3）菌血症：多发生在膀胱尿道镜检查24小时内，系因细菌经擦伤黏膜处侵入血液所致，也可因激发了存在于下尿路的潜在感染致使病菌播散到血循环中去。患者出现寒战、高热、周身不适及呕吐等，历时2～3天逐渐恢复。若患者抵抗力差，细菌毒力强或治疗不当，病程可延续1周左右。少数病例可发展成脓毒血症，感染性休克，甚至死亡。

为了预防膀胱尿道镜检查后感染的发生，应注意以下几点。

（1）检查前做好患者准备及器械、敷料的消毒工作，严格遵守无菌操作。

（2）认真提高膀胱尿道镜检查水平，操作轻巧，缩短检查时间，减少损伤的可能。

（3）对上尿路、下尿路有梗阻者或合并慢性感染者，术前、术后均应用抗生素。

（4）术后常规用药预防感染。

4. **尿潴留**　多发生在前列腺增生的患者，原有排尿不畅，膀胱尿道镜检查后加重膀胱颈部的水肿或因膀胱内的血块，常导致急性尿潴留。

5. **无尿及其防治**　在输尿管插管或逆行肾盂造影之后偶可出现少尿或无尿，一般认为多因输尿管插管或造影剂的刺激所致反射性短暂的肾功能抑制。也有可能在原有肾功能不全基础上加上输尿管插管、肾盂造影的刺激及损伤出血、感染的影响，进一步促使肾功能损害，而导致急性肾衰竭。

在膀胱尿道镜检查前，对疑有肾功能减退的患者应做肾功能检查，检查后应注意观察尿量。一旦出现肾衰竭应按肾衰竭的治疗原则处理。

6. **器械折断或零件脱落于体内**　膀胱尿道镜检查中有可能发生，输尿管导管、套石篮折断，活组织钳、手术剪关节松动脱落于膀胱尿道内。异物残留会引起感染、出血、疼痛或梗阻。有学者认为，如异物小而光滑可做短暂观察，待其自行排出，但一般而论，需经膀胱尿道镜或手术取出异物。因此，应将术前仔细检查器械作为常规，术中要细心操作，避免器械折断于体内。

（杨国胜）

第五节　下尿路内镜手术的麻醉

尿道黏膜对器械刺激比较敏感、正常膀胱黏膜对器械刺激不产生疼痛，但在膀胱炎症或其他病变时，黏膜对器械刺激非常敏感。为了尽可能减少患者痛苦，应选用适当麻醉。

一、表面麻醉

表面麻醉（surface anesthesia）适用于尿道及膀胱镜检查，大多数患者可在2%～4%利多卡因或0.5%～1%丁卡因表面麻醉下进行，由于尿道黏膜下的静脉窦极为丰富，容易被器械损伤，使局麻药吸收过快导致局部麻醉药中毒。

对男性患者可用普通注射器抽吸10ml麻醉药缓慢注入尿道，用手指或阴茎夹夹住冠状沟处尿道5分钟，同时用于按摩会阴部，将麻醉药从前尿道挤入后尿道，使尿道达到麻醉目的，如需延迟药物吸收可加入1∶1000肾上腺素。胶浆表面麻醉赛洛卡因制剂10ml注入尿道后，不但使尿道麻醉，而且有滑润作用。女性患者检查时只需用棉签浸入2%的利多卡因液缓慢插入尿道2～3cm，经2～3分钟取出棉签，即可达到满意的麻醉效果。

必须指出的是,在尿道黏膜有损伤的情况下,对毒性较大的表面麻醉药不应再次使用。

二、骶管麻醉

骶管麻醉(sacral block)实际上是一种低位硬膜外的神经阻滞麻醉,麻醉范围局限于会阴部,效果较满意,且术后不影响患者行走,适用于一般门诊患者。

操作方法:患者俯卧、下腹部垫一枕头或侧卧,常规消毒骶尾部,于尾骨上方2~3cm处扪及骶骨裂孔位置,用8号普通注射针头或腰穿针与皮肤呈45℃角刺入。当感觉突破骶尾韧带时,将针体与骶骨轴线平行推进4~5cm,进入骶管。此时,通过针头注入空气应无皮下气肿,或注入盐水阻力甚少,回抽无脑脊液及血液流出,即可确定针头已进入骶管腔,经针头注入1.5%利多卡因或0.5%盐酸布比卡因(均加入适量肾上腺素),成人用药量一般为20ml,一般经15~20分钟后,可得到满意的麻醉作用。其麻醉时间分别为1.5~2小时和4~6小时。采取分次注药法,先注入试验剂量5ml,观察5分钟,如无不良反应,再将其余15ml注入。

骶管有丰富的静脉丛,除容易穿刺损伤出血外,对麻药的吸也快,故较易引起轻重不等的毒性反应。此外,当抽吸有较多回血时,应放弃骶管麻醉,改用腰部硬膜外麻醉。约有20%正常人的骶管呈现解剖学异常,如发现有异常,不应选用骶管麻醉。

三、硬膜外麻醉

硬膜外麻醉(epidural anesthesia)适用于肾、输尿管、膀胱、前列腺及睾丸部位手术,但对估计血流动力学波动较大、手术时间长、创伤较大者还是选用气管内插管全身麻醉或全身麻醉联合硬膜外麻醉较好。低血容量、穿刺部位感染、菌血症及低凝状态时也不宜选用硬膜外麻醉。

肾手术穿刺点选T_{11}-T_{12},向头端置管3~4cm。麻醉平面上界在T_4,可得到较好的麻醉效果。输尿管手术选择T_{12}-L_1,膀胱和前列腺手术选择L_2-L_3即可。患者能保持正常的呼吸反射,用1%利多卡因+0.375%盐酸布比卡因混合液,或单独用2%利多卡因、0.75%盐酸布比卡因、0.5%~1%罗哌卡因。硬膜外麻醉时除感觉神经被阻滞外,交感神经、运动神经也遭阻滞,由此可引起一系列生理扰乱。最常出现的是血压下降、呼吸抑制和恶心呕吐。因此,术中应注意麻醉平面,密切观察病情变化,及时进行处理。

四、腰椎麻醉与硬膜联合麻醉

硬膜联合麻醉(combined spinal-epidural anesthesia,CSE)适用于肾、输尿管、膀胱和前列腺及会阴部手术。此方法既有腰麻的起效时间快、阻滞效果好的优点为,也可通过硬膜外置管提供长时间手术麻醉及术后镇痛。不能合作的患者、严重低血容量、凝血功能异常、穿刺部分有感染的患者、中枢神经系统疾病及脊椎外伤或有严重腰背痛病史者,禁用腰椎麻醉与硬膜外联合麻醉。

男科手术采用腰椎麻醉与硬膜外联合麻醉时,穿刺点一般选择L_2~L_3或L_3~L_4。蛛网膜下腔阻滞常用的局部麻醉药为盐酸布比卡因,常用剂量一般为12~15mg,最多不超过5mg,一般用0.5%~0.75%浓度,起效时间需5~10分钟,可维持2~2.5小时。手术时间较长可通过硬膜外给药维持麻醉。

腰椎麻醉的并发症包括轻度并发症及严重并发症,前者如低血压、平面过高、呼吸抑制、腰椎麻醉后头痛及背痛;后者如神经损伤、脑膜炎、马尾综合征、硬膜下出血、脑损伤及死亡等。

五、全身麻醉

全身麻醉(general anesthesia)适用于所有手术的麻醉,特别是手术时间长、手术复杂、心肺功能较差、术中血流动力学变化较大的严重疾病患者的手术麻醉;也适用于硬膜外麻醉禁忌者,或患者不合作者或小儿。术前6小时禁食,并肌内注射阿托品。同时应具备氧气、吸引器及气管插管等条件,便于发生窒息时的抢救。

麻醉方法多选用快速诱导,气管内插管,配合肌松药;控制呼吸,肌松良好,利于手术操作。

(一) 麻醉诱导

麻醉诱导可使患者失去意识,同时反射也被抑制。诱导的方法选择取决于病情、预期气道管理中的问题(如误吸的危险、插管困难等)和患者的意愿。泌尿系手术常用的诱导方法有静脉诱导和吸入诱导两种。

1. 静脉诱导　面罩纯氧给氧后,静脉注入一强效的短效催眠药。随着意识的丧失,应继续给予静脉麻醉药和(或)吸入麻醉药。患者可持续自主勇气或辅助通气。

2. 吸入诱导　给患者预先给氧后,应加入低浓度吸入麻醉药,然后每3~4次呼吸增加0.5%的浓度,直到麻醉深度可满足静脉置管或呼吸道处理。如果是低刺激性药物(如七氟烷)可采用高深度单次肺活量吸入诱导。

(二) 麻醉维持

在麻醉维持阶段,麻醉医生需维持患者内环境稳定(生命体征、酸碱平衡、体温、凝血和血容量)和调整麻醉深度。常用的全身麻醉药物包括如下。

1. 静脉麻醉药

(1) 丙泊酚(propofol):是一种新的快速、短效静脉全麻药。镇痛作用不明显,持续时间短,苏醒快而完全,无兴奋现象。全麻诱导成人诱导剂量为2~2.5mg/kg,大于60岁或体弱者为1.5~1.8mg/kg,小儿为1~3mg/kg。静脉复合麻醉或静吸复合麻醉时用量为负荷量为9~12mg/(kg·h),10分钟,维持6~8mg/(kg·h)微泵输注。小儿(1~7岁)负荷量为150~200ug/(kg·h),10~20分钟,维持100~120ug/(kg·min)微泵输注。

(2) 依托咪酯(etomidate):催眠作用强,无镇痛作用,起效快,苏醒快。常用剂量0.2~0.3mg/kg。老年患者或危重患者可减至0.1~0.15mg/kg。尤其适用心血管和心储备功能差或危重患者。

(3) 芬太尼(fentanyl)及衍生物:为中枢性镇痛药。是当前临床麻醉中最常用的麻醉性镇痛药。镇痛作用强、毒性低、对循环影响小、术后呼吸恢复快。麻醉诱导剂量为2~5μg/kg,麻醉维持时可分次静脉注射0.1~0.2mg,总量不超过 15～30μg/kg。舒芬太尼(sufentanil)镇痛作用强,为芬太尼的 5～10 倍,作用持续时间约为其 2 倍。

2. 吸入麻醉药

(1) 恩氟烷(enflurane,ethrane):麻醉效能强,血/气分配系数小(1.91),诱导、苏醒快。适应于各部位、各年龄的下尿路手术。临床上以氧气混合 2%～4.5% 深度的恩氟烷诱导,以 0.5%～3% 的深度维持。

(2) 异氟烷(isoflurane):属非易燃的卤化醚类麻醉药。血/气分配系数仅 1.48,诱导和苏醒较快。麻醉效能高 MAC 1.15%。临床上以 3%～3.5% 异氟烷混合氧气和氧化亚氮气中进行麻醉诱导,以 0.5%～3% 的浓度维持。

(3) 七氟醚(sevoflurane):属非易燃的卤化醚类吸入麻醉药。全身麻醉效能高。血/气分配系数(低 0.59),故诱导、苏醒迅速,诱导平稳,麻醉深度易调节,是一种理想的吸入麻醉药。临床应用上与氧气用于麻醉的诱导和维持。

3. 肌松药

(1) 维库溴铵(vecuronium):属中时效肌松药,ED_{95} 为 0.05mg/kg。临床应用气管插管剂量为 0.07～0.15/kg。追加药量在神经安定镇痛麻醉为 0.02mg/kg。吸入麻醉为 0.02～0.03mg/kg。

(2) 罗库溴铵(rocuronium):属起效快的中时效非去极化肌松药。其作用强度为维库溴铵的 1/7。时效为维库溴铵的 2/3。ED_{95} 为 0.3mg/kg,起效时间 3～4 分钟。临床应用气管插管量为 0.6mg/kg,注药 90 秒后可做气管插管。

(杨国胜)

参 考 文 献

1. 杨金瑞. 腔镜泌尿外科进展. 中国现代手术学杂志,2003,7(5):391-393.

2. 郭应禄. 腔内泌尿外科学. 北京:人民军医出版社,1995.

3. 张炯,徐月敏,撒应龙,等. 直视下尿道内切开术治疗尿道狭窄 20 年经验总结. 中华泌尿外科杂志,2011,32(8):554-557.

4. 王行环,王怀鹏,陈浩阳,等. 经尿道等离子体双极电切术治疗良性前列腺增生及膀胱肿瘤. 中华泌尿外科杂志,2003,24(5):318-320.

5. Mebust WK. Transurethral surgery. In:Walsh PC,Retok AB,Vaughan ED,et al. Campbell's urology. Vol2. 8th ed. Philadelphia:Saunders,2003.

6. 那彦群. 中国泌尿外科疾病诊断治疗指南. 2014 版. 北京:人民卫生出版社,2013.

7. Elzayat E,Habib E,Elhilali M,et al. Holmium laser enucleation of the prostate in patients on anticoagulant therapy or with bleeding disorders. J Urol,2006,175(4):1428-1432.

8. Shah HN,Mahajan AP,Sodha HS,et al. Prospective evaluation of the learning curve for holmium laser enucleation of the prostate. J Urol,2007,177(4):1468-1474.

9. Dubey D,Muruganandham K. Thulium laser versus standard transurethral resection of the prostate:A randomized prospective trial. Indian J Urol,2008,24(3):428-429.

10. Son H,Ro YK,Min SH,et al. Modified vaporization-resection for photoselective vaporization of the prostate using a GreenLight high-performance system 120-W Laser:the Seoul technique. Urology. ,2011,77(2):427-432.

11. 邓春华,戴宇平,陈炜. 男科手术学. 北京:人民卫生出版社,2014.

12. 那彦群,郭震华. 实用泌尿外科学. 北京:人民卫生出版社,2011.

13. 经浩,刘定益. 泌尿内腔镜摄影图谱. 2 版. 北京:人民卫生出版社,2001.

14. 梅骅,陈凌武,高新. 泌尿外科手术学. 2 版. 北京:人民卫生出版社,2009.

15. 刘俊杰,赵俊. 现代麻醉学. 2 版. 北京:人民卫生出版社,2000.

第十四章

膀 胱 疾 病

第一节　膀胱结石微创治疗

一、概述

膀胱结石的发病状况存在明显的地区、种族和年龄差异性。临床多见于男性，男女比例约为10：1，以10岁以下男童及50岁以上老年男性多见。贫困及发展中多家发病率高于发达国家。膀胱结石主要的发病原因有营养不良、代谢性疾病或下尿路梗阻、感染、异物等。临床表现主要为排尿刺激症状，包括尿频、尿急、尿痛，多数患者出现尿流中断及排尿终末期疼痛加剧，可伴有血尿。当结石嵌于膀胱颈或尿道时可出现明显的排尿困难，以及急性尿潴留等。小儿发生结石堵塞，往往疼痛难忍，大声哭喊，常用手牵拉阴茎或会阴部并变换各种体位以减轻痛苦。老年男性膀胱结石患者多继发于前列腺增生症。

二、诊断

根据膀胱结石的典型症状，可做出膀胱结石的诊断，但这并不是膀胱结石所独有，常需辅以B超或者是X线检查才能确诊，必要时做膀胱镜检查。

体检对膀胱结石诊断帮助不大，多数病例无明显阳性体征。结石较大者，经双合诊可扪及结石。超声检查简单实用，结石呈强光团并有明显声影，当患者转动体位时，可见到结石在膀胱内移动。膀胱憩室内结石则变动不大。腹部平片亦是诊断膀胱结石的重要手段（图14-1），结合B超检查可明确结石大小、位置、形态和数目，还可以了解双肾、输尿管有无结石。应注意区分盆部静脉石、输尿管下端结石、淋巴结钙化影、肿瘤钙化影及粪石。必要时需行静脉肾盂造影检查以了解上尿路情况。

尿道膀胱镜检查是诊断膀胱结石最可靠方法，尤其是对于透X线的结石。结石在膀胱镜下一目了然，不仅可以查清楚结石大小、数目及其具体特征（图14-2），还可以明确有无其他病变，膀胱镜检查后可同时行膀胱结石的腔内碎石治疗。

三、治疗

膀胱结石手术治疗原则包括两方面：一是取净结石；二是纠正形成结石的原因及诱因。膀胱结石如果来源于肾、输尿管结石，则需同时处理；来源于下尿路梗阻或异物时，如合并前列腺增生和膀胱异物等，在清除结石的同时必须祛除这些病因。如合并感染、基础代谢者，术前术后要予以相应

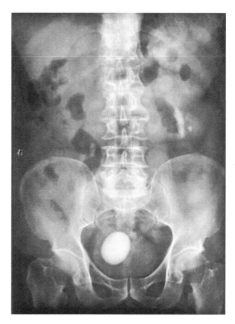

图 14-1　膀胱结石 KUB 表现

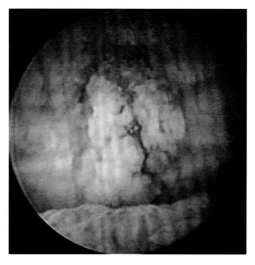

图 14-2　膀胱结石膀胱镜下观

处理。一般来说，直径小于0.6cm，表面光滑，无下尿路梗阻的膀胱结石可自行排出体。而绝大多数的膀胱结石均需行外科治疗，方法包括体外冲击波碎石和腔内手术和开放性手

术治疗。目前临床主要采用经尿道膀胱镜碎石取石进行治疗。

四、术前准备

1. 常规检查　X线胸片、心电图、血常规、凝血功能、肝肾功能电解质等。

2. 泌尿系专科检查　超声、KUB平片可基本明确膀胱结石诊断，必要时行腹部CT平扫及膀胱镜检查。术前应对膀胱结石数目、大小有明确的认识，以利于制定具体的手术方案。

3. 术前控制泌尿系感染　尿常规检查如发现合并有尿路感染情况存在，应常规行尿液细菌培养，并常规使用抗生素治疗3~5天。培养阴性者，术前半小时常规予以静脉滴注抗生素预防感染。

五、手术方式

1. 体外冲击波碎石术　小儿膀胱结石大多数为原发性结石，可选体外冲击波碎石；成人原发性膀胱结石≤3cm者亦可采用体外冲击波碎石。膀胱结石采用体外冲击波碎石时，多采用俯卧位或蛙式坐位，对阴囊部位做好防护措施。由于膀胱空间大，结石易移动，碎石时应注意定位。较大结石碎石前需放置Foley尿管，如需做第二次碎石，两次治疗时间间隔应大于1周。

2. 经尿道膀胱结石碎石取石术　经尿道膀胱结石碎石取石术适应于绝大多数膀胱结石患者，无明显手术禁忌证，手术相对禁忌证如下：①严重尿道狭窄经扩张仍不能置镜者。②合并膀胱挛缩者，容易造成膀胱损伤和破裂。③伴有严重出血倾向者。④泌尿系急性感染期。⑤伴有严重全身感染。⑥全身状况差不能耐受手术者。⑦膀胱结石合并多发性憩室应视为机械性碎石的禁忌证。

目前临床上常用的麻醉方式包括：蛛网膜下腔麻醉骶管阻滞麻醉、硬膜外麻醉，对于较小、单发结石亦可选择尿道黏膜表面麻醉。小儿患者、患有凝血功能障碍患者或是腰椎疾病患者可采用全身静脉麻醉。

目前常用的手术方式包括经尿道碎石方式包括机械碎石、液电碎石、气压弹道碎石、超声碎石、激光碎石。

（1）经尿道机械碎石：经尿道机械碎石是用器械经尿道用机械力将结石击碎。此法简单易掌握，且效果满意，并发症少。常用器械有大力碎石钳及冲压式碎石钳，此法适用于直径<2cm的结石。若同时伴有前列腺增生，尤其是中叶增生者，最好先行前列腺切除，再行膀胱碎石术，两种手术可同时或分期进行。机械碎石分盲目碎石和直视下碎石两种，盲目碎石现已很少用，基本上被直视下碎石所取代。直视碎石是先插入带内镜的碎石钳，充盈膀胱后，在镜下观察结石的情况并在直视下将碎石钳碎。碎石前必须充分充盈膀胱，使膀胱黏膜皱襞消失，尽量避免夹到黏膜导致膀胱出血。碎石钳夹住石头后应稍向上抬离膀胱壁，再用力钳碎结石。术后如无出血，一般无须留置导尿管；如伴有出血或同时做经尿道前列腺切除手术患者，则需留置导尿管引流，必要时冲洗膀胱。

（2）经尿道液电碎石：目前已很少使用。液电碎石是通过置入水中的电极瞬间放电，产生电火花生成热能制造出空气泡，并进一步诱发形成冲击波碎石。液电的碎石效果不如激光和气压弹道，而且其热量的非定向传播往往容易导致周围组织损伤，轰击结石时如果探头与膀胱直接接可造成膀胱的严重损伤甚至穿孔。

（3）经尿道超声碎石：超声碎石是利用超声转换器，将电能转化为声波，声波沿探头传至石头，通过高频震动使石头碎裂。超声碎石常用含有管腔的碎石探头，其末端接负压吸引器，能反复抽吸进入膀胱的冲洗液，一方面吸出碎石，另一方面使视野清晰并使转换器降温，碎石、抽吸和冷却同时进行。在此过程中应注意碎石探头与结石之间不能有空隙，探头不可直接接触膀胱壁，以减少其瘀血和水肿。同时，负压管道进出端不能接错，否则会使膀胱内变成正压，导致膀胱破裂。超声碎石的特点是简单、安全性高，可以同时边碎石边吸出碎石块。超声碎石很少出现膀胱损伤并发症，但是由于超声碎石波碎石能量小，碎石时间长，操作时间较长。

（4）经尿道气压弹道碎石：主要使用的是气压弹道碎石。主要适用于体积大及坚硬的结石，比液电或超声碎石效果好，尤其是较大的结石或多发性结石。是目前较为理想的腔内碎石方法。通过工作通道将冲击波直接对准结石，直视下连续脉冲将结石击碎。结石较大时可采用"一"字法将结石裂解，并用冲洗器抽洗结石。

（5）经尿道激光碎石术：目前较常用的是经尿道钬激光碎石术。钬激光能够粉碎各种成分结石的结石，碎石速度较快，碎石充分，出血极少，此法安全有效且容易掌握，可同时治疗合并前列腺增生、尿道狭窄等，是有效治疗膀胱结石的方法。主要适用于结石体积较小的膀胱结石或尿道结石。在膀胱镜直视下用钬激光击碎结石。

（6）经皮膀胱结石取出术：经耻骨上皮肤建立经皮膀胱通道，在内镜下进行碎石取石治疗。此法适应于尿道狭窄的儿童及结石负荷较大，预计手术时间较长的患者。

3. 开放手术治疗　耻骨上膀胱切开取石术。该法无须特殊设备，简单易行，基层医院可以安全有效开展，但随着腔内技术的发展，目前采用开放手术取石已逐渐减少，开放手术取石适应证不应作为常规治疗方法，仅适用于需要同时处理膀胱内其他病变时使用。

开放手术治疗相对适应证：①较复杂的儿童膀胱结石。②大于4cm的膀胱结石。③严重的前列腺增生、尿道狭窄或膀胱颈痉挛者。④膀胱憩室内结石。⑤膀胱内围绕异物形成的大结石。⑥同时合并需要开放手术治疗的膀胱肿瘤。⑦经腔内手术不能击碎的结石。⑧肾功能严重受损伴有输尿管反流者。⑨全身情况差不能耐受长时间手术者。

开放手术治疗的相对禁忌证：①合并严重内科疾病者，先行导尿或耻骨上膀胱穿刺造瘘，待内科疾病好转后再行腔内或开放取石手术。②膀胱内感染严重者，先行控制感染，再行手术取石。③全身情况极差，体内重要器官有严重病变，不能耐受手术者。

以上手术方法要根据患者情况选择，必要情况下可以联合使用。

六、术后处理

经尿道膀胱结石碎石术后需留置三腔导尿管,必要时行膀胱持续冲洗。

七、手术并发症及处理

膀胱结石手术治疗的主要并发症为出血及膀胱穿孔。腔内手术治疗本身技巧性不很强。主要需要操作视野清晰,操作精确。开放手术有时出现切口感染,尤其是结石合并膀胱感染较重的患者。取石过程中切口过小,取石视野不清晰或挤压创面时间过长,导致污染尿液外渗。因此开放取石手术时无须一味追求小切口。必要时放置膀胱周围引流管避免局部感染。

1. 出血　由于膀胱结石常伴有膀胱黏膜水肿,若碎石过程中不慎将黏膜夹住或结石表面粗糙面刺破黏膜血管,有引起膀胱出血的可能。如果出血较少,则待手术完成后膀胱内留置导尿管引流,必要时冲洗膀胱。如出血较多,则应立即停止碎石,冲洗血块,保留导尿管引流。注意碎石前应充盈膀胱,使黏膜皱襞消失,以免钳夹导致膀胱黏膜出血。

2. 膀胱穿孔　常因膀胱镜与器械不配套或膀胱憩室内结石引起。对于小的穿孔,腹腔液体不多,可试行留置导尿管引流,若穿孔较大,腹腔液体较多,则需行开放手术修补。

(刘同族)

第二节　经尿道膀胱肿瘤电切术

一、概述

膀胱肿瘤是泌尿系统最常见的肿瘤之一,随着人口老龄化的推进,流行病学调查显示,老年膀胱癌发病率呈上升趋势。其治疗方式包括经尿道电切术、激光剜除术、根治性膀胱全切术,其中经尿道膀胱肿瘤电切是非肌层浸润性膀胱肿瘤常用方式,然而膀胱肿瘤电切术后复发率较高,尤其是不同术者电切术后复发率差异较大,所以怎样规范的进行膀胱肿瘤电切就显得尤为重要。

二、手术适应证与禁忌证

1. 适应证　①非肌层浸润性膀胱癌。②膀胱内非上皮性良性肿瘤,肿瘤体积较小。③部分 T_2 期肌层浸润性膀胱癌可采用保留膀胱的综合治疗。④晚期膀胱肿瘤姑息治疗。

2. 禁忌证　鳞癌、腺癌及其他非上皮性恶性肿瘤。

三、术前准备

1. 影像学检查　如 CT 增强或 MR 等,了解肿瘤分布、大小、浸润深度、周围器官是否侵犯、是否有局部或远处转移。

2. 膀胱镜检查　了解肿瘤部位、大小、数量、浸润深度、与输尿管口距离等,并且活检确诊。

3. 其他　常规术前检查。

四、麻醉与体位

一般选用连续硬膜外麻醉,也可采用全身麻醉。采用截石位,双下肢尽量展开并固定。如肿瘤位于膀胱侧壁,常规电切镜负极板(等离子无负极板)最好放到肿瘤对侧腿部,降低闭孔反射发生率。

五、手术步骤

1. 膀胱肿瘤电切前全面仔细检查膀胱,再次了解肿瘤情况(图14-3 和图14-4),以免术前局部麻醉状态下膀胱镜检遗漏或了解不准确。

2. 开始电切时膀胱内灌注液体不宜过多,以免膀胱内压力太大,膀胱壁变得较薄,容易导致膀胱穿孔。

3. 切除的范围　膀胱肿瘤及其基底部,包括周围2cm

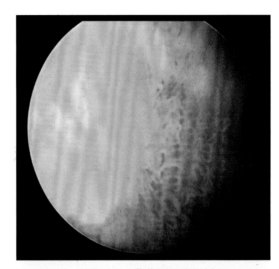

图 14-3　菜花样新生物

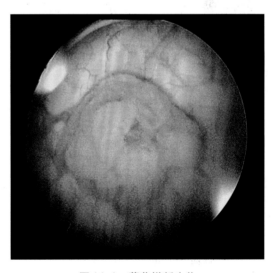

图 14-4　蘑菇样新生物

范围的正常膀胱组织(图14-5),深度达到深肌层,可隐约见到膀胱周围脂肪为宜(图14-6)。

4. 切除方法可以采用分层切割法或整块剜除法。对于

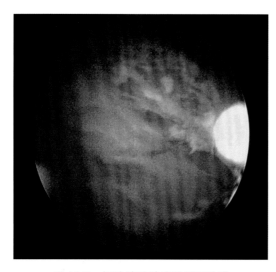

图 14-5 切除膀胱肿瘤及周围黏膜

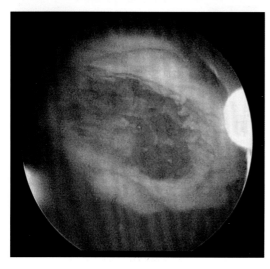

图 14-6 切除深肌层

肿瘤体积不大、有蒂、基底不宽可采用连肌层整块剜除;对于瘤体较大、基底较宽可采用顺行或逆行分层切割的方法,并且按照一定的顺序逐块切割,先切除肿瘤再切除肌层,分别送病检。

5. 肿瘤组织切除完全之前,不宜过度采用电灼的方法,以免组织炭化层保护肿瘤根部,造成术后很快复发,且肿瘤受刺激后恶化升级,加速恶化转移的风险。

6. 特殊部位肿瘤切除有相应技巧,如膀胱前壁、膀胱侧壁、输尿管开口周围肿瘤。膀胱前壁肿瘤可助手按压耻骨上辅助切除;侧壁肿瘤易发生闭孔反射,可让麻醉师用去极化药物,将常规电切镜负极板(等离子无负极板)贴于肿瘤对侧腿部,同时采用"点踩"电切除的方式等降低闭孔反射造,避免成膀胱穿孔甚至大血管损伤出血;输尿管开口周围肿瘤电切,可切除肿瘤和部分输尿管壁内段,但应避免过度电灼,以免发生输尿管狭窄,必要时放置输尿管支架。

7. 多发的膀胱肿瘤,应先切除小的,不易到达的部位,再切除大的容易到达部位,最后切除侧壁等易发生膀胱穿孔的部位。

六、术后处理

1. 经尿道膀胱肿瘤电切术后,常规留置三腔尿管 1 周左右,视出血情况决定是否需要持续膀胱冲洗。

2. 膀胱灌注化疗或免疫治疗 对于低危非肌层浸润性膀胱癌,可采取即刻膀胱内灌注化疗,一般不必维持灌注化疗;对于中、高危者可以采用即刻加诱导及维持灌注化疗。对于应用 BCG 免疫治疗的患者,建议创面愈合后进行,一般手术后两周后开始灌注 BCG,前 2 周可以运用常规灌注化疗药。

3. 膀胱肿瘤电切后 2 年复发率极高,所以必须严密随访。一般低危非肌层浸润膀胱肿瘤,术后第 3 个月进行 1 次膀胱镜检,术后 1 年时进行第 2 次膀胱镜检,之后每年 1 次直至第 5 年;高危组 2 年内每 3 个月行 1 次膀胱镜检,如无复发,第 3 年开始半年复查 1 次,第 5 年开始每年 1 次直至终身。中危患者复查介于两者之间。期间有血尿,随时复查。

七、并发症及其防治

1. 出血 术中出血与肿瘤的大小及术者手术经验有关,浅表肿瘤血液供应不丰富,而大的宽蒂肿瘤,血液供应丰富,基底部常有动脉性质喷血,需立即止血,以保持手术视野清楚。若因闭孔反射膀胱穿孔,损伤盆腔大血管,应该立即开放手术止血。术后早期出血常因术中止血不彻底或痉挛的血管开放所致。术后数天后出血多因患者活动后痂壳脱落所致。

2. 穿孔 穿孔主要原因有 3 点:一是经验不足,切得太深;二是膀胱过度充盈,膀胱壁较薄,极容易切穿;三是侧壁容易发生闭孔神经反射,没有运用防范措施,电流刺激导致股内收肌强烈收缩而穿孔。电切时切至深肌层即可,若发现脂肪组织,提示已经穿孔,立即停止此处切割,尽快切除其他区域肿瘤,并彻底止血结束手术。穿孔分腹膜内和腹膜外穿孔,腹膜内多是切除膀胱顶部,切得过深至穿孔,若没有损伤肠管,尽快结束手术并防止引流;腹膜外型多因闭孔神经反射或是新手切得过深,若无大血管损伤,放置尿管多可自愈。

3. 闭孔神经反射 切除膀胱两侧壁肿瘤,电流刺激闭孔神经,导致股内收肌快速剧烈地收缩,同侧大腿快速的内收、内旋,导致穿孔。预防措施主要有:一是采用全身麻醉,麻醉医生运用去极化肌松药,或者闭孔神经阻滞;二是将常规电切镜负极板(等离子除外)贴于肿瘤对侧腿部;三是适当调低电流;四是医生尽量采用快速、短暂"点踩"脚法的电切方式切割,即使发生反射也不至于后果严重。

4. 输尿管损伤 若肿瘤位于输尿管开口附近,切除肿瘤时难免伤及输尿管,当输尿管壁内段有部分切除,建议留置双 J 管,预防肾积水的发生,若术后发生肾积水视梗阻的情况考虑是否行输尿管膀胱再植术。

(祝恒成)

第三节　经尿道手术激光治疗膀胱肿瘤

一、概述

世界首例经尿道激光治疗膀胱肿瘤的手术技术是由Staehler教授于1978年报道的,当时其采用的是Nd∶YAG激光,随着现代激光技术的发展,各种新型激光层出不穷,在切割效率及止血效果上均有显著提高,Nd∶YAG激光已几近淘汰。目前,激光已广泛用于前列腺汽化切除手术,其有效性与安全性已得到广泛认证,但激光应用于治疗膀胱肿瘤相对报道较少,远期肿瘤控制效果还有待进一步研究。但激光在治疗膀胱肿瘤方面仍具有独特的优势:首先,膀胱肿瘤电切目前少见有专门的电切设备,某些特殊部位的肿瘤,如膀胱顶壁肿瘤或膀胱憩室内肿瘤,使用目前的电切设备在切除时存在一定的困难,而激光通过光纤引导,外加某些可弯曲的光纤专用手件,其灵活性明显优于传统电切,学习曲线更短;其次,激光通过被血红蛋白吸收而达到极佳的止血效果,在一些特殊患者如长期服用抗凝药的患者上,其凝血效果优于传统电切;最后,传统电切在切除膀胱侧壁肿瘤时由于电流和电热效应易引起闭孔反射,引发肌肉收缩从而极易造成膀胱穿孔,而激光对闭孔神经不会形成刺激,局部的热损伤也相对较低。最新发表的系统评价表明,与传统经尿道膀胱肿瘤电切术相比,激光治疗膀胱肿瘤在术中闭孔反射、膀胱穿孔、术后留置尿管与住院时间方面均有显著优势,此外,激光治疗在2年无复发生存期方面也优于传统电切。目前有报道的用于治疗膀胱肿瘤的激光主要为钬激光、绿激光、铥激光、红激光及最新的1470半导体激光,我们以1470激光为例介绍手术方法。

二、手术适应证与禁忌证

同经尿道膀胱肿瘤电切术。

三、术前准备

术前应行膀胱镜检查,以明确肿瘤的部位与大小。此外,术前泌尿系CT检查或静脉肾盂造影应排查是否合并有上尿路肿瘤。CT增强扫描与MRI可有助于判断是否有肌层浸润。术前2小时预防性使用抗生素。

四、手术步骤

1. 从尿道置入可循环式膀胱镜,以生理盐水作为介质行膀胱灌洗,用直射光纤专用操作手件引入光纤。

2. 行膀胱镜检,观察两输尿管开口,观察膀胱肿瘤的大小、位置及与输尿管开口距离。由于膀胱肿瘤常为多灶性,应仔细观察膀胱的每个壁,切勿遗漏。

3. 对于小体积膀胱肿瘤,应做整块切除,具体方法为:寻找肿瘤基底部或肿瘤蒂,在肿瘤基底部近侧距离肿瘤约2cm的位置先用激光作U形切口(图14-7),即阻断肿瘤血供同时标记切除范围,然后用镜体将瘤体向远侧推移,使基底部形成张力(图14-8),类似于前列腺剜除技术,调整激光与膀胱黏膜的角度后用激光将基底部膀胱黏膜切开,深达肌层,直

至切除整个基底部。

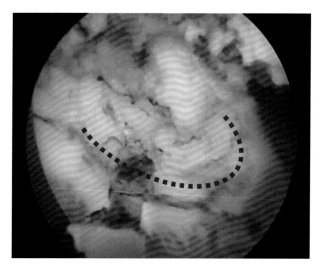

图14-7　肿瘤基底部近侧膀胱黏膜做U形切开

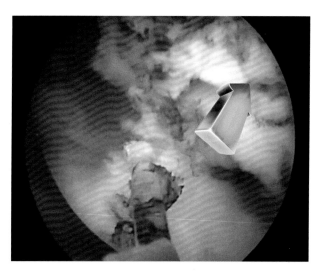

图14-8　镜头向远侧推动瘤体,激光将基底部切开至肌层

4. 对于较大体积膀胱肿瘤,切除可分部进行,首先将瘤体表面部分分块汽化切除(图14-9),残余基底部分再行剜除,切除组织应分别送检。此处的技巧为,在切除表面瘤体时,不要将瘤体切除得所剩无几,这样在剜除基底部时往往无法用镜头推移瘤体,造成切除黏膜时容易切断。在切除表面瘤体时,应残留部分瘤体连接于基底部,从而便于基底部剜除。

5. 基底剜除后,创面应认真检查,出血点应逐一用激光止血(图14-10)。止血的技巧为将激光功率适度调低(1470激光调到50W),使光纤远离出血点3～5mm发散状激光止血。

6. 操作过程中要不断调整激光的功率和与组织的接触距离,切割时采用近距离高功率,止血时采用远距离低功率,从而达到最好的切割效率和止血效果。

五、术后处理

术后留置三腔尿管,常规行膀胱冲洗,对需要行灌注化

疗的患者,可在术后即刻行膀胱灌注化疗。

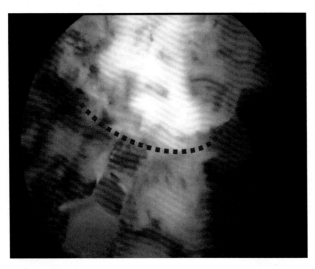

图 14-9　大体积肿瘤先将表面瘤体分块切割

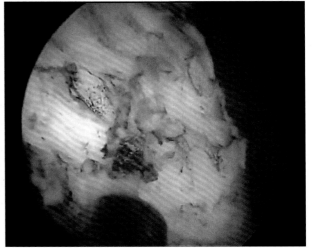

图 14-10　创面止血

（胡云飞）

第四节　经尿道光动力学诊断及治疗膀胱肿瘤

一、概述

膀胱癌是泌尿系统最常见的恶性肿瘤,具有肿瘤多中心发生,可伴发原位癌及肿瘤易复发等特点。随着光学技术与医学的结合及光敏剂的研发进展,光动力学诊断和治疗膀胱肿瘤日益成为膀胱肿瘤综合治疗的一种新选择。

所谓光动力学是一种光敏化作用,是光敏剂经过光线照射而引起所含这种物质增多的细胞内生物反应的过程。在医学上,这种光敏化反应可用于光动力学诊断(photodynamic diagnosis,PDD)及光动力学治疗(photodynamic therapy,PDT)。

二、光动力学诊断

光动力学诊断(PDD)是在白光膀胱镜基础上发展起来的一项新的依赖于光学染色的内镜技术。PDD 原理是荧光定位效应。由于肿瘤组织和正常组织的不同生化代谢特点,肿瘤组织能选择性地吸收并潴留光敏剂,在特定波长的激光照射下,光敏剂发生一系列光化学反应和光生物学反应,发射出特定波长的荧光,在荧光膀胱镜下,将肿瘤组织与正常组织区分开来。相比普通白光膀胱镜检查,光动力学诊断更易于发现较小的肿瘤组织及原位癌,从而提高膀胱肿瘤的检出率。

(一) 光动力学诊断检查方法

1. 药物皮试　行光动力学诊断检查静脉给药的患者,给药前必须行光敏剂皮试检查,行膀胱灌注的患者无须皮试。

2. 给药途径的选择　相比静脉注射的给药途径,应用外源性光敏剂进行诊断时,膀胱内局部灌注光敏剂具有药物全身吸收少,且不良反应小的优点。因此,膀胱灌注荧光剂为

更好的给药途径。

3. 光敏剂的种类　目前有 3 种常用光敏剂可供选择:氨基乙酰丙酸(ALA)、5-氨基乙酰丙酸(5-ALA)和金丝桃素。我院主要采用 5-ALA 作为光敏剂行膀胱灌注。5-ALA 本身并非荧光物质,它局部应用后可被肿瘤细胞摄取并富集。在细胞内进行生物合成转变为荧光物质原卟啉IX(Pp IX),在波长为 375 ~ 440nm 的紫蓝光下的照射下,肿瘤组织会呈现独特的红色荧光,与膀胱正常黏膜(呈蓝色)区分开来。

4. 操作方法　将 1.5g 5-ALA 溶于 50ml 1.4% 的碳酸氢钠溶液。留置导尿管经尿道膀胱灌注 5-ALA 缓冲液 2 ~ 3 小时后,在局部麻醉或连续硬膜外麻醉下进行经尿道荧光膀胱镜检查。灌洗液充盈膀胱,当膀胱壁皱折消失,膀胱壁充分展开时,变换白光及蓝光近距离观察膀胱壁,在蓝色荧光下发现的红色区域为荧光颜色阳性,考虑为高度可疑肿瘤组织,可进行组织活检,并可在荧光指导下对肿瘤组织行电切术(图 14-11)。

(二) 光动力学诊断注意事项

膀胱内灌注光敏剂应至少保留 30 分钟,必要时可使用解痉剂(如间苯三酚)缓解膀胱痉挛,药物保留不足 15 分钟或超过 5 小时应重复灌注。膀胱镜检最佳时间是灌注后 2 ~ 3 小时。观察时应注意膀胱黏膜要充分展开,否则可出现荧光假阳性表现。荧光强度与照射距离呈负相关,所以应近距离观察。尿液及膀胱出血会导致镜检时视野不清,应充分引流尿液、必要时电切镜下电凝止血并保持术中循环灌流。为防止可见光照射后荧光脱色,操作荧光膀胱镜检查时应快速、尽早切换至激发光模式。此外,由于光敏剂的荧光漂白现象,对病变区域进行观察后应即刻行活检、切除或凝固等操作。

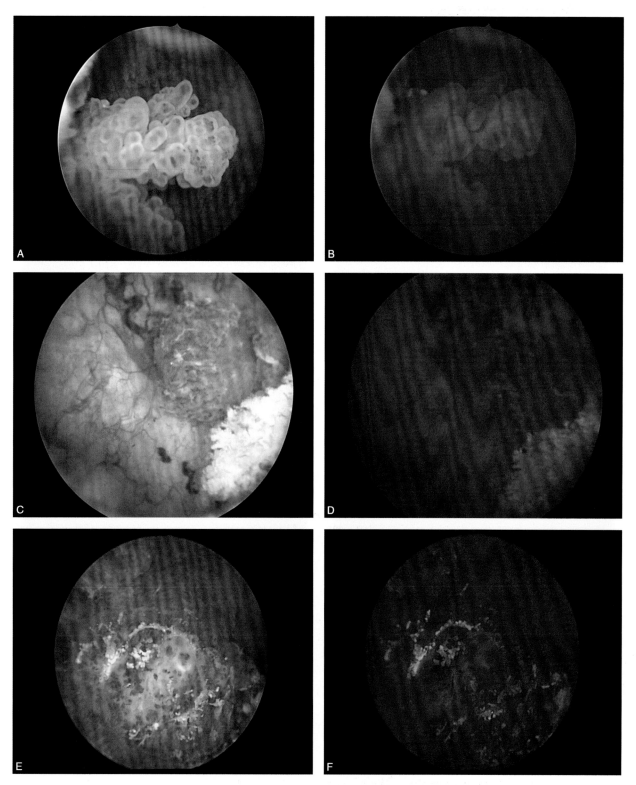

图 14-11 光动力诊断及治疗膀胱肿瘤
光敏剂在蓝色荧光激发下,在肿瘤组织中呈现红色荧光
A、C、E. 肿瘤组织在白光膀胱镜下的情况;B、D、F. 肿瘤组织在蓝光膀胱镜下的情况

三、光动力学治疗

光动力学治疗(PDT)是利用光敏剂可以特异性的被肿瘤细胞吸收并潴留在肿瘤组织内,然后在特定波长的激发光

的照射下,处于基态的光敏剂会跃进到能量较高的激发态,激发态光敏剂是不稳定的,它将返回基态,在此过程中将电子传递给氧,形成活性氧类物质(reactive oxygen species,ROS)。活性氧类物质具有细胞毒作用,从而造成细胞膜、线粒体和溶

酶体等细胞器其至 DNA 的结构和功能的损害,达到选择性破坏肿瘤细胞,进而靶向治疗肿瘤的目的。目前,PDT 治疗肿瘤较确切的原理包括:直接杀伤肿瘤细胞、改变肿瘤细胞的微环境及通过免疫调节。

(一)光动力学治疗适应证

1. **膀胱癌局部治疗适应证** 主要适用于经光动力治疗后局部肿瘤病灶可以达到完全缓解的效果。

(1)膀胱 $T_{a \sim 1}$ 期的早期肿瘤;肿瘤局限在黏膜及黏膜下层。

(2)肿瘤电切术后或术后复发,肿瘤仍局限在黏膜及黏膜下层。

2. **膀胱癌电切治疗后预防复发适应证** 90% 的膀胱癌病理类型属于尿路上皮细胞癌,容易多中心发生,电切术后复发率较高。膀胱镜下肉眼难以识别部分早期肿瘤。因此,PDT 是预防膀胱肿瘤复发比较好的适应证。

3. **术中光动力治疗适应证** 对于肿瘤分期较晚的膀胱肿瘤患者,又可以行姑息性膀胱切除术治疗,影像学检查考虑无法根治性手术切除者,可以考虑手术切除主要肿瘤组织,对残余病灶进行光动力治疗,延缓肿瘤近期局部复发,延长患者生命。

4. **膀胱癌姑息治疗适应证** 对于晚期已无法行手术或放疗的膀胱癌患者,当出现大量肉眼血尿,引起膀胱内血凝块填塞,影响尿液引流时,可以考虑清除膀胱内填塞血凝块的同时,采用 PDT 膀胱腔内照射封闭肿瘤血管,进而达到止血,改善患者生存质量的目的。

(二)光动力学治疗禁忌证

1. 过敏体质或者对光敏剂过敏患者。

2. 严重心肺功能不全;有严重高血压、心脏病病史患者。

3. 明显的凝血功能障碍。

4. 晚期恶病质患者,生存期小于 3 个月。

5. 伴有膀胱挛缩或者膀胱容量<200ml 者。

6. 严重的尿道狭窄不能置入膀胱镜者。

7. 疑有阴道膀胱瘘或者膀胱直肠瘘患者。

(三)术前检查与准备

1. **常规术前检查和准备**

(1)术前检查:①影像学检查,2 周以内的膀胱镜检查、静脉肾盂造影、盆腔增强 CT 或者 MRI。肝胆胰脾超声检查。经济条件允许的情况下可以考虑 PET/CT 检查。②实验室检查,尿细胞学检查,血常规、血型、肝肾功能、电解质、凝血功能、肿瘤标志物、尿常规、大便常规、肿瘤标志物等。③功能检查,心电图,必要时查超声心动图及肺功能行术前情况评价等。

(2)术前准备:进行 PDT 前,患者需行光敏剂皮肤划痕过敏试验,结果阴性者方可进行。为了使膀胱内照射时激光剂量均一和减少患者痛苦,通常在全身麻醉或连续硬膜外麻醉后进行激光照射。

2. **光敏剂的用法** 光敏剂是指在特定波长的激发光照射下将能量传递给周围的物质,从而产生活性氧毒性产物的一类化学物质。目前,光动力治疗在膀胱癌的应用中,所采用的光敏剂给药方式主要有口服、静脉注射和膀胱内灌注等。PDT 治疗膀胱癌对光敏剂的基本要求为:对机体无明显毒副作用,安全可靠;在肿瘤组织中的浓度较高,而正常组织可迅速清除;光照下可产生强大的肿瘤杀伤作用。近年来,国内主要应用的光敏剂用法如下。

(1)Photofrin:按照 2mg/kg 加入 5% 葡萄糖液体中,按 2.5mg/ml 比例浓度配液体,并在 1 小时内滴注完毕,48 小时后肿瘤部位激光照射治疗;72~96 小时内行第 2 次激光照射治疗。

(2)Hematoporphyrin:用前需常规做皮试,皮试无过敏现象则按照 5mg/kg 加入 250ml 生理盐水中,在 1 小时内滴注完毕。滴注过程中需严密观察患者的血压脉搏,有个别患者可能出现血压偏低现象。48 小时后肿瘤部位激光照射治疗;72~96 小时内行第 2 次激光照射治疗。

(3)5-氨基酮戊酸(5-ALA):患者排空尿液后将 5-ALA 118mg×5 支与 0.9% 氯化钠溶液 14ml 和 5% 碳酸氢钠溶液 6ml 共同配制成的新鲜溶液经导尿管灌注入膀胱,患者卧床,每 15 分钟变换 1 次体位,使药物充分作用于膀胱壁。2 小时后给予 PDT 治疗。其间患者无须避光。

3. **设备调试** 光动力激光治疗前一定要先调试仪器,以免治疗过程中仪器故障,无法进行正常的激光照射治疗,延误治疗时机。以 DIOMED 630nm 光动力激光治疗仪为例,连接相应治疗光纤,插入钥匙,正常开机,仪器自检;自检完毕后,检测光导纤维激光通过率,调校相应的治疗光照功率和时间;激光治疗仪调整完毕后处于待用状态。内镜可以用电子内镜或纤维内镜。纤维内镜属于光纤导光,因此,治疗期间可在直视下监视光动力治疗的整个过程,并根据具体情况调整光导纤维的位置;而电子内镜属于电子成像,激光照射时电子成像系统无法处理高强度 630nm 红色激光,因此导致监视器上所见到的是白屏,也就无法实时监视光动力治疗的全过程,治疗过程中每隔 1~3 分钟暂停激光照射治疗,观察治疗部位的变化,并作相应的调整。

4. **患者的准备** 在术前 1~2 天可行膀胱镜检查,进一步明确病灶的大小、部位情况。手术当日晨可给予地西泮 10mg 肌内注射使患者保持镇静状态。如果患者有合并疾病,如高血压和心脏病,或患者精神高度紧张,对治疗高度敏感,则应当行全身静脉麻醉。手术开始前建立静脉通道,心电监护仪监测患者心率、呼吸、血压、心电图和血氧饱和度。接受静脉麻醉的患者则应当在摆好膀胱截石位后再行静脉麻醉。患者取膀胱截石位,治疗前可予以 1% 利多卡因尿道表面麻醉,以利于光动力治疗后减少留置导尿管所带来的不适。

(四)手术操作步骤

1. **膀胱癌局部治疗** 患者取膀胱截石位,在膀胱镜(电子或纤维膀胱镜,或外科硬式膀胱镜)直视下观察治疗膀胱肿瘤病灶,治疗过程包括激光初次照射、坏死组织清理和激光重复照射 3 个步骤。

(1)激光初次照射:患者治疗前期准备工作完成后,常规进行膀胱镜检查,患者取截石位,常规局部麻醉后插入膀胱镜,见到肿瘤病变部位后定位观察并留照片。先确定肿瘤的大小和浸润范围,用平切光纤照射肿瘤病灶,照射剂量为 100~150mW/cm²,照射时间 20 分钟或 30 分钟,能量密度 120~270J/cm²,对于病灶较大范围的区域可以用柱状光纤,光剂量为 100~200mW/cm²,照射时间 10 分钟或 15 分钟,能量密度 120~270J/cm²,然后根据肿瘤范围确定所需用光导纤维的长度，并确定相应的照射剂量。

对于表浅肿瘤，位于黏膜和黏膜下的肿瘤照射剂量要适当降低，因为黏膜和黏膜下的肿瘤浸润范围较浅。一般而言，癌前病变或者原位癌，光照剂量密度应当控制在 100~200J/cm^2，照射的范围可以适当扩大；如果有荧光诊断提示肿瘤部位的话，应当超出肿瘤边界 1cm 以上，照射的剂量一定要控制好。常规的照射剂量为 150mW/cm^2。

（2）坏死组织清除：初次光动力激光照射之后，在激光有效照射范围之内的肿瘤组织坏死。为了得到较好的治疗效果，一般在初次治疗之后一定时间内（24 小时左右）清除坏死组织并进行第 2 次激光照射，一方面对深部肿瘤进行治疗，另一方面对局部残存的肿瘤细胞给予进一步的杀伤。因此，坏死组织的清除对于光动力治疗的临床疗效也极为重要。清除坏死组织时首先要观察肿瘤组织的外观变化。新鲜肿瘤组织一般呈鲜红色，组织质地较脆，触之易出血；光动力治疗后坏死的肿瘤组织一般呈暗红色，质地软，触之不易出血，用活检钳用力钳之也没有出血迹象；即使是深部未完全坏死的肿瘤组织，用活检钳钳除后也只是有少许出血。

（3）激光重复照射：激光重复照射是在首次激光照射后 24 小时进行，目的是清除浅层坏死肿瘤组织后对其深部肿瘤组织进行照射以期达到对早期肿瘤实施根治。激光重复照射时，必须先尽可能地清除表层的坏死组织。如果坏死组织清除不彻底，则对深层肿瘤组织的治疗目的就达不到。坏死组织清除后，激光复照要根据肿瘤大小和部位的不同而确定照射剂量。对于早期肿瘤，应当以清除肿瘤达到根治为目的，复照的剂量应当以有效的肿瘤治疗为准。

2. 膀胱癌预防复发治疗

（1）荧光诊断使用德国 STORZ 公司 D-LIGHT 系统，光动力治疗采用 630nm 半导体激光，最大输出功率 2000~4000mW。光敏剂选用喜泊芬或 ALA 等。先用蓝紫光行荧光诊断，根据荧光诊断结果行局部病灶电切，当全膀胱荧光诊断有砖红色荧光病灶完全电切后，插入球端光纤，给以全膀胱照射，光剂量为 2000mW，持续约 20 分钟。

（2）具体步骤：先以浓度为 1.4% 的 5-ALA 溶液 50ml 经尿管注入膀胱，尽量保留较长时间（2~3 小时），然后排出 5-ALA 溶液，在硬膜外或者全身麻醉状态下，常规行 TURBT 术后，检查无明显残余膀胱肿瘤后排空尿液，灌注 0.9% 氯化钠溶液 150~200ml 作充盈介质（最理想介质为脂肪乳剂，但不利于观察）。通过膀胱镜操作孔置入球状光纤或柱状光纤，使膀胱镜对准膀胱后壁与膀胱顶交界处，此处与膀胱颈距离最远，此时三角区不可见，也可借助 B 超引导下将光纤置于膀胱中心，确认无误后固定光纤。激光功率设置为 2000mW，以波长为 630nm 激光进行照射，能量强度约为 15J/cm^2。目前主张进行全膀胱照射，行膀胱内照射时应向膀胱内注入一定量的液体使其适度充盈，让膀胱各壁都获得一致的光照达到更好的治疗效果。在光照射过程中可能因尿液产生或泄漏导致膀胱体积的变化，因此需在光照开始、中期、结束时及任何时间观察到或怀疑膀胱体积、光纤头位置发生变化时检查膀胱体积、光纤头位置，根据情况调整光纤头位置或光照时间。治疗结束后常规留置 Foley 气囊导尿管 2~3 天。

3. 术中膀胱癌 PDT 术中治疗光剂量可参照宫颈癌外照射的光剂量，以其上限为好，一般为功率密度 150mW/cm^2，照射时间 30 分钟，能量密度 270J/cm^2。

4. 膀胱癌的姑息治疗 按常规给以光敏剂应用，48~72 小时后常规局部麻醉后插入膀胱镜，见到肿瘤病变部位后定位观察并留照片。全面观察肿瘤的大小和浸润范围，寻找出血部位，如果膀胱出血影响观察考虑膀胱充气后观察，发现出血部位后，用平均光纤照射肿瘤病灶，照射剂量为 150mW/cm^2，照射时间 30 分钟，能量密度 270J/cm^2。

（五）术中及术后常见并发症及防治

膀胱肿瘤光动力治疗后，同样需要观察和预防并发症的发生。早期肿瘤治疗后无须特殊处理，因为肿瘤病灶较小，对正常组织的影响也很小。而对于晚期肿瘤光动力治疗后一定要注意预防肿瘤组织和正常组织充血肿胀及大块肿瘤组织坏死脱落导致尿道阻塞。为预防并发症的发生，在首次照光治疗之后至复照期间一定要密切观察患者的排尿情况。

1. 光过敏 是光动力治疗的最常见并发症，发生在静脉途径给药的患者。患者如果不遵医嘱，光动力治疗后的一定时间内私自外出并暴露于太阳光下，即可发生光过敏现象，其严重程度因人而异。暴露于阳光下的皮肤明显红肿，部分人有皮肤瘙痒的感觉，持续时间为 5~10 天。可给予抗过敏药物及糖皮质激素治疗。对于光过敏的预防关键在于避光，静脉滴注光敏剂开始时，需在昏暗房间内严格避光 1 个月以上，尽量避免光敏反应的发生。

2. 膀胱刺激症状 较常见，一般表现为尿频、尿急、尿痛或轻微血尿。一般在 1~2 周可自行消退，必要时应用地塞米松及解痉药或镇痛药对症处理。

3. 膀胱穿孔 膀胱属于空腔器官，在光动力治疗过程中，肿瘤组织在光动力反应下出现组织坏死，如肿瘤浸润较深，可能出现膀胱穿孔。要避免膀胱穿孔的发生，必须在光动力治疗前了解患者肿瘤侵犯深度，严格掌握手术适应证。了解肿瘤浸润的深度可以通过影像学 MRI+PWI 和腔内超声来确定。

4. 血管损伤及严重出血 对于已经行放射治疗的膀胱癌患者做光动力治疗时，一定要注意预防血管损伤及严重出血。因为放射治疗后，肿瘤的血管壁比较质脆变薄，部分对光动力作用比较敏感的患者，可能导致肿瘤血管破裂引起难易控制的严重出血。

5. 膀胱挛缩 膀胱癌光动力治疗后，如果光照射剂量过大，会出现膀胱容积缩小，严重者可达到原膀胱容积的 50% 以下。这可能是激光伤及膀胱肌层，导致逼尿肌纤维化所致。预防膀胱挛缩比治疗该疾病更为重要，一旦发生膀胱挛缩，治疗比较棘手，早期可以考虑用水扩张治疗。

四、技术现状

光动力用于膀胱癌治疗由 Kelly 等在 1975 年首次报道实施并获得成功。自 20 世纪 90 年代起，光动力正成为膀胱癌综合治疗措施之一。PDT 治疗肿瘤的原理主要为：①直接杀伤肿瘤细胞。②破坏肿瘤组织的微循环。③免疫系统的作用。PDD 在浅表性膀胱肿瘤伴发原位癌的诊断中展现出巨大优势。Zaak 等在 1995—2000 年期间对 713 例患者利用 5-ALA 实施光动力学诊断，共获得 3834 例活检标本，其诊断灵敏度为 97%，研究结果证实对于浅表膀胱肿瘤，光动力诊断比现有的其他诊断方式更有效。我中心于 2001—2003 年对 34 例血尿患者利用 5-ALA 进行了光动力学诊断，共获得 61 处活检标本，我们发现，光动力诊断对膀胱肿瘤的灵敏度为 97.6%。Babjuk 等对 122 例 T$_a$/T$_1$ 期膀胱肿瘤患者光动力诊断下电切的一项前瞻性随机对照研究表明,光动力诊断下的电切术可有效降低膀胱肿瘤复发率,对于多发复发的膀胱肿瘤患者此方式获益更大。2016 年 EUA 指南指出,对于非肌层浸润膀胱肿瘤,尤其是存在可疑原位癌,光动力学诊断下的切除比传统的切除方式更加敏感(推荐等级:B)。

目前,国外研究表明,光动力学治疗膀胱癌主要应用于反复发作的浅表膀胱肿瘤、原位癌及 BCG 灌注治疗失败的患者。Berger 等采用膀胱灌注 5-ALA 对 31 例(其中 4 例为BCG 治疗失败患者)复发表浅膀胱癌行光动力学治疗,平均随访23.7 个月,完全缓解率为 51.6%(16/31)。Waidelich 等

对 24 例(60% 合并 CIS)BCG 灌注治疗失败患者给予光动力治疗,中位随访时间 36 个月。其中完全缓解率(CR)为79.1%(包含所有合并 CIS 患者)。

在国内,光动力学诊断和治疗膀胱肿瘤受光敏剂发展、激光穿透深度及治疗成本的制约,其开展的中心为数不多。随着新型光敏剂、国产光敏剂的临床研究的开展,尤其是光敏剂结合纳米载体技术实现光敏剂在膀胱肿瘤细胞内靶向药物释放研究的深入,光动力技术在膀胱癌的诊断与治疗上必将显示出更为广阔的应用前景。

(宋晓东)

第五节　海博刀辅助整块切除在非肌层浸润性膀胱癌治疗中的应用

一、概述

膀胱癌是全球第九大常见癌症,死亡率位列泌尿生殖系统癌症的第 122 位。它是美国第五大恶性肿瘤。在我国是泌尿系统最常见的肿瘤,也是全身十大常见肿瘤之一。大约90% 的膀胱癌为尿路上皮癌,根据肿瘤大小和其向膀胱上皮内侵袭的范围,初次确诊的膀胱癌中,75% 可归于 pT$_a$/pT$_1$ 期非肌层浸润性膀胱癌(non-muscle invasive bladder cancer,NMIBC)或者原位癌(CIS),余下 25% 的患者为 ≥pT$_2$ 期的肌层浸润性膀胱癌(muscle invasive bladder cancer,MIBC)。

传统的经尿道膀胱肿瘤电切术(conventional TURBT,cTURBT)目前是非肌层浸润性膀胱尿路上皮肿瘤的主要治疗手段。然而,TURBT 术后肿瘤的高复发率一直是临床关注的焦点,肿瘤的复发可能与分片切除造成细胞的种植有关。此外,膀胱肿瘤分期是判断肿瘤复发、预后及制定下一步治疗方案的重要指标,确切的肿瘤分期需根据首次 TURBT 后的病理确定,然而,由于电切技术和送检肿瘤标本存在质量问题,且电切可能造成部分肿瘤的病理分期出现偏差,导致术后治疗方案不理想,从而增加了肿瘤复发的概率,文献报道高达1/3 患者的肿瘤分期被低估。因此,在临床上寻找一种新的安全、有效切除非肌层浸润性膀胱肿瘤的方法,获得更准确的肿瘤病理分期,降低术后肿瘤复发率,显得尤为重要。

整块切除治疗膀胱肿瘤("en bloc"resection for bladder tumor,ERBT)的观点近年来得到越来越多的专家的认可,因其避免了对肿瘤组织的形态学破坏,最大可能地保证整片切除肿瘤组织,对病理医师而言,能更准确的判定切割的边缘及肿瘤浸润的深度,使肿瘤的分期更为准确,对判断患者预后及确定随访方案均有重要临床意义。同时,肿瘤组织的完整切除减少了肿瘤细胞在膀胱壁的种植可能,理论来讲,有望降低术后肿瘤复发率,降低二次电切率,减轻患者的经济负担,使患者受益。

目前可用于施行 ERBT 的手术设备较多,如海博刀、激光、杆状电极等。各自的手术方式类似,本人以海博刀为例,对 ERBT 展开讨论。

二、海博刀辅助 ERBT 在 NMIBC 治疗中的应用

(一) ERBT 手术适应证和禁忌证

(1) 绝对适应证:①膀胱镜组织学明确诊断为非肌层浸润性膀胱癌(T$_a$、T$_1$ 期)。②肿瘤直径 1~3cm。③病变个数≤5 个。

(2) 相对适应证:①输尿管口肿瘤。②病变直径 3~

4cm。③前壁肿瘤。

(3) 禁忌证:①原位癌(Tis)。②组织学检查明确肿瘤侵犯肌层。

(二) 术前准备

与常规膀胱肿瘤内镜手术术前准备相同。特殊的手术器械设备包括海博刀系统、标本袋等。

(三) 操作方法及技术要点

(1) 麻醉和体位:全身麻醉或硬膜外麻醉,选用膀胱截石位,会阴部紧贴床沿。

(2) 常规检查尿道、前列腺(男)及肿瘤情况:经尿道置入镜鞘,常规检查尿道、前列腺(男)。明确肿瘤的大小、位置、个数、与输尿管口的关系等。

(3) 肿瘤边缘标记:工作通道置入海博刀,在距离肿瘤边缘 1cm 处的正常膀胱黏膜进行环形标记,确定切割范围(图 14-12)。

(4) 黏膜下注水并切割:利用海博刀进行黏膜下注水形成水垫(图 14-13),沿标记处切开膀胱黏膜层和黏膜下层(图14-14),镜下显露基底部肌层纤维(图 14-15),沿该层面进行切割(锐性),结合镜鞘推剥(钝性),完整切除肿瘤。切除过程中,可间断注水,有利于扩大分离切割间隙。

对输尿管口肿瘤的处理,海博刀系统较激光平台有优势,如肿瘤位于输尿管口附近(未侵犯)(图 14-16),则在管口外侧的瘤体附近贴瘤体进行标记并切割(图 14-17),利用水

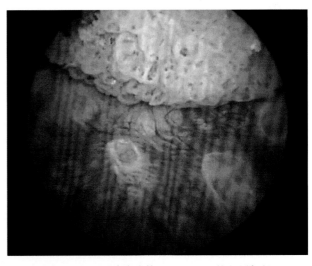

图 14-12　距肿瘤边缘 0.5~1cm 处环形标记

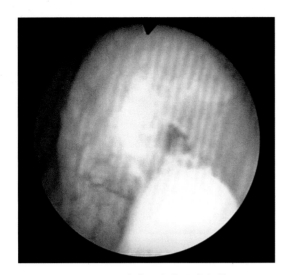

图 14-13 黏膜下注水形成水垫

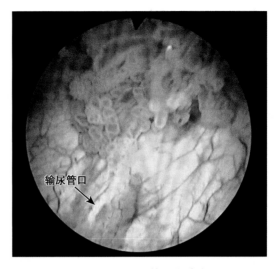

图 14-16 输尿管口旁肿瘤

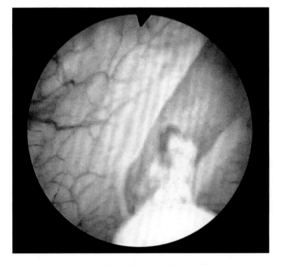

图 14-14 切开膀胱黏膜及黏膜下层

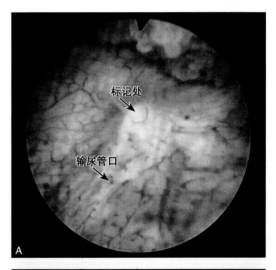

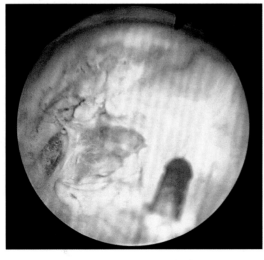

图 14-15 显露肌层纤维

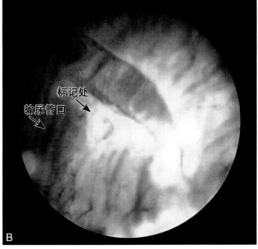

图 14-17 沿瘤体边缘
A. 标记;B. 切割

垫的抬举作用,有效保护输尿管口。如肿瘤与输尿管口密切,不排除侵犯可能(图14-18),则建议将瘤体(包括输尿管口)整块标记(图14-19),黏膜下完整切除后,观察输尿管的蠕动情况,必要时留置输尿管导管或双J管1~2周(图14-20),防止管口水肿引起的上尿路积水。

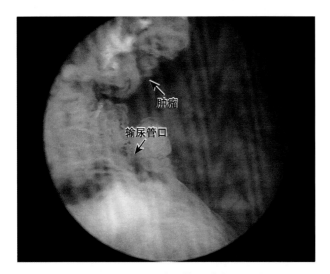

图14-18　输尿管口肿瘤

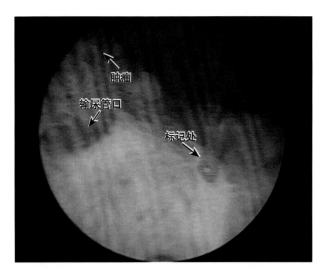

图14-19　沿瘤体边缘标记

(5)创面止血、标本取出:对创面仔细止血,置入标本袋,自尿道拖出肿瘤,保证肿瘤完整,避免肿瘤种植(图14-21)。

(四)手术并发症及术后处理

手术并发症与传统电切类似,包括闭孔神经反射、膀胱穿孔、继发出血等,但相比传统电切,上述并发症的发生率略低。并发症及术后的处理同传统电切(参见第十四章第二节)。

(五)术后标本的处理

所有标本均平铺及固定,还原在腔内的形态,进而测量大小,并对基底和切缘进行染色(图14-22),最后福尔马林固定。标本经规范送检及取材后,有利于病理医师明确肿瘤浸润深度及水平(垂直)切缘是否阴性等重要信息。

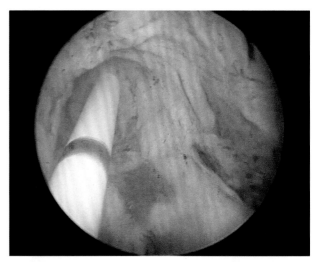

图14-20　术后留置输尿管导管

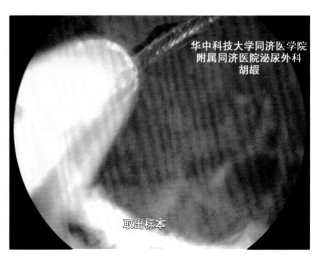

图14-21　标本袋取出标本

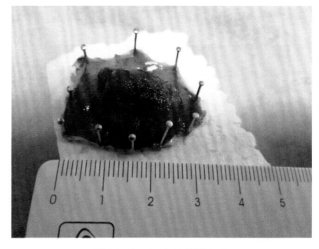

图14-22　标本平铺及固定

三、海博刀辅助ERBT的优势

海博刀系统相较激光、针状电极等手术设备,在ERBT的应用中具有以下优势:①黏膜下注水形成的水垫,可有效分离组织层次,保证视野清晰,确保切割的范围及深度,提高逼尿肌(detrusor muscle,DM)的检出率。②相比激光及传统电切,肿瘤基底部的炭化情况明显改善(图14-23),更有利于组织学评估。③相比激光,对输尿管口处的肿瘤依然适用。

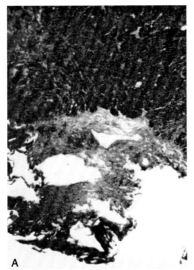
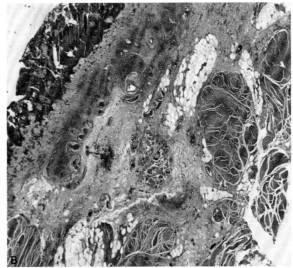

图14-23 病理观察肿瘤基底
A. 传统电切;B. 海博刀

四、ERBT 的思考与展望

ERBT 的理论出现更符合控瘤原则,因此有较广阔的应用前景。但在临床应用过程中也有一些思考值得探讨。

1. ERBT 是否能够精准评估患者病理分期 既往 cTURBT 存在标本分片送检,取材困难,且逼尿肌(DM)的检出率仅 60% ~ 70%,故造成相当一部分患者病理分期被低估。而 ERBT 可提供整块标本,多个医学中心报道的 DM 检出率均超过 90%,而且更有利于观察肿瘤浸润及切缘情况,从而更好评估患者病理分期。

2. ERBT 是否提高患者肿瘤无复发率 目前这一问题仍存在争议,因 ERBT 与 cTURBT 相比较的文献较少,仅有的前瞻性研究也因试验设计等缺陷,导致证据级别较低,因此尚需大样本,长时间随访进一步证实。目前欧洲有两项 ERBT 的多中心研究正在进行(包括海博刀一项)。而国内最早(2015 年)由叶章群教授和黄健教授等牵头了海博刀辅助

ERBT 的多中心研究,初步结果会在 2018 年公布。

3. 如何更好把握 ERBT 手术适应证 本章所描述的手术适应证根据笔者近 200 例 ERBT 的体会得出,通常 ERBT 难度和时间随肿瘤大小、个数增加而增加,一般大小<3cm 的肿瘤可行严格整块切除并整块取出,而大小 3 ~ 4cm 的肿瘤对女性患者易整块取出,男性患者则需谨慎处理。另有部分学者建议对瘤体大的肿瘤先进行 cTURBT,再对基底部进行 ERBT,以获得准确病理分期,但该方式仍不可避免造成肿瘤腔内播散可能,因此该观点仍有待进一步研究证实。

不可否认解剖性整块切除治疗 NMIBC 是发展趋势,相信伴随手术技术及设备的不断发展,更多中心、前瞻性、大样本的随访结果公布。不仅将阐明更为合适的 ERBT 手术适应证,提高患者肿瘤无复发率,使患者获益,而且会推动 ERBT 替代 TURBT,成为治疗 NMIBC 新的标准。

(宋晓东 胡嘏)

第六节 经尿道手术治疗腺性膀胱炎

一、概述

腺性膀胱炎是一种膀胱黏膜上皮反应性增生改变,自 1887 年 Von Limberk 首次报道以来,逐渐引起了泌尿科及病理科医生的重视。文献报道腺性膀胱炎患病率约为 1%,近年来逐渐增加。目前对腺性膀胱炎的病因尚有争论,主要认为由泌尿系感染、梗阻、结石等慢性刺激而引起的膀胱增生性病变。病理科医生一度认为腺性膀胱炎是膀胱上皮的癌前病变,但临床上腺性膀胱炎转变为膀胱腺癌的病例极为少见。两者之间是否存在必然联系还需要大样本临床随访资料证实。目前手术治疗不是首选,多采用非手术治疗及对症

治疗。手术方式包括经尿道单纯电切治疗、经尿道单纯电灼、经尿道汽化手术、经尿道绿激光汽化术等,但国内外并没有统一的治疗标准。

二、手术适应证和禁忌证

(一)适应证

对于非手术治疗症状无明显改善的患者,可酌情采用不同的方法处理局部病变,可以选择经尿道腺性膀胱炎电切术加术后膀胱灌注。

(二)禁忌证

①严重尿道狭窄经扩张仍不能置镜者。②合并膀胱挛

缩者,容易造成膀胱损伤和破裂。③伴有严重出血倾向者。④泌尿系急性感染期。⑤伴有严重全身感染。⑥全身状况差不能耐受手术者。

三、术前准备

仔细进行膀胱镜检查,注意可能与腺性膀胱炎有关的疾病,如膀胱的慢性炎症、结石、梗阻、神经源性膀胱等疾病。膀胱镜下有时难以与膀胱肿瘤鉴别,因此多点活检活的病理性诊断非常重要。

四、麻醉和体位

一般选用硬膜外腔麻醉或全身麻醉,体位选择截石位,两下肢要尽量分开并妥善固定,便于术者操作。

五、手术步骤

大体与经尿道膀胱肿瘤电切类似。

1. 置入电切镜后,首先观察病变的位置、范围、大小、数目及与双侧输尿口的关系。电切范围应包括肉眼可见病变周边1~2cm的正常黏膜,深达肌层。

2. 切除顺序可以从三角区向两侧切,也可从一侧切向另

一侧。争取将病灶完全切除,在切除的过程中注意随时止血。术中电切时应注意,充盈的膀胱液体量不宜过多,一般充盈150ml液体即可,切除过程应注意及时排空膀胱,以免膀胱过度充盈,膀胱壁变薄,容易引起膀胱穿孔。

3. 输尿管口的病灶不是手术禁忌,病变覆盖输尿管口者插入输尿管导管做标记,无法插入输尿管导管者用电切环切除输尿管口处病变,深达黏膜下层,只要注意不损伤输尿管膀胱壁间段的肌层,并尽量不使用电凝,术后一般不发生反流、狭窄。

4. 对腺性膀胱炎合并膀胱颈硬化或后唇抬高者,则行膀胱颈后唇5~7点电切开术。精阜炎性增生者电切2/3增生精阜,合并前列腺增生者行前列腺电切术以解除梗阻。合并膀胱结石者术中碎石并取净结石后行病变切除。有效控制膀胱的局部炎症,可减少腺性膀胱炎的术后复发。

六、术后注意事项及并发症防治

注意事项及并发症同膀胱肿瘤电切除术。术后需要定期随访。

(刘同族)

第七节 输尿管口膨出的微创治疗

一、概述

输尿管口膨出临床也称输尿管囊肿,是输尿管末端的囊样扩张,小儿多见,成人少见。它可导致输尿管梗阻、反流,甚至肾功能受损。部分患者可以合并尿失禁的情况,是小儿泌尿外科领域最棘手的疾病之一。因此输尿管膨出诊治必须根据个体情况而定。目前该病病因尚不明确。输尿管膨出发病率报道不一,但与种族和性别尤其相关,女性及白种人发病率高。

输尿管膨出分类:美国儿科学会泌尿外科分会的命名与分类学组的术语委员会提出了相对标准的术语(Glassberg,1984)和分类。根据这个分类,输尿管膨出全部位于膀胱内则称为膀胱内型输尿管膨出,如果膨出输尿管的任何一部分到膀胱颈或者尿道,则称为异位型输尿管膨出。根据该系统的数量,输尿管膨出进一步分为单或者重复系统输尿管膨出;根据输尿管开口类型又被分为狭窄型、括约肌型、括约肌狭窄型、盲肠样输尿管膨出等型。

膀胱镜检:可发现输尿管口圆形色块,表面光滑,输尿管口狭小,若输尿管囊壁不厚时,囊肿在输尿管口喷尿时逐渐变小,若囊壁较厚且不光滑时,酷似膀胱肿瘤,需取组织活检明确诊断;若囊内合并结石可从狭小的输尿管口发现结石。若上尿路显影欠佳时,需要进一步逆行插管、造影,排除上尿路其他部位是否合并梗阻。泌尿系CT、MRI水成像。若超声显示上尿路积水严重,静脉肾盂造影显示上尿路显影欠佳、逆行插管失败时,可以考虑行泌尿系CT或MRI水成像,尤其是后者可以了解上尿路梗阻的情况及肾实质厚度,从而更好地了解肾功能损害的程度。同位素肾图检查,可了解患侧肾功能受损程度。

二、手术治疗

应根据输尿管膨出的大小、有无合并其他泌尿系统畸形及相应肾脏的功能,在术前必须全面分析,综合考虑,选择最佳治疗方案。治疗目的在于保护肾功能,消除感染、梗阻和反流。

1. 非手术治疗 若膨出较小,无临床症状,无明显肾积水,一般不需治疗。

2. 输尿管口膨出整形术

(1)适应证与禁忌证:经尿道输尿管口成形术治疗输尿管末端膨出适用于中等大小囊肿,一般不超过膀胱的1/2大小,囊肿内有结石需要一并处理者。囊肿太大,已坠入尿道者应考虑开放手术治疗。

(2)术前准备:常规术前准备继续IVP或CTU、MRU检查,必要时术前膀胱镜检查,了解囊肿的大小,有感染的病例要控制感染。

(3)麻醉和体位:一般选用硬膜外腔麻醉或全身麻醉,体位选择截石位,两下肢要尽量分开并妥善固定,便于术者操作。

(4)手术步骤

1)找输尿管开口。经尿道放入电切镜后首先观察膀胱内的情况,镜下观察在输尿管口的位置有半透明囊状膨出,或输尿管口位置随尿液的多少充盈隆起或下陷,有此起彼伏的感觉(图14-24)。可见开口有尿液喷出,开口呈鱼嘴状或2mm左右的小突起。对于重复肾的患者要特别注意开口与尿道括约肌的关系。如两侧输尿管囊肿,输尿管开口多呈两口"对视"状态,切开口多靠近膀胱颈口。

2)将环状电极插入输尿管口内,等待囊肿适当充盈,挑

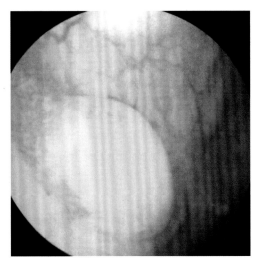

图 14-24 输尿管囊肿镜下观

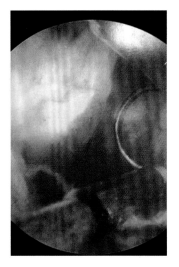

图 14-25 电切环切开囊肿

起管口,沿正常输尿管口的开口方向,向内向下切开达囊肿的底部(图14-25)。开口约1cm,然后镶边式电凝切开口的边缘,达到止血的目的。多余的囊肿壁保留,具有抗反流的作用。

(5) 术后处理:同前述的膀胱腔内手术。

(6) 并发症

1) 出血:由于有些输尿管末端囊肿的位置比较低,靠近膀胱出口,因此有些病人术后会有终末血尿,一般不需要处理。术中镶边式电凝止血,术后少有血尿发生。

2) 尿液反流:最低位切开囊肿,保留足够的囊肿壁可预防反流。

(7) 注意事项:宜采取小功率(电切 90W,电凝 60W)条件下,先切一小口,根据需要进一步扩大。避免开口过大,操作要稳,挑起切开应避免损伤对侧输尿管口或损伤膀胱壁。输尿管末端端囊肿常为两侧性,应注意检查对侧的情况,有

必要时一起处理。

3. 上肾段及输尿管全部切除术 对于重复肾输尿管合并上肾段的输尿管口膨出,已发生严重输尿管肾积水及肾萎缩患者,可以考虑行上肾段肾及输尿管全部切除,既可以开放切除,也可以考虑腹腔镜下进行。

4. 上肾段输尿管口膨出切除重建术 发生于上肾段的输尿管膨出若其上方输尿管无明显扩张,可施行膨出部切除三角区重建术。

三、术后随访

患者术后每 3 个月常规复查尿常规、B 超及膀胱造影,1年后每年复查 1 次,以了解输尿管口膨出是否缩小,有无膀胱输尿管反流等。

(刘同族)

第八节 经尿道膀胱颈挛缩切开术

一、概述

膀胱颈部系指尿道内口向尿道内延伸 1～2cm 长度的一段管状结构,它包括内括约肌。膀胱颈挛缩是前列腺癌根治术后及经尿道前列腺电切术后比较常见的、造成术后排尿困难、严重影响患者生活质量的并发症之一,发生率为4.1%～16%。

膀胱镜检查可发现:膀胱颈口狭窄,黏膜苍白、僵硬并失去弹性,膀胱颈后唇明显抬高,呈堤坝样突起(图14-26)。尿流动力学检测可为诊断提高客观依据,并有利于术后随访观察手术疗效。

二、手术适应证

膀胱颈挛缩一般保守治疗效果不佳,一旦诊断明确,若症状较轻、排尿困难症状不明显者,可行无菌性间断性导尿处理,否则可选择行手术治疗。

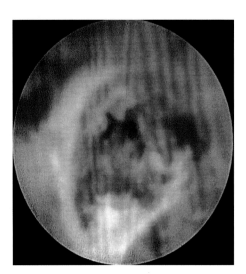

图 14-26 膀胱颈挛缩镜下观

三、术前准备

1. 行膀胱镜检测,明确诊断。

2. 行尿流动力学检查评估膀胱功能和排尿情况。

3. 合并上尿路积水并肾功能不全患者,可先行导尿或膀胱穿刺造瘘处理,待肾功能恢复后行手术治疗。

4. 合并泌尿系感染者,应先控制感染。

四、麻醉和体位

同经尿道膀胱肿瘤电切术。

五、手术步骤

置入电切镜,如进镜困难可先行尿道扩张,必要时可直视下进入。进镜后先观察膀胱内有无小室、小梁形成,双侧输尿管开口、膀胱颈狭窄和尿道括约肌情况。

用冷刀在膀胱颈 3 点、9 点和 12 点,或 5 点、7 点和 12 点,或 4 点、8 点和 12 点切开(图 14-27),将冷刀置于膀胱颈近侧,从膀胱颈至精阜以约 2mm 左右的深度切开一浅槽,反复多次,将瘢痕组织全部切开直至显露深层的浆膜脂肪组织,使膀胱颈呈 V 形展开、充分舒张。另外,可根据膀胱颈狭窄和膀胱颈抬高情况选择行瘢痕组织切除。

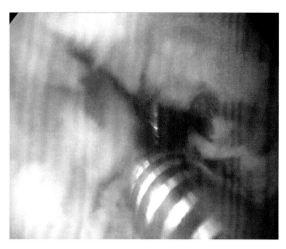

图 14-27　冷刀切开膀胱颈

六、术后处理

术后留置 F20 硅胶导尿管 7～14 天,根据情况行无菌性间断性导尿。

七、注意事项

1. 选择冷刀切开,避免电刀或钬激光等治疗引起的局部热损伤导致供应膀胱颈部的微血管发生闭塞,减少术后再发瘢痕狭窄。

2. 每切一刀,检查一次,由浅及深,尽量避免穿孔和损伤尿道括约肌。

3. 术中保持膀胱呈半充盈状态,使尿道与膀胱保持正常的解剖关系。

八、并发症及其处理

1. **尿失禁**　术后尿失禁产生的原因主要是由于尿道括约肌损伤所致。膀胱颈切开过程中要求尽量切穿瘢痕组织直至显露深层的浆膜脂肪组织,容易损伤尿道括约肌,从而导致尿失禁。男性可以用阴茎夹、阴茎套等处理,严重时可以考虑用人工尿道括约肌植入。

2. **膀胱穿孔、尿瘘**　膀胱颈切开过程中,要注意掌握深度,以见到浆膜脂肪组织为标志,否则容易发生膀胱穿孔,形成尿瘘。膀胱颈 6 点处与直肠之间相连紧密,很容易发生穿孔,并损伤直肠。为避免损伤,一般不选择在 6 点处切开。一旦发生,首先判断有无直肠损伤,若无直肠损伤,则选择延长保留尿管时间 3～5 周;若不能愈合,考虑行开放手术处理。

(陈志远)

参 考 文 献

1. 郭震华,那彦群. 实用泌尿外科学. 2 版. 北京:人民卫生出版社,2013.

2. 夏术阶. 微创泌尿外科手术并发症预防与处理. 北京:人民卫生出版社,2013.

3. 夏术阶. 微创泌尿外科手术学. 北京:人民卫生出版社,2008.

4. 高新,周祥福. 微创泌尿外科手术与图谱. 广东:广东科技出版社,2007.

5. 梅骅. 泌尿外科手术学. 3 版. 北京:人民卫生出版社,2008.

6. 叶章群,邓耀良,董诚. 泌尿系结石. 北京:人民卫生出版社,2003.

7. Han S, Zhang S, Chen W, et al. Analysis of the status and trends of bladder cancer incidence in china. Oncol Prog,2013,11(11),89-95.

8. Witjes JA, et al. EAU guidelines on muscle-invasive and metastatic bladder cancer:summary of the 2013 guidelines. European urology,2014,65(4):778.

9. Chang SS, et al. Treatment of Non-Metastatic Muscle-Invasive Bladder Cancer:AUA/ASCO/ASTRO/SUO Guideline. The Journal of urology,2017,198(3):552.

10. 谭政. 卡介苗膀胱灌注化疗的研究进展,肿瘤预防与治疗,2016,5:290-293.

11. Staehler G,et al. Destruction of bladder neoplasms by means of transurethral neodym-YAG-laser coagulation. Helv Chir Acta,1978,45(3):307.

12. Bai Y,et al. Safety and efficacy of transurethral laser therapy for bladder cancer:a systematic review and meta-analysis. World J Surg Oncol,2014,12:301.

13. 沈肖曹,杜传军,史时芳,等. 经尿道钬激光切除与经尿道电切治疗浅表性膀胱肿瘤的疗效比较. 中华泌尿外科杂志,2005,26(1):30.

14. 辛锋,杨斌,程伟,等. 1470nm 半导体激光联合膀胱灌注在非肌层浸润性膀胱肿瘤中的安全性和有效性分析. 癌症进展,2017,15(11):1348.

15. Nseyo UO. Photodynamic therapy in the management of bladder cancer. Journal of clinical laser medicine & surgery,

1996,14(5):271-280.

16. Gomer CJ,SOPI. Engineers,Future directions and applications in photodynamic therapy:19-21 January 1990,San Diego,California. 1990:SPIE Optical Engineering Press.

17. Dahlman A,et al. Laser photoradiation therapy of cancer. Cancer research,1983,43(1):430-434.

18. Misaki T,et al. Photodynamic therapy of superficial bladder tumors. Hinyokika Kiyo,1986,32(12):1941-1948.

19. Nseyo UO,et al. Sequential whole bladder photodynamic therapy treatments:A preclinical study. Urol Oncol,1997,3(1):27-30.

20. 陈伟,薄隽杰. 膀胱癌的光动力学治疗. 中国激光医学杂志,2008,17(2):129-132.

21. 曹正国,宋晓东,周四维. 光动力疗法及其在膀胱肿瘤治疗中的研究. 临床泌尿外科杂志,2006,21(3):237-240.

22. Zaak D,Hungerhuber E,Schneede P,et al. Role of 5-aminolevulinic acid in the detection of urothelial premalignant lesions. Cancer,2002,95(6):1234.

23. 宋晓东,叶章群,周四维,等. 5-氨基乙酰丙酸诱导荧光膀胱镜在膀胱肿瘤诊断中的应用(附34例报告). 中华泌尿外科杂志,2004,25(9):619-621.

24. Dolmans DE,Fukumura D,Jain RK. Photodynamic therapy for cancer. Nature reviews. Cancer,2003,3(5):380-387.

25. Babjuk M,et al. 5-aminolaevulinic acid-induced fluorescence cystoscopy during transurethral resection reduces the risk of recurrence in stage Ta/T1 bladder cancer. BJU Int,2005,96(6):798-802.

26. Babjuk M,et al. EAU Guidelines on Non-Muscle-invasive Urothelial Carcinoma of the Bladder:Update 2016. Eur Urol,2016. http://dx. doi. org/10. 1016/j. eururo. 2016. 05. 041

27. Inoue K. 5-Aminolevulinic acid-mediated photodynamic therapy for bladder cancer. International Journal of Urology Official Journal of the Japanese Urological Association,2017,24(2):97.

28. Berger AP,Steiner H,Stenzl A,et al. Photodynamic therapy with intravesical instillation of 5-aminolevulinic acid for patients with recurrent superficial bladder cancer:a single-center study. Urology,2003,61(2):338.

29. Waidelich R,Stepp H,Baumgartner R,et al. Clinical experience with 5-aminolevulinic acid and photodynamic therapy for refractory superficial bladder cancer. Journal of Urology,2001,165(6 Pt 1):1904.

30. 黄海锋,燕翔,郭宏骞. 纳米技术与膀胱癌光动力学治疗. 临床泌尿外科杂志,2010,25(2):158-160.

31. Pietzak EJ. The Impact of Blue Light Cystoscopy on the Diagnosis and Treatment of Bladder Cancer. Curr Urol Rep,2017,18(5):39.

32. Filonenko EV,Kaprin AD,Alekseev BY,et al. 5-Aminolevulinic acid in intraoperative photodynamic therapy of bladder cancer (results of multicenter trial). Photodiagnosis Photodyn Ther,2016,16:106-109.

33. Lin TY,Li Y,Liu Q,et al. Novel theranostic nanoporphyrins for photodynamic diagnosis and trimodal therapy for bladder cancer. Biomaterials,2016,104:339-351.

34. Lotan Y. Promises and challenges of fluorescence cystoscopy. Urol Oncol,2015,33(6):261-264.

35. Inoue K,Anai S,Fujimoto K,et al. Oral 5-aminolevulinic acid mediated photodynamic diagnosis using fluorescence cystoscopy for non-muscle-invasive bladder cancer:A randomized,double-blind,multicentre phase Ⅱ/Ⅲ study. Photodiagnosis Photodyn Ther,2015,12(2):193-200.

36. Takai T,Inamoto T,Komura K,et al. Feasibility of photodynamic diagnosis for challenging TUR-Bt cases including muscle invasive bladder cancer,BCG failure or 2nd-TUR. Asian Pac J Cancer Prev,2015,16(6):2297-2301.

37. Lykke MR,Nielsen TK,Ebbensgaard NA,et al. Reducing recurrence in non-muscle-invasive bladder cancer using photodynamic diagnosis and immediate post-transurethral resection of the bladder chemoprophylaxis. Scand J Urol,2015,49(3):230-236.

38. Neuzillet Y,Methorst C,Schneider M,et al. Assessment of diagnostic gain with hexaminolevulinate (HAL) in the setting of newly diagnosed non-muscle-invasive bladder cancer with positive results on urine cytology. Urol Oncol,2014,32(8):1135-1140.

39. O'Brien T,Ray E,Chatterton K,et al. Prospective randomized trial of hexylaminolevulinate photodynamic-assisted transurethral resection of bladder tumour (TURBT) plus single-shot intravesical mitomycin C vs conventional white-light TURBT plus mitomycin C in newly presenting non-muscle-invasive bladder cancer. BJU Int,2013,112(8):1096-1104.

40. Marko Babjuk,Andreas Böhle,Maximilian Burger,et al. EAU Guidelines on Non-Muscle-invasive Urothelial Carcinoma of the Bladder:Update 2016. Eur Urol,2017,71(3):447-461.

41. Esmee IML Liem,Theo M de Reijke. Can we improve transurethral resection of the bladder tumour for nonmuscle invasive bladder cancer? Curr Opin Urol,2017,27(2):149-155.

42. Mario W Kramer,Mathias Wolters,Thomas RW Herrmann. En Bloc Resection of Bladder Tumors:Ready for Prime Time? Eur Urol,2016,69(5):967-968.

43. Kramer MW,Rassweiler JJ,Klein J,et al. En bloc resection of urothelium carcinoma of the bladder (EBRUC):a European multicenter study to compare safety,efficacy,and outcome of laser and electrical en bloc transurethral resection of bladder tumor. World J Urol,2015,33:1937-1943.

44. Naselli A,Puppo P. En Bloc Transurethral Resection of Bladder Tumors:A New Standard? J Endourol,2017,31(S1):S20-S24.

45. Herrmann TR,Wolters M,Kramer MW. Transurethral en bloc resection of nonmuscle invasive bladder cancer:trend or hype. Curr Opin Urol,2017,27(2):182-190.

46. 梅骅. 泌尿外科手术学. 3 版. 北京:人民卫生出版社,

2008:679-681.

47. 高新,周祥福. 微创泌尿外科手术与图谱. 广州:广东科技出版社,2006:109-211.

48. 何家扬. 泌尿系梗阻性疾病. 上海:上海科学技术文献出版社,2005:223-229.

49. 陈志强,马胜利,吴天鹏. 腺性膀胱炎专题讨论. 临床泌尿外科杂志,2003,18(1):61.

50. 陈辑,丁克家. 出血性放射性膀胱炎. 临床泌尿外科杂志,2005,20(1):121-123.

51. Volmar KE,Chan TY,De Marzo AM,et al. Florid von Brun nests mimicking urothelial careinoma:a morpholgic and immu-no-histochemical comparison to the nested variant of urothelial careinoma. Am JSurg Pathol,2003,27(9):1243-1252.

52. 夏术阶. 微创泌尿外科手术学. 济南:山东科学技术出版社,2007:145-147.

53. 黄澄如. 输尿管膨出. 济南:山东科技出版社,1993:732-733.

54. 郭震华,那彦群. 实用泌尿外科学. 2 版. 北京:人民卫生出版社,2013:235-236.

55. 吴阶平. 吴阶平泌尿外科学. 济南:山东科学技术出版社,2004:1563-1575.

56. 高新,周祥福. 微创泌尿外科手术与图谱. 广州:广东科技

出版社,2006:218-220.

57. Wilcox D,Mouriquand P. Management of megaureter in chil-dren. Eur Urol,1998,34(1):73-78.

58. Eden CG. Minimally invasive treatment of ureteropelvic junc-tion obstruction:a critical analysis of results. EurUrol,2007,52(4):983-989.

59. Sandhu JS,Gotto GT,Herran LA,et al. Age,obesity,medical comorbidities and surgical technique are predictive of symp-tomatic anastomotic strictures after contemporary radical prostatectomy. J Urol,2011,185:2148.

60. Hu JC,Gu X,Lipsitz SR,et al. Comparative effectiveness of minimally invasive vs open radical prostatectomy. JAMA,2009,302:1557.

61. Wang R,Wood DP,Hollenbeck BK,et al. Risk factors and quality of life for post-prostatectomy vesicourethral anasto-motic stenoses. Urology,2012,79:449.

62. Kim HS,Cho MC,Ku JH,et al. The efficacy and safety of photoselective vaporization of the prostate with a potassium-titanyl-phosphate laser for symptomatic benign prostatic hy-perplasia according to prostate size:2-year surgical out-comes. Korean J Urol,2010,51:330.

第十五章

前列腺疾病

第一节　经尿道前列腺电切术

一、概述

前列腺增生所致的下尿路梗阻影响膀胱功能。解除该梗阻的方案包括：药物治疗、经尿道前列腺电切术、前列腺剜除、前列腺激光手术、前列腺开放手术等。本章主要介绍前列腺的经典术式——单极经尿道前列腺电切术。

二、前列腺解剖

1981 年 Mc Neal 将前列腺分为 4 个区：前纤维肌肉基质区、前列腺移行带、中央带、外周带。前纤维肌肉基质区在 4 个带中所占的比例最小，为从膀胱颈至精阜之间的腺体组织。前列腺增生主要位于前列腺移行带，该区域所占前列腺的比例与前列腺增生梗阻程度相关。前列腺外周带是前列腺癌及炎症发生的主要部位。解剖见图 15-1。

与经尿道前列腺电切相关的手术解剖标志：①精阜，前列腺后壁上的一个隆起，位于尿道外括约肌近端。②外科包膜，增生的前列腺腺体压迫外周带腺体形成，前列腺手术时沿着外科包膜层面切除前列腺。

前列腺尿道动脉从膀胱颈后唇 4~5 点和 7~8 点穿入腺体，此处为动脉主干进入腺体的部位，行前列腺电切术时更易出血。前列腺静脉回流至前列腺周围静脉丛，切穿前列腺外科包膜时，前列腺回流静脉丛不易止血，同时冲洗液经静脉丛大量吸收，更容易产生电切综合征。

三、经尿道前列腺电切术

有症状的前列腺增生患者出现药物治疗无效，并因严重下尿路梗阻导致尿路并发症时，往往需要手术治疗。经尿道前列腺电切术已有近百年的历史，其发展和成熟得益于膀胱镜、光源、高频电流在泌尿外科领域的应用。

（一）手术适应证

1. 非手术或药物治疗疗效不佳，不能有效缓解下尿路症状及减少残余尿。
2. 反复的尿潴留及充溢性尿失禁。
3. 反复的尿路感染。
4. 膀胱结石和憩室。
5. 突出至膀胱或尿道的前列腺区静脉反复的肉眼血尿。
6. 前列腺增生导致的下尿路梗阻，从而引起的膀胱逼尿肌功能损害，进而导致输尿管末端抗反流机制破坏、上尿路积水扩张及肾功能不全。这种情况有可能合并存在逼尿肌收缩乏力，或者小前列腺合并膀胱颈纤维化等。

此外，对于老年患者，因排尿困难在检查前列腺增生同时发现了膀胱肿瘤，或者膀胱肿瘤合并前列腺增生症存在明显排尿困难，在行膀胱肿瘤电切的同时可以行 TURP 术。这样可以使患者获益：一是如果肿瘤位于膀胱侧壁、尿道内口或者膀胱颈，因前列腺增生使电切肿瘤操作困难，可先切前列腺；二是同时切除增生的前列腺有利于排尿通畅，以后行膀胱灌注留置导尿管方便操作。笔者认为前列腺增生症合并膀胱肿瘤同时行电切手术不会导致肿瘤种植到前列腺部尿道创面。

以上手术适应证只是 BPH 可能进行 TURP 手术的基本原则，因为具体针对每一个病人都有其自身的特点，所以针对每一个具体病人是否需要手术，需要采取何种手术方式应通过病史、各种相关的检查资料及患者的意愿和经济状况进行综合分析评估。

（二）手术禁忌证

1. 严重的其他系统疾病，如严重的心力衰竭、心律失常、急性心肌梗死、慢性阻塞性肺气肿、肺心病、严重的肝肾功能异常、严重的糖尿病、无法配合的精神病患者、近期出现脑血管意外患者等。
2. 严重的尿道狭窄，经尿道扩张后电切镜仍不能通过狭窄。
3. 泌尿、生殖道感染的急性期。
4. 凝血功能障碍。
5. 因前列腺增生症导致的逼尿肌收缩无力或逼尿肌无抑制性收缩并不是 TURP 的绝对禁忌证。通过尿流动力学检查，并与患者及家属充分沟通后，可行 TURP 同时行耻骨上膀胱造瘘术，术后带造瘘管出院，如果夹闭造瘘管，可以排除顺利排除尿液大于 100ml，就可以拔除造瘘管。

（三）术前准备

患有前列腺增生的老年男性患者多伴有其他系统疾病，这些系统的疾病会增加手术风险及围术期并发症的发生率。因此，手术前应详细检查患者身体状况，充分评估患者对手术及麻醉的耐受情况，包括心脏、肺、肝、肾、凝血、胃肠道、大血管等。

1. 常规检查　血常规、尿常规、尿培养、凝血常规、生化全套、输血前检查、血型、前列腺特异性抗原、心电图、X 线胸片、泌尿系+前列腺超声或前列腺磁共振、尿动力学检查等。

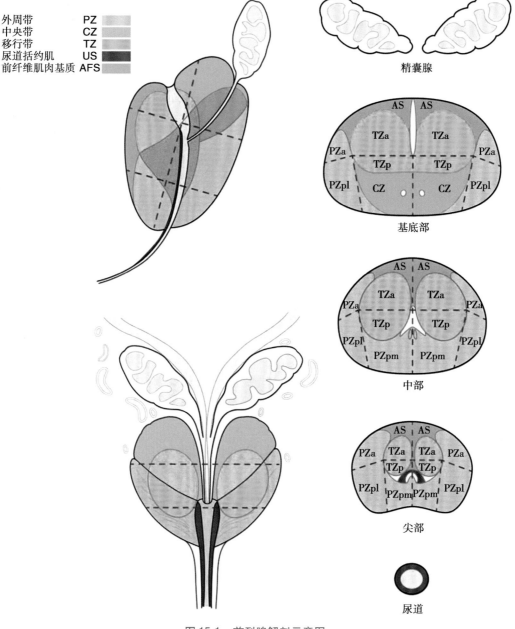

外周带　PZ
中央带　CZ
移行带　TZ
尿道括约肌　US
前纤维肌肉基质　AFS

精囊腺

基底部

中部

尖部

尿道

图 15-1　前列腺解剖示意图
a:前;p:后;pm:后内;pl:后外

2. **特殊检查**　术前心电图若出现异常,如频发室早、严重的房室传导阻滞、室性心动过速、逸搏心律后考虑心肌缺血,行动态心电图、心脏彩色超声检查后,请心内科医生会诊,协助治疗并评估手术风险。

严重的肺部疾病患者,行肺功能检查、血气分析,全面了解肺部功能。患者若存在肺部感染,行痰培养的同时给予抗生素治疗。请呼吸内科医师会诊,协助治疗。

糖尿病患者应给予短效胰岛素将血糖控制于理想水平后才考虑手术治疗。若存在酮症酸中毒,及时转内分泌科治疗。

对于肝肾功能异常者,寻找病因的同时,给予相应治疗,将肝肾功能控制于合理水平后再行手术治疗。

患者存在大血管疾病的患者,如冠状动脉狭窄、颈动脉狭窄等,术中及术后可能会出现心肌梗死及脑血管意外,请专科医师评估治疗后再行手术治疗。

3. **尿液引流**　出现急性尿潴留、双侧上尿路积水肾功能异常的患者,留置导尿管或行耻骨上膀胱造瘘引流尿液,改善肾功能、膀胱功能及营养状况后再行手术治疗。

(四) 设备和冲洗液

经尿道前列腺电切术的主要设备包括:高频电流发生器、电切镜、连接电缆和脚踏板。

经尿道前列腺电切术需要大量的冲洗液冲洗,以保持手术视野。对于单极 TURP,冲洗液为非导电溶液,包括蒸馏水、甘露醇、葡糖糖、甘氨酸等。一般根据前列腺大小、手术时间及电切设备选择相应的冲洗液。研究表明,每小时约有1000ml冲洗液被机体吸收,随着手术时间延长,极易造成循环高负荷及TURP综合征。

(五)手术步骤

下面简要介绍经典的Nesbit法。

置入电切镜后,仔细观察前列腺大小、精阜位置、双侧输尿管开口位置及外括约肌。①对于30～60g的中、小前列腺,可以先从12点位或1点位开始下刀,切至前列腺外科包膜,沿着此层面,顺时针方向从1点位切到5～6点位,5～6点位不必切到外科包膜。然后从11点位下刀,切至前列腺外科包膜,沿着此层面,逆时针方向切到6～7点位。接下来再精细处理12点位及5～7点位的前列腺;最后以外括约肌和精阜为标志,处理前列腺尖部。②对于大于60g或者中叶增生明显的前列腺,先切除5点位和7点位及突出到膀胱前列腺组织,至精阜前,此时不要超过精阜;然后再按照前面的顺序,从12点位顺时针切左叶,逆时针切右叶至6点位;止血后,以尿道外括约肌为标志仔细、精确切除前列腺尖部组织;在外括约肌外处观察精阜及前列腺尖部尿道,呈现笔架形状,就可能使排尿和控尿都能保持良好效果。在手术过程中必须注意以下细节:①每切完一个视野,在拟移出这个视野前务必要彻底止血,尤其是大前列腺,以免多个视野出血造成视野不清。②处理膀胱颈时,注意避免损伤输尿管开口,尤其是中叶突出膀胱腔较多时,可以先留下靠近膀胱侧的黏膜,等到中叶切完后再处理这部分黏膜及剩余的少量靠近膀胱腔的中叶组织,大多可以较好地避免损伤输尿管开口。③处理前列腺尖部时,避免损伤尿道外括约肌,这是非常重要的,尤其是大前列腺,务必按上面的方法分步处理;对于小前列腺,先以精阜为标志,不要超过精阜,最后视前列腺尖部尿道情况进行仔细修整。

(六)术后处理

1. 持续膀胱冲洗,根据冲洗液颜色调整冲洗速度,保持冲洗管道通畅。

2. 给予托特罗定或双氯芬酸钠栓剂预防或缓解膀胱痉挛。

3. 术后给予抗生素预防感染。

4. 术后观察患者双下肢有无疼痛肿胀,若出现上述情况,及时查血D-二聚体及双下肢超声,明确有无深静脉血栓并及时处理。

(七)手术并发症预防及处理

1. 电切综合征 是一种医源性水中毒,1922年由Wier报道了首例,发生于行前列腺电切术中应用低渗液作为冲洗液时。其发生率为0.78%～1.4%。严重的电切综合征较少见,但其死亡率高达25%。电切开始后15分钟至术后24小时均可发生。

电切综合征是由于大量的低渗液吸收,导致循环超负荷及低钠血症,从而导致心血管、中枢神经系统及代谢改变。电切综合征临床表现取决于灌注液类型、患者因素和外科因素,所以其临床表现不一,这给诊断带来了一定的难度。

最早期的临床表现为面部颈部针刺和烧灼感、倦怠、恐惧不安、头痛,接下来表现为心动过缓、低血压、恶心、呕吐、

视觉障碍、意识障碍等。中枢神经系统临床表现由低钠血症、高血糖、高血氨引起。任何类型的灌注液均可引起低钠血症,高血糖和高血氨仅发生于应用甘氨酸作为灌注液时。应用甘氨酸作为灌注液并出现严重的低钠血症时才会出现视觉障碍。视觉障碍表现为视物模糊或暂时性失明,持续数小时。中枢神经系统、心血管和呼吸系统、代谢和肾的常见临床表现见表15-1。

表15-1 电切综合征的常见临床表现

中枢神经系统	心血管和呼吸系统	代谢和肾
不安	高血压	低钠血症
头痛	心动过速	高血糖
惊厥	呼吸频率快	血管内溶血
昏迷	低氧血症	急性肾衰竭
视觉障碍	肺水肿	
恶心呕吐	低血压	
	心动过缓	

行经尿道前列腺电切术,灌注液进入循环的量是发生电切综合征的重要危险因素,因此评估灌注液的吸收量至关重要。以下3种方法可以监测灌注液的吸收量:乙醇监测法、重力测定法和中心静脉压监测。

预防电切综合征比治疗更为重要,目前有多种方法用以预防其发生。①患者体位:降低膀胱内静水压及前列腺静脉丛的压力可以减少灌注液的吸收,患者采取Trendelenburg体位(20°倾斜位),膀胱内压为0.25kPa时,灌注液即开始吸收,而采取平卧位时,膀胱内压需要达到1.25kPa时,灌注液才开始吸收。②手术时间:手术开始后15分钟就有大量液体的吸收,所以应尽量把手术时间控制在60分钟内。研究表明,手术时间大于90分钟,电切综合征的发生率为2%,手术时间小于90分钟,其发生率为0.7%。③前列腺大小:腺体大于45g时,发生电切综合征可能性为2%,因为腺体较大时,需要更长的手术时间及更多的灌注液。④低压灌注:低压灌注时,液体通过开放的静脉丛吸收较少,行经尿道前列腺电切术时,可以采取多种方法降低灌注压,如耻骨上膀胱造瘘、间断排空灌注液、应用Iglesias电切镜等。

尽管预防电切综合征比治疗更为重要,但是临床上还是有时会发生。怀疑电切综合征时,必须及时测定血钠浓度。对于明显的低钠血症,必须及时暂停手术,给予良好监护的同时给予20mg呋塞米,以及高浓度的钠,维持患者循环稳定。

2. 出血 尽管经尿道前列腺电切术属于微创手术,但是围术期出血仍为其常见的并发症。这种手术刚开展阶段,输血率高达20%。近年来,由于电切镜、光学系统、麻醉及手术技能的提高,输血率明显下降。一项多中心研究表明,输血率约为2.9%。在大的医疗中心,输血率低于2%。近年来,该项手术中大量出血已很少见,但是对于大的腺体,中等量的出血较为常见,术中出血使得手术视野不清,延长手术时间、包膜穿孔、过多的灌注液吸收,这些都是电切综合征及术

后尿脓毒血症的危险因素。大腺体、术前尿路感染及尿潴留是前列腺出血的危险因素,抗凝药物的广泛引用更增加了出血风险。

多种药物能降低前列腺电切术相关出血,包括减少前列腺血管及稳定凝血过程的药物。多种抗雄激素药物能减少前列腺血管,最常见的是 5α 还原酶抑制药。5α 还原酶抑制药通过下调血管内皮生长因子的表达减少前列腺血流。度他雄胺作用于Ⅰ型和Ⅱ型 5α 还原酶,非那雄胺则仅作用于Ⅱ型 5α 还原酶。应用两种药物 1 ~ 2 周后,患者血中二氢睾酮量减少约 80%,6 ~ 12 个月后,前列腺体积减少约 30%。氨甲环酸为赖氨酸人工合成的衍生物,它能结合血纤维蛋白溶酶原,抑制血纤维蛋白溶酶和活化,从而稳定凝血块。氨基己酸与氨甲环酸的作用机制相似,但是效果欠佳。一项研究表明,与安慰剂相比,术前应用 3 天氨甲环酸能明显降低术中出血、手术时间和灌注液用量,但是并不影响输血率及住院时间。另一项研究表明,氨甲环酸能降低继发性出血及再入院率。同时多项研究表明,对于凝血高风险的患者,围术期短期应用氨甲环酸并不增加栓塞风险。

对于出血的处理,除药物外,更多的还是依赖外科止血技术。不同的切除技术,控制前列腺出血的方法也不同。Mauermeyer 法首先控制 5 点位和 7 点位的血管,Nesbit 法则是先切除 1 点位和 7 点位的组织,切至前列腺包膜。对于大的动脉出血,用电切镜压住出血点,调整袢子的角度,看清出血点后,迅速止血。对于小的出血点,电切结束前,调小灌注速度,以看清出血点,并彻底止血。静脉窦的出血可以用电凝,但是前列腺包膜穿孔时,电凝务必小心,电凝可能会加重包膜穿孔。对于小静脉出血,手术结束后,可用三腔气囊导尿管压迫止血。

3. 膀胱填塞　复发性或持续性出血或导致血块形成,从而导致膀胱填塞。当冲洗液的颜色由清亮变红色,且间断出现时,考虑是动脉出血,静脉出血则会导致冲洗液持续的暗红色。遇到这种情况时,可以冲洗膀胱内血块,并更换导尿管,增加气囊内水量,牵引导尿管,压迫前列腺窝。但是对于动脉出血,该法往往不成功,需要再次手术,清除血块,同时彻底止血。

4. 术后感染　法国的一项多中心研究表明,前列腺电切术后感染率高达 21.6%,包括菌尿、菌血症、脓毒血症休克等,其中脓毒血症休克占 2.3%,即前列腺术后极易感染,但是严重而危及生命的感染少见。前列腺术后感染的感染源来源于前列腺、尿道及会阴部菌群,行前列腺电切术后,局部尿道黏膜先天免疫功能下降,为微生物黏附、增殖及迁移提供条件。感染的危险因素包括:术前菌尿,手术时间长(大于 70 分钟),术前停止导尿管引流。

前列腺术前的抗生素预防仍存很大争议,包括抗生素种类、抗生素剂量、抗生素使用时间等。

5. 术后排尿困难　术后尿潴留的发生率为 3% ~ 9%,主要是由于逼尿肌收缩力低下,亦可见于腺体切除不足及术后尿道狭窄。术前尿动力学评价膀胱功能至关重要,对于膀胱收缩力低下的患者,行经尿道前列腺电切术需慎重,尽管手术解除前列腺部梗阻后,膀胱收缩功能会有所恢复,但能否达到理想水平难以预测。术后尿道狭窄多发生于术后 1 ~

3 个月。临床表现为患者出院前拔除导尿管后排尿通畅,后逐渐出现尿线无力、分叉等症状。术后尿道狭窄主要见于尿道外口狭窄及膀胱颈挛缩。一项研究表明,低切除速度、术中尿道黏膜破裂、术后持续尿道感染是尿道狭窄的独立危险因素,而严重的储尿期症状和小前列腺是膀胱颈挛缩的独立危险因素。

6. 外括约肌损伤　通过仔细辨认尿道外括约肌和前列腺尖部,做好远端定位线,这样可以有效地避免修切前列腺尖部时误伤尿道外括约肌致尿失禁的可能。

7. 其他并发症　如尿道损伤所致尿道狭窄、下肢深静脉血栓形成、性功能障碍等。

四、前列腺电切术安全性和有效性证据

单极经尿道前列腺电切术曾经是前列腺增生外科手术的"金标准"。20 世纪 80 年代,经尿道前列腺电切术是居医疗界第 2 位的手术,仅次于白内障手术。过去 20 年,由于药物治疗及多种微创外科的兴起,如经尿道微波治疗、经尿道针刺消融、钬激光消融、钬激光剜除、绿激光汽化等,该项手术的例数逐年减少。尽管如此,目前的临床证据并不能证明这些微创手术方式比经尿道前列腺电切术更为有效。本部分重点回顾单极经尿道前列腺电切术的安全性和有效性。

一项回顾性研究分析了 1211 例经尿道前列腺电切术患者,随访 3 年后,其死亡率为 0,没有 1 例患者死于术中及术后并发症。术中并发症发生率为 8.9%,早期的术后并发症为 15.8%,晚期的术后并发症率为 11.2%。1 年的再手术率为 0.9%,3 年的再手术率为 2.5%。该 1211 例患者随访 10 年,577 例患者受访,再手术率为 6%,因为膀胱颈挛缩的再手术患者为 2.4%,尿道狭窄者为 1.7%,前列腺增生复发的患者为 1.9%。

另一项多中心前瞻性研究分析了 10 654 例经尿道前列腺电切术患者早期的结果和并发症。结果显示尿流率升高明显(基线尿流率 $10.4\pm6.8ml/s$,术后尿流率 $21.6\pm9.4ml/s$),残余尿明显减少(基线残余尿 $180.3\pm296.9ml$,术后残余尿 $31.1\pm73ml$),死亡率为 0.1%,短期并发症发生率为 11.1%,其中排尿困难为 5.8%,再手术率为 5.6%,尿路感染为 3.6%,输血率为 2.9%,电切综合征为 1.4%。

上述观察性研究分析了 TURP 的安全性及有效性。两项经典的实验性研究则是比较了经尿道前列腺电切术与开放前列腺摘除术在安全性及有效性方面的差异。其中一项研究回顾性表明了 TURP 较开放手术,其再手术率及年龄特异性死亡率均升高。由于该项研究属于回顾性研究,不可避免众多潜在混杂因素,故对于结果的解释需要相当慎重。另一项研究则采取前瞻性研究以减少可能的偏倚。20 671 例患者行 TURP 术,其中 2452 例患者行开放手术,两种不同手术方式的患者基线资料可比较。随访 8 年后,14.7% 行 TURP 术的患者行二次内镜手术(TURP 术、尿道切开、膀胱颈切开),9.5% 开放手术患者行二次手术。就两种手术方式的死亡率而言,术后 90 天、1 年、5 年和 8 年的死亡率无显著差异,术后 8 年的心肌梗死率亦无显著差异。这些研究表明单极经尿道前列腺电切术有着较高的安全性和有效性。

(郭永连)

第二节 经尿道前列腺等离子体腔内剜除术

一、概述

自 1901 年 Guyon 临床开展了首例经尿道前列腺切除术（TURP）以来，TURP 多年来一直被认为是治疗前列腺增生症的"金标准"。1967 年 Bush 等开始应用电汽化治疗，1994 年美国 Circon ACMI 公司研制出标准的汽化电极，经过实践发现经尿道前列腺汽化术（TUVP）在多方面优于 TURP，并被誉为治疗 BPH"金标准"的延续。1998 年英国 Gyrus 公司采用全新的等离子体技术用于前列腺切除，将原来 TUVP 在局部产生的 300～400℃ 的表面温度下降至 TUBVP（经尿道前列腺双极汽化术）时的 40～70℃，它的高聚焦、精确切割和较浅的热穿透，有着更好的切割和止血效能，以及期间用生理盐水作冲洗液的特点，进一步增加了手术的安全性。国内郑少波、刘春晓等利用等离子体在世界上首创经尿道前列腺腔内剜除术，该方法已得到国内外专家的广泛认可。

二、经尿道前列腺等离子体腔内剜除术

（一）适应证及禁忌证
同经尿道前列腺电切术一节。

（二）术前准备
同经尿道前列腺电切术一节。

（三）麻醉和体位
同经尿道前列腺电切术一节。

（四）手术器械准备及参数
采用等离子体电气化仪进行操作，为 24F～27F 镜鞘。常规电视监控设施及光源、灌洗设备、双极等离子电刀、近半圆形切割袢，观察镜多采用 12°～30° 视角。用 0.9% 氯化钠溶液连续灌洗，压力控制在 60～80cmH$_2$O。电刀自动设定等离子双极电切功率 160W，电凝 80W。

（五）手术步骤及方法
插入电切镜常规检查膀胱和后尿道，如有病变必要时同时处理。

腔内剜除术步骤如下。

1. 增生腺体逆行剥离 以精阜为标志，于 6 点位以电切切开或镜鞘推开精阜近端尿道黏膜及侧叶远端近精阜处黏膜，结合电切袢逆推方式找到增生腺体与外科包膜间隙，用镜鞘将腺体组织沿外科包膜向膀胱颈方向逆推剥离。若遇较大阻力，可用电切镜镜鞘将腺体上推、剥离。此时可见腺体向膀胱方向上翻。剥离面可清晰见到血管走行。有炎症者亦可见腺液潴留、纤维粘连、前列腺结石等。用切割袢电凝剥离面血管，电切纤维粘连带。继续以该手法于 6 点位向膀胱颈方向剥离前列腺中叶，于前列腺尖部侧方分别顺时针和逆时针方向沿外科包膜剥离左、右侧叶达前列腺前叶 12 点位，使增生腺体 360° 自外科包膜剥离，呈指环状。前列腺 12 点位上半部剥离可以贯通到膀胱，仅留下 5 点位和 7 点位腺体与膀胱有部分相连。将腺体剥离至近膀胱颈环形纤维处停止剥离，以免腺体完全脱入膀胱内。若腺体较小，将增生腺体完全剥离；若腺体较大，则先剥离一侧叶。对于过

大的腺体，可于 6 点位和 12 点位做纵行沟或中叶做 V 形沟，将腺体分割成几部分，然后按上述方法从尖部分别行逆行剥离、切除，以减少出血及简化剥离操作。外科包膜上尤其在尖部，有时会有一些残留的独立增生结节，可继续以电切袢将其剥离去除。由于 12 点位增生腺体和外科包膜间有较多的纤维索带相连，环状剥离时可结合逆推切开或 12 点位做纵行沟贯通该部位粘连。

2. 腺体组织的切除 已被逆行剥离的腺体，仅有少许组织和膀胱颈部相连。血供已断，周围标志清晰，可快速、由浅入深地切除。对于较大的腺体，切除一侧叶后再剥离另一侧叶。

3. 修整创面、彻底止血 尖部腺体由于在剥离过程被撬出，局部形成由外科包膜构成的喇叭口状的自然界面，故不需要进一步修整。主要处理腺体与膀胱颈相连处。在关闭冲洗液的情况下，彻底电凝出血。

4. 吸出切除组织块 常用 Ellik 排空器，排空器吸满灌洗液后加压冲洗吸出切除组织块，应反复冲洗直至无组织块吸出为止，有条件的单位可使用组织粉碎器对组织进行处理。

5. 检查膀胱和外括约肌功能 检查有无三角区和输尿管口损伤。另将切除镜从膜部尿道渐渐退入球部尿道时，可观察到外括约肌的环状缩小，再从球部尿道渐进入膜部尿道，可见到环状张开。术毕膀胱内灌入 300ml 左右液体，退出切除镜，如退出切除镜后液体不断地从尿道口流出，暗示有外括约肌损伤的可能；如压迫膀胱有尿流喷出，停止压迫时尿流中断，暗示外括约肌功能良好。

6. 置导尿管 尿道置入 F18～F24 Foley 三腔导管等，气囊内注入外用生理盐水 30～40ml，行持续膀胱冲洗。

（六）术中注意事项
进行前列腺腔内剜除术时需注意以下几点。

1. 认真止血，为了使视野清晰尽可能将每一处包膜面出血点加以电凝止血，只有彻底止血，才能为进一步的剥离创造好的手术视野。

2. 整个剥离过程应该沿着包膜平面逐渐进行，需注意方向、力度及剥离的层面以防止突破包膜，甚至穿破包膜进入周围组织。

3. 剥离过程应采用以钝性剥离为主，锐性切割为辅，钝锐性结合的方法，对于某些患者术中可能发现包膜粘连严重，面对这种情况在钝性剥离难以奏效时，应适当采用锐性的分离方法，将粘连带或粘连组织切开以达到游离增生腺体的目的。

4. 为了方便将剥离的腺体切碎适当保留若干增生腺体与外科包膜的连接部位，一般保留 5～7 点位置腺体与膀胱颈的连接，这样可以使游离出来的腺体不会飘流到膀胱内。采用腔内剜除术无须修整前列腺尖部，因此，不会损伤尿道括约肌。

（七）术后处理
同经尿道前列腺电切术一节。

（八）手术并发症的预防与处理

同经尿道前列腺电切术一节。

三、经尿道前列腺等离子体腔内剜除术优点

①腔内剜除、剥离结合了经尿道手术和开放性前列腺切除术的特点。②新的前列腺切割方法用切割襻或镜鞘由腔内直接剥离增生组织，真正达到了彻底切除外科包膜内前列腺部增生组织的效果，减少了前列腺再次增生的可能性。③由于剜除剥离后的前列腺尖部是一完全由外科包膜形成的喇叭口状的自然界面，故也预防了尿道外括约肌损伤而导致的永久性尿失禁。④由于剥离阻断增生腺体的供血血管，保证了术野清晰，可明显加快切割速度，防止包膜穿孔及冲洗液大量吸收而导致的循环负荷过重。在最后切除已被剥离分割的前列腺体时，止血和辨认包膜的过程基本省略，切割时间缩短。⑤剥离的外科包膜创面由于纤维间隔及腺上皮的覆盖，减少了短期尿道刺激征的发生率，也明显地减少了术后出血时间，创面恢复时间。⑥通过对外科包膜上的残留小结节或创面进行进一步的修整，从而使腔内手术达到或优于开放手术的效果。

（郭永连）

第三节　经尿道手术激光治疗良性前列腺增生症

一、1470激光

（一）概述

各种类型的激光前列腺手术成为近年来发展最为迅猛的微创手术方式，这是因为传统的经尿道前列腺电切术（TURP）存在出血、TUR综合征、学习曲线长等难以克服的缺陷，而随着人口老龄化趋势的发展，高龄、存在并发症，或长期服用抗凝药物的前列腺手术患者越来越多，临床迫切需要一种比TURP更为安全可靠的手术方式。经过近30多年的发展，激光设备及操作技术亦有了长足的进步，为更加安全、微创地进行前列腺手术提供可能。为此，欧洲泌尿外科学会（EAU）还专门制定了前列腺手术领域的激光技术应用指南。

激光在媒介的吸收系数和穿透深度负相关，其具体表现形式由激光的波长决定（图15-2），如532nm的绿激光只被组织中的血红蛋白所吸收，而2013nm的铥激光则被组织中的水高度吸收。激光对前列腺组织具有汽化、切割和凝固等功能（图15-3）。当激光被组织吸收后，光能转化为热能，导致组织的温度迅速升高，暴露于激光辐射中心部分，吸收激光能量最多，局部温度也最高，当温度高到一定程度（如90～100℃），使组织中的水瞬间从液态变为气态，从而达到汽化的效应，快速的汽化形成切割效果，手术过程中快速形成的气泡就是激光汽化组织产生的气体。毗邻汽化区域的组织局部温度稍低（60～80℃），仍足以造成组织中蛋白质凝固（蛋白变性），但不能造成组织汽化。这一部分变性组织形成凝固层，其厚度主要与激光在组织中的穿透深度和局部的热传导性有关。凝固层不能太薄，否则达不到止血要求，但也不宜太厚，否则术后组织坏死脱落需要很长时间，同时也可能对手术野深部组织造成损伤，如造成膀胱颈挛缩、外括约肌损伤等，甚至损伤前列腺下方的直肠壁。在凝固层下方仍有少量激光能量吸收，组织温度可以达到45～50℃，造成组织酶活性的改变，在活体组织中可能会因热损伤导致的炎性反应而形成局部水肿，但这种水肿效应并不在激光照射后即刻发生，也不会在离体组织中发现。水肿层的厚度可能与术后早期排尿不畅相关。水肿层下方的组织温度低于45℃，不会产生任何组织学反应。

激光前列腺手术的适应证同TURP适应证，但由于激光

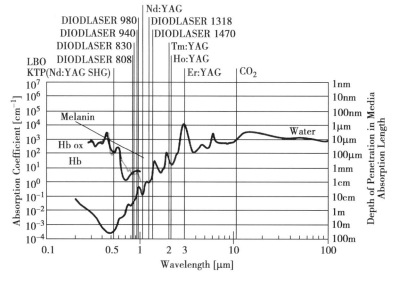

图15-2　激光波长与吸收系数、媒介穿透深度

Absorption Coefficient：吸收系数；Depth of Penetration in Media：媒介穿透深度；Wavelength：波长）Er：YAG：铒：钇铝石榴石激光；Ho：YAG：钬：钇铝石榴石；KTP：磷酸氧钛钾；LBO：硼酸锂；Nd：YAG：掺钕：钇铝石榴石；Tm：YAG：铥：钇铝石榴石

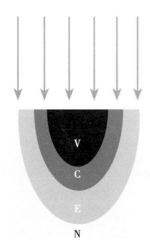

图 15-3　激光组织效应

箭头显示激光辐射；V. 汽化；C. 凝固；E. 水肿；N. 正常无反应区域

止血效果优于 TURP，而在生理盐水中操作，发生 TUR 综合征危险性小，因此一些 TURP 风险较大或长期进行抗凝治疗的老年男性患者采用激光手术更为安全。

（二）半导体激光

半导体激光（semi conductor laser），又称 Diode 激光。早期临床使用较多的是波长 980nm 的半导体激光，从图 15-2 可见，这种激光的波长正好提供了水和血红蛋白最高的联合吸收率，使其产生了非常好的组织消融和止血能力。有报道半导体激光的止血凝固深度与能量正相关，体外研究显示 940nm 的半导体激光对体外灌注的猪肾在功率分别为 10W 和 60W 的时候，凝固深度分别为 0.86mm 和 9.54mm，而 980nm 半导体激光对同种动物模型在功率分别为 60W、90W 和 120W 的时候，其凝固层深度分别达到 8.43mm、9.15mm 和 9.58mm。过深的组织灼烧深度影响了 980nm 半导体激光的临床应用，而随后出现的 1470nm 激光改变了这一状况，后者是一种波长为 1470nm 的近红外激光，该激光位于图 15-2 中一个水高度吸收的峰值上，在切割过程中激光被组织中的水分充分吸收，进行高精确度的汽化切割，因此本部分主要介绍 1470nm 半导体激光在前列腺增生症手术中的应用。

2007 年 Seitz 首次报道将 1470nm 激光用于前列腺汽化手术。Seitz 报道 100W 1470nm 激光体内汽化比格犬前列腺组织，平均的凝固层厚度约为 2.30±0.26mm，这个深度能满足封闭大多数前列腺组织血管的需要。相对 980nm 激光，1470nm 激光有较强的组织吸收率和较浅的穿透深度，因此在进行腔内手术时，能有效地控制组织产生坏死的区域，避免对正常组织的损害。

由于独特激光特性，1470nm 激光进行前列腺手术光纤有侧输出光纤、弧形光纤和直输出光纤 3 种，而前两种光纤主要用于前列腺的汽化手术，具有操作简单，学习曲线短，术中出血少和患者术后恢复快等优点；而直射光纤既可以做前列腺汽化，也可以进行汽化切割和前列腺剜除的手术。

1. 1470nm 半导体激光前列腺汽化术

（1）手术器械：可以采用经尿道前列腺电切所用的循环式前列腺电切镜套件，配备侧射激光专用操作手件，也可以用专用的直射激光专用操作手件采用直射光纤进行前列腺汽化术（图 15-4）。

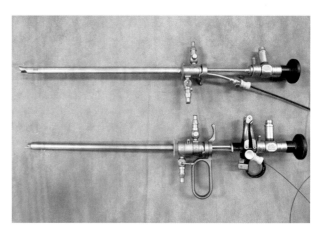

图 15-4　经尿道前列腺激光手术器械
（上：侧射光纤配件；下：直射光纤配件）

（2）手术方法：以生理盐水为介质应用 80～150W 能量非接触式汽化切除，光纤距待汽化组织创面 0.5～2.0mm。

1）手术之前仔细观察膀胱内腔及前列腺尿道，识别双侧输尿管开口及前列腺尖部位置，谨防手术过程中损伤。

2）手术首先从膀胱颈开始，以边退边转动光纤蚕食的方式逐层汽化前列腺中叶组织，缓慢移向精阜前方，深度达前列腺外科包膜，然后依次汽化前列腺侧叶及前叶，最后修整前列腺尖部。首先处理中叶是因为中叶汽化最容易操作，中叶去除后，也便于建立快速的进、出水通道，有利于手术过程中产生的气泡和出血快速冲走，保持手术视野的清晰。

3）检查手术创面是否平整，手术野有无活动性出血，若有上述情况残留，可以进行汽化修整或止血。

（3）术后处理：术后留置 22F 三腔气囊导尿管，不行尿道外口加压固定。根据尿液的引流情况决定是否行生理盐水低速持续膀胱冲洗。术后 3～5 天拔出导尿管。

2. 1470nm 半导体激光直出光纤 TURP 术式前列腺汽化剜除术

（1）手术采用连续硬膜外麻醉或全身麻醉，以生理盐水为介质。

（2）手术步骤

1）手术前观测双侧输尿管开口与膀胱颈内口、前列腺中叶关系，以及精阜和尿道外括约肌位置，谨防损伤。

2）手术分别从前列腺中叶两侧 5 点位（图 15-5A）和 7 点位切开膀胱颈，深度达膀胱颈环形纤维水平，切口纵行向精阜方向延伸汽化切割形成两条沟槽，沟槽底端尽量达前列腺外科包膜平面，至精阜近端两侧。横向切开精阜前方尿道黏膜，两侧与侧方沟槽汇合。沿包膜与腺体间向膀胱颈方向掀起中叶腺体（图 15-5B），有组织粘连带或出血灶用 80～100W 激光切开或止血，延伸接近膀胱颈部时，根据中叶大小，将其分块切割成约 1cm 大小的碎片，推入膀胱。寻找该前列腺腺体与包膜间隙的时候，可以用手术镜镜鞘轻轻撬起中叶远端，可以看到颜色发白，表面光滑，并有横向血管纹理走行的前列腺包膜内侧面（图 15-5B），有时可以看到血管断端出血。先处理中叶的目的同样是为了快速建立通道,同时有利于切下的组织块容易推入膀胱集中取出。

3)于12点位方向纵行切开前列腺前叶,远端至尿道外括约肌内侧约1cm。

4)沿尿道外括约肌内侧0.5~1cm弧形切开尿道黏膜及前列腺腺体,参照中叶创面,像经尿道前列腺电切术样,从膀胱颈向尿道远端逐块汽化切割两侧增生的腺体组织(图15-5C),直至前列腺外科包膜平面,剜除的组织块最大径约1cm,并将切除的块状腺体推入膀胱。1470nm激光在切割前列腺腺体的同时,具有良好的汽化和消融功能,因此是汽化切割过程同步进行,其效率高于单纯的汽化和切割过程。

5)采用汽化模式,汽化消融修整前列腺前叶及尖部(图15-5D)。

6)检查手术创面无明显出血后留置22F三腔导尿管,生理盐水冲洗。

(3)术后处理:术后留置22F三腔气囊导尿管,不行尿道外口加压固定。根据尿液的引流情况决定是否行生理盐水低速持续膀胱冲洗。术后3~5天拔除导尿管。

3. 1470nm半导体激光6步法前列腺分叶剜除术

(1)手术采用连续硬膜外麻醉或全身麻醉,以生理盐水为介质。

(2)手术步骤

1)手术前观测双侧输尿管开口与膀胱颈内口、前列腺中叶关系,以及精阜和尿道外括约肌位置,谨防损伤。

2)手术分为6个主要步骤:①掀前叶:从膀胱颈5点位和7点位汽化切割,以约100W的能量制备两条沟槽,从膀胱颈延伸至精阜前方。从精阜前方掀背式剥脱前列腺中叶,有前列腺尖部逐渐向膀胱颈部推移。推移过程中用小功率的激光及时止血,或切断腺体与包膜间的纤维条带,将中叶整体推入膀胱腔内。先处理中叶一个是为了建立通道,同时在剜出其他部分的时候,若迷失了方向,可以将镜子退回到前列腺尖部,以中叶平面为参考,重新定位剜除。②劈前叶:在12点位由膀胱颈至尿道外括约肌内侧纵行切一条槽沟,将前叶分为左右两个部分。③剥左叶:从精阜左侧方用小功率激光,沿尿道外括约肌内侧约1cm距离弧形向上环形切开尿道黏膜,并与12点位切开沟槽相连。从精阜左侧方找到腺体与前列腺外科包膜界限,以此点开始,逐渐向左、向上由前列腺尖部向膀胱颈部剥离前列腺左侧叶,剥离的腺体推入膀

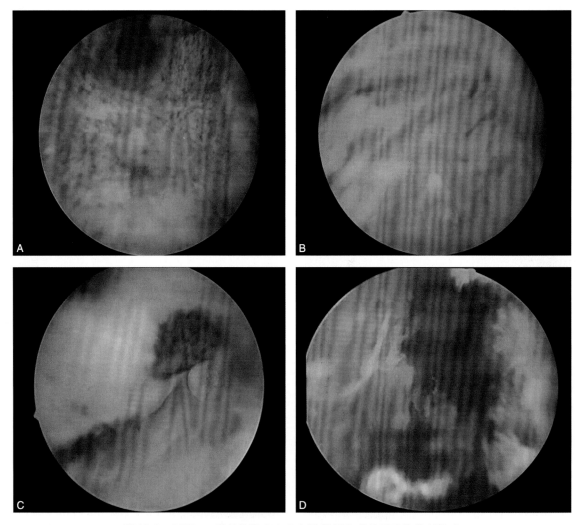

图15-5 1470nm半导体激光直出光纤TURP式前列腺汽化剜除术

A.5点位切开膀胱颈;B.沿腺体与包膜间隙向膀胱颈方向掀起中叶腺体;C.TURP术式逐块汽化切割侧叶;D.汽化修整前列腺尖部

胱。④撬右叶：同法从精阜右侧方起始剥离前列腺右侧叶，并推入膀胱。⑤平创面：利用1470nm激光良好的汽化功能，以100～120W的激光能量，逐块汽化消融外科包膜上残留的腺体，并寻找控制手术创面的出血点。⑥修尖部：将操作镜退到前列腺尖部远端观察，用小功率汽化消融尖部残留的腺体。在整个手术过程中，剜出前列腺腺体多用镜鞘顶端的部位采用钝性力量剥离腺体及包膜，遇到出血及时止血，腺体和包膜间的纤维条带，或镜鞘推不开的部位，可以以已经分离出的层面为参考，用激光光纤切开纤维条带或腺体与包膜间的粘连。

3）特殊情况的术中处理：①分叶腺体：有些患者的前列腺中叶或侧叶不是一个整体，而是分层，表现为多个结节状。这类患者在前列腺剜出的时候，有时很难将前列腺腺体作为一个整体剜除。手术过程中可以先用镜鞘剜除表层比较容易分离的腺体，底层薄层腺体直接用激光汽化消融。②中叶不明显：可以直接在6点位从膀胱颈向精阜前方纵向切一条槽沟，再在精阜的前侧方开始剜除两侧腺体。③精阜不明显：对精阜不明显的患者，为了避免手术伤及前列腺尖部的尿道括约肌，在手术开始前识别尿道括约肌后，在其前方用激光浅层横切开尿道黏膜，在随后的手术过程中，手术操作在该黏膜切开前方进行。

4）检查手术野无渗血，更换肾镜，用组织粉碎器粉碎取出组织。在组织粉碎过程中注意始终保证膀胱内一定张力，保持膀胱充分充盈，以免膀胱黏膜为组织粉碎器误吸导致膀胱损伤。

（3）术后处理：术后留置22F三腔气囊导尿管，不行尿道外口加压固定。根据尿液的引流情况决定是否行生理盐水低速持续膀胱冲洗。术后1～2天拔除导尿管。

二、铥激光

铥激光（thulium laser），又称2μm激光、Tm:YAG激光，其中心波长可在1750～2220nm间调节，该波长与水吸收峰值1920nm相近，因此具有良好的水吸收性，由于其能量可以大量被水吸收，热损伤主要在表层组织中产生，组织穿透深度约为0.25mm，故可对组织进行精确汽化切割。其特点是采用连续波方式工作，没有对组织的撕裂式过程，取而代之的是平顺的切割和汽化，使去除组织后的创面平滑，并具有非常好的止血效果。铥激光亦只能使用直出光纤，激光辐射范围小于顶端2mm，且冲洗液能够有效吸收、带走激光产生的能量，激光对周围组织产生损伤的风险较小。随着光纤的移动，汽化效应会加强而热穿透力下降。铥激光前列腺剜除术具有精细的组织切割功能，可获得组织标本，汽化效应并不影响组织病理检查质量，并且由于组织穿透较浅，结痂层薄，不会导致严重的组织水肿、坏死、并发腐肉形成的刺激症状等不良反应，患者术后恢复快。Wendt-Nordahl报道铥激光在前列腺组织中的凝固层厚度为264.7±41.3μm，与TURP（287.1±27.5μm）相近，远低于绿激光（666.9μm）的凝固层厚度。Bach报道采用550μm直出光纤，在能量为70W时，组织汽化速率为每10分钟3.03g，而同样光纤在能量为120W时，组织汽化速率为每10分钟16.41g。随着功率增加，汽化切除组织的能力也在增加，然而组织穿透深度及凝固层厚度

均无显著差异。

正是因为铥激光有独特的汽化和切割功能，因此能以多种方式进行前列腺手术，如前列腺汽化术（Tm:YAG vaporisation of the prostate，ThuVAP）、前列腺汽化切除术（Tm:YAG vaporesection，ThuVARP）、前列腺汽化剜除术（Tm:YAG vapoenucleation，ThuVEP）和前列腺剜除术（Tm:YAG laser enucleation of the prostate，ThuLEP）等。铥激光的前列腺手术方法与1470nm激光直射光纤的手术方式基本相同，在此不再赘述。

（陈　忠）

三、钬激光

（一）概述

自1996年，Gilling开始行经尿道钬激光前列腺剜除术（HOLEP）以来，HOLEP的技术逐渐改进，临床应用越来越广，以其创伤小、恢复快、预后好、疗效稳定持久等优点而被认为可能取代TURP而成为BPH治疗新的"金标准"。

（二）手术适应证和禁忌证

同经尿道前列腺电切术一节。

（三）术前准备、麻醉和体位

同经尿道前列腺电切术一节。

可以根据患者情况选择全身麻醉或椎管内麻醉。体位采取截石位，常规消毒铺巾。

（四）手术步骤

经尿道钬激光前列腺剜除术根据前列腺大小形态可选择分叶剜除或整叶剜除，此处手术步骤按经典三叶法描述。

1. 剜除中叶　于精阜旁两侧切开尿道黏膜，注意切开处不要超过精阜下缘，清楚显露前列腺包膜和增生腺体间界限（图15-6）；于5点位和7点位尽量沿中叶和两侧叶腺体间隙从后向前或从前向后切割分离到膀胱颈口。注意保留膀胱颈内括约肌。于精阜前约1cm处横行离断尿道黏膜和腺体组织至包膜层面。结合镜鞘推挑和钬激光爆破切割技术将中叶组织完全剥离并推入膀胱腔内（图15-7）。

2. 剜除右侧叶　于精阜右侧前列腺尖部7点位用镜鞘轻轻推开腺体组织，显露包膜和腺体间隙，结合推挑和爆破

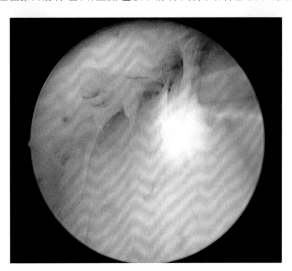

图15-6　辨认前列腺包膜

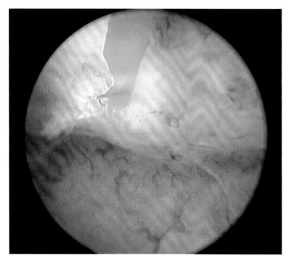

图 15-7　剜除前列腺中叶

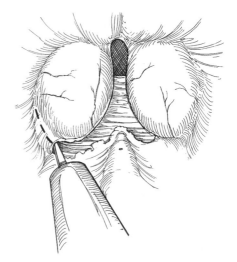

图 15-9　剜除前列腺右侧叶示意图

切割技术将右侧叶腺体组织从包膜上分离达 11 点位（图 15-8 和图 15-9）。翻转镜鞘于 12 点位切割前列腺前联合组织长约 2/3 达包膜。后退镜鞘清楚暴露 11～12 点位外括约肌、尿道黏膜和腺体组织，切断尿道黏膜并与 12 点位切口汇合。继续分离腺体，并向前推剥切割腺体到颈口处。后退镜鞘，推挑整个右侧叶腺体，爆破切割至颈口彻底离断，推入膀胱腔内。

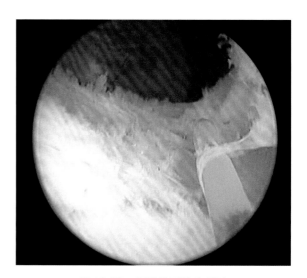

图 15-10　剜除前列腺左侧叶

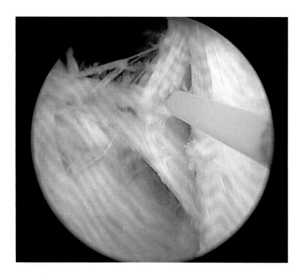

图 15-8　剜除前列腺右侧叶

3. **剜除左侧叶**　于精阜左侧前列腺尖部 5 点位用镜鞘轻轻推开腺体组织，显露包膜和腺体间隙，结合推挑和爆破切割技术将左侧叶腺体组织从包膜上分离达 1 点（图 15-10 和图 15-11）。后退镜鞘清楚暴露 1～12 点位外括约肌、尿道黏膜和腺体组织，切断尿道黏膜并与 12 点位切口汇合（图 15-12）。继续分离腺体，并向前推剥切割腺体到颈口处。后退镜鞘，推挑整个左侧叶腺体，爆破切割至颈口彻底离断，推入膀胱腔内。

4. **仔细修整创面和彻底止血。**

5. **腺体组织粉碎**　彻底止血后，更换组织粉碎专用肾

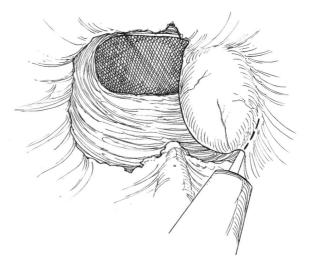

图 15-11　剜除前列腺左侧叶示意图

镜，置入组织粉碎器，将腺体组织粉碎并吸出（图 15-13）。仔细检查无组织残留后，留置导尿管，结束手术。

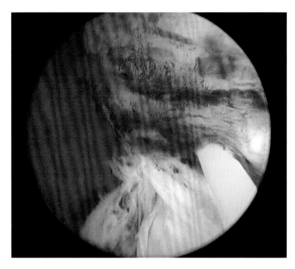

图 15-12 最终离断尿道黏膜

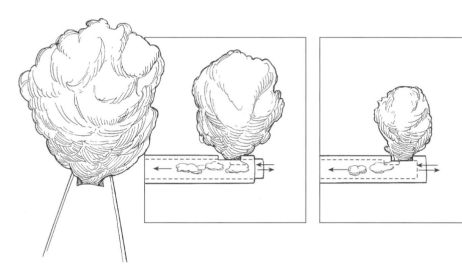

图 15-13 组织粉碎示意图

（五）术后处理

术后根据尿液引流情况，必要时可行持续膀胱冲洗。一般于术后 24～48 小时拔除导尿管。

（郭小林 凌青）

四、绿激光

（一）概述

绿激光对良性前列腺增生症的汽化手术即前列腺选择性光汽化术（PVP）由美国梅奥医院的 Kuntzman、Malek 等教授首创于 1998 年。它具有安全性高、手术易操作掌控、学习曲线短等特点。第一代的绿激光是波长为 1064nm 的 Nd：YAG 激光穿过磷酸钛氧钾晶体（KTP）后转化为波长 532nm 的绿色可见光，又称 KTP 激光。其能量被氧合血红蛋白高度吸收，而水则相对不吸收，称为“选择性光”，意即被组织选择性吸收。它的组织穿透极浅，只有 0.8mm，极高的激光能量集中在非常表浅的组织层面上，产生非常有效的组织汽化效果，并在组织上产生一个 1～2mm 深度的浅凝固层，既起到良好的止血效果，提供了一个无血的手术操作环境，又使得术

后组织水肿、脱落、坏死减轻到最低程度。2002 年，美国的 Laserscope 公司推出平均输出功率 80W 的绿激光手术治疗系统，并将其应用于泌尿外科、妇科、血管外科等领域。其中在泌尿外科应用绿激光做前列腺选择性光汽化术（PVP），因其具有简单、安全、有效及微创的优点而备受推崇。

第二代的绿激光是波长为 1064nm 的 Nd：YAG 激光穿过三硼酸锂（LBO）晶体后转化为波长 532nm 的绿色可见光，又称 LBO 激光。输出功率也由原来的 80W 提升至 100W 以上。120W 高功率绿激光治疗系统和 180W 超高功率绿激光治疗系统已相继推出；中国也生产出输出功率为 160W 的高功率绿激光治疗系统。

PVP 治疗 BPH 能有效汽化去除增生前列腺组织，近远期疗效均良好。并发症少、手术安全，对于高龄或合并心脑血管疾病（包括安装了心脏起搏器、冠心病置有支架），慢性肺部疾病，糖尿病，血小板减少及原发病需服用抗凝药物等高危患者同样十分安全。80W 绿激光不适合于大体积的 BPH 患者，120W、160W 和 180W 高功率绿激光因汽化效率更高，对前列腺体积已无限制。高功率绿激光 PVP 是目前治疗大

体积 BPH 理想的微创疗法。

（二）手术适应证和禁忌证

同经尿道前列腺电切术一节。

（三）术前准备

1. 全面评估患者的病史及体格检查,直肠指诊(DRE),国际前列腺症状评分(IPPS),生活质量评分(QOL)。

2. 术前常规检查,包括血常规、尿常规、出凝血时间、X 线胸片、心电图等。

3. 前列腺疾病专项检查,包括血清前列腺特异性抗原(PSA)、经直肠前列腺彩超(TRUS)、残尿量(PVR)、尿动力学检查。

4. 有条件者可选择静脉尿路造影检查进一步明确前列腺突入膀胱情况、是否合并上尿路积水、结石等异常。

5. 术前合并尿路感染者需行尿培养+药物敏感试验。

6. 肛门指诊发现结节者和(或)PSA 异常者和(或)者经直肠彩超异常者需穿刺活检排除前列腺癌。

7. 手术用品准备(表 15-2,图 15-14)。

（四）手术步骤

1. 麻醉和体位　常用麻醉方式可选全身麻醉、连续硬膜外麻醉、局部麻醉(骶椎麻醉)、前列腺周围阻滞麻醉或者阴部神经阻滞麻醉中的一种。体位均为截石位。

2. 手术步骤

（1）安装摄像装置及滤光片:在做经尿道前列腺绿激光汽化术时,需要从膀胱镜的目镜处外接一个摄像系统来监视整个手术过程,为了避免术中因绿激光反射到目镜而导致监视器画面模糊,因此在摄像头与膀胱镜目镜间必须安装一个滤光片来滤掉绿激光。滤光片是一种安装在摄像系统与膀胱镜目镜之间的一个很小的光学器件,它能将绿激光完全的屏蔽掉,保证摄像系统能正常工作。安装完毕后调节白平衡与焦距。

（2）膀胱镜检查:检查膀胱镜各元件完好性并组装。按照膀胱镜常规置入方法慢慢推进膀胱镜,仔细检查前列腺尿道处增生组织的情况与这部分尿道大体的长度,待膀胱镜置入膀胱内后,检查膀胱颈、两侧输尿管口,确定其位置。

（3）接入激光桥:将已消毒专用光纤插入绿激光手术系统的光纤接口,将出光端通过内鞘通道慢慢推进,直至出现在膀胱镜的视野中。打开膀胱镜上的进水阀开关,使生理盐水充盈膀胱。光纤的工作方向与旋转角度通过留置在内鞘

表 15-2　绿激光手术必备用品

消毒必备品	非消毒必备品
连续冲洗激光专用膀胱镜包 12°或 30°观察镜	绿激光手术系统 医用绿激光光纤
膀胱镜外鞘	绿激光滤光片(光密度 5,波长 532nm)
可视闭孔器	
膀胱镜内鞘(激光桥)	绿激光防护眼镜(光密度 5,波长 532nm)
TUR-Y(电切用 Y 形)冲洗管	
冲洗管	手术室门口的激光安全标识
设备推车用罩布	
消毒纱布(4cm×4cm)	激光手术室不透光的窗户
膀胱镜光纤通道密封帽	
	冷光源
	激光脚踏板
	冲洗液收集物
	抽吸泵
摄像系统消毒盖布	
消毒碗	
消毒巾	
防雾剂(观察镜,摄像系统 和滤光片用)	
手术巾	
医用绿激光光纤	
消毒液	—
冲洗生理盐水(室温下备用 3L×12 袋)	
消毒手套	
导尿管(18～20Fr,双腔气 囊)	
引流袋	
10ml 利多卡因凝胶或液状 石蜡	

外面的光纤操作手柄来控制。

（4）确认安全标志:绿激光光纤的发光端有一个蓝色箭头安全标志,其对应面为出光面(图 15-15),在整个手术中,必须保证在膀胱镜的视野中能见到该蓝色标志。在置入光

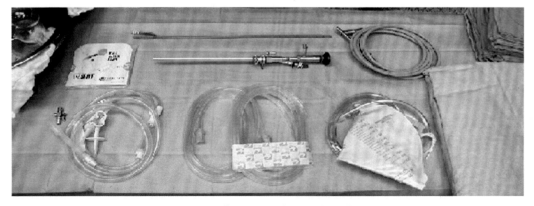

图 15-14　无菌工作台及常用器械、无菌物品

纤时,若在膀胱镜视野中不能见到光纤的蓝色箭头符号,则需要旋转手柄来调节光纤,直至清楚地看到蓝色箭头符号为止,此时光纤操作手柄上的红色标志将朝上,所以手术操作者也可以通过调节操作手柄上的红色圆形标志来确定蓝色箭头安全标志。

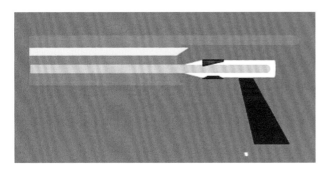

图 15-15　光纤安全标志与出光示意图

(5)汽化步骤:在以上步骤完成后,将膀胱镜与光纤一起退回到膀胱颈部,在蓝色安全标识可见情况下,开启红色指示光,将红色指示光对准膀胱颈处6点位,准备进行组织的汽化。无论增生腺体的大小如何,以怎样的汽化路径来去除增生组织,在做PVP术时,在开始汽化时都要试图打开一条工作通道。一般汽化顺序为:膀胱颈、中叶、两侧叶、前叶。可以说这是一种较安全可行的汽化顺序,建议刚接触该手术的泌尿外科医生按照该汽化顺序来完成整个手术。

在解剖学上男性泌尿系统中的输尿管口、膀胱颈、精阜、尿道括约肌是标志性的解剖位置,以上所说的汽化顺序正是基于这一点而得,将膀胱颈口看成是一个圆形的钟表盘面,在行经尿道前列腺绿激光汽化术时,我们把5~7点位之间从膀胱颈到精阜的部分看作是前列腺的中叶组织,7~10点位及2~5点位间从膀胱颈部到前列腺尖部的部分看成是两侧叶,11~1点位间从膀胱颈部至前列腺尖部的部分看作是前叶。术中若能始终明确前列腺解剖标志,将能有效提高手术的安全系数,操作起来不会因为担心损伤到它们而影响手术的效率。

步骤1:膀胱颈/中叶汽化(5~7点位)。

当红色指示光已正确指向膀胱颈6点位置后,将功率调节至60~80W,轻触功率旁边的"准备"按钮,踩下脚踏开关出光汽化前列腺组织。转动光纤操作手柄,让激光光束以左右刷照的方式在5~7点位间来回汽化增生组织,直至包膜层。以膀胱颈6点位到精阜为中线,以5点位和7点位到精阜位置之间的直线为边界,以左右来回刷照的汽化方式,从膀胱颈部到精阜位置,将增生组织汽化,形成操作通道。

步骤2:侧叶汽化(4~6点位,1~4点位;8~6点位,11~8点位)。

当基本完成中叶汽化后,会形成一条通道,顺时针旋转膀胱镜90°,在膀胱镜下将光纤推向膀胱颈处,在膀胱颈的4~6点位之间以来回刷照方式进行增生组织的汽化,以160~180W的功率快速汽化消融前列腺侧叶至包膜层。顺序完成1~4点位,8~6点位,11~8点位间增生组织的汽化。

步骤3:前叶汽化(11~1点位)。

最后,160~180W的功率对前列腺前叶增生组织进行汽化,将膀胱镜以及光纤推向膀胱颈口,旋转膀胱镜,让其对准前叶位置,在11~1点位间来回刷照至包膜层,从膀胱颈口直至前叶尖部位置。在处理前叶时要格外的小心,因为前叶膀胱颈部离包膜层较近,而在前叶尖部紧挨尿道括约肌。

(6)结束确认:当各部分增生组织汽化完成后,关闭进水阀,将膀胱镜退到精阜位置,此时,膀胱镜的视野中腔道周围会见到一些絮状物,这是PVP术后的一种正常现象。此时需要仔细检查整个汽化后的腔道,尤其是前列腺窝处,确保前列腺窝内无出血。同时为了确定在手术中是否损伤到输尿管口,需要再次检查确认开口完好。

若在汽化后的腔道内发现有出血点,需进行止血操作。此时加大生理盐水冲洗,以便能清晰地看见出血的具体位置,将功率设置为20~40W,在出血点周围以60°的刷照方式封闭出血点周围的血管;进行止血操作时,不能将绿激光直接对准出血点,这样只能加大出血。

(7)留置导管:通常情况下,患者术后并需要留置尿管24~48小时,对于高龄、术前尿潴留患者可延长留置尿管至3~5天。一般无须持续膀胱生理盐水冲洗。

(五)出血的处理和预防

PVP术中的出血可以分为两种类型。

第1种类型是尿道黏膜和前列腺组织的静脉出血。静脉出血处理及预防:①可以通过膀胱镜外鞘压迫尿道前列腺部出血部位来控制静脉和黏膜出血。②术中要尽量减少膀胱镜的来回移动以减少黏膜出血。③对于可能出血部位需要小心汽化,如膀胱颈(后外侧)、中叶和精阜周围。④最关键的是术程一开始需60~80W低功率预处理,低功率下汽化能封闭前列腺部尿道黏膜、前列腺组织下的血管。

第2种类型是前列腺组织的动脉出血。动脉出血的典型特征是搏动性出血。动脉出血处理及预防:①不要将高功率激光直接对准出血点,会形成一个"火山口",反而会加重出血,使用激光刷照出血点周边组织,使热能逐步弥散进血管封闭止血。②尝试低功率(20W以下)激光刷照出血点及周边组织。③关键是预防出血,选择持续匀速旋转刷照的方式进行均匀汽化将避免出现动脉性出血。

(六)术后处理及注意事项

术后24~48小时拔除导尿管,当日或次日出院。常规应用抗生素预防感染。鼓励早期下床活动预防静脉血栓,鼓励咳嗽咳痰预防肺部感染。根据肠道恢复情况逐步恢复饮食。

术后注意事项如下。

1. 患者在短时间内必须禁止患者参加重体力活动,因为重体力的活动很可能增加腹部的压力,并作用于膀胱,导致血尿出现。

2. 告知患者在刚开始的几周禁止饮酒、饮用含有咖啡因的饮料(可能导致膀胱痉挛)。

3. 术后2周内禁止进行性生活。

4. 告知患者术后需要适当的增加饮水量来促进排尿,以期恢复排尿的各项功能,建议白天饮水2L,大约每小时250ml。

5. 告知患者出院后发现尿液呈鲜红色、大量血凝块、排尿后感觉膀胱有胀痛感,体温38℃以上以及不能排尿4小时以上存在尿潴留等现象时，及时返回医院。

（七）大体积前列腺手术技巧

有些患者的腺体会增生到100g以上，在大腺体中，往往增生组织将尿路堵死，并且各叶组织挤压在一起。而绿激光汽化术要求光纤与组织之间是一种非接触的方式来去除增生组织，在去除大腺体中的增生组织时，可先从膀胱颈部11～1点位之间开始汽化，然后慢慢延伸到两侧叶汽化出一条操作通道，为光纤的运动与冲洗液提供了空间，在这个过程中，因光纤与组织间距离太近或几乎接触，若将功率设置过大，则很可能导出出血或光纤损坏。简而言之，在操作空间较小情况下，适宜低中功率汽化，逐渐将腔道扩大，然后快速提升功率，加大汽化效率。

（八）术后并发症与解决办法

1. 尿痛　除患者对疼痛的耐受能力以外，凝固程度与尿痛程度是有关联的，另外避免损伤膀胱三角区也尤为重要。某些患者出现术后尿痛的概率较高，如巨大中叶增生、TUNA术或者TUMT术后、伴随前列腺炎钙化和纤维化等。术后使用1周地塞米松可以减轻症状。通过尿液分析，医生可以了解到这种反应可以持续到术后数周，是无菌性白细胞尿，因此最初不考虑使用抗生素，除非尿液培养呈阳性。

2. 膀胱颈挛缩　膀胱颈挛缩一般基于患者的个体差异及对膀胱颈部的过度汽化，因此激光操作过程中要避免对于膀胱颈的过度凝固和汽化治疗。熟练的刷照操作技巧和膀胱镜的操作尤为重要。膀胱镜在膀胱颈来回操作要避免，取而代之的是固定膀胱镜，运动光纤。

3. 尿道狭窄　尿道狭窄出现在膀胱镜置镜过程中的损伤和膀胱镜来回运动损伤之后。根据患者尿道的尺寸来选择合适的尿道膀胱镜能降低尿道狭窄的发生率。另外，医生术前必须要了解患者是否有过尿道狭窄的病史。

4. 输尿管口损伤　输尿管口的损伤一般因激光操作不当所致，因此在确认膀胱颈、中叶和尖叶的同时也需要确认输尿管口位置，如果在汽化中叶和膀胱颈时还未找到输尿管口，可以试用亚甲蓝了解其位置。尤其在治疗巨大中叶患者时，汽化膀胱颈时容易损伤输尿管口。因此在汽化膀胱颈部位腺体时一定要看清瞄准光所指向的位置，掌握激光的定位和方向。

5. 包膜穿孔　包膜穿孔通常由固定在前列腺某处组织持续汽化所致，尤其在膀胱颈前叶部位。因此在操作绿激光手术系统时，我们推荐左右匀速旋转刷照操作手法，这既可以保证创面的平整，又可以避免包膜穿孔。

6. 尿失禁　尿失禁重要的是要区别外括约肌损伤导致的完全性尿失禁和慢性膀胱出口梗阻导致的逼尿肌活动过度和张力减退或括约肌萎缩，后者是长期BPH病史导致，前者是医源性的括约肌直接损伤。不同于TURP的是绿激光汽化术不会影响深层组织，因此只要激光不直接照射条纹肌肉纤维，就不会影响括约肌功能。术中确定外括约肌为操作标志非常重要，因此手术的第1步需要根据前后标志物汽化出一条通道，随后对于通道以外的组织要避免被汽化。与精阜同一平面的尖叶前部要小心汽化甚至避免汽化，这样也可以降低尿失禁的风险。并且膀胱镜和摄像头的准确定位，也有助于降低尿失禁的风险。

7. 射精障碍　射精障碍包括逆行射精和不射精。若膀胱颈环行肌切开或者膀胱颈加宽将导致逆行射精。如果激光汽化深度较深将导致精液通道受损，进而导致不射精，受损部位一般在后侧叶与精阜之间，后尿道部位。后侧叶与精阜之间汽化较深，或直接影响射精能力，切断射精管而导致不射精，而后尿道汽化较深将损伤精囊而导致不射精，因此掌握好激光操作的深度将极为重要。

五、其他激光

（一）Nd：YAG激光

Nd：YAG（neodymium-doped yttrium aluminium garnet）为英文简化名称，来自Nd：Y3Al5O12或中文称之为钇铝石榴石晶体，钇铝石榴石晶体为其激活物质。属固体激光，发射之激光为红外线波长1064nm。这种激光很少被水和血红蛋白吸收，而是通过热效应使组织产生凝固或汽化。凝固时，组织温度达60～65℃，蛋白质产生变性，最后组织出现坏死、脱落；汽化时，组织温度接近于100℃，使组织产生脱水。Nd：YAG激光的凝固效应优于汽化效应。

Costello等于1990年首先将Nd：YAG激光应用于BPH的治疗，并将其称作经尿道Nd：YAG激光前列腺切除术（VLAP）。手术时采用连续输出功率可达60W的Nd：YAG激光，光纤对准增生的前列腺组织进行照射。激光照射前列腺组织后使光能转变成热能，在高温下腺体组织发生汽化、炭化，作用中心部位呈弹坑样改变，空洞周围组织由于热的作用逐层发生凝固、变性、坏死，坏死组织逐渐脱落并由尿道排出，变性组织萎缩，使尿道进一步增宽，梗阻解除。术毕置入双腔Foley导尿管持续导尿，术后7天拔除导尿管。

VLAP术中使用的Nd：YAG激光穿透深度大，为10mm（是绿激光穿透深度的13倍）；照射前列腺组织时，可形成7mm的深凝固层，后者导致过度水肿和后发的腐肉脱落，必需持续导尿引流约1周；大多数尿道表面凝固坏死部分术后4～6周才完全脱落，患者直至术后2～3个月才可能产生最大尿动力学提高；激光汽化、切割效率低，仅限应用于30ml以下的腺体。Jung等报道VLAP术后前列腺体积超过50ml的患者，80%仍存在梗阻症状，29%在3个月内需再次手术。Schatzl等认为，约25%的VLAP患者2年内需接受再次手术。因此，目前VLAP术治疗BPH已被废弃。

（二）红激光

红激光采用了纳米级多元素半导体晶体激光发生系统、单一透镜光路系统、纳米级光纤耦合系统和计算机控制系统，其波长正好是980nm，又称980激光，其能被水和血红蛋白同时且平衡地吸收，具良好的组织切割和止血效果。与其他激光技术相比，红激光具有输出功率大（功率可达150～200W），切割及汽化速度快（汽化、切割速度最高可达到2～3g/min），出血少等优点。在光纤选择上，红激光既有类似于钬激光/铥激光的直出光纤，又有类似于绿激光的侧出光纤。

经尿道红激光前列腺汽化切除术同绿激光相似，采用连续灌注尿道膀胱镜，30°观察镜，灌注液为生理盐水。激光发射模式有连续式和脉冲式两种，连续式有利于快速切割，脉冲式便于精细操作。由于红激光也为非接触激光，光纤与组织距离一般不小于0.5mm为宜，尽量避免光纤与组织零距离接触。手术操作中同样需牢记相关解剖标志，如输尿管开口、膀胱颈口、精阜。定好标记后置光纤与膀胱颈部位置，通常从侧叶开始顺序汽化切割，也可参照绿激光手术顺序。在处理膀胱颈部及尿道括约肌组织时需降低功率至80W，此时改变激光发射模式为脉冲式。

文献报道采用红激光前列腺汽化切除术,在改善 IPSS、Qmax、QOL 方面与 TURP 术相似,尚无 TURS 报道,留置导尿管时间及住院天数明显少于 TURP 术,而远期效果及并发症如尿道狭窄、逆行射精等还待进一步观察。

(薛波新)

第四节　经尿道前列腺汽化剜切术和剜除术

一、概述

经尿道前列腺汽化剜切术(transurethral vapor enucleation and resection of the prostate,TVERP)和经尿道前列腺汽化剜除术(transurethral vapor enucleation of the prostate,TVEP)是利用等离子纽扣式汽化电极,在腔内模拟外科医师手指,沿前列腺外科包膜汽化剥离增生的前列腺组织,对包膜和增生腺体的血管进行预先凝固、预先止血,随后利用等离子环状电极(TVERP)或组织粉碎器(TVEP)获取剥离的前列腺组织,最终达到完整切除前列腺增生部的目的。

二、手术适应证和禁忌证

(一)适应证

当 BPH 导致以下并发症时,建议手术。

1. 复尿潴留(至少在一次拔管后不能排尿或两次尿潴留)。

2. 反复血尿,5α 还原酶抑制药治疗无效。

3. 反复泌尿系感染。

4. 膀胱结石。

5. 继发性上尿路积水(伴有或不伴有肾功能损害)。

6. BPH 患者合并膀胱大憩室、腹股沟疝、严重的痔或脱肛,临床判断不能解除下尿路梗阻难以达到治疗效果者。

重度 BPH 的下尿路症状已明显影响患者的生活质量,尤其是药物治疗效果不佳或拒绝接受药物治疗的患者,可以考虑外科治疗。

(二)禁忌证

1. 全身性疾病　主要脏器(如心、肺、肝、肾、脑)严重的功能障碍,如严重的高血压、急性心肌梗死、未能控制的心力衰竭、严重的心律失常、近期发生脑血管意外者;严重的支气管哮喘、肺气肿合并肺部感染、肺功能显著减退者;严重的肝、肾功能障碍;严重的糖尿病,血糖未能有效控制者,精神障碍、不能配合手术者。

血液系统疾病,如不可纠正的凝血功能障碍(血小板<30×10⁹/L,凝血酶原时间>30 秒,凝血酶原活动度<40%)及血象严重异常的血液病。

2. 局部异常　急性泌尿生殖系感染;严重尿道狭窄或者尿道闭锁,经尿道扩张或者尿道内切开术仍不能置入电切镜鞘者;髂关节强直等疾病不能采取膀胱截石位影响手术操作;需要直接进入膀胱处理的膀胱结石或巨大窄颈膀胱憩室等并发症;术前尿流动力学检查膀胱逼尿肌无力。

三、术前准备

1. 常规前列腺内镜手术的术前准备。

2. 特殊的手术器械设备,包括等离子纽扣式汽化电极、高频电刀、等离子环状电极、组织粉碎器等(图 15-16)。

四、操作方法及技术要点

(一)麻醉和体位

全身麻醉或硬膜外麻醉,选用膀胱截石位,会阴部紧贴床沿,心肺功能良好者可选用过度截石位有利于前列腺侧叶和前叶的剜除。

(二)常规检查尿道和膀胱

经尿道置入镜鞘和电极,常规检视尿道、精阜、膀胱颈部、双侧输尿管口及膀胱各壁。

(三)游离前列腺中叶

从精阜近端 5 点位开始,汽化切开前列腺腺体直至外科包膜(图 15-17)。

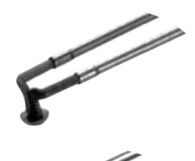

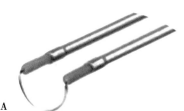

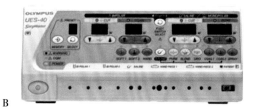

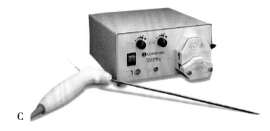

图 15-16　器械设备

A. 等离子纽扣式汽化电极(上)和环形电极(下);B. 高频电刀;C. 组织粉碎器

　　然后以相同方法汽化切开 7 点位的腺体直至外科包膜（图 15-18）。接着汽化 5～7 点位之间的前列腺组织和尿道黏膜桥，到达外科包膜。推挤中叶增生组织，暴露前列腺外科包膜，使用汽化或电凝离断增生腺体和外科包膜之间连接紧密的纤维结缔组织，沿外科包膜逐渐向近端推进，直至接近膀胱颈口或进入膀胱（图 15-19）。

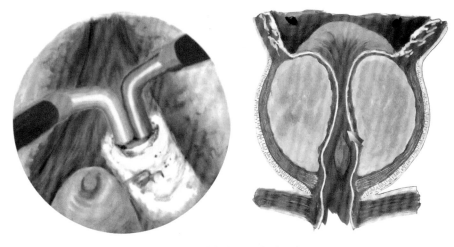

图 15-17　游离前列腺中叶 5 点位

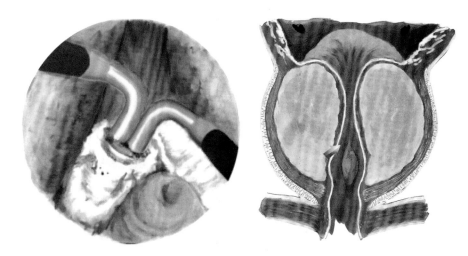

图 15-18　游离前列腺中叶 7 点位

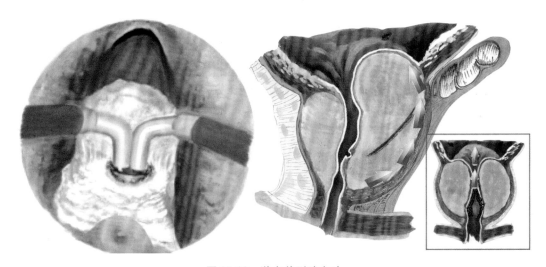

图 15-19　游离前列腺中叶
汽化 5～7 点位之间的前列腺组织，沿外科包膜向近端推进

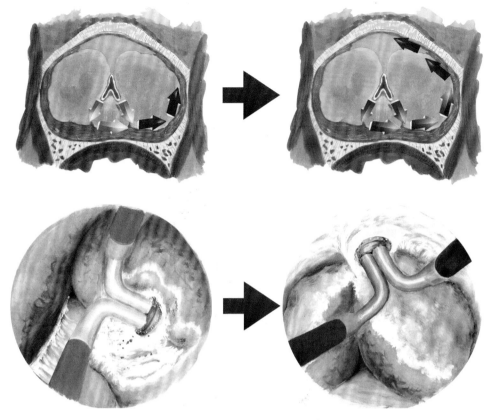

图 15-20　游离前列腺左侧叶

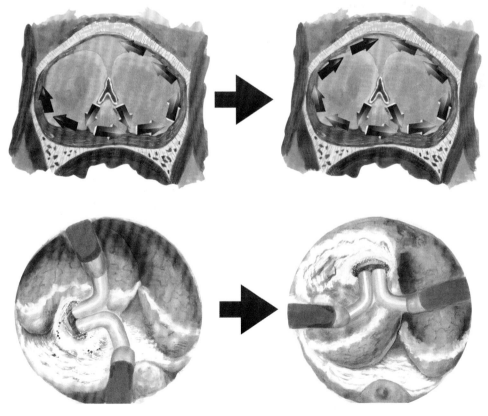

图 15-21　游离前列腺右侧叶

注意近膀胱颈部的弧度,避免包膜穿孔进入膀胱三角区后方及直肠。

(四)游离前列腺两侧叶

从前列腺中叶位置开始,沿已经暴露的外科包膜,按照游离中叶的方法,向 12 点位方向,由远端向近端逆行游离增生的前列腺左侧叶(图 15-20)。

按照相同方法游离前列腺右侧叶组织(图 15-21)。

接近膀胱颈口的腺体不做完全剥离,使基本游离的增生腺体组织能够固定于膀胱颈口。

(五)获取前列腺组织

TVERP:更换等离子环状电极,电切悬挂在膀胱颈口的前列腺增生组织(图 15-22)。该方法使前列腺腺叶组织在电切时仍悬挂于膀胱颈口,方便对其进行电切。

TVEP:在使用纽扣式汽化电极进行剜除时,彻底游离包括膀胱颈口附近的前列腺增生组织,将增生腺体分叶或者整体推入膀胱,最后使用组织粉碎器粉碎、获取组织(图 15-23)。

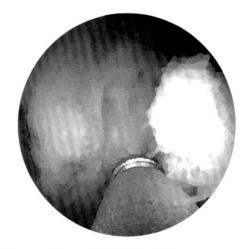

图 15-23　使用组织粉碎器粉碎、获取组织(TVEP)

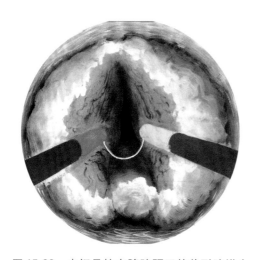

图 15-22　电切悬挂在膀胱颈口的前列腺增生组织(TVERP)

(六)检查和修整膀胱颈口和前列腺窝创面

修整膀胱颈口后可见膀胱三角区,特别是 5~7 点位,最后检查前列腺窝创面,利用纽扣式汽化电极或等离子环状电极进行创面止血和修整。

五、术后处理

充盈膀胱后直接或者导丝引导下留置 F22 三腔气囊导尿管,气囊注水 50~70ml,根据情况牵拉导尿管,预防搬运途中出血。

返回病房一般不要牵拉,常规应用抗生素预防感染,保持引流管通畅。术后膀胱冲洗引流液通常比较清澈,可予以膀胱持续缓慢冲洗 24 小时,或根据术后尿色情况决定是否行膀胱持续冲洗。术后 2~5 天可拔除导尿管自行排尿。

(谢立平)

第五节　良性前列腺增生症的其他腔内治疗前列腺段尿道悬吊术

一、概述

前列腺段尿道悬吊术(prostatic urethral lift,PUL)是一种利用经尿道的置入装置来扩张被堵塞的前列腺段尿道的微创手术。PUL 治疗的手术器械是由美国 NeoTract 公司研发的 Urolift 系统。该系统由微型尿道悬吊装置置入器(图 15-24)、直径为 19Ga 的弹簧驱动细针和永久性置入部件(图 15-25)等部分构成。

其原理是基于前列腺及前列腺段尿道具有独特的组织学特性:前列腺包膜为致密的纤维肌性组织,质韧;前列腺腺体柔软、可压缩;前列腺段尿道顺应性强。通过置入微型尿道悬吊装置,将增生梗阻的前列腺腺体向包膜一侧压缩并悬吊固定,以达到重新扩张因梗阻而变细的前列腺段尿道的目的,从而扩张被堵塞的前列腺部尿道,改善患者的梗阻症状。

根据前列腺的解剖学特征,置入物通常从前列腺两侧叶

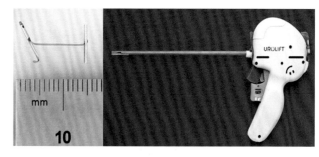

图 15-24　PUL 器械

增生最明显处的 2~3 点位和 9~10 点位方向置入,在充分压缩增生侧叶的同时,还可有效避免损伤走行在腺体后外侧表面的血管神经束和前叶表面的背深静脉复合体,减少并发症。

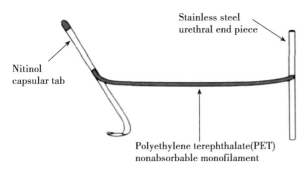

图 15-25　PUL Uro-lift 置入部件
Stainless steel urethral end piece：不锈钢尿道端件（8mm×1mm×0.5mm）；Nitinol capsular tab：镍钛合金的前列腺包膜挂钩（直径 0.6mm，长度 8mm）；Polyethylene terephthalate nonabsorbable monofilament：不吸收可调节聚酯单丝线（直径 0.4mm）

二、手术适应证和禁忌证

1. 适应证　①50 岁以上男性。②以侧叶增生为主。③膀胱颈形态、功能正常。④对性功能保留有需求的年轻患者。⑤不愿意长期服用药物或药物控制不理想、不愿意或不适宜接受切除或消融手术的患者。

2. 禁忌证　①前列腺体积>80ml。②由前列腺中叶导致的梗阻或中叶明显突入膀胱。③尿路感染。④尿道存在

影响悬吊装置进入前列腺段尿道的情况。⑤尿失禁。⑥目前存在肉眼血尿。⑦对镍过敏。

三、术前准备

同经尿道前列腺电切术一节。

四、麻醉和体位

可以根据患者情况选择全身麻醉或椎管内麻醉，或尿道内局部麻醉。体位采取截石位，常规消毒铺巾。

五、前列腺段尿道悬吊术的手术步骤

1. 使用膀胱镜评估膀胱和增生的前列腺侧叶段尿道情况（图 15-26A）。

2. 将 Uro-lift 置入器插入膀胱镜鞘。先在内镜直视下找到膀胱颈口，再将内镜退至距膀胱颈口 1~1.5cm 处的前列腺段尿道，选择合适的穿刺点。穿刺点通常选在前列腺两侧叶突入尿道最明显处的 2~3 点位及 9~10 点位。

3. 解开手柄上的穿刺安全锁，压紧前列腺侧叶，按下手柄上的穿刺针释放触发扳机，弹出中空弧形穿刺针。针的长度为前列腺侧叶的最大厚度（术前通过经直肠超声准确测量）再加 5mm，以确保穿刺针能够完全穿透前列腺侧叶，进入前列腺包膜外间隙（图 15-26B）。

4. 通过中空的穿刺针，将预装的不吸收、带有镍钛合金挂钩的单丝聚酯线送入（图 15-26C）。

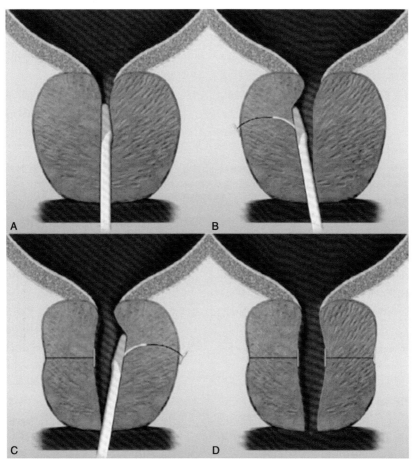

图 15-26　PUL 手术操作

5. 按压手柄上的穿刺针收缩杆,当穿刺针完全回缩后,置入器会自动收紧聚酯线,以确保挂钩切实固定于前列腺包膜上。可在透视下实时了解包膜挂钩与前列腺包膜的距离,以确保包膜挂钩被放置到恰当位置(图 15-26C)。

6. 按下释放键,不锈钢尿道端件将聚酯线收紧并固定于尿道内壁上。注意应尽量将尿道端件嵌入前列腺组织内,以避免尿垢生长。同步裁剪多余的聚酯线,聚酯线留置的长度根据线所受的张力及在置入器压迫下前列腺包膜到尿道内壁的距离自动进行调节(图 15-26C)。

7. 根据需要可同法分别向前列腺左、右侧叶置入数个(通常 4~6 个)Uro-lift 牵张装置(图 15-26D)。

8. 膀胱镜直视下确定前列腺段尿道内腔足够扩张,流出道持续通畅后,退出膀胱镜鞘,安放导尿管,结束手术。

六、术后处理

一般于术后 24~48 小时拔除导尿管即可。

七、总结

作为一种新技术,PUL 及 Urolift 系统并非完美。仅适用于满足特定要求的 BPH 患者,由于并未去除增生的前列腺体组织,Qmax 的改善程度并不太高,且手术器械及置入物本偏高等因素都影响着其在临床上的推广。不久的将来需要进一步改进器械,降低成本,明确适应证和禁忌证。更重要的是,开展设计良好、更长随访时间的大样本、多中心、随机对照研究来验证其远期疗效。

(郭小林)

参考文献

1. 郭永连,张小平,王志新,等.膀胱癌合并前列腺增生经尿道同期电切术 30 例分析.现代泌尿外科杂志,2004(2):95-97.

2. Weinreb JC,et al. PI-RADS Prostate Imaging-Reporting and Data System:2015,Version 2. Eur Urol,2015.

3. Pettenati C,et al. Positive surgical margins after radical prostatectomy:What should we care about? World Journal of Urology,2015,33(12):1973-1978.

4. Pastore AL,et al. Transurethral resection of prostate and the role of pharmacological treatment with dutasteride in decreasing surgical blood loss. J Endourol,2013,27(1):68-70.

5. Abdollah F,et al. When Should a Positive Surgical Margin Ring a Bell? An Analysis of a Multi-Institutional Robot-Assisted Laparoscopic Radical Prostatectomy Database. J Endourol,2016,30(2):201-207.

6. Mithal P,et al. Positive surgical margins in radical prostatectomy patients do not predict long-term oncological outcomes:results from the Shared Equal Access Regional Cancer Hospital(SEARCH) cohort. BJU Int,2016,117(2):244-248.

7. Wagenlehner FM,Weidner W,Naber KG. Pharmacokinetic characteristics of antimicrobials and optimal treatment of urosepsis. Clin Pharmacokinet,2007,46(4):291-305.

8. Hernandez-Bou S,et al. Afebrile very young infants with urinary tract infection and the risk for bacteremia. Pediatr Infect Dis J,2014,33(3):244-247.

9. Schuch G,et al. Use of procalcitonine in intensive care units:comparison of semi quantitative PCT-Q Brahms assay with automated PCT-Kryptor assay. Ann Biol Clin(Paris),2011,69(6):663-670.

10. Roos NP,et al. Mortality and reoperation after open and transurethral resection of the prostate for benign prostatic hyperplasia. N Engl J Med,1989,320(17):1120-1124.

11. Dabrowski W,et al. Changes in plasma kynurenic acid concentration in septic shock patients undergoing continuous veno-venous haemofiltration. Inflammation,2014,37(1):223-234.

12. 梅骅,陈凌武,高新.泌尿外科手术学.3 版.北京:人民卫生出版社,2008:702-703.

13. 吴阶平.泌尿外科学.济南:山东科学技术出版社,2001:947-947.

14. 陈向东,张顺兴,陆洪兵.应用 Gyrus 等离子体切割系统经尿道前列腺剜除术.中国男科学杂志,2003,17(4):247-249.

15. Liu CX,Xu AB,Zheng SB,et al. R eal en do-enucleat-on of prostate for treatment of benign prostatic hyperplasia. J Urol,2006,17(Suppl1):453.

16. Liu CX,Xu AB,Z heng SB,et al. T ransurethral enucleative resection of prostate for treatm ent of BPH with plasm akinetic system. J Endourol,2005,19(Suppl1):A 273.

17. 郑少波,刘春晓,徐亚文.前列腺腔内逆行剥离法在经尿道前列腺汽化切除术中的应用.第一军医大学学报,2005,25(6):734-736.

18. Zheng SB,Liu CX,Xu YW. A plication of intracavitary retrograde dissection in transurethral vaporization resection of the prostate . J First Mil Med Univ/Di Yi Jun Yi Da Xue Xue Ban,2005,25(6):734-738

19. 卞军,刘春晓,郑少波.经尿道前列腺等离子腔内剜除术与切除术治疗前列腺增生的临床对照研究.南方医科大学学报,2008,28(5):742-745.

20. 刘春晓.经尿道前列腺腔内剜除术.中华腔镜泌尿外科杂志(电子版),2009,3(1):90.

21. 张良,叶敏,陈建华,等.经尿道前列腺电汽化与经尿道前列腺电切对 BPH 的疗效比较.中华泌尿外科杂志,1998,19(5):300-302.

22. 白文俊,王晓峰,朱积川,等.经尿道前列腺电汽化术的并发症.中华泌尿外科杂志,1998,19(1):38-39.

23. Hueber PA,Zorn KC. Canadian trend in surgical management of benign prostatic hyperplasia and laser therapy from 2007-2008 to 2011-2012. Can Urol Assoc J,2013,7(9-10):E582-586.

24. Herrmann TR,Liatsikos EN,Nagele U,et al(2012) EAU guidelines on laser technologies. Eur Urol,61(4):783-795.

25. Liang JH,Pan YL,Kang J,et al. Influence of irrigation on incision and coagulation of $2.0\mu m$ continuous-wave laser:an

ex vivo study. Surg Laparosc Endosc Percutan Tech,2012,22（3）:e122-125.

26. Seitz M,Ruszat R,Bayer T,et al. Ex vivo and in vivo investigations of the novel 1,470nm diode laser for potential treatment of benign prostatic enlargement. Lasers Med Sci,2009,24（3）:419-424.

27. 袁丽萌,贾锋. 半导体激光的新应用. 应用激光,2012,32（2）:171-173.

28. 陈忠,叶章群,吴嘉,等. 1470nm 半导体激光汽化术治疗良性前列腺增生的疗效及安全性研究. 中华泌尿外科杂志,2015,36（2）:113-116.

29. 陈忠,马俊,杨峻,等. 1470nm 激光直出光纤 TURP 式前列腺汽化剜除术治疗良性前列腺增生症初步报告. 现代泌尿生殖肿瘤杂志,2015,7（1）:5-8.

30. 陈忠,杨为民,叶章群,等. 1470nm 激光六步法前列腺分叶剜除术治疗良性前列腺增生症（附 46 例报道）. 临床泌尿外科杂志,2016,31（6）:497-500.

31. Wendt-Nordahl G,Huckele S,Honeck P,et al. Systemic evaluation of recently introduced $2\mu m$ continuous-wave thulium laser for vaporesection of the prostate. J Endourol,2008,22（5）:1041-1045.

32. Bach T,Huck N,Wezel F,et al. 70 vs 120W thulium:yttrium-aluminium-garnet $2\mu m$ continuous-wave laser for the treatment of benign prostatic hyperplasia:a systemic ex-vivo evaluation. BJU Int,2010,106（3）:368-372.

33. Netsch C,Bach T,Herrmann TR,et al. Evaluation of the learning curve for Thulium VapoEnucleation of the prostate（ThuVEP）using a mentor-based approach. World J Urol,2013,31（5）:1231-1238.

34. Kim JW,Kim YJ,Lee YH,et al. An Analytical Comparison of Short-term Effectiveness and Safety Between Thulium:YAG Laser Vaporesection of the Prostate and Bipolar Transurethral Resection of the Prostate in Patients With Benign Prostatic Hyperplasia. Korean J Urol,2014,55（1）:41-46.

35. Netsch C1,Stoehrer M,Brüning M,et al. Safety and effectiveness of Thulium VapoEnucleation of the prostate（ThuVEP）in patients on anticoagulant therapy. World J Urol,2014,32（1）:165-172.

36. Bach T,Herrmann TR,Ganzer R,et al. Thulium:YAG vaporesection of the prostate. First results. Urologe A,2009,48（5）:529-534.

37. Cornu JN,Ahyai S,Bachmann A,et al. A Systematic Review and Meta-analysis of Functional Outcomes and Complications Following Transurethral Procedures for Lower Urinary Tract Symptoms Resulting from Benign Prostatic Obstruction:An Update. Eur Urol,2015,6:1066-1096.

38. Vincent MW,Gilling PJ. HoLEP has come of age. World J Urol,2015,33（4）:487:493.

39. Malek RS,Barrett DM,Kuntzman RS. High-power potassium-titanyl-phosphate（KTP/532）laser vaporization prostatectomy:24 hours later. Urology,1998,51（2）:254-256.

40. 余克勤,李海博,单玉喜,等. 选择性绿激光汽化术治疗高危复发性良性前列腺增生. 中华男科学杂志,2015（6）:573-575.

41. Valdivieso R,Meyer CP,Hueber PA,et al. Assessment of energy density usage during 180W lithium triborate laser photoselective vaporization of the prostate for benign prostatic hyperplasia. Is there an optimum amount of kilo-Joules per gram of prostate?. BJU Int,2016.118（4）:633-640.

42. Zhou Y,Xue B,Mohammad NA,et al. Greenlight high-performance system（HPS）120-W laser vaporization versus transurethral resection of the prostate for the treatment of benign prostatic hyperplasia:a meta-analysis of the published results of randomized controlled trials. Lasers Med Sci,2016.31（3）:485-495.

43. Yamada Y,Furusawa J,Sugimura Y,et al. Photoselective Vaporization of the Prostate:Long-Term Outcomes and Safety During 10 Years of Follow-Up. J Endourol,2016,30（12）:1306-1311.

44. 周焱,孙晓飞,代光成,等. 国产 160W 绿激光经尿道汽化术治疗大体积前列腺增生. 中华腔镜泌尿外科杂志（电子版）,2017（02）:92-95.

45. Xue B,Zang Y,Zhang Y,et al. GreenLight HPS 120-W laser vaporization versus transurethral resection of the prostate for treatment of benign prostatic hyperplasia:a prospective randomized trial. J Xray Sci Technol,2013.21（1）:125-132.

46. Gravas S,Bachmann A,Reich O,et al. Critical review of lasers in benign prostatic hyperplasia（BPH）. Bju Int,2011,107（7）:1030-1043.

47. 黄盛松,卞崔冬,相俊,等. 经尿道红激光汽化治疗高危良性前列腺增生的疗效研究. 中国男科学杂志,2016（06）:55-56.

48. XIE L,MAO Q,CHEN H,et al. Transurethral vapor enucleation and resection of the prostate with plasma vaporization button electrode for the treatment of benign prostatic hyperplasia:a feasibility study. Journal of endourology,2012,26（10）:1264-1266.

49. 徐庆康,段跃,于田强,等. 经尿道前列腺汽化剜切术治疗良性前列腺增生症 657 例报告. 临床泌尿外科杂志,2016,31（270）:505-507.

50. 梁嘉宇,卢一平. 前列腺段尿道悬吊术——BPH 微创治疗新方法. 中华男科学杂志,2016,22（2）:735-740.

51. Pushkaran A,Stainer V,Muir G,et al. Urolift-minimally invasive surgical BPH management. Expert Rev Med Devices,2017,14（3）:223-228.

第十六章

尿 道 疾 病

第一节　内镜下尿道狭窄切开术

一、概述

尿道狭窄是泌尿外科常见病之一,其病因为以下几方面。

1. **先天性尿道狭窄**　如先天性尿道外口狭窄、尿道瓣膜、精阜肥大、尿道管腔先天性缩窄等。

2. **炎症性尿道狭窄**　特异性感染中如淋病所致的尿道狭窄较常见;非特异性感染中常见有反复包皮阴茎头炎症、尿道结石嵌顿等。

3. **外伤性尿道狭窄**　是最常见的尿道狭窄,多见于骨盆骨折或骑跨伤之后,狭窄部位与损伤部位一致。随着腔内技术的发展,经尿道器械操作的增多,医源性尿道狭窄有增多的趋势,内镜操作不当及前列腺电切术后、尿道下裂术后均有可能引起尿道狭窄。

尿道狭窄的病理改变不尽相同:狭窄程度较轻者仅为膜状狭窄,重者为管腔完全闭锁;瘢痕组织轻者仅局限于管腔内黏膜层,重者侵及黏膜下、海绵体、尿道全层甚至尿道周围组织;狭窄段较短的仅为薄膜片状,较长可累及整个尿道;有一处狭窄,也有少数为多发狭窄。

1957 年,Rovasine 等研制出带有窥镜的尿道内切开器械,进行了首例直视下尿道内切开术(direct vision internal urethrotomy,DVIU),在 80 年代后期 DVIU 术引进我国并很快普及,目前已经成为治疗尿道狭窄的首选手术方案。

二、手术适应证和禁忌证

尿道狭窄内切开的手术适应证较为广泛,目前一般认为能将输尿管导管通过狭窄段插入膀胱者均可采用此种方法。对于尿道闭锁患者,若能用亚甲蓝或经耻骨上金属尿道探杆、耻骨上膀胱镜做引导者也可采用此种方法。但下列因素与治疗效果有关。

1. **狭窄的部位**　尿道球部、膜部和阴茎部的手术效果最好。

2. **狭窄段的长度**　狭窄段长度越短瘢痕厚度越小则手术效果越好,长度<1.0cm 效果最好;>2cm 效果较差;>3cm 手术困难且失败率较高,推荐行开放手术。

3. **发病原因**　外伤性尿道狭窄效果最好,炎性长段狭窄、结核性尿道狭窄等内切开成功率低且复发率高。

4. **术前较严重的并发症**　如尿道周围炎、脓肿、肠瘘、阴道瘘等效果较差。合并明显尿路感染者宜在感染控制后再行手术治疗。

三、术前准备

1. 术前要明确尿道狭窄的部位、长度、程度和并发症,顺行、逆行和联合尿道造影有助于诊断。

2. 术前控制尿路感染。尿路感染可引起纤维化和增加瘢痕形成,尿道狭窄并有感染或有尿瘘时应积极进行抗感染治疗。排尿困难或尿潴留时应做耻骨上膀胱造瘘,并应用抗生素药物。

3. 充分满意的麻醉及内镜器械的准备。需给予手术麻醉足够的重视,避免因麻醉不彻底导致手术难度加大。同时要保证内镜的清晰,充足的器械是手术顺利完成的保障。

四、麻醉

可采取连续硬膜外组织、蛛网膜下腔阻滞、骶管阻滞、全身麻醉等。

五、手术步骤

可置入导管的尿道狭窄内切开术步骤如下。

1. **体位**　采取截石位,消毒后清洁并润滑尿道。

2. **直视下观察狭窄段**　使用 0° 内镜直视下进入尿道,持续生理盐水冲洗保证视野清晰,进至狭窄处,若有尿道外口狭窄先行尿道外口切开,保证 F26 号电切镜外鞘可以进入尿道直达狭窄部(图 16-1)。

3. **插入输尿管导管**　拉紧阴茎使得尿道轴线与镜杆保持一致,可见由正常尿道内壁的粉红色转为狭窄段内壁的灰白色,质地由弹性的尿道黏膜转为致密瘢痕组织,管腔变细甚至呈现针眼大小,插入输尿管导管或斑马导丝作为标记(图 16-2),导管尾端有尿液滴出证明已进入膀胱。

4. **狭窄部切开**　操作时左手提起患者的阴茎头,右手操作电切杆,将冷刀伸出镜鞘外少许,首选 12 点位沿导管方向自尿道远端向尿道近端做纵向切开(图 16-3),注意避免损伤阴茎海绵体。因狭窄是环状,故也可在 3、9、6 点位做多点切开,保证狭窄环充分松解。注意 6 点位不宜切除过深。

5. **越过狭窄段进入膀胱**　狭窄环被扩大后尿道镜可进入膀胱,一并检查膀胱内有无其他病变及血凝块等。反复检查狭窄段及狭窄环的情况,若瘢痕表浅且较短,冷刀切开即

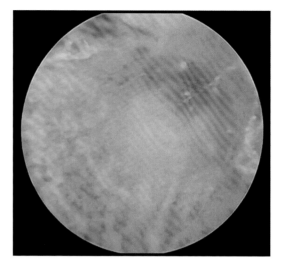

图 16-1　尿道狭窄镜下表现,可见前段接近闭锁,仅能通过输尿管导管

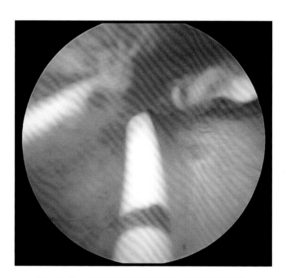

图 16-2　输尿管导管越过狭窄段形成标记

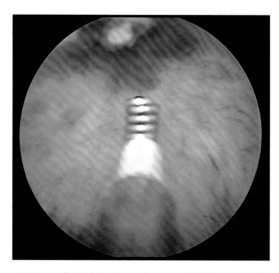

图 16-3　杆状电极自 12 点位方向纵向切开狭窄段

可,若狭窄位于后尿道,且瘢痕较深,长度较长,可换用电切镜行瘢痕电切术将切开处不规则隆起的瘢痕切除(图 16-4),使得狭窄段表面光滑利于尿道上皮覆盖生长(图 16-5)。前尿道狭窄者不建议使用电刀修整,否则可能引起更严重的瘢痕。

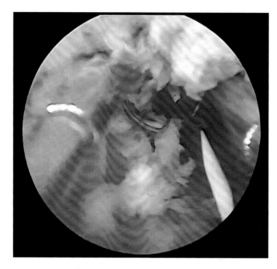

图 16-4　电切前,可见尿道内不规则隆起的瘢痕组织

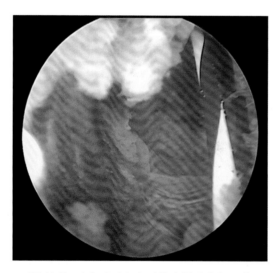

图 16-5　电切瘢痕组织后的光滑狭窄段尿道

6. 留置尿管　为避免留置尿管失败或进入假道,可在膀胱内留置斑马导丝并充盈膀胱后,将斑马导丝自尿管头端穿过,在导丝引导下留置尿管。

导管插入困难及尿道闭锁下的内切开术:此手术关键在于寻找狭窄环隐藏孔径或闭锁膜的最薄弱处。常用的有以下几种方法。

1. 耻骨上膀胱内注入亚甲蓝,同时按压膀胱,使染料进入尿道近端,向闭锁尿道染色最明显处 12 点位切开。

2. 经耻骨上造瘘处置入 F22～F24 金属圆头探杆并置入后尿道,顶起闭锁隔膜。同时在冷刀切开被顶起的隔膜显露金属探杆尖,并于 12 点位做扩大切开。

3. 经耻骨上造瘘口置入膀胱镜或带有冷光源的弧形吸引器杆插入后尿道,经尿道用冷刀想透光最明显处纵向切开并随时插入导管。

六、术后处理

术后常规使用抗生素并定期检查尿常规及尿培养,若尿道出血较多可适当压迫阴茎及牵拉尿管等止血。多数学者均主张术后留置尿管,只是留置时间有不同意见。Carlton 认为切开部位的黏膜生长一圈需约 6 周时间,故建议留置尿管应在 6 周以上,成功概率在 92% 以上。Smith 等认为,留置时间太长导致分泌物淤积、合并感染,增加瘢痕形成,主张仅留置 1~3 天。在实际临床中还应以狭窄段的长度、狭窄的程度等来决定。

术后务必嘱咐患者定期随访,如尿线变细应及时行尿道扩张,根据情况每周行尿道扩张 1 次,并逐渐延长尿道扩张时间。

七、并发症及其处理

1. 尿道穿孔 尿道穿孔可发生于置入金属尿道探杆、手术切割时及留置尿管时,尤其是留置尿管困难加用金属内芯时。穿孔后冲洗液外渗可引起阴茎阴囊水肿,严重者可导致直肠瘘。手术应仔细操作,时刻保持视野清楚,尤其在置入

金属尿道探杆及留置尿管时不可用力过猛。阴茎阴囊水肿不严重者可快速结束手术,并局部拖高阴囊加以外敷促进吸收,若手术一时难以完成应立即停止冲洗并保证膀胱引流通畅。

2. 出血 术中出血是瘢痕被彻底切开的标志,加快冲洗液速度可继续手术。单尿道海绵体切破引起的大出血电凝止血难以控制,必须立即停止手术,经阴茎、会阴或直肠直接持续压迫出血处或置入气囊、导尿管牵引压迫止血。

3. 菌血症 尿道狭窄多伴有不同程度的尿道感染,内切开术后创面的形成及冲洗压力的双重作用下极易导致细菌进入循环引起术后菌血症。主要在于手术前后抗生素的使用,严重尿道感染可推迟手术。

4. 狭窄的复发 多见于狭窄段较长和复杂性尿道狭窄患者,定期扩张尿道可维持排尿通畅,嘱患者尿线变细应继续行尿道扩张,必要时再次手术。

5. 其他 如尿失禁、阴茎勃起功能障碍、阴茎的异常勃起等。部分患者在尿道损伤及骨盆骨折后已经发生相关阴茎勃起异常的并发症,尿道狭窄内切开术本身并不会导致相关并发症的发生。

(石洪波)

第二节　经尿道手术激光治疗尿道狭窄

一、概述

激光是通过对局部产生热效应破坏组织及消除瘢痕。国内用于治疗尿道狭窄的激光主要有钬激光(Ho:YAG)、钕激光(Nd:YAG)、绿激光(KTP:YAG)、铥激光(Thu-YAG)和半导体 Diode 激光。

磷酸钛氧钾在穿过不同晶体后而产生的脉冲式绿色激光,故被称为“绿激光”,其穿透深度仅 800μm,局部热损伤小,同时止血效果良好,能将组织迅速汽化,汽化后局部无焦痂形成,术后瘢痕形成较轻,目前在临床上应用较广泛。

铥激光是一种新型的临床手术激光,波长 1.92μm,接近 2μm,故国内也称其为 2μm 激光,其突出特点是对生物组织的具有强大汽化作用。其热损伤深度仅为 100μm。主要用于精细操作的手术,如输尿管狭窄和尿道狭窄切开术等。

钬激光是由含有稀有元素“钬”的钇铝石榴石激光器产生的中红外脉冲激光,其波长为 2120nm,与水的吸收峰非常接近,故钬激光在水和血液中有很高的吸收系数。钬激光的能量可以集中在人体组织的表层,使细胞中的水分迅速汽化,这就使得钬激光具有了非常好的组织切割能力及切除能力。钬激光进入组织后即在浅层被吸收,其组织穿透深度仅为 0.44mm,热能被限制在浅表组织中,对周围组织的损伤较小。钬激光器可根据不同的使用目的,调整不同的能量和频率,对切开操作的精确控制,可以达到最佳治疗效果。钬激光还可用于浅表血管的止血,切除狭窄组织时热损伤小,对周围正常组织的破坏轻微,使其成为泌尿系统狭窄切开的理想工具。

目前腔内治疗尿道狭窄的方法主要以冷刀切开为主,而

输尿管镜较冷刀或等离子电切刀镜鞘更为纤细,更容易到达并穿过尿道狭窄段;钬激光光纤也较冷刀等更细密,处理狭窄及瘢痕更为精准可控。

综上所述,清晰的视野、更好的止血效果,对组织热损伤的保护、精确的切割和良好的通过性使钬激光在治疗尿道狭窄中应用越发广泛。同时在实际手术中使用输尿管镜钬激光尿道狭窄内切开术联合筋膜扩张器、等离子电切刀等可进一步降低手术风险及难度,提高手术治愈率。

二、经尿道输尿管镜钬激光内切开术

手术适应证和禁忌证及术前准备同尿道狭窄内切开术。手术步骤如下。

1. 体位 患者采取截石位,消毒后清洁并润滑尿道。

2. 直视下观察狭窄段 使用输尿管镜直视下进入尿道,持续生理盐水冲洗保证视野清晰,进至狭窄处。

3. 插入输尿管导管 拉紧阴茎使得尿道轴线与镜杆保持一致,可见由正常尿道内壁的粉红色转为狭窄段内壁的灰白色,质地由弹性的尿道黏膜转为致密瘢痕组织,管腔变细甚至呈现针眼大小,插入输尿管导管或斑马导丝作为标记,导管尾端有尿液滴出证明已进入膀胱。

4. 狭窄部切开 若狭窄段内径狭小不足以允许输尿管镜通过,可先放置膀胱内斑马导丝,使用筋膜扩张器充分扩张扩大管腔后再次置入输尿管镜通过狭窄段,反复观察狭窄段的长度及瘢痕浸润程度。操作时可由助手提起患者阴茎头,左手操作输尿管镜,右手控制光纤。在狭窄段将光纤伸出输尿管镜鞘外少许(图 16-6),首选 12 点位沿导管方向自尿道远端向尿道近端做纵向的往返表浅切割,直至见到狭窄瘢痕松解管腔扩大,再放射状切开狭窄环 1、3、5、7、9、11 点

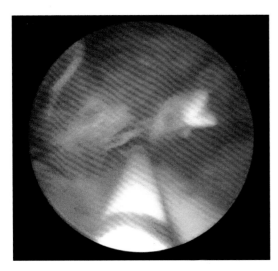

图 16-6　钬激光光纤伸出输尿管镜镜鞘

位,使得狭窄环呈辐状打开。

5. 狭窄处扩张　输尿管镜下狭窄段切开后可使用金属扩张器顺次扩张至 F24,置入电切镜再次观察,并切除不规整黏膜,以利于术后恢复。

6. 留置尿管　术后留置 F20~F22 号硅胶导尿管,拔除尿管后定期行尿道扩张治疗。

术后处理及并发症处理同尿道狭窄内切开术。

(石洪波)

参 考 文 献

1. Carlton FE, Scardino PL, Quattlebaum R. Treatment of urethral strictures with internal urethrotomy and 6 weeks of silastic catheter drainage. J Urol, 1974, 111(2):191-193.

2. Albers P, Fichiner J, Bruhl P. Long-term results of internal urethrotomy. J Urol, 1996, 156(5):1611-1614.

机器人辅助腹腔镜技术在泌尿外科的应用现状及创新

第十七章

机器人辅助腹腔镜技术发展概况

第一节 机器人辅助腹腔镜技术概述

一、概述

随着科学技术日新月异的发展,外科手术正经历由传统开放手术到微创手术,再到机器人辅助手术的伟大变革。始于 20 世纪 80 年代,以腹腔镜为代表的微创技术可以达到传统手术的效果,但具备手术创伤小、术后恢复较快等优点,在临床广泛应用。在取得良好临床效果的同时,也发现其存在一些局限性,如术野为二维平面成像,对抗直觉的反向器械操作,器械的活动自由度少,完成精细分离、缝合、吻合等操作难度大等,这些限制了腹腔镜技术向更复杂外科手术的拓展。近年来兴起的手术机器人技术在微创的基础上,将手术的精度和可行性提升到了一个全新的高度,引起学术界的广泛关注,甚至有学者预言一个以手术机器人为代表、以信息化处理为标志的新的外科手术时代即将来临。机器人手术系统融合了诸多新兴学科,使外科手术的微创化、功能化、智能化和数字化程度大大提高,它的出现进一步完善了微创外科手术的概念。机器人手术系统在外科领域的广泛应用和发展是当今世界临床医学发展的里程碑。目前,国外手术机器人已在泌尿外科、心胸外科、妇科和腹部外科等领域逐渐普及,国内也有数十家医疗单位陆续引进代表当今手术机器人最高水平的达芬奇手术机器人,并迅速投入运用。

机器人手术的主要优势在于其高度放大清晰的三维视野及灵活的机械手臂,空间越小,手术精确度要求越高,其优势也就越明显。总的来说,机器人辅助腹腔镜手术在重建性手术的优势要比破坏性手术明显,在窄小的下腹部、盆腔进行的手术优势比相对宽大的上腹部明显。这些优势带给了手术主刀医生极大的便利,包括降低手术带来的疲劳度,减少学习曲线,缩短手术时间等,也使患者能够减少术中出血和住院天数。

二、机器人辅助腹腔镜技术的发展历史

机器人手术系统经历了伊索系统(AESOP,1994 年)、宙斯系统(Zeus,1999 年)、达芬奇系统(da Vinci,2000 年)三代的发展。达芬奇机器人手术系统属于主仆机器人系统,它是美国食品和药物管理局(FDA)批准的第一个也是唯一可应用于外科临床治疗的智能内镜微创手术系统,也是目前世界上最成熟、应用最广泛的机器人手术系统。2012 年,达芬奇手术机器人荣列"近 50 年十项医学伟大发明",并以其技术先进性、临床应用广泛性登上"2011 机器人十大新闻"。目前,达芬奇机器人手术系统已广泛应用于泌尿外科、心胸外科、普外科、心血管外科、妇产科、小儿外科、耳鼻喉科等临床领域。

达芬奇手术机器人由美国 Intuitive Surgical 公司生产,它由 3 个部分组成:①手术医师的操作主控台。②机械臂、摄像臂和手术器械组成的位于手术床边的移动平台。③三维成像视频影像平台(图 17-1)。实施手术时外科医生不与患者直接接触,通过三维视觉系统和动作定标系统操作控制,医生手臂、手腕和手指的动作通过传感器在计算机中记录下来,并同步翻译给机器手臂,机械手臂的前端安装各种特殊的手术器械模拟外科医生的技术动作,完成手术操作。

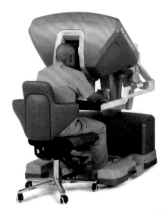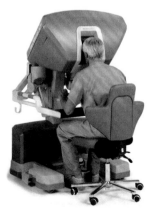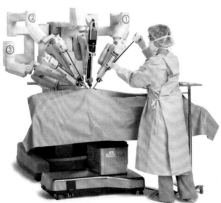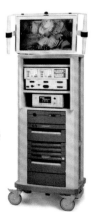

图 17-1 达芬奇机器人手术系统的组成(从左向右依次为控制台 2 台,床旁机械臂和摄像系统)

医生操作系统是达芬奇系统的控制核心,由计算机系统、内镜监视系统、操作手柄及输出设备等组成。术者坐于主控台前根据三维成像系统提供的立体手术视野信息用手指进行精细操作,并通过脚踏板来控制摄像头、焦距和电凝等重要功能。床旁器械臂手术系统包含3~4个交互式的机械臂(1个持镜臂、2~3个工作臂)。持镜臂有4个关节,用于术中握持腹腔镜摄像头;工作臂有6个关节,用于完成术中各种操作。每个工作臂装有一个EndoWrist仿真机械手,它通过抓钳、电钩、剪刀、针持器等不同的控件可以像人手一样进行钳抓、分离、缝合等手术操作(图17-2)。视频处理系统由辅助显示器(交互式触摸屏)、CCU(2个)、数字模拟转换器、光源、其他辅助设备等部分组成。通过双摄像头、双通道光源独立采集同步视频信号来提供放大10~15倍的三维立体的手术视野(图17-3)。

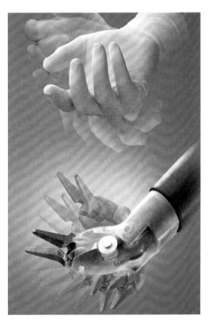

图17-2　EndoWrist仿真机械手

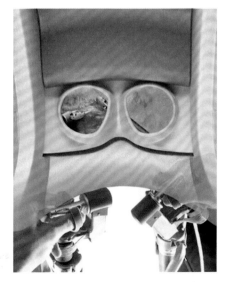

图17-3　高清放大的三维手术图像

达芬奇手术机器人除继承了腹腔镜手术微创的优点外,其特别的优越性表现在:手术器械上的关节腕具有多个活动自由度,更加灵活,拓展了手术人员的操作能力,提高手术精度;在手术中手术器械可滤除人手自然颤动;系统末端的手术器械具有牵引、切割、缝合等多种功能,能在狭小空间操作精细手术;高分辨率的三维图像处理设备,便于外科医生清晰精确地进行组织定位和器械操作;术者可采取坐姿进行手术操作,利于完成长时间、复杂的手术。

三、机器人辅助腹腔镜技术的发展现状

目前,达芬奇机器人手术系统已广泛应用于泌尿外科、普外科、心脏外科、普胸外科、妇科等,其中泌尿外科是当前机器人手术的主要应用领域。在美国,达芬奇机器人手术系统装机量为2474台(2016年8月),多数泌尿外科中心均购买并使用了该设备,并用其开展各种泌尿外科手术;特别是根治性前列腺切除术,通过机器人系统辅助完成的比例占到了70%。自2006年底大陆地区引进达芬奇手术系统,机器人外科手术量呈指数式迅速增长,其中泌尿外科手术所占比例不断升高,从起步时期的10%~20%发展到44%(2017年),逐步成为机器人手术应用的龙头学科。2006年12月20日中国人民解放军总医院引进大陆第1台达芬奇机器人手术系统,截至2017年底,大陆地区共装机69台,其中68台临床应用,1台(长海医院)培训专用。我国大陆地区机器人手术量增长迅速,2006—2017年累计达芬奇机器人手术共67 643例,其中泌尿外科占44%,普外科占29%,胸外科占12%,妇产科占11%。近4年手术增长情况:2014年4982例;2015年11 445例;2016年17 979例;2017年26 765例。随着达芬奇机器人手术设备、技术的不断推广应用,机器人手术量还将处于井喷式的增长阶段。

泌尿外科是达芬奇机器人手术系统应用的主要阵地之一,开展范围较广,技术较为成熟。其在泌尿外科的主要应用包括前列腺癌根治术、膀胱癌根治术、肾切除术、肾部分切除术、肾盂输尿管成形术、肾上腺切除术等,另外膀胱膨出修复术、直肠膨出修复术、输尿管再植、输尿管重建、输尿管膀胱吻合、骶骨阴道固定、肾固定、肾囊肿切除、输精管吻合、精索静脉曲张手术等大多数泌尿外科手术都有成功使用机器人手术完成的报道。就手术种类而言,在经历了最初的起步、过渡阶段,我国机器人泌尿外科手术的种类已从单一的前列腺癌根治发展到各个泌尿外科病种,肾上腺手术、肾手术、肾盂输尿管手术、膀胱前列腺手术等均可通过机器人手术系统完成,既包括肾上腺切除、肾切除等器官切除手术,又包括肾部分切除、尿路整形、前列腺癌根治等重建手术。

(一)前列腺癌根治术

机器人辅助腹腔镜下前列腺癌根治术(robot-assisted laparoscopic radical prostatectomy,RALRP)是泌尿外科机器人应用的主要焦点,是目前所有泌尿外科机器人手术中,与开放和传统腹腔镜手术相比最具明显优势的微创手术。同时,前列腺癌根治术也已成为推动机器人技术发展的主要手段之一。目前在前列腺癌高发的欧美国家,RALRP几乎成为治疗局限性前列腺癌的"金标准"。在美国,RALRP已占前列腺根治术的80%左右。

在腹腔镜和机器人前列腺癌根治术取得初步经验与成果后，Menon 教授在进一步发展出 Vattikuti 研究所前列腺切除术（VIP）技术，该技术主要基于解剖性前列腺癌根治术，并融合与利用机器人手术的原则。机器人外科技术的优势在于放大 10 倍的立体视觉、高度的稳定性和精确的 EndoWrist 操作，因而可完成极为精细的局部处理。来自不同中心的研究显示，机器人和开放手术相比在肿瘤的完整性和切缘阳性率方面没有差异。此外，良好的吻合和神经血管束保护可以使术后早期尿失禁和勃起功能得到改善：若用无垫定义，12 个月的尿失禁率为 4%～31%，平均 16%；若用最多一片安全垫为定义，12 个月的尿失禁率发病率为 8%～11%，平均值为 9%；勃起功能方面，12 个月和 24 个月的正常勃起率分别为 54%～90% 和 63%～94%。与开放和传统腹腔镜手术相比，RALRP 虽手术时间稍长、费用较高，但具有出血少、并发症少、术后恢复快、住院时间短等优点，最新荟萃研究分析也显示机器人手术与开放或腹腔镜方法表现出相似、甚至更优的肿瘤学结果。机器人手术的并发症发生率平均 9%，且大多数是轻微的，最常见为淋巴囊肿/淋巴瘘（3.1%）和尿漏（1.8%）。

总体而言，RALRP 的适应证与开放手术和传统腹腔镜手术类似。主要是临床分期 ≤T$_{2c}$ 的中、低危前列腺癌，年龄 <75 岁或预期寿命 >10 年，PSA ≤20ng/ml，Gleason 评分 ≤7 分，能够耐受全身麻醉等。一般无绝对禁忌证，其相对禁忌证包括患者存在显著增加手术风险的疾病，严重出血倾向性疾病或血液凝固性疾病，预计寿命 <10 年，腹腔和（或）会阴手术史、放射治疗史、去势史及长期雄激素阻断治疗史，过度肥胖（BMI>40）和前列腺体积过大（>100g）等。但其适应证和禁忌证并非绝对的，它与开展机器人手术的医疗中心的器械设备及医生的操作水平有很大关系。RALRP 更加微创，适用于更大的年龄范围、更严重的疾病病情。对于高危的前列腺癌患者（临床分期 ≥T$_{3a}$，PSA>20ng/ml，Gleason 评分 ≥8 分），可术前先进行新辅助治疗。有研究报道，对于中高危的前列腺癌患者多采取新辅助内分泌治疗（neoadjuvant hormonal therapy，NHT）结合根治性前列腺切除术的治疗方法。术前进行 3～6 个月的黄体生成素释放激素类似物（LHRH-a）+抗雄药物的最大程度雄激素阻断方法作为 NHT 方案，NHT 后 PSA 降至 0.2ng/ml 以下时考虑进行根治手术。LHRH-a 主要使用注射用醋酸亮丙瑞林微球（抑那通）或醋酸戈舍瑞林缓释植入剂（诺雷德），抗雄激素药物为口服比卡鲁胺片（康士得）。术后 3 个月时 PSA 复燃的患者可再进行辅助性内分泌治疗。

总之，根据术者的临床经验和机器人手术技术，在刚开展 RALRP 时宜选择体型较瘦或前列腺体积较小的患者，熟练掌握此项技术后，可做前列腺体积较大或以前有前列腺手术史或体型肥胖的患者。基于经济因素和手术安全起见，开展 RLRP 的早期阶段适宜在经济发达的大型三甲医院。

（二）膀胱癌根治术

与 RALRP 相比，机器人辅助腹腔镜下膀胱癌根治术（robot-assisted laparoscopic radical cystectomy，RALRC）发展稍慢，但多项研究已表明 RALRC 是治疗膀胱癌安全、微创、重复性好的方法，中短期的肿瘤学结果和患者生存期也与开放手术

无显著差异，而且对高龄高危的患者可能更有优势。与开放性膀胱癌根治术相比，RALRC 患者住院期间的并发症发生率和死亡率较低，肠外营养使用率较低，而住院费用较高，住院时间类似。

大样本病例研究发现 RALRC 术后 30 天和 90 天的并发症发生率分别为 41%（387/939）和 48%（448/939），死亡率分别为 1.3%（12/939）和 4.2%（39/939）。并发症的级别为 0 级占 52%，1～2 级占 29%，3～5 级占 19%。最常见的并发症分别为胃肠道症状（27%）、感染（23%）和泌尿生殖系统并发症（17%）。目前关于 RALRC 最长期的随访研究为 5～8 年，其在局部控制肿瘤方面疗效较好，但是对于肿瘤转移性的患者，RALRC 肿瘤学和功能学结果可能与开放手术类似。RALRC 可以较好地保留神经血管，有利于术后排尿功能和性功能的恢复，并可与各种膀胱替代术或尿流改道术结合进行。目前多采用体外建立新膀胱或尿流改道。随着技术的进步和器械的更新，特别是吻合器装置的改进，利用机器人手术系统在体内完成新膀胱的建立或尿流改道是可行的，相关手术报道逐渐增多。

（三）肾部分切除术

机器人肾手术主要包括肾切除术、肾部分切除术和活体供肾切除术等，其中机器人辅助腹腔镜下肾部分切除术（robot-assisted laparoscopic partial nephrectomy，RALPN）开展最多、优势最明显。腹腔镜肾部分切除术（laparoscopic partial nephrectomy，LPN）是治疗局限性肾肿瘤的重要方法，但 LPN 技术难度较大，学习曲线较长、术中热缺血时间长、有一定的术后出血发生率。由于机器人系统的工作手臂具有 6 个关节和 7 个方向的自由度，并可提供 10～15 倍的三维立体手术视野，因此 RALPN 可更有效地进行肿瘤切除和肾脏重建，并在完成此操作的同时拥有 <30 分钟的安全热缺血时间，从而使肾肿瘤彻底、完整被切除，同时最大限度地保留正常肾组织。Benway 等比较了 129 例 RALPN 和 118 例 LPN，两者在手术时间、集合系统侵犯率、肿瘤直径、切缘阳性率等方面无统计学差异。但 RALPN 的术中出血较少、术后住院较短，更有意义的是术中热缺血时间明显缩短（19.7 分钟和 28.4 分钟），这对保留肾具有重要意义。有荟萃分析对机器人辅助和腹腔镜部分肾切除术的结果进行了比较，手术时间、失血量、转换至开放手术率、术后住院时间并无显著差异，但机器人组的热缺血时间显著缩短。因此机器人手术能更好地保留肾功能，但是仍需要有更长期的数据证实。

肾脏部分切除手术是治疗小于 4～7cm 肿瘤的首推方法。但是，不管 RALPN 还是 LPN 均需要阻断肾动脉 20～30 分钟。手术后肾功能有一些影响，对于既往患有高血压、糖尿病或者肾疾病的患者，热缺血时间越短越好。目前，有研究开始探索，在肾动脉不阻断（称为零热缺血）的情况下，做肾部分切除手术。机器人辅助腹腔镜下联合射频技术可进行不阻断肾动脉的肾部分切除术：患者的肾肿瘤周围先用射频针热处理，再在立体三维、高清视野下用 7 个自由度的灵巧机器人手术手臂彻底切除肾肿瘤，该过程不需要中断肾动脉，达到完全的"零热缺血"，手术对肾功能几乎没有影响。此外，借助术前的三维血管造影，再掌握肾肿瘤血管分布的情况下，术中不阻断动脉主干，而是阻断相应动脉分支，即

"高选择性肾动脉阻断"，也可以对术后肾功能起到积极的保护作用。

（四）泌尿系整形手术

泌尿系整形手术主要包括肾盂成形术、输尿管成形术、肾折叠术等。腹腔镜肾盂成形术（laparoscopic pyeloplasty，LPP）是治疗肾盂输尿管连接处梗阻（ureteropelvic junction obstruction，UPJO）、肾盂积水的传统"金标准"，机器人辅助腹腔镜肾盂成形术（robotic-assisted laparoscopic pyeloplasty，RALPP）的广泛开展正日益撼动其地位。Bird 等比较了 98 例 RALPP 和 74 例 LPP，总的手术时间、吻合时间、术中、术后并发症等差异均无统计学意义。Braga 等做的荟萃分析，纳入了 8 项研究 181 例 RALPP 和 145 例 LPP。相比 LPP，RALPP 的平均手术时间缩短 10.4 分钟，平均住院时间缩短 0.5 天。手术成功率、术后并发症、再入院率等差异无统计学意义。Singh 等对 25 项研究 740 例 RALPP 的荟萃分析得到类似的结果。机器人手术操作灵活、视野清晰、减轻术者疲劳、缩短学习曲线，使得 RALPP 成为治疗肾盂输尿管畸形、肾盂积水的重要方法。另外，RALPP 的适应证较 LPP 更宽，对于首次整形手术失败的病例，仍可以采用 RALPP 取得较好的疗效。

UPJO 等泌尿系统畸形常见于青少年及儿童。由于机器人缝合重建技术严密牢靠，所以对于儿童患者，机器人手术创伤较小，术后可不放输尿管内导管，避免了相关并发症的发生。儿童及年轻患者在希望治愈疾病的同时，也更加追求微创和无瘢痕，da Vinci 机器人辅助的泌尿系统整形手术是实现他们爱美之心的更好选择，"没有瘢痕的手术"痛苦少、恢复快、美观，更重要的是，这样的手术可以给患者带来更多的自信。

（五）肾上腺切除术

目前腹腔镜手术已成为治疗大部分肾上腺病变的"金标准"，创伤小，恢复快。但传统腹腔镜的也存在一些不足，特别是在处理疑难病例方面难度较大，如体积较大（>5cm）、粘连甚至压迫大血管的肿瘤，患者过度肥胖等。2001 年 Horgan 等首次成功实施了机器人辅助腹腔镜肾上腺切除术（robot-assisted laparoscopic adrenalectomy，RALA），其后 RALA 的报道逐渐增多，取得了较好的疗效。

临床实践发现，RALA 在处理一些疑难肾上腺病变方面优势更加明显，如大血管附近较大嗜铬细胞瘤的手术处理。对于此种病例，传统腹腔镜处理较困难，不仅易损伤大血管，而且对瘤体刺激较大引起儿茶酚胺释放入血，导致术中血压波动。而开放手术一般采取腹部 L 形切口入路，创伤较大，术中暴露困难，易损伤周围大血管和重要脏器。处理右侧肿瘤时往往需要翻转肝，对肝的刺激较大，术后手术部位留有较大的手术瘢痕，影响美观。机器人辅助手术在分离大血管时明显比传统腹腔镜容易且更安全，机械臂自动消除颤抖而对瘤体刺激较小，术中血压波动小。我们认为对于下述情况应优先选择 RALA：①邻近甚至压迫大血管（如腔静脉、主动脉、肾动静脉）或内脏器官（如肝）的较大肾上腺肿瘤，尤其是嗜铬细胞瘤。②可以或者需要保留部分正常肾上腺组织的肿瘤，如孤立肾上腺病变、双侧病变、较小的腺瘤等。③一些特殊患者如极度肥胖等。总之，RALA 使得一些不适合传统腹腔镜手术的疑难肾上腺病变的微创治疗成为可能。

（六）泌尿系结石手术

尽管冲击波碎石术，内镜手术和腔内碎石技术的进步，仍然有一些情况下，当所有的内镜手术失败后，特别是复杂的肾结石，开放手术仍是最后的方法。虽然腹腔镜肾结石手术是可行的，但机器人系统能对这类手术有一定的帮助。国内曾有报道利用机器人手术系统，成功进行肾铸型结石的肾盂切开取石手术，这类患者采用传统腹腔镜手术难度极大，通过机器人设备可以避免开放手术的巨大创伤，患者术后肾功能良好。对于同时需上尿路整形（如合并重复肾、肾盂输尿管连接处梗阻）的结石患者，以及需要进行其他部位的腹腔手术（如合并肾上腺肿瘤、胆囊结石等），机器人手术也是很好的选择。

（七）女性泌尿系统疾病

多种女性泌尿系统疾病可以利用机器人的协助来修复，如压力性尿失禁、子宫脱垂、盆底肌肉无力等。压力性尿失禁可能是因为特定的盆底肌肉，筋膜结构，神经的损害等原因导致。尿道和膀胱颈部过度活动，导致压力性尿失禁，此类患者可借着机器人腹腔镜悬吊术获得医治。骨盆筋膜破裂而神经肌肉控制功能正常的女性患者，可利用机器人完整手术复位分隔两端筋膜组织。

（八）男性不育

机器人技术亦已被用于男性生殖显微手术中，如附睾输精管吻合术和输精管吻合术。机械人特有的三维视觉和放大倍率的技术优势，再加上利用黑钻微尖钳来进行 10～0 号缝线吻合工序。

（九）小儿泌尿外科手术

由于机器人手术技术有在一个细小的空间中进行微少动作的优势，特别适合处理一些因先天性结构异常而需要重建手术的儿童。最常用的程序之一是机器人辅助肾盂成形术。在最近一项荟萃分析报道中，机器人辅助肾盂成形术较一般腹腔镜手术减少 10 分钟的手术时间和显著缩短住院时间，而两者在并发症发生率和手术成功率无显著差异。其他有关利用机器人辅助的小儿手术包括输尿管吻合术，肾切除术/半肾切除术，输尿管膀胱再植术等。

经过十余年的发展，我国机器人泌尿外科手术经过了从简单到复杂的蜕变，各机器人泌尿外科中心相继完成一系列高难度的手术，包括压迫腔静脉大血管的巨大肾上腺肿瘤切除、高选择性肾动脉阻断肾部分切除、内生型肾肿瘤的肾部分切除、肾铸型结石切开取石、高危高龄前列腺手术、完全体内的尿流改道手术等，这些既往开放手术都相当困难的术式均已成功利用机器人手术系统辅助完成。在美国泌尿外科年会、欧洲泌尿外科年会、世界机器人外科大会上，都可以看到来自中国机器人泌尿外科学者的精彩演示。

尽管我国机器人外科正处于蓬勃发展的阶段，但同欧美数以千计的设备数目仍无法相比。结合自身情况、构建中国特色的机器人泌尿外科手术平台具有重要的战略意义。目前国内一些早期开展机器人泌尿外科手术的医疗中心相继举办了机器人手术培训班或会议，如长海·克利夫兰机器人手术培训班、解放军总医院中欧联合机器人大会、中山机人手术学习班、华山机器人手术学习班、瑞金机器人手术学习班、西京医院机器人手术模拟培训班等。在国内机器人外科手术尚未完全普及的今天，这为更多的泌尿外科医生了解、接触这一国际前沿技术提供了绝佳的平台。

四、机器人辅助腹腔镜技术的优缺点

机器人手术系统较传统腹腔镜有明显的优势，它是未来外科手术的发展趋势，但是即便是目前国际上最先进的达芬奇机器人手术系统发展的也不尽完善，其主要优缺点如下。

（一）优势

da Vinci 机器人手术系统除继承了一般内镜手术的微创、出血及术中输血量减少、术后并发症少、住院时间短、提高医院病床周转率等优点外，其独特的优势主要有：①da Vinci 机器人采用双通道光源、高清晰度三维立体成像系统，使图像更加清晰，能更好地辨认和保护神经血管束，术者还可以通过数码变焦改变视野范围而无须改变摄像头的插入深度。②机器人手由多关节组成，灵活自如，可以提供几乎可与人手相媲美的旋转、弯曲等动作，还可以进行动作的1：1、3：1、5：1等比例精细化，提高了重要脏器和血管、神经的分离处理时的精确性和灵敏度，这在盆腔的复杂性手术方面的优势尤为突出。③人机合一，减轻术者疲劳，通过机器手臂操作，滤除生理震动，避免了人的呼吸和生理颤抖对操作的影响，增强了手术的稳定性、安全性。④一般认为，机器人手术系统还有利于缩短腹腔镜手术的学习曲线。

（二）不足

主要有：①设备的购置和维护费用昂贵，这是影响机器人手术系统在国内广泛普及的主要因素。②缺乏触觉反馈，术者对手术野内的组织器官没有触觉感知，无法通过触觉判断血管、肿瘤等组织的弹性、搏动性、硬度、韧性等，这对于某些复杂的肿瘤根治手术尤为不利。③机器人系统技术的复杂性，在使用过程中发生机械故障的概率大于一般的内镜手术系统。④庞大的机器需要较大的存储空间和大型手术室。⑤术前需要较长的系统安装时间。⑥人体内操作空间小，机器人手术器械之间容易发生碰撞等。

当然，辩证法告诉我们，事物都存在两面性。高昂的收费标准、较高的空间和人员配置要求，以及较长的手术器械准备时间都限制了这种高端手术在国内的大范围开展。但从历史的角度看，任何经得起时间检验的高端技术最终都将会普及化；并且随着技术的不断进步，外科机器人的发展也会更加贴合临床应用的需求。

五、机器人辅助腹腔镜技术的发展趋势

未来机器人手术系统需要改进之处主要有以下几点：①完善触觉反馈，进一步加强人机交互。②加强图形图像处理，建立虚拟手术系统。③进一步提高机械手的灵活性和视野的精确度。④缩小机器人的体积和减少费用。⑤进一步提高机器人的智能化水平等。另外新的机器人技术如单孔机器人腹腔镜、纳米机器人、经皮肾通道（PAKY）系统、软式机器人和自然腔道内镜手术（NOTES）、远程操作外科手术机器人系统等也正蓬勃发展。美国华盛顿大学的科技人员已经研发了一种新型的手术机器人系统——"乌鸦"机器人手术系统（raven robotic surgical system）。与 da Vinci 手术机器人相比，其体型小、售价低；更重要的而是其正在开发能够模拟手术医师的手感触觉的功能；其软件数据源开放，适合研究人员对其进行编程，因此能够支持不同的手术环境，甚至是和传统的开腹手术联合使用。"乌鸦"代表了行业未来的发展趋势：外科手术机器人会向小型化、智能化和实用性方向发展，具有更强的兼容性和反馈功能，不断开发新的产品，降低临床使用成本。

在过去的近 20 年中，我们经历了从传统开腹手术到腹腔镜手术，从机器人手臂镜头辅助系统到机器人手术，最终到现在的远程协作手术。虽然目前机器人系统并没有普及到成为手术室的必备装备，但是如果能够预测未来的话，我们可以说，这只是一个时间问题。未来的机器人将会变得更小、更便宜、具有触觉反馈系统及能够完成远程协作手术。目前，显而易见，机器人系统对于我们来说还是一项较先进的技术，其临床应用和优点仍有较大的发展空间。机器人辅助技术在泌尿外科手术中的应用，使得临床开展更为精确、复杂的手术成为可能。远程通信技术广泛的应用，机器人遥控手术的开展，促进了国内外的学术交流与合作，加强了落后与发达地区的联系。我们有理由深信在不久的将来，技术的改进必将进一步提高机械手的灵活性和视野的精确度、缩小机器人的体积和减少费用，必将使机器人在医学领域的应用更加广泛，并最终可以达到使患者获得最佳外科治疗效果的目标。有理由相信，随着时间的推移，越来越多的中国外科医生将会开展机器人手术，机器人外科手术也会像国外一样越来越普遍。

（王先进　钟山　沈周俊）

第二节　机器人辅助腹腔镜的手术准备

机器人辅助腹腔镜手术相比传统开放手术和腹腔镜手术，在术前准备方便有更高的要求，包括手术室要求、人员配备、术前评估、术前护理等。

一、机器人手术的手术室要求

需配备机器人手术的专用手术室。其面积大于 $50 m^2$，呈正方形或长方形。手术室四面墙体必须都配备电源。建议手术室使用可移动的手术床便于机器人手术系统更换泊位。如使用固定的手术床，则手术室面积必须满足机器人手术系统可以围绕手术床绕行。机器人手术室布置如图 17-4 所示，设备之间通过蓝色光缆传输数据，黄色虚线区为无菌区，主刀医生及操控台需要置于手术室内，术中紧急时刻方便主刀医生第一时间能看到手术台上情况。

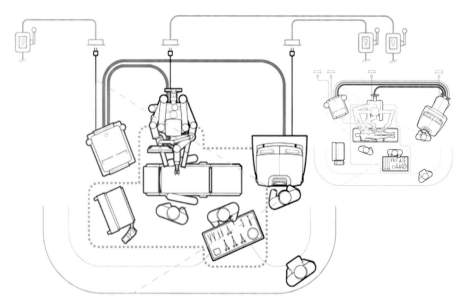

图 17-4　达芬奇机器人手术室布置

二、机器人手术的人员配备

参与机器人手术的人员包括：主刀医生（console surgeon）1 名，床旁医生（patient side surgeon）1~2 名，洗手护士（scrub nurse）1 名，巡回护士（circulating nurse）1 名，麻醉师 2 名。其中，主刀、床旁医生及洗手、巡回护士需取得专业培训机构的操作证书。目前亚太地区 da Vinci 机器人手术培训点主要是在香港威尔士亲王医院的赛马会微创外科培训中心（Jockey Club MISSC），国内首家机器人培训点落户在上海长海医院。有腹腔镜手术经验的外科医生在培训完成、考取机器人手术合格证后可获得一张智能卡片，里面详细记录了医生的个人信息。在手术操作时，需利用该卡片开启机器人手术系统，同时手术信息也将上传至服务器进行保存。

为了机器人手术的正常运转，需任命一位机器人手术室专管护士长和一位协调员：专管护士长安排手术日分配及护士轮班，在一位新机器人医生开展前 5~10 例手术时（或开展新的术式或高难度手术等情况）提前告知机器人公司，以便安排临床专员跟台协助；协调员管理并记录每台手术的器械寿命消耗，每周五与公司联系记录本周手术，预估即将用完的器械耗材以尽早订购。开展初期，需记录每台手术的手术室布局、手术各阶段时间等重要参数、术中各种错误故障的处理，以积累经验避免误操作错误。

三、机器人手术的术前评估

机器人手术的开展也给临床麻醉带来了许多新的课题和挑战。由于机器人手术系统可能会占据麻醉医师的工作空间，甚至严重遮盖患者的头面部、躯干和静脉通道等，因此麻醉医师在术中很难接触到患者，当发生意外时，反应处理可能会滞后。麻醉医师需要和手术医生和护士一同经过严格的训练，在发生危机情况时，能够快速从患者体内撤离机器人系统，使得麻醉医师能够在 1 分钟内开展紧急抢救。机器人手术期间患者需要保持特殊的体位、长时间麻醉手术、

CO_2 气腹（气胸）、CO_2 蓄积、出血、神经损伤、循环功能紊乱、颅内高压等特殊问题也给麻醉管理带来了新的挑战，对于麻醉管理和监测提出了更高的标准。随着新型机器人手术的开展，麻醉手术期间相关的并发症也会相应增加。因此，麻醉医师需要不断总结，及时更新掌握机器人手术麻醉的管理原则与规范，确保患者安全，为发挥机器人手术的优势，提高患者手术治疗效果，促进疾病预后，提供支撑和保障作用。机器人手术源自传统的内镜微创手术，因此其麻醉管理策略与以往的腔镜手术麻醉管理相似，但也有其独特的地方。机器人手术麻醉更需要严格的术前评估和准备、精确的术中监测和管理、快速优质的恢复与转归。

一般而言，对于以下患者，使用机器人手术需慎重。

1. 术前合并心肺疾病或功能障碍的患者　由于机器人手术期间患者需要维持特殊体位（如头低足高的过度屈氏体位）长达数小时，加之长时间的气腹（气胸），会严重影响患者的生理功能，对于术前存在心血管系统疾病，甚至低氧的患者可能无法耐受。因此对于存在这类疾病的患者需要慎重选择，对于术前就有严重的心肺功能损伤甚至失代偿者，建议选择传统的开腹手术。

2. 过度肥胖的患者　过度肥胖（BMI>30kg/m^2）一方面会影响机器人手术期间手术区域的暴露和手术操作，另一方面，其此类患者的生理功能，尤其是呼吸和循环系统在术中也容易出现失代偿状况，以及与机器人手术相关的外周神经损伤。因此，在手术选择时需要慎重。当然也有过度肥胖患者成功接受 da Vinci 机器人手术的报道。

3. 病变范围大，侵犯其他临近组织的患者　机器人手术起初适用于良性病变的切除。由于其操作精细、解剖结构分辨清晰，因此也开始逐渐扩展到肿瘤患者的手术治疗。但是，由于目前的机器人缺乏外科医生的触摸感，对于侵犯相邻组织的肿瘤，因为边界不清，可能会导致周围正常组织的损伤，或是切缘病变残留。这给机器人的手术操作带来不便。因此，病变范围过大，或者是肿瘤侵犯周围组织者可以

考虑传统手术或者是非手术的治疗方式。

4. 青光眼和颅脑病变的患者　CO_2 气腹和（或）头低体位会加剧眼内压及颅内压的增加,恶化青光眼及颅内病变,甚至造成围术期的脑卒中。此类患者不适合机器人手术。此外,由于机器人手术所需要的长期间气腹和头低体位会导致视神经压迫、缺血,头面部充血,眼周组织肿胀,严重者会发生术后失明,因此对于术前存在眼科疾病的患者选择也需慎重,加强评估。

5. 合并血栓性疾病的患者　术前存在的血栓可能会因为手术操作或者是气腹、体位的影响而脱落,严重者发生肺栓塞,危及生命。对于术前服用抗血小板药物的心脏介入治疗术后患者,需要邀请心脏科医师评估术前停用抗血小板药物的风险,并在术前 1 周停用这类药物,或使用阿司匹林替代治疗。

6. 解剖异常的患者　病变组织的先天解剖变异不利于术者操作,影响手术效果。对于过去接受过腹腔或者是胸腔手术的患者,可能存在组织的粘连,这也影响手术操作,因此需要通过影像学检查评价手术的难易程度。

随着手术机器人的发展,上述慎用的范围也会随之调整,手术机器人与传统的手术方式,或其他技术的联合、杂交会使得更多的患者能够受益于这类先进的手术方式。年龄不是机器人手术的禁忌证,已经有很多高龄患者成功接受机器人手术的病例报道。机器人在小儿外科手术中也有很大的发展,已经开展了心脏手术、喉咽口腔等多种手术。

机器人手术的患者术前准备除了一般的常规内容外,还需要注意以下内容:①术前晚使用低分子量肝素预防围术期的血栓形成。皮下注射低分子量肝素能够减少术中术后的血栓形成及危害,这些内容主要针对存在血栓高危因素的患者。②术前预防性服用制酸药,降低胃酸浓度,减少术中胃液反流及其造成的不良影响。③术前服用轻泻液,排空肠道的粪便和积气,从而使得术中的操作空间能够更好地显露,并且也可以降低手术误伤肠道的风险和危害。④术前建立鼻胃管和导尿管,减轻胃肠张力和增加盆腔手术的空间。

四、机器人手术的术前护理

机器人手术的特点也对外科围术期护理产生较大的影响,主要是减轻围术期护理工作量、降低护理难度和提高护理质量和效率。加强机器人外科手术的围术期的管理对顺利完成手术,减少并发症的发生,促进患者恢复具有重要作用,主要术前护理措施如下。

（一）心理护理

患者都希望通过创伤小、效果好的微创手术方式解决疾病痛苦,但 da Vinci 机器人手术在国内的应用还处于起步阶段,主要集中在大城市和军队医院。患者顾虑手术的安全性、有效性及费用,紧张、焦虑、恐惧等心理问题尤为突出,心理因素的变化直接或间接地影响疾病的治疗和术后的康复。因此,术前护士应主动利用资料、图片、手术录像向患者及家属展示 da Vinci 机器人手术系统的基本知识、工作过程,介绍机器人手术的目的、方法、安全性、效果,与开放手术的区别、优缺点,术中的注意事项,术后的恢复过程、生活质量和护理重点等,并可安排成功病例现身说法,解除患者及家属的顾虑,让患者对机器人手术有初步认识,并积极主动配合治疗。对不同的个体以同情理解的心情、和蔼的态度、娴熟的操作技能和丰富的专业知识进行心理疏导,消除患者的不安情绪,鼓励患者增强信心,以最佳的心态接受手术。

（二）术前护理准备

了解患者的生活习惯,如有吸烟史、饮酒史,要劝其戒烟、戒酒。对患者进行全面的术前检查,了解全身情况,对合并心肺疾病及高血压患者,认真做好心肺功能检查。指导患者合理补充营养,增强机体耐受手术的能力。患者入院后,护士即开始床旁指导腹式呼吸、有效咳嗽练习、床上使用大小便器等。指导患者掌握腓肠肌锻炼法,预防下肢静脉血栓形成。根据不同的手术需要,手术前 1 ~ 3 天进食高热量、高蛋白,无渣流质饮食,禁食豆类、牛奶等产气的食物,告诉患者肠道准备是降低术后感染,减少术后并发症的重要措施。术前 3 天应用抗生素预防感染。术前晚口服恒康正清做肠道清洁准备,术前禁食 12 小时,禁饮 6 小时,预防手术麻醉中可能出现的呕吐、误吸。机器人患者术区备皮部位与腹腔镜相同,主要是经腹部入路,应特别注意清洁脐部,若有积垢以松节油或液状石蜡棉球覆盖约 5 分钟,清水清洗后用碘伏消毒 2 遍。洗澡更衣,注意保暖,预防感冒。

（王先进　沈周俊）

第三节　机器人辅助腹腔镜的手术器械

达芬奇手术机器人由美国 Intuitive Surgical 公司生产,它主要由 3 个部分组成:①手术医师的操作主控台;②机械臂、摄像臂和手术器械组成的位于手术床边的移动平台;③三维成像视频影像平台(图 17-1)。实施手术时外科医生不与患者直接接触,通过三维视觉系统和动作定标系统操作控制,医生手臂、手腕和手指的动作通过传感器在计算机中记录下来,并同步翻译给机器手臂,机械手臂的前端安装各种特殊的手术器械模拟外科医生的技术动作,完成手术操作。迄今为止,Intuitive Surgical 已开发了三代达芬奇手术机器人,分别是 da Vinci、da Vinci S、da Vinci Si 和最新的 da Vinci Xi 系统,每一代性能均较上一代有所提升。目前国内临床使用的以二、三代为主,而 Si 和 Xi 系统已经能支持单孔腔镜技术。

一、操作主控台

外科医生控制台是机器人手术系统的控制中心(图 17-5)。主刀医生坐在无菌区外,通过双手操作两个手柄或通过踩踏板来进行操作:手柄可控制机器人器械臂的移动、旋转,脚踏板功能包括单极电凝和电切、离合、内镜控制、器械臂转换、双极电凝。左侧面板可调节目镜系统的高低和旋转、操控台的高低、脚踏板的深浅;右侧面板功能可进行紧急停止、开启或关闭。在立体观察器中,器械尖端看起来与放置在主控制器上的外科医生的手对齐,非常有助于使手与眼的协调达到最佳程度,使得达芬奇手术系统能够使外科医生像在开放式手术中一样灵巧(图 17-6)。进一步的控制是由移动缩放和术者振颤过滤装置来提供的:它使手部的自然颤抖或无意移动减小至最小。主刀医生还可以选择将视图从全屏模式切换到多图像模式:该模式能够显示出手术部位的三维图像,并可同时显示出由其他设备提供的最多两个附加图像。da Vinci Si 手术系统较之前的产品进一步加强了的人体工程学控制系统,可以记忆每个操控医生的机器操作的位置,5 轮转向使控制台移动起来更容易。控制台体积大大减小,占地面积减低,线缆大量减少;此外,da Vinci Si 系统还可连接 2 个控制台,2 名术者可以同时进行机器人手术操作,非常有利于年轻外科医生的学习。

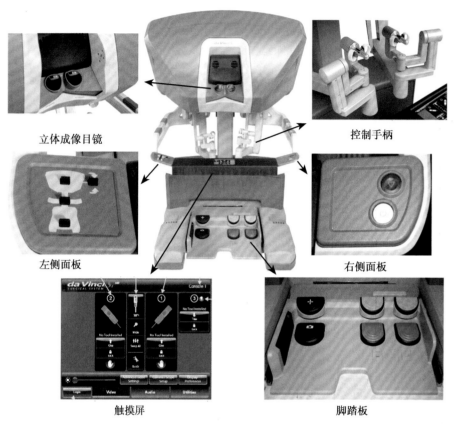

图 17-5　da vinci Si 机器人手术系统控制台

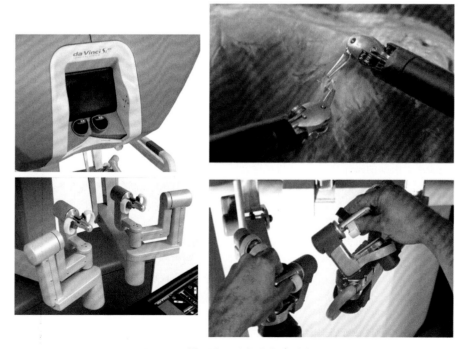

图 17-6　控制台医生操作与术中视野

二、床旁机器人手术系统

床旁机器人手术系统是达芬奇机器人手术系统的操作部件,其主要功能是为器械臂和摄像机臂提供支撑。床旁机器人手术系统操作员在无菌区内工作,负责更换器械和内镜、协助控制台主刀医生,还可进行患者侧的其他工作。为了确保患者安全,床旁机器人手术系统操作员的动作比控制台主刀医生的动作具有更高优先权。da Vinci S/Si 机器人的床旁系统配有 3 个器械臂和 1 个镜头臂:镜头臂通过直径 12mm 的一次性塑料戳卡进入患者体内,内镜头有 0°和 30°;器械臂通过直径 8mm 的机器人专用金属戳卡进入患者体内,器械有数十种,术中可以随意更换。通过控制背部的电动推柄进行窗旁系统的移动、定泊(图 17-7)。

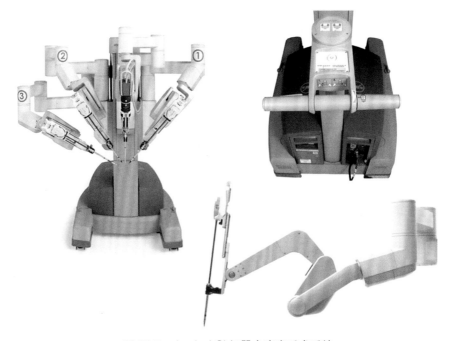

图 17-7　da vinci Si 机器人床旁手术系统

摄像系统平台车内装有达芬奇手术系统的图像处理设备,手术过程中由一名无须在无菌区的人员操作。摄像平台车还用于放置辅助手术设备,如电刀发生器、超声刀发生器、气腹机等。摄像平台车的部件除了视频成像设备,还包括内部通话系统、隔离变压器和电源板及 CO_2 槽罐座等。

三、三维高清摄像系统

成像系统是外科机器人另一大脑核心部件,也是手术系统的中心连接点。

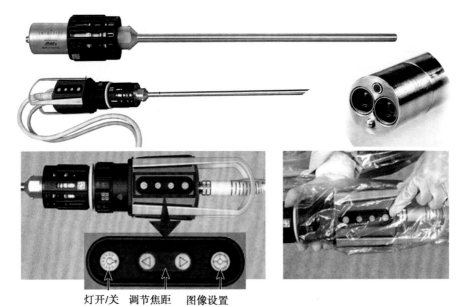

灯开/关　调节焦距　图像设置

图 17-8　da vinci Si 机器人双目内镜系统

冷光源:机器人术中照明由冷光源提供,光源通过一根光纤、两路光导电缆输送到内镜,并投照到外科手术部位上。

内镜与立体摄像头:来自照明器的光通过光纤电缆沿着内镜的轴向下传送,然后投照到外科手术部位上(图17-8)。光纤电缆的热量有助于最小化内镜透镜上的成雾现象。由内镜捕捉到的外科手术部位的视频图像通过左/右信道传送给特定的立体摄像头,可实现对术野摄像头10倍或更高的三维立体放大。摄像头连接左侧和右侧摄像机控制单元,还与焦距控制器相连。

触摸屏:摄像台车触摸屏具有内部通话系统,可由助手进行触摸操作并与主刀医生进行双向交流(图17-9)。多端输入展示让医生及手术室团队看到手术视野的三维图像,并可看到多达两个额外的视频资源,如超声和心电图。

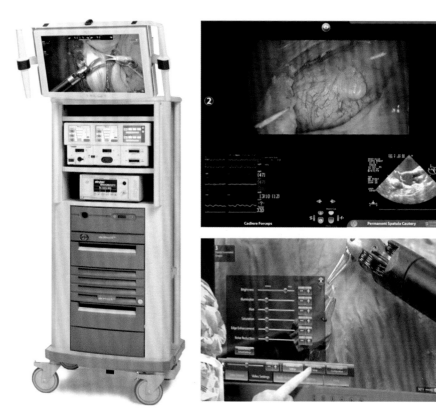

图17-9 da vinci Si 机器人摄像平台车触摸屏

四、机器人手术 EndoWrist 器械

EndoWrist 器械的设计能够使外科医生具有极高的灵巧性,可完全模仿人手腕动作的7个自由度,可以如同人手一样做屈伸和旋转动作,旋转范围达540°,是人手的3倍;电脑控制每秒同步1300次,同时设计了很多提示来协助手术。EndoWrist 器械在狭窄解剖区域中比人手更灵活,在微创治疗环境中就可以达到更高的精确性,在任何外科手术台上实现最快、最精确的缝合、解剖及组织处置。主要包括单极电剪、双极电凝马里兰镊子、电钩、窗孔式抓钳、大持针器、超声刀(图17-10)。机器人器械尽管可以重复消毒,但一般只能使用10次,系统自动进行倒计数。器械安装至床旁器械臂后,其剩余次数会显示在显示屏幕上。

五、其他附件

除了上述主要设备,机器人手术系统还包括一些专用附件,如器械专用8mm金属套管、十字校准器等(图17-11)。

六、第四代 da Vinci Xi 手术系统

目前全球临床上普遍应用的是第三代产品,即 da Vinci Si 手术系统。这款机器人在实时操作上已经非常到位,但是手

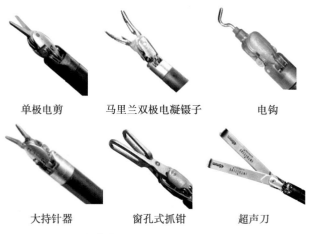

| 单极电剪 | 马里兰双极电凝镊子 | 电钩 |

| 大持针器 | 窗孔式抓钳 | 超声刀 |

图17-10 达芬奇机器人手术系统 EndoWrist 器械

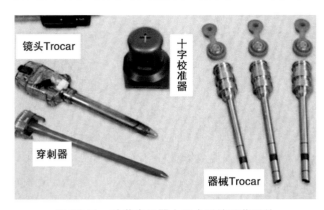

图 17-11　达芬奇机器人手术系统无菌附件

实际上,da Vinci Xi 系统最大的特点就是其 4 个微创手术刀的设计,它们均可取出及重新置入身体内部,并且可旋转支架的设计能够使其旋转到身体的任何部位(图 17-12)。此外,该系统和 Intuitive Surgical 公司的萤火虫荧光影像系统兼容,这个影像系统可以为医生提供更多实时的视觉信息,包括血管检测、胆管和组织灌注等。新系统具有强大的可扩展性,为一系列的影像和器械技术提供了无缝连接入口,能够帮助外科医生完成更为复杂的手术。

术的操作范围上仍比较局限:如果医生想要继续探究患者其他部位或身体更深部位的病理情况,需要重新移动床旁机械臂,或者更换患者的体位。2014 年 4 月,美国 FDA 批准了 Intuitive Surgical 公司的第四代机器人手术系统 da Vinci Xi 投入临床使用。其改进之处主要在于如下。

1. 经过大幅改进的驱动结构使得机械臂移动范围更灵活精准,可覆盖更广的手术部位,更长的支架设计为医生提供了更大的手术操作范围。

2. 数字内镜更加轻巧,使用激光定位并可自动计算机械臂的最佳手术姿态,画面成像更清晰,立体感更准确。

3. 内镜可以拆卸连接到任何一个机械臂上,手术视野更加广阔。

4. 更小、更细的机械手加全新设计的手腕提供了前所未有的灵活度。

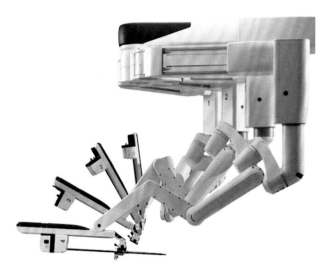

图 17-12　da Vinci Xi 机器人手术系统床旁器械臂

(王先进　沈周俊)

第四节　机器人辅助腹腔镜的手术技巧

机器人辅助腹腔镜的手术技巧很难面面俱到,本节先着重介绍基本操作,对于每种手术的手术技巧在其他章节部分分别介绍。基本操作如下。

一、套管布局

对于机器人辅助的腹腔镜手术,套管的布局变化较多,根据所用机器臂的数量和术者的习惯而定。基本原则是机器臂套管之间距离不小于 8cm,机器臂与辅助孔之间距离不小于 6cm,最外侧的辅助孔与髂前上棘之间距离不小于 2cm。无论采用何种方法,术前做好标记,可大大减少安装机器的时间。

二、泊机技巧

准确而快速的安装 da Vinci 机器人系统,是缩短手术准备时间的关键。其中最重要一步就是,指导护士快速将机器臂推至合适的位置。借用工程中常用的一字线激光定位仪,机器的行进路线继续标记,可明显缩短泊机时间,提高到位率(图 17-13 和图 17-14)。

三、控制台操作

我们以 daVinci Si 系统为例,对主刀操作方法进行简单

说明。操作台踏板布局如图 17-15 所示,通过左侧黑色踏板可控制镜头、调整器械,功能依次为:K1,切换(在单侧两条器械臂之间切换控制);K2,离合(脱开器械连接以调整操纵杆位置);K3,镜头(踩下后将控制镜头)。右侧蓝黄色踏板作用为能量控制,功能依次为:K7 左上黄,左手器械次要电能量;K9 左下蓝,左手器械主要电能量(双极);K8 右上黄,右手器械次要电能量(单极电切、超声刀小);K10 右下蓝,右手器械主要电能量(单极电凝、超声刀大)。

镜头控制需主刀医生手足并用,通过踩踏镜头踏板(图 17-15 K3)、同时手控操纵杆(图 17-16)进行操作。具体如下。

镜头移动:左足踩镜头踏板不放,双手同时同方向移动操纵杆。

镜头前伸:左足踩镜头踏板不放,双手同时拉动操纵杆向自己方向靠拢。

镜头后退:左足踩镜头踏板不放,双手同时推动移动操纵杆远离自己方向。

镜头旋转:左足踩镜头踏板不放,双手握住操纵杆一手抬高,同时另一手降低。

镜头对焦:左足踩镜头踏板不放,单手轻微转动一个操纵杆,对焦准确后立即放开左脚踏板。

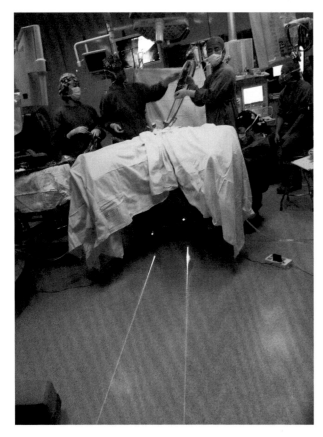

图 17-13　激光定位仪在地面标记泊机路线

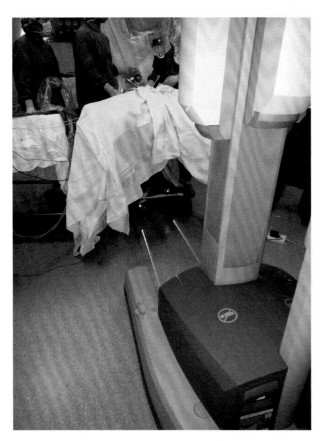

图 17-14　沿激光标记路线进行泊机

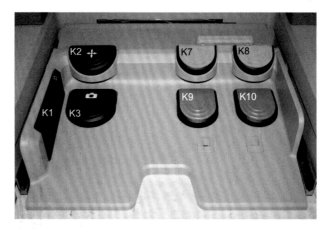

图 17-15　da Vinci Si 系统操作台脚踏板布局

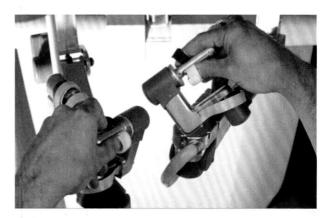

图 17-16　da Vinci Si 系统操作台操纵杆

镜头放大：左足踩镜头踏板不放，双手同时握住操纵杆分别向左右两边拉远。

镜头缩小：左足踩镜头踏板不放，双手同时握住操纵杆互相靠拢。

普通/画中画模式：轻踩离合踏板立即松开，可在两种模式间互相切换。

（王先进　沈周俊）

参 考 文 献

1. 沈周俊,王先进.达芬奇机器人手术系统在泌尿外科领域的应用现状.中华医学杂志,2012,92(8):505-506.

2. 王先进,钟山,沈周俊.机器人手术的经济学探讨.上海医学,2011,34(1):70-73.

3. 沈周俊,王先进.机器人辅助腹腔镜手术在泌尿外科的应用现状.现代泌尿生殖肿瘤杂志,2011,3(1):1-5.

4. 沈周俊,钟山,何威,等.机器人外科手术系统辅助腹腔镜在膀胱及前列腺手术中的优势(附4例报道).上海医学,2011,34(1):30-34.

5. 孙颖浩,杨波.机器人用于泌尿外科微创手术的现状与展望.腹腔镜外科杂志,2012,17(2):81-83.

6. 过菲,杨波,许传亮,等.达芬奇机器人腹腔镜技术在泌尿外科中的应用现状.中华腔镜泌尿外科杂志(电子版),

2014,8(3):1-2.

7. 孙颖浩.中国微创泌尿外科发展现状.微创泌尿外科杂志,2012,1(1):3-5.

8. 沈周俊,王先进,何威,等.达芬奇机器人辅助腹腔镜前列腺癌根治术的手术要点(附光盘).现代泌尿外科杂志,2013,18(2):108-112.

9. 沈周俊,何威,王浩飞,等.机器人辅助腹腔镜手术治疗高龄高危前列腺癌的可行性初步探讨.中华腔镜泌尿外科杂志(电子版),2011,5(1):62-65.

10. 何威,沈周俊,徐兆平,等.机器人辅助腹腔镜手术治疗复杂肾结石的可行性与安全性分析.中华泌尿外科杂志,2014,35(1):36-39.

11. Ficarra V,Novara G,Rosen RC,et al. Systematic review and meta-analysis of studies reporting urinary continence recovery after robot-assisted radical prostatectomy. Eur Urol,2012,62(3):405-417.

12. Ficarra V,Novara G,Ahlering TE,et al. Systematic review and meta-analysis of studies reporting potency rates after robot-assisted radical prostatectomy. Eur Urol,2012,62(3):418-430.

13. Novara G,Ficarra V,Rosen RC,et al. Systematic review and meta-analysis of perioperative outcomes and complications after robot-assisted radical prostatectomy. Eur Urol,2012,62(3):431-452.

14. Novara G,Ficarra V,Mocellin S,et al. Systematic review and meta-analysis of studies reporting oncologic outcome after robot-assisted radical prostatectomy. Eur Urol,2012,62(3):382-404.

15. Yu HY,Hevelone ND,Lipsitz SR,et al. Comparative analysis of outcomes and costs following open radical cystectomy versus robot-assisted laparoscopic radical cystectomy:results from the US Nationwide Inpatient Sample. Eur Urol,2012,61(6):1239-1244.

16. Johar RS,Hayn MH,Stegemann AP,et al. Complications After Robot-assisted Radical Cystectomy:Results from the International Robotic Cystectomy Consortium. Eur Urol,2013,64(1):52-57.

17. Tyritzis SI,Hosseini A,Jonsson M,et al. Robot-assisted intracorporeal formation of the ileal neobladder. J Endourol,2012,26(12):1570-1575.

18. Jonsson MN,Adding LC,Hosseini A,et al. Robot-assisted radical cystectomy with intracorporeal urinary diversion in patients with transitional cell carcinoma of the bladder. Eur Urol,2011,60(5):1066-1073.

19. Goh AC,Gill IS,Lee DJ,et al. Robotic intracorporeal orthotopic ileal neobladder:replicating open surgical principles. Eur Urol,2012,62(5):891-901.

20. Azzouni FS,Din R,Rehman S,et al. The first 100 consecutive,robot-assisted,intracorporeal ileal conduits:evolution of technique and 90-day outcomes. Eur Urol,2013,63(4):637-643.

21. Benway BM,Bhayani SB,Rogers CG,et al. Robot assisted partial nephrectomy versus laparoscopic partial nephrectomy for renal tumors:a multi-institutional analysis of perioperative outcomes. J Urol,2009,182(3):866-872.

22. Bird VG,Leveillee RJ,Eldefrawy A,et al. Comparison of robot-assisted versus conventional laparoscopic transperitoneal pyeloplasty for patients with ureteropelvic junction obstruction:a single-center study. Urology,2011,77(3):730-734.

23. Braga LH,Pace K,DeMaria J,et al. Systematic review and meta-analysis of robotic-assisted versus conventional laparoscopic pyeloplasty for patients with ureteropelvic junction obstruction:effect on operative time,length of hospital stay,postoperative complications,and success rate. Eur Urol,2009,56(5):848-857.

24. Lindgren BW,Hagerty J,Meyer T,et al. Robot-assisted laparoscopic reoperative repair for failed pyeloplasty in children:a safe and highly effective treatment option. J Urol,2012,188(3):932-937.

25. Rosenblum N. Robotic approaches to prolapse surgery. Curr Opin Urol,2012,22:292-296.

26. Parekattil SJ,Gudeloglu A. Robotic assisted andrological surgery. Asian J Andrology,2013,15:64-67.

27. Braga LH,Pace K,DeMaria J,et al. Systematic review and meta-analysis of robotic-assisted versus conventional laparoscopic pyeloplasty for patients with ureteropelvic junction obstruction:effect on operative time,length of hospital stay,postoperative complications,and success rate. Eur Urol,2009,56:848-857.

28. Orvieto MA,Large M,Gundeti MS. Robotic paediatric urology. Bju Int,2012,110:2-13.

第十八章

机器人辅助腹腔镜技术的临床应用及创新

第一节 机器人辅助腹腔镜肾上腺切除术

一、概述

机器人辅助腹腔镜下肾上腺切除术(robot-assisted laparoscopic adrenalectomy,RALA)是机器人技术在泌尿外科应用较早的手术之一。2001 年,Horgan 和 Vanuno 等首次报道机器人腹腔镜肾上腺手术,从此,机器人辅助腹腔镜在肾上腺手术得到广泛应用。

2010 年 3 月—2016 年 11 月,复旦大学附属华山医院泌尿外科沈周俊教授为主刀的团队,已成功开展了近300 多例机器人辅助的肾上腺手术,其中包括机器人辅助手术治疗压迫腔静脉的巨大(6~11cm)嗜铬细胞瘤手术,其数量和难度均居国内首位。在本章节,我们结合国内外相关文献及我们的临床经验,就机器人肾上腺手术做一介绍。

二、手术适应证和禁忌证

(一) 适应证

机器人辅助腹腔镜肾上腺手术适用于绝大多数肾上腺外科疾病,包括:肾上腺功能性和非功能性肿瘤,肿瘤直径<15cm 均可以开展。对于肾上腺小肿瘤(直径<1.5cm)不适于采用传统腹腔镜手术,主要是在寻找肿瘤时难度较大,而因为机器人三维放大的手术视野同样适用于肾上腺小肿瘤。我们通过总结 300 余例机器人辅助腹腔镜肾上腺切除术(RALA),并于既往传统的 LA 进行比较,认为下列几种复杂肾上腺肿瘤适合以 RALA 来治疗。

1. **压迫或毗邻大血管的肾上腺肿瘤** 主要是指肾上腺嗜铬细胞瘤,嗜铬细胞瘤体积相对其他肿瘤较大、血液供应十分丰富,而且往往会压迫下腔静脉、肾静脉、主动脉和脾动脉等大血管。除此之外较大肾上腺皮质癌和一些偶发瘤也可压迫大血管。既往这类肿瘤采取开放手术治疗,切口为长 25~30cm 的 L 形,创伤较大,机器人腹腔镜是放大 10~12 倍的三维视野,而 7 个自由度的操作器械及抗抖动的滤过系统为手术的安全性提供了极大的便利,在处理大血管旁的肿瘤时,对大血管与肿瘤的窄小间隙显示更清晰,可以将肿瘤从血管表面精细的解剖剥离,而不用担心误伤血管壁或肿瘤组织残留。

2. **体积巨大的肾上腺肿瘤** 主要有肾上腺皮质癌、肾上腺嗜铬细胞瘤和一些肾上腺偶发瘤。肾上腺的解剖位置特殊,使绝大部分的肾上腺肿瘤均可在经腹膜后途经的腹腔镜手术中被切除。而腹膜后腔隙空间有限,肿瘤体积越大,可供操作的空间就越少。机器人手术一般采取经腹膜腔途径,可供操作的空间大。除此之外,RALA 更适于右侧较大肾上腺肿瘤患者,机器人的手臂和镜头均能进入肝缘下方进行操作,大大减小了对肝的损伤。

3. **副神经节瘤(异位嗜铬细胞瘤)** 同肾上腺来源的嗜铬细胞瘤相比较,副神经节瘤往往位置更特殊,与大血管关系更密切,体积更大,分泌的儿茶酚胺量也更多,这些因素都使手术的难度增加,术中易出现血流动力学紊乱。而且副神经节瘤同肾上腺嗜铬细胞瘤有中央静脉回流不同,它没有明显的回流静脉,只有将所有的回流血管结扎以后,血流动力学才会趋于稳定,所以一般副神经节瘤术中血压波动次数比较多,持续时间比较长。机器人手术将视野放大 10~12 倍以后,术者可以将管径在 1mm 以上的血管全部安全处理,增加手术的安全性。

4. **需要保留正常肾上腺组织的肿瘤** 对于明确单侧病变且影像学资料判断为腺瘤的患者,没有必要常规行单侧肾上腺全切,应该尽可能保留正常的肾上腺组织。这在库欣综合征的手术时是非常重要的原则,因为这部分患者腺瘤旁的肾上腺组织和对侧肾上腺组织呈萎缩状态。我们发现,对于原发性醛固酮增多症和偶发瘤的患者,也应该贯彻同样的原则。将来如果对侧复发,手术方式的选择会留有较大的余地,这样可以最大程度避免发生了肾上腺皮质功能不全的发生。

肾上腺组织血管复杂,器官自身体积很小且质地脆弱,RALA 的三维视野和放大倍数都为精确找到肿瘤和正常组织的界限提供了保障,同时使得较小的病变不容易被遗漏。拥有 7 个自由度,能滤过微小抖动的操作系统使手术医生既能完整切割肿瘤,又能最大程度保留正常组织,避免术后肾上腺皮质功能不足的发生。对于保留的肾上腺皮质,需要用 hem-o-lok 夹闭切缘,或者将残缘缝合,以避免残留的肾上腺组织出血。除此之外,RALA 也可以用于保留肾上腺皮质的嗜铬细胞瘤手术。

5. **超重或肥胖患者的肾上腺肿瘤** 对超重或肥胖的肾上腺肿瘤患者进行 LA 时,体内(腹部)脂肪蓄积会给手术视野的暴露带来很大的困难,而且脂肪过多会导致粘连并且干扰术中止血。传统腹腔镜仅有 4 个自由度,因而在位置较深的肾上腺位置精确分离止血较为困难,不良的人体动力学设计使得术者疲劳感较强。肥胖是选择肾上腺手术方法时必须考虑的因素之一,并且对手术时间和并发症发生等产生一定影响。

（二）禁忌证

机器人辅助腹腔镜肾上腺手术的禁忌证与传统腹腔镜手术和开放手术类似,主要是不能耐受全身麻醉的情况,如严重的肝肾功能不全、心力衰竭、肺通气功能较差、严重的凝血功能异常等。需要注意的是,其适应证和禁忌证并非绝对的,它与开展机器人手术的医疗中心的器械设备及医生的操作水平有很大关系。

三、术前准备

术前应根据病史、体检、实验室和影像学检查进行定性定位诊断。

1. **常规检查**　常规进行血尿粪常规检查及血生化常规化验检查,了解内分泌代谢紊乱的程度,及其可能引起的一系列其他生理、生化改变。术前常规拍摄胸部 X 线片及做心电图检查,必要时做 24 小时动态心电图、超声心动图、肺功能、动脉血气分析等检查,评估患者的循环和呼吸系统功能。

2. **纠正代谢紊乱**　需要手术治疗的肾上腺疾病多具有内分泌代谢紊乱,根据肾上腺外科原则,必须进行充分的术前准备,纠正代谢紊乱,保证手术安全进行。

（1）皮质醇症术前准备:在肾上腺手术前后,肾上腺皮质激素水平波动很大,由皮质醇分泌过多突然转为分泌不足,如不及时补充糖皮质激素会造成肾上腺危象。

（2）原醛症术前准备:注意心、肾、脑和血管系统的评估。纠正高血压、低血钾。

（3）嗜铬细胞瘤术前准备:为防止术中出现血压剧烈波动,术前必须严格控制血压正常或接近正常水平至少 1 周方可进行手术。扩充血容量,儿茶酚胺患者的周围血管长期处于收缩状态,血容量低,切除肿瘤或增生的腺体后可引起血压的急剧下降,围术期不稳定,术中及术后出现难以纠正的低血容量休克,升压药物的应用将明显延长,甚至危及患者生命,为

此,在应用肾上腺能受体阻滞剂的同时,应考虑扩容。

（4）肾上腺偶发瘤术前准备:不能排除为嗜铬细胞瘤时,应按嗜铬细胞瘤做术前准备。

（5）肾上腺皮质癌:了解瘤体与邻近器官、脏器的关系,腔静脉有无癌栓等。

3. **胃肠道准备**　术前 1 日给予缓泻药或行肥皂水灌肠,术日晨禁饮禁水。后腹腔镜肾上腺手术对胃肠功能干扰小,胃肠功能术后恢复较快,术前一般不需要留置胃管。经腹腔径路行腹腔镜肾上腺手术时,如果胃或肠管胀气,可能妨碍手术操作,术前可留置胃管。

4. **留置导尿管**　术前应留置导尿管,术中检测患者尿量,避免术后出现尿潴留。

5. **预防性使用抗生素**　尽管肾上腺手术是属于无菌手术,但手术后切口感染是任何手术都可能出现的并发症,手术时麻醉气管内插管、留置导尿管及引流管也增加了感染的机会,肾上腺疾病尤其皮质醇增多症患者内分泌代谢紊乱,同时干扰了人体正常免疫功能,因此,术中及术后须用抗生素预防干扰。

6. **术前备血**　虽然机器人肾上腺手术以出血量少为特点,但术前交叉配血以备急需是必要的。

四、机器人专用器械

机器人辅助肾上腺手术的器械选择:1 号臂接超声刀或单极电剪刀;2 号臂接马里兰双极电凝镊或单孔窗式双极电凝镊。推荐 1 号臂接超声刀,2 号臂接单孔窗式双极电凝镊。一般右手操作 1 号臂,左手操作 2 号臂。镜头主要选择 30°镜头,而 0°镜头亦可以作补充使用。

五、患者体位和麻醉

1. **患者体位**　健侧斜卧位 60°～90°,抬高腰桥,降低下肢 15°(图 18-1)。

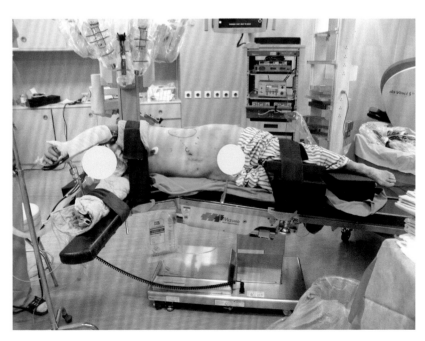

图 18-1　患者体位

2. 患者麻醉　由于机器人手术需要建立气腹,因此全部采用全身麻醉。为了便于气道管理,一般采用静脉吸入复合麻醉方式。

六、机器人定泊和套管定位

套管定位:机器人肾上腺手术入路分为经腹腔入路和腹膜后入路,不同的手术入路其套管位置置放也不同。

经腹腔入路左侧侧肾上腺手术各套管针位置如图 18-2(虚拟图)、图 18-3(实体图)所示(右侧肾上腺手术相反):取脐上 2cm 腹直肌旁长约 12mm 横形切口作为镜头孔,以 Hasson 法将 12mm 套管置入腹腔,注入 CO_2 气体,保持气腹压 1.862kPa(1mmHg=0.133kPa),置入镜头。以镜头孔为中心,于距镜头孔 8~10cm 头、尾侧腹直肌旁外侧分别做 8mm 皮肤切口,直视下置入 8mm 机械臂套管。3 个套管形成斜向头侧的倒等腰三角形。镜头孔与尾侧机械臂孔连线中点斜下方 8cm 处置入 12mm 辅助套管,移开镜头。

需要注意的是,一般无须设置辅助孔,不建议使用第三臂,以及选择经腹膜后入路。先调整好患者体位及手术床角度,再接上机器人戳卡及机械臂。一旦患者接上机械臂后不能再移动调整手术床。若需调整先解开连接。

机器人定泊:其原则是保持手术系统中央柱、目标器官、镜头孔三点一线。对肾上腺切除术而言,将床旁机械臂手术系统(patient cart)按与患者背部垂直线头侧呈 15°移入位(docking),3 臂与上述相应套管连接,并分别置入镜头、单极弯剪(1 臂)、双极钳(2 臂)、吸引器或辅助器械。手术方式采用经腹途径肾上腺切除(图 18-4)。

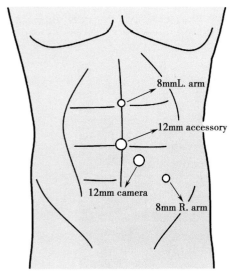

图 18-2　经腹腔入路左侧侧肾上腺手术各套管针位置(虚拟图,右侧肾上腺手术相反)

镜头孔(12mm):脐部或脐部附近。左右器械孔(8mm):患侧锁骨中线附近,距离镜头孔 10cm。辅助孔(12mm):患者正中线附近,剑突下和脐下,距离上述各孔至少 10cm

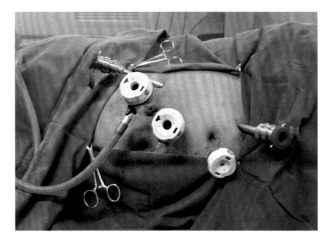

图 18-3　经腹腔入路左侧侧肾上腺手术各套管针位置(实体图)

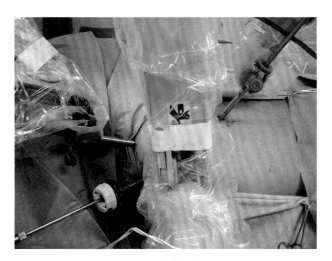

图 18-4　机械臂入位

七、手术步骤

肾上腺切除术的左右侧处理是不同的,因为不同侧别的手术,其手术视野涉及的解剖结构不同。右侧肾上腺静脉直接汇入下腔静脉,当切除右侧肾上腺时,需要托起肝脏,使手术野暴露清晰。在左侧,肾上腺静脉汇入左肾静脉,切除术肾上腺时,要求游离脾。

(一)右肾上腺手术

1. 显露肾上腺　先探查腹腔确定有无妨碍手术的粘连和其他异常,如有,需先分离。于右结肠旁沟切开侧腹膜,将升结肠向内侧游离,暴露出右肾表面的肾筋膜(图 18-5)。切开肝的三角韧带,将肝右叶向上轻柔地推开,使整个肝右叶向上翻起,暴露出肝面(图 18-6)。将十二指肠降部向内侧推移,显露下腔静脉(图 18-7)。打开肾筋膜和脂肪囊,显露右肾门,沿下腔静脉向上游可见到右肾上腺中心静脉,并由此向外在肾脂肪囊中找到金黄色的右肾上腺。

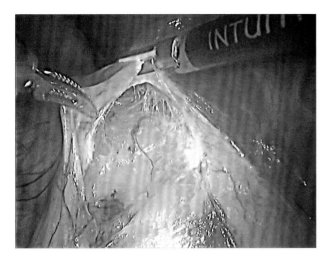

图 18-5　沿升结肠旁沟切开侧腹膜

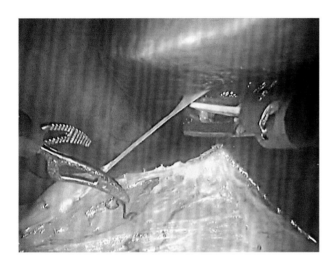

图 18-6　翻起肝右叶

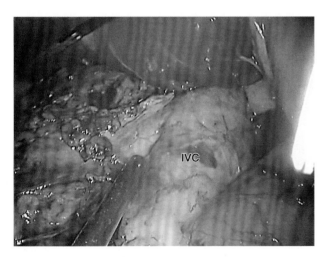

图 18-7　暴露下腔静脉

2. 切除肾上腺　在右肾上腺中心静脉的下腔静脉端以 2 个钛夹(或 1 枚 Hem-o-lok)钳闭,肾上腺端 1 个钛夹钳闭后

剪断,并由此开始游离肾上腺的内侧缘,用电凝钩或超声刀进行游离(图 18-8)。进入肾上腺的动脉多而细小,超声刀可有效控制出血,一般不需使用钛夹。先处理上方来自膈下动脉的分支,再向下切断肾上腺中动脉和来自肾动脉的肾上腺下动脉,应注意勿损伤肾蒂。游离内侧缘后将覆盖在肾上腺表面的肾周脂肪提起,切开肾上腺和右肾上极之间的肾筋膜和脂肪,此处有一些来自肾包膜和周围脂肪的小血管。肾上腺外侧缘基本无血管,游离后即将整个肾上腺切除(图 18-9)。

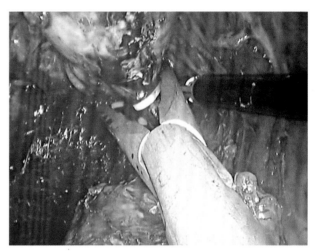

图 18-8　夹闭肾上腺中央静脉

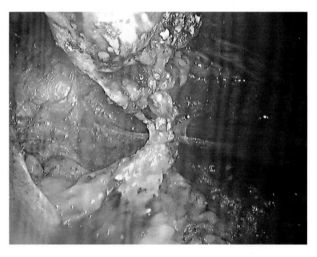

图 18-9　完整切除肾上腺

3. 切除肿瘤　如肿瘤位于内侧支、外侧支或肾上腺尖部可行腺瘤及肾上腺部分切除,找到肿瘤后,于肿瘤的上、下缘和前、后表面以超声刀或电凝钩进行分离,与肿瘤连接的肾上腺组织可用超声刀切断或双极电凝凝固后切断,也可用钛夹钳夹后剪断。如图 18-10、图 18-11 为 1 例压迫腔静脉嗜铬细胞瘤的术前 CT 表现,图 18-12 为术中切除肾上腺肿瘤的图片。

4. 创面止血　降低气腹压力至 3～5mmHg,检查术野特别是肾上腺窝处有无活动性出血。有出血可根据情况用双极电凝、钛夹或 hem-o-lok 等处理。

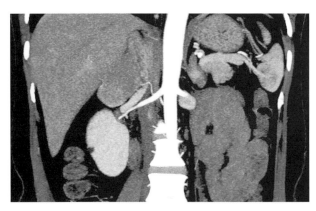

图 18-10　压迫腔静脉右肾上腺嗜铬细胞瘤 CT 表现（矢状位）

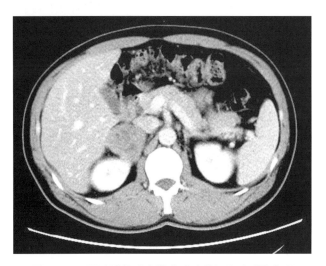

图 18-11　压迫腔静脉右肾上腺嗜铬细胞瘤 CT 表现（冠状位）

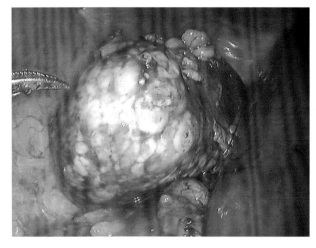

图 18-12　完整切除肾上腺肿瘤

5. 标本取出，移走机器人手术系统　将切下的肾上腺装入标本袋，等撤走机器人设备后再将标本取出（图 18-13）。再次检查术区无活动性出血，清点纱布器械无误，术区置一负压吸引引流管，自辅助孔引出。移去镜头，松开机械臂与套管连接，移走床旁机械臂系统。缝合各切口，术毕。

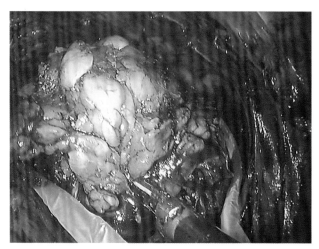

图 18-13　标本装入标本袋

（二）左肾上腺手术

1. 显露肾上腺　先探查腹腔确定有无妨碍手术的粘连和其他异常，如有，需先分离。辨认清楚脾、肝左叶、结肠脾曲及降结肠等器官。于降结肠外侧旁沟以电凝钩或超声刀切开侧腹膜，将降结肠向内侧游离，继续向上剪开脾外侧及上方的腹膜，利用重力使脾、胰尾向内侧翻转，暴露出左肾上极前内侧面的肾筋膜（图 18-14）；切开肾上极内侧的肾筋膜和脂肪囊，从中找到金黄色的左肾上腺，并向下显露左肾蒂。也可先找到左肾静脉，沿肾静脉上方找到肾上腺中央静脉，继而找到肾上腺（图 18-15）。

2. 切除肾上腺　从肾上腺的上缘开始游离，超声刀或钛夹处理来自膈下动脉的小分支；同样游离内侧缘，处理来自主动脉的小分支。在左肾上腺的下缘和左肾静脉间辨认、游离出肾上腺中央静脉，在其肾静脉端以 3 个钛夹钳闭，肾上腺端 1 个钛夹钳闭后剪断（图 18-16）。左肾上腺下缘可能会有其他一些来自左肾动静脉的小血管，以超声刀处理可减少出血。最后将外侧缘游离，取出整个肾上腺（图 18-17）。如

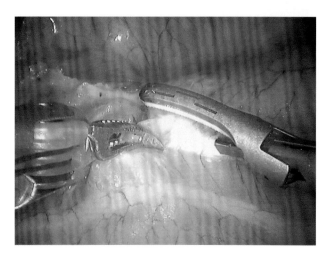

图 18-14　沿降结肠旁沟切开侧腹膜

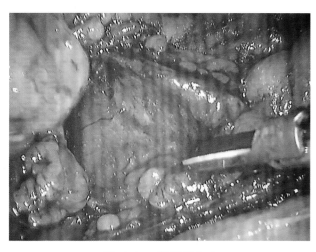

图 18-15　暴露肾上腺

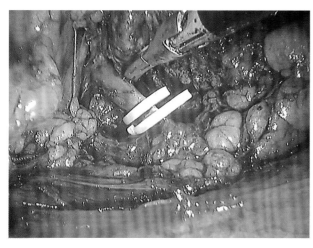

图 18-16　夹闭肾上腺中央静脉

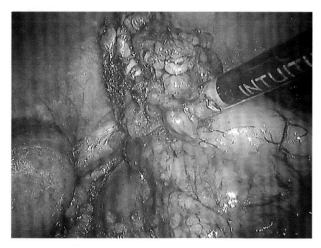

图 18-17　完整切除肾上腺

先找到肾上腺中央静脉,则可先处理中央静脉,再向上游离肾上腺动脉及周围组织。

3. 切除肿瘤　同右肾上腺手术。

4. 创面止血　降低气腹压力至 3～5mmHg,检查术野特别是肾上腺窝处有无活动性出血。有出血可根据情况用双极电凝、钛夹或 Hem-o-lok 等处理。

5. 标本取出,移走机器人手术系统　先将切下的肾上腺装入标本袋,等撤走机器人设备后再将标本取出。再次检查术区无活动性出血,清点纱布器械无误,于术区置一负压吸引引流管,自辅助孔引出。移去镜头,松开机械臂与套管连接,移走床旁机械臂手术系统。缝合各切口,术毕。

（三）手术技巧

1. 肾上腺组织很脆,易撕裂而导致出血。术中应避免直接钳夹肾上腺组织。肾上腺前、后面、外侧缘为相对无血管区;其内侧缘及上、下极血管较多,应小心分离,用超声刀可减少出血,缩短手术时间。

2. 右肾上腺切除时,肾上腺中央静脉的处理是关键和难点所在,此血管很短,常常小于 1cm,直接注入下腔静脉右后壁,结扎时容易撕裂出血。术中首先清楚地显露下腔静脉,再沿其外缘向后上方找到并游离暴露右肾上腺中央静脉,是避免损伤的有效方法。分离、结扎时可将肾上腺轻轻向外侧牵拉,并由助手将下腔静脉壁向左轻柔地推开,增加腺体和下腔静脉之间的显露。分离务必轻柔细致,以免造成撕裂出血;遇到出血,视野不清时,切忌盲目钳夹或滥用电凝止血,以免损伤下腔静脉。有些患者此静脉极短,无法钳夹 3 枚钛夹,此时在近腔静脉端可靠地钳夹 2 枚钛夹后,以超声刀或双极电凝烧灼靠肾上腺静脉端。如处理中央静脉很困难,可先分离肾上腺其他部分,完全游离肾上腺后,最后处理中央静脉。

3. 左肾上腺切除时,将脾向内侧翻转是暴露肾上腺部位的重要步骤,在游离脾上面的腹膜时,应注意避免损伤膈肌及其上面的胸膜;在游离胰时,应注意胰体尾部上缘有脾动、静脉通过,避免损伤脾血管,否则将造成难以控制的大出血;不可钳夹胰腺,一般用吸引管钝性分离胰腺后面,可将胰腺推向内侧并避免损伤胰腺。在游离肾上腺之前,先清楚显露左肾门,特别是肾静脉可有效防止误伤。左肾上腺中央静脉较长,可用钛夹牢固钳夹后剪断,近端至少有 2 个钛夹以上,减少因钛夹脱落而继发出血。

4. 术中牵开肝、脾、胰及肾等实质性脏器时,避免用尖头器械,应用钝头器械并加垫一块小方纱,这样可大大减少损伤脏器的概率。如发生损伤可采用明胶海绵或止血纱布压迫止血。

5. 施行机器人辅助腹腔镜肾上腺嗜铬细胞瘤切除手术前,除肾上腺手术的一般准备外,必须纠正由于儿茶酚胺大量分泌造成的高血压和低血容量状态。手术开始前需建立 3～4 条通畅的静脉通道,中心静脉置管监测中心静脉压,动脉穿刺置管监测实时血压,并准备好去甲肾上腺素、多巴胺、硝普钠等升压、降压和抢救药物及器械。麻醉医生与手术医生的密切配合是保证手术安全的必要条件,在切除肿瘤以前,应控制血压的急剧上升,必要时用硝普钠降压;当阻断肿瘤主要引流静脉时,要增加血容量,使用血管收缩药物,避免血压过度下降。

八、术后处理

术后监测血压、心电图平稳,Ⅰ类切口原则上不预防性使用抗生素。口服或静脉使用镇痛药即可。术后当日禁食,术后1~2天就可以拔除导尿管,下床活动,排气后恢复进食。根据引流量,术后1~2天拔除引流管。术后3天可以出院回家,术后7天重新正常活动,术后1个月门诊复查。

无功能腺瘤病例一般无特殊处理。

原发性醛固酮增多症患者需注意监测血压和血钾变化,调节水电解质平衡,特别是注意钾离子的变化。

皮质醇增多症患者,术中给予氢化可的松100~200mg静脉滴注,术后继续静脉滴注3天,逐渐减量;根据患者体重情况,可以改为泼尼松片25~30mg/d口服,每月递减5mg,至5mg/d后维持6~12个月,根据患者血压、神志及精神状况决定是否停用激素。

对于嗜铬细胞瘤病例,术中当肿瘤切除后,血压可能快速下降,需持续调整电解质稳定和补充容量治疗,预防肾前性衰竭的发生,若补充血容量好后血压仍下降,需使用麻黄碱等升压药。术后需继续严密监测,观察血压、脉搏和心率变化,维持血压在正常范围;当血压在低于90/60mmHg,可以给予多巴胺5~10μg/(kg·min)微量泵静推;当血压在高于145/90mmHg,可以给予硝普钠5μg/min,5~10分钟增加,5~10μg/min,最大量可达400μg/min;血压不要降得太低,维持在120~140/60~90mmHg即可,使用硝普钠一般不超过3天。术后可以口服降压药,如硝苯地平缓释片等钙离子拮抗药。

九、并发症及其处理

每个手术环节都有可能发生一些手术并发症,有些是手术本身的缺陷,有些则可能是外科医生或麻醉医生导致的。典型的手术并发症包括:套管穿刺损伤,CO_2气腹相关的并发症,周围脏器损伤(肾、肝、脾、肠管、胰等),血管损伤(肾上腺血管损伤、性腺血管损伤等)肿瘤种植,伤口感染,切口疝,肺部并发症等。

1. 套管穿刺损伤 套管穿刺时有可能损伤腹壁血管,一般均较轻微,多可自限;但是当腹壁动脉或肋间动脉损伤时出血较重,个别患者甚至需要转开放手术。套管穿刺时也有可能损伤腹腔内脏器,如肠管、肝、脾等,表现为腹腔内出血及脏器损伤的各自症状。预防措施如下。

(1)熟悉解剖,遵守原则,严防暴力,轻柔操作是预防此类损伤的关键。

(2)术前留置胃管和导尿管,防止胃肠及膀胱膨胀而引起损伤。

(3)置入套管时,可将腹壁最大限度地提高,使腹壁与肠道分离,减少肠道损伤的可能。

(4)第2、3个套管需在直视下置入。

(5)为避免盲穿存在的潜在危险,可采用开放式方法建立气腹。

2. CO_2气腹相关的并发症 CO_2气腹相关的并发症发生率为2%~3.5%,气腹时间超过4小时者发生率较高,主要的类型有皮下气肿、高碳酸血症、气胸、纵隔气肿、心律失常、深静脉血栓、气体栓塞等。其发生与气腹压力过高,手术时间过长,气体误入腹膜外间隙、血管、胸腔等因素有关。预防措施如下。

(1)严格掌握手术适应证,对身体状况欠佳,尤其是合并有慢性心肺疾病的患者,手术时应慎重。

(2)尽可能降低气腹压力、缩短气腹时间,气腹压力以10~15mmHg、气腹时间以<4小时为宜。

(3)术中加强心电监护、严密的血流动力学监测和经常的血气分析,及时发现各种心律失常及血流动力学改变,以便及时处理,必要时暂时中断气腹,排除CO_2。

3. 肾上腺切除后创面渗血 在进行保留正常肾上腺皮质的肾上腺肿瘤切除术中,肿瘤切除后,肾上腺残缘不可避免会出现渗血。对于肾上腺皮质较薄者,可以沿肿瘤和肾上腺皮质边缘将肾上腺皮质以hem-o-lok封闭后再将肿瘤切除;对于肾上腺皮质较厚,hem-o-lok夹闭有困难者,可先以超声刀将肿瘤切除,再用缝线将肾上腺残缘缝合。创面渗血严重时需要及时止血处理,由于1号臂连接的超声刀并不是Intuitive Surgery公司原研的,其自由度较2号臂连接的单孔窗式双极电凝镊少,因此这时通常单孔窗式双极电凝镊的止血效果更好。将双极电凝的功率升至60W,大部分的创面止血能够得到控制。

4. 脏器损伤 肾上腺手术中可发生肝、脾、肾的损伤。①肝损伤是肾上腺切除术罕见的并发症,这些损伤多发生在穿刺过程中。右侧肾上腺手术对肝不适当的牵拉也可造成肝损伤,但非常少见。另外,肝周有紧密粘连时可造成肝包膜撕裂。为预防可能的肝损伤,在开始分离前,要先仔细松解与肝脏的粘连。②脾损伤的机制与肝损伤基本相同,或是穿刺时损伤,或是对脾的暴力牵拉。必须十分小心的切开脾结肠韧带和脾周的粘连,另外要注意牵引器及锐性腹腔镜器械对脾的损伤,尤其是器械的尖端不在视野之内时。③胰腺损伤在行左肾上腺切除术可能发生。胰腺损伤通常发生在分离紧邻胰腺的组织时,除了直接观察,没有可靠的指征帮助术中识别可能的胰腺损伤。手术后切口引流液异常时,应行淀粉酶测定以确定可能的胰腺损伤。胰腺损伤需要保留引流管充分引流,胰瘘经过非手术支持治疗可以愈合,但常常需要3~6个月。

5. 血管损伤 有关的血管损伤主要涉及以下血管:①肾上腺静脉损伤。术者对机器人腔镜下肾上腺解剖不熟悉、局部粘连解剖结构不清、血管变异、钛夹脱落等可造成肾上腺静脉的损伤出血。处理血管损伤的第1步就是压迫止血,通常是通过机器人腹腔镜抓钳将一小块纱布或吸收性明胶海绵压在出血部位,将气腹压力临时增高至25mmHg也可减少静脉出血。吸净病变周围的积血,缓慢移开纱布可显露损伤的确切部位。对小的血管损伤,单纯简单的压迫几分钟就可达到止血的目的,在损伤血管充分暴露的情况下可用电凝或钛夹止血。遇到肾上腺静脉出血难以控制、不能迅速找到出血点时,立即用纱布压迫出血部位,应果断地中转开放手术。②下腔静脉损伤。右肾上腺手术中最严重的并发症是下腔静脉损伤出血。由于右肾上腺中央静脉很短,并直接汇合入下腔静脉侧后壁,术中游离肾上腺、分离中央静脉及牵引下腔静脉时,均可能撕破或撕断肾上腺中央静脉或损伤下腔静脉。当发生中央静脉出血时,如不能迅速控制出血,则会因出血造成手术视野不清,在血泊中盲目使用电凝和钛夹止血难以奏效,此种情况下试图用腹腔镜进行止血并继续完成手术是危险的,应立即用纱布压迫出血部位,果断地中转开放手术止血。③肾血管损伤。左肾上腺下极有时可接近肾门血管,切除肾上腺下极肿瘤或行左肾上腺全切时应注意避免损伤。④脾血管损伤。当左侧肾上腺肿瘤较大时,游离范围较大,手术涉及胰腺上缘后方,此时需注意避免损伤脾血管。血管损伤的概率随着手术难度的增加而增加,对肾上腺手术而言,主要是大的肾上腺肿瘤和肾上腺嗜铬细胞瘤。大血管损伤常引起失血性休克,处理不及时容易导致死亡,手术过程中一旦发生大血管的损伤,往往需要立即中转开放手术止血。对于主要的大血管损伤,电凝、钛夹、止血物质都不能达到充分的止血目的,因此不要再去尝试这些措施,以免浪费宝贵的时间,并增加患者的出血量。需要强调的是,只有在损伤血管充分暴露的情况下,才可考虑应用钛夹止血。如果必须对损伤血管进行修补,只有经验非常丰富的腔镜外科医生才可尝试在腹腔镜下缝合修补损伤的血管。这时通常需要置入额外的一个套管,以便术者腹腔镜下缝合。然而对于大多数大血管损伤,仍然建议立即中转开放手术。

6. 肿瘤种植　对于肾上腺肿瘤患者,需高度重视防止肿瘤复发、肿瘤组织原位种植及标本取出方法不当所致的肿瘤细胞种植。预防措施如下。

(1) 术中必须遵守肿瘤外科的基本操作规范,尽量减少直接接触肿瘤组织,更不能切开肿瘤组织。

(2) 在取出肾上腺肿瘤前,必须将所有可能存在癌细胞的组织放入标本袋中,选择的标本袋质量必须保证。

(3) 所有可能被肿瘤细胞污染的器械必须从手术野中移开,可能被肿瘤细胞污染的腹水应行细胞学检查。

(4) 标本取出时切口大小要适当,术中根据肿瘤分期选择合适的辅助治疗。

7. 切口疝　套管位置发生疝的比例为 0.77% ~ 3%,常发生于 10mm 以上的套管处,5mm 套管发生疝的概率很小,故成人小于 5mm 的切口手术结束时可不缝合。切口疝常发生于下腹部及脐部,而上腹部及腰部因受到的肌肉保护,切口易于闭合,很少发生。因疝内容物不同可有不同的临床表现,多数患者表现为切口处不适、局部疼痛,甚至腹痛、腹胀等肠梗阻的征象。查体可触及皮下包块,不易还纳。腹部 X 线透视、B 超检查或 CT 扫描可明确诊断。手术结束排除腹腔内气体时,应防止腹腔内大网膜、肠管等组织进入切口内。关闭切口时,要缝合到深部的筋膜层。一旦诊断为切口疝,应手术还纳。

(张小华　沈周俊)

第二节　机器人辅助根治性肾切除术

一、概述

机器人辅助根治性肾切除术是近年来随着机器人手术系统的推广而采用的术式,因机器人操作臂较多,所需自由度较大,占用空间大,机器人辅助根治性肾切除术多采用经腹腔途径入路。机器人操作系统使用全自由度交互手臂、超清三维立体成像系统及多关节内置手腕器械装置,使得其相对于单纯腹腔镜根治性肾切除术,在精细止血、三维可视等手术操作方面更有优势;在手术效果、术中术后并发症方面较传统开放及腹腔镜手术也有优势,但因价格昂贵目前尚不能全面普及。

二、手术适应证和禁忌证

与腹腔镜手术类似,具体可参见第六章第四节。

三、术前准备

与腹腔镜手术类似,具体可参见第六章第四节。此外做好开放手术准备,要有中转开放手术的危机意识;做好机器人手术系统的调试、安装。

四、手术步骤

1. 麻醉和体位　全身麻醉,取健侧 70° ~ 90° 侧卧位,着力腿膝关节弯曲约 90°,用海绵垫支撑保护,非受力腿放直,两腿之间用软枕分隔保护,手臂固定于头侧,分别在髂嵴水平、乳头水平加以固定;为保证腹腔操作空间,无须折叠手术床。

2. 机器人手术系统的位置安排　机器人系统自患者后方以约 45° 从手术床的头侧进入。

3. 套管位置的确定　于患侧脐旁约腹直肌外缘处切开皮肤 1.5cm,通过插入气腹针进腹腔制备气腹,置入 12mm 一次性套管作为镜头孔,维持气腹压力在 12mmHg;在机器人手术镜头直视下,在患者头侧距镜头孔 8 ~ 10cm 腹直肌外缘置入第 1 机器臂套管;在患侧外下腹距镜头孔 8 ~ 10cm 处置入第 2 机器臂套管,与第 1 机器臂孔呈 120°;分别在镜头孔与第 1 机器臂孔、镜头孔与第 2 机器臂孔之间靠腹中线约呈 90° 位置置入 12mm 穿刺套管为助手辅助孔操作通道;在剑突下置入 5mm 穿刺套管作为挑肝或脾的辅助孔操作通道。第 1 机器臂连接单极电剪,第 2 机器臂连接双极电凝钳,第 3 机器臂连接无创抓钳。

4. 左肾根治性切除术

(1) 显露腹膜后间隙:术中一般使用 30° 向下镜头。进入腹腔后,沿腹膜反折线锐性分离,切开降结肠外侧的后腹膜及结肠系膜(图 18-18),将结肠向中线翻转。切开范围:下至乙状结肠外侧,松解到骨盆入口处;上至脾外上方(图 18-19 和图 18-20),与肾筋膜分离;将结肠脾曲、降结肠、脾及胰尾推向内侧(图 18-21),显露其后方的肾筋膜。

(2) 游离肾蒂血管:助手通过辅助套管通道借助吸引器或无损伤抓钳向术者操作相反方向轻柔牵拉肾下极,以尽可能暴露肾门组织;在胰腺下外侧剪开肾筋膜,可以很快找到肾静脉,脂肪组织较多时可沿生殖血管向上或肾上腺中央静脉向下找到肾静脉;游离肾静脉(图 18-22),在肾静脉下方血管搏动最明显的位置找到腹主动脉,沿其表面向上游离显露肾动脉,有时需要离断生殖静脉和腰静脉以充分暴露肾动脉,注意一定要游离出肾动脉的主干和可能存在的多支肾动脉,肾动脉的走行可能在肾静脉的下方、正后方或上方,存在个体差异。用 Hem-o-lok 初步夹闭肾动脉血流(图 18-23),观察静脉壁变瘪后,用 Hem-o-lok 夹断肾静脉,近端至少 2 个,远端 1 个。待肾静脉才处理完毕后再进一步用 Hem-o-lok 夹断肾动脉,近端至少 2 个,远端 1 个。

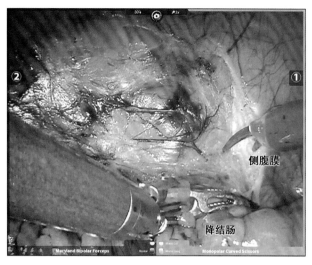

图 18-18　切开侧腹膜，游离降结肠

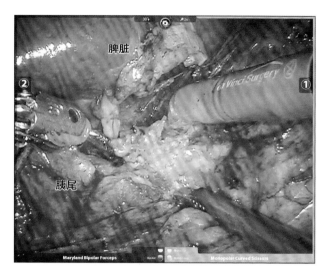

图 18-21　将胰尾推向内侧

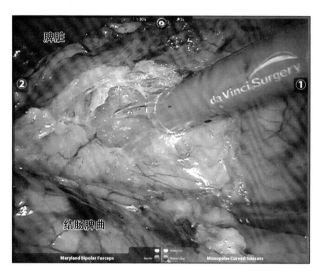

图 18-19　游离结肠脾曲

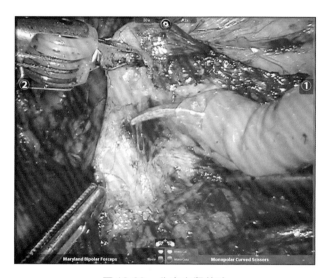

图 18-22　分离左肾静脉

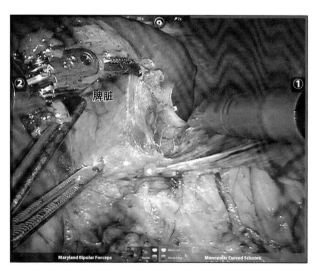

图 18-20　切开脾外上缘侧腹膜

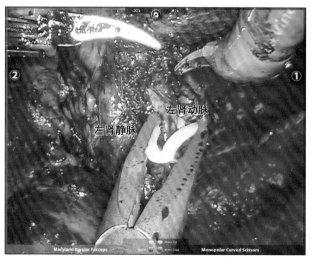

图 18-23　夹闭左肾动脉

（3）游离输尿管：打开覆盖在肾下极的肾筋膜末端，在腰大肌内侧，平肾下极，可找到生殖静脉，将其向内侧推开，可在外侧深面找到输尿管（图18-24）。确定输尿管后，沿表面向上游离至肾蒂下方，肾盂内侧；向下游离至盆腔水平，用hem-o-lok夹或钛夹夹闭，但暂时先不切断，防止术中牵拉操作时致肿瘤细胞脱落、迁移。使用钝性分离和锐性分离相结合的方式，在输尿管及腰大肌之间暴露出空间，以便更好地分离、牵引肾下极，更好地分离输尿管，这一平面在输尿管和生殖血管的下方（图18-25）。

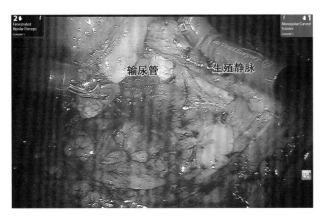

图18-24　显露输尿管

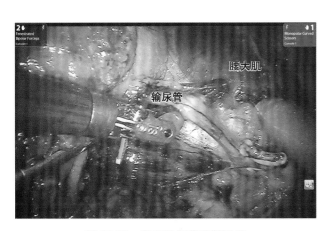

图18-25　游离输尿管及肾下极

（4）游离肾周脂肪囊及肾：沿腰大肌向上游离肾脏背侧（图18-26），继续向上游离肾上极及肾上腺内侧，沿腹主动脉旁向上分离，如肿瘤位于肾中下部，估计无肾上腺侵犯时，可保留肾上腺；如肿瘤位于肾上极，难以估计有无肾上腺侵犯，建议同时切除同侧肾上腺。在肾上极水平和肾上腺所在脂肪组织之间平面，交替使用钝性、锐性分离，分离肾筋膜及脂肪囊（图18-27）；在肾筋膜外侧及后面，整体切除患肾及肿瘤、脂肪囊，离断输尿管。如需同时切除同侧肾上腺组织，则先离断中央静脉，沿肾上腺内侧平面将肾及肾上腺整体切除。

5. 右侧肾癌根治性切除

（1）显露腹膜后间隙：术中一般使用30°向下镜头。进入腹腔后，沿腹膜反折线行锐性分离，切开降结肠外侧的后腹膜及结肠系膜（图18-28），并将解剖范围继续延伸至肝和

横结肠之间，切开范围：下至盲肠外侧，上至结肠肝曲、肝三角韧带、右侧前冠状韧带及肝结肠韧带，将结肠肝曲推向内侧，通过辅助孔插入普通腔镜持针器将肝向上方牵拉固定，以充分暴露肝下缘手术空间（图18-29）。沿十二指肠与下腔静脉之间的疏松筋膜细致分离，将结肠背面的十二指肠降部一起推向内侧，显露其后方的下腔静脉。操作中注意动作轻柔、小心操作，保护肠道及肝。

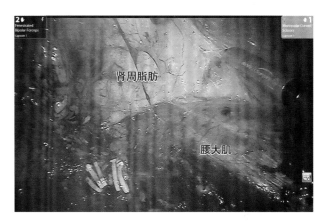

图18-26　游离肾背侧

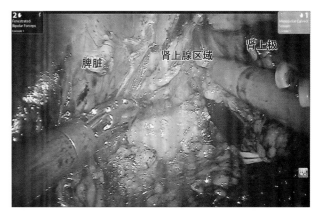

图18-27　游离肾上极

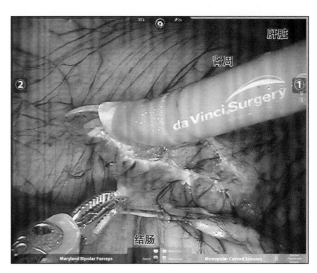

图18-28　切开后腹膜及结肠系膜

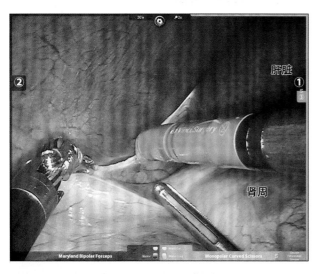

图 18-29　切开肝的韧带

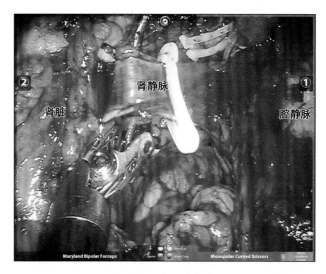

图 18-31　离断右肾静脉

（2）游离肾蒂血管：助手通过辅助孔通道借助吸引器或无损伤抓钳牵拉升结肠、腔静脉或十二指肠等，以暴露手术空间，便于术者解剖肾门组织。术者打开下腔静脉血管鞘后，沿下腔静脉外侧找到肾静脉。术中渗血较多、术野不清晰时，切勿盲目剪开组织，可先游离肾下极，解剖、离断生殖血管，进而沿腔静脉向上分离出肾静脉。在肾静脉后方搏动最明显的位置找到并游离显露肾动脉。右肾动脉的主干一般位于腔静脉的后方，需要游离并向中线推开腔静脉后予以显露（图 18-30）。可根据术前 CT 增强检查及 CTA 检查了解动脉的支数、主干位置及与静脉的走行关系，避免漏扎所导致后续阻断静脉后大量出血，动脉夹闭后观察静脉壁变瘪后，用 hem-o-lok 夹闭、离断肾静脉（图 18-31）。肾血管的处理原则同左侧肾癌根治术。

（3）游离输尿管：操作流程与左侧肾癌根治术相似，但在处理过程中要防止生殖血管从下腔静脉撕裂（图 18-32 和图 18-33）。

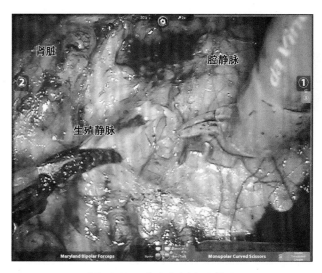

图 18-32　分离右侧生殖静脉

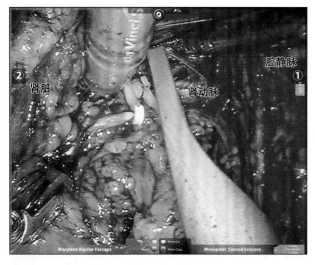

图 18-30　离断右肾动脉

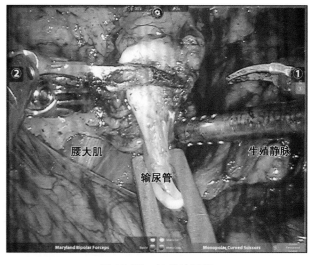

图 18-33　结扎输尿管

（4）游离肾周脂肪囊及肾：由于右侧肾上腺静脉相对于左侧更短，肾上腺组织质脆，位置较深，且血供丰富，易出血，故在切除过程中，应尽避免误夹、误切或损伤，以免出血不易处置、留下隐患或干扰手术视野。如肿瘤位于肾上极，难以估计有无肾上腺侵犯，需要切除肾上腺时，则沿腔静脉的肾静脉汇入口向上寻找到中央静脉的汇入口，并用 hem-o-lok 结扎离断。其余操作同左侧。

6. 同侧淋巴结清扫　对于术前影像学提示或术中肉眼观察有淋巴结肿大者，应行局部淋巴结清扫，清除肾门旁及大血管旁脂肪及淋巴结，左侧应包括腹主动脉与输尿管之间及与下腔静脉之间的淋巴结，右侧为下腔静脉旁淋巴结。清扫淋巴结时尽量使用钝性分离，避免损伤血管。对于有损伤的淋巴管应予以夹闭或电凝处理，防止术后淋巴漏的发生。

7. 取出标本　将肾置于合适大小的取物袋内，根据大小扩大某一套管切口（一般采用辅助孔），将其完整取出。在标本装袋时要十分仔细，避免将标本外漏，防止肿瘤组织或细胞种植。

8. 止血　标本取出后，将套管重新置入腹腔，用布巾钳夹闭切口，重新打开气腹机，置入观察镜，直视下观察有无腹腔内低压后出现的出血点或渗血点，充分止血，必要时留置止血材料，留置引流管。

9. 术毕　逐层缝合切口。

五、术后处理

术后 1～2 天常规应用抗生素预防感染。1～2 天后拔除导尿管。保持引流通畅，2～3 天后无明显引流液时拔除引流管。鼓励患者早期下床活动预防静脉血栓、咳嗽咳痰预防肺部感染。根据术后肠道恢复情况逐步恢复饮食。

（章小平）

第三节　机器人辅助肾部分切除术

一、概述

随着对肾癌治疗研究的深入及既往行肾癌根治术对患者的随访观察，泌尿外科医生发现，对不能行肾癌根治术的患者行保留肾单位手术，可以取得与根治性肾切除术同样的治疗效果。两种手术方式患者术后并发症发生率、肿瘤复发率也基本相同。随着影像学技术的发展，越来越多的小肾癌在临床上被检出，由于无法评估切除患肾以后对侧肾功能的改变情况，保留肾单位手术就显得很有必要。目前，为了降低患者慢性肾功能不全的发生，对于 T_{1b} 期肿瘤、肾门处肿瘤、多发肿瘤、内生型肿瘤等复杂肾肿瘤，泌尿外科医生也越来越多采用保留肾单位手术。普通腹腔镜处理这些复杂肾肿瘤手术需要术者具有十分丰富的操作经验和娴熟的缝合技巧，机器人辅助腹腔镜的应用则使得此类手术难度明显下降、手术安全性及疗效提升。有研究表明，对于 R.E.N.A.L 评分大于 7 分的复杂肾肿瘤，机器人辅助肾部分切除术组需要改行肾根治性切除的比例显著低于普通腹腔镜组，术后肾小球滤过率下降值亦低于普通腹腔镜组。可见，机器人辅助腹腔镜处理复杂肾肿瘤具有广阔的应用前景。根据肿瘤及患者的自身情况，机器人辅助肾部分切除术可选择经腹腔途径和经后腹腔途径，由于机器人手臂操作空间的限制，经后腹腔途径一般用于肾中上极、靠背外侧的肿瘤。

二、手术适应证和禁忌证

与腹腔镜手术类似，具体参见第六章第八节。

三、术前准备

与腹腔镜手术类似，具体参见第六章第八节。此外做好机器人手术系统的调试、安装；做好开放手术准备。

四、经腹腔途径手术步骤

1. 麻醉和体位　同机器人辅助根治性肾切除术。

2. 机器人手术系统的位置安排　同机器人辅助根治性肾切除术。

3. 套管位置的确定　同机器人辅助根治性肾切除术。

4. 手术步骤

（1）显露腹膜后间隙：用双极分离钳和单极剪刀，沿 Toldt 线切开侧腹膜。对于左肾肿瘤，尤其是肾上极肿瘤，应移开结肠脾曲、切开脾外上腹膜，且整个脾膈韧带必须分离，以使脾、胰尾移向中间，以扩大手术视野（图 18-34 和图 18-35）；对于右肾肿瘤，应移开结肠肝曲，将其向腹部中间转移，切开肝三角韧带、右侧前冠状韧带，进而挑起肝、游离十二指肠将其推向中线（图 18-36 和图 18-37）。

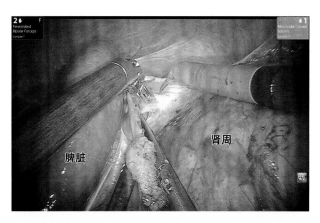

图 18-34　分离脾肾间隙（左侧）

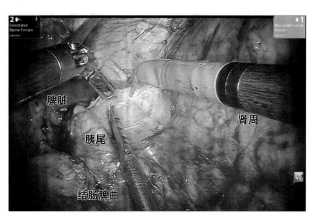

图 18-35　移开胰尾（左侧）

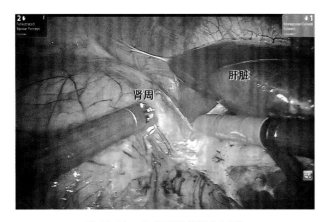

图 18-36　分离肝肾间隙（右侧）

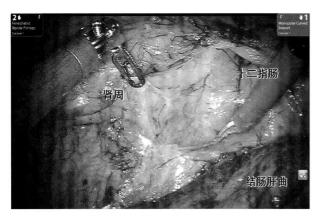

图 18-37　移开十二指肠（右侧）

（2）分离肾血管：助手将肾牵拉出肾窝侧方，以便分离肾门。机械臂内腕系统上的抓钳可用于分离肾门外的脂肪和肾周组织结构。直到辨认出主要肾血管。在左侧，可先分离出生殖静脉或肾上腺静脉，根据血管走行进一步分离出左肾静脉，根据需要离断生殖静脉、腰静脉（图 18-38 和

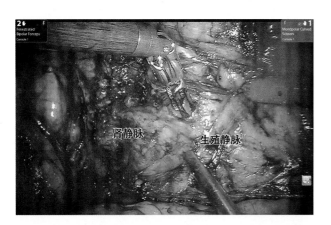

图 18-38　分离生殖静脉（左侧）

图 18-39），然后沿着肾静脉分离以暴露其后的肾动脉，注意一定要游离出肾动脉的主干和可能存在的多支肾动脉，肾动脉的走行可能在肾静脉的下方、正后方或上方，存在个体差

异，可沿腹主动脉向上分离出肾动脉起始处（图 18-40）；完全剥离肾动脉和静脉，使在后续操作中可以围绕静脉和动脉放置腹腔镜血管夹。对于右肾肿瘤，通过助手牵开肝，以便完全暴露肾门；沿着性腺静脉走行分离至其注入的下腔静脉处，然后沿着下腔静脉分离至肾静脉处（图 18-41 和图 18-42），在肾静脉与腔静脉夹角后方分离出肾动脉（图 18-43），要根据血管走行判断是否为肾动脉主干。

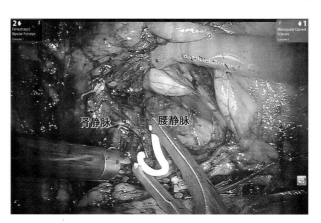

图 18-39　离断腰静脉（左侧）

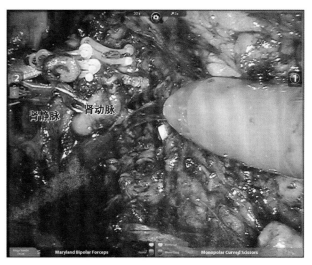

图 18-40　游离肾动脉（左侧）

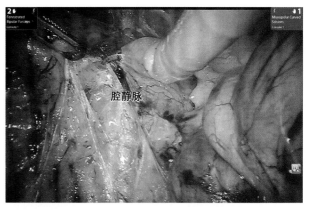

图 18-41　打开腔静脉鞘（右侧）

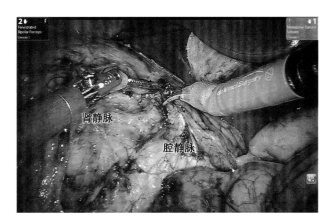

图 18-42 分离肾静脉(右侧)

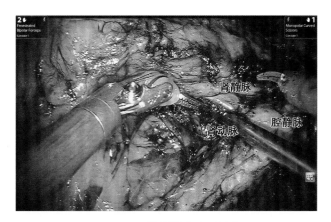

图 18-43 游离肾动脉(右侧)

(3)游离肾周脂肪、显露肿瘤:将覆盖在肾静脉上的肾筋膜和肾周脂肪组织游离至肾侧面,直至肾包膜。暂时保留肾周脂肪和肾筋膜,以供后续肾重建过程中关闭肾使用。继续游离肾下极,辨认输尿管,游离肾侧面与背面,以必要时可旋转肾。继续分离肾周脂肪、肾筋膜至肾肿瘤处,使肿瘤边缘露出1cm左右正常包膜组织,肾肿瘤表面的肾周脂肪被作为最终切除组织标本组织保留。

(4)夹闭肾动脉:在夹闭肾蒂之前,术者必须确保已备好热缺血期间肾重建所需要的缝线和器械,预先做好准备,以缩短热缺血时间,减少肾组织结构或功能的损伤。轻微转动已游离的肾,进一步将分离的肿瘤暴露,在肾动脉阻断前,用单极剪刀在包膜上沿肿瘤边缘划出标记线,这也是为了避免夹闭肾蒂血管后在来标记会导致热缺血时间延长。助手将1个或2个尾端固定hem-o-lok的1/0或2/0带倒刺缝线放在腹腔内,以便肾包膜切开后快速止血。助手协助术者用血管阻断夹,应先夹闭肾动脉,然后根据需要夹闭肾静脉。对于直径较小的肿瘤或外生性肿瘤,气腹压力可以阻断静脉血回来,因而只需夹闭肾动脉;对于内生性或肾门区肿瘤,通常需要同时夹闭肾动静脉。

(5)切除肿瘤,缝合集合系统:此时助手用吸引器保持切面无出血并辅助对抗牵拉,术者用剪刀切除肿瘤(图18-44

和图18-45)。在沿着预先划好的肿瘤边缘做弧形切割时要十分小心,如果不小心切入肿瘤里面,应该重新确定肿瘤与正常组织的边缘界限及肿瘤包块的轮廓、位置、深浅等。如果怀疑切缘阳性,可继续向深部切除。肿瘤切除后,可能会打开集合系统,术者应根据直视观察、影像报告及自身经验仔细辨认,或通过留置的输尿管支架注入亚甲蓝进行确认。切除肿瘤前预先准备的缝针、缝线等应立即就位备用,以免延长热缺血时间。可通过提起肿瘤表面的肾周脂肪使肿瘤更加突出于肾表面,左手双极电钳张开压迫肾创面,紧贴肿瘤包膜环形切除结合钝性剥离,2个吸引器分别用于压迫创面和吸引出血等方法减少出血,提供清晰视野。

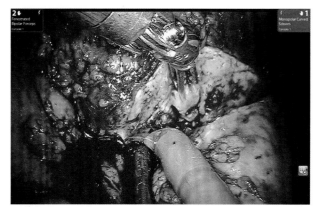

图 18-44 切开肾实质

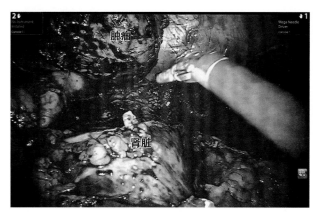

图 18-45 切除肿瘤

(6)缝合肾创面:在进行肾创面缝合时,要高质量、快速地进行缝合和止血。在进行缝合时,右臂的剪刀需更换成持针器,在机器人机械臂更换时,术者可以用控制的机器人左臂与助手一起使用吸引器检查创面,初步止血,并考虑缝合方案。分两层缝合,使用尾端固定hem-o-lok的1/0或2/0带倒刺缝线第1层连续缝合瘤床和集合系统,完整缝合集合系统并止血(图18-46);第2层连续缝合肾皮质全层(图18-47),关闭肾创面,缝合完毕去除血管阻断夹。在肾缝合的过程中,助手与术者的默契性或配合度很重要,这有利于术者快速、准确的缝合,这体现在线结传递、缝合进针点的视野清晰等；同时，助手需要保护已经缝合完成或还未缝合的创面，防止术者在快速缝合时由于撕扯导致缝线滑脱或对组织产生切割作用。对于比较小的零星出血点，可能是针脚出血或小静脉出血，可用辅助止血材料如止血纱布、明胶海绵等压迫止血；对于出血较迅速、量较大、颜色较红的出血，不要排除小动脉或缝合遗漏，必要时重新夹闭肾蒂血管或加针缝合。

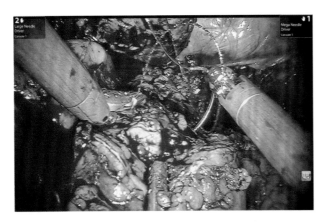

图 18-46　缝合瘤床和集合系统

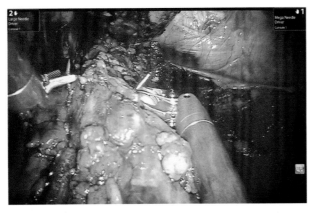

图 18-47　缝合肾皮质全层

（7）取出标本：选用合适大小的取物袋，将肿瘤标本连同其表面脂肪整体装入。沿 12mm 孔径大小的套管拿出。

（8）重建肾：将之前分开两边的肾筋膜和脂肪囊重新缝合在一起，将残余肾包被起来。

（9）肾区留置引流管，检查无出血及遗漏后退出操作器械及套管，逐层缝合切口皮肤。术毕。

五、经后腹腔途径手术步骤

1. 麻醉和体位　气管插管全身麻醉。患者取完全侧卧位，患侧向上，腰部适当抬高以使腰部伸开，但不能过度弯曲，以免腹膜后间隙受压而缩小手术空间。

2. 机器人手术系统的位置安排　从患者头侧正前方进入。

3. 套管位置的确定　于患侧腋中线髂嵴上 2cm 切开皮肤 2cm，使用手指推离腹膜、球囊扩张器打气 600ml 左右扩张

建立腹膜后腔，置入 12mm 一次性套管作为镜头孔，维持气腹压力在 12mmHg；在机器人手术镜头直视下，首先在患者腋后线肋缘与髂嵴中点处置入一个 8mm 机器人专用金属 Trocar，继而使用吸引器进一步钝性分离后腹膜腔脂肪及推开腹膜，于腋前线与锁骨中线之间，肋缘与髂嵴中点位置置入另一个 8mm 机器人专用金属 Trocar，注意保证镜头孔与两操作孔之间夹角大于 120°；12mm 辅助孔 Trocar 置于下腹部，分别与镜头孔及腹侧 8mm 机器人专用金属 Trocar 距离 8cm 以上，置入过程中注意勿损伤腹膜。

4. 手术步骤

（1）清理腹膜后脂肪，仔细辨认腹膜反折，在其内侧纵行切开肾周筋膜，沿着腰大肌向深层游离肾周脂肪，于肾门处分离、显露肾动脉主干；亦可在切开肾周筋膜后继续纵行剖开肾周脂肪达肾实质，沿肾实质表面向肾脏背侧游离肾周脂肪，分离出肾动脉分支及主干（图 18-48 和图 18-49）。

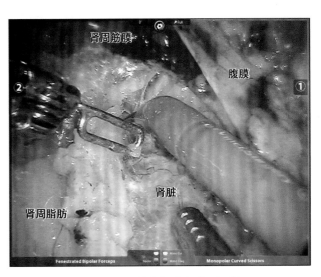

图 18-48　游离肾周脂肪（右侧）

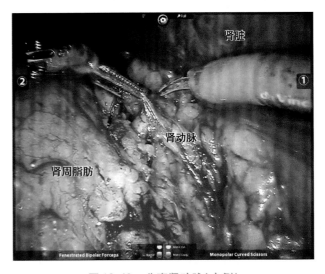

图 18-49　分离肾动脉（右侧）

（2）切开肾肿瘤附近的肾脂肪囊,用电剪在肾实质表面作锐性分离,分离肾与肾周间隙,显露肾肿瘤（图18-50）。肾动脉阻断、肿瘤切除（图18-51）、肾创面缝合过程参考经腹腔途径机器人辅助肾部分切除术。

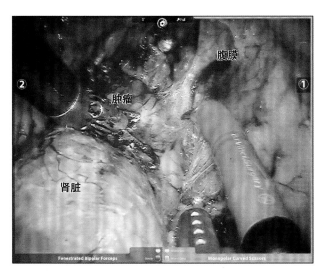

图 18-50　显露肾肿瘤（右侧）

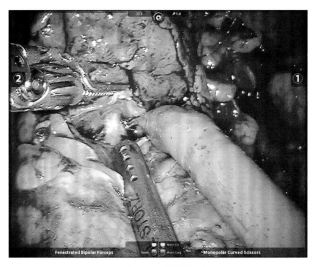

图 18-51　切除肿瘤

六、术后处理

术后 2~3 天拔除导尿管。常规应用抗生素预防感染。保持引流管通畅,24 小时引流量小于 30ml 拔除。术后 3 天后鼓励早期下床活动预防静脉血栓,鼓励咳嗽、咳痰,预防肺部感染。根据肠道恢复情况逐步恢复饮食。

（章小平）

第四节　机器人辅助供者肾切取术

一、概述

肾移植术是外科史上最重要的里程碑之一,对终末期肾病患者的生存具有重大意义。目前该技术的限制性因素仍为供体器官的短缺。据美国器官捐献登记网数据统计,器官捐献者逐年减少,而等待器官捐献的人数却越来越多,自 2001 年的 47 830 例增长至 2006 年的 70 501 例。

活体供肾是目前解决器官短缺的手段之一。活体供者在器官捐献时将考虑到手术时长、住院时长、何时能恢复正常工作、并发症及死亡率。腹腔镜供体肾切除术（LDN）的优势在于手术瘢痕小、住院时间短、恢复快,降低了活体供者的思想负担。机器人辅助腹腔镜技术的出现,使得供者取肾术更加精确,创伤小。

二、肾局部解剖及腔镜下肾临床解剖

具体参见腹腔镜或机器人肾手术一节。

一般来说,经腹腔途径腹腔镜下的解剖标志比经后腹腔途径更加清楚,更易辨认。具体选择何种腹腔镜手术入路,术者可根据自己经验选择合适的手术路径。

三、机器人辅助供者肾切取术

（一）手术适应证和禁忌证

活体供者通常年龄应在 18~70 岁,但无明确规定年龄上限。选择活体供者时应对供者进行全面的医学评估。Amsterdam 论坛对肾活体供者设定了一系列与移植相关的评估标准,包括肾功能、血压、肥胖程度、血脂障碍、是否存在蛋白尿或血尿、是否存在糖尿病、结石病、恶性肿瘤、尿路感染、心血管功能、呼吸功能,以及是否抽烟或酗酒等。同时还应对活体供者行三维 CT 扫描,对肾血管和收集系统解剖进行评估。

LDN 术对受者而言是福音,而供者则将承受手术并发症乃至死亡的风险,但这种风险必然是非常小的。这种特殊手术,由于考虑到道德因素,拥有其特殊的手术适应证。随着亲属供肾和非亲属供肾例数的增加,一些与器官捐献相关的特有的问题也随之而来,包括供者心理状态、捐献意图及其他社会因素。情感上及经济层面上的道德问题必须得到妥善处理。Rodrigue 等在近期一项对美国 132 个器官捐献计划的研究中发现,因经济因素提供器官、毒瘾及存在心理健康问题是器官捐献在社会心理学方面的绝对禁忌证。为了确保供者身心健康、情绪稳定,必须对其进行社会心理学评估。近期由器官共享联合网络（United Network for Organ Sharing）、美国移植医师协会（the American Society of Transplant Surgeons）和美国移植协会（the American Society of Transplantation）共同提出了标准化的评估指南。

（二）术前准备

患者需通过肾移植小组审核,包括对健康状况及心理的评估。除标准的实验室检查之外,所有供者都需做 CT 检查,对泌尿道进行全面评估:从轴面、冠状面和矢状面评估肾实质、收集系统及血管结构。也可使用三维重建技术对肾脏血管结构和收集系统进行 360° 全方位评估。

对肾的评估主要包括有无肾结石、肿块、囊肿、血管变异

及解剖变异。比较理想的情况时只有一条肾动脉、肾静脉和输尿管，但偶尔可遇到多条肾动脉、肾动脉分叉过早、绕主动脉和主动脉前肾静脉、输尿管重复畸形及肾结石者。三维 CT 重建技术课明确供肾是否适宜用作移植。左侧肾不宜使用者可考虑右侧肾。多数情况下右侧肾的血管解剖较简单，适宜用作移植。

对于所有供者，均应在术前 30～60 分钟经静脉给予抗生素预防感染。术前用生理盐水对供者进行充分水化，抵达手术室时给予的总量应在 3.5～4L。全身麻醉，气管内插管，置胃管和导尿管。

（三）经后腹腔途径手术步骤

1. **麻醉和体位**　气管插管全身麻醉。麻醉过程中注意监测血 $PaCO_2$，因 CO_2 气腹可引起体内 CO_2 蓄积。完全健侧卧位，升高腰桥。

2. **手术步骤**

（1）制备气腹、穿刺点位置及套管放置方法（图 18-52）。

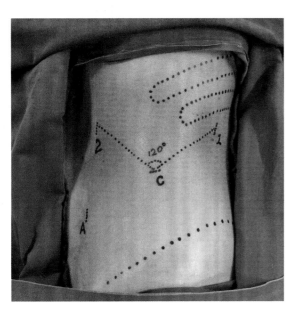

图 18-52　穿刺点位置及套管放置方法

（2）清除腹膜外脂肪。沿腰大肌向内侧逐渐分开腹膜外脂肪，去除腹膜外脂肪，显露侧锥筋膜。

（3）在腰大肌内侧找到输尿管，向下分离至髂血管分叉处，向上分离至肾门处。分离过程中注意输尿管周围组织的保护，避免损伤输尿管本身及其血供。

充分游离肾动、静脉，肾动脉应分离至腹主动脉起始部。对汇入肾静脉的腰静脉要分别结扎和切断，靠近肾静脉处结扎切断精索静脉（性腺静脉）。肾的游离我们主要使用钝性游离加剪刀沿肾表面剪断肾周结缔组织的方法，出血点用超声刀止血，这种方式最大限度避免了超声刀分离造成的热损伤。肾游离依次为背侧、上极、腹侧和下极，也可混合进行。尽量获取足够长的肾动静脉，以确保之后的移植手术能够顺利进行。

（4）停止气腹，移去镜头及机械臂。取腹股沟处切口，手助取出供肾交由灌注组进行灌注，同时静脉滴注鱼精蛋白。肾窝置引流管自腰部穿刺孔引出，缝合各层。

（四）经腹腔途径手术步骤（左肾）

1. **麻醉和体位**　全身麻醉，取供肾对侧 70° 斜卧位。术前留置 14F 导尿管。

2. **手术步骤**　取脐上 2.0cm 腹直肌旁横行皮肤切口，长约 1.2cm 作为镜头孔，建立气腹，保持气腹压为 13mmHg（1mmHg=0.133kPa），将 1.2cm 套管置入腹腔，向上 30° 置入镜头。直视下分别于腹直肌外缘肋缘下 3.0cm 处、髂前上棘头侧 5.0cm 处置入机器人专用套管，于镜头孔与尾侧机械臂孔连线中点斜下方的腹直肌旁下腹部置入 1.2cm 辅助套管。套管置入后更换 30° 镜头呈向下。将床旁机械臂手术系统的中心柱与供者背部成 150°，中心柱与脐孔、肾呈一直线，3 个机械臂与上述相应套管连接，分别置入镜头、单极电剪（第 1 机械臂）、双极电凝（第 2 机械臂），辅助孔置入吸引器等辅助器械。手术方式采用经腹腔供肾切取方法。首先分离肾周组织，显露术野。腹腔镜下沿结肠旁沟切开侧后腹膜，离断脾结肠韧带，将左半结肠及降结肠翻向内下。切开肾周筋膜，于肾周筋膜外分离左肾背侧、腹侧及肾上极，于肾上极将肾周筋膜前后层离断，分离肾上腺与肾之间的组织，向下游离输尿管至髂血管分叉处，注意保护输尿管血供。沿输尿管内侧向上分离到肾门处，于肾门前方打开左肾静脉鞘，分离左肾静脉至下腔静脉处，分别游离腰静脉、肾上腺中央静脉及生殖静脉，均于远心端应用 Hem-o-lok 夹闭、近心端结扎的方式切断。于肾静脉后方将肾动脉鞘切开，由于肾动脉鞘分布有丰富的淋巴管，应使用超声刀低档逐渐切断，预防术后淋巴瘘。分离左肾动脉至腹主动脉平面，将肾周围组织完全游离。游离输尿管时尽量远离输尿管，避免钳夹，尽可能保留肾下极处周围组织，防止输尿管缺血坏死。供肾完全游离后，以辅助孔为起点沿腹直肌切开皮肤约 6.0cm，深至肌层。静脉滴注呋塞米 80mg、肌苷 1.0g、肝素 100mg。于髂血管分叉处切断输尿管，肾动脉根部应用 2 枚 Hem-o-lok 夹闭并剪断，于肾静脉根部紧贴下腔静脉处应用夹 2 枚 Hem-o-lok 夹闭并切断。停止气腹，移去镜头及机械臂，切开肌层及腹膜，手助取出供肾交由灌注组进行灌注，同时静脉滴注鱼精蛋白。供肾取出后检查腹腔有无出血，注意检查有无脾损伤。肾窝置引流管自腰部穿刺孔引出，缝合各层。

（五）术后处理

术后第 1 天拔除导尿管。常规应用抗生素预防感染。保持引流管通畅，24 小时引流量小于 30ml 拔除。鼓励早期下床活动预防静脉血栓，鼓励咳嗽、咳痰，预防肺部感染。根据肠道恢复情况逐步恢复饮食。

四、机器人辅助供者肾切取术并发症的预防与处理

手术总并发症发生率为 12%～14%，其中 1.5% 为严重并发症，术前应告知患者可能出现的任何情况。同所有的外科手术一样，该手术将伴随着出血、疼痛、感染、切口疝、深静脉血栓、肺栓塞、气胸及心血管意外的风险，这也是所有全麻下腹腔镜肾手术的并发症。所有腹腔镜手术都有可能发生中转开放手术的情况，术者应根据具体情况做出正确的决策，不要把中转开放手术看作是一种并发症，毕竟开放手术才是"金标准"，而不是什么妥协手段。因此，术者应牢记术中将可能出现中转开放手术的情况,也应当备好所有开放手术所需器械。常用的开放手术切口为肋缘下切口,尽量以两个或多个套管戳孔为端点。中转开放手术最常因活动性出血或因局部严重粘连无法继续手术所导致。

除了中转开放手术以外,还包括与腹腔镜手术本身相关的并发症,如气胸、戳孔疝及套管针损伤,应经标准方式妥善处理。气胸往往不伴随气体溢漏,因此可观察等待或立即穿刺排气。戳孔疝者应回手术室进行腹腔镜修补。套管针损伤应予以及时发现和修补,构建气腹时损伤肠管者,标准做法是放弃腹腔镜手术。肠梗阻是比较少见的腹腔镜手术并发症之一,可采取简单的肠道休息疗法,鼓励患者多下床活动,或观察等待即可。

肾门内血管相关的并发症属严重并发症之一。美国FDA已召回 Weckhem-o-Lok L 形多聚体血管夹(Weck Closure Systems,Research Triangle Park,NC),并禁止用于肾门血管的结扎。当然,内镜血管结扎器和其他血管夹也有可能失效,但概率很低。严重出血者往往能够立即发现。静脉出血通常可进行压迫止血(使用腹腔镜器械或用手经 GelPort 单孔套管伸入体内,用手指直接按压止血),提高气腹压力至20mmHg,或在腹腔镜下缝合修补。应结扎器或血管夹失效而导致的主肾动脉出血通常无法在腹腔镜下处理,应考虑转为开放手术进行控制。周围脏器较严重损伤者,如脾损伤,若无法在腹腔镜下进行修补,也应转为开放手术处理。虽然目前已有许多新的止血胶和密封剂,但并不一定能够止住脾脏撕裂部出血。此时可考虑行脾切除术,可在腹腔镜下完成或转为开放手术。手术中一般较少发生肝损伤,一般可用止血胶、密封剂或氩气凝血器进行局部止血。

淋巴囊肿是供体肾切除术的已知并发症之一,常因离断了肾门内淋巴管或乳糜池损伤所致。由于手术主要采用的是经腹路径,该并发症较少发生,但毕竟是已有相关报道。若乳糜池一侧壁发生撕脱,而又未与腹腔沟通,则即使是采用了经腹路径也将导致淋巴囊肿。通常采用经皮穿刺引流或切开引流即可。若出现乳糜性腹水,则应嘱患者进行中链脂肪酸饮食。

移植肾撕脱性损伤一般发生于肾周脂肪严重粘连者,并使用了手协助分离。为避免其发生,可使用腹腔镜器械完成对肾周连接组织的切开、脾肾韧带及肾周脂肪的分离。使用手协助分离时往往很容易用力过大。供肾撕脱性损伤本身对供者没有什么影响,但移植如受者体内后发生出血的概率将大大增加,因此移植小组必须提高警惕。可将肾取出后在体外对肾包膜进行修补,也可在术中使用组织密封剂修补。

最后,对于男性供者左侧 LDN 术,有报道某些患者术后可能出现左侧睾丸疼痛和(或)左侧附睾炎、睾丸炎。这是因术中离断了左侧性腺静脉所致。患者的主述可能是左侧阴囊半球疼痛和满胀感。这一并发症通常能够自愈,可使用合适的抗炎药物,抬高阴囊缓解。怀疑因尿道插管可能发生感染者,术后进行 3～4 周的抗生素治疗。

(王共先)

第五节　机器人辅助肾盂输尿管成形术

一、概述

肾盂输尿管连接部梗阻(uretero pelvic junction obstruction,UPJO)是上尿路梗阻常见的原因之一,发病的原因通常为肾盂输尿管连接的部位因为机械性或动力性因素引起梗阻,尿液引流不畅,导致肾不同程度的积水,损害肾功能。

治疗的方法以手术为主,手术方式有肾盂输尿管离断成形术、狭窄段激光切开术、狭窄段球囊扩张术等,其中肾盂输尿管离断成形术最为经典,主要为对上尿路进行矫正重建,寻找并切除梗阻部位,对扩张的肾盂予以整形,再将输尿管重新与肾盂吻合,又称 Anderson-Hynes 术,一直被认为是治疗 UPJO 的标准治疗方案,成功率超过 90%。

传统的肾盂输尿管成形术以开放为主,但开放手术创伤大,术后瘢痕影响美观,尤其是对于好发此病的青少年患者。随着微创技术的广泛应用,腹腔镜肾盂输尿管成形术可以将开放手术的 Anderson-Hynes 术完全复制到腹腔镜手术中,创伤小,恢复快。多项对比研究均证实其手术效果与开放手术相当,因此成为推荐的术式。但是腹腔镜肾盂输尿管成形术需要大量的腹腔镜下的缝合操作,即使对于腹腔镜经验丰富的医生来说,难度也较大,手术耗时长,术者往往很疲劳。达芬奇手术机器人则具有这方面的充足优势:一方面其具有高清立体视野,十分有利于镜下缝合等精细操作;另一方面其拥有 7 个自由度的机械臂,操作极其灵活,可以使缝合操作难度大大降低,化难为易,缩短了手术时间,而其设计独特的医生操控台可以使主刀医生进行坐位手术,大大降低了术者的疲劳度。因此,将达芬奇机器人应用到肾盂输尿管成形术中,可以充分发挥其特点,获得满意的效果,机器人辅助肾盂输尿管成形术有望成为治疗肾盂输尿管连接部梗阻的"金标准"。

二、手术适应证和禁忌证

(一)手术适应证

1. 肾中度以上积水。
2. 肾盂肾盏均有明显扩张。
3. 肾图显示患者呈梗阻型曲线,并且有肾功能受损表现。

(二)禁忌证

1. 手术区域有严重感染史。
2. 完全肾内型肾盂。
3. 不可耐受的心肺疾病。
4. 严重的出血倾向疾病或凝血功能障碍疾病。

三、术前准备

1. 术前行 IVU、CTU、MRU 明确梗阻部位,逆行造影动态显示,明确梗阻原因。
2. 肾功能核素扫描了解患者肾功能。
3. 常规心电图、X 线胸片等检查。
4. 术前留置尿管,暂夹闭。

四、手术步骤

1. **体位及 Trocar 的放置** 患者取健侧斜仰卧位,头足位压低,首先于患侧脐部附近穿刺气腹针,充入 CO_2 气体,建立气腹,穿刺入 12mm Trocar 作为镜头孔,分别在肋缘下 3cm 和髂棘下 3cm,距镜头孔约 10cm 处穿刺入 8mm 机器人专用 Trocar 作为机械臂孔,于镜头孔和机械臂孔之间间距 5cm 作为辅助孔,穿刺入 12mm Trocar,将镜头臂、1 号和 2 号机械臂分别与镜头孔和机械臂孔的 Trocar 连接,完成 docking(图 18-53)。

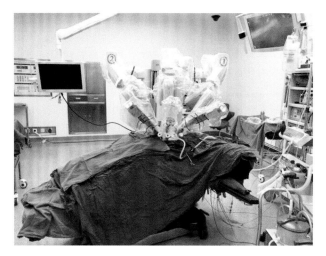

图 18-53 机器人完成 docking

2. 沿结肠旁沟切开侧腹膜,将结肠推向对侧,首先分离出扩张的肾盂,沿肾盂向下分离出输尿管梗阻部位(图 18-54)。

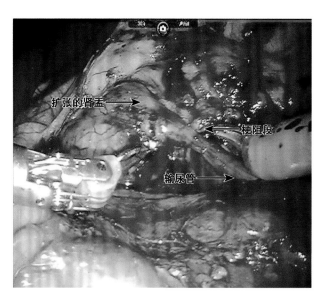

图 18-54 分离出梗阻部位

3. 于梗阻段近端切开肾盂,放尽积液,再于梗阻段远端斜行切开输尿管,暂不离断,剪刀纵向剖开输尿管远端,5-0 号可吸收线将肾盂最低端与输尿管远端最低端先缝合 1 针(图 18-55)。

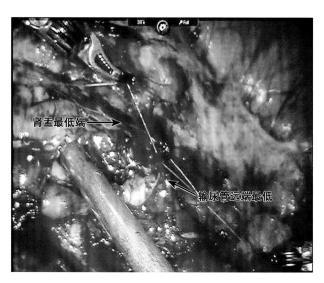

图 18-55 肾盂最低端与输尿管远端最下端缝合

4. 切除狭窄段,将扩张多余的肾盂切除,可吸收线连续缝合输尿管后壁与肾盂后壁,再连续缝合残余肾盂(图 18-56)。

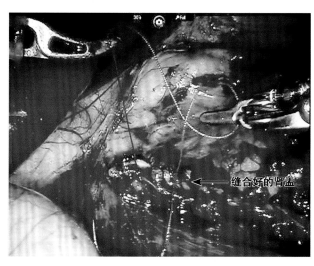

图 18-56 缝合残余肾盂

5. 沿置管器将斑马导丝置入输尿管,再沿斑马导丝将 F6 双 J 管推入输尿管,证实双 J 管末端进入膀胱后,退出斑马导丝,再将双 J 管弯曲的头端置入肾盂(图 18-57)。

6. 可吸收线间断缝合输尿管与肾盂前壁,使肾盂输尿管吻合处呈斜行螺旋状(图 18-58),检查无明显漏尿,术毕。

五、术后处理

1. 术后常规应用抗生素预防感染。

2. 术后第 2 天即可下床活动。

3. 保持尿管及引流管通畅,术后 3~4 天拔除引流管,术后 6~7 天拔除尿管。

4. 术后 4~6 周,膀胱镜拔除双 J 管。

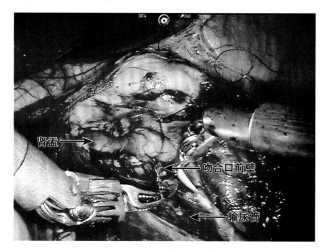

图 18-57 放置双 J 管

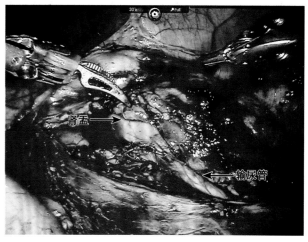

图 18-58 缝合完毕

六、并发症的预防与处理

（一）术中

1. 术中出血，分离肾盂时避免损伤肾蒂血管及可能存在的异位血管，要保持视野清晰。

2. 损伤周围脏器，术中避免损伤肠管，切开侧腹膜后要沿腹膜将结肠彻底推向对侧。

（二）术后

1. 术后漏尿，通常为术中吻合不紧密或导尿管引流不畅导致，因此如术后出现腹腔引流明显增多，需要考虑漏尿可能，除术中需要保证吻合的可靠性外，一旦出现漏尿，需通畅引流管和保留导尿管的引流，患者尽量半卧健侧卧位，加强营养，预防感染。

2. 吻合口狭窄，为术后远期并发症，拔除双 J 管 3 个月后复查 IVU，积水缓解不明显，并呈进行性加重，可能原因为术中肾盂输尿管吻合口预留不够开阔或者术后出现尿漏或者手术区域的感染。根据狭窄的程度，可先予以球囊扩张并置管引流，严重者行二次手术，切除狭窄段，重新吻合。

（梁朝朝）

第六节 机器人辅助输尿管膀胱吻合术

一、概述

输尿管下端梗阻和先天性巨输尿管是临床较为常见的疾病，均可导致肾积水，肾功能受损。因此，手术往往采用旷置病变段，将扩张的输尿管与膀胱重新吻合，即输尿管膀胱再植术。

以往开放手术可采用经腹腔或经腹膜后途径，也可通过膀胱途径完成，随着腹腔镜技术应用，输尿管膀胱再植术可以通过腹腔镜完成。Gill 等在 2001 年即完成了经膀胱的输尿管膀胱再植术，并获得成功。目前，腹腔镜下输尿管膀胱再植术多采用经腹腔途径，为了防止术后输尿管反流，可采用乳头法、拖入法、黏膜下隧道法等抗反流技术，并均被证明安全可行。

机器人辅助输尿管膀胱再植术在手术步骤上与腹腔镜手术大致相同，其优势在于可以发挥高清立体视野和灵活的机械臂的特点，在输尿管和膀胱吻合时使缝合难度降低，精确度增高，尤其是有利于各种抗反流技术的应用。

二、手术适应证和禁忌证

（一）手术适应证

1. 各种原因所致的输尿管下端梗阻（先天性、医源性或非医源性）。

2. 先天性巨输尿管症。

3. 输尿管阴道瘘。

4. 输尿管开口异常（肾功能良好）。

（二）禁忌证

1. 手术区域有严重感染史。

2. 完全肾内型肾盂。

3. 不可耐受的心肺疾病。

4. 严重的出血倾向疾病或凝血功能障碍疾病。

三、术前准备

1. 完善相关影像学检查，如 IVU、CTU 或 MRU 等，明确诊断。

2. 术前常规灌肠 1 次。

3. 术前留置导尿管。

四、手术步骤

1. **体位及 Trocar 的放置** 取头低足高仰卧位，约 30°，双足分开，首先由脐上缘 2cm 气腹针穿刺入腹腔，建立气腹后，穿刺入 12mm Trocar 作为镜头孔，置入腹腔镜后，直视下在双侧平脐距镜头孔约 10cm 处作为机械臂穿刺孔，各穿刺入 8mm 机器人专用 Trocar，在患侧距机械臂穿刺孔 5cm 处作为辅助孔，穿刺入 12mm Trocar，将镜头臂、机械臂与各穿刺 Trocar 连接，完成 docking。

2. 由患侧髂外动脉搏动处寻找扩张的输尿管，向下游离至膀胱壁梗阻段,注意保留输尿管血供,于梗阻段用 hem-o-lok 夹闭并切断输尿管。

3. 导尿管内注水 250ml,充盈膀胱,于膀胱后外侧游离出膀胱壁,切开膀胱全层。

4. 将输尿管下端"拖入法"与膀胱吻合,方法为将输尿管下端拖入膀胱 1cm,4-0 号可吸收线间断缝合输尿管浆肌层与膀胱壁全层,首先缝合远离视野的输尿管后壁,最后缝合前壁,输尿管内留置 F6 双 J 管 1 根,盆腔留置引流管 1 根。

五、术后处理

1. 术后 3～4 天拔除盆腔引流管。
2. 保持导尿管通畅,术后 2 周拔除。
3. 术后 4～6 周膀胱镜拔除双 J 管。

六、并发症的预防与处理

(一) 术中

1. 术中大出血,主要是损伤术中髂血管等大血管导致,尤其是在手术区域有粘连的情况下,如为女性患者,避免损伤子宫动脉,故术中需仔细操作,如出现大血管损伤,切勿盲目钳夹,可予以纱布填压后,明确出血点,再予处理,可利用机器人的灵活的优势,予以缝合止血,如出现严重出血,可及时中转开放。

2. 术中损伤周围脏器,主要是损伤肠管,如为女性患者,注意避免损伤子宫韧带或卵巢。

(二) 术后

1. 术后漏尿,多为吻合口缝合不紧密或导尿管阻塞引起,通常保持尿管通畅多可自愈。

2. 输尿管狭窄,尽量避免吻合口漏尿,导致局部炎症引起狭窄。

3. 输尿管反流,再植时采用"拖入法"、"乳头法"或"黏膜下隧道法",可以预防术后输尿管反流。

(梁朝朝)

第七节　机器人辅助根治性膀胱前列腺切除术

一、概述

对于局部浸润肿瘤及复发的高危浅表肿瘤,根治性膀胱前列腺切除术是控制局部复发、提高患者生存率的最佳治疗方法。在手术方法上,传统开放手术仍是"金标准",但其切口较大,术中失血及术后并发症较多。普通腹腔镜手术第 1 次应用于根治性膀胱切除是 1992 年,但根治性膀胱切除术也受困于盆腔狭小的空间,应用普通微创腹腔镜手术受到限制:该方法难度大、技术要求高,很难得到推广。2003 年 Menon 运用 da Vinci 手术系统完成了首例机器人辅助腹腔镜下根治性膀胱前列腺切除术 (robot-assisted laparoscopic radical cystectomy and prostatectomy,RALRCP);自 2009 年起,沈周俊和高江平等教授也在国内率先开展 RALRCP 手术,我国膀胱癌的外科治疗也随之步入机器人时代。十余年的临床实践经验表明,RALRCP 较传统开放手术出血及并发症更少、住院时间更短,术后短期肿瘤控制及功能可喜,是一种安全、有效的手术方式。随着临床经验的积累及机器人外科设备的不断进步,有理由相信 RALRCP 可能成为未来膀胱癌手术的标准选择。

二、手术适应证和禁忌证

(一) 适应证

RALRCP 的适应证与开放及普通腹腔镜手术相似,主要是 $T_{2\sim4a}$、$N_{0\sim x}$、M_0 的浸润性膀胱癌,此外还包括高危非肌层浸润性膀胱癌:如 T_1G_3 肿瘤、卡介苗治疗无效的原位癌、多次复发的肿瘤、腔内手术无法控制的广泛乳头状病变或膀胱非尿路上皮癌等。

(二) 禁忌证

重要脏器疾病或功能不全不能耐受手术、出血倾向未能纠正、短期内有使用抗凝药物者,以及膀胱外的广泛转移,盆腔炎症或手术所致的冰冻骨盆,体检触诊发现膀胱与周围组织或骨盆固定,以及未纠正的出血因素等。髂动脉进行过手术或血管内置放过支架会对输尿管分离造成一定的困难,狭窄骨盆、病态肥胖患者的手术操作空间相对狭小,对这些患者施行机器人手术的技术要求更高,在选择 RALRCP 时需谨慎。

三、术前准备

1. 常规检查　行尿道膀胱镜检查,以了解肿瘤的部位、大小、数目和形态,并初步估计浸润情况及判断手术的难易程度。应常规取活检,以了解肿瘤的性质、分化情况及临床分期,以及是否合并 CIS,对选择手术方式非常重要。

2. 影像学检查　泌尿系超声能协助判断浸润情况和分期,上尿路超声检查可了解肾盂、输尿管有无异常回声,有无肾积水和输尿管扩张;肾功能正常者行排泄性尿路造影或 CTU 以排除肾盂或输尿管肿瘤;CT 或 MRI 等检查可帮助判断肿瘤浸润深度及有无盆腔淋巴转移;怀疑骨转移者行骨骼 ECT 检查。

3. 改善患者心、肺、肝及肾功能,贫血严重者先行输血治疗,备血。

4. 肠道准备　术前 72 小时开始口服抗生素(广谱抗生素+抗厌氧菌抗生素);术前 72 小时进无渣半流质;术前 1 日下午口服聚乙二醇电解质导泻;术前 24 小时进流质,术前 12 小时禁食。术前留置鼻胃管。

四、手术步骤

(一) 患者体位和麻醉

患者气管内插管全身麻醉,头低足高位,倾斜约 30°,双下肢外展并呈截石位。床旁机械臂系统位于患者的两下肢之间,常规消毒铺巾后插入 Foley 尿管 (图 18-59)。

(二) 手术步骤

1. 气腹建立　于脐上 3cm 处做一长 12mm 的纵行皮肤切口为观察孔,Hasson 法置入 12mm 套管,此处为扶镜臂,连接 30° 双孔物镜。注入 CO_2 气体,保持气腹压为 12～15mmHg。

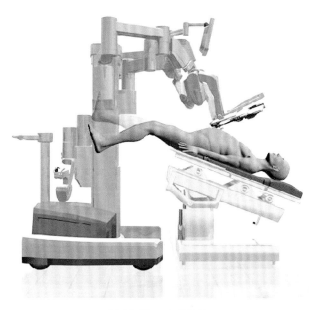

图 18-59　患者体位

2. 机器人定泊与套管定位　机器人手术系统自患者两腿间推入。机器人全膀胱手术通常采用 6 个套管操作,包括 1 个镜头孔,3 个机器臂孔,2 个辅助孔。扶镜臂孔道于脐孔上方 2mm 处置入 12mm 普通腹腔镜套管;平脐双侧腹直肌旁距观察孔左、右侧各 8cm(至少 4 横指)处取 10mm 皮肤切口置入 8mm 的机器人专用套管,并作为 1、2 号机械臂孔;左右髂前上棘内上 3cm 各做一 10mm 皮肤切口作为第 3 机械臂孔和第 1 辅助孔;脐上位于扶镜臂孔道与第 1 机械臂孔道连线中点垂直线上,距第 1 机械臂孔道 8cm 为第 2 辅助孔(图 18-60)。往套管分别置入单极弯剪(第 1 臂孔)、maryland 双极钳(第 2 臂孔)、无创环钳(第 3 臂孔)、吸引器或辅助器械(辅助孔)。

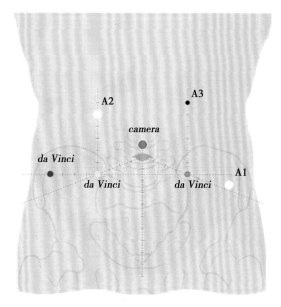

图 18-60　机器人根治性膀胱切除手术的套管定位

3. 输尿管双侧离断　首先松解膀胱左侧壁与乙状结肠之间的粘连。输尿管往往走行于性腺血管内侧或跨越髂血管,在髂总血管水平找到输尿管,远端游离至输尿管入膀胱处(图 18-61)。游离输尿管时,尽量避免钳抓、挤压损伤输尿管,机器人手术系统的高清三维视野有助于保留输尿管健康组织,利于血供保留。hem-o-lok 双道钳夹、离断输尿管远端(图 18-62),残端暂置腹腔。

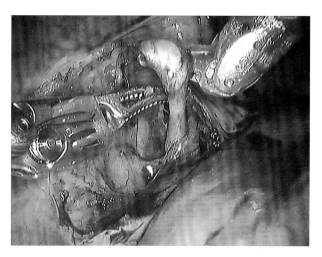

图 18-61　分离输尿管

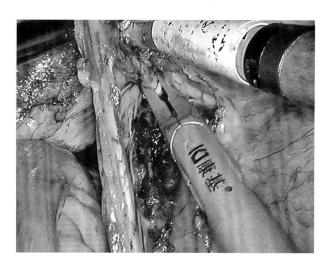

图 18-62　hem-o-lok 钳夹、离断输尿管

4. 分离膀胱后壁　沿膀胱直肠腹膜返折处打开盆腹膜分离膀胱壁,切开水平线连接先前双输尿管分离处。第 3 机械臂置入抓钳牵引膀胱前壁或者抓持冗长乙状结肠。钝性分离膀胱直肠间隙直至前列腺底部(图 18-63)。术中可根据实际手术情况,更换 0° 腹腔镜以进一步看清膀胱后壁与直肠之间的间隙。

5. 分离膀胱侧壁　打开双侧膀胱侧壁腹膜,予以充分游离膀胱侧壁空间,切口选择从双侧脐内侧韧带至双侧输尿管游离处。注意不要在此处游离膀胱使膀胱下坠,利用脐尿管和脐内侧韧带将膀胱自然牵拉悬吊。膀胱侧壁一直向前游离至双侧前列腺盆内筋膜处,向下游离至膀胱后壁(图 18-

64）。此时，膀胱侧韧带自然显露在手术视野中。术中不可过多向外侧分离以避免损伤髂血管。

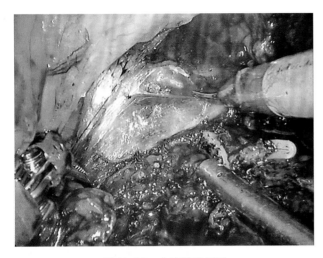

图 18-63 分离膀胱后壁

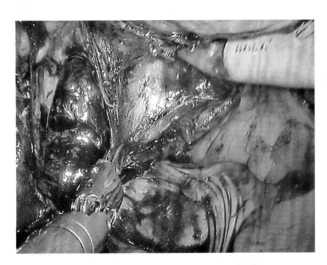

图 18-64 分离膀胱侧壁至盆内筋膜

6. 膀胱侧韧带离断 侧壁分离后膀胱侧韧带自然显露，第3臂器械抓持膀胱以牵引保持侧韧带张力。充分游离后，主刀医生帮助牵引侧韧带，床旁助手使用切割器以60mm EndoGIA 将其离断（图 18-65）。对于有血管神经保留要求的患者，不可过多向侧韧带远端分离。本步骤也可以用精细逐步分离、解剖、离断。

7. 前列腺尖部离断及血管神经束分离 沿脐尿管内侧韧带至脐尿管连线打开膀胱前壁。通过分离前壁使膀胱下坠，一直分离至阴茎背深静脉复合体，2-0 号可吸收线滑动打方结缝扎（图 18-66）。离断背深静脉复合体、尿道括约肌和尿道膜部，若拟行原位膀胱术须保留较长尿道。在分离过程中，大部分出血可以用电灼来控制，但背深静脉复合体出血应采用缝扎控制。导尿管有助于指导离断尿道前壁。特别注意分离应在正确的平面进行，避免进入前列腺组织（图 18-67）。分离神经血管

束时，注意避免热能量和牵拉损伤，以剪刀进行锐性分离能进入正确的解剖平面（图 18-68）。Hem-o-lok 钳夹前列腺侧壁血管蒂，然后用剪刀剪断。血管神经分离从前列腺侧韧带血管蒂开始至前列腺尖部结束，整个过程避免使用电灼。

8. 盆腔淋巴结清扫 双侧盆腔淋巴清扫应在膀胱、前列腺切除后进行，此时盆腔空间大而利于操作。采用锐性+钝性分离进行双侧髂血管淋巴清扫，用肽夹或者 Hem-o-lok 钳夹止血。清扫范围包括闭孔淋巴结，髂外血管淋巴结和髂总血管淋巴结（图 18-69）。由于患者术中过度采用头低足高位，双下肢静脉血容量相对偏低，导致髂静脉易受压，因此术中如果不慎抓持或者钳夹到静脉壁容易出血。为防止此种情况发生，术中可适当降低气腹压力至 10 ~ 12mmHg。

9. 尿流改道 膀胱根治切除完成后，后续尿流改道可采用体外开放手术和机器人辅助体内尿流改道两种方式。详见其他章节。

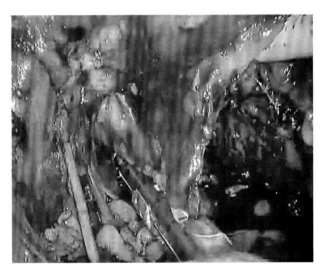

图 18-65 EndoGIA 离断

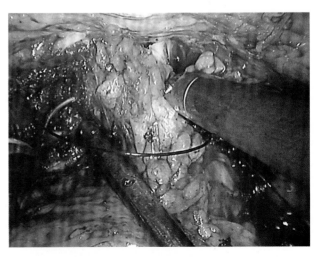

图 18-66 缝扎阴茎背深静脉复合体

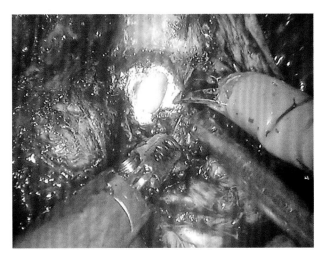

图 18-67　离断前列腺尖部

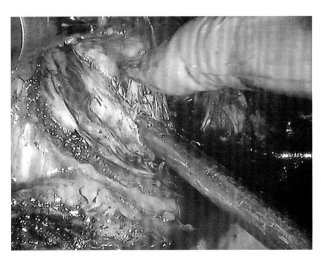

图 18-68　分离神经血管束

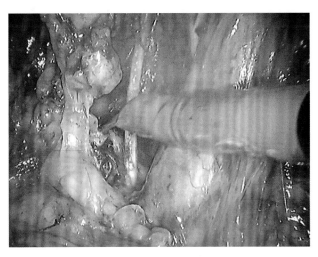

图 18-69　盆腔淋巴结清扫

五、术后处理

1. 抗感染　二联抗生素静脉滴注（广谱抗生素+抗厌氧菌抗生素）。至肠道功能恢复后停用抗厌氧菌抗生素，体温、血常规白细胞分类计数恢复后广谱抗生素改为口服。所有引流管拔除后停用抗生素。

2. 体液复苏管理

（1）禁食期间，每日补充液体 2500ml，K^+ 3g，Na^+ 5g。胃液丢失按额外损伤量另计。每日补充足够能量、氨基酸、脂肪酸、维生素，必要时肠外营养。

（2）补充人血白蛋白，使血浆白蛋白>35g/L。

3. 饮食　胃肠减压至肠道排气后，视每日排气、排便及腹部体征情况逐渐恢复流质、半流质、软食至正常饮食。

4. 引流管管理

（1）每日冲洗造瘘管及导尿管，避免肠道黏液堵塞管道。

（2）直肠膀胱陷凹处单腔管<50ml/24h 后拔除。

（3）术后 1 周，如未出现尿漏，间隔 24 小时分别拔除输尿管内硅胶管。

（4）硅胶管拔除 24 小时如未出现尿漏，间隔 24 小时分别拔除左右盆腔引流管。

（5）术后 2 周，拔除导尿管，夹闭造瘘管。观察排尿情况。

（6）如患者排尿通畅，残余尿<100ml，拔除造瘘管。

5. 术后 10 天切口拆线。

6. 安排随访及辅助治疗方案。

六、并发症及其预防

根治性膀胱切除手术的并发症较多。尽管机器人手术在很大程度上减少了并发症的发生，临床工作中仍不可忽视。RALRCP 术后早期并发症主要包括以下几方面。

尿路感染

1. 下尿路感染　单纯尿常规白细胞超标不作为下尿路感染依据。有症状尿培养阳性者酌情使用敏感抗生素，可以呋喃西林冲洗导尿管和膀胱造瘘管保持通畅。

2. 上尿路感染　在未取得药敏试验结果前使用广谱抗生素。若为反流性上尿路感染者，尚需重新留置导尿。

3. 尿漏　全身情况好而且营养支持合理者，在充分引流情况下，尿漏可逐渐恢复。但必须指出的是，若尿漏较长时间未恢复致全身情况恶化，需积极处理。

4. 出血　根治性膀胱切除术创面大，但除淋巴清扫过程，手术并未涉及大血管。出血多为创面渗血，术中可在创面填塞生物止血材料。若术后引流呈血性增多，可暂时夹闭引流管，并嘱患者保持半坡卧位使血肿局限。但手术经腹腔完成，活动性出血可以向腹腔继续蔓延，若在此过程中出现血红蛋白进行性下降，血流动力学不稳定，需再次手术止血。

（陈善闻　沈周俊）

第八节　女性机器人辅助根治性膀胱切除术

一、概述

根治性膀胱切除术同时行盆腔淋巴结清扫是肌层浸润性膀胱癌的标准治疗，是提高浸润性膀胱癌患者生存率、避免局部复发和远处转移的有效治疗方法。女性患者经典的根治性膀胱切除术包括切除膀胱、子宫、输卵管、卵巢、阴道前壁及尿道。外科手术技术的进展使女性肌层浸润性膀胱癌患者的尿道和阴道保留手术方式成为可能。以往的研究表明，女性膀胱切除术后继发性生殖器官恶性肿瘤的风险很低，一些学者认为在女性根治性膀胱切除术中若无肿瘤浸润则妇科器官不应该被常规性切除。采用原位膀胱替代手术能够提高女性患者生活质量，部分患者能够有意识地排尿，同时可保留性功能。尽管新膀胱存在需要间歇性导尿、阴道瘘、结石形成和永久性尿失禁等功能上的并发症，但最近的几项研究表明大多数接受了原位膀胱替代手术的患者术后有很好的临床效果。据推测，保留阴道及通过保留阴部躯体神经和骨盆神经丛自主神经的分支以保留括约肌的功能可能会使尿道阴道瘘的概率下降和性功能得以改善。

二、手术适应证

经典的根治性膀胱切除术的基本手术指征为 $T_{2\sim4a}N_{0\sim x}M_0$ 的浸润性膀胱癌，其他指征还包括高危非肌层浸润性膀胱癌（T_1G_3 肿瘤），卡介苗治疗无效的 Tis 肿瘤，反复发作的非肌层浸润性膀胱癌，单靠 TUR 或腔内手术无法控制的广泛乳头状病变等；挽救性膀胱全切除术的手术指征包括非手术治疗无效、保留膀胱治疗后肿瘤复发和膀胱非尿路上皮癌。根治性膀胱切除术的手术范围包括膀胱及周围脂肪组织、输尿管远端、盆腔淋巴结清扫；女性应包括子宫及其附件。Koie 等认为，女性膀胱癌患者如果肿瘤没有浸润周围组织，那么手术中妇科器官不应该切除，但女性器官受累则需在术中将其一并切除。Horenblas 等认为，若术中保护了更多的正常组织，可能会同时保留了正常性功能，也能达到令人满意的尿路重建。膀胱癌分期在 $T_{1\sim3}$ 阶段、肿瘤未浸润膀胱颈及膀胱三角区的女性患者可适用该手术方法。Ali-El-Dein 等也不支持女性根治性膀胱切除术常规切除尚未受累的生殖器官。

三、与经典术式的比较

1. 复发与转移　女性膀胱癌患者行根治性膀胱切除术的主要目的是治疗膀胱癌本身和防止肿瘤的复发及转移，但研究女性膀胱癌患者术后复发率的大样本文献并不多。Ali-El-Dein 等对 Mansoura 大学泌尿和肾病中心行根治性膀胱切除的女性患者 609 例标本中生殖器官的病理结果进行了回顾性研究，结果显示女性膀胱癌累及生殖器官的概率较低，该研究并不十分支持女性根治性膀胱切除术常规切除尚未受累的生殖器官。Yang 等分析了 54 例行根治性膀胱癌切除并原位重建膀胱术后的女性患者的肿瘤复发率，平均 35 个月的随访期间内肿瘤复发率为 32%，只有肿瘤的病理分期及诊断时的年龄与生存率明显相关。Koie 等回顾性分析了 30 例女性患者行保留女性器官的根治性膀胱切除术和 U 形回肠替代膀胱术，平均 35.7 个月期间内，1 例局部复发，6 例死亡；术后 5 年生存率为 70%，随访期间未发现膀胱癌在尿道口及新膀胱处复发。因此，女性膀胱癌患者行保留女性器官的原位新膀胱重建是可行的。

女性膀胱癌患者行根治性肿瘤切除术根据是否保留妇科器官，对比分析复发率及转移率的研究目前很少。Chang 等回顾研究了自 1994—2000 年接受根治性膀胱切除术的 382 例患者记录，分析了术前和术中病理结果，包括膀胱、淋巴结、子宫及附件。其中 68 例行尿路上皮癌根治性切除术的女性患者，有 40 例切除了妇科器官，28 例未切除的原因是术前 26 例有全子宫切除术病史和 2 例保留妇科器官行原位尿流改流术。所切除的妇科器官中仅 3 例标本证实有恶性肿瘤存在。他们认为妇科器官继发恶性肿瘤转移是罕见的，在膀胱癌根治性切除术中切除子宫很少能控制肿瘤复发和转移，并呼吁进行维护妇科器官功能的课题研究。

2. 新膀胱术后控尿情况　自 1987 年 Hautman 开展女性原位尿流改道以来，随着对女性尿控机制的深入了解，近十多年来女性原位尿流改道在全球范围内广泛应用。近年研究表明，女性控制排尿主要有两种机制：①神经因素，盆神经丛支配膀胱颈及近段尿道，这种因素对女性患者重要但不是必需的，手术时可以切断。但若保留，则可能对有性功能需求的女性患者术后性功能保存有益。②尿道横纹括约肌复合体，它由女性尿道中下 1/3 由自主神经支配的平滑肌和躯体神经支配的横纹肌共同组成，呈 Ω 形包绕尿道腹侧和两侧，是女性重要的控尿机制。保留子宫、输卵管、卵巢、阴道前壁、尿道和支配神经对控尿有积极意义。

Ali-El-Dein 等认为，女性原位膀胱替代术后慢性尿潴留是由于解剖因素而非神经或功能因素所致，影像尿流动力学显示新膀胱尿道连接部向后成角或通过脱垂的阴道残端形成新膀胱疝。新膀胱后方网膜填充、将直肠壁浆膜缝合至阴道残端，将阴道残端悬吊至圆韧带，新膀胱顶部悬吊至直肠肌等措施可降低慢性尿潴留发生率。Puppo 等也认为加强新膀胱后方的支撑可完全避免慢性尿潴留的发生。

Koie 等回顾性分析了 30 例女性患者行妇科器官保留的根治性膀胱切除术和 U 形回肠新膀胱术，新膀胱最大压力术后 12 个月较术后 3 个月显著改善（$P<0.01$）。同样，最大尿道闭锁压力术后 12 个月较术后 3 个月也有显著提高（$P<0.05$）。回肠新膀胱术后 3 个月的容积为（204 ± 84）ml，并呈逐渐增加趋势，在第 12 个月达到（311 ± 95）ml（$P<0.01$）。术

后没有患者需要导尿管导出残余尿。24 例（80%）患者在夜间排尿 1 次或 2 次后昼夜保持膀胱完全空虚。据此，妇科器官保留的原位新膀胱重建是可行的。

3. 性生活质量　行根治性膀胱切除术的膀胱癌患者中，无论尿流是否改道，其自我评估痛苦症状的主要来源都涉及女性性功能障碍。从病理生理学的角度来看，在膀胱癌手术时神经血管束（通常位于阴道侧壁）常常被切除或在分离膀胱、尿道、阴道前壁等组织过程中受损。此外，当切除远端尿道部分时阴蒂可能会明显受损。Stenzl 等描述了其行前盆腔脏器切除和整块淋巴结清扫术，并用回肠造一个低压新膀胱，作者强调应特别注意分离和切除女性内生殖器（只切除阴道底部和后尿道水平的阴道前壁）。最近有研究报道，切除阴道上 2/3 且切除下界位于膀胱颈下方，可能导致分布至尿道和阴道的大部分自主神经被剥离。

Nordstrom 等报道，行膀胱切除术加回肠尿流改道的女性患者（术前为性活跃女性）中 83% 抱怨术后性行为减少或终止，主要问题是性欲减少、性交疼痛和阴道干燥。Horenblas 等报道一项旨在保留男女性性功能即所谓"性欲维护膀胱切除术和改良性膀胱切除术"的初步结果，这种方法的目的是尽可能保护更多的组织，这可能会保留正常性功能，也能达到令人满意的尿路重建。在女性中，此手术包括膀胱切除术、保留所有内生殖器及回肠新膀胱代替，建议处于膀胱癌在 $T_{1\sim3}$ 阶段、肿瘤未浸润膀胱颈及三角区的女性患者实行这种手术方法。有 3 例接受了保留性器官的膀胱切除术后患者，因成功保留性器官，她们在整个性交过程中有正常的阴道润滑。

Zippe 等报道了性活跃女性因膀胱癌行膀胱切除术后的数据，最常见的是抱怨术后很难或不能达到性高潮（45%）、阴道润滑度下降（41%）、性欲下降（37%）和发生性交痛（22%）；只有 48% 的患者术后有成功的阴道性交，52% 的患者抱怨总体性满意度有显著下降。Zippe 等特别注重维护正常的性功能，对于改良性膀胱切除术，他们强调 3 个要点：①保留双向神经的手术技术。②保留阴道前壁（以提高润滑）和阴道前壁长度（维持阴道深度）。③避免常规性子宫切除术。并认为最后一点对降低阴道膀胱瘘风险很关键，更重要的作用是保留子宫可帮助女性保持完整的个人"形象"，以及稳定骨盆内的所谓"高潮平台"。在膀胱切除术后 6 个月的随访期间，他们对膀胱切除并原位重建新膀胱与非双向神经保留的原位膀胱切除患者的生活质量和预后进行了比较：在生活质量方面，膀胱切除术组术前和术后随访的 6 个月女性性功能指数总分数相似，显示无医源性下降；相反，非双向神经保留组术后女性性功能指数明显下降，由于明显的阴道干涩、生殖器性唤起困难和性交疼痛，从而导致性交终止。

四、女性膀胱癌患者的机器人辅助根治手术

全膀胱切除术是治疗浸润性膀胱癌最有效的方法，而机器人辅助腹腔镜下行膀胱切除根治术不但手术切口小，术中出血少，患者术后疼痛减轻，恢复较快，而且能细致、精确地处理盆底深部重要结构，有利于避免血管神经的损伤，彻底清除淋巴组织，减少尿道括约肌损伤，因此更有助于患者术后获得良好的控尿功能，避免血管神经受损，从而减少尿道括约肌损伤，其手术效果不会受到太大的影响。与开放手术相比，其优势非常明显，但要求施术者不仅熟悉解剖径路，操作熟练，而且要有较强的处理术中各种并发症的能力。自 1987 年实施女性新膀胱术首次获得成功后，随着机器人技术的普及及提高，机器人辅助腹腔镜膀胱全切除+原位新膀胱术日益成熟。女性不同于男性，在保证肿瘤得到根治时，不必考虑阴茎勃起的神经保护和性功能影响等因素，更便于手术进行，手术效果相对应更理想。

在机器人辅助腹腔镜下实施女性膀胱癌根治术有两个手术关键：一是如何更好地保护患者的控尿功能。我们认为，要做到这一点首先要完整地保留尿道外括约肌。选择尿道切缘的位置应位于膀胱颈的远端临近耻骨尿道韧带的部位。实践中我们体会到，此切缘选在近端 1cm 的尿道或整个尿道长度的 1/5 处既可以保留足够的尿道外括约肌，又不至于使患者在术后发生控尿过度。其次，为增加新膀胱尿道的角度，减少新膀胱术后阴道瘘的发生，可将带血管蒂的大网膜移至新膀胱与阴道之间；再次，因阴道子宫对新膀胱有支撑作用，术中要尽可能多地保留阴道，从而减少膀胱后坠而导致排尿困难。二是对这类患者是否选择合并切除子宫、卵巢附件的方法进行治疗，要根据患者的年龄、性功能及肿瘤的位置、范围而定。一般来说，绝大多数浸润性膀胱移行细胞癌女性患者是中老年妇女，保留这些患者的性功能及生育能力必要性不太大。为保证肿瘤根治的效果，对这类患者应尽可能选择合并切除子宫、卵巢附件的方法进行治疗。这对于患者术后的生活质量影响不大，而且有利于延长其生存期。

早期临床经验表明，切除膀胱及周围组织，彻底清扫盆腔淋巴结，是实现膀胱本身及其周围肿瘤控制的最佳手段，所以每一种方法都必须以达到控制肿瘤复发为目的。虽然报道膀胱癌累及妇科器官的病例很少，但一旦累及了则需要在膀胱切除术中将膀胱周围及其妇科器官一并切除。因此，在保留妇科器官行膀胱切除术时对病例的选择非常关键，尤其涉及肿瘤浸润到子宫、阴道或膀胱周围组织时，该手术方式是绝对禁忌。在采用新技术前，妇科器官的保留除了应考虑术后排尿功能和性生活质量等优点之外，其他潜在好处、不利方面和长远影响也必须纳入考虑范围。在根治性膀胱切除术中保护神经系统及妇科器官对原位膀胱替代后的一系列功能恢复很重要，进一步证明妇科器官保留的重要性，需要长期的临床数据和长期随访，以及进一步前瞻性随机对照研究。

（沈周俊　许天源）

第九节　机器人辅助腹腔镜前列腺根治性切除术

一、概述

前列腺位于盆腔最底部,周围有复杂的静脉丛及神经血管束包绕,其狭小的操作空间及复杂的解剖结构使前列腺癌根治术成为泌尿外科技术难度最高的手术之一。自1997年Schuessler等报道了首例腹腔镜下根治性前列腺切除术,前列腺癌根治手术迅速走进微创时代,尤其是2000年达芬奇机器人被应用于前列腺癌根治术获得成功后,前列腺癌根治术又进入了机器人手术时代,并在欧美迅速成为主流的手术方式,尽管关于手术费用及手术效果仍有少数争议,但机器人辅助腹腔镜手术正逐渐取代传统的开放或腹腔镜手术,成为前列腺根治性切除的"金标准"。

二、手术适应证和禁忌证

1. 适应证　机器人辅助腹腔镜前列腺根治性切除术的适应证与普通腹腔镜的该类手术基本相同,即局限性前列腺癌($T_1 \sim T_{2c}$期)的患者,健康状况良好,没有严重的心肺疾病,预期寿命≥10年者。

对于术前有较好性功能,分级分期相对较早($<T_2$期,Gleason评分≤7分,且PSA≤10ng/ml)的患者应争取保留前列腺两侧的神经血管束,采用筋膜间或筋膜内技术。

对于Gleason评分≥8分或PSA>20ng/ml的高危患者,目前一般建议同期行盆腔淋巴清扫术,术后给予其他辅助治疗。

2. 禁忌证　患者伴有循环、呼吸系统严重疾病,无法耐受手术及全身麻醉者;肿瘤已有明显淋巴结转移或远处转移;预期寿命不足10年者。

但是,随着机器人手术的应用,由于其视野更清晰逼真,在盆腔狭窄腔隙操作更灵活稳定,因此对于部分T_{3a}及以上患者,寡转移患者甚至部分CRPC患者,也有越来越多学者开始尝试性根治性手术,认为切除瘤灶,患者可能获益,但此类挽救性切除术手术并发症发生率较高,需有丰富手术经验的医生开展。

3. 其他　对于近期行系统性前列腺穿刺的患者一般建议在穿刺6周后再选择手术,但也有部分学者选择病理明确后及时手术,认为短时间内穿刺导致的出血炎症对手术影响较小。而对于近期行TURP的患者,尤其是有包膜穿孔,术后血尿、炎症较明显者,建议至少等待3个月后再行手术。

三、术前准备

1. 术前常规检查,包括血常规,肝、肾功能,凝血功能,X线胸片,心电图等,了解患者全身状况,评估手术风险。

2. 前列腺癌相关检查,包括前列腺B超、X线胸片、前列腺MR、骨ECT及前列腺穿刺活检等。

3. 术前1日应行肠道准备,手术野备皮,手术当日禁食水,留置胃管。

四、手术步骤

机器人辅助腹腔镜前列腺根治性切除术,根据手术入路不同,一般分为以下4种:①耻骨后入路,手术首先进入耻骨后间隙进行顺行切除,为目前应用范围最广的术式。②保留耻骨后间隙的完全后入路,手术完全经膀胱直肠窝进行,保留耻骨后间隙内的结构。③Montsouris技术,首先经膀胱直肠窝游离输精管和精囊,再进入耻骨后间隙进行手术。④侧入路,该入路进入耻骨后间隙后,在处理膀胱颈前,首先由膀胱颈侧面游离精囊。

1. 麻醉和体位　气管插管全身麻醉。麻醉过程中注意监测血$PaCO_2$,因CO_2气腹可引起体内CO_2蓄积。

患者取头低足高仰卧位,约30°,双腿呈Y字形分开并自然下垂,以利于机器人设备进入会阴区域,穿弹力袜预防下肢静脉血栓,头侧肩托固定。

2. 具体步骤　下面重点介绍最常用的耻骨后入路机器人辅助腹腔镜前列腺根治性切除术。

(1) 消毒铺巾后留置18F双腔尿管,排空膀胱尿液,以免影响手术操作。

(2) 气腹的制备及Torcar的放置:气腹针在脐旁穿刺建立气腹,控制气腹压在12mmHg(1mmHg=0.133kPa),流量在15ml/min左右;在脐上两横指处做一1.5cm左右的纵行切口,置入12mm Torcar连接镜头,在镜头监视下,分别在腹直肌旁距镜头孔8cm处左右两侧穿刺留置8mm机械臂专用Torcar,两孔约呈120°夹角,对于消瘦患者夹角大于90°即可,两孔分别连接1、2号机械臂;在左侧腋前线与镜头孔相当水平,距2号臂孔8cm处留置8mm Torcar,并连接3号机械臂;在1号臂孔后内侧及后外侧5cm处分别留置两个12mm Torcar用做辅助孔,1号臂与两个辅助孔近似等边三角形分布。将床旁机器人移至患者会阴区,机械臂分别与镜头Torcar及3个机械臂专用Torcar相连接(1号臂接单极弯剪,2号臂接马里兰双极钳,3号臂接无创环钳)(图18-70和图18-71)。

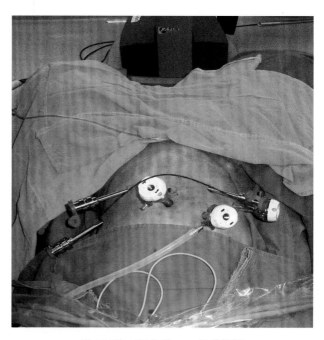

图18-70　手术Torcar的放置图

合体属支。相同的方法处理右侧盆内筋膜及肛提肌。充分显露背深静脉复合体,可见复合体与尿道之间的凹陷状解剖标志——"黄金眼",以此为进针标志,2-0 号倒刺线"8"字缝扎背深静脉复合体。缝扎过程中,助手可前后活动尿管以证实尿管未被误缝(图 18-75 ~ 图 18-77)。

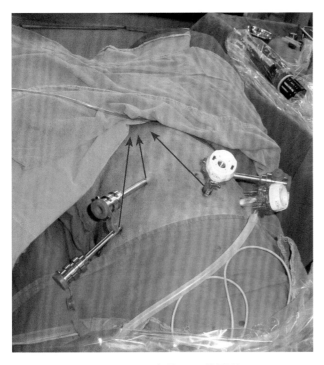

图 18-71　手术 Torcar 放置图

（3）分离耻骨后间隙,显露前列腺:使用 30°镜头向上观察,以双侧内环口为外侧界在远离膀胱顶后壁的高位切开脐正中韧带处腹膜,游离腹壁与腹膜间的疏松网状组织,进入耻骨后间隙,注意避免误伤腹壁下动脉。充分游离显露耻骨前列腺韧带、盆内筋膜及前列腺腺体。游离耻骨后脂肪组织时,注意双极电凝穿行其间的静脉,同时注意机械臂与骨盆接触导致的出血(图 18-72 ~ 图 18-74)。

（4）背深静脉复合体的处理:更换镜头 30°向下,用 3 号臂环钳牵扯膀胱将前列腺拉向左侧,维持右侧的盆内筋膜张力,因靠近腺体尖部静脉较宽大集中,因此在靠近腺体底部位置切开盆内筋膜,暴露肛提肌筋膜。在前列腺筋膜与肛提肌筋膜之间游离暴露前列腺侧面,可使用机械臂钝性将肛提肌推向盆底深面,如肛提肌粘连严重,可紧贴腺体包膜分束双极电凝肛提肌肌束后切断,仔细向上游离至前列腺尖部,必要时离断耻骨前列腺韧带,注意避免损伤韧带后的静脉复

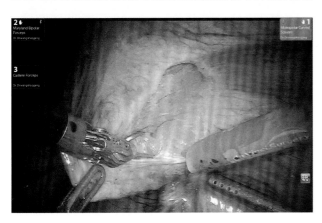

图 18-72　切开腹膜

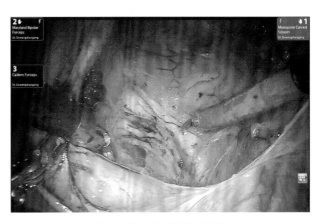

图 18-73　进入耻骨后间隙

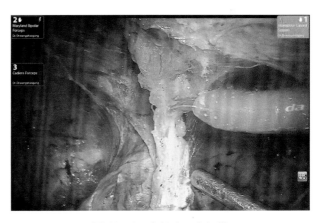

图 18-74　离断脐正中韧带

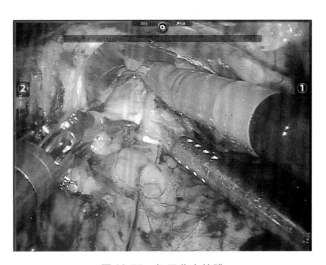

图 18-75　切开盆内筋膜

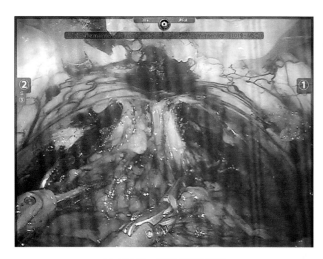

图 18-76　缝扎背深静脉

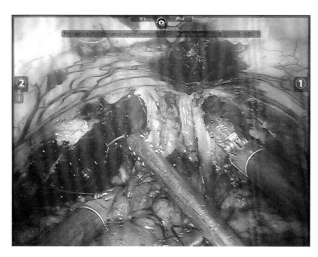

图 18-77　游离前列腺尖部

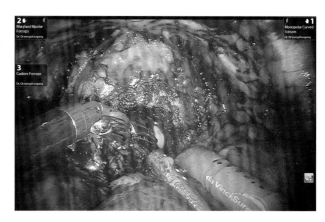

图 18-78　离断膀胱颈前壁

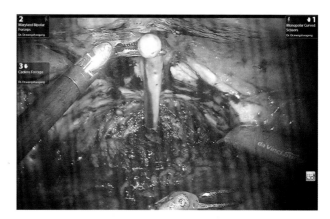

图 18-79　牵拉尿管,显露后壁

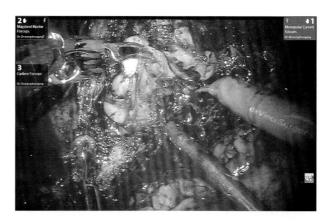

图 18-80　游离输精管及精囊

（5）离断膀胱颈:以 3 号臂持无创环钳向头端牵拉膀胱以保持膀胱颈张力,可通过 1 号臂与 2 号臂的触碰可以帮助显示前列腺膀胱连接部轮廓,或通过牵拉尿管的方式判断膀胱颈的位置,以单极电剪切开膀胱颈与前列腺的连接部前壁,直至暴露尿管。抽出尿管水囊,并用 3 号臂将尿管从膀胱内提起至靠近耻骨联合处,体外用长弯血管钳牵拉并固定尿管,将前列腺向上提起,使膀胱颈后壁清楚暴露。紧贴腺体表面弧度离断膀胱颈两侧壁及后壁,在此过程中,注意用单极剪刀精细小范围切割,尽量接近腺体但避免切入腺体内,膀胱颈应持续保持一定张力,以锐性切割与钝性牵拉分离相结合的方式进行游离,双极电凝彻底止血,吸引器及时引流膀胱内溢出尿液,保持视野清楚,勿损伤输尿管开口(图18-78 和图 18-79)。

（6）输精管及精囊的处理:离断膀胱颈后壁后,沿腺体中叶弧度垂直向下游离显露精囊及输精管,单极电剪游离挑起输精管后,双极电凝与输精管伴行的动脉,离断输精管,用 3 号臂提起输精管断端,显露精囊,沿精囊表面游离,注意精囊角处的精囊动脉,可以 Hem-o-Lok 夹闭后离断(图 18-80)。

（7）分离前列腺背侧面:3 号臂将精囊和输精管向上提起,助手辅助下压直肠保持张力,单极电剪在精囊底部下方约 0.5cm 处横向打开 Denonvilliers 筋膜 2~3cm,进入直肠与前列腺间隙,可见直肠周围脂肪组织,助手持续保持直肠张力,以单极电剪钝性游离 Denonvilliers 筋膜与直肠前壁间隙,尽量分离至前列腺尖部,此过程中避免对直肠前壁的过度电凝及带电切割。当采用筋膜内技术时,Denonvilliers 筋膜不用切开,分离层面位于前列腺包膜与 Denonvilliers 筋膜之间,此时游离的前列腺背侧表面无筋膜覆盖(图 18-81)。

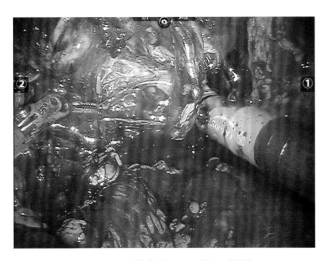

图 18-81 游离 Denonvilliers 间隔

（8）离断前列腺侧蒂及处理 NVB：对于需要保留性神经的患者，一般采用筋膜间技术游离前列腺，前列腺两侧的游离层面位于前列腺筋膜与盆侧筋膜之间；如采用筋膜内技术，则两侧的游离层面位于前列腺包膜与筋膜之间。如需采用上述保留 NVB 的操作，则依据上述层面暴露前列腺蒂，以 Hem-o-lok 紧贴前列腺表面夹闭前列腺蒂，并用剪刀锐性离断。在此过程中应避免带电热损伤及过度牵拉等操作，以避免神经的损伤，此过程中可能会出现明显渗血情况，注意保持视野清楚，对于活动性出血及时夹闭。对于没有性神经保留需要的患者则可以直接用 ligasure 离断前列腺蒂（图 18-82A、B）。

（9）离断尿道：用 3 号臂环钳向头侧牵拉前列腺并保持一定张力，使背深静脉复合体处于视野正中位置，在缝扎线近端附近离断背深静脉复合体，过程中注意小范围浅层次切割，避免单次切割范围过大过深，导致出血影响视野或勿入腺体、尿道等，离断位置可稍离腺体，但注意避免切断 DVC 缝扎线；暴露前列腺尖部及尿道后，沿尿道表面钝性游离附着于尿道的腺体及筋膜结构，贴近前列腺尖部切开尿道前壁，看见尿道内尿管偶退出尿管，3 号臂将腺体牵拉至右侧，维持尿道张力，以单极电剪钝性游离前列腺尖部与直肠前壁之间间隙，确认尿道后壁与直肠间间隙后，以剪刀完全离断尿道。将腺体拉向头侧放置后，仔细检查手术野有无活动出血（图 18-83）。

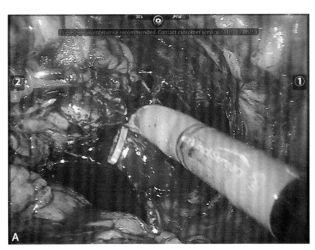
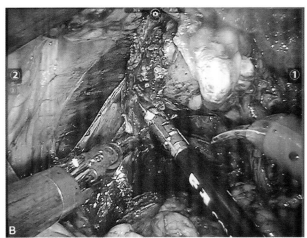

图 18-82 处理前列腺侧蒂
A. 右侧；B. 左侧

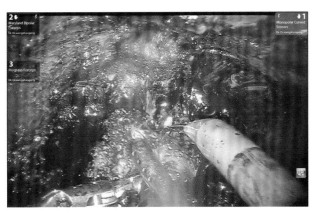

图 18-83 处理前列腺尖部游离尿道

（10）尿道-膀胱颈吻合：提起膀胱颈口，吸引器吸尽颈口及三角区的出血及尿液，清楚暴露三角区，仔细检查输尿管开口情况，确认输尿管无损伤及吻合口边缘与输尿管开口相对位置，避免缝合时误伤，必要时可插入输尿管支架管。采用 2-0 号双圆针倒刺线行尿道-膀胱吻合，针弧度调整为 5/8 弧度，在倒刺线中点处打结以分割缝线，然后 2 针均在膀胱颈 6 点位方向由外向内进针，2 根针分别顺时针和逆时针进行尿道膀胱吻合。可留置 F18 尿管或金属尿道探至尿道残端开口处指引进针方向，如患者耻骨联合遮挡视野或尿道端窥视不清，可由助手推挤患者会阴部将尿道残端推向盆腔手术野。一般吻合进出针方向在 3、6、9、12 点位方向，如膀胱颈张力较高，可在 5、7 点位方向加强缝合膀胱颈后壁，部分术者习惯在进行尿道膀胱颈吻合前，将尿道后方浆膜层缝合 1 圈，认为有助于减轻吻合口张力，促进术后尿控恢复。当分别由逆时针及顺时针吻合完后壁及侧壁后,两侧分别轻轻收紧缝线,将膀胱颈口拉向尿道对合,注意切勿撕裂缝合的尿道,将膀胱颈与尿道对合后,更换 F20 气囊导尿管插入尿道进入膀胱,然后在 12 点位方向 1 针膀胱颈外侧进针吻合尿道,另 1 针在膀胱颈 12 点位横向缝合,然后将分别位于尿道侧及膀胱的缝线两端打结固定。气囊尿管内注入 30ml 生理盐水。由尿管向膀胱内注入生理盐水检查吻合口漏尿情况,同时冲出膀胱内血块残渣,防止堵塞尿管(图 18-84 ~ 图 18-87)。

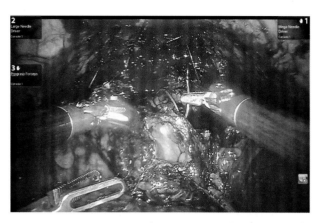

图 18-84 尿道膀胱吻合(膀胱颈后壁进针)

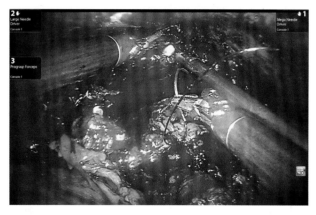

图 18-85 尿道膀胱吻合(尿道后壁进针)

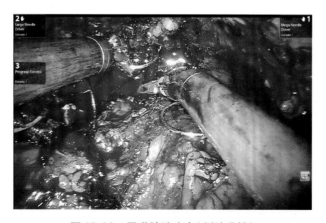

图 18-86 尿道膀胱吻合(侧壁进针)

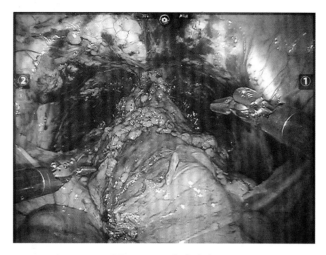

图 18-87 完成吻合

(11)由辅助孔置入标本袋,将手术标本置于标本袋内,解除 2 号机械臂连接,由 2 号 Trocar 留置引流管于耻骨后,解除其他机械臂并移开床旁机器人,拔除腹壁各 Trocar,扩大脐上镜头穿刺孔取出标本,分层缝合各切口。

随着对前列腺耻骨后间隙各解剖构造的深入认识,尤其是机器人手术在前列腺癌根治中大量应用后,意大利学者 Galfano 等于 2010 年率先报道尝试经直肠膀胱陷凹的后入路(bocciardi approach)进行前列腺癌根治,此入路完整保留耻骨后间隙各正常解剖结构(retzius Sparing),维持膀胱尿道与腹壁及骨盆结构的相对位置不变,认为对术后尿控及勃起功能保留有重要意义。现简要介绍完整保留耻骨后间隙的后入路机器人前列腺癌根治术。

具体步骤如下。

(1)患者体位及 Trocar 放置如前类似,由于后入路机械臂操作更集中于中线及盆腔深部,因此 1、2 号机械臂 Trocar 位置相对更靠近中线及耻骨,一般两侧位于腹直肌旁,水平位置位于脐与耻骨联合中线。机械臂连接妥当后,30°上视野直视下置入手术器械与之前术式一致,更换 0°镜。

(2)游离精囊、输精管:3 号环钳抓持膀胱直肠陷窝顶点处向刺骨牵拉保持张力,可见凹陷内横行腹膜反折切迹,在切迹稍上方横行切开腹膜,助手向头侧牵拉腹膜,贴近腹膜进行游离,一般此处组织多为网状疏松结构,如肿瘤侵犯或炎症粘连注意分束电凝离断,显露输精管及精囊后,继续向深面游离至精囊前列腺连接处,双极电凝输精管后离断,精囊后外侧面尽量紧贴精囊分束 Hem-o-Lok 结扎后锐性切断,避免过度牵拉或带电操作(图 18-88 ~ 图 18-91)。

(3)游离前列腺背侧:3 号环钳向上提起精囊,与之前术式类似方法打开 Denonvilliers 筋膜,沿前列腺背侧平面钝性游离至前列腺尖部(图 18-92 和图 18-93)。

(4)前列腺侧蒂游离及 NVB 保留:后入路方式的前列腺侧蒂游离较常规术式对解剖的了解程度更高,否则勿入膀胱或损伤输尿管的风险较高。3 号环钳向左下方牵拉精囊,显露前列腺与侧蒂分界轮廓,由前列腺前外侧面寻找前列腺

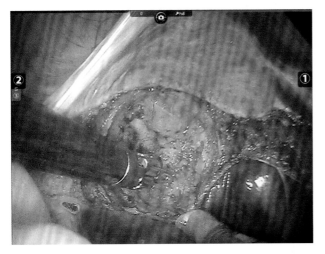

图 18-88　切开膀胱直肠陷窝处腹膜

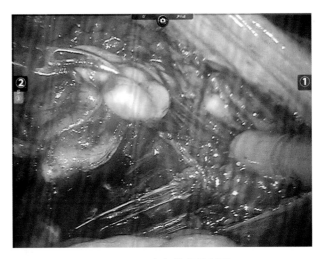

图 18-91　离断精囊外侧面

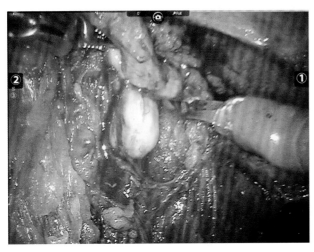

图 18-89　游离精囊

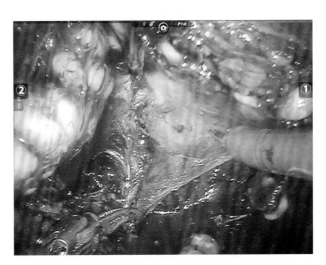

图 18-92　游离前列腺背侧

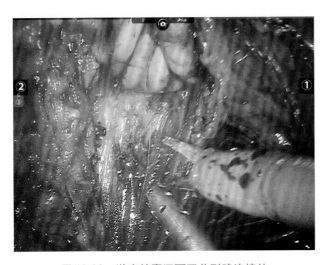

图 18-90　游离精囊深面至前列腺连接处

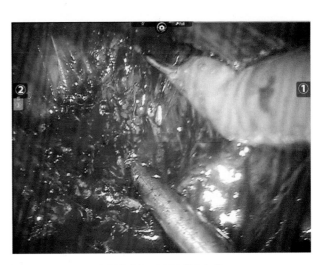

图 18-93　至前列腺尖部

侧蒂层次,按筋膜内层次要求,沿前列腺弧形表面游离前列腺右侧蒂,此过程中注意避免电凝及过度牵拉,明显出血部位给予 Hem-o-Lok 夹闭,直至游离至前列腺尖部,见尿道-背深静脉复合体侧面。3 号环钳将精囊牵拉向右下方,相同方法游离左侧前列腺侧蒂。此步骤后前列腺背面及侧面完全游离,前列腺前壁通过膀胱颈附着于腹壁方向(图 18-94)。

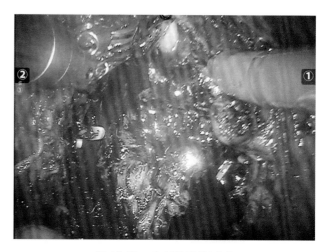

图 18-96 离断膀胱颈后壁

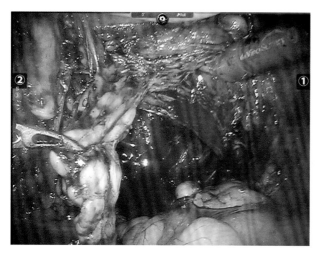

图 18-94 游离前列腺侧蒂

(5)离断膀胱颈:此时膀胱与前列腺连接部可见切迹分界,仔细电切清理膀胱颈周围脂肪至显露逼尿肌纤维,3 号环钳向下牵拉前列腺使膀胱颈维持张力,锐性离断膀胱颈(图 18-95 ~ 图 18-97)。

(6)离断尿道:3 号环钳向下牵拉前列腺保持尿道张力,仔细游离附着于尿道括约肌周围的逼尿肌及腺体成分,将附着于尿道的腺体成分仔细电切后沿尿道向腺体尖部钝性分离,完整显露尿道及前列腺尖部后,沿尖部锐性离断尿道(图 18-98 和图 18-99)。

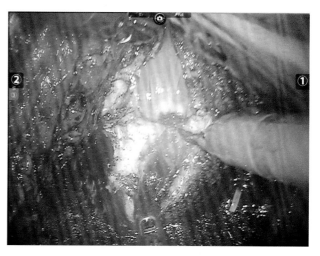

图 18-97 离断膀胱颈前壁

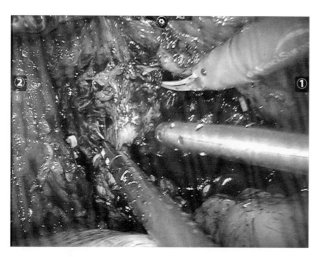

图 18-95 显露膀胱颈与前列腺连接部

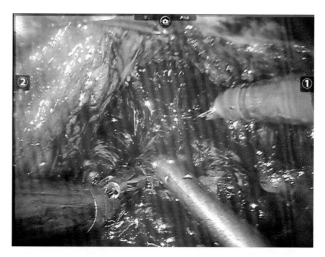

图 18-98 处理前列腺尖部,显露尿道

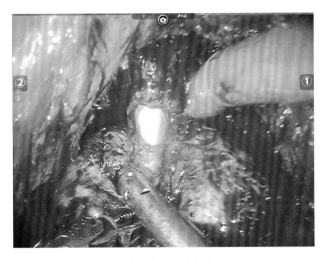

图 18-99　离断尿道

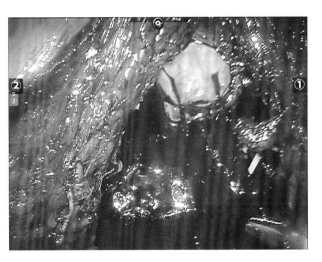

图 18-101　膀胱颈后壁进针

（7）膀胱颈-尿道吻合:1、2 号机械臂更换针持,缝线与之前术式相同,5/8 弧度 2-0 号双圆针倒刺线。与之前术式缝合顺序相反,双针线先吻合 12 点位方向的膀胱颈-尿道前壁,然后分别逆时针和顺时针吻合 3、9 点位方向,然后保持尿道端缝线固定,轻轻收紧缝线将膀胱颈拉向尿道端对合,留置 F20 气囊尿道进入膀胱后,最后缝合 6 点位方向的膀胱颈-尿道后壁。部分术者习惯将切开腹膜重新缝合关闭(图18-100~图 18-104)。

五、特殊情况处理

对于部分腺体体积过大或相对骨盆空间明显狭小的患者,由于通过向相对方向牵拉腺体的空间有限,常导致腺体游离极为困难,尤其是腺体体积>100g、骨盆空间狭小扁平患者,游离前列腺背侧极为困难,常无法安全的游离直肠前间隙,这时可用 1-0 号吸收线将腺体牢固缝合后悬吊,将腺体稍翻折从而显露直肠前壁间隙,助手向下推压直肠,进一步显露前列腺后侧面。部分确实显露困难的患者,可先游离其他层面,必要时及时改开放手术。

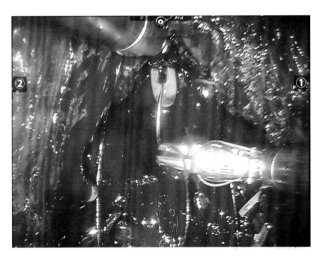

图 18-102　尿道后壁进针

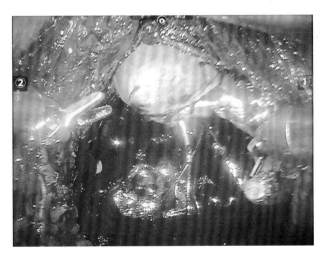

图 18-100　膀胱颈尿道吻合(膀胱颈后壁进针)

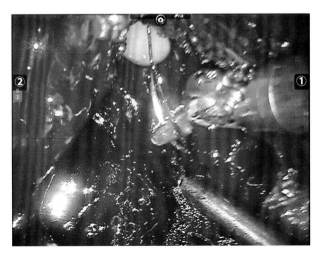

图 18-103　吻合前壁

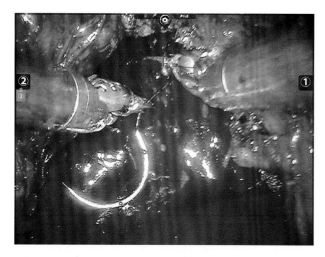

图 18-104　吻合完成

量靠近尿道方向离断后唇,将膀胱颈后壁沿增生中叶表面剥离,以尽量保持膀胱颈部结构,在此过程中,由于中叶将膀胱三角区推挤顶起,尤其注意输尿管开口位置,避免误伤(图18-105A、B)。

部分既往 TURP 患者,如电切较彻底,其膀胱颈常非常宽大,与腺体分界不清,通过牵拉尿管等方式很难辨别,此类患者常不可避免的需要行膀胱颈重建,其分离过程主要是注意辨别输尿管口相对位置,由于电切后尿道黏膜水肿或瘢痕,与三角区交界缺乏解剖标志,因此必要时可借助输尿管导管来寻找确认输尿管开口,以免离断膀胱颈或重建时误伤(图18-106A、B、C)。

六、术后处理

术后常规留置导尿管 2～3 周。常规应用抗生素预防感染。保持引流管通畅,24 小时引流量小于 30ml 拔除。鼓励早期下床活动预防静脉血栓,鼓励咳嗽、咳痰,预防肺部感染。根据肠道恢复情况逐步恢复饮食。

对于中叶明显增生膨出的患者,完整保留膀胱颈部常非常困难,在处理膀胱颈后唇时,一定紧贴增生中叶轮廓,在尽

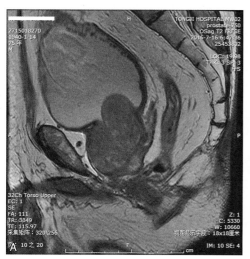
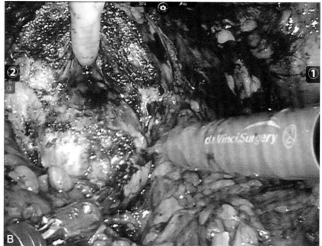

图 18-105　巨大中叶
A.巨大中叶突入膀胱;B.巨大中叶的处理

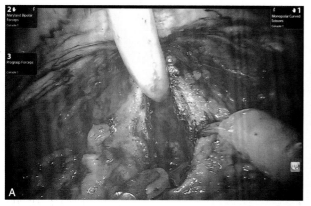
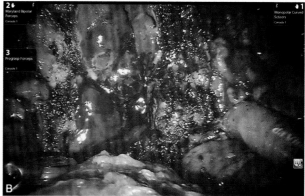

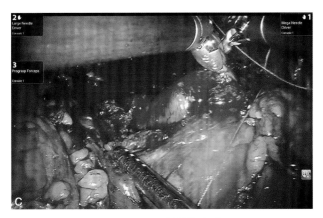

图 18-106　TURP 术后

A. TURP 术后宽大的膀胱颈；B. 术后尿道黏膜水肿影响视野；C. 膀胱颈重建

（王少刚　杨俊　卢宇超）

第十节　机器人辅助腹腔镜下腔静脉瘤栓取除术

一、概述

肾癌伴腔静脉瘤栓属于肾癌手术中的高难病例,即使选择开放手术,同样面临大出血、血栓脱落带来的致死性并发症等风险,根治性肾切除联合下腔静脉瘤栓取除术是治疗肾癌伴下腔静脉瘤栓的最有效方法,且手术方法的改进使该类手术变得相对安全。但传统的开放性根治性肾切除联合下腔静脉瘤栓取除术切口长,创伤大,恢复慢。随着腹腔镜及机器人技术的成熟发展和该类手术技巧的提高,腹腔镜下根治性肾切除联合下腔静脉瘤栓取出术的报道明显增加。但腹腔镜肾根治性切除联合下腔静脉瘤栓取除术仍是高难度、最具有挑战性的手术之一。

机器人腹腔镜手术具有 3D 仿真、视野更清晰、7 个自由度的机械臂使缝合等精细操作更加简单易行等优势,为拓展该类复杂手术的应用范围提供了技术保障。在机器人保留肾单位手术中掌握腔镜下肾静脉和下腔静脉的解剖学特点的基础上,我们从 2013 年开始开展该类机器人手术,下面详细描述了左肾癌下腔静脉瘤栓取除术和右肾癌下腔静脉瘤栓取除术的技术要点和异同点。

二、手术适应证和禁忌证

目前适应证主要包括:①Mayo Clinic 下腔静脉瘤栓分级方法中的 I 级瘤栓(瘤栓侵入下腔静脉内,顶端距肾静脉开口处≤2cm)。②Ⅱ级瘤栓(瘤栓位于肝静脉水平以下的下腔静脉内,瘤栓顶端距肾静脉开口处>2cm)。

常见禁忌证包括:①心肺等脏器功能障碍,难以耐受手术者。②有明显出血倾向,且难以纠正者。③Ⅲ级瘤栓目前尚为机器人手术的相对禁忌证。机器人体外循环下处理Ⅲ级瘤栓是未来探索的方向。

三、术前准备

一般术前准备:同经腹途径机器人手术,包括备皮、禁食水、胃肠道准备,预防性使用抗生素等。

特殊术前准备如下。

1. 低分子肝素抗凝(可选)　降低肺栓塞的风险;缩小癌栓。

2. 术前患肾动脉栓塞(推荐)　术前栓塞有助于减少术中渗血,有助于腔静脉、肾静脉的暴露和癌栓取出。

3. 临时下腔静脉滤器(不推荐)　导致对侧肾静脉及肝静脉血栓形成的风险;术中暴露影响手术。

4. 术前复查下腔静脉彩超(Ⅱ~Ⅳ级瘤栓推荐)　明确待术期间,癌栓有无继续进展。

四、手术步骤

(一)麻醉和体位

气管插管全身麻醉。术前留置胃管和导尿管。采取左侧 60°~70°不完全侧卧位,升高腰桥,双侧手臂软垫固定可靠。麻醉中除了常规的呼吸、心电监测外,均需行颈内静脉及桡动脉穿刺监测中心静脉压及桡动脉压,建立多条输液通道以利于及时用药和输液。右肾癌下腔静脉瘤栓患者,此体位即可完成下腔静脉瘤栓取除和右肾根治性切除术。左肾癌下腔静脉瘤栓患者,此体位完成下腔静脉瘤栓取除术后,转换成右侧 60°~70°不完全侧卧位,再行机器人辅助腹腔镜左肾根治性切除术(图 18-107)。

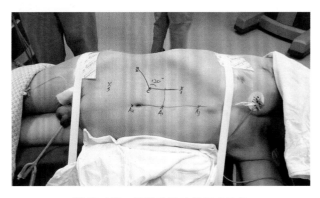

图 18-107　下腔静脉瘤栓手术体位

（二）右肾癌下腔静脉癌栓取除术

1. 套管及机械臂安放。气腹针制备气腹，并维持气腹压力在14mmHg。于脐右上方约2.0cm处标记为镜头孔，切开1.5cm皮肤，置入12mm一次性套管，经此套管置入达芬奇机器人手术镜头。距镜头孔约8cm，于右侧肋缘下锁骨中线偏内侧，标记为第1机械臂孔；在右下腹距镜头孔约8cm，与第1机械臂孔呈120°夹角处标记为第2机械臂孔；第2机械臂孔内下方6cm，与第1机械臂孔呈近180°夹角处，标记为第3机械臂孔；在上述3处标记孔处切开8mm皮肤，内镜直视下置入8mm机器人专用套管，并经该套管置入和连接达芬奇SI系统第1、2、3臂机械臂；于腹正中线上的剑突下、第1机械臂孔与镜头孔之间、镜头孔与第3机械臂孔之间分别置入1个12mm的一次性套管（共3个），用于撑开肝和置入吸引器、结扎夹、直线切割器等辅助器械使用。第1臂连接单极剪，第2臂连接双极钳，第3臂连接无创钳（图18-108）。

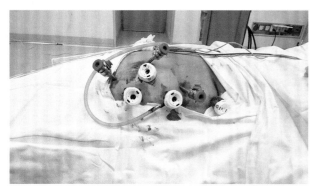

图 18-108　套管放置位置

2. 显露下腔静脉、左肾静脉和右肾静脉。切开肝结肠韧带及肝肾韧带和肝的镰状韧带（图18-109和图18-110），向头侧牵开肝（图18-111），充分暴露右侧肾区，切开侧腹膜，使升结肠向内侧下垂，进入右侧后腹腔（图18-112）。打开肾周筋膜前层，向内分离和牵开十二指肠（图18-113），显露下腔静脉（图18-114）及右肾静脉（图18-115）和左肾静脉（图18-116）。

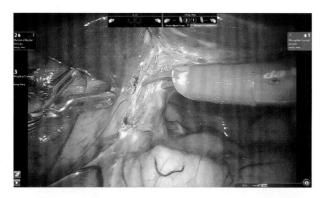

图 18-109　切开肝结肠韧带

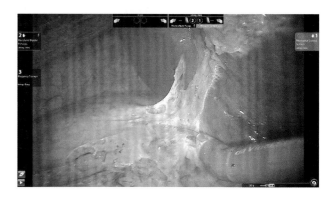

图 18-110　切开肝肾韧带

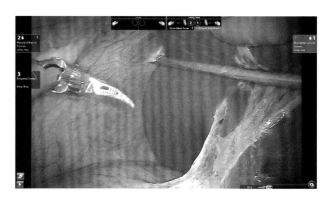

图 18-111　向头侧牵开肝

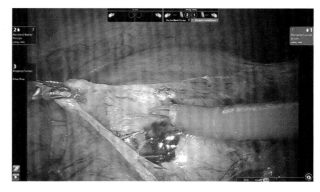

图 18-112　切开侧腹膜，进入右侧腹膜后肾区

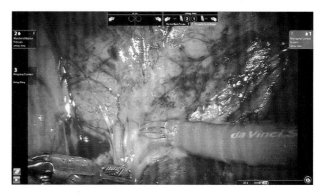

图 18-113　向内分离和牵开十二指肠

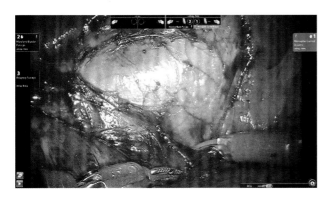

图 18-114 显露下腔静脉

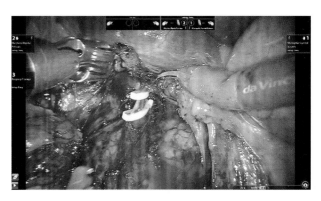

图 18-117 游离和离断肝短静脉

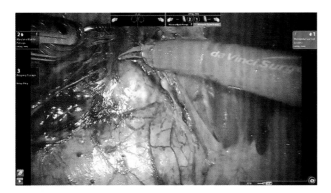

图 18-115 显露右肾静脉

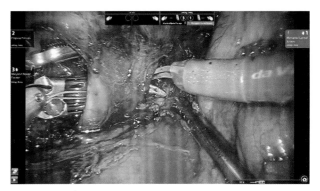

图 18-118 环形左肾静脉，以备止血带环绕

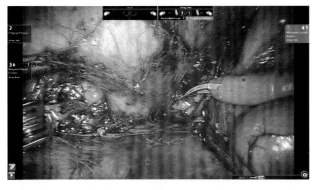

图 18-116 显露左肾静脉

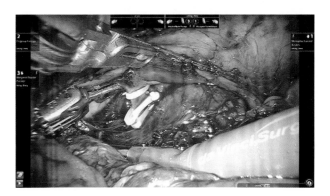

图 18-119 显露和结扎腰静脉

3. 环形游离瘤栓所在段的下腔静脉、左肾静脉及部分腰静脉。先游离下腔静脉的腹侧，Ⅱ级瘤栓病例需游离肝短静脉（图 18-117），甚至右侧肾上腺中央静脉；并将肝短静脉和右侧肾上腺中央静脉结扎离断，以保证橡皮条能安全地在瘤栓的上下端阻断下腔静脉。接着，再环形游离左肾静脉（图 18-118），以备橡皮条环绕。然后再游离下腔静脉的背侧，并游离和离断所属腰静脉（图 18-119，图 18-120）。

4. 依次阻断下腔静脉上端（图 18-121）、左肾静脉（图 18-122）和下腔静脉下端（图 18-123 和图 18-124）。

5. 切开下腔静脉，完整取出瘤栓（图 18-125 和图 18-126），5-0 号血管缝线连续缝合下腔静脉（图 18-127）。注意：完全缝合下腔静脉前，肝素生理盐水冲洗下腔静脉管腔，避免血块残留和附壁血栓的形成。

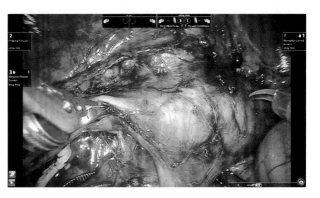

图 18-120 下腔静脉、左肾静脉和右肾静脉（显露后）

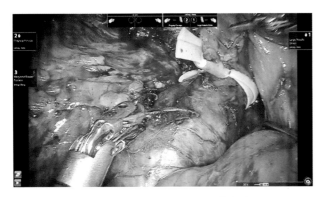

图 18-121　橡皮条双重环绕下腔静脉的上端

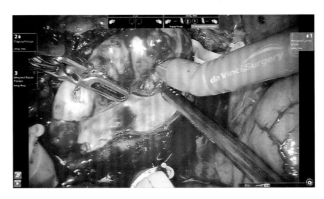

图 18-125　切除瘤栓和部分下腔静脉壁

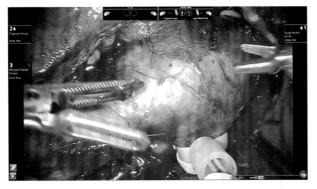

图 18-122　橡皮条双重环绕左肾静脉

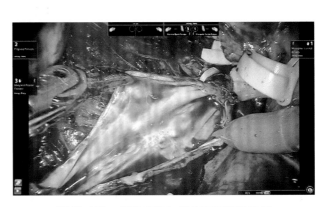

图 18-126　切除瘤栓和部分下腔静脉壁后

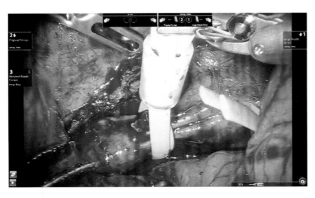

图 18-123　橡皮条双重环绕下腔静脉下端

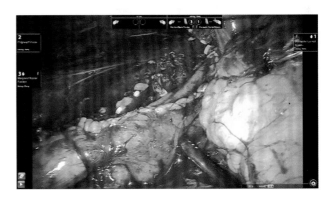

图 18-127　缝合下腔静脉

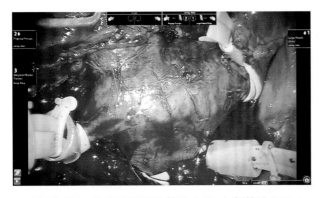

图 18-124　依次阻断下腔静脉上端、左肾静脉和下腔静脉下端

6. 依次松开下腔静脉上端、左肾静脉和下腔静脉下端的阻断(橡皮条)。依次松开上述阻断血管的橡皮条,检查血管无渗血。

7. 行右肾根治性切除术。上述体位下,游离出右肾动脉后,Hem-o-lok 离断肾动脉(图 18-128),用标本袋将瘤栓包裹在肾上,避免瘤栓腹腔内种植。按肾癌根治术的方法完整游离右肾及肾上腺。值得说明的是,推荐在术前 1~2 小时先在介入科行右肾动脉栓塞术。未行肾动脉栓塞,需先在主动脉和下腔静脉之间游离右肾动脉,用 Hem-o-lok 将其结扎,然后再游离和阻断下腔静脉、左肾静脉和右肾静脉。

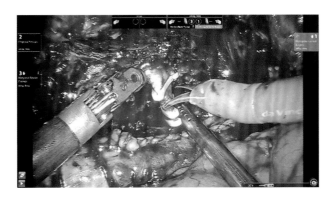

图 18-128　Hem-o-lok 结扎右肾动脉

8. 最后将瘤栓及肾一并置入标本袋,并经延长的皮肤切口取出。也可使用直线切割器离断右肾静脉,取除瘤栓,并置入标本袋。再切除右肾,将下腔静脉瘤栓和肾分别取出。

9. 检查无活动出血后,根据情况留置或不留置引流管,闭合皮肤切口。

（三）左肾癌下腔静脉瘤栓取除术

1. 套管及机械臂安放　左肾癌下腔静脉瘤栓取除术前 1~2 小时,需先行左肾动脉栓塞术。体位及套管放置与右肾癌下腔静脉瘤栓取除术相同。

2. 显露下腔静脉、左肾静脉　切开肝结肠韧带及肝肾韧带和肝的链状韧带（图 18-129）,向头侧牵开肝（图 18-130）,充分暴露右侧肾区,切开侧腹膜,使升结肠向内侧下垂（图 18-131）,进入右侧后腹腔。打开肾周筋膜前层（图 18-132）,向内分离和牵开十二指肠,显露下腔静脉及左肾静脉（图 18-133）。

3. 直线切割器离断左肾静脉。循下腔静脉找到左肾静脉,游离左肾静脉（图 18-134）,以保证直线切割器能将其离断（图 18-135 和图 18-136）,未能完全离断的部分可以用 Hem-o-lok 结扎离断。

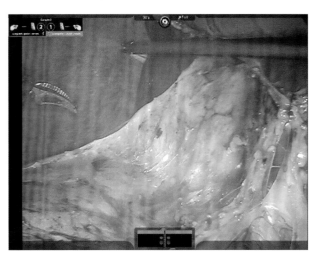

图 18-130　向头侧牵起肝

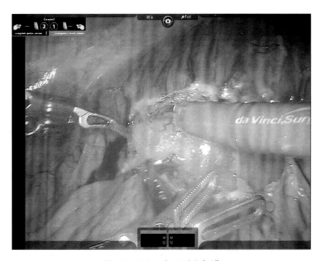

图 18-131　打开侧腹膜

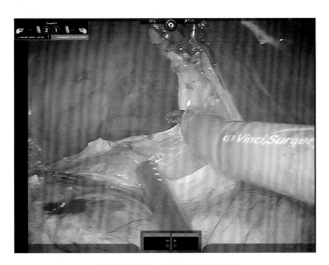

图 18-129　切开肝肾韧带

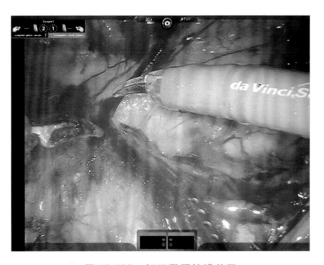

图 18-132　切开肾周筋膜前层

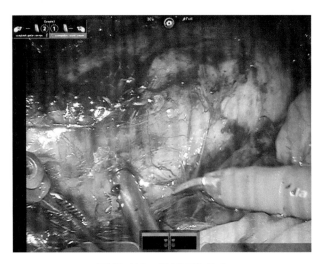

图 18-133　显露下腔静脉

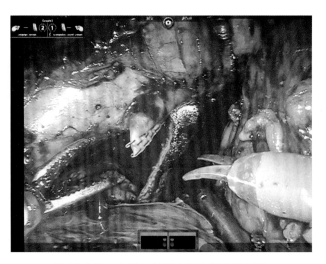

图 18-136　直线切割器离断左肾静脉（后）

4. 环形游离瘤栓所在段的下腔静脉上端和下腔静脉下端。先游离下腔静脉的腹侧，Ⅱ级瘤栓病例需游离肝短静脉，甚至右侧肾上腺中央静脉；并将肝短静脉（图 18-137）和右侧肾上腺中央静脉结扎离断，以保证橡皮条能安全地在瘤栓的上、下端阻断下腔静脉。接着，游离下腔静脉的背侧，并游离和离断腰静脉等属支（图 18-138 和图 18-139）。橡皮条双重环绕下腔静脉的下端和下腔静脉的上端，以备阻断之用（图 18-140 和图 18-141）。

5. 游离右肾动、静脉。在下腔静脉和腹主动脉之间游离出右肾动脉（图 18-142）。循下腔静脉，在其右侧肾门处游离出右肾静脉（图 18-143），以备阻断之用。

6. 依次阻断下腔静脉上端（图 18-144）、右肾动脉（图 18-145）、右肾静脉（图 18-146）和下腔静脉下端（图 18-147）。

7. 切开下腔静脉，完整取出瘤栓。切除瘤栓时，注意要把汇入下腔静脉处的左肾静脉壁（直线切割器封闭残端）一并切除（图 18-148，图 18-149，图 18-150）。

8. 将瘤栓装入标本袋。袋口用 Hem-o-lok 封闭，避免瘤栓腹腔种植（图 18-151）。

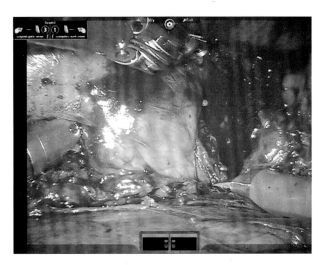

图 18-134　游离左肾静脉

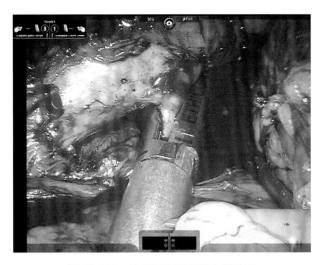

图 18-135　直线切割器离断左肾静脉

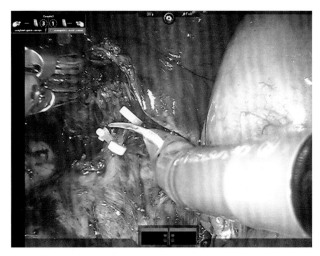

图 18-137　离断肝短静脉

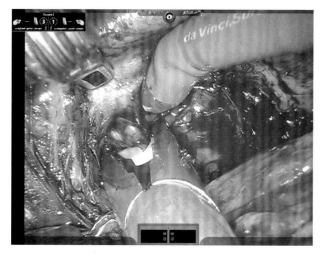

图 18-138　离断腰静脉

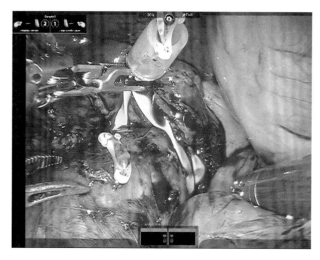

图 18-141　橡皮条双重环绕下腔静脉的上端

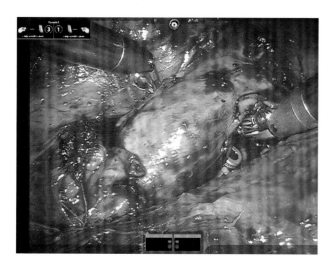

图 18-139　环形游离下腔静脉的下端

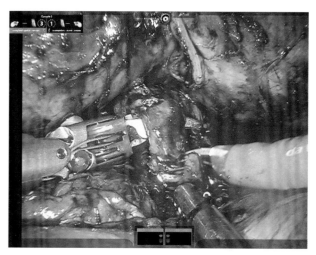

图 18-142　游离右肾动脉

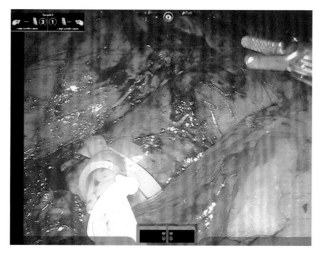

图 18-140　橡皮条双重环绕下腔静脉的下端

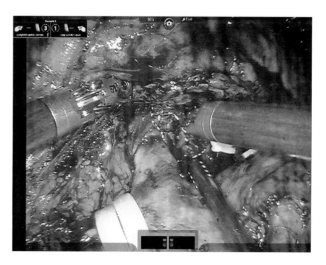

图 18-143　游离右肾静脉

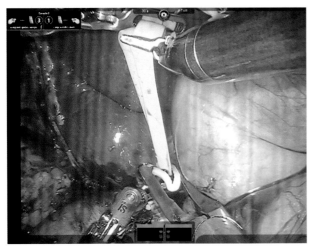

图 18-144　橡皮条阻断下腔静脉的上端

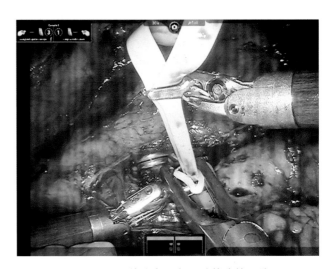

图 18-147　橡皮条阻断下腔静脉的下端

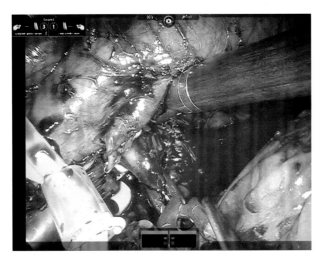

图 18-145　"bulldog"血管夹阻断右肾动脉

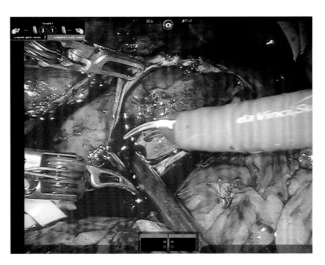

图 18-148　切开下腔静脉,显露瘤栓

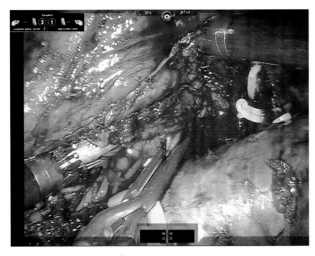

图 18-146　"bulldog"血管夹阻断右肾静脉

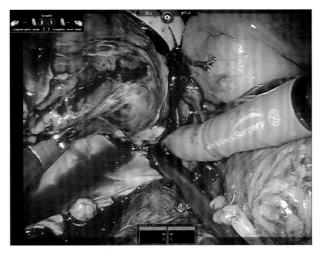

图 18-149　游离下腔静脉瘤栓

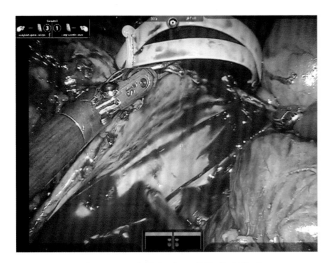

图 18-150　完整切除下腔静脉瘤栓后

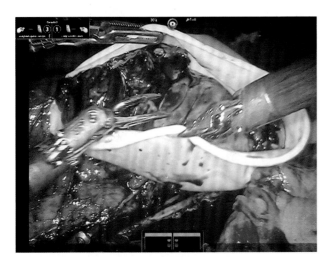

图 18-151　将瘤栓装入标本袋

9. 缝合下腔静脉。5-0 号血管缝线连续缝合下腔静脉（图 18-152），完全缝合下腔静脉前，肝素生理盐水冲洗下腔静脉管腔，避免血块残留及附壁血栓形成。

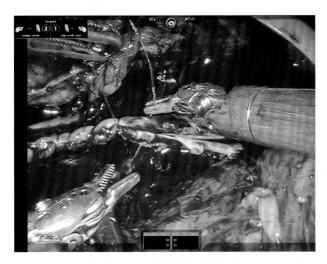

图 18-152　连续缝合下腔静脉

10. 依次松开下腔静脉上端（图 18-153）、右肾静脉（图 18-154）、右肾动脉（图 18-155）和下腔静脉下端的阻断（图 18-156 和图 18-157）。检查血管无渗漏血后，剪掉阻断下腔静脉的橡皮条，并取出体外。

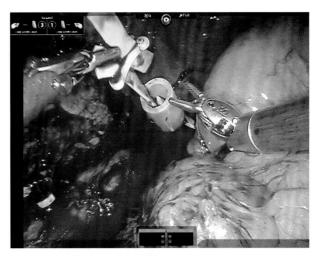

图 18-153　松开下腔静脉上端的阻断（橡皮条）

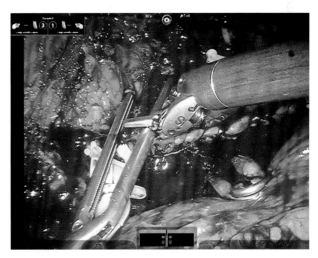

图 18-154　松开右肾静脉的阻断（"bulldog"血管夹）

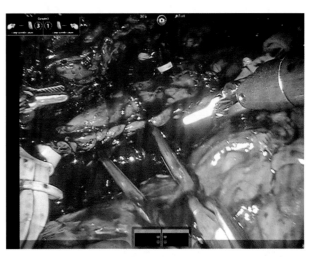

图 18-155　松开右肾动脉的阻断（"bulldog"血管夹）

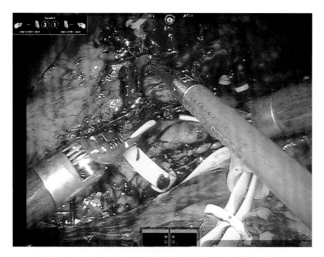

图 18-156　松开下腔静脉下端的阻断（橡皮条）

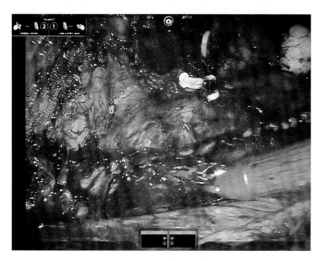

图 18-157　解除阻断后缝合好的下腔静脉外观

11. 将瘤栓经延长的皮肤切口取出，检查无活动出血后，根据情况留置或不留置引流管，闭合皮肤切口。

12. 转换体位，行机器人左肾根治性切除术。转换成右侧 60°～70° 不完全侧卧位，升高腰桥。重新按机器人左肾根治性切除术放置套管和连接机械臂。游离出左肾动脉后，Hem-o-lok 离断左肾动脉，再进一步游离左肾静脉，直至看到离断封闭的静脉残端。按肾癌根治术的方法完整游离左肾及肾上腺。

五、并发症及其防治

1. 瘤栓脱离　较少见，一旦发生，可致肺栓塞或心肌梗死，为致命性并发症。

2. 血管损伤及出血　该手术要使血管骨骼化，操作中容易损伤血管出血。多见于下腔静脉和肾静脉的游离过程中，特别是下腔静脉属支，如腰静脉的分离和结扎过程中（图 18-158）。在辨认清楚解剖标志的前提下，小心分离，常能避免并发症的发生。一旦出血，可置入纱布条压迫止血，并升高气腹压力，再次暴露出血点后，采用末端带 Hem-o-Lok 夹的可吸收线连续缝合，修复血管壁破损（图 18-159），以止血。另外，出血可见于使用橡皮条环绕下腔静脉的上端或下端时，该部位的下腔静脉壁上带有 Hem-o-Lok 夹（多为结扎腰静脉等属支时使用），被橡皮条扯脱落所致（图 18-160）。若

橡皮条通过的下腔静脉壁上带有 Hem-o-Lok 夹，且结扎不牢靠时，可预防性地再次缝合该部位（图 18-161）。如无强硬的机器人辅助腹腔镜下缝合技术或出血严重难以腔镜下控制，则应当机立断中转开放手术。

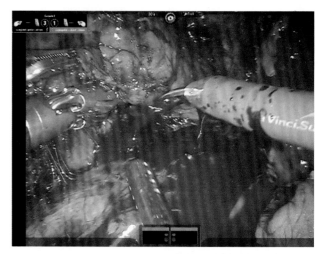

图 18-158　下腔静脉的属支撕裂出血

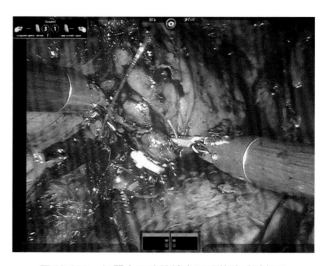

图 18-159　机器人下连续缝合下腔静脉壁破损处

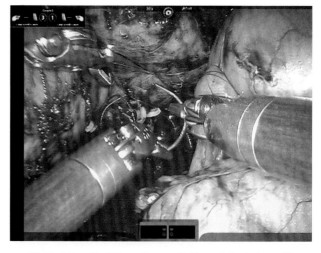

图 18-160　橡皮条环绕预环绕的下腔静脉壁处，带有 Hem-o-Lok 夹

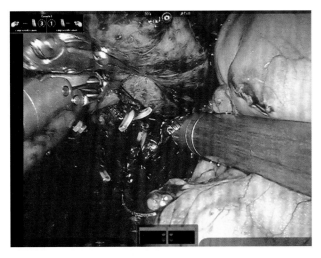

图18-161　机器人下预防性的缝合,避免出血

3. 脏器损伤　较少见,包括肝、肾、脾、胰腺和肠道损伤。熟悉解剖、术中小心分离是最好的预防办法。如若发生损伤,应按照相关脏器损伤的处理原则进行处理。

4. 切口感染　若术后切口感染,按感染性伤口及时换药,必要时放置引流条,充分引流渗出液,保持伤口清洁干燥。若发热,则及时使用敏感抗生素。发生皮下急性蜂窝织炎时,可增加红外线照射等物理治疗。

5. 腹膜炎　少见。多见于原有腹腔内感染病变的患者,术后引流不畅,具备血肿形成会加重感染。使用抗生素的同时,需充分引流,必要时行腹腔内灌洗。

6. 肺炎　多见于有肺部基础疾病的患者。此类患者术前评估中应重视肺功能和血气分析的检查,并和麻醉医生及时沟通。术中应严密监测气道压、动脉血气和血流动力学的变化,并尽量缩短手术时间。术后教会患者正确咳痰和翻身叩背的方法,鼓励早期下床活动。一旦发生肺部感染,及时请呼吸科会诊,并按相关原则治疗,避免感染的延迟不愈和呼吸衰竭的发生。

7. 其他并发症　如术后肾功能不全,淋巴漏和下肢深静脉血栓等。

六、技术现状

2002年Fergany首次报道了肾癌伴下腔静脉瘤栓的腹腔镜动物模型。同年,Sundaram报道了采用沙丁钳和手助腹腔镜的方式切除较短下腔静脉瘤栓的方法。该方法不全在腔镜下完成,适应证窄,可重复性差。2006年,Romero报道了首例完全腔镜下的下腔静脉瘤栓取出术,但取出的Ⅱ级瘤栓仍较短,仅长3cm,采用沙丁钳钳夹包括瘤栓在内的部分腔静脉壁完成手术,下腔静脉没有被环形游离和阻断。近年报道的完全腔镜下的腔静脉瘤栓取出术,选择的病例多为Ⅰ级或短的Ⅱ级腔静脉瘤栓,术中采用腔镜下沙丁钳将瘤栓推回患肾静脉,或钳夹包括瘤栓在内的部分腔静脉壁完成手术,并未阻断下腔静脉。Ⅱ级或Ⅲ级腔静脉瘤栓多是通过手助腹腔镜或腹腔镜辅助开放瘤栓取除术来完成的,当然也有完全腔镜下完成的个案报道。对于Ⅱ级腔静脉瘤栓,右侧患者可以选择经腹腔途径或经腹膜后途径完成腹腔镜手术,但左侧患者一般只能选择经腹腔途径完成腹腔镜手术。

Abaza于2011年首次报道了机器人辅助腹腔镜肾根治性切除加腔静脉瘤栓取除术。但Abaza报道的5例中,只有2例在机器人下环形游离和阻断了下腔静脉。目前文献中只有9例机器人辅助腹腔镜腔静脉癌栓取除术的报道,还没有作者详细描述左侧肾癌Ⅱ级下腔静脉瘤栓机器人手术的详细步骤,以及左侧肾癌下腔静脉瘤栓和右肾癌下腔静脉瘤栓机器人手术的区别。为此,本书进行了详细的描述,以供大家参考。就目前而言,该类手术仍处于探索阶段,真正普及还有一定的难度,考虑到其特有的优势,机器人腔静脉瘤栓取除术将是未来发展的主要方向。

(张　旭)

第十一节　机器人输尿管软镜术

一、概述

输尿管软镜技术是21世纪新兴起的高新微创技术,属于经自然腔道手术(NOTES技术),即通过患者尿道插入输尿管软镜,经尿道-膀胱-输尿管-肾盂到达患处,将结石或狭窄病损清除。输尿管软镜无须在身体上做切口,术后无体表瘢痕,具有创伤小、痛苦轻、恢复快、体表不留瘢痕等优势。而机器人输尿管软镜技术将输尿管软镜与机器人操控台相结合,带来诸多的变革,如可减少主刀医生必须站立完成手术,而在需要透视引导时,避免了射线暴露,并可以协助完成灌注、放置光纤和套石篮等。本文研究者以市售Roboflex Avicenna原型为基础,介绍机器人输尿管镜技术,让不同资历的泌尿外科医生有所了解,并能进行早期临床治疗。

二、输尿管局部解剖

输尿管位于腹膜后,为肌肉黏膜所组成管状结构,上起自肾盂,下终止于膀胱三角。男性管长为27～30cm,平均为28cm;女性管长为25～28cm,平均为26cm。右侧短于左侧约1cm。

临床上将输尿管分为上、中、下3段,也可称为腹段、盆段、膀胱段。腹段:自肾盂输尿管交界处,到跨越髂动脉处。盆段:自髂动脉到膀胱壁。膀胱段:自膀胱壁内斜行至膀胱黏膜、输尿管开口。

右侧输尿管腹段,在腹膜后沿腰大肌前面下降,然后通过肠系膜根部及回肠末端进入盆腔,其开始部分,位于十二指肠下降部及横部后方,在十二指肠和空回肠系膜之间。输尿管盆段及膀胱段占据整个输尿管全长的一半,在髂总动脉前方通过盆腔边缘,然后在髂内动脉及腹膜之间达到膀胱底部,男性在输精管之后与输精管交叉进入膀胱。输尿管膀胱段在进入膀胱时和膀胱成一钝性角度,然后斜行向下,向内通过膀胱壁层后,在膀胱三角区,输尿管间脊外侧端开口。左侧输尿管前面为左结肠动脉,左精索内动脉和乙状结肠系膜所穿过,肠系膜下动脉则在其内侧与之平行降入盆腔。女性输尿管的路径和男性相同,不过其毗邻组织有所不同。女性输尿管在跨过髂动脉后,从盆腔边缘沿着卵巢动脉内侧进入盆腔,在盆腔内再由髂内动脉前面、卵巢动脉下面、闭孔动脉、膀胱动脉内侧走向中线,再沿着阔韧带基底部、子宫动脉内侧及下面进入膀胱。

左右两个管口彼此相距约2.5cm。输尿管黏膜和膀胱黏膜是彼此相连的,输尿管纵行肌与膀胱三角区肌亦是相连的。

输尿管管壁为3层组织所构成。最外系筋膜组织,包围着整个肾盂和输尿管,其中有丰富的血管和神经纤维;中间为3层肌肉,其内外层为纵行肌,中层为环形肌;最里为黏膜层,与肾盂及膀胱黏膜是连贯的。黏膜下层有丰富的网状淋巴管,是肾向下、膀胱向上感染的途径之一。

输尿管腔大小不一,其直径为2~5mm,有3个生理性狭窄部位,2个扩张部分。生理性狭窄部位:在肾盂输尿管连接处,其直径约为2mm;经过髂总动脉分支处约为3mm;进入膀胱壁处为1~2mm。扩张部分在腰段,其直径约为6mm,盆腔段约4mm。

输尿管的血管、淋巴和神经。输尿管的血液供应是多源分段性的,按输尿管的同部位,其血液来源也不同。上1/3段输尿管主要由肾上腺动脉、肾动脉、肾下极动脉的分支供应;中1/3段输尿管主要由腹主动脉、卵巢(或精索)动脉。肠系膜上动脉、腰动脉、鸡目动脉、滚内动脉及肠系膜下动脉的分支供应。这些分段的血管分支,皆有上行支和下行支走行于输尿管的外膜层,并相互吻合组成丰富的弓形血管网,使整个输尿管以这一方式得到充足的血液供应,所以输尿管壁一般不会因阻断某分支供应的血管而引起坏死。反之,因输尿管的血管经由外膜层分支到平滑肌层内,并在黏膜层的基底部形成毛细血管网,若手术中将输尿管的外膜剥离的过光、过长,也可导致输尿管的血液供应不足,而引起手术后管壁坏死或瘘管形成。淋巴管:输尿管的淋巴回流始于黏膜下、肌层和外膜的淋巴丛。这些淋巴管网相互吻合,输尿管上的淋巴管与肾淋巴管相连,或直接注入主动脉旁(腰)淋巴结,输尿管腹部的其余部分注入髂总淋巴结,输尿管盆部则注入髂总、髂外和髂内淋巴结。神经支配:输尿管神经丛由肾丛、主动脉丛、肠系膜上丛和肠系膜下丛的神经纤维组成,为自主神经,来自肾及腹下神经丛,网状分布于输尿管结缔组织中,然后再进入肌肉层。这些神经纤维的中枢位于第10、11和12胸髓,第1腰髓和第2~4骶髓。神经节细胞大多数再输尿管下端见到,少数在上端,中段则极少。

三、机器人输尿管软镜手术

(一) Roboflex Avicenna 输尿管软镜介绍

1. 配有椅子、扶手和显示屏的输尿管软镜操纵台(图18-162)。

2. 多功能触摸显示屏,包括输尿管镜模式调节(U.S或European)、旋转和前进速度、钬激光光纤前进和后退、灌注流速调节、旋转和偏移度显示(图18-163)。

3. 输尿管软镜操纵器及钬激光光纤控制装置(图18-164和图18-165)。

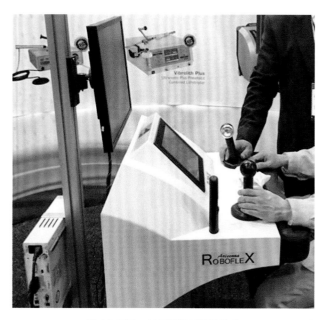

图18-162　输尿管软镜操纵台

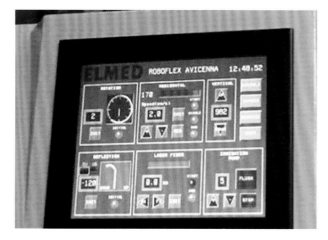

图18-163　多功能触摸显示屏

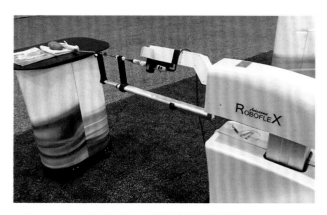

图18-164　输尿管软镜操纵器

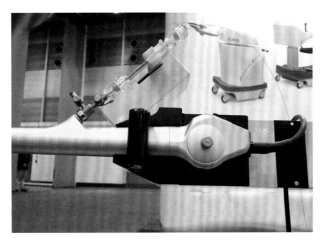

图 18-165 钬激光光纤控制装置

（二）手术适应证和禁忌证

1. 适应证

（1）输尿管上段结石。

（2）直径小于 2cm 的肾下盏结石。

（3）ESWL 失败的直径小于 2cm 的肾结石。

（4）直径小于 1cm 的肾盏憩室内结石。

（5）肾盂、输尿管浅表肿瘤的活检。

（6）影像学检查肾盂肾盏内缺损，需明确病变性质。

2. 禁忌证

（1）泌尿系急性感染。

（2）严重的心肺功能疾病，不能耐受手术和麻醉，休克患者。

（3）严重出血性疾病。

（4）糖尿病，血糖未能控制者。

（5）严重的尿道狭窄，前列腺增生，输尿管镜不能置入者。

（6）盆腔外伤、放疗等病史，可导致输尿管扭曲、固定、狭窄和纤维化。

（7）膀胱颈挛缩者。

（8）骨盆、下肢或者脊柱疾病不能摆截石位者。

（三）术前准备

1. 影像学检查 行超声、KUB 平片、CT 检查，必要时行 MRI、逆行肾盂、输尿管造影，以了解输尿管形态。

2. 实验室检查 常规实验室检查，并做尿培养及药敏试验，必要时行尿脱落细胞学检查及结核相关检查。

3. 其他常规检查 心电图、X 线胸片，大于 50 岁者行肺功能及心脏超声检查。

4. 术前预防性应用抗生素 若尿培养有细菌存在，选择敏感性抗生素使尿液无菌；即使尿液培养阴性，手术当日给予广谱抗生素预防感染。

5. 术前常规留置双 J 管。

（四）手术操作难点要点

1. 通过输尿管软镜操纵平台操作输尿管软镜前进和后

退，偏移，旋转，到达目标域，激光激发由脚踏板控制（图 18-166）。

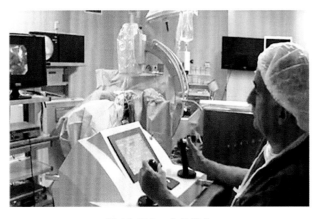

图 18-166 术者操作

2. 观察显示器的灌注流速、肾盂内压力，超过警戒，及时调整灌注流速和压力。

3. 结石粉碎采取边缘蚕食法、中央开洞法等，结石粉碎应注意避免损伤肾盂输尿管黏膜。

4. 尽可能将结石粉末化，或者粉碎至 3mm 以下，有利于排出。

5. 术中有突发情况（如设备故障），可改普通输尿管软镜，不至于手术结束。

6. 术后常规留置双 J 管。

（五）术中常见并发症的处理

1. 感染 应用敏感抗生素积极抗感染治疗，术中发现尿液浑浊甚至脓肾的情况，尽快结束手术，放置支架管，积极引流。

2. 黏膜下损伤、假道和穿孔 一般放置支架管可自行痊愈，若穿孔严重，应进行手术修补。

3. 输尿管黏膜撕脱 应积极进行手术重建。

4. 输尿管镜体损伤 不正确的操作，过度弯曲都可以造成镜体损伤。

（六）术后常见并发症的处理

1. 近期并发症

（1）感染：应用敏感抗生素抗感染。术中尿液浑浊甚至脓肾，要警惕感染性休克的可能，严密监测生命体征，按抗休克处理。

（2）出血：输尿管镜手术出血一般比较少，给予止血治疗，若血红蛋白剧烈下降，血压较低，应注意肾有无破裂的可能。

2. 远期并发症及其处理

（1）输尿管狭窄：行输尿管扩张、内切开或狭窄切除端-端吻合。

（2）输尿管闭塞：行闭塞段切除端-端吻合或其他重建术。

（王共先）

第十二节　机器人男性生殖系统微创手术

一、概述

从 2000 年开始,机器人主要用于根治性前列腺癌根治术,随后在肾部分切除术、全膀胱切除术和肾盂成形术等泌尿系腔镜手术中得到广泛应用,取得了良好的效果。由于机器人的放大高清 3D 视野、超越人手的调节角度、专用的精细操作器械在微创手术发挥着巨大的优势,部分学者开始尝试机器人辅助的男性生殖显微手术。

2004 年美国克利夫兰诊所 Wayne Kuang 教授开始使用机器人系统进行体外的输精管吻合术探索。随后,美国康奈尔医学中心 Jonathan Schiff 教授在大鼠上对比了机器人辅助的男性生殖手术和显微镜下的男性生殖手术,发现机器人辅助的输精管吻合术和附睾-输精管吻合术具有一定的优势,可以减少手术时间并降低吻合口精液肉芽肿形成率。同年,美国 Caleb Fleming 教授对 2 例患者行机器人辅助下双侧输精管吻合术,显现出巨大的优势,术后全部再通。2008 年,美国王润教授第 1 次报道了机器人辅助下精索静脉曲张结扎术,手术安全、顺利,术后患者恢复良好。随着对机器人辅助的生殖微创手术的认识加深,国外越来越多的中心开始相关手术的探索和报道,包括机器人辅助下全腹腔内高位输精管吻合术、机器人辅助下低位输精管吻合术、机器人辅助下附睾-输精管吻合术,机器人辅助下精索静脉曲张结扎术和机器人辅助下睾丸取精术等。2014 年,国内孙颖浩院士团队首次报道了 1 例机器人辅助下低位输精管吻合术和 1 例机器人辅助下附睾-输精管吻合术,结果表明其具有吻合确切、视野清楚等优点,可以作为治疗梗阻性无精子症的手术方式。2016 年 5 月,我院报道了亚洲第 1 例机器人辅助下全腹腔内高位输精管吻合术,同时开展了机器人辅助下低位输精管吻合术和机器人辅助下附睾-输精管吻合术。在国内,机器人辅助的男性生殖微创手术尚处于起步阶段,需要更多的临床数据来支持。

二、男性生殖系统解剖

根据解剖学关系,男性生殖系统分为内生殖器和外生殖器两部分。内生殖器由睾丸、附睾、输精管、射精管、精囊、前列腺和尿道球腺组成。外生殖器由阴茎和阴囊组成。

睾丸位于阴囊内,左右各一,呈椭圆形,表面覆盖有一层坚厚的纤维膜,称为白膜。白膜组织在睾丸后缘增厚,并进入睾丸内形成睾丸纵隔,将睾丸实质分割成睾丸小叶。睾丸小叶内存在大量的生精小管,汇合后形成精直小管,至睾丸纵隔内形成睾丸网,再发出 12～15 条睾丸输出小管,由睾丸后缘上部进入附睾头。睾丸的血供主要是从睾丸后缘进入,由精索动脉、输精管动脉和提睾肌动脉供血。睾丸生精小管中可产生大量的成熟精子,在生精小管之间存在间质细胞,主要产生雄激素,维持精子的生成和男性第二性征。

附睾紧紧贴在睾丸的上部和后缘,可分为头、体和尾 3

部分,内含有大量的附睾管,接收睾丸输出小管内的精子,附睾管由头部向尾部逐渐变粗。附睾是储存精子的主要器官,可分泌附睾液,促进精子的成熟。

输精管紧接附睾尾部,全长约 40cm,分为阴囊段、腹股沟段和腹腔段。腹腔段的输精管与精囊腺管汇合成射精管,走形于前列腺内,开口于前列腺小囊两侧。输精管主要是输送精子,也可储存部分精子。当交感神经兴奋时才,储存在附睾管内的精子经输精管直接进入射精管,注入后尿道。

精囊腺在输精管末端的外侧,位于膀胱底部与直肠之间,其末端与输精管汇合成射精管。精囊腺分泌的弱碱性液体是精液的一部分,为精子提供营养和能量。

前列腺位于膀胱与尿生殖膈之间,包绕后尿道,分泌弱酸性的前列腺液,是精液的一部分,对精液的液化及精子功能具有重要作用。

尿道球腺位于会阴深横肌肉,排泄管细长,开口于尿道球部,分泌液是精液的组成部分之一。

阴茎由 2 个阴茎海绵体和 1 个尿道海绵体组成,其中尿道分为后尿道和前尿道,是精液射出的通道。

阴囊有皮肤和肉膜组成,其中肉膜含有大量平滑肌纤维,具有收缩舒张调节阴囊内温度的作用,促使阴囊内温度低于体温,有利于精子的生成。

三、机器人辅助下全腹腔内高位输精管吻合术

(一)概述

高位输精管梗阻一般是因疝修补术后造成的,梗阻部分高,在腹股沟内环处,美国著名的 Goldstein 教授曾尝试开放方式治疗疝修补术后输精管梗阻导致的无精症,取得了 65% 的成功率和 39% 的妊娠率,远低于输精管结扎术后的复通率(>90%)。采用开放探查者,面临寻找输精管远端困难、吻合张力及难度大、疝复发可能及耗时长、疗效不确切等问题。而且实际上,在部分患者中采用传统开放的方式根本无法进行输精管的重建。

后来有研究者尝试采用腹腔镜技术辅助治疗该类疾病:将输精管自内环处离断,从外环处引出,将输精管远近端吻合,旷置腹股沟段输精管,取得了 68% 的成功率。我中心此前就是采取腹腔镜辅助"短路法"输精管吻合术治疗高位输精管梗阻,其优势在于:不干扰腹股沟疝修补状况、近端输精管易寻找、吻合张力小。

但是,腹腔镜辅助法仍需在腹股沟开切口,将远端输精管拖出腹壁进行吻合(因为腹腔镜的放大倍数、器械无法在腹腔内完成 10-0 号线显微水平吻合);而且对于一些梗阻位置过高、腹壁厚的肥胖病人,即使采用这种"短路"法,远近端吻合仍需要在"垂直"方向进行,不仅张力大,而且很难做到严密的黏膜对黏膜吻合,降低了手术成功率。

机器人的放大高清 3D 视野、超越人手的调节角度、专用的精细操作器械(Black Diamond®)将常规腹腔镜与显微镜的

优势合二为一,使体腔内的显微水平精准吻合成为可能,而且机器人系统过滤了震颤,比人手更加稳定。

（二）手术适应证和禁忌证

1. 适应证　双侧疝修补术后造成的梗阻性无精子症患者。

2. 禁忌证　对于腹腔多次手术,形成腹腔粘连的患者属于相对禁忌证,需谨慎。患者伴有循环、呼吸系统等严重疾患,无法耐受手术及全身麻醉。

（三）术前准备

1. 术前常规检查精液常规、精浆生化、性激素水平、抑制素 B、染色体核型、Y 染色体微缺失、阴囊 B 超和腹部 B 超。

2. 留置胃管。

3. 备弹力袜 1 双。

（四）手术步骤

1. 麻醉和体位　患者穿弹力袜,取截石位,气管插管全身麻醉。麻醉过程中注意监测血 $PaCO_2$,因 CO_2 气腹可引起体内 CO_2 蓄积。机器人位置与前列腺癌根治术一致。

2. 所需的机器人手术器械　达芬奇机器人系统、0°机器人摄像系统（术中放大至 12～15 倍）、VITOM 摄像系统（STORZ）（术中放大至 16～20 倍）、输精管分离时 2 号和 3 号臂分别为单级弯剪（monopolar curved scissors）和马里兰双极电凝钳（maryland forceps bipolar）,4 号臂为抓钳（cadiere forceps）。输精管吻合时 2 号和 3 号臂均为黑钻石显微持针器（black diamond micro forceps）,4 号臂为剪刀（potts scissors）

3. 手术步骤

（1）经腹腔途径制备气腹,于脐正中上方纵行切开皮肤,插入 12cm Trocar,作为镜头孔。置入机器人镜头,直视下放置其他 Trocar,右侧腹直肌旁是 1 号臂 Trocar,左侧腹直肌旁是 2 号臂 Trocar,左右两点与脐水平,分别距镜头孔为 8～10cm,两点与镜头孔连线约 150°。3 号臂 Trocar 在 2 号臂的外上方,为 8～10cm,两点连线与脐水平线约 15°。辅助孔在 1 号臂外下方,为 8～10cm,两点连线与脐水平线约 15°（图 18-167）。

（2）在内环口处,打开腹膜,在腹膜后间隙找到输精管,盆腔段充分游离。

（3）在内环口附近小心分离,在腹股沟内沿精索血管方向探查,找到狭窄段或输精管断端。充分游离近睾端输精管,裁剪狭窄段或断端。

（4）通过近睾端输精管官腔液涂片证实精子存在,远睾端输精管管插入 3 号输尿管导管注水,证实输精管通畅。

（5）适当调整输精管断端距离,先用 9-0 号单针尼龙线行减张缝合浆肌层,再行输精管-输精管 3 层精准吻合。调整镜头与输精管的距离,适当扩张后,可看到输精管黏膜环。行输精管黏膜层的 6 点吻合,先用 10-0 号双针缝合输精管后壁黏膜层 3 针并打结,再缝合输精管前壁黏膜层 3 针,一起打结。接着用 9-0 号单针尼龙线,在黏膜层缝线的中间进行输精管的浆肌层缝合,不要穿过输精管的黏膜层。最后,9-0 号单针尼龙线缝合输精管外膜（图 18-168 和图 18-169）。

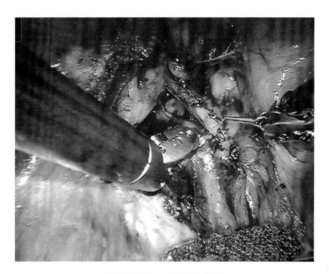

图 18-168　缝合黏膜层

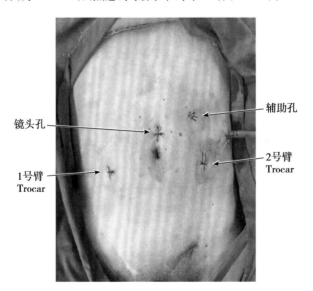

图 18-167　Trocar 位置

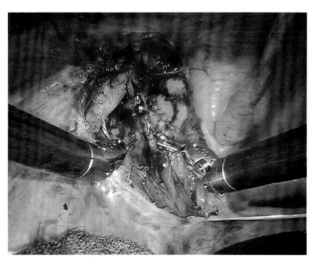

图 18-169　缝合浆肌层

（6）充分止血，放置引流管，缝合切口。

（五）术后处理

术后 1 天拔除导尿管。常规应用抗生素预防感染，使用地塞米松 3 天，以减轻输精管吻合口水肿。保持引流管通畅，24 小时引流量小于 30ml 拔除。鼓励早期下床活动预防静脉血栓，鼓励咳嗽、咳痰，预防肺部感染。根据肠道恢复情况逐步恢复饮食。术后 3 个月复查精液。

（六）并发症的预防与处理

该手术主要的并发症：①阴囊内血肿，与术中止血不充分有关，小的血肿可以自行吸收，大的血肿需要手术清除。②肠道损伤，见于术中肠管与腹膜粘连严重的病例，应小心分离，如有肠管损伤应在术中进行修补，术后给予肠外营养，促进肠道恢复。③腹股沟疝形成，与术中过多的破坏腹股沟管有关，应尽可能地保留腹股沟管的解剖结构。

四、机器人辅助下低位输精管吻合术

（一）概述

低位输精管梗阻主要是行男性节育手术引起的，当男性有生育要求时，可考虑行输精管吻合术。过去，曾采用开放手术进行输精管吻合术，常规留置输精管支架，但再通率低。经过多年的发展，目前以美国康内尔医学中心为主导的显微镜下输精管 3 层吻合术已日趋成熟，无须留置输精管支架，患者再通率高，高达 90%，正在向全球推广。随着机器人的普及，国内外也开始了机器人辅助下的低位输精管吻合术，具有一定的优势。

（二）手术适应证和禁忌证

1. 适应证　阴囊段输精管梗阻导致的无精子症。

2. 禁忌证　曾行精索静脉结扎或阴囊手术者为相对禁忌证，手术中应保留输精管动脉，以免睾丸供血不足导致睾丸萎缩。

（三）术前准备

术前常规检查精液常规、精浆生化、性激素水平、抑制素 B、染色体核型、Y 染色体微缺失和阴囊 B 超。

（四）手术步骤

1. 麻醉和体位　取平卧位，气管插管全身麻醉。机器人位于患者一侧，镜头臂与阴囊水平。

2. 所需的机器人手术器械　达芬奇机器人系统，0°机器人摄像系统（术中放大至 12～15 倍）、VITOM 摄像系统（STORZ）（术中放大至 16～20 倍）、输精管吻合时 2 号和 3 号臂均为黑钻石显微持针器、4 号臂为剪刀。

3. 手术步骤

（1）手术取阴囊切口，逐层切开阴囊皮肤、内膜及鞘膜，解剖并分离输精管。

（2）找到输精管狭窄段并切除，通过近睾端输精管官腔液涂片证实精子存在，远睾端输精管管插入 3 号输尿管导管注水，证实输精管通畅。

（3）适当调整输精管断端距离，输精管吻合夹夹住输精管，行输精管-输精管 3 层吻合。调整镜头与输精管的距离，适当扩张后，可看到输精管黏膜环。采用输精管黏膜层的 6 点吻合，先进行一侧黏膜层缝合，10-0 号双针 3 针黏膜层合好后打结，接着用 9-0 号单针尼龙线，在黏膜层缝线的中间进

行输精管的浆肌层缝合，不要穿过输精管的黏膜层。翻转固定器，缝合另一侧，显露未缝合的此侧黏膜环，10-0 号双针 3 针黏膜层缝合，一起打结，再完成输精管浆肌层缝合。最后行输精管外膜缝合（图 18-170）。

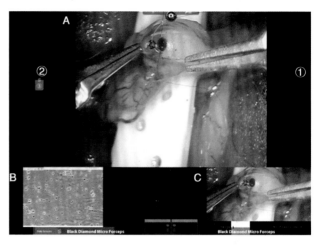

图 18-170

A. 输精管黏膜层吻合；B. 术中显微镜下输精管液涂片；C. 使用 VITOM 摄像系统在更大倍数下进行输精管黏膜层吻合

（引自：Sijo，Parekattil，Ahmet，et al. Robotic assisted andrological surgery. Asian Journal of Andrology，2013，15（1）:67-74.）

（4）充分止血，关闭切口，加压包扎。

（五）术后处理

术后 1 天拔除导尿管。常规应用抗生素预防感染，使用地塞米松 3 天，以减轻输精管吻合口水肿。术后 3 个月复查精液。

（六）并发症的预防与处理

该手术主要的并发症：①阴囊内血肿，与术中止血不充分有关，小的血肿可以自行吸收，大的血肿需要手术清除。②睾丸萎缩，与术中破坏睾丸的供血动脉有关，术中离断输精管动脉后，应尽可能不要损伤提睾肌动脉和精索动脉。

五、机器人辅助下附睾-输精管吻合术

（一）概述

显微镜下附睾管输精管吻合术于 1978 年首次被报道，经不断改进，手术治疗现已成为解决附睾梗阻性不育的一个可靠方法。

附睾输精管吻合术适合于生精功能基本正常的先天性及获得性附睾梗阻，显微吻合术对手术者的技术要求极高，需要术者具备成熟的手术技巧及耐心精细的操作，欧洲泌尿外科协会在男性不育诊疗指南中指出：显微外科附睾管输精管吻合术仅可由显微外科技术经验丰富的泌尿外科医生操作，而且显微外科输精管附睾吻合术后预期妊娠率仅 20%～30%，因此建议术中联合显微附睾取精。

显微附睾输精管吻合包括端端吻合、端侧吻合、三角状三针套叠附睾输精管吻合及纵向两针套叠附睾输精管吻合等手术方式。传统吻合方法直接将输精管与附睾被膜缝合，

利用瘘管作用完成两者的吻合,操作较为简便,但不能达到完全紧密吻合,易出现瘢痕性通道,影响术后复通率。而套叠吻合的方法将附睾管套叠入输精管管腔,可使附睾液流入输精管时,附睾管壁在流体液压作用下紧贴输精管壁,同时吻合口处管腔管径更大,减少渗漏和瘢痕性通道形成的发生,降低再次梗阻的发生率。套叠吻合方法的复通率和精子囊肿发生率明显低于非套叠手术,两针套叠在手术效果及手术操作上更具优势。由于精子在附睾内发育成熟,因此输精管附睾吻合部位处于附睾尾部预期效果更佳。据报道,附睾输精管吻合术后复通率在47% ~ 72.5%。随着机器人的普及,国内外也开始了机器人辅助下的附睾-输精管吻合术,具有一定的优势,但需要更多的数据支持。

（二）手术适应证和禁忌证

1. 适应证　附睾梗阻导致的无精子症。

2. 禁忌证　曾行精索静脉结扎或阴囊手术者为相对禁忌证,手术中应保留输精管动脉,以免睾丸供血不足导致睾丸萎缩。

（三）术前准备

术前常规检查精液常规、精浆生化、性激素水平、抑制素B、染色体核型、Y染色体微缺失和阴囊B超。

（四）手术步骤

1. 麻醉和体位　取平卧位,气管插管全身麻醉。机器人位于患者一侧,镜头臂与阴囊水平。

2. 所需的机器人手术器械　达芬奇机器人系统、0°机器人摄像系统(术中放大至12 ~ 15倍)、VITOM摄像系统(STORZ)(术中放大至16 ~ 20倍)、附睾-输精管吻合时2号和3号臂均为黑钻石显微持针器、4号臂为剪刀。

3. 手术步骤

（1）手术取阴囊切口,逐层切开阴囊皮肤、内膜及鞘膜,解剖并分离输精管,在近睾处切断输精管,插入3号输尿管导管注水,证实输精管通畅

（2）选择饱满、较直附睾管,用9-0号单针尼龙线将输精管与待吻合附睾管附近被膜减张缝合1针。

（3）使用2根10-0号双针缝线纵向套叠式吻合输精管和附睾管。首先,沿着选定的附睾管纵向平行放置2根双针缝线的一侧缝针,为了防止管腔凹陷,缝针不要抽出附睾管壁。在2根缝针之间使用显微侧切刀纵向切开或针挑法切开附睾管,见附睾液流出,涂片证实精子存在,然后抽出缝针。通过套叠的缝合方式,将附睾管进入输精管形成套管(图18-171)。

（4）9-0号单针尼龙线将输精管与附睾管膜外层缝合10 ~ 14针。

（5）充分止血,逐层缝合,加压包扎。

（五）术后处理

术后1天拔除导尿管。常规应用抗生素预防感染,使用地塞米松3天,以减轻输精管吻合口水肿。术后3个月复查精液。

（六）并发症的预防与处理

该手术主要的并发症:①阴囊内血肿,与术中止血不充分有关,小的血肿可以自行吸收,大的血肿需要手术清除。②睾丸萎缩,与术中破坏睾丸的供血动脉有关,术中离断输精管动脉后,应尽可能不要损伤提睾肌动脉和精索动脉。

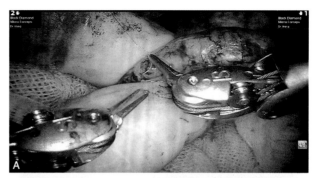

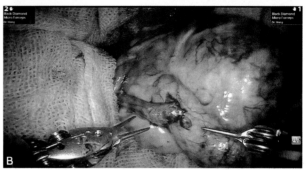

图 18-171
A. 10-0 号双针平行于附睾管的水平缝合;B. 套叠缝合后

六、机器人辅助下睾丸取精术

（一）概述

非梗阻性无精子症是主要由睾丸生精功能障碍引起,长期以来,睾丸因素引起的NOA患者只能通过领养或采用供精人工授精来获得自己的后代。随着研究的深入,学者们发现NOA患者睾丸中存在局部的生精灶。1995年Deonoso等首次报道了开放性睾丸取精(TESE)获取NOA患者睾丸精子,借助卵细胞胞质内单精子注射技术(ICSI)成功使女方妊娠。随后,Schlegel等报道的显微睾丸取精成功率更高(42.6% ~ 63.0%),且术后并发症少,成为目前主流的手术方式。随着机器人的引进,其3D视野可能更有利于辨认存有精子的生精小管,国外已开始进行尝试,尚需要更多的数据支持。

（二）手术适应证和禁忌证

1. 适应证　非梗阻性无精子症。

2. 禁忌证　Y染色体a区或b区缺失为禁忌证,目前取精成功率为0。

（三）术前准备

术前常规检查精液常规、精浆生化、性激素水平、抑制素B、染色体核型、Y染色体微缺失和阴囊B超。

（四）手术步骤

1. 麻醉和体位　取平卧位,气管插管全身麻醉。机器人位于患者一侧,镜头臂与阴囊水平。

2. 所需的机器人手术器械　达芬奇机器人系统、0°机器人摄像系统(术中放大至12 ~ 15倍)、VITOM摄像系统(STORZ)(术中放大至16 ~ 20倍)、2号臂为黑钻石显微持针

器、3 号臂为马里兰双极电凝钳,4 号臂为剪刀。

3. 手术步骤

（1）机器人镜头下（放大至 6 ~ 8 倍）,观察睾丸鞘膜下方血管,在睾丸中极附近,广泛切开白膜。然后,借助辅助镜放大至 1015 倍,寻找管径较粗、颜色较白的生精小管并切下,为 2 ~ 10mg。如果没有找到精子,则再次活检（先同侧,必要时对侧）,直到检出精子或再次活检很可能损害睾丸血管为止（图 18-172）。

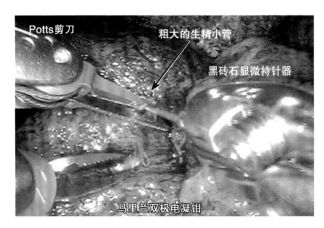

图 18-172　黑砖石显微持针器夹取粗大的生精小管,剪断取下；术中使用马里兰双极电凝止血
（引自：Sijo,Parekattil,Ahmet,et al. Robotic assisted andrological surgery. Asian Journal of Andrology,2013,15（1）:67-74.）

（2）充分止血,逐层缝合,加压包扎。

（3）标本处理：将标本放入含 6% 人血浆蛋白粉的 HTF液（simulated human tubal fluid）中,用胰岛素针头将生精小管分开并切碎,获得组织悬液,数次通过 24 号血管穿刺针,进一步粉碎组织。

（4）倒置显微镜下,观察是否有精子存在,进一步送至生殖中心确认,并准备单精子注射。

（五）术后处理

术后 1 天拔除导尿管。常规应用抗生素预防感染。术后 1 个月复查性激素。

（六）并发症的预防与处理

该手术主要的并发症：①阴囊内血肿,与术中止血不充分有关,小的血肿可以自行吸收,大的血肿需要手术清除。②睾丸萎缩和纤维化,与术中破坏睾丸的供血动脉有关,应尽可能保留睾丸内的血管。③雄激素水平下降,与术中过多的破坏睾丸组织有关,应找准生精小管,仅取少量的组织。

七、机器人辅助下精索静脉曲张结扎术

（一）概述

精索静脉曲张是临床常见导致不育的疾病,伴有同侧睾丸生长发育障碍、疼痛和不适。成年男性患病率为 11.7%,

精液异常男性患病率为 25.4%。临床工作中应注意对精液异常患者及有症状患者的筛查,必要时行超声检查进一步确定。精索静脉曲张会导致某些患者从青春期开始睾丸功能进行性损害,生育力降低。新版 EAU 指南将"当夫妇中出现精索静脉曲张、少精子症、不育病程超过 2 年及其他不明原因的不育时,应考虑进行精索静脉曲张结扎术"由 B 级调整为 A 级推荐。

目前常见的手术治疗方式包括高位结扎术、腹股沟及腹股沟下显微外科手术、腹腔镜手术。精索静脉曲张显微手术优势在于：准确鉴别、保护睾丸动脉及分支（直径 0.5 ~ 1.5mm）,保护提睾肌动脉及分支,降低睾丸萎缩发生率；术中可暴露精索内静脉、精索外静脉、提睾肌静脉、输精管静脉、引带静脉等所有睾丸回流静脉,从而准确鉴别和切断精索内静脉,有效降低复发率；术中可避免误扎淋巴管,降低术后鞘膜积液发生率。

2008 年,美国王润教授第 1 次报道了机器人辅助下精索静脉曲张结扎术,手术安全、顺利,术后患者恢复良好,但费用较高,有待更多的数据支持。

（二）手术适应证和禁忌证

1. 适应证　精索静脉曲张伴有少精子症、不育病程超过 2 年及其他不明原因的不育

2. 禁忌证　曾行腹股沟手术或阴囊手术者为相对禁忌证,手术中应尽可能保留动脉,以免睾丸供血不足导致睾丸萎缩。

（三）术前准备

术前常规检查精液常规、精浆生化、性激素水平、抑制素 B、染色体核型、Y 染色体微缺失和阴囊 B 超。

（四）手术步骤

1. 麻醉和体位　平卧位,气管插管全身麻醉。机器人位于患者一侧,镜头臂与阴囊水平。

2. 所需的机器人手术器械　达芬奇机器人系统、0° 机器人摄像系统（术中放大至 12 ~ 15 倍）、VITOM 摄像系统（STORZ）（术中放大至 16 ~ 20 倍）,2 号臂为黑钻石显微持针器,3 号臂为单级弯剪,4 号臂为马里兰双极电凝钳。

3. 手术步骤

（1）在腹股沟浅环下方,沿着皮纹方向做一 2cm 左右的切口。

（2）逐层切开皮下脂肪层及浅筋膜层,充分游离精索组织后,用铺巾钳或阑尾钳提出精索。

（3）游离出输精管,在输精管上下各垫一根橡皮管,以保护输精管。

（4）切开提睾肌、精索外筋膜及精索内筋膜,暴露出精索内血管及其周围脂肪组织。

（5）小心分离精索内血管,必要时可使用多普勒超声探头定位精索内动脉,8-0 号尼龙线逐一结扎精索内静脉,仔细辨认精索内动脉,尽可能保留动脉及淋巴管（图 18-173）。

（6）逐层关闭切口。

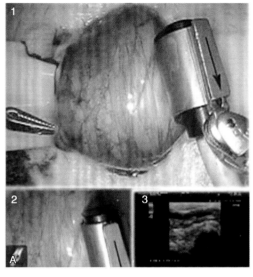
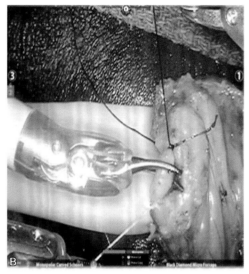

图 18-173

A. 术中使用多普勒超声探头定位精索内动脉;B. 结扎精索内静脉后剪断分离

（引自：Gudeloglu A,Brahmbhatt JV,Parekattil SJ. Robot-Assisted Microsurgery in Male Infertility and Andrology. The Urologic clinics of North America,2014,41（4）:559-66.）

（五）术后处理

术后 1 天拔除导尿管。常规应用抗生素预防感染。术后 3 个月复查精液常规和阴囊 B 超。

（六）并发症的预防与处理

该手术主要的并发症:①阴囊内血肿,与术中止血不充分有关,小的血肿可以自行吸收,大的血肿需要手术清除。②睾丸萎缩,与术中破坏睾丸的供血动脉有关,应尽可能保留精索内动脉,不要破坏提睾肌动脉和输精管动脉。

（王　涛）

参 考 文 献

1. Smith CD,Weber CJ,Amerson JR. Laparoscopic adrenalectomy:new gold standard. World J Surg,1999,23（4）:389-396.

2. Horgan S,Vanuno D. Robots in laparoscopic surgery. J Laparoendosc Adv Surg Tech A,2001,11（6）:415-419.

3. Tang K,Li H,Xia D,et al. Robot-Assisted Versus Laparoscopic Adrenalectomy:A Systematic Review and Meta-analysis. J Laparoendosc Adv Surg Tech A,2015,25（3）:187-195.

4. Boris RS,Gupta G,Linehan WM,et al. Robot-assisted laparoscopic partial adrenalectomy:initial experience. Urology,2011,77（4）:775-780.

5. Ludwig AT,Wagner KR,Lowry PS,et al. Robot-assisted posterior retroperitoneoscopic adrenalectomy. J Endourol,2010,24（8）:1307-1314.

6. Ball MW,Allaf ME. Robot-assisted adrenalectomy（total,partial,& metastasectomy）. Urol Clin North Am,2014,41（4）:539-547.

7. 沈周俊,夏磊磊,何威,等. 机器人辅助腹腔镜下肾上腺复杂肿瘤手术（附光盘）. 现代泌尿外科杂志,2014,19（2）:71-74.

8. 夏磊磊,何威,沈周俊,等. 机器人辅助手术治疗压迫大血管的复杂嗜铬细胞瘤的体会（附 3 例报告）. 现代泌尿生殖肿瘤杂志,2013,5（4）:197-201.

9. Brandao LF,Autorino R,Laydner H,et al. Robotic versus laparoscopic adrenalectomy:a systematic review and meta-analysis. Eur Urol,2014,65（6）:1154-1161.

10. Morelli L,Tartaglia D,Bronzoni J,et al. Robotic assisted versus pure laparoscopic surgery of the adrenal glands:a case-control study comparing surgical techniques. Langenbecks Arch Surg,2016,401（7）:999-1006.

11. Agcaoglu O,Aliyev S,Karabulut K,et al. Robotic versus laparoscopic resection of large adrenal tumors. Ann Surg Oncol,2012,19（7）:2288-2294.

12. 毕建斌,宫大鑫,孔垂泽,等. 血压正常的肾上腺嗜铬细胞瘤的诊断与治疗. 中华泌尿外科杂志,2009,30（2）:79-80.

13. Aliyev S,Karabulut K,Agcaoglu O,et al. Robotic versus laparoscopic adrenalectomy for pheochromocytoma. Ann Surg Oncol,2013,20（13）:4190-4194.

14. 王栋,李汉忠. 肾上腺单侧切除术治疗复杂性库欣病 10 例报告. 中华泌尿外科杂志,2013,34（2）:85-88.

15. 何威,夏磊磊,王先进,等. 机器人辅助腹腔镜手术治疗复杂肾上腺肿瘤的临床研究. 中华泌尿外科杂志,2013,34（9）:645-648.

16. 夏丹,来翀,王平,等. 机器人辅助腔镜技术处理泌尿系统疾病:单中心 600 例报道. 中华泌尿外科杂志,2016,37（6）:403-406.

17. 梅骅,陈凌武,高新. 泌尿外科手术学. 3 版. 北京:人民卫生出版社,2007.

18. 黄健,李逊. 微创泌尿外科学. 湖北:湖北科学技术出版社,2005.

19. 马潞林. 泌尿外科腹腔镜手术图谱. 北京:人民卫生出版

社,2007.

20. 张旭.泌尿外科腹腔镜与机器人手术学.2版.北京:人民卫生出版社,2015.

21. 孙颖浩.机器人泌尿外科手术学.北京:人民卫生出版社,2015.

22. Jens-Uwe Stolzenburg 著.泌尿外科腹腔镜与机器人手术图谱.顾朝辉,杨锦建,曾甫清译.北京:人民卫生出版社,2013.

23. Alan J Wein 著.坎贝尔-沃尔什泌尿外科学.9版.郭应禄,周利群译.北京:北京大学医学出版社,2009.

24. Arthur D Smith 著.Smith 腔内泌尿外科学.郭应禄,李学松译.北京:人民卫生出版社,2011.

25. James F Glenn 著.格林泌尿外科手术学.7版.王共先,傅斌,周晓晨译.北京:中国出版集团世界图书出版公司,2013.

26. Vipul R Patel 著.机器人泌尿外科手术学.2版.傅斌,刘伟鹏,余月译.北京:中国出版集团世界图书出版公司,2015.

27. Joseph A Smith 著.辛曼泌尿外科手术图解.3版.马潞林译.北京:北京大学医学出版社,2013.

28. Porpiglia F,Terrone C,Cracco C,et al. Direct access to the renal artery at the level of treitz ligment during left radical laparoscopic transperitoneal nephrectomy. J Eur Uro,2005,48:291-295.

29. Porpiglia F,Terrone C,Cracco C,et al. Early ligature of renal artery during radical laparoscopic transperitoneal nephrectomy description of standard technique and direct access. J Eur Uro,2005,19:623-626.

30. 梅骅,陈凌武,高新.泌尿外科手术学.3版.北京:人民卫生出版社,2007.

31. 黄健,李逊.微创泌尿外科学.湖北:湖北科学技术出版社,2005.

32. 马潞林.泌尿外科腹腔镜手术图谱.北京:人民卫生出版社,2007.

33. 张旭.泌尿外科腹腔镜与机器人手术学.2版.北京:人民卫生出版社,2015.

34. 孙颖浩.机器人泌尿外科手术学.北京:人民卫生出版社,2015.

35. Jens-Uwe Stolzenburg 著.泌尿外科腹腔镜与机器人手术图谱.顾朝辉,杨锦建,曾甫清译.北京:人民卫生出版社,2013.

36. Alan J. Wein 著.坎贝尔-沃尔什泌尿外科学.9版.郭应禄,周利群译.北京:北京大学医学出版社,2009.

37. Arthur D Smith 著.Smith 腔内泌尿外科学.郭应禄,李学松译.北京:人民卫生出版社,2011.

38. James F Glenn 著.格林泌尿外科手术学.7版.王共先,傅斌,周晓晨译.北京:中国出版集团世界图书出版公司,2013.

39. Joseph A Smith 著.辛曼泌尿外科手术图解.3版.马潞林译.北京:北京大学医学出版社,2013.

40. Mandelbrot DA,Pavlakis M,Danovitch GM,et al. The medical evaluation of living kidney donors:a survey of US transplant centers. Am J Transplant,2007,7:2333-2343.

41. Delmonico F. Council of the Transplantation Society. A report of the Amsterdam Forum on the care of the live kidney donor:data and medical guidelines. Transplantation,2005,27(79):S53-66.

42. Delmonico FL,Dew A. Living donor kidney transplantation in a global environment. Kidney Int,2007,7:608-614.

43. Dew MA,Jacobs CL,Jowsey SG,et al. United Network for Organ Sharing (UNOS);American Society of Transplant Surgeons;American Society of Transplantation. Guidelines for the psychosocial evaluation of living unrelated kidney donors in the United States. Am J Transplant,2007,7:1047-1054.

44. Rodrigue JR,Pavlakis M,Danovitch GM,et al. Evaluating living kidney donors:relationship types,psychosocial criteria,and consent processes at US transplant programs. Am J Transplant,2007,7:2326-2332.

45. Umari P,Lissiani A,Trombetta C,et al. Comparison of open and laparoscopic pyeloplasty in ureteropelvic junction obstruction surgery:report of 49 cases. Arch Ital Urol Androl. 2011,83(4):169-174.

46. Seo IY,Oh TH,Lee JW,et al. Long-term follow-up results of laparoscopic pyeloplasty. Korean J Urol,2014,55(10):656-659.

47. Tasian GE,Casale P. The robotic-assisted laparoscopic pyeloplasty:gateway to advanced reconstruction. Urol Clin North Am,2015,42(1):89-97.

48. Hopf HL,Bahler CD,Sundaram CP,et al. Long-term Outcomes of Robot-assisted Laparoscopic Pyeloplasty for Ureteropelvic Junction Obstruction. Urology,2016,90:106-110.

49. Autorino R,Eden C,El-Ghoneimi A,et al. Robot-assisted and laparoscopic repair of ureteropelvic junction obstruction:a systematic review and meta-analysis. Eur Urol,2014,65(2):430-452.

50. Avery DI,Herbst KW,Lendvay TS,et al. Robot-assisted laparoscopic pyeloplasty:Multi-institutional experience in infants. J Pediatr Urol,2015,11(3):139. e1-5.

51. Lindgren BW,Hagerty J,Meyer T,et al. Robot-assisted laparoscopic reoperative repair for failed pyeloplasty in children:a safe and highly effective treatment option. J Urol,2012,188(3):932-937.

52. Hayashi Y,Mizuno K,Kurokawa S,et al. Extravesical robot-assisted laparoscopic ureteral reimplantation for vesicoureteral reflux:initialexperience in Japan with the ureteral advancement technique. Int J Urol,2014,21(10):1016-1021.

53. Gundeti MS,Boysen WR,Shah A,et al. Robot-assisted Laparoscopic Extravesical Ureteral Reimplantation:Technique ModificationsContribute to Optimized Outcomes. Eur Urol,2016,70(5):818-823.

54. Dangle PP,Shah A,Gundeti MS. Robot-assisted laparoscopic ureteric reimplantation:extravesical technique. B JU Int,2014,14(4):630-632.

55. Hayn M,Hellenthal N,Hussain A,et al. Defining morbidity of robot-assisted radical cystectomy using a standardized reporting methodology. Eur Urol,2011,59(2):213-218.

56. Necchi A, Pond GR, Smaldone MC, et al. Robot-assisted Versus Open Radical Cystectomy in Patients Receiving Perioperative Chemotherapy for Muscle-invasive Bladder Cancer: The Oncologist's Perspective from a Multicentre Study. Eur Urol Focus, 2017, S2405-4569(17)30079-2.

57. Ahmed YE, Hussein AA, May PR, et al. Natural History, Predictors and Management of Ureteroenteric Strictures after Robot Assisted Radical Cystectomy. J Urol, 2017, 198(3): 567-574.

58. Hanna Nl, Leow JJl, Sun Ml, et al. Comparative effectiveness of robot-assisted vs. open radical cystectomy. Urol Oncol, 2017, S1078-1439(17)30481-7.

59. Hussein AA, Hinata N, Dibaj S, et al. Development, validation and clinical application of Pelvic Lymphadenectomy Assessment and Completion Evaluation: intraoperative assessment of lymph node dissection after robot-assisted radical cystectomy for bladder cancer. BJU Int, 2017, 119(6): 879-884.

60. 沈周俊,何威,钟山,等. 机器人辅助根治性膀胱前列腺切除术+原位双U形回肠代膀胱术. 现代泌尿生殖肿瘤杂志, 2010, 2(4): 211-214.

61. Nix J, Smith A, Kurpad R, et al. Prospective randomized controlled trial of robotic versus open radical cystectomy for bladder cancer: perioperative and pathologic results. Eur Urol, 2010, 57(2): 196-201.

62. Xia L, Wang X, Xu T, et al. Robotic versus Open Radical Cystectomy: An Updated Systematic Review and Meta-Analysis. PLoS One, 2015, 10(3): e0121032.

63. Ng C, Kauffman E, Lee M, et al. A comparison of postoperative complications in open versus robotic cystectomy. Eur Urol, 2010, 57(2): 274-281.

64. Ahdoot M, Almario L, Araya H, et al. Oncologic outcomes between open and robotic-assisted radical cystectomy: a propensity score matched analysis. World J Urol, 2014, 32(6): 1441-1446.

65. Hellenthal N, Hussain A, Andrews P, et al. Lymphadenectomy at the time of robot-assisted radical cystectomy: results from the International Robotic Cystectomy Consortium. BJU Int, 2011, 107(4): 642-646.

66. Yuh B, Wilson T, Bochner B, et al. Systematic review and cumulative analysis of oncologic and functional outcomes after robot-assisted radical cystectomy. Eur Urol, 2015, 67(3): 402-422.

67. Ali-El-Dein B, Abdel-Latif M, Mosbah A, et al. Secondary malignant involvement of gynecologic organs in radical cystectomy specimens in women: is it mandatory to remove these organs routinely? J Urol, 2004, 172(3): 885-887.

68. Ali-El-Dein B. Oncological outcome after radical cystectomy and orthotopic bladder substitution in women. Eur J Surg Oncol, 2009, 35(3): 320-325.

69. Abou-Elela A. Outcome of anterior vaginal wall sparing during female radical cystectomy with orthotopic urinary diversion. Eur J Surg Oncol, 2008, 34(1): 115-121.

70. Koie T, Hatakeyama S, Yoneyama T, et al. Uterus-, fallopian tube-, ovary-, and vagina-sparing cystectomy followed by U-shaped ileal neobladder construction for female bladder cancer patients: oncological and functional outcomes. Urology, 2010, 75(6): 1499-1503.

71. Horenblas S, Meinhardt W, Ijzerman W, et al. Sexuality preserving cystectomy and neobladder: initial results. J Urol, 2001, 166(3): 837-840.

72. Yang G, Whitson JM, Breyer BN, et al. Oncological and functional outcomes of radical cystectomy and orthotopic bladder replacement in women. Urology, 2011, 77(4): 878-883.

73. Chang SS, Cole E, Smith JA Jr, et al. Pathological findings of gynecologic organs obtained at female radical cystectomy. J Urol, 2002, 168(1): 147-149.

74. Puppo P, Introini C, Calvi P, et al. Prevention of chronic urinary retention in orthotopic bladder replacement in the female. Eur Urol, 2005, 47(5): 674-678.

75. Henningsohn L, Wijkström H, Steven K, et al. Relative importance of sources of symptom-induced distress in urinary bladder cancer survivors. Eur Urol, 2003, 43(6): 651-662.

76. Stenzl A, Colleselli K, Poisel S, et al. Rationale and technique of nerve sparing radical cystectomy before an orthotopic neobladder procedure in women. J Urol, 1995, 154(6): 2044-1049.

77. Burkhard FC, Studer UE. Orthotopic bladder substitution. Curr Opin Urol, 2000, 10(4): 343-349.

78. Nordström GM, Nyman CR. Male and female sexual function and activity following ileal conduit urinary diversion. Br J Urol, 1992, 70(1): 33-39.

79. Zippe C, Nandipati K, Agarwal A, et al. Sexual dysfunction after pelvic surgery. Int J Impot Res, 2006, 18(1): 1-18.

80. Lim SK1, Kim KH, Shin TY, et al. Retzius-sparing robot-assisted laparoscopic radical prostatectomy: combining the best of retropubic and perineal approaches. BJU Int, 2014, 114(2): 236-244.

81. Galfano Al, Ascione A, Grimaldi S, et al. A new anatomic approach for robot-assisted laparoscopic prostatectomy: a feasibility study for completely intrafascial surgery. Eur Urol, 2010, 58(3): 457-461.

82. Alan J Wein. Campbell-Walsh Urology. 11th Edition, 2016: 2663-2684.

83. Baojun Wang, Hongzhao Li, Xin Ma, et al. Robot-assisted Laparoscopic Inferior Vena Cava Thrombectomy: Different Sides Require Different Techniques. European Urology, 2016, 69: 1112-1119.

84. 张旭,王保军,马鑫,等. 机器人辅助腹腔镜下根治性肾切除联合下腔静脉瘤栓取除术的临床研究. 中华泌尿外科杂志, 2015, 36: 321-324.

85. Neves RJ, Zincke H. Surgical treatment of renal cancer with vena cava extensionl Br J Urol, 1987, 59: 390-951.

86. Pouliot F, Shuch B, LaRochelle JC, et al. Contemporary management of renal tumors with venous tumor thrombus. J Urol, 2010, 184: 833-841.

87. 韩志坚,殷长军,孟小鑫,等.改良肝松解技术处理肾癌肝内下腔静脉瘤栓的临床研究.中华泌尿外科杂志,2012,33:492-494.

88. Extension of renal cell carcinoma into the vena cava:the rational for aggressive surgical management. J Urol,1972,107:711-716.

89. 郑韶先,贺宗理.晚期肾癌侵入腔静脉1例报告并文献复习.临床泌尿外科杂志,1988;3:217.

90. Fergany AF,Gill IS,Schweizer DK,et,al. Laparoscopic radical nephrectomy with level II vena caval thrombectomy:survival porcine study. J Urol,2002,168(6):2629-2631.

91. Sundaram CP,Rehman J,Landman J,et al. Hand assisted laparoscopic radical nephrectomy for renal cell carcinoma with inferior vena caval thrombus. J Urol,2002,168:176-179.

92. Romero FR,Muntener M,Bagga HS,et al. Pure laparoscopic radical nephrectomy with level II vena caval thrombectomy. Urology,2006,68:1112-1114.

93. Martin GL,Castle EP,Martin AD,et al. Outcomes of laparoscopic radical nephrectomy in the setting of vena caval and renal vein thrombus:Seven-year experience. J Endourol,2008,22:1681-1685.

94. Wang W,Xu J,Adams TS,et al. Pure retroperitoneal laparoscopic radical nephrectomy for left renal cell carcinoma with differential extensions of level I renal vein tumor thrombus. J Endourol,2014,28:312-317.

95. Wang W,Wang L,Xu J,et al. Pure Retroperitoneal Laparoscopic Radical Nephrectomy for Right Renal Masses with Renal Vein and Inferior Vena Cava Thrombus. J Endourol,2014,28:819-824.

96. Xu B,Zhao Q,Jin J,et al. Laparoscopic Versus Open Surgery for Renal Masses with Infrahepatic Tumor Thrombus:The Largest Series of Retroperitoneal Experience from China. J Endourol,2014,28:201-207.

97. Kovac JR,Luke PP. Hand-assisted laparoscopic radical nephrectomy in the treatment of a renal cell carcinoma with a level II vena cava thrombus. Int Braz J Urol,2010,36:327-331.

98. Hoang AN,Vaporcyian AA,Matin SF. Laparoscopy-assisted radical nephrectomy with inferior vena caval thrombectomy for level Ⅱ to Ⅲ tumor thrombus:A single-institution experience and review of the literature. J Endourol 2010,24:1005-1112.

99. Wang M,Ping H,Niu Y,et al. Pure Conventional Laparoscopic Radical Nephrectomy with Level II Vena Cava Tumor Thrombectomy. Int Braz J Urol,2014,40:266-273.

100. Abaza R. Initial Series of Robotic Radical Nephrectomy with Vena Caval Tumor Thrombectomy. Eur Urol,2011,59:652-656.

101. Lee JY,Mucksavage P. Robotic radical nephrectomy with vena caval tumor thrombectomy:Experience of novice robotic surgeons. Korean J Urol,2012,53:879-882.

102. 顾良友,马鑫,张旭,等.肾癌伴下腔静脉瘤栓患者的治疗效果及预后分析.中华泌尿外科杂志,2014,35:87-90.

103. Sun Y,de Castro Abreu AL,Gill IS. Robotic inferior vena cava thrombus surgery:novel strategies. Curr Opin Urol,2014,24:140-147.

104. 龙清志,Eropean urology.一种新的机器人输尿管软镜:发展和早期临床研究.现代泌尿外科杂志,2015,20(2):131-132.

105. Parekattil SJ,Gudeloglu A,Brahmbhatt J,et al. Robotic Assisted Versus Pure Microsurgical Vasectomy Reversal:Technique and Prospective Database Control Trial. J Reconstr Microsurg,2012,28(7):435-444.

106. Schiff J,Li PS,Goldstein M. Robotic microsurgical vasovasostomy and vasoepididymostomy in rats. Int J Med Robot,2005,1(2):122-126.

107. Barazani Y,Kaouk J,Sabanegh ES Jr. Robotic intra-abdominal vasectomy reversal:A new approach to a difficult problem. Can Urol Assoc J,2014,8(5-6):E439-441.

108. Trost L,Parekattil S,Wang J,et al. Intracorporeal Robot-Assisted Microsurgical Vasovasostomy for the Treatment of Bilateral Vasal Obstruction Occurring Following Bilateral Inguinal Hernia Repairs with Mesh Placement. J Urol,2014,191(4):1120-1125.

109. Schwarzer JU,Steinfatt H. Current status of vasectomy reversal. Nat Rev Urol,2013,10(4):195-205.

110. 高旭,宋瑞祥,王海峰,等.机器人辅助输精管吻合术治疗梗阻性无精子症初步经验分析.中华男科学杂志,2014,20(10):894-897.

111. Chan PT. The evolution and refinement of vasoepididymostomy techniques. Asian J Androl,2013,15(1):49-55.

112. Schiff J,Li PS,Goldstein M. Robotic microsurgical vasovasostomy and vasoepididymostomy:A prospective randomized study in a rat model. J Urol,2004,171(4):1720-1725.

113. French DB,Sabanegh E. Advances in microsurgery and assisted reproduction for management of male infertility. Front Biosci(Elite Ed),2009,1:381-389.

114. Gudeloglu A,Brahmbhatt JV,Parekattil SJ. Robot-assisted microsurgery in male infertility and andrology. Urol Clin North Am,2014,41(4):559-566.

115. Shu T,Taghechian S,Wang R. Initial experience with robot-assisted varicocelectomy. Asian J Androl,2008,10(1):146-148.

第 六 篇

男性生殖微创手术的应用及发展

第十九章

男性生殖微创手术器械及其发展

掌握显微外科技术对专注于男性不育的男科医生至关重要。大多数男性不育显微外科手术(主要包括显微镜下输精管吻合术、显微镜下附睾-输精管吻合术和显微镜下精索静脉曲张结扎术)需要在 10～25 倍视野下完成。在显微镜 10～25 倍视野下,显微外科医生手或手指轻微地移动或颤动都会被放大。男性不育显微外科的成功取决于外科医生完美的显微外科技术和日常显微外科培训。只有通过显微外科实验室大量的训练才能锻炼协调、敏捷及稳定显微外科操作技能和标准化操作。显微外科实验动物模型训练被认为是男性不育显微外科培训的金标准。许多显微外科替代训练模型可以部分解决实验动物的相关问题。橡胶手套、显微

外科缝合和打结联系卡和硅胶管是学习显微外科比价实惠的训练替代品。掌握显微外科缝合和打结至关重要,因为这些基本操作占据男性不育显微外科的大部分时间,同时也影响手术效果。

一、显微外科器械(图 19-1)

1. 无锁、尖呈圆的弯曲的精细持针器,长 13.5cm 或 15cm。

2. 尖呈直的精细显微镊子,并尖部配有缝合平台,长 13.5cm 或 15cm。

3. 精细组织分离剪。

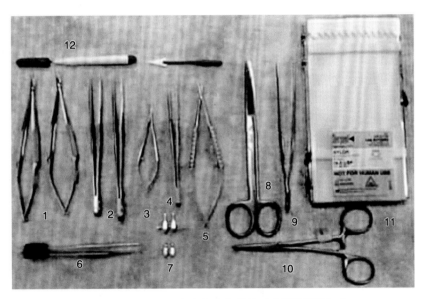

图 19-1　常规显微外科实验室男科手术显微器械组合
(引自:赵福军,彭靖,李石华,等. 如何成为合格的泌尿男科显微外科医生:美国康奈尔大学威尔医学院的学习经历. 中华男科学杂志,2014,20(7):595-604.)

4. 血管扩张镊。

5. 锋利的 Iris 显微剪。

6. 双极电凝镊子。

7. 直的输精管双管吻合夹(输精管-输精管吻合术使用),如 Goldstein 显微尖的吻合夹,根据输精管不同直径配有不同尺寸。

8. 普通动物解剖剪。

9. 普通动物组织镊。

10. 输精管切割钳。

11. 10-0 号尼龙线。

12. 标记笔。

二、显微缝合线

1. 9-0 号带针尼龙缝合线(3/8 弧,单针)。

2. 10-0 号带针尼龙缝合线(3/8 弧,单/双针)。

三、基本显微器械使用方法

1. **手持器械姿势**　手呈放松状态,腕伸直,不要屈曲和

过伸。我们推荐持笔式持拿器械,即器械置于拇指和示指之间。进行缝合和打结等大多数显微外科操作时,仅需拇指、示指及中指相互配合,手指轻微操作即可完成,手的其他部

位必须保持静止。为了维持操作的稳定性,手的重量必须落在手的基底部。持针或者剪线可通过拇指与示指轻微运动精确操作(图19-2)。

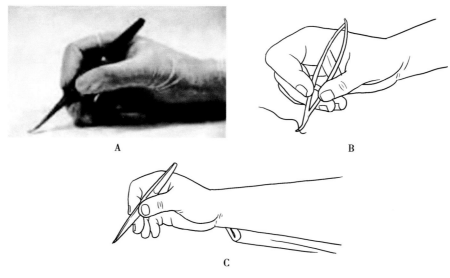

图 19-2　正确的持针方法
A.持笔式拿捏针持器;B.拇指和示指间持针器尖部轻轻压力钳夹缝合针,持针器尖部平行表面与针呈30°;C.控制手和手指的稳定性,手和前臂下予以支持毛巾垫(图片源自:Philip S Li 撰写. Microsurgery for Fertility Specialists 第一章节. Male Infertility Microsurgical Training.)

2. 控制手颤保持稳定　选择合适的手部支撑,协调手和显微器械移动控制手颤。显微操作中,手指需要互相配合,减少手震颤。我们推荐使用折叠的手术巾垫于前臂和手下,支撑显微操作并控制手震颤。

3.“轻触”　显微持针器如果夹得太紧时,容易损伤显微缝针、线。“轻触”就是用手的最小握力精确地进行显微操作。优秀的显微外科医生,在整个手术过程中,可使用最小握力进行精确的显微外科操作,同时保持显微器械的完整和显微缝针的初始形状。显微持针器夹持缝针时,可用显微镊子尖部微调缝针的角度。

显微持针器夹持缝针距针尖1/2～2/3的位置,缝针最稳定。如果夹持缝针太靠前或者靠后,缝针容易摆动。

4. 正手或反手持针　如何持针取决于进针的方向。对于习惯用右手的显微外科医生来说,当从右到左或者朝向术者进针时,需要采用正手进针。反之,当从左到右或者背向术者进针时,需要采用反手进针。绝大多数显微外科医生习惯于正手进针,除非手相当灵巧。训练正手和反手进针相当重要,显微外科医生必须以不同的方向灵活进针缝合。

5. 显微缝合　显微镜下显微缝合打结技术是男性不育显微外科手术的基本功,既练习显微镜下手眼配合也为显微重建手术奠定基础。缝合打结的时间一般占总体手术时间的65%。因此,一个合格的显微外科医生首先具备良好的缝合打结技术。外科医生在手术显微镜下的打结速度、质量、技能和操作准确相当重要。在显微动物实验室,动物输精管-输精管吻合术和动物输精管-附睾管吻合术应该使用10-0号线,对于不同的显微吻合,使用不同规格的针。动物实验表明尼龙(nylon)显微线比聚丙烯线(polyproene)不良反应小。

(1)进针:在进针之前,进针点和出针点一定要看清楚。

组织壁厚时,需要两次进针完成进针。进针时必须在进针点垂直进针,可以利用镊子尖部在组织缘提供抵抗力协助进针。在低倍镜下,在镊子头中间缝隙,针垂直穿过左边缘,右边缘同样操作。缝合过程,手握持针器的移动必须沿针的弧度。出针时,针一定不要硬拉。粗鲁的拉针动作,会导致针弯曲变形,或者针孔变大导致组织缘萎缩。拖线时,缝针要以出针点水平拖出,以免切割伤组织。

(2)打结(图19-3):在手术显微镜下,缝线从右到左穿出,保留1～2cm的线尾。镊子在左侧距出线口3～4cm夹住缝线,围绕持针器打1个逆时针的环。环要适度大,既能容

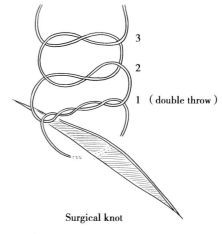

图 19-3　显微外科结和显微打结过程
第1个结为绕2圈,第2和3个结分别绕1圈外科结(图片源自:Philip S Li 撰写. Microsurgery for Fertility Specialists 第一章节. Male Infertility Microsurgical Training.)

下持针器,又不能从持针器的头部掉下。当打好2个环,镊子靠近持针器,以防双环从持针器的头部掉下。持针器夹住线尾完成外科结。

当组织缘对合好时,打紧结,注意打结的方向和力度,以免断线。每个结的张力依据缝线材质而不同。当第1个结完成时,使缝线的线尾竖立起来。用显微镊子围绕持针器打1个环,持针器钳夹线尾,拉紧环圈完成第2个结。同样的动作完成第3个结,以使结稳固。

(3)剪线:打结结束后,用镊子轻拉缝线两断端,用显微剪剪短缝线,残留端足够的长(1~2mm)以免线结松解。

四、显微器械维护

良好的显微操作需要合理的显微器械维护。当不用的时候,显微器械应该保存在器械箱里,其细尖端应该用塑料盖或者硅胶管保护起来。不要一次拿起2个及以上的器械,这样会增加器械尖部损伤的概率。每种器械在使用和修理前必须在显微镜下仔细检查。可用高品质精细指甲锉简单的打磨器械尖部。

在清洗的过程中,显微器械经常被损害,因此在清洗过程中需要格外小心。接触过的溶血酶溶液,需要立即浸泡和清洗。软尼龙刷子可以用来清洗难以处理的微粒。浸泡后,器械需在水龙头下冲洗和放置到纸巾上晾干。保护器械的尖部不仅能避免损伤,也能避免彼此之间的接触而产生磁化现象。

(刘继红　杨俊　杨竣)

参 考 文 献

1. 郭应禄,周利群主译.坎贝尔-沃尔什泌尿外科学.9版.北京:北京大学医学出版社,2009.
2. Jay I Sandow. Microsurgery for Fertility Specialists. A Practical Text,2013.
3. 赵福军,彭靖,李石华,等.如何成为合格的泌尿男科显微外科医生:美国康奈尔大学威尔医学院的学习经历.中华男科学杂志,2014,20(7):595-604.

第二十章

男性生殖微创手术的临床应用

从上世纪末至今，男性生殖外科的诊断和治疗发生了革命性的变化，尤其以显微外科技术的临床运用，改变了以往的手术方式和思路。从输精管-输精管吻合到输精管-附睾吻合技术的革新，到显微睾丸切开取精术，这些技术或显著提升了梗阻性无精症手术治疗效果，或使得以前认为不可能生育的病例重新变得可能。睾丸去神经为顽固性睾丸疼痛提供了治疗的新式有效方法。外环下显微精索静脉结扎术是目前针对精索静脉曲张治疗效果最好，并发症最少，精子改善率最高的手术方法。精囊镜技术使得射精管梗阻的治疗更为微创，也为血精症的诊断治疗提供新武器。而三件套假体手术则为器质性勃起功能障碍的患者提供了有效的终极武器。

男性不育的原因分为梗阻性不育和非梗阻性不育。输精管-输精管吻合、输精管-附睾吻合术、精囊镜术或射精管切开术都是治疗梗阻性不育的优良方法，而精索静脉显微结扎术及睾丸显微切开取精术是治疗非梗阻性不育的方法。在此后章节中分别讨论。但实际上临床病人的病因非常复杂，部分病人可能同时存在 2 个以上不同部位的梗阻，有时候需要综合运用各种方法疏通精道，如输精管吻合并精囊镜术，输精管交叉吻合术，输精管吻合并输精管附睾吻合术等，更有时候需要进行显微切开取精获得精子。男科医生需要同时掌握上述技术，并在实际工作中灵活运用，最大限度地解决病患。

第一节　显微输精管-输精管吻合术

输精管-输精管吻合术通常在输精管结扎术后再通时采用。但与国外不同，我国除四川等少数省份计划生育普遍采用男性输精管结扎术，全国其他地区很少采用，故单纯输精管结扎术后再通手术并不常见，而疝气手术后误扎、切断输精管，或纤维压迫输精管致梗阻反而成为主要的手术原因。在显微外科技术运用之前，输精管再通率较低，而显微多层缝合技术使得再通率达 95% 以上。

一、手术适应证

主要因各种原因导致的输精管梗阻。由于输精管造影可致输精管梗阻，目前已很少采用，故临床上主要采用病史分析、体检、结合精浆生化来判定。病史往往有输精管结扎术或者疝手术病史，体检见局部手术瘢痕，输精管结扎处可触及结节，附睾体部饱满。精浆生化显示 α-葡萄糖苷酶显著降低，而果糖正常。

二、术前准备

无特殊准备。如局部有炎症，可先行抗感染治疗 2～4 周。必要时术前联系生殖医学中心，准备术中取精子冻存，以备再通失败后作试管婴儿之用。

三、麻醉

采用硬膜外麻醉或者全身麻醉。

四、操作要点

1. 平卧位，常规消毒铺巾，阴囊下垫无菌巾。
2. 取外环下附近或者阴囊切口，逐层切开，将睾丸附睾置

于阴囊外充分暴露，检查睾丸附睾及输精管，确定睾丸基本正常，在输精管结扎处解剖、游离输精管，注意保护输精管及睾丸血供，游离到结扎处近端及远端输精管质地正常位置。

3. 如果是疝手术后，最好采用腹腔镜探查近段输精管（图 20-1），切口可采用原切口，探查输精管受损部位；也可以采用外环下切口，不打开疝手术部位，而直接将近段输精管与外环下处输精管吻合。

4. 近段输精管切开（图 20-2），取输精管液涂片观察，如找到精子，则行输精管-输精管吻合术；如找不到，输精管液呈牙膏状，则行输精管-附睾吻合术；输精管远端穿刺注水或者亚甲蓝（图 20-3），证实无远端梗阻。

5. 以输精管牵引器固定输精管近远段，在 15～25 倍显微镜下，以 9 个"0"号尼龙线分层精点吻合。步骤：先缝合前

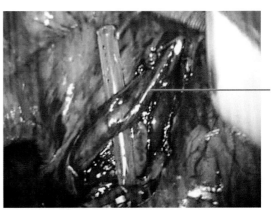

输精管

图 20-1　探查近段输精管

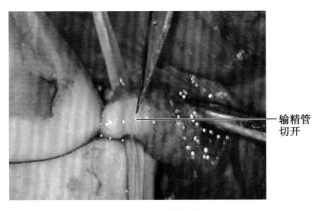

图 20-2　近段输精管切开

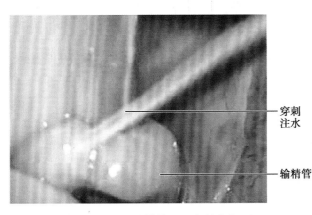

图 20-3　输精管远端穿刺注水

壁黏膜及肌层,采用双针内进外出或者单针外进内出再内进外出(一般从管腔大的一侧进针,外进内出,再从管腔小的一侧内进外出)(图 20-4);再缝合肌层,最后缝合浆肌层及肌层;也可以直接缝合浆肌层及肌层,这样变成二层缝合。然后将输精管翻转缝合另外一侧(图 20-5),方法同前。最后缝合固定输精管外膜。

6. 检查无活动性出血,逐层关闭切口。

7. 术中要求保持局部组织湿润,以注射器间断喷洒生理盐水在组织上(图 20-6)。

8. 另一种方法是触及输精管结扎术后的结节及输精管,

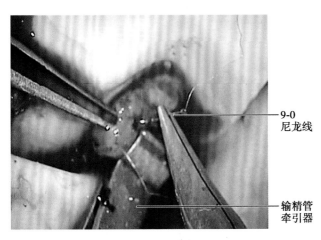

图 20-4　输精管吻合

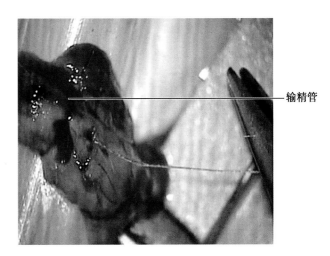

图 20-5　吻合另一侧

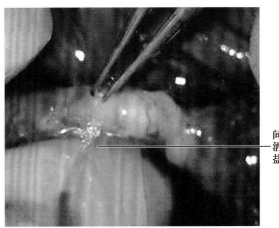

图 20-6　输精管间断喷洒生理盐水

阴囊局部切开,再分离输精管吻合,不打开睾丸鞘膜,但在输精管与周围粘连较重时,因暴露不清,不宜使用。

五、术后处理

给予抗感染治疗 3 ~ 5 天,分别于术后第 1、3、6、9、12 个月复查精液常规。

六、难点及注意事项

找到合适吻合的远段和近段输精管,尤其是疝手术后,是本手术难点之一。显微吻合技术需要经过适当的培训才能掌握。应该按照规程严格操作,务必远段注水或者美兰证实通畅,而近段输精管液涂片证实有精子,方可做吻合术。否则远段梗阻需要采用精囊镜探查疏通,而近段梗阻需要继续往附睾睾丸侧探查,甚至行输精管-附睾吻合。因此,必须掌握输精管-附睾吻合的技术之后,才能够行输精管-输精管吻合术。

七、并发症及其处理

术中彻底止血,防阴囊内血肿形成或感染。

(蓝儒竹)

第二节　显微输精管-附睾吻合术

附睾梗阻主要因附睾局部的炎症导致附睾腔的梗阻,多继发于附睾慢性炎症。此外,长期的输精管梗阻,尤其是输精管结扎过于靠近附睾,可导致附睾内压力过大,附睾管破裂,继发精液肉芽肿及纤维化而导致附睾梗阻。国内以前者多见,而国外因男性输精管结扎术广泛开展,以后者为多见。

过去此种手术再通率较低,近来由于显微外科吻合技术发展成熟,尤其是双针纵向套入吻合技术开展后,显著提高了再通率,同时降低了手术操作的难度。

一、手术适应证

梗阻性无精症,梗阻部位位于附睾体部以下,但以位于附睾尾部或附睾输精管结合部附近最适合。由于输精管造影可致输精管梗阻,目前已很少采用,故临床上主要采用体检结合精浆生化来判定。体检可触及双侧质地、粗细基本正常的输精管,附睾尾部质地硬,或可及结节,附睾头、体部饱满。精浆生化显示 α-葡萄糖苷酶显著降低,而果糖正常。

二、术前准备

有急性炎症者,先行抗感染治疗 2~4 周。必要时术前联系生殖医学中心,准备术中取精子冻存,以备再通失败后作 ICSI 之用。

三、麻醉

采用硬膜外麻醉或者全身麻醉。

四、操作要点

双针纵向套入法如下。

1. 平卧位,常规消毒铺巾,阴囊下垫无菌巾。

2. 取外环附近或者阴囊切口,逐层切开,将睾丸附睾置于阴囊外充分暴露,检查睾丸附睾及输精管,确定睾丸基本正常,附睾尾部或体部质地变硬或局部结节,输精管质地正常。

3. 输精管穿刺注水或者亚甲蓝(图 20-7),证实无远端梗阻。

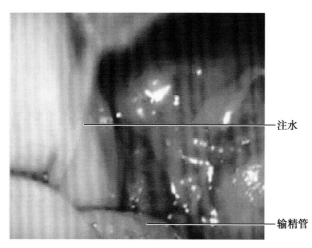

图 20-7　输精管穿刺注水

4. 在 20~40 倍显微镜下观察,找到管腔扩张、饱满的附睾管,小心分离、撕开其表面的附睾鞘膜,显露目标附睾管 1-2 根(图 20-8)。用 10 个"0"号或 11 个"0"号双针尼龙线顺其管腔纵向平行缝合 2 针,要求既要穿透附睾管前壁,又不能缝到后壁,两针体平行,且应有足够距离以便切开附睾管(图 20-9)。

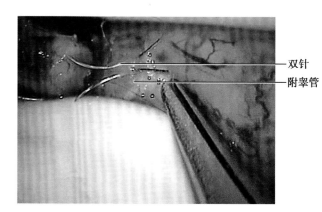

图 20-8　显露目标附睾管

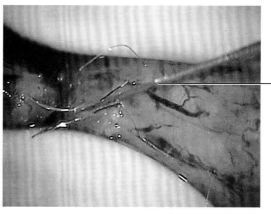

图 20-9　切开附睾管

5. 以眼科 15° 显微刀在二针之间挑开附睾管前壁,切口不要超过没在附睾管腔内的针体。此时一般可见乳白色精液自附睾管切口溢出(图 20-10)。可留取该精液镜检或冻存(图 20-11)。如无精液流出,或仅见清水样液体流出,且镜检无精子,应关闭该切口处附睾鞘膜,继续向近端寻找扩张的附睾管,并重复上述操作,直到找到有精子的附睾管为止。拉出缝针,并将 4 个针分别于对应位置从输精管管腔由内至外出针,将两针分别打结固定,缝合固定输精管外膜和附睾鞘膜。

6. 检查无活动性出血,逐层关闭切口。

7. 术中要求保持局部组织湿润,以注射器间断喷洒生理盐水在组织上。

另外一种方法是双针横向套入法,与上述方法的不同之处仅为双针方向垂直于附睾管长径,其他步骤相同,此不赘

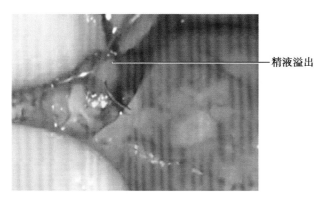

图 20-10　精液溢出

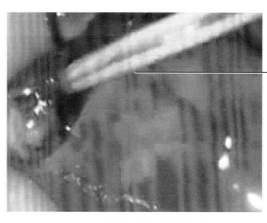

图 20-11　留取精液

述。此法再通率略低于纵向法,但操作难度更小一些,可作为备选方法,适合附睾管径较小无法纵向缝合时。

五、术后处理

给予抗感染治疗 3～5 天,分别于术后第 3、6、9、12 个月复查精液常规。

六、难点及注意事项

难点之一是找到合适的附睾管,其二就是附睾管上的缝针深度、间距适当,切开附睾管口径、深度合适。注意输精管

和附睾管吻合口处不能有张力,打结时宜用力均匀适当,不能让缝线切割断附睾管,也不要扯断缝线而致前功尽弃。

手术成功率主要与吻合部位有关,附睾尾部高于体部,而头部最低,术后受孕率亦呈此规律。此外,因显微操作精细化程度较高,规范化的培训对手术的成功率也有显著影响。

七、并发症及其处理

术中彻底止血,防阴囊内血肿形成或感染。

（蓝儒竹）

第三节　显微睾丸切开取精术

过去认为非梗阻性无精症是睾丸内不能产生精子所致,因此只能通过供精或者领养来获得后代。目前认为非梗阻性无精症的睾丸生精区域不均匀,可能存在局灶性生精,在显微镜下可以精准找到这些区域的生精小管,这些生精小管在显微镜下往往管径较粗大,管腔内容物较浑浊。通过这种方法可以在对睾丸组织损伤较小的情况下获得精子,从而通过试管婴儿技术生育后代。

一、手术适应证

非梗阻性无精症,药物治疗后,精液离心后仍不能检出精子,包括先天性异常如克氏综合征、隐睾下降术后,后天性如病毒性腮腺炎并发睾丸炎、放疗或化疗后等。精浆生化显示 α-葡萄糖苷酶、果糖正常。染色体核型属男性,Y 染色体微缺失不存在 a 区或者 b 区的缺失者。如存在其他重大遗传性疾病,需要选择第三代试管婴儿技术,或者放弃显微取精而直接选择供精。

二、术前准备

常规术前准备。手术前 1 日嘱患者排精,离心后寻找精子。如找到活动的精子,手术取消,找不到则按期手术。

对于术前性激素水平异常,尤其睾酮低而雌激素高者,可服用芳香化酶抑制剂,如阿那曲唑,1 个月后复查性激素,如睾酮升高至正常范围,则治疗方案不变;如睾酮水平仍低,可加用促性腺激素,持续 3～6 个月,每 3 个月查精液离心,如

发现精子,可直接作试管,如仍然不能发现精子,则行睾丸切开取精术。有研究表明,治疗后可显著提高显微取精术精子获取率。

可作同期显微取精术,即女方在生殖医学专家指导下进入试管婴儿周期,在排卵的前 1 日或者当天行显微取精术,取到精子后经过孵育激活,即刻与取到的卵子行卵泡浆内单精子显微注射技术(intracytoplasmic sperm injection, ICSI)。也可以作非同期显微取精术,女方暂不进入周期,先作男方显微取精术,如取到精子,行冷冻保存,女方再按计划进入周期,取卵后与解冻孵育并激活的精子行 ICSI。但因精子在冷冻和解冻的过程中会损失约 70%,过程也较繁琐,故临床上多行同期显微取精术。

三、麻醉

采用硬膜外麻醉或者全身麻醉。

四、操作要点

1. 取平卧位,常规消毒铺巾,阴囊下垫无菌巾。

2. 取阴囊中缝切口,逐层切开,将一侧睾丸附睾置于阴囊外充分暴露,检查睾丸附睾及输精管。

3. 眼科 15°显微刀沿睾丸赤道面切开白膜(图 20-12),可先切开一个小口,取睾丸组织液及少许生精小管涂片镜检,如无精子,再扩大切开至睾丸中级底部,双极电凝止血(图 20-13)。

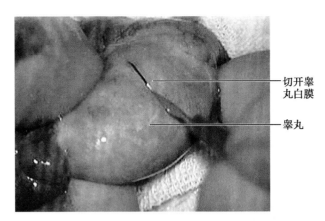

切开睾
丸白膜

睾丸

图 20-12　切开睾丸白膜

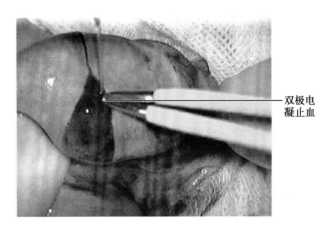

双极电
凝止血

图 20-13　双极电凝止血

4. 将睾丸组织自赤道面钝性掰开,注意保护大的动脉血管。在 18～25 倍显微镜下沿睾丸纵隔观察生精小管,找到管腔扩张、饱满、管腔液浑浊的生精小管(图 20-14),小心分离、撕下(图 20-15),置入精子营养液中,以眼科剪将其剪碎,24G 套管针反复吹打,取悬液置于倒置显微镜下观察,如发现较多精子,送生殖中心做试管及冷冻保存。

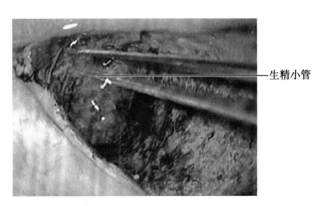

生精小管

图 20-14　寻找生精小管

5. 如反复探查该侧睾丸未见精子,则电凝止血后缝合关闭睾丸白膜;同理探查对侧睾丸。

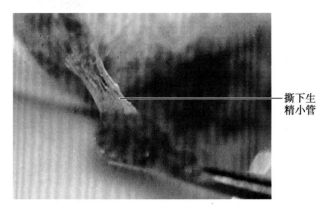

撕下生
精小管

图 20-15　撕下生精小管

6. 检查无活动性出血,逐层关闭切口。

7. 术中要求保持局部组织湿润,以注射器间断喷洒林格氏液在组织上(图 20-16)。

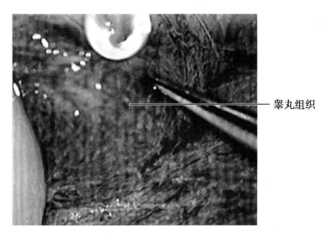

睾丸组织

图 20-16　间断喷洒林格氏液

五、术后处理

给予抗感染治疗 3～5 天,分别于术后第 1、3、6 个月查血睾酮水平,如下降,可口服补充。

六、难点及注意事项

关键找到合适的生精小管,可双手配合,由浅入深,序贯查找。一般在生精小管发育不好的地方,由于对比强烈,容易发现含有精子的生精小管。注意保护好睾丸的血供,彻底止血。

七、并发症及其处理

睾丸血供损伤或者血肿机化都可导致睾丸不可逆性损伤。术中注意保护睾丸血供,彻底止血,防阴囊内血肿形成或感染。

(蓝儒竹)

第四节　显微精索静脉结扎术

精索静脉曲张是一种临床常见病,常表现患侧睾丸坠胀不适,活动或者久站后加重,同时也是造成男性弱精症的主要原因之一。据报道35%～40%男性不育患者中存在精索静脉曲张,在继发性男性不育患者中高达80%,而普通男性仅15%。而且随着年龄增长发病率显著增加。其病因主要有:①青春期腹腔内压力增高,睾丸血流增加和精索内静脉过度充盈。②左侧精索静脉回流至肾静脉,回流压力较大。③静脉瓣发育不良。这样导致静脉血反流,而且阴囊温度升高,从而影响精子的生存。

过去精索静脉曲张常采用经腹股沟或者腹膜后开放手术结扎,或者腹腔镜结扎,也能取得显著疗效,但近来多主张显微镜精索静脉结扎术,因其能够辨别静脉、淋巴管和动脉,故能精准结扎静脉,有效保护动脉和淋巴管,因而获得显著疗效。据报道,其显微精索静脉结扎术复发率仅为开放或者腹腔镜的1%～10%,而术后精子活力改善率高于腹腔镜约2成,睾丸萎缩及鞘膜积液发生率亦显著降低。

一、手术适应证

有患侧睾丸疼痛不适症状,体检发现精索静脉曲张;或者精液活力显著降低,超声检测静脉直径超过1.8mm,且有反流,而非手术治疗无效者。

二、术前准备

无特殊准备。

三、麻醉

采用硬膜外麻醉或者全身麻醉。

四、操作要点

1. 取平卧位,常规消毒铺巾,阴囊下垫无菌巾。

2. 取外环下附近切口,逐层切开,分离游离精索,将其以阑尾钳或者其他索带或者8F尿管提出于切口外(图20-17)。

如不打算处理引带静脉,则在显微镜下开始分离、结扎静脉。如处理引带静脉,应向阴囊侧继续松解精索,结扎精索静脉穿支,并从阴囊将睾丸轻轻挤出切口外,游离、结扎引

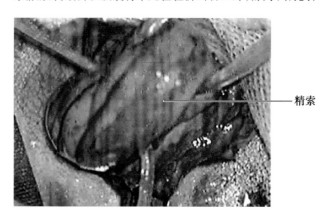

图 20-17　游离精索

带静脉后,再将睾丸还纳至阴囊。

3. 将精索置于10～25倍显微镜下,切开精索外筋膜及提睾肌层,将精索与之分离,游离至输精管时,将输精管及其下部提睾肌和精索外筋膜一起游离并保护隔离,在隔离带上面操作,分别游离、结扎精索静脉(图20-18)。期间,注意保护精索内动脉及淋巴管。在显微镜下较容易区别。动脉往往色泽红润,饱满,有规律搏动(图20-19);静脉往往呈蓝紫色,管壁稍扁平,无搏动。淋巴管管壁菲薄,色泽透明亮丽,其内未见红细胞。分离出的动脉和淋巴管可单独采用索带保护。

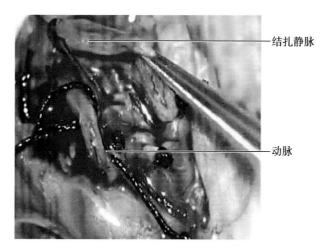

图 20-18　游离、结扎精索静脉

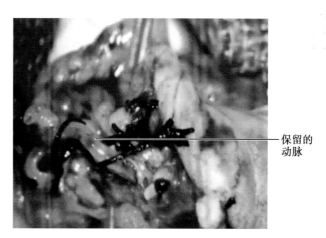

图 20-19　保护精索内动脉

4. 一般可分离保护动脉2～3条,淋巴管至少保留3条(图20-20)。如有超声多普勒,可更方便辨别动脉,但需要注意动脉的搏动可传导,而且局部动脉痉挛,或者局部灌流不足时,动脉搏动也可能不明显,需要仔细游离,必要时辅以血管活性药物。

5. 以缝扎或者双极电凝彻底止血,检查无活动性出血,逐层关闭切口。

6. 术中要求保持局部组织湿润,以注射器间断喷洒生理

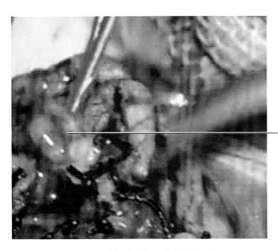

保留的淋巴管

图 20-20 保护淋巴管

盐水在组织上。

五、术后处理

给予抗感染治疗 3～5 天，分别于术后第 3、6、9、12 个月复查精液常规。

六、难点及注意事项

分离、解剖及保护动脉，是本手术的关键。术者必须细致、耐心，采用多种方式确认动脉为宜，最好将动脉游离一定长度，以免曲折走行的动脉在另外的地点被误扎。淋巴管和小静脉主要根据管腔内是否有流动的红细胞来辨识。

七、并发症及其处理

术中彻底止血，防阴囊内血肿形成或感染，推荐用双极电凝，而且以显微双极电凝为好。

（蓝儒竹）

第五节 显微去神经术

显微去神经术（microdeneurology of spermatic cord）主要用于治疗药物或者其他方法无法控制的慢性睾丸痛。慢性睾丸痛指间断或持续性单侧或双侧睾丸疼痛不适，病程超过 3 个月，显著影响患者的日常生活。疼痛可累及附睾、睾丸旁结构及精索，因此也有学者认为将该病症命名为"慢性阴囊内容物疼痛（chronic scrotal content pain）"。其临床症状很多与慢性盆腔疼痛综合征相重叠，可将其归类于后者。睾丸痛占总人群的 1%，但占输精管结扎术后的 15%～50%。

睾丸的神经支配有两条路径：一是与睾丸血管伴行的肾和主动脉神经丛，二为与输精管伴随的起源于盆神经丛的睾丸传入和传出神经。阴囊的传入神经起源自生殖股神经和髂腹股沟神经的生殖支（体神经分支），还有来自 T_{10}-L_1 副交感神经节的自主神经分支。这两种神经分支为阴囊前壁和股部提供神经支配，而阴部神经的会阴支则为阴囊后壁提供神经支配。此外，在盆神经丛和睾丸之间还存在一条取道于输精管的自主神经通路。精索内部及周围的感觉神经发生改变或处于超激活状态，是慢性睾丸痛发生机制中的主要因素。神经系统可塑性可引起中枢和外周神经通路的缓慢上调，从而导致慢性睾丸痛的发生。外周和中枢神经系统的神经元通过改变其自身结构、功能、基因表达、化学和受体分布的能力，从而产生慢性疼痛刺激。由于双侧盆神经丛之间存在交叉，因此单侧病变有时会出现对侧症状（如精索静脉曲张）。

这些外周神经所表现的多疼痛的超过敏反应可能是由神经 Wallerian 变性所致。Wallerian 变性以近端和远端神经轴突的自毁性改变为特征，通过清理抑制碎片，支持轴突的再生和功能恢复。随之由嗜中性粒细胞、细胞因子和巨噬细胞诱发的免疫细胞应答被激活。据推测，Wallerian 变性可导致炎症和神经超过敏反应的发生。Wallerian 变性可由神经损伤所致，但激活 Wallerian 变性的确切机制尚不清楚。

最近一项研究对慢性睾丸痛男性和正常男性的精索活检结果进行了比较，结果发现慢性睾丸痛组有 84% 的男性至少有一根上述神经存在 Wallerian 变性，而正常组则仅为 20%。存在 Wallerian 变性的神经分布于提睾肌纤维、输精管周围组织、输精管鞘及精索后淋巴组织。这一研究为精索内部及周围神经纤维的分布情况提供了解剖学和病理学依据。依据该研究结果，如果将分布于提睾肌、输精管外筋膜、动脉周围组织和精索周围脂肪组织中处于超激活状态的传入神经通路予以阻断，那么就可以大大缓解慢性睾丸痛的症状。

一、手术适应证

有患侧睾丸疼痛不适症状，而非手术治疗或者其他治疗无效者；同时必须满足精索神经阻滞对疼痛有显著缓解这两个条件。精索封闭的方法是在耻骨结节水平向精索内注射盐酸布比卡因或者罗哌卡因 20ml，可加地塞米松，但不要用肾上腺素。最好再次封闭试验时仅注射生理盐水作为对照，以排除安慰剂作用。精索封闭前后让患者分别填写疼痛评分量表，以比较封闭前后患者疼痛程度的变化。

二、术前准备

无特殊准备。

三、麻醉

采用硬膜外麻醉或者全身麻醉。

四、操作要点

1. 取平卧位，常规消毒铺巾，阴囊下垫无菌巾。

2. 取外环下附近切口，逐层切开，分离游离精索，将其以阑尾钳或者其他索带或者 8F 尿管提出于切口外。

3. 将精索置于 8～25 倍显微镜下，将精索外筋膜及提睾肌层逐步分离切断，主要保护其中的动脉。游离至输精管时，将输精管表明的部分筋膜及神经分离切断，主要保护输精管动静脉，保护输精管周围的淋巴管至少 3 根以上。游离、结扎并切断精索内的所有静脉和神经。注意保护精索内动脉及淋巴管。分离出的输精管、动脉和淋巴管可单独采用索带保护。

4. 一般可分离保护动脉 2～3 条，淋巴管至少保留 3 条。如有超声多普勒，可更方便辨别动脉，但需要注意动脉的搏动可传导，而且局部动脉痉挛，或者局部贯流不足时，动脉搏动也可能不明显，需要仔细游离，必要时辅以血管活性药物。

5. 以缝扎或者双极电凝彻底止血，检查无活动性出血，逐层关闭切口。

6. 术中要求保持局部组织湿润，以注射器间断喷洒生理盐水在组织上。

五、术后处理

给予抗感染治疗 3～5 天，术后第 1、3、6 个月检测睾酮水平，尤其双侧手术者，必要时睾酮替代治疗。

六、难点及注意事项

分离、解剖及保护动脉，是本手术的关键。术者必须细致、耐心，采用多种方式确认动脉为宜，最好将动脉游离一定长度，以免曲折走行的动脉在另外的地点被误扎。淋巴管和小静脉主要根据管腔内是否有流动的红细胞来辨识。神经有时候不易辨别，故应结扎切断除输精管、动脉、淋巴管之外所有精索内外所有组织。

七、并发症及其处理

术中彻底止血，防阴囊内血肿形成或感染，推荐用双极电凝，而且以显微双极电凝为好。

（蓝儒竹）

第六节　经尿道精囊镜手术

一、概述

精囊疾病主要包括精囊炎、精囊结核、精囊囊肿、精囊结石、射精管梗阻、射精管囊肿、精囊肿瘤等。精囊疾病的传统诊断方法主要是影像学检查，包括精道造影、经直肠超声（TRUS）和 MRI。精道造影可能造成继发性精道梗阻，目前已少用。TRUS 和 MRI 虽然无创，但仅能提供间接证据，诊断价值有限。对保守治疗无效的精囊疾病如精囊结石、精囊囊肿等，过去以开放或者腹腔镜精囊切除术为主，对射精管梗阻，经尿道射精管切开术（transurethral Resection of ejaculatory duct，TURED）曾被认为是治疗金标准，但这些手术方式均存在创伤大、并发症多等缺点。因此，随着内镜设备的不断革新和进步，精囊疾病的腔内诊疗技术在近些年逐渐发展和成熟起来。

1996 年日本学者 Shimada 首次在体外应用内窥镜观察前列腺及膀胱切除后所得的精囊标本内部情况。1998 年日本学者 Okubo 等成功地在体内应用内窥镜观察到了精囊。2002 年韩国学者 Yang 等首次大样本研究经尿道、射精管开口插入输尿管镜观察精囊内部情况，并提出精囊镜的概念。此后，Ozgök 和 Han 等分别报道了利用输尿管镜处理精囊结石、血精。国内学者于 2006 年首次报道开展精囊镜技术，近年来，精囊镜技术在顽固性血精和精道梗阻性疾病中的应用逐渐得到推广，并取得良好效果。

二、精囊局部解剖

双侧精囊呈倒八字形排列于前列腺后上方，输精管壶腹部外侧，膀胱后方。射精管由双侧精囊及输精管壶腹部汇合而成，长 1～2cm，多数情况下精囊与输精管壶腹部于前列腺背侧上方先汇合成射精管后再进入前列腺实质内，少数情况下于前列腺实质内汇合。射精管与中线呈 10°～15°锐角从前列腺后方斜行穿过前列腺并开口于前列腺部尿道精阜区域，自然管径一般为 F3～F4，可扩张管径一般为 F6～F7。

前列腺小囊是位于双侧射精管之间的盲腔，多数情况可在精阜隆起中央见其开口。射精管开口位于精阜区域、前列腺小囊开口两旁 2～3mm 处，与前列腺小囊开口构成三角形或直线排列关系。多数情况下射精管并不直接开口于前列腺小囊内，但由于前列腺小囊的侧后方约 5 点位、7 点位区域仅有前列腺小囊囊壁和射精管管壁相隔，极为薄弱，形似半透膜状，使得精囊镜的操作可以通过该处截开一个短路通道进入精囊。

三、经尿道精囊镜手术

（一）手术适应证和禁忌证

1. 适应证

（1）顽固性血精：对于顽固性血精目前尚没有统一的定义，考虑到精囊镜是一种侵入性操作，笔者的经验为一般选择病史半年以上，且经过连续 1 个月以上药物治疗效果不佳的患者。要指出的是，对于尚未生育的血精患者行精囊镜检查和治疗要十分谨慎，因为精囊镜操作本身有导致射精管梗阻的风险。

（2）射精管远端梗阻：典型的射精管远端梗阻表现为精液量显著减少，pH 值明显降低，精浆果糖阴性或明显降低，或伴有无精症。影像学表现包括精囊扩张，射精管扩张，精阜内或射精管内结石形成，靠近精阜中线或偏离中线区域出现囊肿。

（3）精囊结石、囊肿：影像学检查（TRUS、CT、MRI）发现精囊结石或囊肿，且伴有临床症状者。精囊结石或囊肿多伴有会阴部不适、血精、射精痛、勃起痛、不育等表现。

2. 禁忌证

（1）凝血功能障碍，伴有呼吸、循环系统等严重疾病无法耐受手术者。

（2）泌尿道感染急性期者。

（3）不能摆截石位者。

（二）术前准备

1. 患者准备

（1）泌尿生殖道感染明显者先控制感染。

（2）根据不同的精囊疾病选择相关的检查，包括尿常规、前列腺液常规、精液常规、精浆生化、阴囊内容物彩超、睾丸穿刺等。

（3）有条件可行经直肠前列腺及精囊彩超（TRUS）、盆腔 MR。

2. 手术器材准备

（1）内镜：目前国内外学者多主张采用 F4.5～F7 输尿管硬镜进行，笔者的经验为进镜时尽量使用小口径的输尿管镜（如 F4.5、F5），进镜成功率更高，副损伤更小，进镜成功后如有必要，可换用较大口径的输尿管镜（如 F9.5）进一步扩张通道。

（2）引导器材：进镜所用引导器材，可选用超滑导丝、斑马导丝、F3 输尿管导管、硬膜外导管。这几种器材各有特点，笔者的个人体会是如经自然腔道（射精管开口）进镜，多采用硬膜外导管，因为导管材质软硬适中，不容易损伤黏膜形成假道，通过导管人工注水又能维持良好的灌注。如经前列腺小囊内戳开进镜，多采用斑马导丝，更容易"破膜而入"。

（3）冲洗器材：可选择吊瓶冲洗、液压灌注泵冲洗或者人工推水。

（4）辅助器材：钬激光、套石篮、异物钳。经尿道电切设备也应准备，如精囊镜进镜不成功，可能需行经尿道射精管切开术（TURED）。

（三）手术步骤

1. 寻找前列腺小囊开口、射精管开口 首先镜检尿道和膀胱，然后退镜至后尿道，寻找前列腺小囊开口（精阜腔开口）（图 20-21）。前列腺小囊开口位于精阜中央，一般容易寻及，但长期血精患者精阜表面粗糙、炎症反应较重，导致开口梗阻或狭窄而不易辨识。在这种情况下可采用导丝或导管轻柔试探，切不可暴力，一旦损伤精阜表面结构更不易寻及其开口。

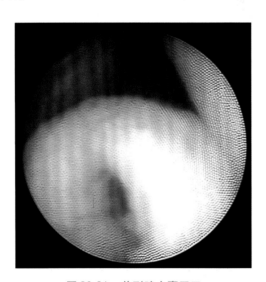

图 20-21 前列腺小囊开口

正确地辨认射精管开口是精囊镜手术成功的关键。精囊镜开展初期很多学者认为射精管开口于前列腺小囊后方 5 点位、7 点位，表面往往被一层"薄膜状物覆盖"，甚至认为正是这层薄膜状物造成了梗阻。后来经过更多的离体标本解剖以及精囊镜手术经验的积累，发现射精管自然开口位于前列腺小囊开口两旁，与前列腺小囊开口构成三角形或直线排列关系（图 20-22）。前列腺小囊的后方 5 点位、7 点位区域因为仅有前列腺小囊囊壁和射精管管壁相隔，因此极为薄弱，形似半透膜状，实际上是一种生理结构。国内李彦锋等报道 3 个开口呈正三角关系的占 44.2%，呈倒三角关系的占 25.6%，呈横形或斜行直线排列的占 30.2%。这两种不同的认识导致了不同的进镜方法：从前列腺小囊两旁经自然腔道进镜，和从前列腺小囊内"破膜而入"，笔者认为两种方法殊途同归，可结合起来应用。

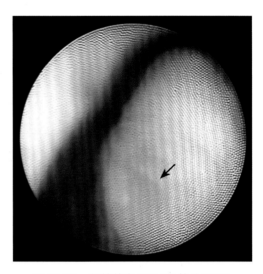

图 20-22 射精管自然开口（箭头所示）

观察射精管开口时可配合经直肠精囊按摩，有时能观察到射精管开口的精囊液溢出。当然存在射精管远端梗阻者按摩无效。

2. 精囊镜进镜 主要有以下 3 种进镜方法，可根据患者具体情况选择性使用或联合使用：

（1）经自然腔道（射精管开口）进镜法：直视下在精阜区域、前列腺小囊开口两旁通过变化灌注压力、经直肠精囊按摩、导丝或导管试探等方法仔细观察，确定射精管开口，然后向射精管开口插入导丝或导管作为引导，精囊镜沿导丝/导管边扩张边进镜，从而沿射精管的生理性通道进入。该方法成功率不同的手术者报道不一，笔者的个人经验是大约 60%的情况下可以成功经自然腔道进镜（图 20-23）。

（2）经前列腺小囊进镜法：少数情况下，由于射精管远端梗阻等因素，射精管在前列腺小囊内形成短路开口，则可直接经此开口进镜。多数情况下射精管与前列腺小囊无交通，可用导丝或导管在前列腺小囊侧后壁约 5 点位、7 点位的半透明膜状薄弱区域试插，若产生突破感常表明导丝顺利进入射精管及精囊，则可顺导丝突破薄膜插入精囊镜。

有时因为解剖变异或者炎症导致黏膜增厚，前列腺小囊侧后壁并无明显薄弱处，这种情况下进镜相对困难，需要"挖"出一条短路通道，笔者的经验是可采用斑马导丝硬端作为"锹"，仍然在前列腺小囊侧后壁约 5 点位、7 点位，将黏膜像剥洋葱一样一层一层地撬起，每次不能过深，直至发现薄弱处或导丝获得良好的突破感。该方法对经验的要求较高，适用于前列腺小囊内、外均无明显射精管开口的困难病例。

经前列腺小囊内进镜法几乎适用于所有病例，包括经自

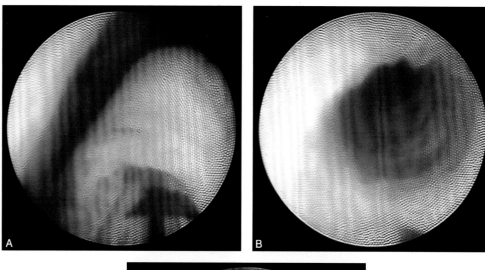

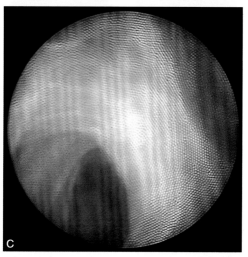

图 20-23　经自然腔道进镜

A. 找到射精管开口，在导管引导下扩张；B. 进入射精管；C. 到达精囊

然腔道进镜不成功的病例（图 20-24）。

（3）TURED 结合精囊镜法：如采用前述两种方法均不能成功进镜，可采用电刀将精阜连同射精管远端开口进行去顶状切除，切开深度 3～5mm，显露射精管开口，再在导丝引导下进镜观察。如精阜区域存在囊性病变，如前列腺小囊囊肿、Mullerian 管囊肿或 Wolffian 管囊肿，可进行囊肿电切去顶，然后进行精囊镜操作。

3. 观察精囊及处理　精囊镜进入精囊后，可以清楚地观察到精囊内壁存在很多皱襞，呈多房样结构，且相互贯通，镜检时要注意避免遗漏（图 20-25）。正常精囊内可见乳白色精浆样物质；在精囊的内上方可辨认出输精管壶腹，有时可见精液向外喷出。注意输精管不可进镜过深以及观察过久，以免造成逆行感染。射精管梗阻或老年患者精囊内壁的皱襞会减少，小房小梁减少或消失，精囊腔变小。血精患者可见血性精浆样物质及陈旧性血凝块，术中可用生理盐水反复冲洗将血性物质冲洗干净，再用稀释活力碘或者抗生素盐水冲洗精囊腔。对于精囊内结石可用套石篮取出或钬激光碎石后冲洗出。有新生物者可取活检后行激光切除。

镜检及操作结束后留置导尿管。有的学者还在精囊内留置输尿管导管，术后可通过导管向精囊内灌药冲洗。

（四）术后处理

1. 抗感染治疗　如为预防性治疗则使用抗生素 3 天左右，如为慢性精囊炎、血精的患者则需延长治疗时间，一般 2 周左右。

2. 尿管留置时间　一般仅需 24 小时，拔除尿管后鼓励患者尽早规律性排精或每日精囊按摩，以减少再次梗阻的概率。

四、经尿道精囊镜手术并发症的预防与处理

（一）前列腺、直肠损伤

导致前列腺、直肠损伤的主要原因是射精管口位置寻找不准确，进镜方向有偏差，盲目进镜，暴力进镜。

盲目向前向上进镜易损伤前列腺，引起前列腺出血，影响后续操作。前列腺出血一般通过电凝止血、留置导尿管即可解决。盲目向下进镜则可能穿破尿道、损伤直肠，或者行 TURED 时切除过深。小的损伤可能通过留置尿管、经肛门修补直肠黏膜能自行愈合，但有发生直肠周围感染的风险。较大的损伤需要先行结肠造口，再二期手术修复。

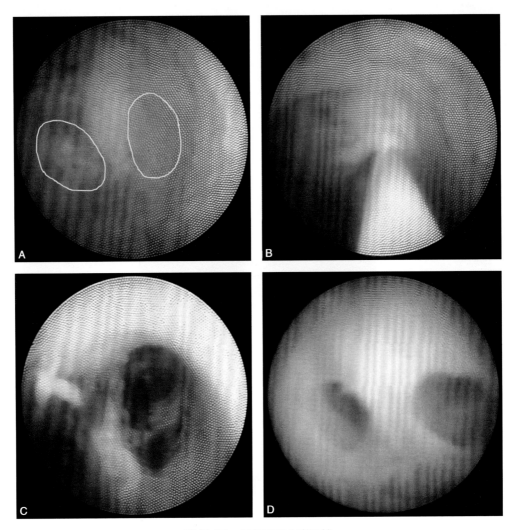

图 20-24　经前列腺小囊进镜

A. 黄色区域所示极为射精管壁薄弱处；B. 在导丝引导下破壁"开窗"；C. 进入精囊内；D. 前列腺小囊内双侧"开窗"通道

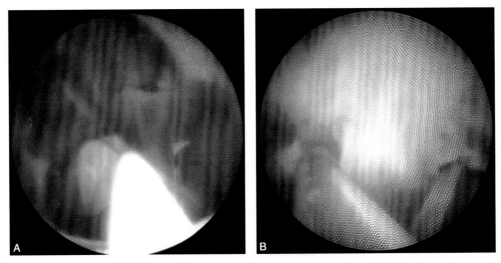

图 20-25　精囊内观察及处理

A. 精囊内多发结石,行碎石、套石；B. 镜检完毕后双侧精囊内留置 F6 气囊尿管(经前列腺小囊途径)

预防前列腺、直肠损伤的最根本方法是尽可能熟悉解剖,尽可能经自然腔道进镜,操作轻柔,控制操作的深度和力度。如遇进镜困难有时也不能强求,并非每一个病例都能够成功进入精囊。

（二）附睾、睾丸炎

附睾、睾丸炎一般为逆行感染所致,多与术中冲洗液压力过大或者术后尿液反流有关。处理方式为抗感染治疗,初期可加用激素以缩短病程、改善预后。预防要点主要为控制术中冲洗压力,会辨认输精管壶腹开口,对输精管不可过多、过久地进镜观察,术后早期拔除尿管。

（三）逆行射精、尿失禁

尿道外括约肌损伤可导致逆行射精、尿失禁,单纯精囊镜手术一般不会发生,行 TURED 时则要注意保护尿道外括约肌。

五、经尿道精囊镜手术临床研究进展

自从 2002 年韩国学者 Yang 等首次报道利用输尿管镜对患者进行精囊检查并提出精囊镜的概念,精囊镜手术迄今有十余年的历史,仍是一项新型的手术方式。值得注意的是,从已发表的文献分析,世界范围内我国学者对精囊镜技术的研究是最多的。

报道显示精囊镜手术在治疗顽固性血精、射精管梗阻(EDO)引起的无精子症等方面效果十分显著。Li 等应用精囊镜技术对 102 例顽固性血精进行诊治,术后随访 3～48 个月,仅 2 例患者出现复发且在再次处理后症状消失。Xing 等也报道了一组 106 例顽固性血精患者资料,精囊镜手术有效率达 95.3%（101/106）。刘智勇等报道采用精囊镜技术治疗 21 例射精管梗阻性无精子症患者后,19（90.5%）例术后精液中出现精子。肖恒军等也报道了一组 36 例射精管梗阻性无精子症患者,25（75.8%）例行精囊镜术后精液中出现精子。

这些研究均显示精囊镜技术是安全有效的。但是要指出的是,这些研究随访时间多不长,缺少对精囊镜手术远期疗效、并发症发生情况的观察;尚没有前瞻性随机对照研究。因此未来有必要设计 RCT 研究来比较精囊镜技术与以往的治疗方式(如 TURED)的优劣,以及比较几种不同的进镜方式的效果差异。另外,精囊镜技术对术者的经验、内镜操作技巧要求较高,学习曲线较长,有必要开发专门的模拟器供教学训练。

（王涛　刘卓）

第七节　阴茎假体植入术

一、阴茎解剖

阴茎为男性的性交及排尿器官,可分为 3 个部分,即阴茎根、阴茎体及阴茎头。后端为阴茎根,藏于会阴部尿生殖三角会阴浅袋内,包括左右阴茎脚与尿道球,固定于耻骨弓边缘及尿生殖膈,为固定部。中部为阴茎体,位于阴茎根部与头部之间,呈圆柱状悬垂于耻骨联合的前下方,内含阴茎海绵体及尿道海绵体的大部,为可动部。阴茎前端膨大,称为阴茎头,由尿道海绵体的前端膨大而成。头的尖端有尿道外口,呈矢状位,头的底端凸隆游离称为阴茎冠,冠与阴茎体部交接部较细,呈浅沟状称冠状沟。头后较细的部分称为阴茎颈。

阴茎的结构层次如下。

（一）阴茎的皮肤

阴茎的皮肤薄而柔软,无皮下脂肪,仅有疏松结缔组织与阴茎深筋膜相连接,富于伸展性,具有活动性。阴茎的皮肤从冠状沟起始,形成筒状皱襞,包罩阴茎头,即包皮。包皮内外两层皮肤反折游离缘围成成包皮口。

（二）阴茎的被膜和韧带

阴茎的皮肤和海绵体之间为阴茎的被膜,由浅至深分别为阴茎浅筋膜,阴茎深筋膜及白膜。阴茎浅筋膜,又称 Colles 筋膜,由疏松结缔组织构成,无脂肪,此层内有阴茎背浅动脉和静脉。阴茎浅筋膜向周围分别移行于阴囊肉膜、会阴浅筋膜及腹前壁的浅筋膜(scarpa)。阴茎深筋膜,亦称 Buck 筋膜,将 3 个海绵体全部包裹在一起。阴茎深筋膜起自耻骨联合与悬韧带,远端与冠状沟相融合,近端与尿生殖膈下筋膜融合,与白膜紧贴。BUCK 筋膜下面为背深静脉,两侧依次向外排列为阴茎背动脉及背神经。白膜为一层纤维坚韧的膜,分别包绕着两个阴茎海绵体,两个海绵体之间的白膜相融合形成阴茎中膈,尿道海绵体的白膜较薄。

阴茎主要由阴茎系韧带和阴茎悬韧带将其固定于耻骨联合前方。阴茎系韧带位置较浅,为弹性纤维束,起于腹白线下端,向下分为两束,将阴茎两侧附着于阴茎筋膜。阴茎悬韧带位于阴茎系韧带的深部,呈三角形,由致密的纤维束构成,起自耻骨联合前下面的下部,向下附着于阴茎深筋膜。

（三）阴茎海绵体

阴茎由背侧两个阴茎海绵体及腹侧正中一个尿道海绵体组成,阴茎海绵体呈圆柱状,左右各一,两侧对称。远端尖锐嵌入阴茎头底面的陷凹内,近端以海绵体脚附着坐骨下支和耻骨下支,有坐骨海绵体肌覆盖。两个阴茎海绵体相融合处的背腹侧各有一纵行沟,背侧沟较浅,其中央为一条背深静脉,两侧有阴茎背动脉及背神经,腹侧沟较深,尿道海绵体位于其内。尿道海绵体也似圆柱体,较阴茎海绵体细,其近端膨大,称尿道球,尿道球位于两侧阴茎海绵体脚中间,附着于尿生殖膈下筋膜,球海绵体肌将其包绕,其头端膨大,称为阴茎头。

海绵体为勃起组织,系由片状或柱状小梁和小梁间的腔隙构成。小梁为胶原纤维,弹力纤维和平滑肌组成,呈海绵网状结构。其内腔隙直接与血管相通,如螺旋动脉等。螺旋动脉迂曲走行,末端连接海绵体窦,管壁厚薄不一,排列呈螺旋状,具有瓣膜作用。其内含有平滑肌,平时收缩,管腔闭塞,血液流入减少,窦腔缩小。勃起时,螺旋动脉开放,使海绵窦充血扩张,并压迫小梁中的静脉,使血液回流受阻,阴茎因窦腔充血而勃起,性冲动过后,阴部内动脉及螺旋动脉肌层收缩,流入海绵窦腔隙的血液减少,静脉回流通畅,血液流程增多,阴茎逐渐恢复疲软状态。

(四) 阴茎的血管、淋巴及神经

阴部内动脉发出 4 个分支供应阴茎不同部分的血液需求：①球动脉供应血液至阴茎根部。②尿道动脉沿尿道海绵体，供应血液至尿道海绵体和尿道。③阴茎海绵窦动脉，即阴茎深动脉在阴茎体部穿过白膜，分两支穿过各海绵体中心，然后成为许多螺旋状分支，与阴茎海绵窦相通，称之为螺旋动脉。④阴茎背动脉沿两侧阴茎海绵体的背侧伸展至阴茎头及包皮，同时分出多条回旋动脉，也供应尿道血液。

阴茎静脉主要有 3 条：①背浅静脉收集来自皮肤、皮下组织的表浅层回流血液。②背深静脉位于白膜表面，两阴茎海绵体凹陷中，收集来自阴茎头、尿道海绵体和阴茎海绵体远端 2/3 的回流血液。③阴茎海绵窦静脉和阴茎脚静脉，引流阴茎海绵体近端 1/3 回流血液。阴茎海绵窦内的血液流经穿过白膜的小静脉（导静脉）汇集到这些主要静脉，因此，一旦阴茎勃起时，这些导静脉受到压迫和剪力，回流受阻从而维持勃起。

阴茎的淋巴管分为浅深两组，浅层淋巴管收集包皮、阴茎皮肤、阴茎皮下组织及阴茎筋膜的淋巴液，淋巴管与阴茎浅静脉伴行，注入腹股沟浅淋巴结，深层淋巴管收集阴茎头和阴茎海绵体的淋巴，与阴茎背深静脉伴行，注入腹股沟下深淋巴结，再经股管至髂外淋巴结及髂总淋巴结。

阴茎的神经支配有躯体神经和自主神经两种，躯体神经为阴茎背神经，属阴部神经的分支，末梢分布于阴茎皮肤，包皮及阴茎头，自主神经为交感神经，起源于腰骶交感链，经下腹神经、阴部神经及盆神经抵达阴茎。阴茎海绵体既含有胆碱能神经和肾上腺素能神经，还有血管活性肠多肽能神经。副交感神经接收来自骶髓中枢的冲动，释放乙酰胆碱，它作用于血管内皮细胞，使之释放一氧化氮，一氧化氮作用于平滑肌细胞，使平滑肌松弛，阴茎勃起。交感神经释放肾上腺素，作用于平滑肌细胞，使平滑肌疲软，维持阴茎于疲软状态。

二、阴茎假体的发展演变史及种类

勃起功能障碍（erectile dysfunction，ED）是指阴茎不能勃起及不能维持充分勃起而完成满意的性生活。在 40 ~ 70 岁的男性中，约有 52% 的男性患有不同程度的 ED。目前全球约有 1.5 亿不同程度的 ED 患者，我国的患病人数估计达到 800 万 ~ 1000 万人。到 2025 年，患病人数将会翻一番，ED 已成为困扰全球男性的重要疾病之一。近年来，随着糖尿病、高血压等疾病的患病率不断增高和患者出现年轻化的趋势，ED 的患病率也呈现不断增高并出现年轻化的趋势。目前国际推荐的 ED 治疗方案包括一线治疗：口服 PDE5 抑制剂治疗、真空负压吸引装置治疗；二线治疗：尿道给药、海绵体药物注射和三线治疗：阴茎假体（亦称阴茎支撑体）植入术。尽管大多数 ED 患者可通过非手术治疗的方法进行有效治疗，但仍有少数患者即使应用各种保守治疗方法仍难奏效，对于这类患者，阴茎假体植入术无疑是最佳治疗选择。随着阴茎假体材料的不断完善和手术技术的日趋成熟以及术后并发症的逐渐减少，手术效果显著改善，术后患者和性伴侣满意度不断提高，接受假体植入的患者也在逐年增加。调查显示，应用不同类型的阴茎假体治疗 ED，患者和性伴侣的满意度分别为 82.0% 和 86.6%。国外学者研究表明，ED 患者植入阴茎假体后，在勃起能力及性满意度方面均优于一线及二线治疗。

1936 年 Bogaras 首次描述了模仿鲸鱼阴茎利用肋软骨为支架施行了阴茎成形术，由于感染、易折断及可吸收而限制其进一步的临床应用。1952 年 Godwin 和 Scott 首次报道使用的丙烯酸支撑物放于阴茎海绵体之间，1966 年 Beheri 使用聚乙烯材料假体，用两根棒状聚乙烯假体分别植入阴茎海绵体内，取得显著疗效，但假体过于僵硬。硅胶材料的出现明显提高了阴茎假体植入的成功率，随着硅胶柔韧性能的提高，1973 年 Scott 首次报道使用由 1 对圆柱体、泵和储液囊构成的可膨胀性硅胶假体，从而创立了阴茎假体的新时代。硅胶明显降低了感染率及其特有的生物相容性、柔韧性及弹性被广泛使用。1983 年，Mentor 公司采用聚氨酯材料生产的三件套阴茎假体明显提高了假体圆柱体的强度，这种材料比硅胶的强度更强，降低了破裂及断裂的发生率。为了解决硅胶强度弱的缺点，1987 年 AMS 公司将重叠 3 层的纤维编织物融合入硅胶内，明显增强了圆柱体的强度及避免其过度膨胀导致破裂。

早期的阴茎三件套假体的管道系统容易发生相互缠绕，后来 1986 年 AMS 公司发明了抗缠绕的管道系统，Mentor 公司 1987 年发明尼龙加固的管道系统，并与 1989 年发明减少相互连接接头的管道装置系统。2000 年 AMS 公司发明了圆柱体管道一体化的装置系统。以上这些改进明显减少了管道相关的并发症。2000 年 AMS 公司发明了聚对二甲苯镀膜的阴茎假体，明显增强了假体的机械强度，这些改良明显降低了机械故障相关的并发症。携带抗生素及亲水外膜假体的改良明显降低了感染的发生率，是阴茎假体进展史上的里程碑。

正是三件套假体的出现及随后的改进和完善才使 ED 的手术治疗发生了革命性的变化。三件套假体可使阴茎直径和长度均增加，外置涤纶网有防止白膜膨出的作用。三件套假体由于粗细长短硬度均可调节，从而达到了外观最接近自然的勃起，因很好的松弛度从而使隐蔽性很理想，达到了很高的满意率，是迄今为止最成功的阴茎假体。除非存在明显的禁忌，所有进行阴茎假体植入的 ED 患者均应推荐使用三件套假体。压缩后三件套假体提供了最好的松弛状态，这样就使阴茎海绵体所受的压力减小，也减小了这种植入困难的假体发生腐蚀的机会。三件套假体还是患有前期椎间盘突出、感染、严重糖尿病或外周神经疾病、严重的阴茎海绵体纤维化或阴茎再造 ED 患者的最佳选择。伴有持续性弯曲的阴茎海绵体硬结病患者，在置入三件套假体后，假体的塑形常常可消除这种弯曲。即使是因先期手术导致耻骨后间隙闭塞患者，仍可在直视下仔细地放置三件套假体。只要性伴侣自愿帮助患者充胀假体和使假体解除膨胀状态，手的灵巧性障碍者、有轻度或没有精神障碍者、因神经性损害而不能操纵此装置的患者仍可使用这种阴茎假体。因前列腺癌而有外照射性放疗史的 ED 患者，在使用三件套阴茎假体后并发症并未增加。有报道在前列腺放疗的同时进行三件套假体的植入并获得令人鼓舞的效果。

国外对阴茎假体的研究起步较早，技术也较成熟，特别

是可膨胀性阴茎假体的关键技术一直被美国 AMs 和 Mentor
两家公司所垄断。但国外阴茎假体是根据欧美人的阴茎生
理特点进行设计的，且价格昂贵，不利于在国内推广应用。
国产可膨胀阴茎假体由上海依红科技工程有限公司会同我
国有关医学专家共同研制，采用了多项独创性的设计，已有
3 项授权实用新型专利。它在应用技术上作了大胆的创新，
充分利用生物医学材料所具有的特殊性，组合设计制成可
自由控制阴茎勃起与回落的产品，达到永久性治愈 ED 的目
的。其使用的主体材料为医用级硅橡胶，这种硅橡胶具有
膨胀系数高、柔软性较好、安全性能高、无毒、组织相容性好
等特点。阴茎假体由液泵阀、储液囊和两根可充液的圆柱
体 3 部分组成，用连接导管与接头将各组件连成一体，俗称
三件套。

目前国际上常用的阴茎假体主要为 AMS 公司（图 20-
26）及 Coloplast 公司（图 20-27），国内主要为上海依红科技工
程有限公司生产的可膨胀阴茎三件套假体（图 20-28）。目前
AMS 公司生产的产品主要为 AMS700 CX，CXR，及 LGX。
Coloplast 公司目前有两种产品 Titan 和 Titan NB。各种类型
的假体之间都有所不同。AMS 应用重叠三层的纤维编织物
限制其长度及粗度的过度扩张。Coloplast 公司利用弹性固定
系统在圆柱体的基底部进行加固使其比硅胶更具弹性。

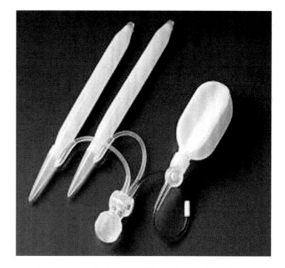

图 20-27　Coloplast Titan 阴茎三件套假体

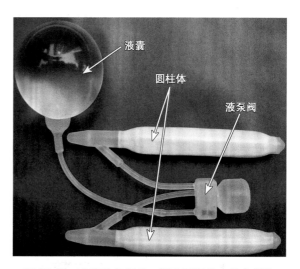

图 20-28　上海依红科技工程公司阴茎三件套假体

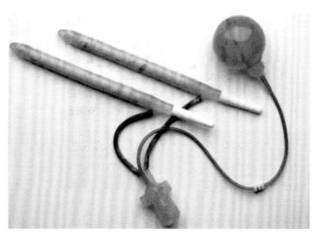

图 20-26　AMS700CX 阴茎三件套假体

三、手术适应证和禁忌证

（一）手术适应证

器质性 ED 患者和其他方法治疗无效的重度 ED 患者，
且患者自愿，如直肠、膀胱、前列腺根治术后 ED 患者，骨盆骨
折、脊髓损伤、高血压并发血管硬化、糖尿病、神经系统疾病
所致 ED 患者，Peyronie's 病、阴茎异常勃起或长期进行阴茎
海绵体内注射后继发海绵体纤维化等。

（二）手术禁忌证

全身或局部化脓性感染、重度精神疾患、凝血功能异常、
糖尿病患者血糖控制不佳。

（三）术前准备

术前常规行血、尿、肝肾功能、空腹血糖、血脂、血激素测
定等实验室检查，特殊检查包括夜间阴茎勃起（NPT）、阴茎
勃起硬度测量、阴茎血管多普勒超声、阴茎血压指数（PBI）、

罂粟碱或前列腺素 E1 药物勃起试验，勃起前后阴茎长度、角
度和硬度测定及阴茎海绵体造影等。嘱患者术前 3 日连
续全身洗浴，特别是外阴部要彻底清洗干净。术前备皮后，
用聚乙烯吡咯烷酮碘消毒外阴部 10 分钟。术前预防性静脉
应用抗生素，我们推荐联合应用万古霉素和氨基糖甙类，这
对葡萄球菌和革兰阴性杆菌均有较好的抑制作用。对长期
留置导尿管的患者，术前应用聚乙烯吡咯烷酮碘或是抗生素
溶液冲洗膀胱和尿道，使尿液保持无菌状态。糖尿病患者应
控制血糖为正常水平。更为重要的，术前应向患者和性伴侣
详细说明各种假体的机械性能、治疗费用、机械性故障和手
术并发症，如感染、糜烂、手术后疼痛等，使患者明确植入假
体是在阴茎海绵体内植入勃起装置来辅助阴茎勃起，与自然
生理勃起有所区别，而假体植入对性欲和射精完全没有影
响。

四、可屈性阴茎假体植入术手术入路及步骤

切口可选择阴茎冠状沟下切口，耻骨下切口，阴茎阴囊
纵行切口。可屈性假体弯曲性较差，选择阴茎阴腹侧纵行切口
时手术较为容易。见图 20-29 和图 20-30。

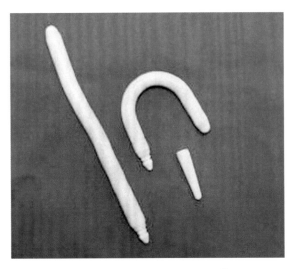

图 20-29　AMS 可屈性阴茎假体

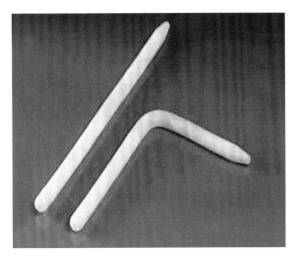

图 20-30　Coloplast Genesis 可屈性阴茎假体

（一）阴茎冠状沟纵行切口手术步骤

1. 由阴茎腹侧冠状沟下做纵行皮肤切口（图 20-31），用静脉拉钩将皮肤向阴茎头方向牵拉，逐层将筋膜剥离显露白膜（图 20-32）。

2. 在阴茎海绵体中间到近阴茎头 2/3 处选择白膜切口，在切开前切口两侧各预留靠海绵体外侧缝扎线，在两侧缝扎线之间纵行切开白膜并向两侧牵拉，将白膜切口延长到 3cm 左右，用组织剪轻巧的分离白膜和海绵体。

3. 用 8 号 hegar dilater（黑加尔）扩张器按海绵体生理弯曲向近端和远端逐渐扩张（9 ~ 13 号），海绵体近端要扩张到坐骨结节，远端扩张到阴茎头下冠状沟，扩张时要注意方向和用力轻巧，以防止海绵体纵隔、白膜穿孔或是尿道穿孔（图 20-33）。

4. 海绵体充分扩张后用导针器以留置的缝扎线为准，测量两侧的长度之和再减去 1cm 为海绵体长度。

5. 确定所选择假体的长度和粗细后，将假体从无菌包装盒内取出，在假体中间部加连接套以达到所需的长度，假体先插入海绵体近端至坐骨结节，远端达阴茎头底部（图 20-34）。

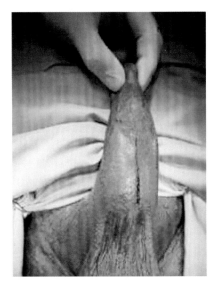

图 20-31　纵行切口

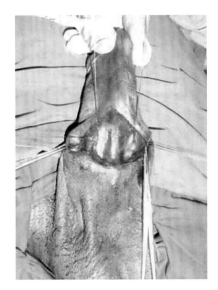

图 20-32　显露白膜

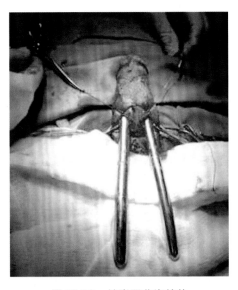

图 20-33　扩张阴茎海绵体

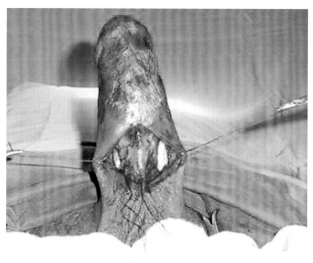

图 20-34　假体安装到阴茎海绵体内

6. 检查所安放的假体长度粗细适宜后用抗生素冲洗液冲洗假体，逐层缝合包扎(图 20-35)。

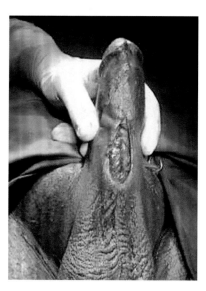

图 20-35　逐层缝合手术切口

7. 术后注意事项　术前如插入导尿管，应在 24 小时内拔除，如神经源性膀胱患者须保留导尿管时要用抗生素定期冲洗尿道和膀胱，术后连续使用抗生素直到切口愈合。术后 4～6 周后可尝试性生活。

（二）阴茎可膨胀性假体阴茎阴囊交界处纵行切口手术步骤

可膨胀性阴茎假体两件套和三件套膨胀性假体常选择阴茎阴囊交界处纵行切口。最近国外尝试阴茎冠状沟下切口安放可膨胀阴茎。笔者在此介绍 2 种手术方式。笔者认为，选择阴茎阴囊交界处纵行切口，有利于显露和手术操作。

1. 手术前插入 Foley's 尿管可辨认尿道，避免损伤，并用稀释活力碘冲洗尿道和膀胱。

2. 在阴茎阴囊交界处纵行切开皮肤和筋膜，显露白膜(图 20-36 和图 20-37)。

3. 纵行切开白膜约 3cm，切开后，用抗生素溶液反复冲

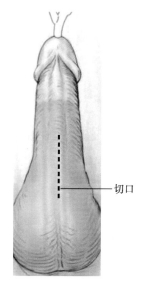

图 20-36　纵行切口

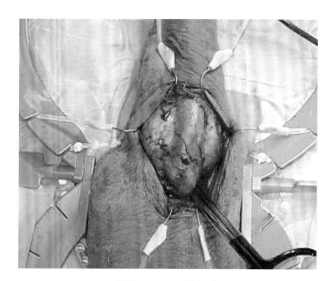

图 20-37　显露白膜

洗阴茎海绵体。切口尽量靠近阴茎根部，切口两侧留置缝扎线，应用不同大小扩张器(8～13 号)依次扩张海绵体近端和远端，扩张时要注意方向和力度，以防止阴茎海绵体纵隔和白膜穿孔或损伤尿道(图 20-38)。纵隔穿孔可不作处理，白膜穿孔多需进行修补。一旦发生尿道穿孔，则应放弃假体植入而行尿道修补，待 4～6 周尿道裂口愈合后再行假体植入。

4. 扩张结束后，测量阴茎海绵体长度，测量海绵体的长度要确切。假体植入的关键在于选择圆柱体的长度及直径，假体长度一般为海绵体长度减去 0.5～1.0cm，假体直径小于扩张器 0.1cm。过短，会造成阴茎头塌陷；过长，则易造成圆柱体在海绵体内弯曲，发生机械性故障。

5. 当确定被选择的假体长度和粗细后，将假体各个部件从无菌包装盒内取出，在无菌操作下将圆柱体和水囊的空气排空，泵内充满生理盐水。术中常规应用抗生素溶液浸泡器械。

6. 圆柱体安放时应保持非膨胀状态，在阴茎假体圆柱体

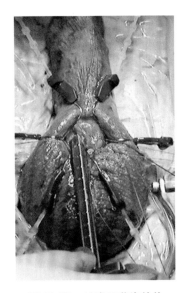

图 20-38　扩张阴茎海绵体

顶部用 Keith 针穿出导线,借助导针器将 Keith 针向阴茎头端穿出,牵拉导线使柱体顶部到达阴茎头冠状沟处,再将柱体的另一端插入到坐骨结节处。

7. 向圆柱体内注入生理盐水充盈柱体,确认柱体长度适合到位无 Z 型重叠,无阴茎头塌陷、海绵体弯曲及尿道损伤。在排空柱体到半充盈状态。

8. 如安放三件套假体,则需要安放储液囊,笔者常在阴囊切口处将食指紧贴耻骨的上缘和内侧伸入腹股沟管和膀胱前间隙,贮液囊应安放于膀胱前间隙,贮液囊内注入 50ml 生理盐水。分离时注意勿损伤膀胱。

9. 缝合白膜,泵安放在两侧睾丸之间阴囊深筋膜下方,用连接器将相应的导管连接,导管连接时应避免弯曲成角或受压,接头应排气,避免血液和组织碎片带入而造成机械性故障(图 20-39)。

10. 导管连接完成后按捏泵进行假体充盈试验,观察阴茎勃起和疲软状态时圆柱体长度适宜以及试验假体性能无

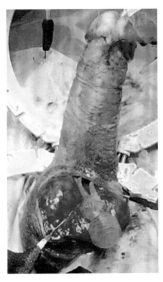

图 20-39　泵安放位置

误后,留置负压吸引引流袋。用抗生素冲洗导管及伤口,逐层缝合,包扎伤口。

(三) 阴茎可膨胀性假体阴茎冠状沟下切口手术步骤

1. 在距冠状沟处靠近阴茎近侧段 2cm 处环形切开包皮内板,根据患者的情况和要求有 3 种做法。如果患者做过包皮环切术,切口应沿着原来的切口进行环形切开,如患者包皮过长,但是不愿意行包皮环切术,则仅需切除少量的包皮。如果患者之前未行包皮环切术,但是想切除多余的包皮,则可行包皮袖套状切除。

2. 手术者一只手捏住阴茎头,另一只手用纱布将阴茎皮肤及筋膜一同脱套,直到阴茎根部及阴茎阴囊交界处。注意不要打开 BUCK 筋膜,出血的地方通过电凝止血,然后在包皮及其筋膜的 3、6、9、12 点位方向用 2-0 号的丝线将其固定在阴茎根部处。

3. 患者取头低足高位,这样腹膜后或是肌肉下的空间就会增大,之后用 S 形拉钩拉开腹股沟管,用食指紧贴耻骨的上缘和内侧伸入腹股沟管和腹膜后肌肉下间隙(图 20-40)。

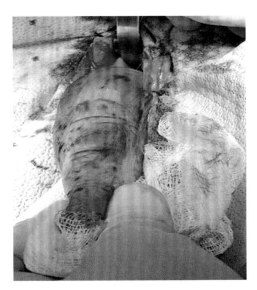

图 20-40　分离耻骨后间隙

4. 随后伤口用抗生素反复冲洗,用切口保护膜将阴茎包皮及其筋膜隔离到手术野之外,手术野内只见脱套后的阴茎海绵体和尿道海绵体(图 20-41)。

5. 在阴茎阴囊交界处阴茎海绵体白膜处两侧预留 0 号丝线。纵行切开白膜约 1.5cm,切开后,用抗生素溶液反复冲洗阴茎海绵体。切口尽量靠近阴茎根部,应用不同大小扩张器依次扩张海绵体近端和远端,扩张时要注意方向和力度,以防止阴茎海绵体纵隔和白膜穿孔或损伤尿道。纵隔穿孔可不作处理,白膜穿孔多需进行修补。通过向海绵体冲洗抗生素溶液来判定尿道是否穿孔(图 20-42 和图 20-43)。

6. 安装储液囊,将储液囊安放在之前的腹膜后的肌肉下的空间内。

7. 安转阴茎假体圆柱体。扩张结束后,测量阴茎海绵体长度,测量海绵体的长度要确切。假体植入的关键在于选择圆柱体的长度及直径,当确定被选择的假体长度和粗细后,将假体各个部件从无菌包装盒内取出,在无菌操作下将圆柱

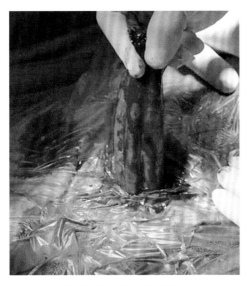

图 20-41　脱套后的阴茎

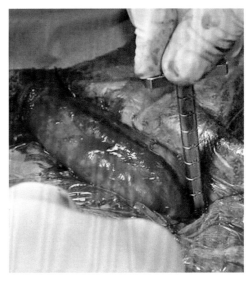

图 20-43　扩张阴茎海绵体

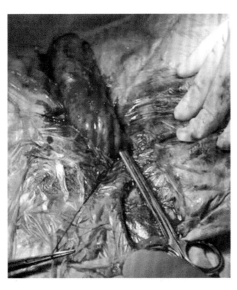

图 20-42　扩张阴茎海绵体

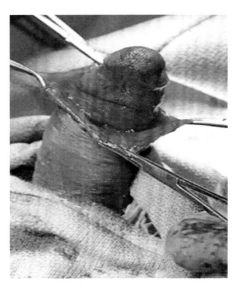

图 20-44　缝合切口

体和水囊的空气排空,泵内充满生理盐水。术中常规应用抗生素溶液浸泡器械。圆柱体安放时应保持非膨胀状态,在阴茎假体圆柱体顶部用 Keith 针穿出导线,借助导针器将 Keith 针向阴茎头端穿出,牵拉导线使柱体顶部到达阴茎头冠状沟处,再将柱体的另一端插入到坐骨结节处。向圆柱体内注入生理盐水充盈柱体,确认柱体长度适合到位无 Z 形重叠,无阴茎头塌陷、海绵体弯曲及尿道损伤。在排空柱体到半充盈状态。缝合白膜。

8. 泵安放在两侧睾丸之间阴囊深筋膜下方,用连接器将相应的导管连接,导管连接时应避免弯曲成角或受压,接头应排气,避免血液和组织碎片带入而造成机械性故障。

9. 导管连接完成后按捏泵进行假体充盈试验,观察阴茎勃起和疲软状态时圆柱体长度适宜以及试验假体性能无误后。用抗生素冲洗导管及伤口,随后用 3-0 号可吸收线及 4-0 号可吸收线分别缝合包皮筋膜及包皮,用弹力绷带加压包扎伤口(图 20-44)。

10. 术后将阴茎假体处于 70% 的勃起状态,术后 2 天移除弹力绷带,将阴茎假体处于 30% 的勃起状态(图 20-45)。

此手术的存在以下 2 个优点:①整个假体植入的过程中,阴茎假体没有与阴茎及阴囊的皮肤接触,这样就减少了感染的发生率,据报道,行此手术术中及术后感染发生率为 1.5% ,不过感染率的发生还需要长时间更多的随访。②对于阴茎硬结症的患者,通过阴茎脱套的方式可以对硬结的地方了解得很清楚,并可以同时处理硬结,避免增加其他的切口。

五、手术并发症及处理

(一)术中并发症及处理

术中并发症主要包括扩张困难、海绵体穿孔、尿道损伤、与储液囊、泵及连接导管相关的问题,损伤膀胱及肠道等。

1. 海绵体扩张困难　持续的阴茎缺血性异常勃起,阴茎假体感染后需再次植入、长期海绵体内注射、阴茎创伤及阴

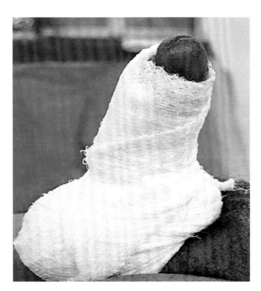

图 20-45 术后阴茎勃起状态

茎硬结症会导致扩张过程困难。

阴茎异常勃起的纤维化一般发生在阴茎远端，阴茎假体感染纤维化发生在阴茎近端，这种纤维化一般广泛而密集，这样会导致扩张的过程中海绵体穿孔，圆柱体外露或是插入尿道。严重的纤维化扩张过程中会发生以下 3 种结局：①成功扩张，并把圆柱体植入正确的位置。②扩张受限，仅能植入直径较小的圆柱体。③海绵体纤维化很严重无法扩张，则考虑用移植材料，将阴茎假体放入移植材料内。海绵体严重纤维化的患者应提前告知患者术中扩张的风险，阴茎假体会植入到充满瘢痕的阴茎内。对于阴茎假体感染需再次植入假体的患者需告诉阴茎会缩短的情况。

2. 阴茎纵隔交叉穿孔　阴茎纵隔交叉穿孔一般发生在初始扩张过程中或是随后圆柱体插入过程中，或是圆柱体基底部近端插入过程中。主要原因在于隔膜存在小孔、海绵体是纤维化组织及扩张的过程中偏离中线，路径不对。扩张的时候应该在 2 点位及 10 点位方向进行扩张。

当测量海绵体长度两侧不相同时；当很难植入第 2 个圆柱体时；当 2 根扩张器在海绵体内不对称时；当阴茎假体膨胀后偏向一侧时需要考虑是否存在纵隔交叉穿孔的情况存在。如果发生海绵体纵隔交叉穿孔则需要逐步地慢慢地选择正确的路径，首先重新正确的扩张一侧海绵体并保留扩张器，再用另一个扩张器用同样的方法扩张对侧海绵体。

3. 远端穿孔　当扩张海绵体时，远端海绵体穿孔时有发生，这种穿孔一般能够被立刻发现，扩张器穿出了一个孔，或是海绵体在灌注时，有液体从导管周围流出，或是破口处有出血的情况。穿孔后立即进行修补，但是此次手术不能安放圆柱体，最安全的方法是等伤口愈合好后（一般是 6 个月）再进行假体的植入，如果是只有一侧海绵体穿孔，对侧正常，可考虑先安装安全一侧，对侧可暂时不安装或是永久性不安装。

4. 近端穿孔　处理近端穿孔比较简单，近端穿孔后用可吸收线进行缝合破口，在缝合破口前需要调整好假体圆柱体的位置到最佳位置。

5. 尿道损伤　术中尿道损伤并发症不是很常见，发生率

估计在 0.1% ～3%，一般发生于阴茎海绵体严重纤维化的患者，发生的部位在阴茎海绵体与尿道海绵体交界处。如果尿道损伤后需要进行修复，修复好后再行阴茎假体植入术，这种情况仅限于阴茎阴囊交界处的尿道损伤。对于远端尿道损伤或是存在其他危险因素如糖尿病、脊柱损伤及需要间歇性导尿的患者则需要及时的修复尿道，下次再行阴茎假体植入术。然而目前推荐所有的尿道损伤肌肉层对肌肉层，尿道黏膜对尿道黏膜的 2 层缝合，待下次手术再行假体植入术。

6. 泵及各种连接管相关的并发症　泵及各种连接管相关的术中并发症相对来说较为少见。医源性损伤最常见的是缝针或是尖锐利器损伤假体，大部分手术者在海绵体切口处两侧预先缝合可吸收线从而避免缝针损伤假体。泵安放于阴囊的具体位置随手术者的喜好不同而不同，有的放在阴囊肉膜下，有的放在睾丸前方，有的放在阴囊旁边。放在阴囊旁边一般是选择耻骨下入路。连接导管尽量避免从阴茎旁边走行。目前最为关注的问题是提前将导管连接后，发现导管长度不够，海绵体切口的位置离泵安放的位置不够近，导致连接导管相对不够长。如果向靠近泵的位置延长海绵体的可以解决此问题。导管过长也是存在的问题，解决此问题的方法是将导管剪短后再重新连接，或是把过长的导管尽量往阴囊深处埋。避免在阴茎旁边或是阴囊表面迂曲。

7. 血管、膀胱及肠道并发症　如果将膀胱前面及侧面的空间扩充的足够大，则可以最大限度地减少血管相关的并发症，因为空间足够大之后，就会减少储液囊对周围血管的压迫作用。此外，安放储液囊时最好是头低足高位，这样膀胱前间隙会大些。如果有些患者膀胱前间隙较小，可以考虑储液囊安放在膀胱前间隙以外的地方。通常血管损伤发生于再次假体手术取出储液囊的过程中，损伤的血管一般是髂外静脉的分支，如腹壁下静脉、会阴浅静脉，提睾肌静脉。髂动脉及髂静脉在膀胱前间隙侧方 2.5cm 处，损伤其中的任何一根都会造成灾难性的后果。如果安放或是再次取出储液囊的过程中出现大出血，应该立刻压迫止血，同时重新选择一个切口以最大限度的暴露出血点，术中可请血管外科医院进行会诊修复血管。膀胱损伤一般发生于建立膀胱前间隙时剪刀跨过腹横筋膜时。如果损伤则需立即修补，进行 2 层缝合。储液囊则可放置在侧面或是其他的地方。如果肠道损伤，应该立即请普外科医生会诊并进行肠道的修补。待患者完全康复后，可尝试再次假体植入并将储液囊放置在其他地方。

（二）术后并发症及其处理

术后并发症主要包括感染、疼痛、阴茎缩短弯曲、阴茎头塌陷或糜烂、假体戳出尿道及假体机械性故障等。辛钟成等报道阴茎假体植入术后各种并发症的总发生率为 5.1%，而非机械性并发症为 1.5%，机械性并发症为 3.6%。感染是假体植入手术最严重的并发症，以革兰阴性杆菌多见。感染的发生与患者的一般状况、围术期的处理及假体的组织相容性有关。糖尿病和截瘫患者因体质较差，抵抗力弱，易感染。另外，抗生素用量不足、术中和术后无菌操作不严、再次手术等均可诱发感染。术后应加强抗感染和营养支持疗法，而且应密切注意手术创面的情况。为了预防感染，术中应强化无菌操作观念，术后加强护理。当伤口术后持续性疼痛和红

肿,可扪及结节或波动感,全身发热伴白细胞升高时,应考虑假体感染,如压迫假体的一端可见切口溢脓,即可确诊。假体感染尽管并不多见(1%~8%),但一旦发生,则后果严重,必须再次手术取出假体,待感染控制、伤口愈合4个月后再行假体植入术。也有文献报道在取出假体后,需立即应用抗生素溶液彻底冲洗伤口,同期植入假体作为补救措施。Mulcahy采用同期假体植入术治疗65例因假体感染而取出假体的患者,随访6~93个月,82%的患者未出现感染。但感染明显如并发败血症、阴茎阴囊坏疽或假体戳出尿道时,则不宜行同期假体植入。

机械性并发症包括假体半折断、圆柱体膨胀瘤、导管扭曲、漏液和泵失灵等,再次手术植入假体均可恢复正常勃起功能。

六、阴茎假体植入术国际专家共识

1. 对于器质性ED通过一线及二线治疗均无效的患者是最适合植入阴茎假体的患者。

2. 手术者给患者植入阴茎假体之前必须详细的了解患者的性生活史及病史。

3. 在患者安装假体之前必须告诉患者其他的治疗方法,假体植入的效果,糖尿病、吸烟及其他的并发症会增加假体植入后并发症的风险。

4. 在患者植入阴茎假体之前必须告知患者手术的潜在并发症,包括感染及感染导致的后果,术后疼痛,阴茎长度及周长减少,损伤阴茎周围的组织及机械故障等。

5. 手术者最好安装抗生素浸润或是亲水材料的假体。

6. 可延展性假体适用于手活动不方便的患者。

7. 阴茎假体植入之前没有明确推荐术野术前的清洗计划及血红蛋白浓度。

8. 手术之前必须使用抗革兰阴性菌及革兰阳性菌的抗生素。

9. 手术者在刮患者阴毛时必须特别小心避免损伤阴囊皮肤。

10. 在条件允许的情况下,手术者应该用酒精消毒手术部位。

11. 必须最大程度的减少假体装置与皮肤的接触,降低可膨胀性假体的感染发生率。

12. 植入阴茎假体有3种手术入路,阴茎阴囊交界处,耻骨下及冠状沟处。手术使用何种路径与患者植入的假体类型、患者特殊解剖及手术史有关,也与手术者的喜好有关。

13. 阴茎假体的储液囊放入肌肉下是安全可行的,特别适合于之前做个根治性盆腔手术的患者。

14. 患者术后临床医师应该随访患者足够长时间,让患者获得最大程度的满意度,评估患者的并发症,确保假体位置及功能正常。

15. 再次植入阴茎假体时须用抗生素反复多次冲洗伤口。

16. 对于假体感染但是病情稳定的患者最好的办法是把假体完整取出。对于非感染再次植入假体的患者,残留的假体装置可放在原位。

17. 对于阴茎假体感染的患者,手术者需决定是否或是何时尝试补救。没有推荐应用哪种措施进行补救。

18. 对于阴茎持续勃起造成阴茎不可逆损伤的患者,可以考虑尽早行阴茎假体植入术,以保存勃起功能及阴茎大小。

19. 对于阴茎假体露出皮肤,或是圆柱体位置异常者,应该进行阴茎整形,同时调整阴茎假体的位置。

20. 对于有阴茎硬结症及难治性ED的患者可以考虑植入假体的同时,对阴茎进行矫直并整形,以及白膜移植等。

(刘继红　李明超)

参 考 文 献

1. 彭靖,袁亦铭,张志超,等.影响显微镜下输精管附睾吻合术后结果的因素分析.北京大学学报(医学版),2011,43(4):562-564.
2. 李朋,张铁成,杨慎敏,等.40例输精管道梗阻性无精症诊疗策略分析.生殖与避孕,2015,35(2):131-136.
3. 钱海宁,李朋,智二磊,等.输精管附睾管显微吻合术术中附睾吻合部位的选择策略(附56例报告).中华男科学杂志,2015,21(5):424-427.
4. 涂响安,余敬威.慢性睾丸痛的诊断与治疗.中华男科学杂志,22(3):195-199.
5. 宋卫东,辛钟成,郭应禄.慢性睾丸痛的诊断治疗进展.现代泌尿外科杂志,2014,19(1):1-5.
6. 邓春华,商学军.精索静脉曲张诊断与治疗中国专家共识.中华男科学杂志,2015(11):1035-1042.
7. Jungwirth A,Giwercman A,Tournaye H,et al. European Association of Urology guidelines on Male Infertility:the 2012 update. Eur Urol,2012,62(2):324-332.
8. Goldstein M,Li P,Matthews GJ. Microsurgical vasovasostomy:The Microdot Technique of Precision Suture Placement. J Urol,1998,159:8-90.
9. Goldstein M. Surgical management of male infertility. See Alan J. Wetn,editor in chief. Campbell-Walsh Urology(11th ed),2016:867-942. (Elsevier Inco. ,Philadelphia,PA,USA).
10. Al-Kandari AM,Shabaan H,Ibrahim HM,et al. Comparison of outcomes of different varicocelectomy techniques:open inguinal, laparoscopic, and subinguinal microscopic varicocelectomy:A randomized clinical trial. Urology,2007,69:417.
11. Gontero P,Pretti G,Fontana F,et al. Inguinal versus subinguinal varicocele vein ligation using magnifying loupe under local anaesthesia:Which technique is preferable in clinical practice? Urology,2005,66:1075.
12. Zini A,Fischer A,Bellack D,et al. Technical modification of microsurgical varicocelectomy can reduce operating time. Urology,2006,67:803.
13. Marmar JL,Agarwal A,Prabakaran S,et al. Reassessing the value of varicocelectomy as a treatment for male subfertility with a new meta-analysis. Fertil Steril,2007,88(3):639.
14. Schiff J,KellyC,Goldstein M,et al. Managingvaricoceles in children:Results with microsurgical varicocelectomy . BJU Int,2005,95:399.

15. Dabaja AA, Schlegel PN. Microdissection testicular sperm extraction: an update. Asian J Androl, 2013, 15(1): 35-39.

16. Schlegel PN. Testicular sperm extraction: microdissection improves sperm yield with minimal tissue excision. Hum Reprod, 1999, 14(1): 131-135.

17. Schlegel PN. Microdissection TESE: A revolutionary surgical technique and results. Semin Reprod Med, 2009, 27: 165-170.

18. Deruyver Y, Vanderschueren D, Van der Aa F. Outcome of microdissection TESE compared with conventional TESE in non-obstructive azoospermia: a systematic review. Andrology, 2014, 2(1): 20-24.

19. Yang SC, Rha KH, Byon SK, et al. Transtricular seminal vesiculoscopy. J Endourol, 2002, 16(6): 343-345.

20. Wang H, Ye H, Xu C, et al. Transurethral seminal vesiculoscopy using a 6F vesiculoscope for ejaculatory duct obstruction: initial experience. J Androl, 2012, 33(4): 637-643.

21. Kang PM, Seo WI, Yoon JH, et al. Transutricular seminal vesiculoscopy in the management of symptomatic midline cyst of the prostate. World J Urol, 2016, 34(7): 985-992.

22. 刘智勇, 王磊, 孙颖浩, 等. 经尿道精囊镜技术——一种治疗射精管梗阻性无精子症的新方法. 中国男科学杂志, 2010, 24(9): 18-20.

23. 李彦锋, 梁培禾, 孙中义, 等. 顽固性血精症的微创诊治技术及其技巧. 重庆医学. 2010, 39(22): 3046-3048.

24. 肖恒军, 黄文涛, 刘小彭, 等. 精囊镜检诊治顽固性血精. 中华腔镜泌尿外科杂志(电子版), 2011, 5(2): 119-121.

25. 涂响安, 赵良运, 赵亮, 等. 梗阻性无精子症的外科治疗(附56例报告). 中华男科学杂志, 2010, 16(1): 48-51.

26. Levine LA, Becher E, Bella A, et al. Penile Prosthesis Surgery: Current Recommendations From the International Consultation on Sexual Medicine. J Sex Med, 2016, 13(4): 489-518.

27. Weinberg AC, Pagano MJ, Deibert CM, et al. Sub-Coronal Inflatable Penile Prosthesis Placement With Modified No-Touch Technique: A Step-by-Step Approach With Outcomes. J Sex Med, 2016, 13(2): 270-276.

28. Pastuszak AW, Lentz AC, Farooq A, et al. Technological Improvements in Three-Piece Inflatable Penile Prosthesis Design over the Past 40 Years. J Sex Med, 2015, 12 Suppl 7: 415-421.

29. Antonini G, Busetto GM, De Berardinis E, et al. Minimally invasive infrapubic inflatable penile prosthesis implant for erectile dysfunction: evaluation of efficacy, satisfaction profile and complications. Int J Impot Res, 2016, 28(1): 4-8.

30. Kayigil O, Okulu E, Akdemir F, et al. The combination of penile revascularization surgery with penile corrective techniques as an alternative to prosthesis implantation in patients with peyronie's disease accompanied by erectile dysfunction: Long-term results. Int J Impot Res, 2017.

31. Kovac JR. Informed consent for penile prosthesis surgery. Transl Androl Urol, 2017, 6(Suppl 5): S881-S882.

32. Rodriguez KM, Pastuszak AW. A history of penile implants. Transl Androl Urol, 2017, 6(Suppl 5): S851-S857.

33. Garber BB, Lim C. Inflatable Penile Prosthesis Insertion in Men with Severe Intracorporal Fibrosis. Curr Urol, 2017, 10(2): 92-96.

34. Barboglio Romo P, Chikkatur HP, Beldona S, et al. Comparative evaluation of physical characteristics of different inflatable penile prostheses. Scand J Urol, 2017, 51(5): 420-425.

35. 刘继红, 肖恒军. 阴茎假体植入术. 临床泌尿外科杂志, 2004, 19(12): 705-707.

36. 刘继红, 张炎, 李铮, 等. 治疗勃起功能障碍的国产可膨胀阴茎假体. 中国医疗器械杂志, 2005, 29(4): 267-269.

第七篇

微创泌尿外科的其他诊疗方法

第二十一章

热疗工程在泌尿外科的应用现状

第一节 微波热疗技术

一、微波热疗技术概述及其工作原理

微波是一种波长为 1mm 至 1m,频率为 300MHz 至 300GHz 的高频电磁波。医用上最常用的微波频率为 2450MHz、915MHz、433MHz3 种。微波热疗是指利用微波对生物体的热效应,包括生物体细胞外液中带电离子,在微波交变电场作用下产生振动,相互碰撞而产生的“离子加热”和生物组织中水分子、蛋白质分子等极性分子,随外加电场变动的频率而转动,在转动过程中与相邻分子摩擦产生的“偶极子加热”。高温导致细胞内和细胞外蛋白变性、细胞脱水,最终发生凝固性坏死,以达到治疗的目的。研究显示,当温度达到 43℃时保持 45 分钟肿瘤组织即开始凋亡,当温度达到 54℃时保持 3 分钟即可出现组织凝固性坏死,而温度达到 60℃时组织瞬间凝固毁损。另外,肿瘤局部热疗后可提高机体免疫功能,增加热休克蛋白的合成,促进机体杀灭肿瘤,而且高能微波热量可导致 P53 等基因改变,从而诱发肿瘤细胞凋亡。

自 20 世纪 90 年代开始,有研究尝试通过插入肿瘤病灶的微波聚能天线释放微波,使肿瘤中心温度上升至 100～110℃,边缘达到 50～60℃,使肿瘤组织凝固坏死而完全灭活。随后又出现了改进的可控杆温微波消融系统,也就是在传统微波治疗的基础上,结合先进的冷循环技术,彻底解决了传统微波存在的微波天线杆温度过高、凝固范围小等不足,拓展了治疗范围,同时也提高了安全性。

二、微波热疗技术在泌尿外科中的应用

与射频消融(radiofrequency ablation,RFA)相比,微波消融(microwave ablation,MWA)理论上具有更大的消融范围、更短的消融时间及更高的消融温度等优势。正因如此,微波热疗技术在外科领域也得以逐步开展,在泌尿外科主要应用于肾肿瘤的微波消融治疗。在最初的研究中,微波消融的效果似乎不令人满意。Castle 等对 10 例肾肿瘤进行了微波消融的初步研究,发现其肿瘤复发率高达 38%,术中术后并发症发生率分别为 20% 和 40%。不过随后的多项研究得出了不同的结论。一项 49 例肾肿瘤行超声引导下微波消融的回顾性研究显示,98% 的病例在术后 1 个月肿瘤控制良好,术后 1、2、3 年的疾病无进展生存率(DFS)分别为 95.4%、92.3% 和 92.3%,未出现严重并发症。另外一项研究中,分析了 16 例孤立肾肾肿瘤行微波消融术的术后资料,术后 1 个月增强 CT 显示其中 15 例达成了完全消融,而且肾功能得以保全。Guan 等的前瞻性随机对照研究中,对 102 例肾肿瘤分别进行了腹腔镜/开放肾部分切除术或微波消融术,其结果显示微波消融组的并发症明显较低(12.5% vs 33.3%);术后肾小球滤过率(estimated glomerular filtration rate,eGFR)下降程度也较轻,但术后 3 个月两组的 eGFR 下降程度类似;术后 3 年两组的无复发生存率分别为 91.3% 和 96.0%,微波消融组略低。这些研究都证实了微波消融治疗肾肿瘤的有效性和安全性。

尽管开放、腹腔镜及经皮穿刺都是微波消融治疗肾肿瘤的可选路径,但近年来的研究越来越多的集中于经皮穿刺微波消融,而且尝试将其用于相对复杂的肾肿瘤并取得一定成果。Gao 等学者将超声引导下经皮微波消融用于治疗邻近肾门的肾肿瘤,总计 41 例患者中,肿瘤直径 4cm 以内的病例其初始消融成功率为 100%,而其 1、3、5 年的疾病无进展生存率、肾癌相关生存率及总生存率均令人满意,结论认为经皮微波消融治疗肾门处肿瘤特别是 4cm 以内的肾肿瘤可行而且有效。美国有学者也对行经皮微波消融治疗的 T_{1a} 及 T_{1b} 期肾肿瘤进行分析,一共入组 29 例,T_{1a} 和 T_{1b} 期病例的中位 RENAL 评分分别为 6.5 分和 9 分,随访 12 个月局部无肿瘤复发,仅 3 例出现轻度并发症,证实了经皮微波消融即使对较复杂的肾肿瘤也安全有效。

总的来说,微波消融在泌尿外科中的应用经验尚有限,由于各种微波消融系统的天线设计、波长、功率及冷却系统的差异,导致不同临床研究的结果之间存在差异性,不利于汇总分析,因此在应用微波消融时,需要注意结合自身设备特点以缩短学习曲线,避免出现不必要的安全性问题。

(管 维)

第二节 射频热疗技术

一、射频热疗技术概述及其工作原理

根据临床上的应用类型热疗可以分为全身热疗、局部热疗和细胞内热疗。其中，射频热疗(radiofrequency hyperthermia)是局部热疗的重要组成部分。射频热疗是通过频率一定的射频信号，对局部组织选择性的平稳加热，最终保持在设定温度，从而达到治疗目的的一种绿色疗法。

射频热疗的原理是应用特定频率的电磁波(频率在100MHz以下的电磁波)，将一个带有非绝缘针尖的射频电极插入组织，针尖电流与另一粘贴在体表的大电极之间产生电流回路，由于两电极间的面积差，使小电极下的电流密度大大高于大电极处，高强度的电流通过组织时，在小电极下由带电粒子与组织摩擦产热。同时，射频热疗设备根据反馈回来的温度数据监控能量输出，进而保证射频有效作用场的组织均匀平稳升温，最终保持在设定温度而达到治疗的目的。射频热疗的产热机制既有生物组织中离子传导电流所产生焦耳热的因素，也有生物组织在高频电磁场中因介电损耗而产热的作用。一般情况下，射频范围的交变电流经过电极时，当电流强度较低时，交变电流引起组织离子振动从而摩擦产热，温度可达到70~90℃，同时这些热量可传至外周组织；当电流强度较高时，由于表层组织脱水、干化和烧焦等引起周围组织中的蛋白质变性，脂质双分子层溶解，组织细胞不可逆性坏死，并使周围血管凝固；由于大量离子被破坏从而使产热及传导能力下降。

射频消融设备根据使用电极的多少可分为：单电极射频消融仪和多电极射频消融仪。由于最初使用的单电极射频技术只能产生有限的围绕裸露针尖的毁损灶，现在临床上多使用的是多电极射频消融仪。现代的多电极射频消融仪从工作原理上可分"干性"(dry RFA,dRFA)和"湿性"(wet RFA,wRFA)两种，它们都能够产生足够大的热凝固坏死灶，且已达到较高自动化程度。

二、射频热疗技术在泌尿外科中的应用

目前在泌尿外科领域，射频热疗主要用于治疗肾、膀胱和前列腺疾病。

作为手术切除肿瘤的替代治疗方案之一，微波热疗技术早在20世纪80年代就开始应用于临床(图21-1)。目前，射频热疗已应用于肾癌、膀胱癌和前列腺癌的局部治疗。血液富含水分，吸收射频电磁波完全，加温效率高，经血液循环，将热量带走到全身。由于肿瘤组织结构的特异性，其血流不畅，无法将热量顺利带走，产生热滞留，使肿瘤组织的温度高于周围正常组织的3~7℃。由于其选择性的升温，使癌细胞更加缺血、缺氧、pH降低、DNA合成抑制、溶酶体数量增多活性升高，进而加强对癌细胞的破坏。射频电磁波还能使肿瘤组织周围正常组织血循环和供氧增加，有利于改善化疗药物的输送。放疗不敏感的S期肿瘤细胞易被高温杀灭，而肿瘤细胞缺血缺氧能够增加其对放射线的敏感性。因此，射频热疗与放疗、化疗并用能显著提高治癌效果，同时还可以减少放射线和化疗药物用量，目前已经成为国内外学者关注的治癌手段。

射频热疗治疗肾癌常用的方法有腹腔镜射频热疗和经皮射频热疗。经腹腔镜射频消融肾肿瘤在临床的应用多为个案报道，只有少数经验丰富的医师应用腹腔镜经腹膜后途径进行多脏器多个肿瘤的RFA治疗，并取得较满意效果。McGovern等1998年报道了世界上第1例经皮超声引导下针状电极人类肾细胞癌射频消融治疗，疗效确切。经皮射频热疗不失为有潜力的治疗方法，但是对这种治疗方法的有效性和可重复性还需进一步的实验及临床应用研究。Rendon等将10例确诊为小肾癌的患者分为即时组和延迟组，即时组4例经外科手术暴露肾后行射频消融，尔后立即进行肾部分切除或根除术；延迟组6例在肾切除术前7天局部麻醉下静脉注射镇静药，经超声或CT引导射频消融病灶。病理检查结果提示：即时组中5个病灶中有4个残留约5%有生存力的肿瘤组织，延迟组6个病灶中3个有残留，肿瘤的毁损程

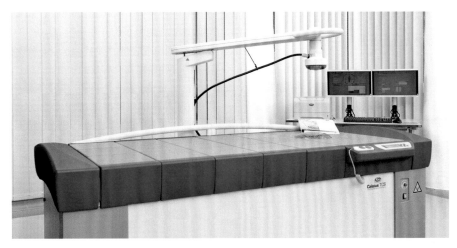

图21-1 Celsius TCS 射频热疗系统(图片来源于 Celsius 公司说明书)

度平均约93%。射频热疗治疗肾肿瘤的适应证:①肿瘤直径小于4.0cm;②肾癌发生于解剖性或功能性的孤立肾者,或对侧曾行根治性肾切除术,现另一侧出现转移的患者;③双侧多发肾癌;④转移性肾癌;⑤肾功能不全的肾癌;⑥肾癌对侧肾存在某些良性疾病,如肾结石、慢性肾盂肾炎或其他可能导致肾功能恶化的疾病(如高血压、糖尿病、肾动脉狭窄等);⑦有症状的肾良性肿瘤,如错构瘤;⑧肿瘤邻近肾门大血管、输尿管、肠管、肝、脾等重要器官,需要腹腔镜辅助充分暴露者。

膀胱肿瘤的治疗主要依靠手术和放射治疗,以及膀胱灌注化疗。膀胱肿瘤手术治疗立竿见影,但无法解决复发和转移问题;放射疗法虽然疗效确切,但特异性较差;化学疗法毒副作用较大。因此,尝试研究新的膀胱肿瘤治疗方法,以尽可能减轻患者痛苦。膀胱肿瘤射频热疗就是利用各种先进物理技术直接作用于局灶性肿瘤(单个或多个),根除或毁坏膀胱肿瘤组织的治疗方法,为膀胱肿瘤提供了新的、有效的治疗手段。射频热疗技术具有操作简单、安全、易于重复、疗效确切、术后并发症少等优点,逐渐已成为膀胱肿瘤治疗的重要组成部分。此外,有研究证实,放射热疗可增强化疗药物作用,部分逆转膀胱癌细胞的耐药性,并促进凋亡。膀胱肿瘤射频热疗的手术适应证:①形态方面,带蒂的乳头状瘤是射频消融治疗的最佳适应证,结节性广基的肿瘤对于高龄患者及不能接受外科手术治疗的患者,是射频消融的适应证。②以膀胱肿瘤的浸润深度而划分的病理分期,T_a或者T_1是射频热疗的最佳适应证,患有T_{2a}或T_{2b}期膀胱肿瘤的高龄患者及不能接受外科手术治疗的患者均是射频消融的适应证。

近年来,射频热疗已经开始尝试应用于晚期前列腺癌的治疗,I/Ⅱ期临床试验的结果表明前列腺癌微波消融治疗是安全有效的,同时严重并发症的发生率也较低。前列腺癌的微波消融治疗尚处于临床试验阶段,由于不能通过微波的能量来直接控制消融的范围,临床应用中常出现过度治疗或治疗不足。过度治疗可能导致严重的并发症,而治疗不足可能导致肿瘤组织残留影响预后。因此,为了获得更好的临床疗效并降低并发症的发生率,我们迫切需要对微波能量的传递模式进行深入分析,明确微波能量与消融范围间的关系。只有这样,临床医务人员才能在术前制定个体化治疗方案,并术中和术后对微波消融进行实时监测。已有学者尝试通过局部置入探针阵列设置个体化的加热模式,对肿瘤组织进行微波消融的同时对毗邻正常组织主动降温,取得不错的疗效。总体来说,前列腺癌微波消融技术在现阶段尚不太成熟,仍待大规模多中心的临床试验来检验。

射频热疗是前列腺增生和前列腺炎安全有效的治疗方法。在射频电磁波作用下,人体正常组织血流量增加,含氧能力提高,前列腺组织的温度升高,前列腺上皮的类脂质屏障作用破坏,腺泡及腺管的渗透性明显增高,这样有利于药物进入腺体内。同时,因射频电磁波的穿透力强,能使前列腺体血管扩张,血流加快,引流改善,新陈代谢加快,提高局部组织代谢率,白细胞吞噬作用增强,促使前列腺的炎症消退,刺激症状明显减轻;射频还能破坏α受体,减少尿流阻力,减轻尿液反流。由于局部温度增高,可以增强组织的血液循环、增加酶的活性,不仅加强代谢及免疫功能的增强,还可以降低肌肉组织张力。所以,绝大多数病例不同程度的减轻了尿道前列腺部水肿及尿道括约肌痉挛,从而使前列腺疾病患者尿频、尿急、尿潴留等症状得到改善。

(王志华)

第三节　超声热疗技术

一、超声热疗技术概述及其工作原理

(一) 高强度聚焦超声技术概述

高强度聚焦超声(high intensity focused ultrasound,HIFU)是一种新兴的治疗肿瘤技术,它能将超声发生装置产生的较低超声能源通过聚焦,在靶组织上形成高能量的焦域,造成靶组织破坏,杀灭靶细胞。早在20世纪40年代,国外就开始使用超声聚焦刀治疗颅内肿瘤,1956年Burov提出在治疗肿瘤方面,短时间高强度超声辐照比低强度超声辐照效果更好,HIFU正是这一理论的应用,它是超声聚焦的进一步发展,又称无创性超声切除或超声聚焦外科。1996年,Gelet等使用HIFU治疗前列腺癌患者,取得了良好效果。之后一系列临床研究证明HIFU在治疗前列腺癌方面具有良好效果,与传统治疗方法相比具有其特有的优势。

(二) HIFU治疗肿瘤的原理

1. 瞬间热效应　HIFU能将超声波在人体内传播,产生的能量聚焦在靶区,使其在瞬间升温,可达65~100℃,使靶组织产生凝固性坏死,而治疗边界清晰,基本不损伤周围的正常组织,达到微创性的"切除"肿瘤的目的,这是HIFU治疗肿瘤的最重要机制。

2. 空化效应　组织细胞的膜性结构存在微小气泡,在高强度超声的作用下,出现震荡、收缩、膨胀等变化,产生局部高温、高压、强冲击波等,导致细胞崩解,使组织受到破坏。但空化效应所致损伤是非可控性的和非预测性的,主要为机械损伤,易引起出血,故在治疗中应控制空化效应。

3. 机械效应　超声的机械震动可使细胞膜破坏,在膜性结构破坏的瞬间产生高温、高压,使细胞膜结构产生高度活性基团,此与组织内其他成分相互作用产生化学反应,致靶区内细胞受损。

4. 免疫效应　Burov等发现用HIFU治疗体表瘤时,当将其原位瘤破坏后,其播散结节也自行消失。提示HIFU治疗肿瘤可诱发肿瘤免疫的功能,增强宿主免疫功能。Yang等发现,HIFU治疗后能提高机体对肿瘤的特异性和非特异性免疫能力,在肿瘤原发灶消失的同时,远处转移灶也会发生消退。

5. 对放、化疗的增敏效应　肿瘤中心的乏氧细胞和肿瘤的S期细胞对放疗不敏感,而超声热疗对乏氧细胞和肿瘤的S期细胞敏感,故HIFU和放疗联合使用能发挥协同效应。在化疗时,使用HIFU可提高药物在肿瘤细胞中的浓度,并能促进肿瘤细胞进入增殖周期,有利于化疗药物发挥作用。

（三）HIFU 装置

HIFU 主要由定位系统和治疗系统两部分组成（图 21-2，图 21-3，图 21-4）。定位系统多采用 B 超定位，治疗系统为高强度聚焦超声发生装置。发射源通过压电晶体换能器产生高频超声波，在定位系统引导下定向聚焦，使焦点聚在肿瘤部位，发挥治疗作用。

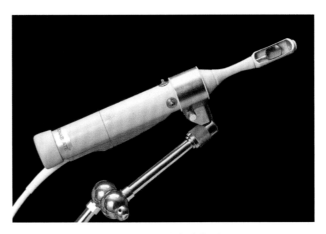

图 21-3　聚焦超声探头

聚焦设备，发射源是一个弧状聚焦盆，大量压电晶体分布在其凹面上，发射时所有的超声束射向焦点而造成聚焦效果，可在体外将超声能聚焦于治疗部位。

目前，治疗用超声的频率一般在 1～4MHz，焦点声强≥1000W/cm，每点聚焦时间在 4～5 秒，由此产生的焦点温度可达到 70℃以上，而细胞在 70℃时的杀灭时间仅为 0.25 秒，故能有效地破坏肿瘤细胞。

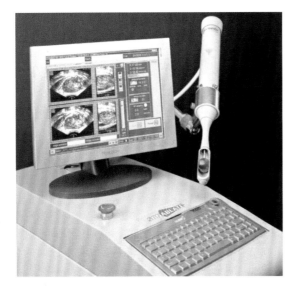

图 21-2　聚焦超声主机及探头

临床上应用的热疗机依其发射源聚焦方式不同分为两种：①体内聚焦设备，通过声透镜使超声束聚焦，可制成棒状治疗探头，能置入体内，在体内将超声束聚焦于治疗部位。临床上治疗前列腺疾病的 HIFU 装置多采用此类型。②体外

二、超声热疗技术在泌尿外科中的应用

超声波能够比较容易地经直肠聚焦于前列腺目标区域，HIFU 技术比较适用于泌尿外科前列腺疾病的治疗。除了前列腺疾病之外，还有关于浅表性膀胱肿瘤和肾脏肿瘤的基础研究。

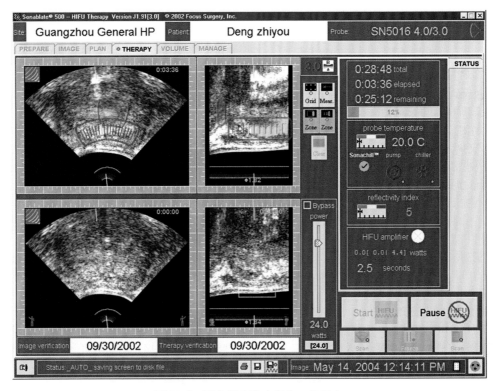

图 21-4　聚焦超声治疗操作工作平台

HIFU 技术在泌尿外科领域的研究最多、应用也最成功的是对 BPH 的治疗。HIFU 技术治疗 BPH 主要是靠减小前列腺的体积,以达到缓解症状的目的。Foster 等将 HIFU 作用于犬的前列腺,用 4MHZ 的经直肠 HIFU 治疗仪在垂直于尿道的平面上辐照形成焦斑,组织解剖发现在焦斑中心形成了凝固性坏死,凝固性坏死区域被严格限制在照射区域内,而直肠黏膜、固有肌层、膀胱等都没有受到影响。早期 HIFU 治疗 BPH 的临床研究文献较多。Nakamura 等报道经改良的 SB-200 型 HIFU 治疗 35 例 BPH,其中 22 例随访半年,前列腺的体积减小,尿流率明显增加,并发症主要有血精(8 例)、血尿(5 例)和尿潴留(4 例)。Sullivan 等报道 SB 型 HIFU 治疗 25 例 BPH,获得良好的效果,无严重并发症。Mulligan 等报道 HIFU 治疗 13 例 BPH,术后随访 2 年,前列腺的体积和残余尿均明显缩小,获得良好的效果。Madersbacher 等报道较多病例 HIFU 治疗 BPH 的远期随访结果,98 例患者中的 80 例随访 13 ~ 48 个月,平均 41 个月。其中 45 例术后 2 年症状明显改善,尿流率增加;另外 35 例(43.8%)术后 4 年内因症状改善不佳而行 TURP。他们认为 HIFU 治疗 BPH 效果尚未能经得起时间的考验,需要进一步研究以客观评价 HIFU 治疗 BPH 的效果。

近年来,有关于 HIFU 治疗 Pca 特别是局限性 Pca 的临床研究文献报道。Chaussy 等报告了 184 例 232 次 HIFU 治疗局限性 Pca 效果和并发症,术后 97% 病人 PSA<4ng/ml、61% 的 PSA<0.5ng/ml,术后病理活检 80% 无癌,90% 以上的肿块体积缩小,无严重的并发症如尿瘘、尿失禁和直肠黏膜损伤等。Gelet 等选择 82 例不适宜行根治性前列腺癌切除术的局限性 Pca 患者,采用 Ablatherm HIFU 经直肠治疗,结果显示有 62% 的患者术后 60 个月肿瘤无进展。Chaussy 等报道 65 例不适宜行根治性前列腺切除术的局限性 Pca 的 HIFU 治疗效果和并发症,治疗后前列腺的体积平均增加 30%,但 3 个月后则较 HIFU 治疗前缩小 10% ~ 20%,3 例患者有直肠壁过热或外括约肌损伤。Uchida 等报道 20 例患者 28 次选用改良的 SB-200 型 HIFU 治疗 T_{1b} ~ T_2 的 Pca 的临床研究,术后 1 例出现尿道直肠瘘、2 例尿道狭窄,另有 1 例出现尿潴留而行 TURP,他们认为,HIFU 损伤小、可重复应用,但其远期效果需要进一步研究。

(一) HIFU 治疗 BPH 和局限性 PCa 的方法

目前,国外多采用体内聚焦方式经直肠对前列腺癌进行治疗,国内也有采用体外聚焦方式经会阴进行治疗。前者由于没有耻骨联合和骨盆的遮挡,前列腺能更好地成像和定位。

采用体内聚焦方式经直肠对前列腺癌进行治疗前,患者需要常规行肠道准备,并留置导尿或行耻骨上膀胱造瘘,预防因术后局部组织水肿或坏死物阻塞而发生的急性尿潴留。治疗可以在腰椎麻醉或全身麻醉下进行。治疗时,患者取侧卧位,将治疗探头(由 1 个聚焦超声发射头和 1 个用于定位的双面超声扫描探头组成)置入直肠内。探头外包有 1 个装有冷却液的球囊,治疗期间球囊内的冷却液持续循环流动,以防止直肠壁的温度过高而发生灼伤。首先,根据定位超声的扫描图像选择治疗范围,然后,设定有关的治疗参数。确认后,在电脑控制下治疗探头自动移动,逐点、逐层、逐步完

成对整个治疗区域的治疗。国内采用的体外聚焦设备进行治疗时,无须麻醉,治疗时患者取坐位,在发射超声的弧形聚焦盆和患者体表之间采用脱气水作为耦合介质,在 B 超定位下进行治疗。

(二) HIFU 治疗局限性 PCa 的治疗范围的选择

主要有两种不同的意见:一种是主张根据术前、术中的影像学定位对肿瘤及其邻近的部分前前列腺组织进行选择性聚焦治疗;另一种是主张对整个前列腺进行扩大的聚焦治疗。前者在治疗后可以保留阴茎勃起功能,但是,由于前列腺癌常表现为多中心生长,一侧发生肿瘤时,另一侧也可能存在影像学无法分辨的微小病灶,因此,治疗后前列腺内残留肿瘤机会增大。后者虽然容易造成术后性功能障碍,但残留肿瘤的概率大大降低,故现在多数主张采用后者。

(三) HIFU 对 BPH 和局限性 PCa 的治疗效果

对于各类患者,HIFU 治疗都能取得一定的疗效。Beerlage 等报道,在对 14 位患者的肿瘤所在部分腺叶进行 HIFU 治疗后,4 ~ 12 天内行根治性前列腺切除术,病理发现治疗靶区内前列腺组织发生凝固性坏死,坏死组织和毗邻的存活组织间有一明显的分界线,而分界线以内没有残留的存活组织。而且,HIFU 治疗本身不会增加肿瘤远处转移的风险。Kiel 等报道了一组 48 例 T_1 ~ T_3 期患者的治疗结果,平均随访 15 个月,其中 68.7% 完全缓解,前列腺穿刺活检阴性、PSA <4ng/ml;16.7% 部分缓解,前列腺穿刺活检阳性、PSA<4ng/ml;14.6% 治疗失败,前列腺穿刺活检阳性,PSA >4ng/ml。Chaussy 等报道了 184 位局限性前列腺癌患者行 HIFU 治疗后的 3 年随访结果,80% 的患者完全缓解,97% 的患者 PSA<4ng/ml。对一线治疗失败的患者进行 HIFU 治疗,也能达到完全缓解。对于部分缓解和治疗失败的病例,可能与以下原因有关:①前列腺体积较大,超声治疗探头的最大聚焦距离不能到达前方的部分腺体。②肿瘤超出前列腺包膜或靠近包膜处有癌灶存在,而治疗时聚焦范围不够。③治疗时冷却液保护直肠壁的同时也造成了紧贴直肠壁的部分前列腺组织达不到治疗温度。这些问题通过增加治疗探头的聚焦距离、扩大治疗时聚焦的范围、调整冷却液的温度或增加前列腺和直肠壁之间的距离(如在 Denonvilliers 筋膜层注入液体)可以得到改善。另外,HIFU 与放疗等联合应用也是解决问题的方法之一。即使在随访过程中发现有肿瘤残留或复发,再进行补救治疗(如放疗、内分泌治疗、再次 HIFU 治疗等),也能取得良好疗效。尤其值得一提的是,Yang 等的动物实验证明,重复的 HIFU 治疗不仅可以提高疗效,而且并不会增加对周围正常组织的破坏作用,临床应用的结果也表明如果随访中发现有肿瘤残留或局部复发,可以反复地进行 HIFU 治疗直至缓解。

(四) HIFU 治疗 BPH 和局限性 Pca 术后随访指标

主要包括血 PSA 水平、前列腺 6 点穿刺活检法,其他还可行经直肠前列腺指检和超声检查。治疗后,患者尿液中会有坏死组织排出,PSA 会一过性的升高,一般在治疗后 12 小时达峰值,随后迅速下降,这与腺上皮被破坏释放 PSA 入血有关,常在 1 ~ 4 个月稳定在最低值。3 个月后的前列腺穿刺活检可见局部纤维化伴各种程度的炎症反应。B 超图像上,

治疗结束时有时局部表现为高回声信号,可能与空化作用引起的微泡形成有关,但持续时间很短;彩色多普勒超声可见局部血流消失。在以后的随访中可见前列腺体积逐渐缩小,前列腺尿道部增宽。

(五) HIFU 治疗 BPH 和局限性 Pca 术后并发症

HIFU 治疗是一种微创治疗,术中及术后并发症的发生率很低,特别是近 4~5 年,随着设备的改进和技术的成熟,早期实践中出现过的直肠尿道瘘、直肠黏膜烧灼伤和 2~3 度严重尿失禁的发生率已基本下降到零。目前,较常见的并发症是拔除导尿管(或膀胱造瘘管)后发生急性尿潴留,主要原因是坏死组织阻塞尿道,可以行 TURP 治疗。其他的并发症有轻度尿失禁、尿路感染、阴茎勃起功能障碍等。尿失禁可通过口服抗胆碱能药物治疗。由于 HIFU 治疗创伤小并发症少,患者多在治疗后 24 小时至 1 周内拔管或带管(造瘘管)出院,口服抗生素门诊随访。

(六) BPH 适应证和禁忌证

1. 适应证 经 B 超、尿流动力学检查确诊膀胱出口梗阻,排除前列腺癌的前列腺增生患者。

2. 禁忌证 ①在治疗区域及声波通过的区域内有串珠样的前列腺结石或>1cm 的囊肿。②前列腺前后径<26mm 或横径<28mm。③患者对乳胶套过敏。④临床或病理证实前列腺癌或膀胱癌。⑤尿道狭窄。⑥尿道内有金属和其他植入物。⑦在过去 6 周内有前列腺炎病史。

3. 相对禁忌证 ①前列腺中叶明显突入膀胱。②膀胱结石。③直肠手术病史(不包括痔的手术)。④6 个月内有临床症状的前列腺炎。⑤泌尿系感染活动期。⑥考虑今后生育。⑦神经源性膀胱。⑧残余尿大于 250ml。⑨凝血功能障碍。⑩尿毒症。

(七) PC 适应证和禁忌证

1. 适应证 临床确诊局限性的前列腺癌(临床分期 T_1 和 T_2 期)。①40~95 岁。②前列腺穿刺活检阳性。③PSA 水平 5~30ng/ml。④3 个月内行骨扫描为阴性。⑤前列腺体积 30~50g。

2. 禁忌证 ①T_3 和 T_4 期前列腺癌。②Gleason 评分>7分。③治疗区域有大的前列腺结石(>5mm 串珠样结石)。④凝血功能异常。⑤服用抗凝药物者。除非能临时停用抗凝药物。⑥严重泌尿系感染者。⑦经直肠超声无法准确显示前列腺组织者。⑧既往有直肠手术史。⑨尿道膀胱颈狭窄。⑩除皮肤癌以外有其他恶性肿瘤病史者。

3. 术前检查、术前准备、麻醉和体位与治疗 同前列腺增生。

(八) HIFU 治疗前列腺增生手术过程简介

1. 术前检查 ①常规检查。②特殊检查,如经直肠 B 超、尿流动力学检查、PSA 检查。

2. 麻醉与体位 取低位硬膜外麻醉和平卧位。

3. 术前准备 ①清洁灌肠。②插入硅胶导尿管。

4. 手术过程 扩肛后,向直肠注入 20ml 耦合剂。把外套乳胶套中间注有无气冷却水的探头置入直肠。把前列腺的尿道部置于矢状切面和横切面的中央,选取尿道周围增生腺体为治疗区域。做治疗计划及治疗。术中电脑全自动控制超声波发射的时间和冷却的时间,确保避免治疗区域过热

引起汽化。实时显示当前前列腺治疗的切面,全程监控治疗过程。

(胡卫列 连冠)

参 考 文 献

1. Wagstaff P, Ingels A, Zondervan P, et al. Thermal ablation in renal cell carcinoma management: a comprehensive review. Curr Opin Urol, 2014, 24(5): 474-482.

2. Hinshaw JL, Lubner MG, Ziemlewicz TJ, et al. Percutaneous tumor ablation tools: microwave, radiofrequency, or cryoablation-what should you use and why? Radiographics, 2014, 34(5): 1344-1362.

3. Castle SM, Salas N, Leveillee RJ. Initial experience using microwave ablation therapy for renal tumor treatment: 18-month follow-up. Urology, 2011, 77: 792-797.

4. Yu J, Liang P, Yu X, et al. US-guided percutaneous microwave ablation of renal cell carcinoma: intermediate-term results. Radiology, 2012, 263: 900-908.

5. Lin Y, Liang P, Yu X-L, et al. Percutaneous microwave ablation of renal cell carcinoma is safe in patients with a solitary kidney. Urology, 2013, 83: 357-363.

6. Guan W, Bai J, Liu J, et al. Microwave ablation versus partial nephrectomy for small renal tumors: intermediate-term results. J Surg Oncol, 2012, 106: 316-321.

7. Gao Y, Liang P, Yu X, et al. Microwave treatment of renal cell carcinoma adjacent to renal sinus. Eur J Radiol, 2016, 85(11): 2083-2089.

8. Wells SA, Wheeler KM, Mithqal A, et al. Percutaneous microwave ablation of T1a and T1b renal cell carcinoma: short-term efficacy and complications with emphasis on tumor complexity and single session treatment. Abdom Radiol (NY), 2016, 41(6): 1203-1211.

9. Matlaga BR, et al. Phase II trial of radio frequency ablation of renal cancer: evaluation of the kill zone. J Urol, 2002, 168(6): 2401-2405.

10. MacLennan S, et al. Systematic review of perioperative and quality-of-life outcomes following surgical management of localised renal cancer. Eur Urol, 2012, 62(6): 1097-1117.

11. Lorber G, et al. Long-term oncologic outcomes following radiofrequency ablation with real-time temperature monitoring for T1a renal cell cancer. Urol Oncol, 2014, 32(7): 1017-1023.

12. Campbell C, et al. Transrectal radiofrequency ablation for pelvic recurrence of bladder cancer: case report and review of complications. J Vasc Interv Radiol, 2005, 16(7): 1027-1032.

13. Gajdos C, et al. Combined thermal-surgical ablation of locally advanced abdominopelvic malignancies. Ann Surg Oncol, 2011, 18(5): 1267-1273.

14. Perera M, et al. An update on focal therapy for prostate cancer. Nat Rev Urol, 2016, 13(11): 641-653.

15. Zlotta AR, et al. Percutaneous transperineal radiofrequency ablation of prostate tumour: safety, feasibility and pathological effects on human prostate cancer. Br J Urol, 1998, 81 (2):265-275.

16. Tamarov KP, et al. Radio frequency radiation-induced hyperthermia using Si nanoparticle-based sensitizers for mild cancer therapy. Sci Rep, 2014, 4:7034.

17. Corica A, et al. Transurethral radio frequency thermotherapy for symptomatic benign prostatic hyperplasia. Eur Urol, 1993, 23(2):312-317.

18. Gelet A, Chapelon JY, Bouvier R, et al. Treatment of prostate cancer with transrectal focused ultrasound: early clinical experience. Eur Urol, 1996, 174:183.

19. Nakamura K, Baba S, Saito S, et al. High-intensity focused ultrasound energy for benign prostatic hyperplasia: clinical response at 6 months to treatment using Sonablate J Endourol, 1997, 197:201.

20. Sullivan LD, Mcloughlin MG, Goldenberg LG, et al. Early experience with high-intensity focused ultrasound for the treatment of benign prostatic hypertrophy. Br J Urol, 1997, 172: 176.

21. Mulligan ED, Lynch TH, Mulvin D, et al. High-intensity focused ultrasound in the treatment of benign prostatic hyperplasia. Br J Urol, 1997, 177:180.

22. Madersbacher S, Schatzl G, Djavan B, et al. Long-term outcome of transrectal high-intensity focused ultrasound therapy for benign prostatic hyperplasia. Eur Urol, 2000, 687:694.

23. Chaussy C, Thuroff S. High-intensity focused ultrasound in prostate cancer: results after 3 years. Mol Urol, 2000, 179: 182.

24. Gelet A, Chapelon JY, Bouvier R, et al. Transrectal high-intensity focused ultrasound: minimally invasive therapy of localized prostate cancer. J Endourol, 2000, 519:528.

25. Chaussy CG, Thuroff S. High-intensive focused ultrasound in localized prostate cancer. J Endourol. 2000, 293:299.

26. Uchida T, Sanghvi NT, Gardner TA, et al. Transrectal high-intensity focused ultrasound for treatment of patients with stage T1b-2n0m0 localized prostate cancer: a preliminary report. Urology, 2002, 394:399.

27. Beerlage HP, Thuroff S, Debruyne FM, et al. Transrectal high-intensity focused ultrasound using the Ablatherm device in the treatment of localized prostate carcinoma. Urology, 1999, 273:277.

28. Kiel HJ, Wieland WF, Rossler W. Local control of prostate cancer by transrectal HIFU-therapy. Arch Ital Urol Androl, 2000, 313:319.

29. Chaussy C, Thuroff S. High-intensity focused ultrasound in prostate cancer: results after 3 years. Mol Urol, 2000, 179: 182.

第二十二章

氩氦刀冷冻系统在泌尿外科的应用现状

第一节　氩氦刀冷冻系统概述

冷冻消融（cryoablation），也被称为冷冻手术（cryosurgery），或冷冻疗法（cryotherapy）。其历史可追溯到 3500 年前，当时的医生应用冷冻方法治疗各种外伤和缓解疼痛。现代冷冻消融治疗学的建立，则是近代的事情，其间伴随着低温物理学、工程学、冷冻生理学和病理学的发展。1845 年，James Arnott 首先使用冷冻治疗皮肤肿瘤，开创了低温在医学上临床应用的历史。随着近代工业的发展，19 世纪后半叶，固体二氧化碳、液氮等相继面世，冷冻治疗逐渐流行。1899 年 Campbell White 就首次报道应用液化空气治疗各种皮肤病；其后该技术就很快在皮肤病学领域广泛推广。但是在 20 世纪中叶以前，冷冻治疗的治疗深度仅有几毫米，直到 20 世纪 60 年代，医学家 Irving Cooper 和工程学家 Arnold Lee 的协作性研究，制备了一种冷冻治疗探针，有力地促进了冷冻治疗的发展，使人体深部冷冻治疗成为可能；但由于实时监测手段缺乏，无法有效控制冷冻范围，并未得到广泛应用。在此阶段，《Journal of Cryosurgery》正式出版发行。直至 20 世纪 80 年代末和 90 年代，影像技术的发展与新的冷冻设备的研制成功，如 20 世纪 80 年代中期，美国 CMS 公司（Cryomedical Sciences, Inc）制造的直插式液氮低温冷冻仪；Holman 研制了 Peltter 热电冷冻器；20 世纪末，美国 Endocare 公司成功研制一种新型超低温介入冷热消融氩氦靶向肿瘤治疗设备——氩氦刀手术系统（Cryocare™ surgical system），其代表现代冷冻工程学最新和最高水平。随后，氩氦刀手术系统通过美国 FDA 批准，IEC、EMC 和欧盟 CE 认证，进入医疗市场并投入应用。

氩氦刀手术系统的问世不但继承和发展了超低温治疗学的基础和临床研究成果，而且萌发了肿瘤微创治疗的新概念，是冷冻治疗技术发展的最新成就，将冷冻消融治疗推向了新的高度。氩氦刀将超低温靶向冷冻和介入热疗有机地结合在一起，为肿瘤微创消融治疗技术的发展带来突破性进展。氩氦冷冻治疗可经皮肤入路，也可在腹腔镜手术或开放手术中应用，它是唯一兼具超低温冷冻、介入热疗、术中即时观察、免疫增强等多重疗效的微创靶向治疗系统。氩氦刀冷冻系统独特优势在于：①氩氦刀制冷或加热只局限于冷冻针尖端，针杆有很好的热绝缘效果，不会对穿刺通路上的组织产生大的损伤。②出血少或无出血。冷冻可使小血管收缩甚至凝结形成血栓，有较好的止血作用。③疼痛不明显甚至无痛，氩氦刀冷冻本身具有镇痛效果。④防止或减少术中癌细胞扩散。⑤冷冻能刺激机体免疫反应，使特异性抗肿瘤相关抗体增加，并引起 T 细胞介导的肿瘤细胞杀伤作用。⑥1.47mm 的超细探针对脏器损伤轻微，并发症发生率低，可形成不同形状的冰球，便于适形治疗。

目前借助于 B 超、CT 等影像学设备工具，氩氦刀已经广泛应用于肝癌、肺癌、胰腺肿瘤、脑肿瘤、平滑肌肉瘤、肾肿瘤、前列腺肿瘤、盆腔肿瘤等的治疗，它可对多种良恶性肿瘤施行精确冷冻切除，还可以增强机体的抗肿瘤免疫能力，具有安全、有效、微创等特点，相关文献报道临床疗效满意。在泌尿系肿瘤治疗领域，Uchida 等首次将冷冻消融用于狗的肾脏的动物实验，不久，Uchida 和他的助手们应用冷冻消融治疗临床上的转移性肾癌患者，标志着冷冻消融治疗泌尿系肿瘤的开端。现今，由于冷冻消融对局部肿瘤细胞杀灭迅速、彻底，对治疗范围外的结构干扰轻微，减少了对正常组织的损伤等特点，使治疗后漏尿和出血等并发症发生率低，在泌尿外科中广泛运用，主要针对肾细胞癌及前列腺癌。

作为放射治疗的替代疗法，或针对放射治疗无效或不适宜的患者及肿瘤患者入院确诊时已失去了手术根治切除机会的患者，氩氦刀提供了一个有效的临床治疗方法。

（胡志全　曾星）

第二节　氩氦刀冷冻系统基本结构及工作原理

一、氩氦冷冻系统

20 世纪 90 年代初，根据焦耳-汤姆逊（Joule-Thomson）效应研制的以氩气为冷冻源的气流制冷器无疑是冷冻治疗系统发展史上的一次伟大的革新。随着多种新的冷冻治疗设备纷纷面世，由于氩气的降温和氦气的升温非常迅速，一般在数十秒内即可完成，因此它们几乎完全取代了液氮冷冻系统。

氩氦冷冻系统的关键设备集中于冷冻探针，在中国冷冻探针被称为"氩氦刀"（图 22-1）。美国 Endocare 公司生产的氩氦冷冻治疗系统配有 2mm、3mm、5mm、8mm 多种直径的、中空冷冻探针。这些探针刀杆嵌有为刀杆提供绝热保护的

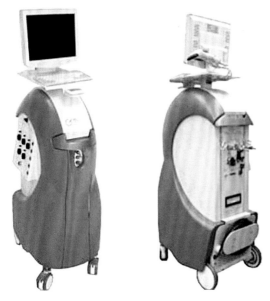

图 22-1 Cryo-HIT™ 低温冷冻手术系统

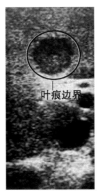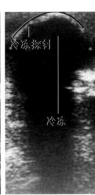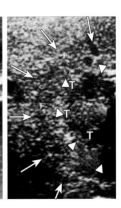

图 22-2 Cryo-HIT™ 低温冷冻手术系统

真空绝缘层;冷刀刀杆外壁可承受 4 倍于工作压力(2800psi)的气体压力,为医生和患者提供可靠安全保护;美独家专利的可变冰球冷刀,用滑钮改变真空绝缘层长短,从而改变冷冻室长短,产生长中短/大中小 3 种冰球结合应用不同直径的冷冻探针,在冷冻过程的不同时间,可产生不同大小和形状的冰球,可方便、准确地适形和调整。以色列 Galil-Mecdical 公司生产的氩氦冷冻设备(Seedsice,seednet Cryotherapy,Cryo-Hit),与 Endocare 氩氦系统技术原理相似,但冷冻探针配置上有其特点:①标准冷冻探针型号为 1.5mm、2mm、3mm 等多种直径,其中 1.47mm 为目前世界上直径最小的冷冻探针。②直径 5mm 的冷冻探针的顶端尖锐且 45°弯曲圆钝,有的顶端直径为 5mm、8mm 的半球形。③部分标准冷冻探针设计与 MRI 兼容,可联合 MRI 实时监控。④Galilmedical 冷冻系统所需氩气工作压力较大(4000psi/2800psi)。⑤冷冻探针仅能一次性使用;形成的冰球相对较小。

在氩氦冷冻系统实际操作中,冰球迅速形成,融化较快,极易重新定位和治疗,瞬时冷却的特性使其对病变组织的损伤彻底,对正常组织几乎无损伤。结合多探针的应用,可以治疗多病灶,大小形状不等的肿瘤。

二、冷冻治疗辅助设备

(一)冷冻治疗影像学监控设备

在冷冻治疗过程中,需要影像学设备实时监控和引导。超声、CT 或磁共振(MRI)都可用于实时监控和引导冷冻治疗。

1. 超声 超声是最常见的影像学技术,其操作方便,实时显示,无放射性。由于在 B 超成像中,冰是弱回声的(暗区),冰球边缘却是强回声带(亮带)(图 22-2),因此超声可用来引导和监控不同部位的冷冻治疗,特别适合实质性器官和软组织肿瘤冷冻治疗时的引导和监控。由于超声的实时引导,冷冻探针的放置更为安全,不会穿破大血管,胆管等其他重要结构。而且,冷冻探针的治疗路径更准确,既节约时间,治疗也更加彻底。

超声在冷冻消融治疗中的应用有一定的局限性。这是因为:①超声显示的是二维图像,它没有三维定位功能,不能清楚辨析脏器和病灶的空间位置,无法准确判断肿瘤体积的大小,造成计算上的偏差,影响冰球对肿瘤的覆盖范围这一缺点使得穿刺肿瘤的中心是比较难的。②超声的分辨率远低于 CT 和 MRI,因此在应用超声引导时,需提高其分辨率并利用先进分析软件对图像进行定量评估,才能提高实时监控的能力。

2. CT 冷冻探针的发展使经皮路径冷冻消融治疗逐渐成为主流。由于 CT 比超声更能清晰地显示整个冷冻过程,尤适用于对肝、肺、肾等肿瘤的治疗。CT 的优势在于:①引导穿刺前,CT 导引定位精确,可提高穿刺安全性,实时扫描确定冰球范围,更精确地发现病灶及其边界,有效保护危险组织、器官,保存较多未被肿瘤累及组织,可达到"所见即所得"的效果。②引导穿刺时,可确定穿刺针的进针方向和深度,直观地了解探针穿刺的位置,确定进针数目及进针部位,根据多幅 CT 扫描图像选择最佳进针途径(尽量避开大血管和空腔脏器);能准确测量进针处于病变组织的距离和角度,便于确定进针的深度和角度,保证治疗的精确性和微创性保证对实体肿瘤组织进行彻底治疗。③冷冻治疗后,CT 可用于即刻复查和术后用于随访和疗效评估——一般认为冷冻前后同一部位 CT 值下降 30~50Hu,可作为判断肿瘤细胞已灭活的参考指标。

由于常规 CT 缺乏实时显示功能,在穿刺过程中需要多次扫描对操作技术进行修正,特别是存在呼吸运动的身体部位操作时暴露了它的不足。

3. MRI 与 CT 相似,MRI 也可引导和监测冷冻探针的经皮路径治疗。MRI 相对优势:①无电离辐射,具有较高的时间及空间分辨率,对软组织显示清晰。②MRI 在任意层面成像,能够显示精细解剖结构,无须对比剂就可以清晰显示周围血管,强化扫描可以明确病变范围,区分病变组织与周围正常组织。③MRI 能清晰地显示冰球边界及形成过程,冰球质子弛豫时间不同于水质子,T1、T2 弛豫时间延长,多个 MRI 序列上冰球显示为无信号,T2WI 表现为明显的低信号。④MRI 能够实现真正的多平面成像及三维导航。⑤MRI 可以进行组织弥散和灌注成像以便更准确地评价治疗效果及确定治疗"终点"。⑥MRI 能进行靶组织的实时温度检测,因其成像敏感性和弛豫机制的温度依赖性特别适于显示及控制组织的热能蓄积,从而为温度依赖式激光间质消融治疗和冷冻消融治疗提供了最佳监控手段。

与诊断用传统 MRI 不同的是消融治疗使用的介入性 MRI 要求操作控制台小巧、移动方便,便于手术操作,又能实时监控手术过程。MRI 术中能监控冷冻治疗冰球的信号范围及边界的变化,还能显示冰球扩展并包裹整个肿瘤。

总之,对于冷冻治疗的监护和冷冻后的随访,超声、CT 和 MRI 应用各有优缺点。有时可应用多种影像学技术,如超声和 CT 联合应用可取得比单独应用更好的监控效果。

（二）冷冻治疗温度监测设备

在应用冷冻系统治疗时,既要求对靶组织有最大的杀伤效果,也要保证正常组织免受冷冻伤害而导致严重并发症,因此准确把握冷冻低温探针的温度及组织内温度分布情况显得尤为重要。在冷冻治疗的早期发展阶段,冷冻过程中温度检测是利用电阻测温。它的主要原理是基于金属导体的电阻值随温度升高而增加,通过测定治疗过程中电阻的变化就可确定组织的温度。通常电阻大都由纯金属制成,应用最多的是铂和铜。电阻测温的缺点在于:①由于电阻体的引出线等各种导线电阻的变化会给温度测量带来影响,灵敏度不高。②测量的范围较小。现在广泛应用的冷冻治疗温度监测设备是热电偶测温。热电偶的工作原理是基于赛贝克 (seeback) 效应,即两种不同成分的导体两端连接成回路,如两连接端温度不同,则在回路内产生热电流的物理现象。通常热电偶由铜/铜-镍合金构成,安装在探针顶端,其内部有一组不同的传导器,当接触面温度变化时,形成的闭合电路产生电压变化,根据电压变化可测定温度改变。热电偶测定的温度误差不足 $0.1℃$,反应温度变化时间短于 0.3 秒。

近 20 年来,现代化冷冻消融治疗设备已广泛应用于多种病灶组织的局部治疗。由于操作全程有影像学技术实时监控和热电偶温度监测,治疗更为便利和精确。相比较其他热消融治疗,冷冻消融具有多探针同时治疗的优势,术后并发症较轻微。

三、氩氦刀冷冻消融技术的基本原理

氩氦冷冻系统消融的原理是基于焦耳-汤姆逊原理开发,其氩气快速制冷技术可借高压氩气在探针尖端的急速膨胀在 30 秒内冷冻病变组织至 $-100℃$ 以下。氩氦冷冻系统的工作原理是:高压氩气或氦气通过传输管进入针杆后高速通过节流管;再从节流喷嘴释放,进入容积相对较大的膨胀区;在膨胀区内,高压急剧降至常压,从而产生急速降温或升温的绝热节流效应;随后,降至常压的、节流后的氩气通过节流管外的翅片释放于大气中。节流管外的翅片不仅是气体循环通道,而且起到翅形换热器的作用——它能使节流管内氩气的温度进一步降低。

氩氦刀冷冻系统促成的杀伤机制是多种理化因素相互作用的结果,主要包括直接的细胞毁损与间接的微血管系统损伤。冷冻初期当组织温度降低至 $-4℃\sim-21℃$ 时细胞外形成冰球,细胞外溶质浓度增大,形成高渗环境,细胞内水分进入细胞外。细胞内脱水,失去水分的细胞变得皱缩,细胞膜和细胞器因此而受损。当温度进一步降低至 $-21℃\sim-175℃$ 时,细胞内形成冰球致使如线粒体和内质等细胞器发生不可逆性损伤,继之损伤细胞膜,最终引起细胞死亡。复温过程中细胞内小冰球再结晶或相互融合成大冰球,大冰球对细胞有更强的破坏作用。另外,细胞外间隙为低渗环境,水再进入细胞内引起细胞肿胀导致细胞膜破坏。冷冻消融还可以通过破坏肿瘤周围微血管来达到杀伤肿瘤细胞的目的。微血管系统损伤发生较迟,冷冻时导致血管收缩血流减缓冰球形成,最终血流停止。这种进展性的微循环障碍引发细胞缺氧。同时冷冻会使得冰球内组织的微血管系统通透性增高,引起脉管系统的损害及水肿。复温后血小板凝集,微血栓形成阻断血流,组织缺血缺氧水肿引起细胞死亡。而在亚低温状态下（如治疗边缘区域）,冷冻主要通过凋亡引起靶细胞死亡,对减少肿瘤残留具有极其重要的意义。冷冻后的原位肿瘤坏死组织还可以作为抗原,诱导机体产生抗肿瘤的免疫反应,包括以 Treg 淋巴细胞减低、CD_4^+ T 淋巴细胞增多、CD_4^+/CD_8^+ T 细胞比例升高为主的特异性细胞免疫及以巨噬细胞和自然杀伤 NK 细胞为主的非特异性免疫。

（胡志全　曾星）

第三节　氩氦刀冷冻系统在泌尿外科中的应用

一、肾肿瘤的冷冻消融治疗

1. **手术适应证和禁忌证**　主要适应证有:①孤立肾肾癌、一侧肾癌已切除对侧肾有癌转移或新发癌、单发转移性肾癌、双侧肾癌（特别是具有家族遗传趋势的肾多发性肿瘤综合征患者。②病变较小（直径不超过 4cm）。③不能手术或不能耐受手术或拒绝手术的肾癌患者,如肾癌同时伴有其他严重疾病（冠状动脉疾病、周围血管疾病或糖尿病等）。

绝对禁忌证为存在凝血功能障碍的患者;相对禁忌证是有近期发生的急性心肌梗死或不稳定型心绞痛,以及合并严重的急性感染的患者。

2. **手术步骤**

（1）开放冷冻消融的步骤:做全身麻醉;取健侧卧位;腰部肋缘下或者第 11 肋间切口;游离肾,充分暴露肿瘤,将肿瘤周围组织分离至肿瘤基底部;此时将肾动静脉亦分离出来（以备切除肿瘤时如果出血较多,可以随时阻断）;根据情况酌情决定是否切除部分肿瘤后,再根据肿瘤基底部的大小及与肾门的解剖关系,决定点数和进针方向,用冷冻消融设备将肿瘤的基底部消融固化。

（2）腹腔镜肾癌冷冻消融术步骤:按照手术入路的不同可分为经后腹膜和经腹膜两大类。腹腔镜入路主要取决于肿瘤位置:病变位于肾前方或肾上极的,推荐使用经腹膜入路;而位于肾脏后方或下极的病变,经后腹膜入路更为恰当。此外手术入路的选择跟患者体质及既往手术史亦有关。

（1）经后腹腔入路:患者取健侧卧位,将手术床弯曲来增大肋弓与髂骨之间的空间;紧贴第 12 肋下腋后线皮肤做一长 $1.2\sim1.5cm$ 的横切口;用长弯钳分离腰肌及腰背筋膜进入后腹腔;将插入后腹腔,向球囊内注入 $800\sim1000ml$ 水或者空气扩张腹膜后隙;退出球囊扩张器,置入 12mm trocar;经 trocar 导入 CO_2 建立气腹腔,使气压维持在 $12\sim15mmHg$ 后置入 10mm 30°腹腔镜;在腹腔镜的指引下,分别在髂嵴上腋中线处及第 12 肋尖腋前线处置入另两个辅助 trocar,大小分别为 12mm 和 5mm;清理腹膜后脂肪后,切开肾筋膜;在肾背侧切开肾脂肪囊并将包绕肿瘤的纤维脂肪组织切除;将部分临近肿瘤的肾实质完全、清晰的游离出来。将腹腔镜超声探头经 12mm 前操作孔进入后腹腔,在肾脏表面扫描,评估肿块的边缘、形状、尺寸及有无卫星灶。如有必要,可行肿块穿刺活检,并将标本与先前切下的纤维脂肪组织一同送病理检验。在腹腔镜超声监控及腹腔镜直视下,冷冻探针从肿块正中插入,并使探头尖部恰好位于肿瘤内缘。在此过程中,超声探头必须置于恰好与肿瘤平行的位置或肾脏背面,依据肿瘤的位置控制冷冻探头的插入和冰球的形成。必要时可先分离肾动静脉,预防穿刺出血时,阻断肾血供。

(2) 经腹腔入路:经腹腔入路手术要求患者取 60°侧卧位,弯曲手术台以增加肋缘与髂嵴间的操作空间。气腹形成后,将腹腔镜插入位于脐水平线以上 4~5cm 处腹直肌旁的操作孔,其余 3 处操作孔分别位于第 12 肋缘下与腋前线、腋中线及腋后线的交汇处。左侧手术,沿 Toldt 线从结肠脾曲切开后腹膜直至乙状结肠连接部,将降结肠向中间牵拉以充分暴露 Gerotas 筋膜,从而使腹腔镜超声探头能清晰地发现肾肿瘤。剩余步骤与经后腹膜入路操作步骤相同。右侧手术,需游离结肠肝曲并将肝往中上方牵拉以暴露手术区域;要完成这一步骤可能需要切断三角韧带。随后手术过程如上所述。

(3) 经皮肾癌冷冻消融步骤:采用区域性或局部麻醉,患者俯卧位或健侧卧位,在超声、CT、MRI 引导下经皮插入冷冻探针,术中使用探针的数量和型号取决于肿瘤的部位和大小,对于较大的肿瘤可同时使用多个探针。一般认为,2 次冻融循环可以扩大组织坏死范围,特别是在冷冻区的周边部分。重复冻融过程中,组织温度下降加快,周边温度会更低,冷冻边缘与细胞坏死边缘越接近。肾肿瘤治疗温度应 ≤ -194℃,但临床治疗通常使局部温度达到-40℃,因此术中冰球范围通常超出病灶边缘 1cm,以确保冷冻手术的疗效。冰冻区应与肾窦保持一定距离,以免伤及集合管系统(图 22-3 ~ 图 22-5)。

(4) 冷冻过程:以液氮冷冻消融为例,冷冻探针尖部可

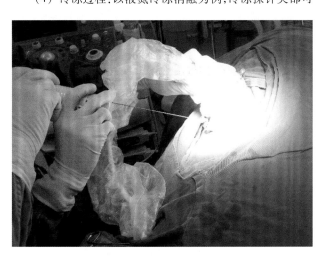

图 22-3　超声肿瘤定位行穿刺活检

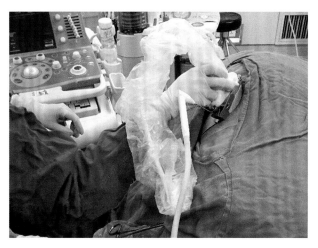

图 22-4　冷冻探针经皮穿刺肾肿瘤

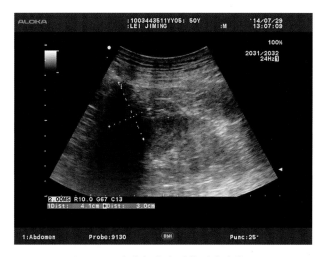

图 22-5　术中超声实时监测冷冻范围

产生 -190℃ ~ -185℃ 的低温,当探针被置于上述位置后,随即进行第一次快速冷冻循环。"冰球"在腹腔镜及超声探头的双重监视和控制下形成,其在超声影像上所产生的带有边缘强化的低回声区必须完全超越肿瘤外缘约 1cm,接着进行缓慢的解冻直至冰球开始融化。随后进行第二次快速冷冻循环,当所形成的"冰球"尚不足以在超声监控中形成清晰影像时,腹腔镜直视是第二次冷冻循环中控制冰冻范围的主要方式。当第二次冷冻循环完成后,对临近探头的病变进行解冻。探头必须在完全松开后方可取出。切忌使用扭转力或暴力,以免引发肾破裂而导致肾解冻后大出血。

在整个冷冻消融过程中,必须格外小心以避免输尿管或腹腔内其他脏器与"冰球"或冷冻探头发生直接接触。

3. 相关并发症及处理

(1) 出血:通常于二次冷冻循环完成后在对靶组织进行解冻时发生,一般通过向出血灶填塞吸收性明胶海绵并施以压迫可完成止血。

(2) 损伤腹腔临近脏器:通过术前对肿瘤大小、位置的评估并选择合适的手术入路,术中将肿瘤和临近脏器充分游离,通过腹腔镜及超声密切监测冷冻探头的位置和进入深度并控制"冰球"的形成,一般可以避免该并发症的发生。

（3）肾破裂：为术中最严重的并发症之一，通常需立即中止冷冻消融术并中转开放行肾修补，必要时需切除肾。

术后并发症包括一过性高热、贫血、肾周血肿、尿液囊肿、肉眼血尿、肺水肿等，一般上述并发症均可通过保守对症治疗得到缓解。

4. 冷冻消融术治疗肾恶性肿瘤的途径的选择　冷冻方法有手术中（开放式）、腹腔镜下和经皮冷冻消融，以后两种最为常用。在临床上，这3种方法的选择主要取决于患者的具体情况以及术者的经验和设备条件。对多发性肾癌，如肿瘤靠近肾门，以开放手术中冷冻消融较为安全；对单个浅表性小肾癌，腹腔镜下易于发现，以腹腔镜下冷冻消融为首选；小肾癌如为单个或不超过3个，且患者全身情况较差，宜选择经皮冷冻消融。

二、前列腺癌的冷冻消融治疗

1. 适应证和禁忌证　冷冻治疗适用于临床分期 $T_{1c} \sim T_3$ 的任何前列腺肿瘤患者，主要作为放射治疗替代治疗之一。对临床 T_3 期患者，冷冻治疗更适合于肿瘤体积较小且肿瘤在有效冷冻范围内的患者。当前列腺体积超过 $50cm^3$ 时，冷冻治疗难以完全将其消融，可考虑新辅助激素治疗缩小前列腺体积，使冷冻治疗更为有效。挽救性前列腺冷冻消融术有可能安全地根除局部复发的前列腺癌，并降低了并发症的发生率。

绝对禁忌证包括任何原因引发的直肠瘘以及可能影响前列腺解剖的骨盆手术或创伤病史（如尿道成形术、骨盆骨折等）。相对禁忌证主要包括经尿道前列腺电切术（TURP）病史，严重的尿路梗阻，前列腺体积大于 $50cm^3$，以及经腹经会阴直肠切除术病史或其他直肠病变者。

2. 手术步骤

（1）术前准备：患者在手术前晚和当天早晨进行常规的肠道准备。行局部或全身麻醉后，患者取截石位，会阴部靠近手术台边缘，与地面垂直，以便 TRUS 探头和模板的定位。插入 Foley 导尿管并夹闭，使膀胱扩张。

（2）经直肠超声评估和模板放置：附有夹持装置的 TRUS 探头插入直肠，使前列腺成像并测量尺寸。将超声探头向下向后插入，直至有轻微的抵抗感。这个动作可增加前列腺与直肠之间的距离，有助于预防冻结时伤及直肠，提高了操作的安全性。适当调整并固定夹持装置，将冷冻探针连接到夹持装置，然后固定会阴部的模板。模板中的孔间隔 5mm，与投射的超声图像相一致。电脑控制的冷冻治疗系统包含的一系列前列腺横断面 TRUS 图像为冷冻探针定位提供了个性化方案。图像识别软件借助于用户自定义的相关解剖数据，以确定前列腺、尿道和直肠的几何解剖结构，并为冷冻探针指定最佳的位置。

（3）冷冻探针定位：了解等温线分布（冰球温度范围）和特定冷冻探针的冰球几何学知识对实现适当的重叠和毗邻冰球的汇合至关重要。TRUS 可在纵向和横向视图上明确前列腺尿道位置，并能根据冰球几何学确定冷冻探针放置点与尿道之间的距离。目前市场上的两种冷冻系统，冷冻探针可使用模板直接经会阴定位插入，而不需要扩张装备。如图 22-6 所示，在 TRUS 引导下冷冻探针插入并分层定位以充分

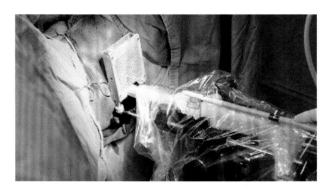

图 22-6　TRUS 引导下插入冷冻探针

覆盖前列腺组织。

（4）热电偶的定位和尿道加温导管的置入：一般的冷冻治疗应用五支温差电偶热敏计，分别置于前列腺两侧的血管神经束（neurovascular bundle，NVB），前列腺尖部，外括约肌及 Denonvilliers 筋膜直肠壁之前。术中须保证神经血管束内和前列腺尖部的温度至少应达−40℃低温；外括约肌温度应保持15℃以上；Denonvilliers 筋膜直肠壁之前处温度应不低于0℃，如果热敏置于前列腺后面包膜处时，Denonvilliers 筋膜处温度不低于−40℃。所有探针成功定位后，轻轻撤除 Foley 导管。用膀胱镜对尿道进行 360° 的详细检查，如果检测到尿道中探头错位或血肿，应重新定位探针以避免直接尿道冻结。

将一个 0.038 英寸的超刚性导丝通过膀胱镜工作通道插入，然后将润滑的尿道加温导管通过导丝插入膀胱。然后在膀胱镜引导下，在耻骨联合上放入导管，在体外与加温器连接形成循环装置。加温器将 44℃ 热水不断注入循环装置中，加温保护尿道。在这一过程中，膀胱尽量保持充盈，以防止加温设备的尖端对膀胱黏膜造成损伤（图 22-7）。

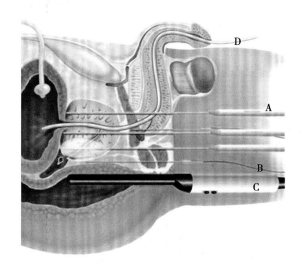

图 22-7　热电偶的定位和尿道加温导管的置入
A. 冷冻探针；B. 热电偶；C. 经直肠超声探头；D. 尿道加温导管

（5）冻结过程监测：冻结过程的监测包括对冷冻范围和冷冻温度的监控（图 22-8）。冷冻范围可经直肠 B 超检测冰球的边界来评估，冷冻时冰球超声影像表现为强回声带伴低

回声影。由于冷冻冰球大小不代表冷冻杀死肿瘤范围大小，只有当温度降至-40℃以下才能有效杀死肿瘤细胞。为了保证 TRUS 的实时监测，从前探头层开始行冷冻治疗，逐渐向后进行。每执行两个冻融循环，前列腺可被动解冻(15～20分钟)，或用氦主动解冻(7～8分钟)。如果前列腺顶端到基底测量长度比冷冻探针产生的冰球长，拉回冷冻探针覆盖还没有治疗的顶端并重复两个冻融循环。为了确保肿瘤得到有效治疗，冰球通常可以横向延伸到前列腺周围组织2～4mm，甚至超过顶端。但肿瘤侵犯周围组织是，允许冰球横向延伸更多，如有必要，可在这些区域放置一个额外的冷冻探针。当精囊受侵犯时，冷冻探针应深入并确保冰球覆盖精囊。完成最后的冻融循环后，留置尿道加温器达10分钟，以尽量减少尿道黏膜坏死脱落及尿潴留风险。行 TRUS 检查确定没有冰球后撤除冷冻探针，会阴加压2～5分钟。轻轻撤除尿道加温器，然后插入 Foley 导管(如在手术前已插入耻骨上导管则打开即可)。

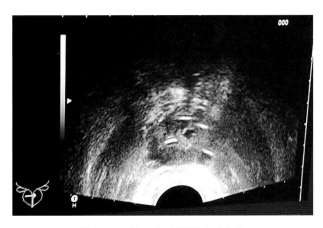

图 22-8　超声实时监测冰球变化

对于接受挽救性冷冻治疗的患者，行放射治疗时放置的放射性粒子可能会对治疗产生一些干扰。因为这些粒子的超声下形态与冷冻探针针头类似。此外，在定位过程中还可能会遇到前列腺纤维化带来的麻烦。大量的辐射可能使前列腺腺体附着于直肠壁前壁，减少 Denonvilliers 筋膜厚度。如果直肠前壁与前列腺后部之间的空间小于5mm，则无法使温度安全地低至-40℃。在 Denonvilliers 筋膜区域注入盐水可能有助于增加前列腺和直肠前壁的距离，降低相关并发症的发生率。

3. 并发症

(1) 勃起功能障碍：勃起功能障碍是前列腺冷冻治疗后最常见的并发症，研究显示其发生率超过80%。这可能是与冰球范围超出前列腺腺体进入 NVBs 区域有关。

(2) 尿失禁：引起尿失禁的原因包括冷冻治疗直接导致的阴部内神经损伤，尿道黏膜损伤，尿道括约肌损伤，瘢痕形成导致的内括约肌功能损伤及膀胱逼尿肌不稳定等。最近的挽救性冷冻治疗研究显示，外括约肌热电偶的使用使尿失禁率减少至不到5%。

(3) 尿道黏膜坏死和尿道狭窄：随着当前冷冻技术的改进，该并发症的发生率很低。治疗方法包括充分的引流，如条件允许可行经尿道切除前列腺坏死组织，还要适当的应用

抗生素治疗。如果冷冻治疗时使用有效的尿道加温设备，则尿道狭窄极少形成。

(4) 疼痛：手术后盆腔或直肠疼痛的发生率为0.4%～11%。行冷冻疗法治疗的患者有约3%出现短暂性阴茎感觉麻痹，这是由于冷冻探针附近的阴茎背神经受到损害造成的，通常自行缓解。

(5) 尿道直肠瘘：行前列腺冷冻治疗的患者尿道直肠瘘的发生率为0～3%，放疗术后行挽救性冷冻治疗的患者中尿道直肠瘘最为常见。随着实时温度监控器的应用和 TRUS 设备的更新使这一并发症的发生率大大降低。

三、膀胱癌的冷冻消融治疗

1. 适应证　一般只适用于全身情况极差，无法耐受肿瘤切除或其他手术治疗的情况下，作为一种姑息性治疗使用。冷冻消融治疗后需要给予放疗、化疗等其他相应的抗肿瘤治疗，单独实施冷冻治疗，根治肿瘤的概率很小。

2. 冷冻消融方法

(1) 膀胱开放冷冻消融术：麻醉下按常规方法切开膀胱，在直视下对病变区域进行冷冻治疗。冷冻消融方法需要根据病变的具体情况选定。一般多采用接触法，必要时也可采用倾注法或刺入冷冻法。消融次数和每次冷冻的时间根据病变的性质、部位、范围，以及所使用的器械等而异。一般原则是对于炎症、溃疡或良性肿瘤的冷冻治疗，每次冷冻的时间可短一些，一次治疗不宜超过2～3个冻融周期。一般情况下，接触法冷冻时，一个部位冷冻2～3分钟，或肉眼观察下控制，使冷冻部位冻结发白的范围不超过正常组织2～3mm 为宜。如果病变范围较大，需实施较大范围冻时，应该同时采用测温装置，将热电耦测温针的针头部，从病灶外缘1～2cm 处，刺到待冷冻病灶下方深层组织内，监控局部温度，如果正常组织内的温度在0℃以上。治疗恶性肿瘤时，在病情允许的情况下，可适当地扩大冻结部位，一次可实施3个以上冻融周期。但应注意不可冷冻过度，以免直接冻伤或累及伤害膀胱以外正常组织。

(2) 经尿道冷冻法：多需要采用腰椎麻醉或全身麻醉。先在耻骨上切开皮肤，插入套管膀胱镜，再经尿道插入冷冻探头。冷冻探头的形状和安置部位，对于冷冻治疗效果有很大影响。冷冻治疗膀胱肿瘤时，一般需要在膀胱镜直视下，确定冷冻探头的位置，手术者需要将冷冻探头直接地固定在待冷冻的组织上，使之与病变组织紧密接触，才能有效地进行冷冻。

使用的冷冻探杆需要确保其真空绝热性能，每次使用前均应检查。膀胱内冷冻探杆的结构与前列腺冷冻探杆的内部结构相同，不同的是探杆前部顶端不是绝热区。一般是铜质的、头部稍尖或圆钝的冷冻区，长度1～2cm，冷冻探杆近端全长则全部是真空绝热区，以防冻伤膀胱颈和尿道。

(3) 耻骨上套管冷冻术：先经尿道插入普通膀胱镜，再在耻骨上插入套管冷冻探头，在膀胱镜监视下将探头进行接触法或刺入法冷冻。本法适用于治疗膀胱颈部肿瘤和凸入膀胱内的前列腺巨大肿瘤。

(4) 经内镜冷冻术：经尿道插入手术膀胱镜，将细小软管型冷冻探头通过膀胱镜插入膀胱内，在膀胱镜监视下对病

变部进行接触或喷射法冷冻。本法适用于较小膀胱肿瘤和局限性溃疡或出血。膀胱冷冻治疗一般都在局部麻醉下进行,少数可采用腰椎麻醉或全身麻醉。患者取截石位,如选用内镜监视下冷冻术,需将膀胱内尿液吸尽,并注入一定量的气体。一般可注入200~300ml空气,但注入空气的视野不如注入氩气或氮气清晰。冷冻时间一般为3~6分钟,大部分经一次冷冻即可治愈。若肿瘤较大,一次冷冻不能消失者,可间隔1个月后,再做第二次冷冻。据报道,个别病例曾冷冻治疗5~6次,未出现严重并发症。

3. 冷冻消融并发症　膀胱冷冻消融治疗后,一般都需要留置导尿3天以上。导尿管需定时冲洗,防止堵塞。一般很少出现全身并发症。常见的问题主要是如下几方面。

(1)血尿:冷冻消融治疗后均会出现轻度的肉眼血尿。一般冷冻消融术后即可发生,伴有不同程度的膀胱刺激症状。但血尿多不严重,多能在1~2天内自行消失,一般不需要特殊处理。

(2)感染:一次冷冻范围较大或时间较长时,术后患者常有膀胱刺激症状。此类患者应保持排尿通畅,必要时保留导尿管。给予抗菌、镇痛等对症治疗。

(3)腹膜炎:是少见的并发症。主要原因是冷冻过度或范围过大造成的。

(4)癌肿复发:据文献报道,膀胱癌的治疗效果与癌肿的病期和分级有密切关系,对低度恶性的早期膀胱癌效果比较满意,但对高恶性和晚期肿瘤效果则不理想。多数学者主张,早期恶性肿瘤最好不单纯采用冷冻消融治疗。

(胡志全　曾星)

参考文献

1. Skanes AC, Klein G, Krahn A, et al. Cryoablation: potentials and pitfalls. J Cardiovasc Electrophysiol, 2004, 15(10 Suppl): S28-S34.

2. Lowry PS, Nakada SY. Renal cryotherapy: 2003 clinical status. Curr Opin Urol, 2003, 13(3): 193-197.

3. Johnson DB, Nakada SY. Cryoablation of renal and prostate tumors. J Endourol, 2003, 17(8): 627-632.

4. Moinzadeh A, Spaliviero M, Gill IS. Cryotherapy of renal masses: intermediate-term follow-up. J Endourol, 2005, 19(6): 654-657.

5. Tillou X, Guleryuz K, Collon S, et al. Renal cell carcinoma in functional renal graft: Toward ablative treatments. Transplant Rev (Orlando), 2016, 30(1): 20-26.

6. Zargar H, Atwell T D, Cadeddu J A, et al. Cryoablation for Small Renal Masses: Selection Criteria, Complications, and Functional and Oncologic Results. Eur Urol, 2016, 69(1): 116-128.

7. Wong WS, Chinn DO, Chinn M, et al. Cryosurgery as a treatment for prostate carcinoma: results and complications. Cancer, 1997, 79(5): 963-974.

8. Weber SM, Lee FJ, Warner TF, et al. Hepatic cryoablation: US monitoring of extent of necrosis in normal pig liver. Radiology, 1998, 207(1): 73-77.

9. Tatsutani K, Rubinsky B, Onik G, et al. Effect of thermal variables on frozen human primary prostatic adenocarcinoma cells. Urology, 1996, 48(3): 441-447.

10. Steed J, Saliken JC, Donnelly BJ, et al. Correlation between thermosensor temperature and transrectal ultrasonography during prostate cryoablation. Can Assoc Radiol J, 1997, 48(3): 186-190.

11. Silverman SG, Tuncali K, Adams DF, et al. MR imaging-guided percutaneous cryotherapy of liver tumors: initial experience. Radiology, 2000, 217(3): 657-664.

12. Shepherd J P, Dawber R P. Wound healing and scarring after cryosurgery. Cryobiology, 1984, 21(2): 157-169.

13. Seifert JK, Morris DL. World survey on the complications of hepatic and prostate cryotherapy. World J Surg, 1999, 23(2): 109-113, 113-114.

14. Saliken JC, Mckinnon JG, Gray R. CT for monitoring cryotherapy. AJR Am J Roentgenol, 1996, 166(4): 853-855.

15. Rewcastle JC, Sandison GA, Saliken JC, et al. Considerations during clinical operation of two commercially available cryomachines. J Surg Oncol, 1999, 71(2): 106-111.

16. Onik G, Cooper C, Goldberg HI, et al. Ultrasonic characteristics of frozen liver. Cryobiology, 1984, 21(3): 321-328.

17. Onik G, Cobb C, Cohen J, et al. US characteristics of frozen prostate. Radiology, 1988, 168(3): 629-631.

18. Matsumoto R, Oshio K, Jolesz F A. Monitoring of laser and freezing-induced ablation in the liver with T1-weighted MR imaging. J Magn Reson Imaging, 1992, 2(5): 555-562.

19. Kirchner J, Kickuth R, Laufer U, et al. CT fluoroscopy-assisted puncture of thoracic and abdominal masses: a randomized trial. Clin Radiol, 2002, 57(3): 188-192.

20. Harada J, Dohi M, Mogami T, et al. Initial experience of percutaneous renal cryosurgery under the guidance of a horizontal open MRI system. Radiat Med, 2001, 19(6): 291-296.

21. Gill IS, Novick AC, Soble J J, et al. Laparoscopic renal cryoablation: initial clinical series. [J]. Urology, 1998, 52(4): 543-551.

22. Cooper SM, Dawber RP. The history of cryosurgery. J R Soc Med, 2001, 94(4): 196-201.

23. Adam R, Akpinar E, Johann M, et al. Place of cryosurgery in the treatment of malignant liver tumors. Ann Surg, 1997, 225(1): 38-39, 48-50.

第二十三章

当今体外冲击波碎石术的适应证、临床经验及应用前景

第一节 体外冲击波碎石术适应证和禁忌证

一、适应证

1. 肾结石

（1）直径<10mm 的肾结石首选体外冲击波碎石术（extracorporeal shock wave lithotripsy, ESWL）或 RIRS。

（2）直径 10～20mm, CT 值<1000Hu, 皮肤至结石距离（kin-to-stone distance, SSD）<10cm, 且排除怀疑为感染性结石和胱氨酸结石的非肾下盏结石, ESWL 可作为首选；如 SSD>10cm 或不能排除以上成分结石, 则首选腔内碎石（PNL、URS 和 RIRS）。

（3）直径 10～20mm 肾下盏结石, 如存在不利于 ESWL 治疗的不利因素如：肾下盏肾盂夹角偏小, 下盏颈宽度较窄, 下盏颈长度狭长等, 则首选腔内碎石, 反之则 ESWL 或腔内碎石均可作为首选。

（4）直径>20mm 所有肾结石, ESWL 作为可选择的治疗方法（胱氨酸结石、感染性结石及结石主体大部位于下盏的除外）。

2. 输尿管结石

（1）直径<10mm 上段结石首选 ESWL 或 URS; 直径>10mm 上段段结石首选 URS, 第二选择为 ESWL。

（2）直径<10mm 中下段结石首选 ESWL 或 URS; 直径>10mm 中下段结石首选 URS, 第二选择为 ESWL。

3. 膀胱结石

成人膀胱结石直径<30mm, 或患者拒绝手术, 或存在手术高风险因素, 或无法采用截石体位行腔内碎石者可采用 ESWL。

4. 尿道结石

不推荐原位 ESWL, 应将结石推回膀胱后处理。

二、禁忌证

1. 妊娠（绝对禁忌证）。
2. 未纠正的凝血功能异常。
3. 心肺功能较差。
4. 结石以下部位存在梗阻。
5. 未控制的尿路感染。
6. 严重的糖尿病。
7. 传染病活动期, 如结核、肝炎等。
8. 肾功能不全。
9. 严重的骨骼畸形或重度肥胖（BMI≥30kg/m²）, 难以定位。
10. 3 个月内有生育计划者。

（许长宝　王友志）

第二节 体外冲击波碎石术的临床经验

一、肾结石

体外冲击波碎石术（extracorporeal shockwave lithotripsy, ESWL）已应用于临床近 30 年, 随着临床经验的积累、碎石技术的发展和碎石机性能的革新, 越来越多的泌尿科医生认同 ESWL 是治疗直径小于 2cm 的肾结石（存在 ESWL 不利因素的 10～20cm 下盏结石除外）的首选方法。

1. **病例选择** 为提高 ESWL 治疗的有效性, 碎石前对病例的选择至关重要。根据结石的密度、形态、边缘、内部结构或者 CT 值（CT 值≤1000HU 的结石容易被击碎, 感染性结石除外）可初步预测结石的易碎性。通常结石的硬度与其密度呈正相关, 而 CT 值则更能够体现结石硬度, 一般常见结石成分硬度从大到小依次为：胱氨酸、磷酸氢钙、一水草酸钙、二水草酸钙、碳酸磷灰石、六水磷酸铵镁、无水尿酸。在超声图

像上, 硬度较高的结石呈强光带状, 声影强, 硬度稍低的结石为强光团后伴声影, 硬度较低的结石呈光团后伴弱声影。所以, 临床操作医师可根据结石在超声图像上的表现适度扩大或者缩小 ESWL 治疗结石的直径范围。若破碎相对困难且结石直径接近 2cm, 而又无其他治疗手段, 可先留置 F4～F5 双 J 管再行 ESWL, 仍不失为一个合适的处理方法, 因为大量的碎石进入输尿管后可引起输尿管"石街"的形成, 造成梗阻和感染, 并导致肾功能受损。选择直径较细的双 J 管, 或者采用菱形排石双 J 管, 可以降低 ESWL 治疗后肾绞痛及梗阻发生的可能, 同时不影响碎石屑排出。2 次碎石间隔 10～15 天, 短期内肾结石碎石次数不要超过 3～4 次。

2. **常见各类型肾结石**

（1）**肾上盏结石**：通常理论上讲, 上盏结石易排出, 然而在实际临床工作中我们发现, 肾解剖正常者, 除非长期卧床

不起,结石很难在上盏内停留生长。出现此类结石的患者,绝大多数具有其特殊性,如盏颈狭窄、肾乳头钙化或者憩室内结石等,虽然结石易破碎,但并不容易排出。因此,建议临床操作者遇见此类患者,应先行静脉尿路造影(intravenous urography,IVU)以确诊是否存在解剖异常。

(2) 肾盂或肾中盏结石:肾盂或者肾中盏结石,通常易碎易排。体积稍大结石,建议分次碎石。由于结石头部可能嵌顿于肾盂输尿管移行处,而体部、尾部位于扩张的肾盂肾盏内,其周边有丰富的液体环境,故头部较难破碎,而体部、尾部很容易破碎,并很快散开于肾盂肾盏。患者的呼吸动度将直接影响结石分次破碎定位,所以需要训练患者呼吸,灵活使用加压腹带也是控制呼吸幅度的有效方法。位于肾盂或者肾中盏的结石,在 ESWL 治疗过程中,其疼痛指数往往大于其他盏结石,因此建议首先低能量冲击,待患者对疼痛逐渐耐受后,再逐级升高碎石能量。

(3) 肾下盏结石:一般认为 ESWL 治疗肾下盏结石后的清除率较非肾下盏结石的清除率低。据报道,ESWL 处理肾下盏结石的无石率为 25%~85%。虽然下极结石 ESWL 的碎石效果与其他位置的结石相比无差异,但由于肾下盏的解剖特点及下盏结石受到的重力作用因素,因此碎石屑多堆积在下盏内难以排出,如不及时处理,可引起结石复发。除了结石大小和硬度外,下盏盏颈狭长和盏颈角大小也影响 ESWL 治疗后结石碎片排出的重要因素。

(4) 肾多发结石:对于肾多发结石,碎石前对结石的易碎性和易排性进行初步预测很有必要。如结石个数≤3,各结石直径≤1cm,密度(或 CT 值)较低,结构松散,结石所在盏颈短宽,估计治疗次数 3~4 次能处理干净,此种情况下 ESWL 治疗亦可作为首选。否则,建议改行 RIRS 或 PNL 等治疗方式。首次碎石治疗,推荐先处理位置靠近肾盂、易排出的结石,然后依难易程度依次碎石,最后处理较难以排出的结石。

(5) 鹿角形肾结石:虽然国内、外研究者在 ESWL 治疗大的鹿角形肾结石方面也取得了一些成功的经验,但总的来看,ESWL 在治疗直径>2cm 肾结石的效果差强人意。因此,一般不推荐 ESWL 作为首选治疗。作为操作医师,在评估预测结石的易碎易排方面,应将入选标准限定为结石直径为≤1.5cm,建议直径>1.5cm 结石行 RIRS 或 PNL。

(6) PNL 术后残肾结石:经皮肾镜取石术(PNL)作为肾结石的一种治疗方法已经广泛应用于临床,但由于患者自身因素、结石形状分布的复杂性及术者技术熟练程度和腔镜观察角度的局限性,相当一部分患者术后存在结石残留,需行 ESWL 补充治疗。如术中、术后无特殊情况(感染、出血)出现,可以在术后 2 周行 ESWL 治疗。由于肾带有造瘘管或者有肾周粘连等因素影响,肾活动度较小,结石位置几乎不随呼吸运动变化,冲击波命中率高,碎石效率高。但 PNL 术后残石有时由于手术创伤、出血等因素,容易导致炎症反应,结石与粘膜粘连,影响碎石效果。

(7) 移植肾结石:移植肾为孤立功能肾,患者长期服用免疫抑制药,抵抗力低下,合并肾结石时推荐采取创伤小、效果确切的治疗方法,ESWL 可作为首选。因肾位于髂窝,结石位置表浅,且不会随呼吸移动,无论 X 线还是 B 超定位,采取

经腹部入路,都容易击碎结石。

(8) 小儿肾结石:小儿肾结石推荐首选 ESWL。因小儿的代偿能力较强,排石能力(输尿管蠕动能力)较成人强,并且脏器表浅,冲击波可几乎无衰减的聚焦到结石,所以,对于小儿肾结石,碎石指征可适当放宽。小儿肾结石碎石建议麻醉下取 B 超定位,避免 X 线造成儿童器官损伤。胱氨酸结石占儿童肾结石的 3%~10%,胱氨酸结石体外碎石难以破碎,如果已明确为胱氨酸结石,建议不首选 ESWL 作为治疗方案。

3. 治疗方法

(1) ESWL 前准备:随着治疗经验的不断丰富,目前大多数临床医师普遍认为,只要不影响定位操作,治疗前口服泻药、禁食也无须作为必要条件。尽管如此,冲击波方向需要经腹部入路的患者,肠道准备仍然是必须的。对怀疑有凝血功能异常或未控制的尿路感染的患者需行血常规、尿常规、凝血机制等常规检查。

(2) 定位及体位:治疗前仔细阅读 X 线片和超声报告描述,确定结石体表投影位置,缩小 X 线遮光器,小窗口快速定位。一般肾在体表投影位置为第 11 胸椎至第 2 腰椎外侧,右侧较左侧稍低。如为超声定位,取仰卧或者俯卧位侧腰部冠状切面扫查,可先测量结石距体表距离,大致调整焦距,然后将 B 超探头放置于定位架上,精细调整,操作时注意探头与人体之间接触压力。

X 线或者 B 超定位,均可选择仰卧位腰背部侧入路,即冲击波反射体位于治疗床下方,患者仰卧于治疗床,冲击波由外、下方经腰背部进入人体内聚焦冲击。对于反射体连接于小 C 臂可在矢状面 180°旋转的新型碎石机,可以选择俯卧位腰背部侧入路,即指冲击波反射体位于治疗床上方,患者俯卧于治疗床上,冲击波由外、上方经腰背部进入人体内聚焦冲击。越来越多的操作医生认为,无论 X 线还是 B 超定位,选择俯卧位腰背部侧入路治疗,效率明显高于仰卧位腰背部侧入路治疗。这可能与呼吸动度、脏器挤压、水囊重力接触面等相关。但是在取俯卧位腰背部侧入路定位时,加压腹带将无法使用。对于特殊肾结石,如 PCN 术后的残留结石和移植肾结石,前者因背部有造瘘管影响,后者因肾位于髂窝,故采取仰卧位经腹部入路无疑是最佳选择。

(3) 能量及次数:精准定位后嘱患者平静呼吸,消除其紧张情绪。然后启动高压开始冲击,能量逐级向上调整,期间反复询问病人是否存在难以忍受的不良反应如疼痛、肢体麻木、心慌等。虽然不同型号碎石机的技术参数不尽相同,但总的来说碎石能量一般保持在最高能量的 50%~80% 进行治疗即可。不同型号的碎石机达到良好碎石效果所需的冲击次数有一定差异,但一般保持在 2000 次以下。10~15 天后返院复诊,每例患者治疗记录要详细。如冲击次数较少(1000 次以下),复诊间隔可以适当减少至 10 天左右,以利于缩短病程。PCN 术后残留结石宜从低能量逐级小幅增加,因手术造成肾周粘连和造瘘管固定于肾,故患者的肾极少随呼吸移动,结石中靶率极高,一旦破碎理想,即可停止治疗。

(4) 结石破碎判断:结石形态改变是结石破碎最明显的标志。在 X 线下,动态观察结石形态、密度、边缘、大小改变;B 超声像图可动态监测结石碎屑散开过程,破碎后的结石光

团声影变淡、变宽。

二、输尿管结石

1. 病例选择　2014 版中国泌尿外科疾病诊断治疗指南指出,输尿管结石直径小于 10mm 且近 2 周内有绞痛史,ESWL 可作为首选。由于输尿管结石在尿路管腔内往往处于相对嵌顿的状态,其周围缺少一个有利于结石粉碎的液体环境,与同等大小的肾结石相比,治疗输尿管结石需要较高的冲击波能量和更多的冲击次数,大而致密的结石和被组织包裹的结石再次治疗率比较高。因此,ESWL 治疗输尿管结石时,除需通过形态、密度、大小、边缘、内部结构及 CT 值(<1000Hu)等判断结石的成分和易碎性以外,通常还需要明确结石周围是否存在包裹。判断结石是否被包裹一般有两种方法:一是间接法,根据 B 超提示肾积水严重程度,如中度以上积水则表示有包裹可能,再结合患者近 2 周是否有绞痛病史即可大致了解。二是直接法,根据 CT 平扫图像上结石切面周边输尿管管壁厚度是否异常,再结合临床表现可帮助判断。当碎石治疗过程中发现结石破碎不理想时,及时改变体位或调整冲击波方向,可提高碎石效果。若经过 2 次碎石治疗效果不佳,在排除碎石机定位系统问题的前提下,建议改行其他治疗方法。

另外,较为肥胖 SSD 大于 10cm(目前较为先进的机型,治疗深度可达 15cm 甚至更高)的患者,定位时,图像清晰度较差影响定位精确度,SSD 较大导致冲击波衰减过多,均为不利于 ESWL 治疗的影响因素,根据指南,该情况推荐首选输尿管镜碎石。若输尿管镜碎石术中结石返回肾盂或肾盏,可留置支架管再择机行 ESWL。

对于引起急性肾绞痛的输尿管结石病例,以往的理论认为 ESWL 可能导致结石梗阻处充血水肿加剧、空间减小、包裹加重,但是临床实践证明,急性输尿管结石致梗阻经 ESWL 治疗后不仅肾绞痛、肾积水减轻,而且部分患者治疗后随即排出结石。这是因为急性梗阻初期,输尿管管壁炎症尚轻,局部黏膜尚未形成慢性炎症改变,肾积水轻,输尿管蠕动强,管腔压力大,ESWL 能够充分发挥效应。但需要注意的是,此类结石一定要把握好碎石的"度",治疗时动态观察结石形态、密度变化,不可一味追求"完美",长时间高能量"过度"冲击,即使结石破碎,但可导致周围组织出现水肿加剧、局部狭窄甚至尿外渗等并发症。对于急性肾绞痛合并发热病例,不建议立即行 ESWL,宜先控制感染对症处理,或置管引流,择机选择合理的治疗方式。

大多数输尿管结石原位碎石治疗即可获得满意的疗效,而有些输尿管结石则需放置输尿管支架管,支架管通过结石或者留置于结石的下方而行原位碎石,对治疗有一定的帮助,这是因为支架管在输尿管结石周围形成了人为的破碎空间,从而有利于结石的粉碎。有研究认为,与未留置支架管相比,留置支架管并不能明显提高碎石效果,也不能提高 ESWL 治疗后的清石率,但是在预防"石街"形成方面具有明显的作用。此外,随着其他手术方式治疗输尿管上段结石的不断成熟和进步,对于复杂的输尿管结石,如单侧多发输尿管结石、"石街"或双侧输尿管结石,越来越倾向于用输尿管镜等其他微创手术方式治疗。而 ESWL 主要用于处理简单的

输尿管结石,需要提前预置内支架的可能性越来越小。

ESWL 治疗输尿管结石,一般以髂嵴为界将输尿管分为上下两段,髂嵴以上至肾盂为上段输尿管,髂嵴以下至膀胱为下段输尿管。

2. 上段输尿管结石治疗　上段输尿管结石在 X 线下表现:位于腰椎体外侧 2～3cm 处的高密度阴影。透视下随呼吸移动而与肠道容物有相对运动,但形态不会改变,图像清晰时可观察到结石移动与肾同步。B 超检查:超声探头可沿扩张的肾盂输尿管走行方向探测,结石表现为堵塞管腔的强回声光团,后伴声影。

(1) ESWL 前准备:如不影响定位操作,无须口服泻药及禁食。对怀疑有凝血功能异常或尿路感染的患者有必要行血常规、尿常规、凝血常规等常规检查。

(2) 定位及体位:治疗前仔细阅读线片和观察超声动态图像,确定结石体表投影位置,缩小 X 线遮光器,小窗口快速定位,若患者横突影响较大,可以选择侧仰卧位,将健侧垫高,图像显示不清可使用加压腹带等。若为超声定位,在患侧腰大肌外侧明确结石距体表深度,大致调整焦距,然后将 B 超探头放置于定位架上精细调整,操作上注意探头与人体之间接触压力。

X 线或者 B 超均可选择仰卧位腰背部侧入路定位。具有小 C 臂可于矢状面旋转 180° 功能的新型碎石机,可以选择俯卧位腰背部侧入路。越来越多的操作医师认为,无论 X 线还是 B 超,选择俯卧位腰背部侧入路治疗,效率高于仰卧位腰背部侧入路。这可能与呼吸动度、脏器挤压、水囊重力接触面及操作方便与否等有关。由于上段输尿管走行方向是沿椎体外前方的腰大肌前,位置较深,尤其是肥胖患者,采用 B 超定位,无疑难度增加。而采用 X 线定位,清晰度高,具有超长治疗深度的新型机仍然能准确定位。

(3) 能量及次数:精准定位后嘱患者平静呼吸,消除紧张情绪。启动高压开始冲击,能量逐级向上调整,期间反复询问患者是否存在难以忍受的不良反应如疼痛、肢体麻木、心慌等,输尿管结石治疗能量比治疗肾结石稍高,一般保持在最高能量的 60%～90% 进行治疗。但一般均保持在 2000～3000 次以下。10～15 天返院复诊,每例患者治疗记录要详细。如冲击次数较少(1000 次以下),复诊天数可以适当减少至 10 天左右,以利于缩短病程。

(4) 结石破碎判断:结石形态改变是结石破碎最明显的标志。在 X 线下,结石拉长变细是最典型的结石在输尿管内破碎表现,也有部分结石破碎后返回肾盂,可根据结石阴影大小,决定是否跟踪碎石;B 超声像图可以动态观察结石碎屑散开,破碎后的结石光团声影变淡、变宽、变长。积水程度变轻是结石破碎的间接征象。

3. 下段输尿管结石治疗　下段输尿管结石在 X 线下的表现:位于髂嵴以下,沿骶髂关节走行向下进入盆腔,再沿骶尾椎体外侧缘向下到膀胱的高密度阴影。由于骨骼重叠较多,再加上肠气粪便干扰,往往容易漏诊,但是在透视下患者深快呼吸时,容易分辨出结石阴影——即结石阴影与肠气粪便及骨骼有相对移动而形态不会发生改变。B 超声像图在此处较难探测到结石,如患者体形较瘦,当结石移动到输尿管第二狭窄处时,可以探到与髂血管交叉处扩张的输尿管和结

石强光团。当结石移动到膀胱壁段且膀胱充盈时,很容易发现。

(1) ESWL 前准备:输尿管下段结石治疗时冲击波需通过肠道,因此与治疗上段输尿管结石相比,禁食、空腹和服泻药相对比较重要。对怀疑有凝血功能异常或尿路感染的患者需行血常规、尿常规、凝血功能等常规检查。

(2) 定位及体位:下段输尿管结石多采用 X 线定位,治疗前仔细阅读 X 线片和超声报告描述,确定结石体表投影位置,缩小 X 线遮光器,小窗口快速定位。当结石位于输尿管远端膀胱壁段附近时,膀胱充盈则超声定位相对比较准确且易动态观察。先检查结石距体表深度,大致调整焦距,然后将 B 超探头放置于定位架上精细调整,操作上注意探头与人体之间接触压力。

X 线或者 B 超均可选择俯卧位经腹部入路。具有小 C 臂可于矢状面旋转 180° 功能的新型碎石机,可以选择仰卧位经腹部入路。同样,越来越多的操作医生认为,无论 X 线还是 B 超定位,选择俯卧位经腹部入路治疗,效率明显低于选择仰卧位经腹部入路。这可能与呼吸动度、脏器挤压、肠道影响、水囊重力接触面以及操作方便与否等有关。尤其是较肥胖的患者,俯卧位因腹部受压引起肠道下移,将直接导致治疗深度增加,并且影响 X 线图像清晰度。对于中等肥胖以下的女性输尿管远端结石患者,可选择仰卧位经坐骨大孔 ESWL 治疗,原因为女性骨盆宽圆,有利于冲击波聚焦传导。具体方法:患者仰卧于碎石床,患侧腰部、臀部稍垫高以便反射体中心更易对准坐骨大孔。髂前上棘与尾骨连线中点即为坐骨大孔。以 HK. ESWL-Vm 型碎石机为例,首先 X 线中心对准髂前上棘与尾骨连线中点,然后透视下将大 C 臂沿冠状面旋转并调整患者体位,使碎石机反射体中心与坐骨大孔中心一致,水囊从外下方至上方紧贴臀部,消除患者紧张情绪,嘱其均匀浅呼吸,最后用 X 线精确定位聚焦。定位聚焦后结石影与骨盆骨骼重叠,表明定位准确,即可进行碎石治疗。

(3) 能量及次数:同上段输尿管结石。

(4) 结石破碎判断:输尿管下段结石破碎后在 X 线和超声下表现同输尿管上段结石。B 超声像图下,输尿管远端结石破碎时偶见结石进入膀胱。

4. 阴性输尿管结石 输尿管阴性结石是指输尿管内 X 线不能显影即透光的结石。成分多为无水尿酸,胱氨酸少见。无水尿酸结石很容易破碎,一般采用 B 超定位,若 B 超定位困难,也可以考虑用大剂量排泄尿路造影(IVU)定位。结石位于梗阻处,可发现充盈缺损。定位方式及冲击能量次数可参考前述,结石破碎表现为造影剂通畅、肾积水减轻。逆行输尿管插管造影定位虽然比较繁琐,但仍然为一个有效的办法。

三、膀胱及尿道结石

膀胱结石形成的病因分两种:一是肾结石或输尿管结石进入膀胱;二是原发的膀胱结石,此类结石往往伴有下尿路梗阻。尽管膀胱结石破碎后可能排出困难,且 2014 版《中国泌尿外科疾病诊断治疗指南》亦不推荐将 ESWL 作为治疗膀胱结石首选,但是其疗效和无创性仍然值得肯定。

尿道结石一般不做原位碎石,可以将结石推回膀胱,按膀胱结石处理。

(1) ESWL 前准备:术前检查血常规、尿常规、凝血机制等。因为治疗时碎石冲击波可能通过肠道,所以有必要禁食、空腹。膀胱勿过度充盈,避免结石位置移动。

(2) 定位及体位:X 线或者 B 超均可选择俯卧位经下腹部入路。具有小 C 臂可于矢状面旋转 180° 功能的新型碎石机,也可以选择仰卧位经腹部入路。但是俯卧位经下腹部入路时,患者俯卧位,由于膀胱的解剖特点及重力因素,治疗过程中破碎结石块始终集中位于膀胱前壁最低处,容易定位集中破碎;而患者仰卧位经腹部入路时,破碎结石块位于平坦的膀胱三角区,容易散开而不易再次定位集中破碎。另外,治疗膀胱结石也可选择俯卧位经坐骨大孔入路,具体方式同治疗下段输尿管结石,但是定位较繁琐,且只有部分新型功能的碎石机才能使用。

(3) 能量及次数:精准定位后嘱患者放松、消除紧张情绪。启动冲击波高压后,能量逐级向上调整,比治疗肾、输尿管结石能量更高,一般保持在最高能量的 70% ~ 90% 进行治疗。不同型号的碎石机参数不尽相同,达到良好碎石效果所需要的冲击次数有一定差异,但一般均保持在 2000 ~ 3000 次以下。两次复诊间隔 10 ~ 15 天,每例患治疗记录要详细,如冲击次数较少(1000 次以下),复诊天数可以适当减少至 10 天左右,以利于缩短病程。

(4) 结石破碎判断:结石形态改变是结石破碎最明显的标志。在 X 线下,动态观察结石形态、密度、边缘、大小改变。结石在膀胱内散开是最典型的结石破碎指征;B 超声像图可以动态观察结石碎屑散开,破碎后的结石光团声影变淡、变宽。

四、体外冲击波碎石术的并发症及防治

ESWL 虽然是一种非侵入性微创治疗,但动物实验和临床研究均已表明,冲击波可引起脏器或组织的轻微损伤,有时会导致严重并发症,需进行临床处理

1. ESWL 期间疼痛 ESWL 治疗中出现的疼痛可能与肾支配神经罹受震荡、肾盂压力升高和输尿管平滑肌受牵拉刺激等机制有关。当患者感觉疼痛时,可以调整冲击波方向或改变患者体位(如患侧或健侧垫高)直至找到一个最合适的角度,亦可配合采用 Puigvert 技术,以较低的初始能量使神经受体脱敏、降低疼痛敏感性,增加患者疼痛耐受性之后,再逐渐调整到合适的工作能量,从而让病人坚持到治疗结束,同时避免患者在治疗过程中因疼痛引起的体位改变而影响疗效。

2. 血尿 ESWL 治疗后,由于冲击波对周围黏膜的损伤和碎石屑对尿路黏膜的损伤,几乎所有患者都会出现不同程度的血尿,血尿一般较轻,不需特殊治疗,1 ~ 2 天即可自行消失。如血尿严重,应密切观察生命体征,及时行相关检查,必要时按肾损伤进行处理。

3. 肾绞痛 ESWL 后肾绞痛主要是由于粉碎的结石在上尿路移动,结石一过性阻塞输尿管产生刺激或合并炎性反应,使输尿管平滑肌痉挛而致肾盂压力急剧增高而引起疼痛。应用镇痛药物治疗可缓解,常用镇痛药物包括非甾体类

镇痛药物(双氯芬酸钠、吲哚美辛),阿片类镇痛药物(二氢吗啡酮、布桂嗪和曲马多),α受体阻滞药(盐酸坦索罗辛)和钙离子通道阻滞药(硝苯地平)。镇痛药物难以缓解的肾绞痛应考虑石街的发生及其导致的梗阻所引起,必要时可再行ESWL治疗。肾绞痛非手术治疗无效者,梗阻合并感染较重者,应及时解决梗阻,如输尿管支架放置术,输尿管镜碎石术,经皮肾造瘘术等。

4. 发热　多由碎石堆积堵塞输尿管引起,或因尿路感染未加控制即进行碎石治疗所造成。发热多在碎石后1~3天内出现,常伴有患侧腰酸、腰痛。其防治措施:①行ESWL治疗时,结石应充分粉碎,不要遗留较大颗粒。②碎石前查尿常规,有感染征象者,应作尿培养及药敏试验,及时用药控制感染,碎石后继续用抗生素3~5天,并尽快采用敏感抗生素。③复杂肾结石(鹿角形结石)多合并感染,即使尿常规检查无明显感染征象,也应以感染对待,碎石前用抗生素,碎石后继续用药3~5天。④若碎石后发生输尿管内碎石堆积引起尿路梗阻,应及时采取相应的措施,再行ESWL治疗或置管引流。如不及时解除梗阻,易导致感染扩散,可引起尿脓毒血症,甚至引起败血症,宜高度重视。

5. 石街形成　石街多发生于较大肾结石碎石后,结石碎粒沿输尿管堆积没有及时排出而形成"石串"样,ESWL后石街的形成概率为4%~7%,如结石>2cm,石街的发生率上升至5%~10%,而鹿角形结石,其石街的发生率更是高达40%。石街形成与结石大小、位置及能量的设置有关,但最主要的因素是结石的大小。石街的处理重在预防,关键在于严格掌握ESWL的适应证。为防止"石街"的形成,对于结石直径在1.5~2.5cm的肾结石,可考虑术前放置双J管,能有效预防或减少石街的形成;也可低能量分次碎石,先粉碎结石头端。碎石后宜采取治疗体位,即头低腰高的患侧卧位,卧床1~2天。利用结石本身的重力与尿液的流动,使碎石颗粒随尿流缓慢排出,可以避免大量碎石屑涌入输尿管,减少在输尿管内的堆积,避免"石街"形成。

6. 肾损伤　可表现为肾包膜下、肾周血肿,肾实质损伤,肾弥漫性纤维化、瘢痕、完全性肾乳头坏死,肾单位永久性丧失,甚至不可逆的急性肾衰竭。应力效应及空化效应是导致肾组织损伤的主要原因。

肾包膜下、肾周血肿是最多见的肾损伤,其原因可能是ESWL后患者机体处于高凝状态,而机体为维护凝血及纤溶之间的平衡产生继发高纤溶现象,加上血管内皮的损害,使纤溶酶原激活物活性增加。另外,其拮抗物纤溶酶原激活抑制物明显下降,导致纤维蛋白裂解产生大量纤维蛋白原降解产物,使得血尿及血肿形成。

导致肾周血肿的易患因素有凝血功能障碍、抗凝药物的使用、糖尿病及未控制的高血压。高血压可引起肾动脉硬化,管壁变脆,高能量的冲击波容易损伤血管,高血压病人体外碎石后肾周围血肿发生率为血压正常患者的4~5倍。2016年版欧洲泌尿外科指南明确指出,治疗肾或输尿管结石,ESWL与其他手术方式相比具有最高的出血风险。因此有上述易患因素的结石患者尤其要警惕ESWL治疗的出血风险。为避免或降低出血并发症,ESWL治疗前应做到:①严格掌握ESWL适应证及禁忌证,询问是否有抗血小板药物服用史、高血压和糖尿病病史,检查凝血常规等。②应用抗凝药物者,需停药2周,凝血功能正常后再行ESWL,严重高血压和糖尿病患者应先控制血压、血糖。③没有明显的证据表明正常范围内的冲击波次数及强度变化与血肿的发生率有关,因此,应根据结石大小、位置和硬度使用合适的冲击能量和冲击次数,对曾反复进行体外冲击波碎石的患者治疗时应降低工作能量及冲击次数,尽量减小肾的重复受损程度。

大多数的肾包膜下、肾周血肿患者可采取非手术治疗,并进行严密观察,一般可自行恢复。对于血肿较大者,行超声引导下穿刺引流可减轻患者症状,加快血肿吸收和愈合。对于严重肾裂伤伴肾包膜下血肿,非手术治疗效果欠佳时,可考虑行选择性动脉栓塞或急诊手术清除血肿,同时缝合肾破裂口。对于肾破裂严重的患者必要时行肾部分切除或肾切除术。

7. 输尿管狭窄　输尿管为肌性组织,对冲击波耐受力强,一般损伤较轻,但如果患者曾有输尿管损伤史或短时间内被反复、超量冲击,则可能造成术后狭窄等不可逆损伤。主要表现为输尿管黏膜被覆上皮增生、管腔狭窄甚至闭塞。

临床经验表明,对同一位置的结石,尤其是嵌顿性结石,进行多次ESWL治疗是引起ESWL后输尿管狭窄的主要原因。为避免此种情况的发生,应注意以下几点:①治疗时使用安全范围内的冲击能量和冲击次数。②复诊时,如发现结石位置、形态、大小、边缘、轮廓与初次治疗后相比变化不大,且患侧肾积水未减轻,应考虑结石包裹或嵌顿可能,此时,不宜再行ESWL治疗,应考虑输尿管镜等其他治疗方式。③复诊时,如发现结石位置、形态、大小、边缘、轮廓与初次治疗后相比变化较大,部分碎石屑已排出,患侧肾积水减轻,说明初次碎石效果良好,可考虑补充行二次ESWL治疗。④复诊时,如发现仍有较大块结石颗粒难以排出,说明初次ESWL治疗结石粉碎效果不佳,这可能与结石硬度和大小有关,此时可补充治疗,但总的碎石次数不应超过3次。

8. 肾外脏器出血

(1)肺出血:肾上极靠近肺下界,吸气时距离更近,因此,ESWL治疗肾上盏结石时,可能会引起肺底部组织损伤。碎石后可出现咳血,病情一般不重,休息后好转。

(2)胃肠道出血:ESWL可引起位于冲击波径路上的肠系膜或肠黏膜下的损伤。胃肠黏膜为肌性组织,对冲击波耐受性强,出血量一般较少,因而大多数患者无自觉症状,仅呈大便隐血试验阳性。偶有便血,依出血部位不同,大便呈柏油样,或带有鲜血,一般无须治疗即可自愈。肠系膜血肿或肠穿孔之类严重并发症较少见。

(3)肝、胆、脾出血:肝和脾均靠近肾,ESWL时偶尔也会被损伤。据报道,患者在ESWL后可发生肝被膜下血肿、脾包膜下血肿,有时甚至出现脾破裂。

防治原则:重点在于预防,ESWL前应询问、查明和纠正患者的凝血功能障碍,服用抗凝药物者应停用2周以上;ESWL中使用的碎石能量不应过高,以减少空化效应引起的组织损伤;ESWL复震间期不能过短,必要时可在复震时使用不同的冲击方向和体位;在对肾上盏结石的患者(尤其是儿童)

进行治疗时,可用泡沫塑料或海绵遮挡肺下界以保护肺,并嘱患者术中避免深呼吸和憋气等动作。

9. 其他　ESWL引起的高血压和对儿童肾发育的影响一直为人们所关注,目前虽然尚无定论,但仍应给予高度的重视。

(许长宝　王友志)

第三节　体外冲击波碎石术的研究进展和应用前景

一、体外冲击波碎石术联合体外物理振动排石

体外物理振动排石(external physical vibration lithecbole,EPVL)

技术是通过物理振动排石机实现的,该设备由主振子、副振子及可调节床体上下倾斜角度的床体组成。它利用副振波源的离心振动作用,使结石悬浮于泌尿系内液体空间,主振波源触压患肾区利用高能物理振动产生的简谐波推动结石移动,超声影像可实时观察结石位置,调整主振子触压位置,配合排石机床体倾斜角度,使结石游离,并推动结石下移以促进结石排出。

研究结果显示,ESWL后联合EPVL辅助治疗能够有效促进碎石屑的排出,对于直径≤15mm的所有上尿路结石,2周后总体无石率为90.5%,明显高于单独的ESWL。

虽然肾下盏结石碎石效果良好,但由于肾下盏的解剖特点及重力因素,ESWL后总体清石率较低;尽管2014年版中国泌尿外科疾病诊断治疗指南中明确指出"10～20mm肾下盏结石如不存在不利于ESWL治疗的不利因素,ESWL或腔内碎石均可作为首选",但对于该类型结石,泌尿外科医师们更倾向于腔内碎石治疗。最新的研究表明,ESWL联合EPVL治疗直径<20mm肾下盏结石3周后无石率为88.2%～94.1%,与PNL术后无石率接近。因此,凡直径<20mm肾下盏结石,排除不利于碎石的因素,从花费、住院时间、安全性、有效性等角度来说,ESWL联合EPVL治疗可有效提高肾下盏结石的排净率,从而减少重复体外碎石,也避免手术带来的诸多并发症,节约治疗成本,在临床上应大力推广。

二、碎石机的发展

1. 双波源碎石机　具有两个独立冲击波源的碎石机可提高碎石效率,双波源碎石机可发出同轴、同焦但不同路径的先后两个冲击波,在使用时需精确控制两个冲击波的能量输出和时间间隔。研究证明,双波源碎石技术在安全性和有效性方面优于标准单波源碎石治疗,尽管双波源碎石会增加治疗时的冲击次数,但ESWL后的肾周血肿及血流动力学变化并未明显增加,而且对肾小管的损伤极小,这种损伤的修复速度也较单波源碎石技术更快。

2. 焦距和焦斑可调　理想的聚焦技术应是焦距长度和焦区体积可调。体型不一、结石部位不同的患者,皮肤至结石距离(SSD)均不同。膀胱结石位置较浅,SSD仅有几厘米;而输尿管结石位置较深,SSD可达10多厘米,肥胖者SSD较大,瘦小者SSD较小。但目前的碎石机为了能适应SSD大的结石,不得不采用长焦距冲击波源(行业标准所严格规定的)。实际上,这对于治疗位置浅的结石并不是最佳方法。一是进入人体内的能量密度太大,易造成损伤;二是水囊必须足够充盈,定位及使用不方便。冲击波源实现焦距可调即

能解决以上问题,根据需要选用长或短焦距,在提高碎石效率的同时减少组织损伤。

一些碎石机厂商已经发现可以通过调节焦斑来适应不同临床需求。瑞士Storz医疗公司的MODULITH SLX-F2碎石机有两个焦斑可供选择,它使用的是同一电磁冲击波源,通过修改脉冲宽度来实现两个焦斑。例如,小结石适用于较小的焦斑(28mm×6mm),用小焦斑治疗小结石不仅可在结石上达到较高的能流密度,而且可使周围组织的冲击波受量减低。然而,小焦斑的劣势在于功率较低,对大结石的粉碎率较差。因此治疗大结石建议用较大的焦斑(50mm×9mm)。新型碎石机如能实现焦距和焦斑多样化调节,将对提高碎石效果具有重要意义。

3. 高效、无痛、低损伤　痛感轻、低损伤、碎石效率高、无需麻醉的ESWL一直以来是临床操作者们追求的终极目标,但至今为止所有的碎石机型和碎石技术仍未能将高效、无痛和低损伤三大优点兼得。追求高效碎石会引起疼痛、加重组织损伤;而舒适、低损伤的治疗又会造成碎石效率降低,需增加碎石次数。目前,国内外研制的碎石机治疗效果始终未在这三者之间达到平衡,所谓的"多期碎石"也是为了在无痛低损伤的治疗基础上进行多次治疗所作出的选择。如能从根本上阐明ESWL引起疼痛的机理及科学合理地限制冲击波效应带来的器官组织损伤,未来的冲击波碎石机将有可能达到以上目标,从而克服高效、无痛、低损伤不能兼得这一难题。

三、碎石技术的进步

1. 充分耦合　在当今的冲击波碎石技术中,冲击波在体内的传播仍是限制碎石疗效的问题。水及耦合剂可作为冲击波的传播介质,冲击波不能在空气中传播,气泡可反射约99%的冲击波,因此即使耦合面上存在极少量的气泡,也会使冲击波传播受阻或发散,除衰减碎石能量外,还会影响碎石效果同时引起不必要的损伤。临床工作中,耦合问题可能容易被操作者们忽视,但不全的耦合或不稳定的耦合是导致治疗效果变差或不稳定的重要原因,优质的耦合是成功的关键因素。因此,研发一种耦合方便、但又不衰减能量的装置仍是必需的。

2. 逐级增能　Pugvert技术,即逐渐增加冲击波强度,可使患者在无需麻醉的情况下逐渐适应碎石治疗。无论是否麻醉,目前大多数医师仍然沿袭这样的做法。这种方法往往将总冲击波数量分成两个或两个以上的步骤,动态增加压力输出,然后低于碎石机最大设置压力来完成剩余治疗。不管是体内还是体外研究,逐级增能的碎石方法都显示出了优势,据报道该法既可以提高碎石效果,同时又可减少由于血管收缩引起的肾脏损伤,有助于降低血肿率。

3. 合理的碎石频率　大多数泌尿外科医师认为,结石碎

裂及组织损伤程度与冲击波能量密切相关,但冲击波频往往被忽略。多个前瞻性临床试验和荟萃分析的结果显示,与120次/分相比,60次/分的碎石频率可显著提高碎石效果,并能大大减少组织损伤。实验研究表明,与冲击波频率相关的碎石机制与一般结石破碎和组织损伤的机制不同。在结石碎裂过程中,空化气泡在结石表面崩解并将结石削切至小碎片,而这些碎片因为太小,不能被冲击波产生的结石内部剪切力和张力击碎。空化作用的强弱取决于冲击波负压阶段的振幅和持续时间。高频率冲击波碎石时,在脉冲间期空泡崩解会产生很多新气泡,这些小气泡逐渐增加累积,降低了冲击波的负压,减弱了后续冲击波的空化效应。因此,高频率冲击波碎石时,空泡形成越多,碎石效果越差。在不同能量设置时,不同冲击波频率的治疗效果也不尽相同。与30次/分频率相比,当频率增加至120次/分时,使用低能量,需要增加46%的冲击波次数;而设置为高能量时需要额外增加70%的冲击波次数。这说明在高能量水平时,冲击波路径上出现了更多的空化气泡从而影响后续冲击波的碎石效果。而将冲击波频率由120次/分降至30次/分时,碎石颗粒显著变小。多个前瞻性随机对照研究表明,60~80次/分的碎石效果优于120次/分,尤其对直径>10mm的结石,这种优势更明显。

最近的动物模型研究表明,减慢冲击波频率可以大大降低肾损伤。在另一项研究中,使用多尼尔HM3碎石机在24KV参数下用每分钟120次、60次及30次分别冲击猪肾,频率越慢,组织损伤越轻。将频率降至30次/分,对肾血管的完整性提供了显著的保护作用。这些发现支持降低冲击波频率可潜在增加ESWL安全性和有效性的理论。它意味着防止ESWL导致的损伤最简单的方法可能就是降低碎石频率。

四、小结

体外冲击波技术在泌尿外科领域的应用,给尿路结石的治疗带来了"革命性"的变化,其影响毋庸置疑。近30年来,无论是冲击波碎石的理论、机型还是技术都已发生了重大进步,并且这些改进已被临床证实可增加碎石成功率,并减少潜在的副作用。目前的碎石机功能已较齐全、效能也很高,但随着效能更高的新型碎石机的出现,体外冲击波技术将会出现显著进步,随着碎石机技术上的完善及成本的降低,体外冲击波碎石将更为普遍、简单、安全可靠。

(许长宝　王友志)

参 考 文 献

1. Wen CC,Nakada SY. Treatment selection and outcomes:renal calculi. Urol Clin North Am,2007,34(3):409-419.

2. Brian R Matlaga, James E Lingeman. Chapter 48 Surgical Management of Upper Urinary Tract Calculi. In:Campbell-Walsh Urology 10th Edition Review. Campbell-Walsh Urology,2012:1360.

3. Perks AE,Schuler TD,Lee J,et al. Stone attenuation and skin-to-stone distance on computed tomography predicts for stone fragmentation by shock wave lithotripsy. Urology,2008,72 (4):765-769.

4. EI-Nahas AR,EI-Assmy AM,Mansour O,et al. A prospective multivariate analysis of factors predicting stone disintegration by extracorporeal shock wave lithotripsy:the value of highresolution noncontrast computed tomography. Eur Urol,2007,51 (6):1688-1693,discussion 93-94.

5. Pareek G,AImenakas NA,Panagopoulos G,et al. Extracorporeal shock wave lithotripsy success based on body mass index and Hounsfield units. Urology,2005,65(1):33-36.

6. Abdel-Khalek M,Sheir KZ,Mokhtar AA,et al. Prediction of success rate after extracorporeal shock-wave lithotripsy of renal stones-a multivariate analysis model. Scand J Urol Nephrol,2004,38(2):161-167.

7. El-Assmy A,El-Nahas AR,Madbouly K,et al. Extracorporeal shock-wave lithotripsy monotherapy of partial staghorn calculi. Prognostic factors and long-term results. Scand J Urol Nephrol,2006,40(4):320-325.

8. Pearle MS,Lingeman JE,Leveillee R,et al. Prospective,randomized trial comparing shock wave lithotripsy and ureteroscopy for lower pole caliceal calculi 1cm or less. J Urol,2005,173(6):2005-2009.

9. Irani D,Eshratkhah R,Amin-Sharifi A. Efficacy of extracorporeal shock wave lithotripsy monotherapy in complex urolithiasis in the era of advanced endourologic procedures. Urol J,2005,2(1):13-19.

10. Gonzalo Rodriguez V,Trueba Arguinarena FJ,Rivera Ferro J,et al. Our experience in the treatment of staghorn calculi (1987-2004). Review of our results. Arch Esp Urol,2008,61(7):799-807.

11. Wolf JS Jr. Treatment selection and outcomes:ureteral calculi. Urol Clin North Am,2007,34(3):421-430.

12. Aboumarzouk OM,Kata SG,Keeley FX,et al. Extracorporeal shock wave lithotripsy(ESWL)versus ureteroscopic management for ureteric calculi. Cochrane Database Syst Rev,2012,5:CD006029.

13. Turk C,Petrik A,Seitz C,et al. 2017 EAU Guideline on Urolithiosis.

14. El-Halwagy S,Osman Y,Sheir KZ. Shock wave lithotripsy of vesical stones in patients with infravesical obstruction:an underused noninvasive approach. Urology,2013,81(3):508-510.

15. Patel SR,Nakada SY. Quantification of preoperative stone burden for ureteroscopy and shock wave lithotripsy:current state and future recommendations. Urology,2011,78(2):282-285.

16. Ito H,Kawahara T,Terao H,et al. Evaluation of preoperative measurement of stone surface area as a predictor of stone-free status after combined ureteroscopy with holmium laser lithotripsy:a single-center experience. J Endourol,2013,27(6):715-721.

17. 吴阶平. 吴阶平泌尿外科学. 济南:山东科学技术出版社,

2003.

18. 叶章群,邓耀良,董诚.泌尿系结石.北京:人民卫生出版社,2003.

19. 孙西钊.医学冲击波.北京:中国科学技术出版社,2006:14-26.

20. 陈兴发,周星,卢乃会,等.体外冲击波碎石治疗儿童尿路结石的疗效观察.临床泌尿外科杂志,2004,6(19):338-339.

21. Srivastava A,Zaman W,Singh V,et al. Efficacy of extracorporeal shock wave lithotripsy for solitary lower calyceal stone:a statistical model. BJU Int,2004,93(3):364-368.

22. Poulakis V,Dahm P,Witzsch U,et al. Prediction of lower pole stone clearance after shock wave lithotripsy using an artificial neural network. J Urol,2003,169(4):1250-1256.

23. Chow GK,Streem SB. Extracorporeal Lithotripsy:Update on technology. Urol Clin North Am,2000,27(2):315-322.

24. 许长宝,郝斌,王友志,等.X线下肾结石成分判断及体外冲击波碎石疗效预测.中华泌尿外科杂志,2012,33(1):13-15.

25. 王友志,王梅,时秋英.体外冲击波碎石术治疗输尿管 N 型扭曲并结石.医药论坛杂志,2005,26(5):25-26.

26. 王友志,何朝宏,时秋英,等.弹道碎石联合体外冲击波碎石治疗输尿管结石.中国微创外科杂志,2004,4(04):339-340.

27. 王友志,时秋英,王梅.ESWL 治疗输尿管结石 3660 例临床分析.医药论坛杂志,2004,25(7):51-52.

28. 王友志,何朝宏,王梅,等.输尿管插管注水配合体外冲击波碎石治疗输尿管结石.中国微创外科杂志,2002,2(03):145-145.

29. 王友志,王梅,崔建峰.肾结石取石术后遗留结石的 ESWL 治疗.河南外科学杂志,2001,7(4):398-399.

30. Chen XF,Sheng When DL. A Study on limitation of high-energy shock wave induced renal damage by salvia miltiorrhizae injection in rabbit model. Aca J Xi'an Jiaotong Uni,2004,1:78-81.

31. Villanyi KK,Szekely JG,Farkas LM,et al. Short term changes in renal function after extracorporeal shock wave lithotripsy in children. J Urol,2001,166:222-224.

32. 王友志,许长宝,周少睿.肾结石经皮肾镜取石术后残石的 ESWL 治疗.河南外科学杂志,2013,19(2):67-68.

33. 王友志,许长宝,谷艳辉.肾结石体外冲击波碎石术中致迷走神经兴奋 73 例分析.中国实用神经疾病杂志,2013,16(16):76-76.

34. Srivastava A,Zaman W,Singh V,et al. Efficacy of extracorporeal shock wave lithotripsy for solitary lower caliceal stone:a statistical model. BJU Int,2004,93:364-368.

35. Pearle MS,Nadler R,Bercowsky E,et al. Prospective randomized trial comparing shock wave lithotripsy and ureteroscopy for management of distal ureteral calculi. J Urol,2001,166:1255-1260.

36. Skuginna V,Nguyen DP,Seiler R,et al. Does Stepwise Volt-age Ramping Protect the Kidney from Injury During Extracorporeal Shockwave Lithotripsy? Results of a Prospective Randomized Trial. Eur urol,2016,69:267-273.

37. Clark DL,Connors BA,Handa RK,et al. Pretreatment with low-energy shock waves reduces the renal oxidative stress and inflammation caused by high-energy shock wave lithotripsy. Urol res,2011,39:437-442.

38. 彭文标,朱碧琳,赖国修,等.体外冲击波碎石在泌尿科的应用进展.中国现代医生,2010,48(24):14-15,21.

39. Skolarikos A,Alivizatos G,de la Rosette J. Extracorporeal shock wave lithotripsy 25 years later:complications and their prevention. Eur Urol,2006,50(5):981-990,discussion 90.

40. Madbouly K,Sheir KZ,Elsobky E,et al. Risk factors for the formation of a steinstrasse after extracorporeal shock wave lithotripsy:a statistical model. J Urol,2002,167(3):1239-1242.

41. McAteer JA,Evan AP. The acute and long-term adverse effects of shock wave lithotripsy. Semin Nephrol,2008,28(2):200-213.

42. Zhu S,Cocks FH,Preminger GM,et al. The role of stress waves and cavitation in stone comminution in shock wave lithotripsy. Ultrasound Med Biol,2002,28(5):661-671.

43. Preminger GM,Assimos DG,Hngeman JE,et al. AUA guideline on management of staghom calculi:diagnosis and treatment recommendations. J Urol,2005,73(6):1991-2000.

44. Hirai K,Kita K,Mikata K,et al. Treatment with TAE of subcapsular hematoma as a complication of extracorporeal shock wave lithotripsy(ESWL):a case report. Hinyokika Kiyo,2005,51(3):175-177.

45. May M,Gunia S,Helke C,et al. An unusual complication of extracorporeal shock wave lithotripsy:rupture of the kidney with consecutive nephrectomy. Aktuelle Urol,2004,35(4):316-319.

46. 汪翔,谢凯,金璐,等.物理振动排石机应用于体外冲击波碎石术后的排石效果研究.临床泌尿外科杂志,2015(8):720-722.

47. 许长宝,王友志,褚校涵,等.物理振动排石机在上尿路结石体外冲击波碎石后的临床应用.中华泌尿外科杂志,2013,34(8):599-602.

48. 邓国贤,胡婷,鄢俊安,等.物理震动排石临床疗效分析.局解手术学杂志,2014(5):451-452.

49. 刘冠琳,程跃,方海伟,等.体外物理振动排石治疗直径小于 1cm 的输尿管下段结石 95 例疗效观察.2014 浙江省医学会男科学泌尿外科学学术年会论文汇编,2014.

50. Long Q,Zhang J,Xu Z,et al. A Prospective Randomized Controlled Trial of the Efficacy of External Physical Vibration Lithecbole after Extracorporeal Shock Wave Lithotripsy for a lower pole renal Stone <2cm in a single center. Journal of Urology,2015,195(4):965-970.

51. 孙西钊.冲击波碎石机的未来发展.医疗卫生装备,2005,26(7):31-32.

52. 章璟,王国增.体外冲击波碎石机制及技术的进展.中华腔镜泌尿外科杂志(电子版),2013(6):60-63.

53. Sheir KZ,Elhalwagy SM,Abo-Elghar ME,et al. Evaluation of a synchronous twin-pulse technique for shock wave lithotripsy:A prospective randomised study of effectiveness and safety in comparison to standard single-pulse technique. Bju International,2008,101(11):1420-1426.

54. 马世宏.体外冲击波碎石机的现状及发展.医疗卫生装备,2010,31(12):37-38.

55. 周惜才.体外冲击波碎石技术进展与现状.临床泌尿外科杂志,2002,17(6):257-259.

56. 张坤毅.碎石机的技术特点与进展和应用.中国医疗设备,2009,24(5):56-57.

57. 陈海斌,杨志焕,宁心,等.冲击波技术在医学领域的应用.力学进展,2012,42(02):186-196.

58. Darisetty S,Tandan M,Reddy DN,et al. Epidural anesthesia is effective for extracorporeal shock wave lithotripsy of pancreatic and biliary calculi. World Journal of Gastrointestinal Surgery,2010,2(5):165-168.

59. 刘星明,任胜强,吴元昱,等.肾结石 ESWL 后肾脏血肿的原因分析.临床泌尿外科杂志,2014(2):113-115.

第二十四章

融合成像在微创泌尿外科领域中的应用

第一节　MRI-超声融合成像前列腺精准靶向穿刺术

一、概述

随着血清前列腺特异性抗原（PSA）筛查的普及，近年来前列腺癌的检出率明显增加。经直肠超声引导下系统性前列腺穿刺仍然是诊断前列腺癌的标准方法。但是，传统经直肠超声引导下系统性前列腺穿刺存在以下不足之处：取材的不准确性和漏检了可疑病灶，前者导致诊断上的不准确性，如危险度分层错误和惰性前列腺癌的检出。对于首次穿刺阴性的患者，如果临床资料包括血清 PSA 参数或直肠指检仍高度怀疑前列腺癌，则需要进行重复穿刺，或者增加穿刺针数即进行饱和穿刺。然而，通过重复穿刺检出的大多数是非临床有意义前列腺癌。

目前，多参数磁共振（mp-MRI）被认为是诊断前列腺癌最有效的影像学方法，具有较高的特异性和敏感性。研究显示，对于血清 PSA<10ng/ml 和直肠指检正常的低危人群，如果 mp-MRI 正常，同时前列腺体积小于 33ml，前列腺穿刺阴性预测值高达 95.1%～97.5%，从而可以避免不必要的穿刺。如果 mp-MRI 提示前列腺癌病灶，同时实现对可疑病灶进行靶向穿刺，将有可能克服系统性随机穿刺的不足之处，提高前列腺穿刺的精准性。近年来，应用磁共振和超声融合技术（MR-US fusion），结合 2 种影像学的优势，从而实现对磁共振上可疑病灶的精准靶向穿刺，现已成为一门快速发展的新兴学科和技术。

二、MR-超声融合成像前列腺靶向穿刺术的基本原理和类型

（一）前列腺靶向穿刺的方法

实现对 mpMRI 上的可疑病灶进行靶向穿刺有 3 种方法：①直接在磁共振引导下穿刺。②认知融合靶向穿刺。③基于软件平台的磁共振和超声融合成像穿刺。直接在 mpMRI 扫描引导下进行前列腺靶向穿刺虽然具有很高的准确性，但是，同时具有需要特殊的设备、耗时和费用高等不足之处。第 2 种方法，操作者通过超声扫描识别找到磁共振提示病灶的相应解剖部位，再对该部位进行靶向穿刺。这种方法高度依赖操作者经验和熟练程度。由于轴位 MRI 图像和经直肠超声的扇面图像存在一定的差异，在前列腺前尖部、基底部和两侧边缘容易出现融合错误。所以目前采用的方法都是基于软件平台对磁共振和超声的图像进行融合，从而实现在经直肠超声实时引导下对磁共振上的可疑病灶进行靶向穿

刺。MR-US 融合成像软件平台由以下几部分构成：①MR-US 图像匹配融合，包括刚性融合和弹性融合两种类型。②超声探头的定位和穿刺针追踪，目前主要有 3 种方法，即电磁追踪法、带有位置编码器的机械臂和基于影像的软件追踪法。③磁共振和超声图像上可疑病灶的定位标记。

（二）MR-US 融合成像前列腺穿刺 3 种主要的定位和追踪方法

1. 电磁追踪法（electromagnetic tracking）　主要有 3 个商业平台：UroNav（Invivo 公司），Virtual Navigator（Esaote 公司），Real-Time Virtual Sonography（Hitachi 公司）。超声探头上装有 1 个小型磁感受器，在周围磁场的作用下能够产生电流，这种电流信号上传到计算机，可以将扫描平面图像转换为三维的 MR-US 融合图像。这种平台允许操作者对超声探头进行多个自由度的操作，不足之处在于进行穿刺进针过程中手的不稳定性，可以导致图像融合匹配误差。

2. 带有位置编码器的机械臂　主要有 3 个商业平台：Artemis（Eigen 公司），BiopSee（Pi Medical 公司），BioJet（BK 超声）。超声探头在三维空间的位置通过与机械臂直接接触进行追踪，安装在机械臂关节处的角度感受器进行编码，把超声探头和穿刺针的三维空间位置信息自动发送给计算机。超声探头被固定在 1 个轴上，可以进出和旋转 2 个自由度的操作。机械臂较人工操作更加稳定。

3. 基于影像的软件追踪法　工作平台有 Urostation（Koelis 公司）。这种平台仅仅依据经直肠超声的图像，首先根据 3 个不同位置的超声容积数据创建三维经直肠超声图像，这种全景图像通过弹性匹配融合的方法与 MRI 图像进行融合。

三、mp-MRI 在 MR-超声融合成像前列腺穿刺中的作用

多参数磁共振可以提供解剖定位和功能性影像，提高了临床有意义前列腺癌（CsPCa）诊断的敏感性和阳性预测值，与穿刺病理结果有较好的一致性。减少低危前列腺癌的检出，从而避免惰性前列腺癌的过度诊断和过度治疗。结合 mp-MRI 对可疑病灶进行融合穿刺，可以提高 CsPCa 的检出率和诊断的精准性，从而制订合适的治疗方案。

mp-MRI 影像质量和诊断报告的准确性决定 MR-US 融合成像前列腺穿刺的正确性，2015 年欧洲泌尿生殖放射学会发布的第 2 版前列腺影像报告数据系统指南（PI-RADS）规范

了 mp-MRI 扫描参数的设置,并对可疑前列腺癌的病灶进行 1～5 分量化评分,评分越高,诊断 CsPCa 的可能性越大。前列腺癌影像报告诊断的标准化避免了不同影像医生对同一病灶诊断的差异性,有利于对不同临床数据进行正确的分析。

根据 PI-RADS 第 2 版应用指南,如果 PI-RADS 评分 4 分或 5 分,推荐进行 MR-US 融合成像前列腺穿刺。研究显示,PI-RADS 4 分和 5 分病灶 CsPCa 的检出率可达 86% 和 93%。PI-RADS 1 分和 2 分,不推荐进行 MR-US 融合成像前列腺穿刺,如果临床上其他资料包括血清 PSA、直肠指检和既往前列腺活检结果,决定是否行系统性穿刺。PI-RADS 3 分,如果临床其他资料高度怀疑前列腺癌,可以行 MR-US 融合穿刺加系统穿刺;如果临床其他资料考虑前列腺癌的可能性低,9～12 个月后复查 mp-MRI。

四、MR-超声融合成像前列腺穿刺术的实施和具体流程

(一) MR-US 融合成像前列腺穿刺术的适应证和禁忌证

1. 适应证　中华医学会泌尿外科分会中国前列腺癌联盟 2016 年前列腺穿刺中国专家共识指出:①直肠指检发现可疑前列腺可疑结节,任何 PSA 值。②经直肠超声或 MRI 发现前列腺可疑病灶,任何 PSA 值。③PSA > 10ng/ml。④PSA 4～10ng/ml,f/t PSA 可疑或 PSAD 值可疑。满足上述任何一条都需要行前列腺穿刺活检。但是目前 MR-US 融合成像前列腺穿刺术是一门新技术,其适应证尚未明确,我们结合文献提出 MR-US 融合成像前列腺穿刺术可能的适应证:①既往前列腺穿刺活检阴性的病例,但是临床资料持续可疑前列腺癌,需要进行重复穿刺。②mp-MRI 提示前列腺癌可能性大(PI-RADS 评分 3～5 分),行首次诊断性穿刺病例。

2. 禁忌证　中华医学会泌尿外科分会中国前列腺癌联盟 2016 年前列腺穿刺中国专家共识指出的禁忌证包括:①处于急性感染期、发热期。②有高血压危象。③处于心脏功能不全失代偿期。④有严重出血倾向的疾病。⑤处于糖尿病血糖不稳定期。⑥有严重的内、外痔,肛周或直肠病变。除此之外,MR-US 融合成像经会阴前列腺穿刺需要全身麻醉,还应包括全身麻醉的禁忌证。

(二) MR-US 融合成像前列腺穿刺术的实施

1. 穿刺前准备　有前列腺穿刺指征的患者,先行前列腺 3.0T 磁共振扫描,扫描系列包括 T2 加权成像(T2WI)、弥散加权成像(DWI)和动态增强(DCE),取高 b 值(b>1400)DWI 图像来计算 ADC 图。2015 年欧洲泌尿生殖放射学会发布的第 2 版前列腺影像报告数据系统指南(PI-RADS)中并没有纳入前列腺波谱成像(MRSI)序列。PI-RADS 系统对前列腺癌的诊断标准化,对可疑病灶进行 1～5 分量化评分。常规灌肠。经会阴穿刺无须预防性应用抗生素。

2. 具体步骤　下面以 Hitachi 公司 Real-Time Virtual Sonography(RVS)平台介绍 MR-US 融合成像前列腺穿刺的具体流程(图 24-1 和图 24-2)。

(1) 将 DICOM 格式的 mp-MRI 原始数据导入 RVS 超声主机,应用 T2WI 轴位图像对可疑病灶进行标记,一般最多选取 2 个可疑病灶,选取 PI-RADS 评分越高和面积越大的病灶。

(2) 患者全身麻醉后截石位,将阴囊和睾丸向上牵拉固定,会阴部消毒。将磁发射器放置在患者右侧,与手术床垂直。经直肠超声探头上装好磁感应器,分别与主机连接。

(3) MRI 和超声图像的匹配:这是最关键的步骤,关系到是否能做到精准穿刺。超声主机显示屏左侧显示 MRI 图像,右侧显示相同部位超声图像。

(4) 经会阴行病灶靶穿刺:MRI 和超声图像匹配结束后,将超声切换到矢状面扫描,找到"+"标记的靶病灶,在超声实时引导下用 18G 一次性穿刺枪经会阴进针,接近靶目标中心施发穿刺枪,可见强回声针道穿过病灶,切换至横断面扫描确认针道进入靶目标。通过双平面交叉法确认穿刺的精准性。每个靶病灶穿刺 2 针。

(5) 经会阴系统性前列腺穿刺:MR-US 融合成像靶穿刺结束后,超声引导下常规进行前列腺 12 针系统性穿刺。穿刺结束后常规应用抗生素 3 天预防感染。

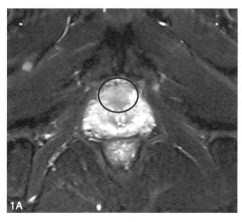
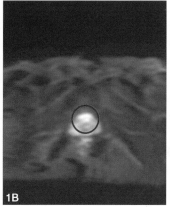
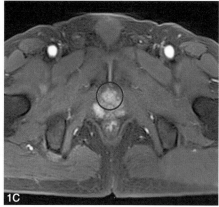

图 24-1　患者影像学检查

患者,男,71 岁。血 PSA 升高一年,DRE 前列腺 Ⅱ 度大,质地中等,表面未触及结节,B 超报告前列腺增生,大小 5.6cm×4.8cm×3.5cm,血 PSA 7.35ng/ml,f/t=0.07。1A. mpMRI-T2WI 示前列腺中央腺体前方偏尖部低信号结节病灶(红圆圈标记);1B. DWI 示前述病灶呈高信号;1C. DCE 示前述病灶早期强化

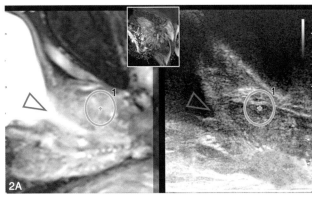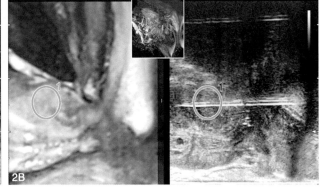

图 24-2　同一患者 MR-US 融合成像穿刺过程

2A. MR-US 图像融合及同一解剖平面匹配(三角形标记尿道内口),同步显示标记目标病灶(圆圈标记),左侧为 MR 图像,右侧为同一部位实时超声图像;2B. 超声实时导航下对准靶目标病灶精准穿刺,强回声所示为穿刺枪通过针道

3. 我们利用 Hitachi RVS 平台进行 MR-US 融合匹配的经验体会

(1)融合匹配主要根据解剖标志,如尿道内口(矢状面)、精囊(横断面)。

(2)融合匹配的顺序是,先进行磁共振与超声图像上下匹配,再进行前列腺前后和左右方向同步。

(3)在矢状面和横断面反复进行微调和校正。上下方向(先矢状面后横断面)、前后方向(横断面)、左右(先矢状面后横断面),一般先冻结 MRI 图像,US 再找到同一平面。如果存在前列腺囊肿、射精管囊肿和前列腺钙化灶,有助于在图像匹配过程进行微调。

(4)充分考虑到行 MRI 扫描时与截石位经会阴穿刺时,患者体位和膀胱充盈状态及经直肠探头对 MR 与 US 图像解剖标志定位的影响,以及磁共振和超声的前列腺图像本身存在不一致性,均应经过人工微调以达到最佳匹配效果。

4. 我们利用 Hitachi RVS 平台进行 MR-US 融合穿刺的经验体会

(1)一旦 MR-US 图像融合匹配成功后,需要维持前列腺空间位置的相对固定。

(2)前列腺包膜复位。穿刺针在刺穿前列腺包膜的时候会发生前列腺位移和形态的变化,与此同时,MRI 和 US 图像上的病灶 Mark 位置不会变化,当穿刺针进入前列腺接近 Mark 的时候,后退穿刺针,让前列腺复位后再施发穿刺枪。

(3)双平面法确认穿刺的精准性。穿过靶病灶后,保持针于原位,US 切换到横断面,看穿刺针道是否落在 Mark 中(图 24-3)。

五、MR-超声融合成像前列腺穿刺术的临床意义

(一)MR-US 融合成像前列腺穿刺与系统性穿刺在首次诊断性穿刺和既往穿刺阴性的病例中的应用

一项 175 例首次诊断性前列腺穿刺病例,进行随机对照前瞻性研究,MRI 组对 MRI 可疑病灶(PI-RADS 评分≥3 分)行 2 针靶向穿刺,同时行 12 针系统性穿刺。对照组对直肠指检触及结节和经直肠超声扫描可疑结节行 2 针靶向穿刺,同时行 12 针系统性穿刺。对于 MRI、直肠指检和经直肠超声正常的病例只行 12 针系统性穿刺。结果显示两组间前列腺癌

的检出率和 CsPCa 的检出率差异均无统计学意义,但是,对于两组间直肠指检正常的病例,2 针融合成像靶穿刺的 CsPCa 的检出率和对照组 12 针系统性穿刺相似,表明对于直肠指检正常的病例,融合穿刺可以以更少的穿刺针数取得相当的 CsPCa 检出率。

一项 105 例既往穿刺阴性病例,MRI 提示可疑病灶,PI-RADS 评分≥2 分,对可疑病灶进行 MR-US 融合成像靶穿刺,同时进行 12 针系统性穿刺,结果显示,MR-US 融合成像靶穿刺较系统穿刺能明显提高 CsPCa 检出率(91% vs 54%),MRI 可疑病灶的 PI-RADS 评分是 CsPCa 检出率的最强预测因素。本研究的局限性在于为自身对照研究。

另外一项 1042 例 MR-US 融合成像前列腺穿刺病例,包括 328 例首次诊断性穿刺、324 例既往穿刺阴性和 390 例既往穿刺阳性行主动监测的病例,3 种研究对象综合分析结果表明,同时行 MR-US 融合成像靶穿刺(PI-RADS 评分≥3 分)和系统性穿刺较单独行融合穿刺或系统穿刺能够检出更多的 CsPCa,对于 MRI 未提示可疑病灶(PI-RADS 评分 1~2 分)的病例,系统穿刺仍能检出 16% 的 CsPCa。MRI 可疑病灶的 PI-RADS 评分级别和 PSA 密度与 CsPCa 检出率显著相关。

(二)MR-US 融合成像前列腺靶穿刺(TB)和系统性穿刺(SB)在前列腺癌积极监测患者中的应用

采用 Ginsburg 技术,即 PI-RADS 评分 3~5 分的病灶应用 TB 穿刺活检 2 针,另外前列腺分 12 个解剖区域,每个区域活检 2 针共 24 针,PI-RADS 评分 1~2 分的患者只行 24 针系统性穿刺,穿刺途径经会阴。结果显示,在首次前列腺穿刺、既往前列腺穿刺阴性和低危前列腺癌行积极监测(AS)的三组病例中,Gleason 评分≥7 分的前列腺癌检出率分别为 39%、27% 和 42%。Mp-MRI(PI-RADS 评分 1~2 分)排除 Gleason 评分≥7 分的前列腺癌的阴性预测值高达 90%。但是,该研究并没有把 TB 穿刺和 24 针 SB 穿刺的结果进行比较,而是 TB+SB 两者联合的结果。特别是在低危前列腺癌行积极监测的病例中,Gleason 评分≥7 分的前列腺癌检出率,MR-US 融合成像靶穿刺联合 24 针系统性穿刺比其他研究报道高。

另外一项最新研究结果显示,在 AS 病例中,与单纯 SB

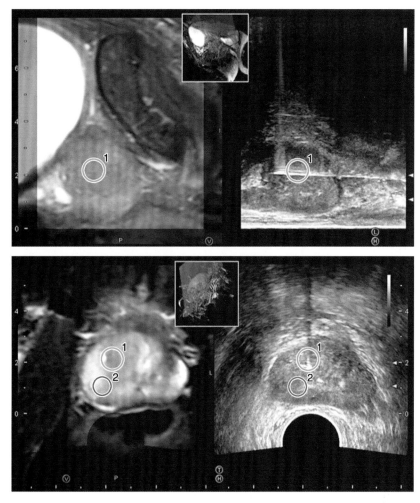

图 24-3 双平面法确认靶穿刺的精准性
上图所示超声前列腺矢状面扫描实时引导下对可疑病灶 1 进行靶向穿刺;下图所示保持穿刺针于原位,切换超声探头行横断面扫描,确认穿刺针落于可疑病灶 1 中

前列腺穿刺比较,联合 TB 和 SB 对 Gleason 评分 ≥7 分前列腺癌的检出率并没有显著增加。然而,对于首次前列腺穿刺的病例,联合 TB 和 SB 能显著增加 Gleason 评分 ≥7 分前列腺癌的检出率。由于在 AS 病例中,TB 检出 Gleason 评分 ≥7 分前列腺癌的敏感性较 SB 低,所以,推荐在 AS 病例中仍然有必要进行 SB 穿刺活检。分析原因可能有以下几方面:①符合 AS 的病例本来大多数是低级别前列腺癌患者。②残留在 AS 中的较高级别的前列腺癌病灶也较首次诊断性穿刺病例的小,从而在 mp-MRI 上未能发现可疑病灶,呈现低敏感性。③与较大体积的前列腺里存在较小的病灶有关。④图像融合匹配错误,在同一 mp-MRI 可疑病灶中通过 SB 检测出了 TB 并没有检出的高级别前列腺癌。

以上两方面的研究并不互相矛盾,都证实了系统性穿刺在 AS 这一群体中的必不可少的重要性。

(三)MR-US 融合成像前列腺穿刺阴性后重复系统性穿刺

一项关于 MR-US 融合成像穿刺阴性后重复系统性穿刺的研究表明,系统性穿刺仍然可以检测出相当一部分 CsPCa,分析原因可能包括图像融合匹配误差,无法精准穿刺;其次就是磁共振报告错误,过高的 PI-RADS 评分。融合匹配错误

导致系统穿刺检测出原磁共振可疑病灶存在 CsPCa。过高的 PI-RADS 评分导致融合穿刺出现阴性结果。虽然 mp-MRI 正常的前列腺部位通过系统穿刺检测出绝大多数是 Gleason 评分为 6 分的病灶,但是仍然可以检测出 Gleason 评分为 7 分的病灶,因为在 mp-MRI 上表现为正常,所以融合穿刺不能检测这一小部分 Gleason 评分为 7 分的病灶。因此,目前系统穿刺仍然有一定的价值。将来随着 mp-MRI 和 MR-US 融合成像穿刺平台的技术上的进步,前列腺癌诊断的敏感性和特异性进一步提高,融合成像靶穿刺更加精准,MR-US 融合成像前列腺穿刺技术将有望取代系统性穿刺。

综上所述,目前认为,MR-US 融合成像前列腺穿刺在既往穿刺阴性的病例中有比较肯定的价值,具有较高的 CsPCa 检出率。对于首次诊断性穿刺病例和行积极监测的低危前列腺癌病例,MR-US 融合成像前列腺穿刺的价值仍然需要进一步评估。进而有学者认为,联合 MR-US 融合成像靶穿刺和系统性穿刺可以改善 CsPCa 的检出率,但是,同时可能导致非 CsPCa 检出率增加。在 MR-US 融合成像前列腺穿刺术这种新技术在广泛被推广应用前,仍然需要进行更多的前瞻性随机对照实验,同时要解决以下问题:①规范并统一 CsPCa 的定义。②比较不同 MR-US 融合成像穿刺平台靶向穿刺的

准确性。③进一步改善前列腺 mp-MRI 的 PI-RADS 诊断报告系统对 CsPCa 的阳性预测值和阴性预测值。④研究应用

MR-US 融合穿刺的最佳适应证，避免不合理使用。

（席启林）

第二节　人工智能超声 CT 在早期前列腺癌的诊断价值

一、概述

自 1990 年起，德国基尔大学的 Tillmann Loch 教授作为创立者，浙江大学医学院附属第一医院的谢立平教授作为参与者率先将人工神经网络（artificial neural network，ANN）技术运用于经直肠超声（TRUS）以用于前列腺癌的早期诊断。该技术的开发主要是为了解决传统 TRUS 面临的困境，即 TRUS 图像上前列腺良性和恶性病灶难以视觉鉴别。该技术自创立起，先后于德国、法国、瑞典、挪威等多国进行技术推广，医学权威著作《坎贝尔泌尿外科学》评价该技术时指出，人工神经网络技术能够提高 TRUS 图像对于前列腺癌的辨识度，能够发现人眼不能辨识的肿瘤，具有重要的研究价值。2013 年 11 月，在德国石荷州与中国浙江省州省合作框架协议的基础上，谢立平教授将该技术引入中国，并对该技术进行了优化与发展，进而在全中国进行技术推广。2015 年 11 月，谢立平教授根据中国人群前列腺癌发生发展的特点与该技术的特性，创造性地将该技术命名为人工智能超声 CT（ultrasound CT with artificial intelligence，AI-US-CT，简称超声 CT）。

二、原理

人工智能超声 CT 技术通过计算机数字化分析对 TRUS 图像进行参数化标记，利用透明映射技术将同一层面的病理大切片标本与参数化标记后的 TRUS 图像进行融合，采用 ANN 分析技术建立模型，通过大样本病例训练、验证、完善模型，最终应用于前列腺癌的诊断（图 24-4）。

操作者自前列腺尖部起，至精囊水平止，每隔 5mm 留取灰阶超声图像，储存于计算机备用。前列腺区被定义为关注区（region of interest，ROI），ROI 的像素分布及灰阶程度通过视窗性分析以获得并记录。每幅 TRUS 图像所包含的不可肉眼识别结构以 324 位像素方形矩阵的形式包含于 6 个输入神经元中（E、g、L、l、D 及 d），这些输入神经元对像素分布的数字形态测定关系进行了描述（E. number of edges；g. dispersion of edge intensity；L. average size of edges；l. dispersion of edge size；D. contrast intensity of edges；d. dispersion of edge contrast）。

与 TRUS 图像相对应层面的前列腺癌组织被制成病理大切片，每一层面上的肿瘤区域、前列腺囊、移行带边界等结构用黑色墨水标注，储存于计算机备用。在计算机上利用透明映射技术将病理大切片虚拟覆盖于同一层面的 TRUS 图像上，并在 TRUS 图像上将对应良性组织区域、肿瘤组织区域等进行标注（图 24-5）。将标注好的每一层面的 TRUS 图像及其相应的六个输入神经元数据储存为单独的文件备用。

利用 Neuroshell2 软件（Ward Systems Group，Inc.，Frederick，MD）将输入神经元（E、g、L、l、D 及 d）及输出神经元（病理结果）通过隐藏神经元进行关联，以完成 ANN 的构建。并通过 50 例样本的训练，500 例样本，2000 个层面的验证、评估及优化，最终建立人工智能超声 CT（图 24-6）。

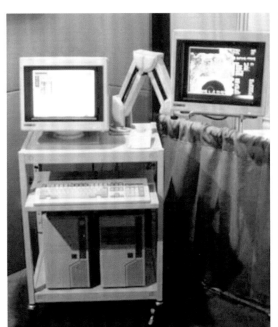
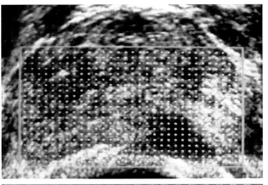
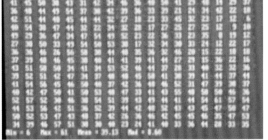

图 24-4　人工智能超声 CT

［引自：Loch T. Computerized transrectal ultrasound（C-TRUS）of the prostate：detection of cancer in patients with multiple negative systematic random biopsies. World journal of urology，2007，25（4）：375-380. ］

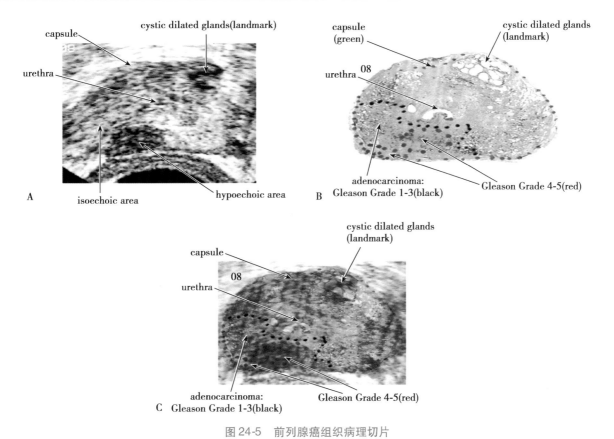

图 24-5　前列腺癌组织病理切片

［引自：Loch T，Leuschner I，Genberg C，et al. Artificial neural network analysis（ANNA）of prostatic transrectal ultrasound. The Prostate，1999，39（3）：198-204.］

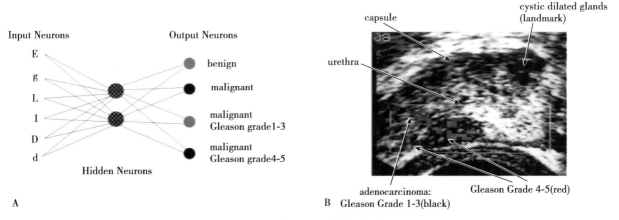

图 24-6　建立人工智能超声 CT

［引自：Loch T，Leuschner I，Genberg C，et al. Artificial neural network analysis（ANNA）of prostatic transrectal ultrasound. The Prostate，1999，39（3）：198-204.］

三、工作步骤

患者取左侧卧位,自前列腺尖部起,至精囊水平止,每隔 5mm 留取超声影像(图 24-7)。将图像发往人工智能超声 CT 中心对超声图像进行实时在线分析(图 24-8)。根据分析结果对前列腺进行健康管理,评估前列腺穿刺必要性,指导靶向穿刺。

四、临床效果分析

针对人工智能超声 CT 的国际单中心及多中心研究结果

显示,人工智能超声 CT 将前列腺癌的检出率提高至 41% ~ 50%。人工智能超声 CT 可以通过趋势监测对前列腺进行健康管理。超过 10 年的随访数据观察表明,该技术能够清楚展现前列腺癌的进展过程,其预测准确率达 96%(图 24-9)。

2013 年,在德国石荷州与中国浙江省州省合作框架协议的基础上,作为该技术早期研发的参与者,谢立平教授将该技术引入中国,初步研究结果发现,人工智能超声 CT 靶向穿刺能够将前列腺癌的检出率提高至 46.2%,穿刺针数从 12 针减少到 5 ~ 6 针。其中,对于传统穿刺阴性的患者,人工智

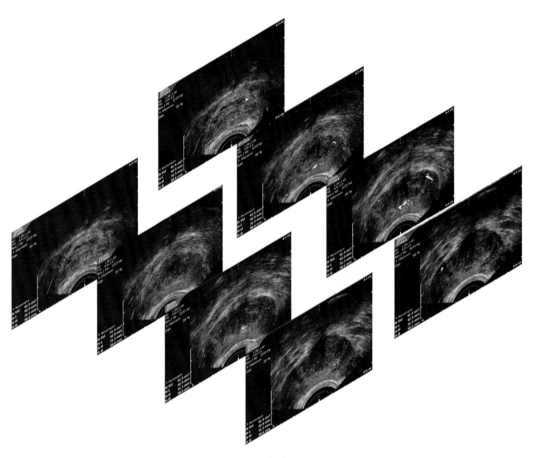

图 24-7　超声影像

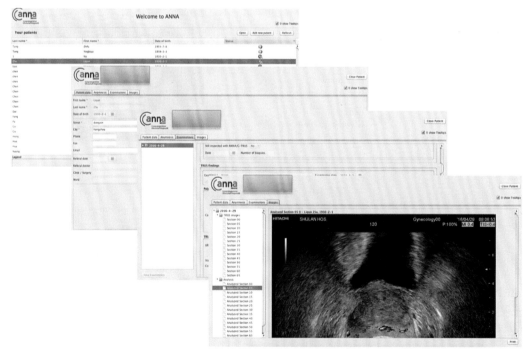

图 24-8　实时在线分析

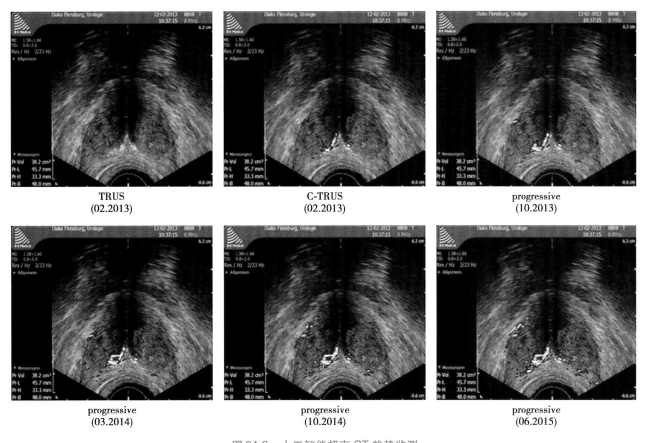

图 24-9　人工智能超声 CT 趋势监测

[引自：Loch T, Fulgham PF. Active Surveillance Challenges in Men with Prostate Cancer：Role of Imaging Today and Tomorrow. European urology, 2016, 69(6):1034-1036.]

能超声 CT 仍能够检出 36.8% 的前列腺癌。

现有的资料显示，人工智能超声 CT 通过指导前列腺靶向穿刺，能以较少的穿刺针数取得较高的前列腺穿刺阳性率，并能发现既往系统穿刺阴性的前列腺癌，同时能有效监测前列腺癌进展，具有重要的临床应用价值。

（谢立平）

参 考 文 献

1. Gayet M, Aa AVD, Beerlage HP, et al. The value of magnetic resonance imaging and ultrasonography (MRI/US)-fusion biopsy platforms in prostate cancer detection：a systematic review. BJU Int, 2016, 117(3):392-400.

2. Ma TM, Tosoian JJ, Schaeffer EM, et al. The role of multiparametric magnetic resonance imaging/ultrasound fusion biopsy in active surveillance. Eur Urol, 2016, 71(2):174-180.

3. Kongnyuy M, George AK, Rastinehad AR, et al. Magnetic resonance imaging-ultrasound fusion-guided prostate biopsy：review of technology, techniques, and outcomes. Curr Urol Rep, 2016, 17(4):32.

4. Barentsz JO, Weinreb JC, Verma S, et al. Synopsis of the PI-RADS v2 guidelines for multiparametric prostate magnetic resonance imaging and recommendations for use. Eur Urol, 2016, 69(1):41-49.

5. Cash H, Gunzel K, Maxeiner A, et al. Prostate cancer detection on transrectal ultrasonography-guided random biopsy despite negative real-time magnetic resonance imaging/ultrasonography fusion-guided targeted biopsy：reasons for targeted biopsy failure. BJU Int, 2016, 118(1):35-43.

6. Filson CP, Natarajan S, Margolis DJA, et al. Prostate cancer detection with magnetic resonance-ultrasound fusion biopsy：the role of systematic and targeted biopsies. Cancer, 2016, 122(6):884-892.

7. Baco E, Rud E, Eri LM, et al. A randomized controlled trial to assess and compare the outcomes of two-core prostate biopsy guided by fused magnetic resonance and transrectal ultrasound images and traditional 12-core systematic biopsy. Eur Urol, 2016, 69(1):149-156.

8. Bjurlin MA, Wysock JS, Taneja SS. Optimization of prostate biopsy：review of technique and complications. Urol Clin North Am, 2014, 41(2):299-313.

9. Sonna GA, Chang E, Natarajan S, et al. Value of targeted prostate biopsy using magnetic resonance-ultrasound fusion in men with prior negative biopsy and elevated prostate-specific antigen. Eur Urol, 2014, 65(4):809-815.

10. 侯建全, 席启林, 浦金贤, 等. 经直肠超声与磁共振融合成像实时精准前列腺穿刺初步应用报告. 现代泌尿生殖肿瘤杂志,2015,7(5):260-263.

11. 中华医学会泌尿外科学分会中国前列腺癌联盟. 前列腺穿刺中国专家共识. 中华泌尿外科杂志,2016,37(4):241-244.

12. 侯建全,席启林,浦金贤,等. 经直肠超声与磁共振融合成像靶向穿刺技术在首次诊断性前列腺穿刺中的应用. 中华泌尿外科杂志,2017,38(6):469-472.

13. Loch T,Leuschner I,Genberg C,et al. Artificial neural network analysis(ANNA)of Prostatic transrectal ultrasound. The Prostate,1999,39(3):198-204.

14. Loch T. Computerized transrectal ultrasound(C-TRUS)of the prostate:Detection of cancer in patients with multiple negative systematic random biopsies. World journal of urology,2007,25(4):375-380.

15. Grabski B,Baeurle L,Loch A,et al. Computerized Transrectal ultrasound of the prostate in a multicenter setup(C-TRUS-MS):detection of cancer after multiple negative systematic random and in primary biopsies. World journal of urology,2011,29(5):573-579.

16. Loch T,Fulgham PF. Active Surveillance Challenges in Men with Prostate Cancer:Role of Imaging Today and Tomorrow. European urology,2016,69(6):1034-1036.

17. 谢立平,郑祥义,王潇,等. 人工智能超声 CT 检查在前列腺癌早期诊断中的价值. 中华泌尿外科杂志,2015,36(11):822-825.

第二十五章

超声诊疗技术在微创泌尿外科领域中的应用

随着微创外科及快速康复概念的普及和腹腔镜技术及超声技术的快速发展,各种腔镜及机器人设备的不断完善,泌尿外科对于微创治疗的要求也越来越高,超声诊疗技术以其特有的无创,无辐射,方便经济等优势,在泌尿外科领域尤其是微创泌尿外科领域中的应用也越来越广泛。

第一节 术中超声在腹腔镜及机器人辅助腹腔镜手术中的应用

泌尿外科腹腔镜技术和机器人辅助腹腔镜技术的飞速发展,使得越来越多的手术趋向于更加微创,对如何最大限度地降低手术损伤的要求也越来越高。腹腔镜手术最大的内在缺陷是术者只能观察术野情况,无法真实直观触及,加上某些实质脏器内部的微小肿瘤术中较难判定,这为术中病变范围、病灶的性质等信息的判断带来一定的困难。术中超

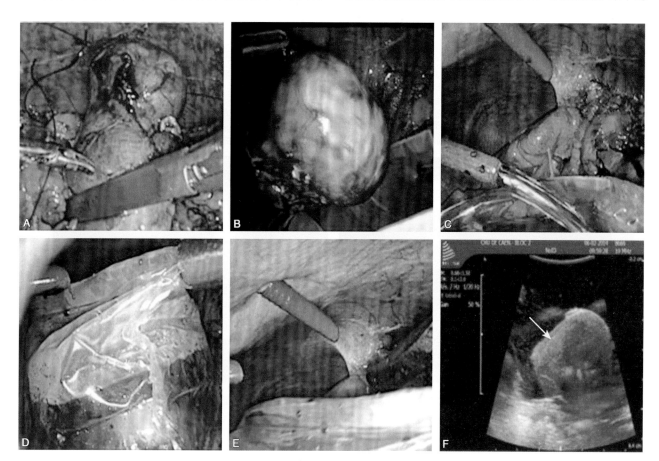

图 25-1 术中超声辅助完成机器人辅助下的肾部分切除术及相关步骤

A. 肾部分切除前将肾脏固定;B. 暴露肿瘤,置入标本收集袋;C. 标本中注入适量无菌生理盐水充当耦合剂;D. 将肾脏肿瘤置入标本收集袋中;E. 置入超声探头,仔细确认肿瘤浸润深度;F. 超声图像引导下确认切缘,完成肿瘤的切除(Doerfler A, Oitchayomi A,Tillou X. A simple method for ensuring resection margins during laparoscopic partial nephrectomy:the intracorporeal ultrasonography[J]Urology,2014,84(5):1240-1242)

声是指手术过程中进行的超声诊断及辅助治疗,以明确术中疾病的诊断及鉴别,同时亦可引导各种微创操作的进行。腹腔镜超声(LUS)即术中超声诊疗与腹腔镜技术相结合,对于手术中病变范围、手术范围、周围正常组织保留范围的确定,以及对术中重要血管、神经及组织解剖位置的确定发挥着重要的作用。

已有相关文献报道 LUS 可与腹腔镜手术相结合应用于肾上腺肿瘤切除术、肾囊肿去顶减压术、肾肿瘤射频消融、保留肾单位的肾部分切除术、前列腺癌根治术等,尤其对保留肾单位的肾部分切除术(图 25-1)发挥重要的辅助诊断作用。

LUS 对与周围组织界限不清的肾实质内肿瘤及术前影像学检查不易发现的肿瘤具有更加灵敏的诊断作用。腹腔镜肾癌根治术由于不需要对肾肿物进行术中定位,因此术中 LUS 应用比保留肾单位的肾部分切除术少。但有学者研究

表明,LUS 对于肾血管的检测可以减少术中对肾及其周围血管损伤,对于术前考虑可能并发肾静脉及下腔静脉瘤栓的患者,术中超声也可以准确地发现肿瘤腔内转移的部位。术中超声还可与腹腔镜或机器人辅助腹腔镜前列腺癌根治手术相结合(图 25-2 和图 25-3)。

术中经直肠超声可以对病灶范围进行定位,以及对膀胱颈、前列腺尖部及输精管和精囊定位,从而较大程度地避免损伤直肠并降低切缘阳性率;术中超声还可以检测前列腺组织周围的神经血管束,避免损伤性神经,进而减少术后性功能障碍的发生率。

术中超声在泌尿外科腹腔镜及机器人辅助腹腔镜手术中的应用,尤其是肾脏部分切除术中的应用,对于手术中病变范围的确定、对周围重要血管神经的保护发挥着重要的作用。随着各种技术的不断发展和完善,术中超声在微创泌尿外科领域的应用也会越来越广泛。

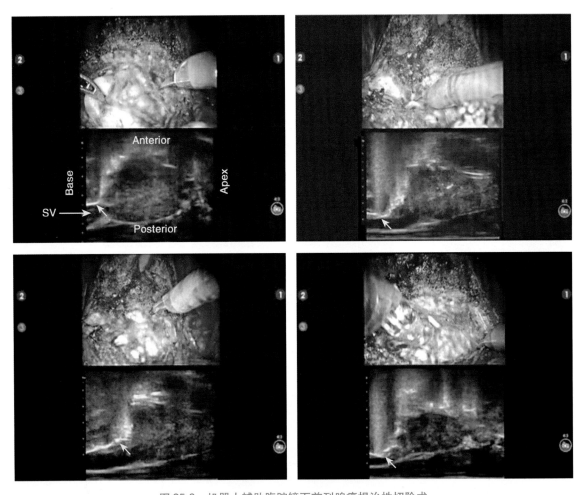

图 25-2　机器人辅助腹腔镜下前列腺癌根治性切除术
术中,超声引导下完成精囊的切除,超声图像中的黄色箭头是操作杆尖端所在位置(Mohareri O,Ischia J,Black PC,et al. Intraoperative registered transrectal ultrasound guidance for robot-assisted laparoscopic radical prostatectomy[J] J Urol,2015,193(1):302-312)

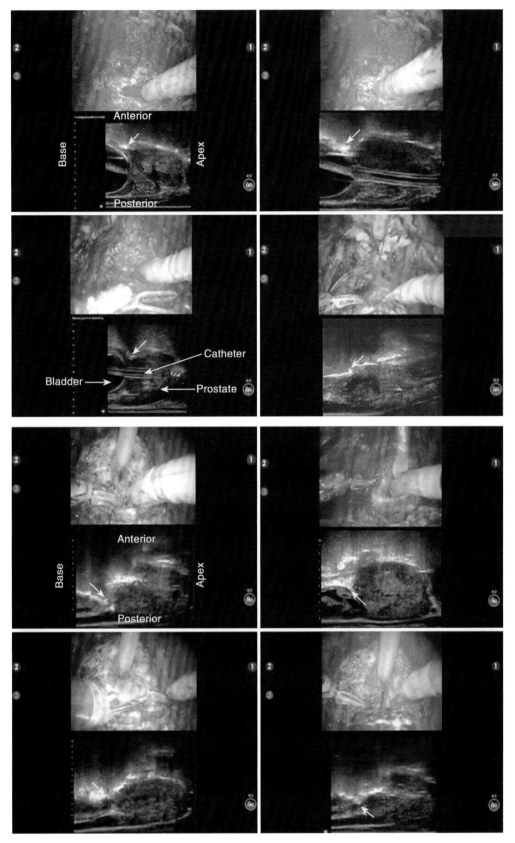

图 25-3　机器人辅助腹腔镜下前列腺癌根治性切除术超声辅助完成膀胱颈切除

充分显示膀胱颈周围解剖结构,超声图像中的黄色箭头是操作杆尖端所在位置(Mohareri O,Ischia J,Black PC,et al. Intraoperative registered transrectal ultrasound guidance for robot-assisted laparoscopic radical prostatectomy[J] J Urol,2015,193(1):302-312)

(杨为民)

第二节　早期前列腺癌的弹性超声无创筛查

人体各组织结构均有其独特的硬度（即弹性），临床上可以通过触诊、叩诊来检查其软硬程度的改变从而发现可能存在的病灶，人体组织弹性的改变对于疾病的诊断具有参考价值。超声弹性成像技术（ultrasonic elastography）正是通过检测组织硬度（弹性）进行超声成像的技术，近年来已成为医学超声成像的研究热点，具有重要的临床价值和广阔的应用前景。

一、弹性超声工作原理

弹性超声基本原理是对组织施加一个内部（包括自身的）或外部的动态或静态/准静态或者动态的激励，使组织发生物理学的响应，如位移、应变、速度的分布产生一定的差异。结合超声成像技术，可以估计组织内部相应情况，从而间接或直接反映出组织内部的各部分硬度（或弹性）的差异，从而能发现组织内部的病变。根据其检查的组织特征可以将其分为血管内超声弹性成像及组织超声弹性成像；根据其成像技术可分为：压迫性弹性成像、间歇性弹性成像及振动性弹性成像。

自弹性超声进入医学领域以来，学者们在乳腺、甲状腺、前列腺、肝纤维化及心血管等方面进行了大量的临床及基础研究，证明弹性超声成像技术有其独特的临床诊断价值。

二、弹性超声在前列腺癌早期诊断的应用

前列腺癌组织与前列腺正常组织之间存在较大的弹性差异，通常表现为质地较硬的结节，为弹性超声的应用奠定了基础。目前主要采用 Kamoi 等提出的弹性分级标准（即在超声图像中的蓝色、绿色、红色分别代表组织质硬、质中、质软）进行组织弹性分级：Ⅰ级，良性，整个病灶均匀绿色；Ⅱ级，可能良性，病灶绿色为主，边缘少许蓝色；Ⅲ级，可疑，常规超声未见明确病灶，弹性超声发现局限性蓝色区域；Ⅳ级，恶性可能，病灶主要呈蓝色，边缘少许绿色；Ⅴ级，恶性，整个病灶均为蓝色（图25-4）。

国外研究报道：初步研究表明前列腺病灶与正常组织之间的弹性应变率比值大于 25 可以考虑该病灶为前列腺癌。Konig 等对 404 例可疑前列腺癌患者进行弹性超声检查，其中 151 例前列腺癌确诊患者中通过弹性超声检出率为 84%，通过弹性超声成像技术引导进行的前列腺穿刺活检，对前列腺癌的临床诊断有更高的敏感性。Miyanaga 等通过对未接受治疗的前列腺癌患者进行研究发现弹性超声、经直肠超声和直肠指诊的敏感性分别为 93%、59% 和 55%，结果表明弹性超声成像技术对前列腺癌的诊断有很高的敏感性，对鉴别

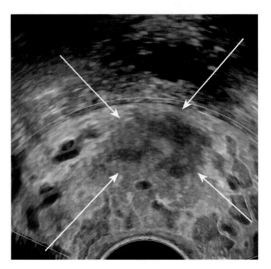

图 25-4　前列腺前部肿瘤

直肠指诊无法触及，弹性超声成像显示组织硬度增加的一个区域（箭头所示蓝色区域）（引自：Daniaux M, Auer T, De Zordo T, et al. Strain Elastography of Breast and Prostata Cancer：Similarities and Differences. Rofo, 2016, 188（3）：253-258.）

组织的良恶性有很大的潜力，且可用于引导前列腺癌的穿刺活检。Pallwein 等对比研究了弹性超声和传统超声在前列腺癌穿刺活检中的检出率，发现弹性超声目标活检区域法对前列腺癌的检出能力较传统超声高 2.9 倍，弹性超声目标活检区域法对前列腺癌的检出率远远高于系统穿刺活检法，并且在此研究中弹性目标活检区域法的穿刺点数为直接穿刺法的一半，不仅提高了活检的检出率，而且还减轻了患者的痛苦，具有很高的临床应用价值。

此外，弹性超声成像技术还可以用于指导临床，以往直肠指诊主要靠医生的主观触摸，需要大量的临床经验的医生，凭借自己的经验和感觉来判断前列腺的软硬程度，做出诊断。通过弹性超声成像技术可以将主观的感觉客观的做到电脑上，通过颜色来直观地反映前列腺的软硬程度，不仅可以提高直肠指诊的准确率，而且还可以用于教学，让年轻医生快速地掌握直肠指诊等基本临床技能。

目前弹性超声成像技术在前列腺癌的检出和诊断方面已经取得了许多卓越的成果，但仍有其应用的局限性，相信随着技术的改进，弹性超声能更好的应用于前列腺癌的诊断及治疗。

（杨为民）

第三节　超声引导下前列腺放射性粒子植入术

一、概述

前列腺癌（PCa）的近距离放射治疗（内放射治疗，brachy-therapy, BT）包括永久性粒子植入放疗（低剂量率近距离放疗, low dose-rate brachytherapy, LDR-BT）和临时性放射源插植放疗（高剂量率近距离放疗, high dose-rate brachytherapy,

HDR-BT)。LDR-BT通过影像学引导在前列腺组织内植入永久性放射性粒子,常用的粒子有^{125}I和^{103}Pd,放射剂量在数周至数月内缓慢释放。而HDR-BT一般是临时性插植^{192}Ir,放射剂量在数分钟内全部释放。

经会阴超声引导的LDR-BT是PCa患者的一种可选择治疗,尤其是低危PCa患者接受LDR-BT治疗后10年生存率、生化复发率均与前列腺癌根治术、外放射治疗(EBRT)相当。近年来,应用BT治疗部分前列腺癌局部进展期患者或高危患者也逐渐增多。

二、手术适应证和禁忌证

根据治疗后出现生化复发的风险,EAU将PCa患者划分为低、中、高危,NCCN还进一步划分极高危患者。目前,LDR-BT单一治疗主要应用于低危和部分具有良好预后因素的中危患者。其他中、高危患者如果选择LDR-BT需要联合EBRT甚至雄激素剥夺治疗(ADT)。

LDR-BT单一治疗的适应证主要包括:cT_{1b}-T_{2a} N_0 M_0;Gleason评分≤6且穿刺活检肿瘤体积≤50%阳性针体积,或Gleason评分3+4且穿刺活检肿瘤体积≤33%阳性针体积;初始PSA≤10ng/ml;前列腺体积<50cm^3;IPSS≤12。

Glesaon评分≥7、PSA≥10ng/ml或cT≥T_{2b}的患者出现前列腺包膜外侵犯或生化复发的风险较低危患者明显升高,这类患者可以考虑EBRT+LDR-BT联合治疗,但现有文献报道联合治疗对患者预后的改善结果不一。PCa患者EBRT治疗后出现生化复发,如肿瘤仍局限在前列腺内且PSA<10ng/ml,可考虑行挽救性LDR治疗。

下列患者一般不考虑LDR-BT:预期寿命<5年;不能耐受手术风险;存在任何凝血功能异常的疾病;前列腺结构异常,包括前列腺>50cm^3、中叶增生明显、TURP术后6个月内等;远处转移或经病理证实的淋巴结转移;明显的尿路刺激或梗阻症状、反复血尿。

三、常用的LDR-BT放射性粒子及治疗剂量

目前最常用的LDR-BT放射源为^{125}I和^{103}Pd。有研究指出^{103}Pd可能对生长较快、分化不良、Gleason≥7的肿瘤有更好的杀伤作用,^{125}I对生长较慢、Gleason≤6的肿瘤效果更好。但美国近距离放射治疗学会(ABS)意见认为目前尚无足够证据支持^{125}I和^{103}Pd哪种粒子的疗效更好。^{125}I和^{103}Pd的物理特性和ABS推荐放射量见25-1。

表25-1　^{125}I和^{103}Pd物理特性和ABS推荐的放射量

	^{125}I	^{103}Pd
光子能量(KeV)	28	21
半衰期(天)	59.4	17
相对生物有效率	1.4	1.9
LDR-BT单一治疗推荐放射量(Gy)	144	115~120
联合放疗推荐放射量(Gy)(40~50Gy EBRT + LDR-BT)	100 110	80~90

(一)手术步骤

以前,LDR-BT主要分为术前预计划(pre-planning)和粒子植入(implantation)两个步骤("两步法"two-stage procedure)。通过术前预计划准确测量前列腺的体积和形态,预先确定植入放射性粒子的数量和分布位置,然后择期实施粒子植入。

术前预计划:患者取截石位,经直肠超声从前列腺基底部到尖部连续薄层(5mm)扫描获取前列腺断面图像。每一个断面图像都有模板坐标作为引导,尿道应保持在断面模板中央纵轴线上,而直肠前壁应尽量与模板水平线重合。根据前列腺扫描的影像结果来确定粒子植入的数量、位置和放射量。要求所植入的粒子能够最大化覆盖目标区域,同时又使尿道、膀胱、精囊、直肠等邻近器官的辐射量最小。

粒子植入:患者取相同体位,膀胱和尿道内分别灌注造影剂和空气凝胶可增加术中辨识,减少损伤。再次经直肠超声扫描,部分患者需要X线,甚至CT的帮助重现术前预计划所采集的断面图像,按照术前计划在超声引导下植入放射性粒子。

从上述手术步骤可以看出"两步法"操作不可避免地存在一些潜在问题。患者在预计划阶段和粒子植入术中,必须保证前列腺位置完全一致才能按照术前预计划准确植入粒子。但实际上患者的体位在两次操作中很难达到完全统一,并且前列腺本身也是一个具有一定活动度的"非固定"器官,受到膀胱容量、腹腔脏器容量变化和腹压等多种因素的干扰。前列腺形态和中叶增生程度的不同、耻骨联合的遮挡是否造成穿刺困难等因素也直接影响能否完全按照预计划植入放射性粒子。麻醉状态下盆底肌肉松弛,前列腺形态与预计划测量的结果也可能产生差异。

近年来,越来越多的临床医生将"术前预计划"和"粒子植入"合二为一的"术中计划"实时技术应用于LDR-BT。ABS将术中实时计划技术分为术中预计划(intraoperative pre-planning)、交互计划(interactive planning)和动态剂量测算(dynamic dose calculation)3类。术中预计划是指在治疗计划系统的帮助下制定粒子植入计划,并即刻实施粒子植入。目前,超声、X线、CT及MRI等影像学技术均被应用于术中预计划。交互计划和动态剂量测算是在术中预计划基础上,通过监测已经植入粒子的位置和放射剂量,及时修正后续粒子的植入计划。

近年来,3D超声或MRI引导的机器人系统也在LDR-BT治疗中表现出一定的优势。首先,机器人操作系统无须借助穿刺模板定位,获得了更大更自由的操作空间,更有利于根据已植入粒子的放射量来动态修正后续粒子的植入计划。其次,机器人操作系统在穿刺植入粒子过程中所产生的前列腺变形和位移更小,能够更准确地实现预计划所设定的粒子位置和放射量。除此之外,功能性影像学(分子影像学)技术在LDR-BT治疗计划制定中的地位也得到重视。磁共振波谱分析能够很好地分辨前列腺组织内的肿瘤组织,血氧依赖性MRI成像能够根据组织的氧饱和状态分辨临床有意义的前列腺癌。

(二)术后放射量测定

无论采用何种手术方法,放射性粒子的实际分布和实际

放射量都很难达到与计划完全一致。因此,术后监测前列腺及其周围器官所接受的放射量就变得十分重要。正在接受 LDR-BT 治疗的患者,通过术后放射量测定,可以及时针对放射量不足的区域进行补充外放射或增补放射性粒子。对于 LDR-BT 治疗后复发的患者,根据之前治疗过程中监测记录的放射量分布,可以针对放射量不足的区域进行挽救性外照射。术后放射量测定还有助于分析并发症的原因并指导处理。

X 片、CT 及 MRI 等影像学手段先后被应用于术后放射量测定。X 线片最大的不足在于无法显示前列腺及周边重要器官(膀胱、精囊、尿道、直肠等)的形态和位置,因而无法判断放射性粒子与前列腺及其周边器官的位置关系。放射性粒子在 MRI 图像上表现为低信号,很难将其与血管、钙化和其他低信号结构区分,尤其是在前列腺外周带附近区域。因此,ABS 推荐基于 CT 扫描、结合其他影像学的放射量测定。

放射性粒子植入术后前列腺组织体积会增加 20% ~ 50%,不同放射性粒子具备不同的半衰期,这些因素都将影响术后放射量测定的最佳时间。通过时间平均加权计算,推算出 ^{103}Pd 和 ^{125}I 粒子植入术后最佳 CT 扫描时间分别为术后 2 周和 4 周。ABS 意见认为:LDR-BT 最佳术后放射量测定时间尚不确定,但最可行的术后测定扫描时间为术后 24 小时内;术后 1 个月行放射量测定重复性最好;术后 24 小时内测定放射量的结果比术后 1 个月测定大约降低 10%。

术后放射量测定应该包含的参数有前列腺体积、植入的放射粒子数量、穿刺针数、实际放射量、计划放射量、D90(覆盖 90% 前列腺体积的最低放射量)、V100(达到 100% 计划放射量的前列腺体积)、V150(达到 150% 计划放射量的前列腺体积)等。此外,直肠和尿道等邻近器官所接受的放射量也应监测记录。

(三)术后放射防护

^{125}I 和 ^{103}Pd 粒子植入前列腺后,其在体表的放射剂量率极低,并不影响患者与成年生活伴侣的日常生活,但在粒子植入后 2 个月内不要与儿童、孕妇有拥抱等亲密接触。虽然放射性粒子随着精液排出的报道极其罕见,仍有建议在术后前 1~2 个月禁欲或前 2~3 次性生活时使用安全套。

(四)并发症和不良事件

超声引导下前列腺放射性粒子植入术后的并发症和不良事件主要表现在排尿症状、勃起功能障碍和肠道并发症等方面。相对于单纯 EBRT,LDR-BT 患者排尿症状(包括尿失禁)并发症无显著差异,但更少出现直肠和性功能障碍。相对于前列腺癌根治术,LDR-BT 能够更好地保存性功能和更低的术后尿失禁发生率,而直肠不良事件无显著差异。

排尿刺激症状在粒子植入术后一段时间持续存在,绝大部分患者持续 2~3 周,90% 的患者可在术后一年内缓解。LDR-BT 治疗后发生尿潴留的概率与放射量和前列腺体积有关,为 1.5% ~22%。当前列腺体积>50cm³、AUA 评分>10 分时,发生急性尿潴留的概率明显升高。

一项荟萃分析指出:PCa 患者治疗后性功能保留概率由高到低的治疗方法依次是 LDR-BT、LDR-BT+EBRT、ERBT、保留性神经的前列腺癌根治术、标准前列腺癌根治术、冰冻治疗。LDR-BT 治疗后 5 年勃起功能保存率约为 59%,治疗前患者的性功能状态和 D90 显著影响患者治疗后的性功能状况,接受大剂量(^{125}I:D90≥16Gy,^{103}Pd:D90≥100Gy)放疗的患者性功能更差。

有报道约 29% 的患者在 LDR-BT 治疗后,放射性粒子可能随血行迁移至肺部。虽然粒子迁移入肺几乎不会引起任何临床不良事件,仍建议在 LDR-BT 治疗后首次随访时应复查 X 线胸片。

(米其武 王炜)

参考文献

1. 马潞林,肖博,张树栋,等. 术中超声定位在经腹腹腔镜肾部分切除中的应用. 临床泌尿外科杂志,2011,26(3):203-205.

2. Sun MR, Wagner AA, San Francisco IF, et al. Need for intraoperative ultrasound and surgical recommendation for partial nephrectomy. Ultrasound Quarterly,2012,28(1):21-27.

3. 祁小龙,张琦,范小明,等. 腔镜超声辅助腹腔镜肾部分切除术治疗中央型肾肿瘤. 中华内镜杂志,2013,19(10):1049-1052.

4. Doerfler A, Oitchayomi A, Tillou X. A simple method for ensuring resection margins during laparoscopic partial nephrectomy:the intracorporeal ultrasonography. Urology,2014,84(5):1240-1242.

5. Mohareri O, Ischia J, Black PC, et al. Intraoperative registered transrectal ultrasound guidance for robot-assisted laparoscopic radical prostatectomy. J Urol,2015,193(1):302-312.

6. 罗建文,白净. 超声弹性成像的研究进展. 中国医疗器械信息,2005,11(5):23-31.

7. 高庆梅. 超声弹性成像技术及其临床应用. 实用医药杂志,2014,31(1):79-81.

8. 王涛. 超声弹性成像技术及其临床应用研究进展. 医学综述,2011,17(20):3146-3149.

9. Ophir J, Céspedes I, Ponnekanti H, et al. Elastography:A quantitative method for imaging the elasticity of biological tissues. Ultrasonic Imaging,1991,13(2):111-134.

10. Kamoi K, Okihara K, Ochiai A, et al. The Utility of Transrectal Real-Time Elastography in the Diagnosis of Prostate Cancer. Ultrasound in Medicine & Biology,2008,34(34):1025-1032.

11. Miyanaga N, Akaza H, Yamakawa M, et al. Tissue elasticity imaging for diagnosis of prostate cancer:A preliminary report. International Journal of Urology,2006,13(12):1514-1518.

12. 胡向东,何文. 超声弹性成像技术临床应用现状. 中华临床医师杂志(电子版),2010,04(12):6-11.

13. Pallwein L, Mitterberger M, Pinggera G, et al. Sonoelastography of the prostate:Comparison with systematic biopsy findings in 492 patients. European Journal of Radiology,2008,65(2):304-310.

14. König K, Scheipers U, Pesavento A, et al. Initial experiences

with real-time elastography guided biopsies of the prostate. Journal of Urology,2005,174(1):115-117.

15. Goddi A,Sacchi A,Magistretti G,et al. Transrectal real-time elastography of the prostate:Normal patterns. Journal of Ultrasound,2011,14(4):220-232.

16. Miyagawa T,Tsutsumi M,Matsumura T,et al. Real-time elastography for the diagnosis of prostate cancer:evaluation of elastographic moving images. Japanese Journal of Clinical Oncology,2009,39(6):394-398.

17. Hoyt K,Castaneda B,Zhang M,et al. Tissue elasticity properties as biomarkers for prostate cancer. Cancer Biomarkers,2008,4(4-5):213-225.

18. 马麒,方军初,单玉喜,等. 正常前列腺与良性前列腺增生经直肠超声实时弹性成像. 中国医学影像技术,2010,26(3):543-545.

19. 张艳,唐杰,李岩密,等. 经直肠实时组织弹性成像联合灰阶超声诊断前列腺周围区病灶的价值. 中华男科学杂志,2010,16(11):979-983.

20. Vassil AD,Murphy ES,Reddy CA,et al. Five year biochemical recurrence free survival for intermediate risk prostate cancer after radical prostatectomy,external beam radiation therapy or permanent seed implantation. Urology,2010,76:1251-1257.

European Association of Urology Guidelines 2016 edition.

21. Ash D,Flynn A,Battermann J,et al. ESTRO/EAU/EORTC recommendations on permanent seed implantation for localized prostate cancer. Radiother Oncol,2000,57:315-321.

22. Rosenthal SA,Bittner NH,Beyer DC,et al. American Society for Radiation Oncology(ASTRO)and American College of Radiology(ACR)practice guideline for the transperineal permanent brachytherapy of prostate cancer. Int J Radiat Oncol Biol Phys,2011,79:335-341.

23. Skowronek J. Brachytherapy in the therapy of prostate cancer-an interesting choice. Contemp Oncol(Pozn),2013,17:407-412.

24. Prete JJ,Prestidge BR,Bice WS,et al. A survey of physics and dosimetry practice of permanent prostate brachytherapy in the United States. Int J Radiat Oncol Biol Phys,1998,40:1001-1005.

25. Nag S,Beyer D,Friedland J,et al. American Brachytherapy Society(ABS)recommendations for transperineal permanent brachytherapy of prostate cancer. Int J Radiat Oncol Biol Phys,1999,44:789-799.

26. Polo A,Salembier C,Venselaar J,et al. Review of intraoperative imaging and planning techniques in permanent seed prostate brachytherapy. Radiother Oncol,2010,94:12-23.

27. Nag S,Bice W,DeWyngaert K,et al. The American Brachytherapy Society recommendations for permanent prostate brachytherapy postimplant dosimetric analysis. Int J Radiat Oncol Biol Phys,2000,46:221-230.

28. Pardo Y,Guedea F,Aguilo F,et al. Quality-of-life impact of primary treatments for localized prostate cancer in patients without hormonal treatment. J Clin Oncol,2010,28:4687-4696.

29. Buron C,Le Vu B,Cosset J-M,et al. Brachytherapy versus prostatectomy in localized prostate cancer:results of a French multicenter prospective medico-economic study. Int J Radiat Oncol Biol Phys,2007,67:812-822.

30. 郭福新,王俊杰. 低剂量率近距离治疗局限性前列腺癌进展. 癌症进展,2016,14:112-117.

31. Han BH,Demel KC,Wallner K,et al. Patient reported complications after prostate brachytherapy. J Urol,2001,166:953-957.

32. Stone NN,Stock RG. Complications following permanent prostate brachytherapy. Eur Urol,2002,41:427-433.

33. Ong WL,Hindson BR,Beaufort C,et al. Long-term erectile function following permanent seed brachytherapy treatment for localized prostate cancer. Radiother Oncol,2014,112:72-76.

34. Potters L,Torre T,Fearn PA,et al. Potency after permanent prostate brachytherapy for localized prostate cancer. Int J Radiat Oncol Biol Phys,2001,50:1235-1242.

第二十六章

女性压力性尿失禁的微创治疗

第一节 概 述

女性压力性尿失禁(stress urinary incontinence,SUI)是指患者在打喷嚏、咳嗽、大笑、负重、跑步等腹压增高的状态下发生尿液不由自主地经尿道漏出的一种疾病。本病是一种常见病和多发病,主要发生于中老年女性,偶可发生于青少年。尿失禁对女性生活质量和健康状态构成严重影响,但女性对排尿方面的功能障碍常常羞于就医或缺乏认识,使得女性压力性尿失禁长期以来就诊率不高。

本病的主要症状表现为患者在咳嗽、喷嚏、大笑、负重、跑步等腹压增加时感觉有尿液不自主的漏出打湿衣裤,医生检查患者能观测到的主要体征是患者腹压增加时尿液从尿道流出,尿动力学检查可发现在腹压增加而无逼尿肌收缩的情况下记录到漏尿。本病发生的主要机制是尿道括约肌功能障碍导致尿道的控尿功能降低。与本病发病机制不同的其他疾病如急迫性尿失禁、充盈性尿失禁及各种尿瘘和输尿管异位开口等引起的尿液漏出不属于本病范围,治疗方法也完全不同,在临床上需要注意鉴别。

随着健康知识的普及、经济的发展和生活水平的提高,女性压力性尿失禁所带来的诸多健康和社会问题正在得到正视。然而,各级医务人员对该病了解程度不一,使得压力性尿失禁的诊断和治疗均未达到应有的水平。女性压力性

尿失禁的治疗过去强调行为治疗和盆底功能锻炼,但这样的治疗需要长期坚持,短期内很难见效。锻炼方法需要专家指导和患者的很好的理解力,否则也很难有成效。药物治疗因疗效差而费用高及不良反应多等问题,在本病的治疗上不占重要地位。手术治疗具有确切疗效,特别是1996年以来,人工吊带材料引入和中段尿道无张力悬吊原则的确立,使得该手术变得非常高效和微创,成为医患双方乐意选择的治疗方法。使用人工吊带材料的中段尿道悬吊术迅速成为了女性压力性尿失禁的一线治疗方法,接受该手术的患者数量急剧增加。对于一个熟练的泌尿外科医生来说,中段尿道吊带术操作简单,安全高效。但手术数量的增加也使得与该手术相关的并发症数量相应增加。在该手术应用于临床15年之后,《新英格兰医学杂志》发表了美国的一项由国立卫生研究院资助的多中心随机研究,结果显示患者对该手术的主观满意率仍处于60%左右的低位,这些结果提示该疾病的手术治疗仍有很大的提升改进空间。要进一步提高该类疾病治疗的效果,减少并发症,除了需要提高手术医生的手术技巧外,对于该病相关的解剖学研究、手术治疗机制的探讨及该病诊断和鉴别诊断方法的进一步完善等诸方面也需要重视。

(杜广辉)

第二节 女性尿道的解剖学

传统的教科书对女性尿道的描述显得非常简单。女性尿道为一条长4cm的管状结构,直径6mm。它开始于膀胱的内口,在耻骨联合后向前下方行走,尿道组织结构部分包埋在阴道前壁的结缔组织中,在某些地方很难分开,最后开口于前庭。组织学研究认为,女性尿道的典型组织学结构包括:外层为环行走向的横纹肌(也有将尿道横纹肌描述为Ω形),其下方有一薄层的环行平滑肌,然后是厚的纵行平滑肌层,再是厚的固有膜层。固有膜可分为黏膜下层和黏膜层。然而,详细的观察则发现,女性尿道是一个组织成分和解剖结构相当复杂的器官,迄今对其结构的细节和生理功能仍未能充分认识和理解。笔者对女性尿道进行研究,为了克服人体研究的限制,借助于哺乳动物来帮助理解人类女性的尿道解剖和生理功能,获得了一些新的认识(图26-1和图26-2)。

尿道壁内的横纹肌曾被认为是盆底横纹肌的一部分而非独立的肌肉结构,现代学者用单克隆抗体免疫组化技术、连续组织切片计算机三维成像技术、现代医学影像技术、现

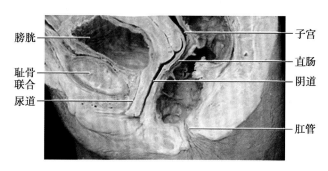

图26-1 女性尿道解剖及毗邻器官
(引自:钟世镇.临床解剖学图谱全集)

代尿流动力学技术结合胚胎组织器官发育学、药理学和生理学技术等多种现代医学技术,从多个角度研究尿道括约肌的结构和生理功能特性,重新确认了女性尿道横纹肌括约肌是

图中标注:膀胱、耻骨联合、尿道、子宫、直肠、阴道、肛管

442

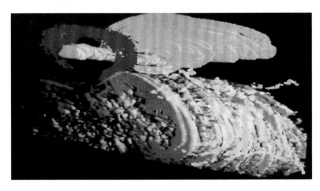

图 26-2　尿道壁外层的横纹肌呈 Ω 形分布

图中绿色部分为膀胱和尿道腔,红色部分为尿道的横纹肌括约肌,灰色部分为阴道,黄色部分为神经(引自:Wallner. Eur Urol. 2009)

独立存在解剖结构。根据 Goosling 等 1996 年的描述,女性尿道的横纹肌括约肌覆盖尿道全长的 80%,形成尿道的最外层。DeLancey 等于 1988 年发表的研究观察了女性尿道横纹括约肌的显微形态,他们发现,女性尿道括约肌的横纹肌纤维在后壁并不形成完整的环,横纹肌纤维束两端的间隙由三角形的底板桥接而连为一体。这个三角形底板的作用就像是肌腱的作用。像与其他横纹肌一样,如果这个肌腱样结构被切断,横纹肌括约肌便不能正常发挥作用。Papa 和 Ulmsten(1995)清楚地证实了这个肌腱样结构的重要性。他们发现:"打开尿道下方的阴道壁瓣会出现严重的漏尿,而收紧该瓣则尿液重新得到控制"。笔者从该部位的局部解剖和组织学研究中发现,Papa 等此处所指的"阴道壁瓣"应当是横纹括约肌的腱膜。在涉及尿道后壁的手术中应注意保护该肌腱结构,如果该肌腱的完整性因手术而破坏,应当进行适当的修复。

女性尿道横纹肌可分为 3 部分:近段部分的肌纤维仅环绕尿道,而远段部分的肌纤维环绕尿道和阴道,称为尿生殖括约肌,另有部分横纹肌纤维止于耻骨内支,称为压尿道肌。因此还有学者将尿道横纹肌括约肌统称为尿生殖括约肌。Oelrich(1983)等发现,尿道横纹肌括约肌单个的肌纤维很细小,包埋在结缔组织中,并与平滑肌混杂,使得肉眼解剖该肌肉很困难。

尿道横纹肌括约肌的功能通过研究横纹肌纤维成分的特性而进一步得以阐明。横纹肌纤维可分为慢收缩型纤维和快收缩型纤维。快收缩纤维又进一步分为 3 个亚型。慢收缩纤维具有抗疲劳的特性,而快收缩纤维则较易疲劳。尿道壁内的横纹肌慢反应纤维的主要作用是产生持续的张力,使膀胱储尿期尿道有持续的闭合压力(即静态尿道压),而快反应纤维则在腹压增高时快速收缩,产生短暂的尿道高压(应力期尿道压),紧急关闭尿道防止漏尿。

尿道括约肌系统的另一种肌性成分是平滑肌括约肌。尿道平滑肌分为两层,紧贴横纹肌内面为薄的环行平滑肌纤维,内层则很厚,为纵行平滑肌纤维束。有关尿道平滑肌的机械特性的文章很少,对兔尿道纵行平滑肌和环行平滑肌肌力-收缩速度的相关性研究发现,纵行平滑肌的缩短速度 3 倍于环行平滑肌,由此推测环行平滑肌主要在膀胱充盈期产生持续的静态尿道张力,而纵行平滑肌收缩产生的生理功能尚

无肯定结论,可能有助于在腹压增高时关闭尿道腔,防止漏尿,也可能与排尿时膀胱颈的开放有关。

尿道的神经支配极其复杂,同时受躯体神经和内脏神经的支配。支配尿道横纹括约肌的神经有来自 S_2-S_4、经阴部神经的躯体神经分布,也有来自盆腔神经丛的自主神经。尿道平滑肌的神经分布也远比膀胱逼尿肌复杂,猪膀胱颈、中段和远段尿道存在壁内神经节,由 2～30 个神经元组成。人类的膀胱颈和尿道也发现有类似神经节,这些神经节含有一氧化氮合成酶、血氧化酶活性。组织学研究显示,尿道内存在乙酰胆碱合成酶染色阳性的胆碱能神经纤维,以及含酪氨酸羟化酶的肾上腺素能神经纤维。乙酰胆碱和去甲肾上腺素均参与尿道收缩的调节。对来自尿道壁内的刺激乙酰胆碱和去甲肾上腺素似乎均起着兴奋性调节作用,很可能以去甲肾上腺素能神经的作用为主。

Rud(1980)认为,除了横纹肌和平滑肌外,黏膜的封闭作用是尿道关闭机制的另一个组成部分。尿道黏膜外侧环绕了一层依赖于雌激素的海绵状血管组织。外周括约肌对该层组织的轻微的压迫即可产生明显的闭合尿道作用。雌激素可增加该层组织内血管内皮细胞的分裂和成熟。

我们对女性尿道的解剖研究后认为,从大体解剖、组织学和内腔镜观察的结果看,女性尿道可分为近、中、远 3 段。尿道的 3 段并非是等分的 3 段(图 26-3)。

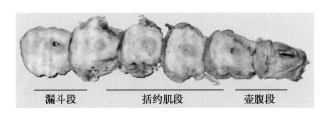

图 26-3　女性尿道的分段
(图片由笔者制备和拍摄)

近段尿道的壁主要由平滑肌组成,内面衬以黏膜,这部分尿道壁无横纹肌组织,在尿道的横切面上,此段尿道的腔呈漏斗状,靠近膀胱颈的部分很宽敞,逐渐变窄过渡到中段尿道,这种漏斗状的内腔在活体的内腔镜下也可清晰地观察到,因此,这段尿道可称之为尿道的漏斗段,这段尿道长约 0.7cm。

中段尿道的组织结构包括:外层环行走向的横纹肌层、其下方薄的环行平滑肌层和厚的纵行平滑肌层、再内侧是厚的固有膜层。我们的观察发现,人类女性的尿道横纹肌并非是简单的 Ω 形,也不是分为环绕尿道的环形括约肌部分、止于耻骨支的压尿道肌部分和同时环绕尿道和阴道的尿生殖括约肌,而是分为尿道高压区的环形横纹肌区和其远端呈多层编织状的扇形横纹肌部分,尿道横纹肌的任何部分均不与骨盆的骨骼发生直接的联系。固有膜可分为黏膜下和黏膜层;在组织学切片上,可以看到中段尿道的后壁有一致密结缔组织、血管窦和黏膜共同构成的尿道嵴,此发达的尿道嵴向尿道腔内突出,使中段尿道腔仅仅是一个潜在的腔隙而非真正的腔隙;在尿道的横切面上,此段尿道的内腔几乎是密闭的,内腔镜对活体尿道的观察也发现中段尿道腔内尿道嵴的存在,此尿道嵴在患者咳嗽时变得更为肥大,并向尿道腔

内突出,使此段的尿道腔关闭;所有上述结构及其特殊的空间构象形成了一个复杂而精密的系统,即尿道括约肌系统,我们形容这一系统为"肌性唧筒驱动的水闸样结构"。因此,这段尿道可称为尿道的括约肌段,这段尿道长度为2~3cm,约占女性尿道全长的80%。

远段尿道壁的组织学构成由平滑肌过渡为致密结缔组

织,内衬黏膜,尿道嵴在此段消失,此段的内腔为一膨大的壶腹,类似于男性尿道的舟状窝,然后终止为裂隙状的尿道外口,这段尿道可称为壶腹段。尿道远段的这种结构,特别是裂隙状的尿道外口犹如消防水管收缩变窄的喷水龙头,有利于尿液排出体外时形成快速的尿流。

(杜广辉)

第三节　女性尿道中段吊带术的临床应用解剖

一、经耻骨后途径尿道中段吊带术的临床解剖应用

尿道中段吊带术的阴道壁切口位于尿道远段和中段1/3交界处的下方,相当于尿道外口后方的1~1.5cm处。此处的阴道壁和尿道壁紧密贴合在一起,但阴道和尿道毕竟是两

个在胚胎发育时各自独立发育的器官,因此,两者之间存在一个相对的分界或相对无血管区,阴道壁的切口应当准确地切到阴道壁与尿道壁之间的相对无血管区(图26-4),然后向两侧的尿道旁间隙分离。这样,便可最大限度地减少术中切口的出血,并保护尿道后壁的筋膜结构的完整,减少吊带侵蚀尿道的概率。

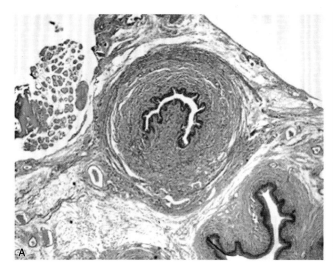
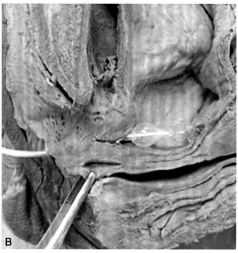

图26-4　阴道壁和尿道壁之间存在相对无血管区
A.组织切片;B.大体解剖(图片由笔者制备和拍摄)

二、经闭孔途径中段尿道吊带术的临床解剖应用

闭孔途经的尿道中段吊带术涉及到闭孔内外的解剖

结构,这包括闭孔内膜、闭孔内肌、闭孔外肌、闭孔外模、闭孔神经、闭孔动脉和闭孔静脉,以及附着在闭孔骨性环和耻骨支的大腿内收肌群。闭孔内外的附近均有丰富的

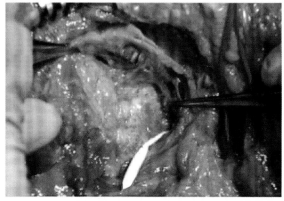
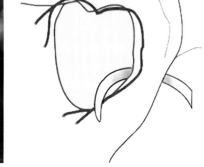

图26-5　闭孔的解剖
(本图为笔者根据文献整理)

动脉网和静脉网。闭孔动静脉从闭孔骨性环的外上方切迹穿出，然后沿闭孔骨性环的外面呈弧形走行并发出分支，这样的解剖特点使得闭孔动静脉受到闭孔骨性环的保护，因此，一般不会发生误伤闭孔动静脉的并发症（图26-5）。但由于穿刺针会穿过闭孔内外膜附近的血管网，因此，在穿过闭孔时多数患者会出现多少不等的出血。这种

出血多为静脉出血，术后能够自行停止。当吊带穿过闭孔时，有可能出现穿过大腿内收肌群的肌腱或从闭孔神经的分支附近经过，这可能是闭孔途经手术时患者出现大腿根部疼痛的原因，一般认为，从闭孔中心穿过时产生大腿根部疼痛的概率最小。

（杜广辉）

第四节　无张力尿道中段悬吊术

一、概述

无张力尿道中段吊带术的概念由 Ulmsten 于 1996 年首次提出，该手术采用人工合成材料吊带，对患者创伤小，术后恢复快，因此越来越为患者及泌尿外科医生所接受，目前已在国内外广泛开展。

尽管目前对女性控尿机制和女性压力性尿失禁发病机制的认识仍然存在争论，以 Ulmsten 发明的无张力阴道吊带（tension-freevaginal tape，TVT）为代表的尿道中段吊带术的临床应用使得女性压力性尿失禁的外科手术治疗取得了前所未有的巨大成功。此类方法中最具代表性的几种常用悬吊方法有经阴道无张力尿道中段悬吊术（TVT/Sparc）、经阴道尿道-耻骨悬吊术（In-Fast）、经闭孔无张力尿道悬吊术（TVTO/Monarc、TVT-A、DRY）。

采用各种不同材料悬吊尿道中段，比其他抗尿失禁手术的有效率和远期效果都好。有关尿道中段吊带术治疗压力性尿失禁的原理，在学术界有广泛影响的是 DeLancey 于 1994 年提出尿道中段吊床理论，认为腹压增加时，伴随腹压增加引起的尿道中段关闭压上升，是控尿的主要机制之一。对此，笔者的观点有所不同。笔者认为在正常人体，尿道中段是控尿的最关键和最有效部位，此处的特殊组织结构使得此段尿道很容易被关闭和密封。因此，在临床上各种针对尿道中段的抗尿失禁手术的手术疗效较其他各种类型的抗尿失禁手术效果都好。

TVT/Sparc 和 TVTO/Monarc 等都是采用具有自固定功能的合成材料将中段尿道无张力地悬吊在腹壁上，只是各自穿刺针穿刺的方向相反。所用吊带都是用聚丙烯（prolene）材料制成，上面的网状结构和许多类似倒钩样结构，将吊带悬挂在腹壁结构上，一段时间后，结缔组织长入吊带的网眼中，起到永久性固定吊带的作用。这里强调的"无张力"是指在非腹压增高情况下，吊带并不压迫尿道；而在腹压增高的应力状态下，盆底下移使尿道被挤到后方的吊带上，吊带起到固定尿道、增加尿道闭合压的作用，达到控制压力性尿失禁的目的。尿道中段悬吊术操作容易，近期和远期效果均佳，创伤小，甚至能在门诊局部麻醉下完成。

二、手术适应证和禁忌证

1. 适应证　①中度或重度压力性尿失禁，对生活质量有明显影响的患者。②曾行各种非手术治疗，效果不佳或不能坚持、不能耐受，以及预期疗效不佳的患者。③对生活质量和控尿程度要求较高的个人或特殊职业（如教师、舞蹈演员）者。④伴有中至重度盆腔脏器脱垂等需行盆底重建手术者，

应同时行治疗压力性尿失禁手术。

2. 禁忌证　①患充溢性尿失禁的患者。②患混合性尿失禁者，针对急迫性尿失禁的药物治疗效果不理想时，应当与患者充分沟通，让患者理解行本手术后仍有可能继续存在急迫性尿失禁。③患有神经源性下尿路功能障碍伴尿失禁的患者应就术后可能需要导尿的情况与患者充分沟通。④其他，如存在全身或局部感染，有出血倾向等不适合手术的患者。

三、术前准备

1. 行尿动力学检查，明确尿失禁的主要原因是尿道功能不全。排除神经源性下尿路功能障碍特别是膀胱逼尿肌收缩乏力和逼尿肌括约肌协同失调存在的可能性。

2. 尿常规化验排除尿路感染。

3. 如有明显的阴道感染应在控制感染后手术，术前阴道擦洗并非必需。

四、经耻骨后途径手术步骤（由下向上穿刺法——TVT）（图26-6～图26-9）

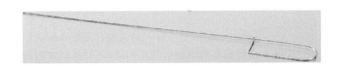

图26-6　TVT 所用手术器械：拨杆

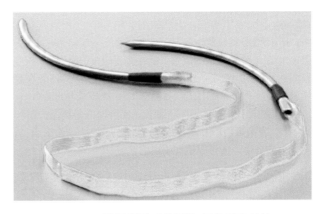

图26-7　TVT 所用手术器械：吊带及穿刺针

（一）麻醉和体位

气管内插管全身麻醉、静脉镇静麻醉、椎管内麻醉和局部麻醉等均可适用于此种手术。但局部麻醉下的手术时，患

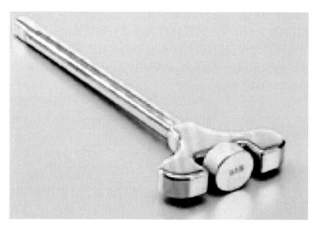

图 26-8　TVT 所用手术器械：穿刺手柄

者在穿刺吊带时常有一定程度的疼痛感。

标准的截石位,两侧下肢稍做外展即可。

（二）手术步骤

1. 下腹部、会阴部、大腿内侧皮肤常规活力碘溶液消毒2 遍即可。阴唇、阴道内用稀释活力碘溶液反复消毒 2 遍以上即可。

2. 在耻骨联合上缘中线旁开两横指的两侧下腹部皮肤上各做 0.5cm 皮肤切口。

3. 在阴道前壁距尿道外口 1~1.5cm 左右纵行向后切开阴道黏膜约 2cm。先在阴道壁与尿道壁之间分离,注意此处不要切开过深进入尿道壁组织内（图 26-9）。

4. 然后向两侧在尿道旁间隙进行钝性分离,游离两侧尿道旁间隙至耻骨联合下缘。

5. 将 TVT 导引杆套入 1 根 18 号导尿管,插入尿道,导引杆的尾部倒向待穿刺一侧,将尿道及膀胱颈推向对侧。

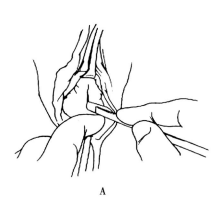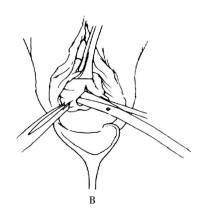

A　　　　　　　　　　　　　　　　B

图 26-9　手术切口
A. 阴道壁切口；B. 向两侧分离通道

6. 将左手示指从阴道切口伸入到患者右侧待穿刺的尿道旁间隙,指尖触摸耻骨下缘引导穿刺针,在手指指腹的引导下,将吊带的穿刺针向右侧下腹部皮肤切口方向穿刺。

7. 穿刺针的针尖穿出皮肤后,暂停继续推进而保留在原位,用膀胱镜检查无膀胱壁或尿道损伤后再向上拔出穿刺针。

8. 同法穿刺对侧。

9. 在吊带和尿道间放置 1 把弯剪刀的头（梅氏剪）,拉腹壁端的网带,直到网带贴住剪刀。调整网带的松紧度,在患者膀胱充盈 300ml 左右咳嗽时仍有 1~2 滴尿液漏出为好。

10. 在梅氏剪刀的对抗下抽出吊带外面的塑料保护鞘。

11. 将吊带稍用力提起,用剪刀将吊带处的皮肤下压,剪除多余的吊带。缝合腹壁和阴道前壁切口。

五、经耻骨后途径手术步骤（由上向下穿刺法——Sparc）（图 26-10）

（一）麻醉和体位

气管内插管全身麻醉、静脉镇静麻醉、椎管内麻醉和局部麻醉等均可适用于此种手术。但局部麻醉下的手术时,患者在穿刺吊带时常有一定程度的疼痛感。

标准的截石位,两侧下肢稍做外展即可。

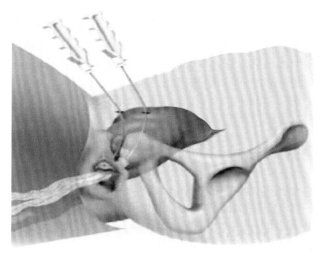

图 26-10　Sparc 的器械及穿刺

（二）手术步骤

1. 下腹部、会阴部、大腿内侧皮肤常规活力碘溶液消毒2 遍即可。阴唇、阴道内用稀释活力碘溶液反复消毒 2 遍以上即可。

2. 在耻骨联合上缘中线旁开两横指的两侧下腹部皮肤

上各做 0.5cm 皮肤切口。

3. 在阴道前壁距尿道外口 1~1.5cm 左右纵行向后切开阴道黏膜约 2cm。先在阴道壁与尿道壁之间分离,注意此处不要切开过深进入尿道壁组织内。

4. 然后向两侧在尿道旁间隙进行钝性分离,游离两侧尿道旁间隙至耻骨联合下缘。

5. 将左手示指从阴道切口伸入到患者右侧待穿刺的尿道旁间隙,指尖触摸耻骨下缘引导穿刺针,将吊带的穿刺针从右侧下腹部皮肤切口方向刺入,贴着耻骨内面在中线右侧约 1.5cm 向下穿刺,在手指指腹的引导下将穿刺针引出阴道切口。

6. 穿刺针的针尖穿出皮肤后,暂停继续推进而保留在原位,用膀胱镜检查无膀胱壁或尿道损伤后再向上拔出穿刺针。

7. 同法穿刺对侧。

8. 在吊带和尿道间放置 1 把弯剪刀的头(梅氏剪),拉腹壁端的网带,直到网带贴住剪刀。调整网带的松紧度,在患者膀胱充盈 300ml 左右咳嗽时仍有 1~2 滴尿液漏出为好。

9. 在梅氏剪刀的对抗下抽出吊带外面的塑料保护鞘。

10. 将吊带稍用力提起,用剪刀将吊带处的皮肤下压,剪除多余的吊带。缝合腹壁和阴道前壁切口。

六、经闭孔途径手术步骤（由内向外穿刺法——TVTO）（图 26-11、图 26-12）

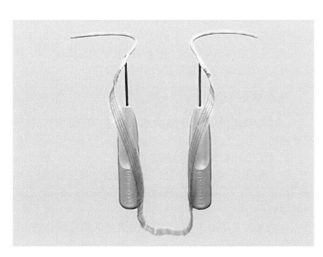

图 26-11 TVTO 手术器械:吊带及穿刺针

(一) 麻醉和体位

气管内插管全身麻醉、静脉镇静麻醉、椎管内麻醉和局部麻醉等均可适用于此种手术。但局部麻醉下的手术时,患者在穿刺吊带时常有一定程度的疼痛感。

标准的截石位,两侧下肢稍做外展即可。

(二) 手术步骤

1. 下腹部、会阴部、大腿内侧皮肤常规活力碘溶液消毒 2 遍即可。阴唇、阴道内用稀释活力碘溶液反复消毒 2 遍以上即可。

2. 在左右两侧大腿根部皮肤上各做 0.5cm 皮肤切口备用,切口位置在两侧大腿长收肌腱的下方,尿道外口向外的

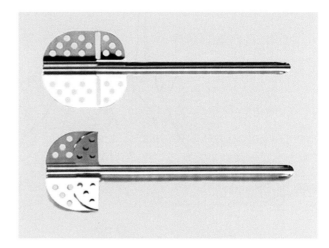

图 26-12 TVTO 手术器械:翼状导引槽针

延长线上方 2cm 与大腿根部与会阴交界的皮肤皱褶外 2cm 竖线的焦点。

3. 在阴道前壁距尿道外口 1~1.5cm 纵行向后切开阴道黏膜约 2cm。先在阴道壁与尿道壁之间分离,注意此处不要切开过深进入尿道壁组织内。

4. 然后用弯剪刀向两侧尿道旁间隙及闭孔方向进行钝性分离,分离至耻骨内支边缘稍内侧。

5. 将左手示指从阴道切口伸入到患者左侧分离好的尿道旁间隙,指尖可触摸到耻骨内支边缘。将翼状导引槽针沿着分离好的通道向左侧闭孔方向呈 45° 插入到达闭孔膜处,将吊带的穿刺针顺该翼状导引槽针的沟槽插入,当穿刺针尖部到达闭孔膜时将穿刺针柄下压使之呈垂直方向,此时将穿刺针穿过闭孔膜,并从原备好的大腿根部皮肤切口穿出。

6. 同法穿刺对侧。

7. 在吊带和尿道间放置一把弯剪刀的头(梅氏剪),拉腹壁端的吊带,直到网带贴住剪刀。调整网带的松紧度,在患者膀胱充盈 300ml 左右咳嗽时仍有 1~2 滴尿液漏出为好。

8. 剪掉吊带两端的穿刺针,用两把血管钳夹住两侧的塑料外鞘。

9. 将梅氏剪刀放在阴道切口内的吊带处,在对抗下抽出吊带外面的塑料保护鞘。

10. 将吊带稍用力提起,用剪刀将吊带处的皮肤下压,剪除多余的吊带。缝合大腿根部和阴道前壁切口。

七、经闭孔途径手术步骤（由外向内穿刺法——TOT、DRY）（图 26-13）

(一) 麻醉和体位

气管内插管全身麻醉、静脉镇静麻醉、椎管内麻醉和局部麻醉等均可适用于此种手术。但局部麻醉下的手术时,患者在穿刺吊带时常有一定程度的疼痛感。

标准的截石位,两侧下肢稍做外展即可。

(二) 手术步骤

1. 下腹部、会阴部、大腿内侧皮肤常规活力碘溶液消毒 2 遍即可。阴唇、阴道内用稀释活力碘溶液反复消毒 2 遍以上即可。

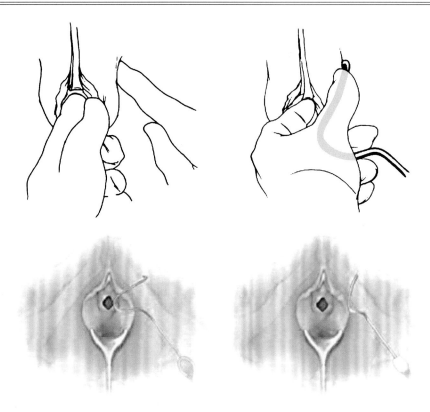

图 26-13 TOT、DRY 手术步骤

2. 在左右两侧大腿根部皮肤上各做 0.5cm 皮肤切口备用,切口位置在两侧大腿长收肌腱的下方,尿道外口向外的延长线上方 2cm 与大腿根部与会阴交界的皮肤皱褶外 2cm 竖线的焦点。

3. 在阴道前壁距尿道外口 1～1.5cm 左右纵行向后切开阴道黏膜约 2cm。先在阴道壁与尿道壁之间分离,注意此处不要切开过深进入尿道壁组织内。

4. 然后用弯剪刀向两侧尿道旁间隙及闭孔方向进行钝性分离,分离至耻骨内支边缘稍内侧。

5. 将左手示指指尖从阴道切口伸入到患者左侧分离好的尿道旁间隙,指尖可触摸到耻骨内支边缘。将吊带的穿刺针从左侧大腿根部的切口插入,当穿刺针尖部穿过闭孔膜时将被左手示指指尖触到,在其引导下将穿刺针从阴道切口穿出。

6. 同法穿刺对侧。

7. 在吊带和尿道间放置 1 把弯剪刀的头(梅氏剪),拉大腿根部端的吊带,直到网带贴住剪刀。调整网带的松紧度,在患者膀胱充盈 300ml 左右咳嗽时仍有 1～2 滴尿液漏出为好。

8. 剪掉吊带两端的穿刺针,用 2 把血管钳夹住两侧的塑料外鞘。

9. 将梅氏剪刀放在阴道切口内的吊带处,在对抗下抽出吊带外面的塑料保护鞘。

10. 将吊带稍用力提起,用剪刀将吊带处的皮肤下压,剪除多余的吊带。缝合大腿根部和阴道前壁切口。

八、术后处理

1. 术后留置导尿管,常规应用抗生素预防感染,保持引流管通畅。

2. 术后 6 小时即可开始进食。

3. 术后第 2 天拔除导尿管,如患者自主排尿好,或虽然感到排尿时有一定阻力,但残余尿量在 150ml 以内,则患者可以出院。

4. 告知患者术后 2～3 个月内阴道壁的切口缝合线(可吸收线)会逐步脱离。

5. 术后 3 个月内禁忌性生活,不要做重体力劳动和高强度锻炼。

6. 出院后第 3、6、12 个月分别来随访 1 次。

(杜广辉)

第五节 尿道中段吊带术的并发症预防与处理

虽然与其他抗尿失禁术式相比,尿道中段的吊带手术损伤小,近期和远期疗效极佳,但此类手术仍然有一定的并发症发生率。

一、膀胱穿孔

这一并发症易发生在初学的手术者,或发生在以往有盆腔手术史的患者。主要发生于经耻骨后途径手术(TVT)时。在 TVT 术式,术中需反复膀胱镜检查,以便术中及时发现膀胱穿孔,如果术中出现膀胱穿孔,应退回穿刺针,重新穿刺安放吊带,术后留置导尿管 7 天。如为术后发现,则可留待术后 2 周以后,通过膀胱镜剪断穿过膀胱的吊带并取出即可。

二、出血

伤口出血及耻骨后血肿并非罕见。经耻骨后途径的出血多因穿刺过于靠近耻骨后或存在瘢痕组织。出现耻骨后间隙出血时，可将膀胱充盈 2 小时，可同时在下腹部施加一定压迫，阴道内填塞纱条，血肿多能自行吸收。根据作者手术中的观察，结合对尿道及周围解剖结构的研究，认为尿道中段吊带术的出血来源有：①阴道壁切口过深，进入尿道壁内的宽大静脉窦，手术一开始即出现凶猛出血，为后续操作带来不便。正确的做法是准确切至阴道壁和尿道壁之间的相对无血管平面，并在此平面内向两侧做通道，则可达到无出血状态。②TVT 手术时穿刺针穿破盆内静脉丛，此处出血较难避免，有学者认为不要太靠近耻骨后可减少此处出血，我们认为不要太靠近尿道两侧，可减少此处出血。③TVTO 时穿刺针穿破闭孔膜周围的动静脉丛，此处血管网丰富，出血也较难避免。但在闭孔中心处血管网最为稀疏，且血管管径最细。

三、排尿困难

尿道中段吊带术后出血排尿困难，多数人认为是悬吊过紧所致。对术后早期出现排尿困难或残余尿量明显增多的患者无须急于对吊带进行操作，而应给予 1～2 周的留置导尿，并嘱咐患者以休息特别是卧床休息，多可缓解。不缓解者多为合并有其他问题者如膀胱收缩无力等，可作间歇性导尿。1%～2.8% 的患者术后出现尿潴留而需切断吊带，可在局麻下经阴道松解或切断 TVT 吊带，术后排尿困难多可立刻消失，且大多仍可保持控尿。预防悬吊过紧的方法是真正做到无张力悬吊。

四、吊带侵蚀尿道

此多因悬吊张力过紧，也可能是做阴道切口过深，损害尿道外膜坚韧的致密结缔组织层并破坏尿道后壁的血供。预防的方法是正确的无张力悬吊尿道中段，以及正确切至阴道壁和尿道壁之间的无血管平面，保护尿道后壁致密结缔组织层的完好和良好的血液供应。如已发生吊带侵入尿道则经阴道切口再次手术取出吊带。

五、吊带外露

即吊带在露出阴道壁外，发生的原因可能包括吊带感染、切口不正确如切口过于靠前接近尿道外口、缝合技术缺陷如仅缝合了阴道壁切口的黏膜层，未缝合坚韧的阴道壁致密结缔组织层。预防的方法包括严格无菌操作，在正确的位置做切口和在正确的层次分离通道，以及分两层缝合特别是牢靠地缝合坚韧的阴道壁致密结缔组织层。

六、肠道损伤

在经耻骨后途经手术时有造成肠道穿孔的报道，一旦发生将会出现腹膜炎的临床表现。治疗上应按肠穿孔急诊手术修补。

（杜广辉）

参 考 文 献

1. Dorschner W, Biesold M, Schmidt F, et al. The dispute about the external sphincter and the urogenital diaphragm. J Urol, 1999, 162(6):1942-1945.

2. Abrams P, Cardozo L, Wein A. Fourth international consultation on incontinence-Research Society 2013. Neurourol Urodyn, 2014, 33:571-572.

3. Smith P, Leijsen S, Heesakkers J, et al. Can we, and do we need to, define bladder neck hypermobility and intrinsic sphincteric deficiency? Neurourol and Urodyn, 2012, 31:309-312.

4. Wallner C, Dabhoiwala NF, DeRuiter MC, et al. The anatomical components of urinary continence. Eur Urol, 2009, 55:932-944.

5. Yucel S, Baskin LS. An anatomical description of the male and female urethral sphincter complex. J Urol, 2004, 171(5):1890-1897.

6. Richter H, Albo M, Zyczynski H, et al. Retropubic versus Transobturator Midurethral Slings for Stress Incontinence. N Engl J Med, 2010, 362(22):2066-2076.

7. Petros PE, Ulmsten UI. An integral theory of female urinary incontinence. Experimental and clinical considerations. Acta Obstet Gynecol Scand Suppl, 1990, 153:7-31.

8. Papa PE, Ulmsten U. Urethral pressure increase on effort orginates from within the urethra, and continence from musculovaginal closure. Neurourology and Urodynamics, 1995, 14:337-350.

第二十七章

女性盆底功能障碍相关下尿路
疾病的微创介入治疗

一、概述

女性盆底功能障碍(Pelvic floor dysfunction, PFD)相关下尿路疾病(Lower urinary tract diseases, 简称 P-LUTD), 是一组与盆腔器官、组织、神经、血管等结构损伤、断裂、缺陷、畸变相关的, 以泌尿、生殖及肛肠功能障碍为主要表现的临床症候群, 主要包括下尿路症状(Lower urinary tract symptoms, LUTS)、尿失禁(urinary incontinence, UI)、膀胱/尿道脱垂(Bladder/ urethral prolapse, BP/ UP)、膀胱过度活动症(Overactive bladder, OAB)、泌尿生殖瘘(Urogenital fistula, UF)、神经源性膀胱(Neurogenic bladder disfunction, NBD)、慢性盆腔疼痛(Chronic pelvic pain, CPP)等疾病, 人群中约 15.8% ~ 82.0% 的女性患有 P-LUTD 或 P-LUTD 症状, 其危害性被严重低估, 需要得到更深切的关注。

二、研究现状

PFD 是一个看似简单、其实复杂、受多因素影响的病变过程, 47.2% 的绝经期妇女至少存在一个或一个以上 PFD, 产伤、产钳助产、第二产程延长、括约肌损伤, 是导致女性 PFD 的重要原因。约 2/3 的初产妇分娩后一年内有一个以上排尿异常症状, P-LUTD 发生率约占 PFD 的 50% 以上, LUTS、UI、OAB 较为常见, 据报道, 女性人群中, 60% 以上有尿频、尿急、尿痛、尿不尽、尿道灼热、漏尿、夜尿增多等排尿不适症状, 储尿期、排尿期、排尿后期 LUTS 发生率依次为 55.5%、53.9%、12.9%, 夜尿症(Nocturia, NU)、急迫性尿失禁(Urgency urinary incontinence, UUI)、压力性尿失禁(Stress Urinary incontinence, SUI)发病率分别为 23.4%、23.3%、18.9%; 尿失禁、粪失禁(Fecal incontinence, FI)、盆底器官脱垂(Pelvic organs prolapse, POP)发病率分别为 36.2%、19.8%、6.8%, 33% 的粪失禁与 53.4% 的盆底器官脱垂患者合并有尿失禁; 25% 的女性自诉有尿失禁, 7% 的需要治疗; 第一胎分娩 5 ~ 10 年后, 女性发生 SUI、OAB、FI、POP 的概率分别为 16%、10%、12%、4%; 经阴道分娩导致会阴损伤率 79%, 其中 60% 为自发裂伤, 19% 为会阴侧切所致, 产钳助产与会阴侧切是导致会阴 III ~ IV 度裂伤的重要原因; 初产妇怀孕第 12 周、36 周及产后 6 个月影像检查, 可发现肛提肌、耻尾肌、括约肌纤维发生肿胀、断裂、缺陷、薄弱等盆底组织损伤的证据, 认为女性 PFD 及 P-LUTD 的发生, 与产伤所致会阴结局相关。泌尿生殖瘘(NU)是 P-LUTD 的一种特殊类型, 由于多由产伤引起, 又称之为"产科瘘", 被视为经典的"分娩事故(accident of childbirth)", 在贫困地区与国家发病率约为

2.2/1000, 属于世界性公共卫生问题, 仅在非洲, 每年新增病例就在 3 万 ~ 13 万例之间, 至少有 300 万以上"产科瘘"患者在等待手术救治, 常见"产科瘘"为膀胱阴道瘘(vesicovaginal fistula, VVF), 约占"产科瘘"的 88.3%, 80% 产妇生产时间超过 2 天以上, 会阴裂伤及膀胱阴道膈组织缺血坏死, 是导致 VVF 的主要原因。慢性盆底疼痛(CPP), 属于一种慢性非恶性临床综合征, 其常见类型——盆底肌筋膜痛(Myofascial pelvic pain, MFPP), 是一个与 P-LUTD 关系密切的疾病, 既是 P-LUTD 的原因, 也是 P-LUTD 的临床症状, 是一种临床常见、但易被忽视或误诊的泌尿疾病, 发病率约为 10% ~ 40%, LUTS、OAB、膀胱刺激症状(irritative voiding symptoms, IVS)、尿失禁(urinary incontinence, UI)、间质性膀胱炎(interstitial cystitis, IC)等, 多伴有不同程度的 MFPP 症状, 与产伤所致肛提肌、括约肌损伤有关; 提示女性 LUTS、SUI、OAB、BP/UP、UF、NB、CPP/MFPP 等疾病的发生, 与妊娠及产伤所致会阴裂伤伴发肛提肌、耻尾肌、括约肌等组织损伤相关, 前盆腔组织的原发性损伤及慢性炎症可能是导致 P-LUTD 发生的原因。

三、病理解剖学基础

女性骨盆出口前部宽大, 盆底肌肉较平坦, 不像男性骨盆那样倾斜。正常女性的膀胱底平面和尿道轴线之间的角(膀胱尿道后角)为 90° ~ 100°, 上尿道轴线与立位的垂直线形成一个约 30° 的尿道倾斜角(见图 27-1)。在女性, 覆盖在

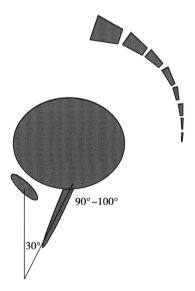

图 27-1　女性膀胱尿道角

膀胱顶部的腹膜在子宫表面反折形成膀胱子宫陷窝,腹膜向下从子宫后方经过并形成子宫直肠陷窝。腹膜延续覆盖直肠上三分之二前面,形成子宫直肠腺窝,并延伸至阴道后穹隆的下方。阴道及子宫位于膀胱和直肠之间,所以膀胱及尿道走行在阴道前壁。由于阴道前壁牢固的固定在肛提肌上,当盆膈收缩时(例如当腹内压升高),膀胱颈会抬高并被拉向前方。在宫颈的前方,膀胱的底部位于阴道壁上,平滑肌将宫颈和阴道与膀胱颈紧密相连,在许多有压力性尿失禁的女性患者中,膀胱颈可以降到耻骨联合以下,将这些肌纤维分开才能到达膀胱阴道间隙,这一间隙向远端一直延续到尿道的近1/3,切开阴道前壁分离尿道两侧可以到达耻骨后间隙,坚韧的盆底筋膜脏层可以从中间触及,在所有的经阴道尿道悬吊术中都可以触及这一结构。

女性的膀胱位置与男性不同,膀胱位于子宫的前方,与直肠不直接毗邻,但膀胱本身的解剖结构与男性并无不同。从膀胱颈到前庭的女性尿道长度平均是4cm,其表面覆盖移行上皮和无角化层的鳞状上皮,许多黏膜腺体开口于尿道,容易形成尿道憩室。与男性尿道近端不同,女性没有环状的括约肌,只有一层薄的环形平滑肌包绕在纵行肌层的外面,延续尿道全长,排尿时,纵行肌肉与逼尿肌同时收缩,使尿道变短变宽,黏膜下层共同形成皱襞对尿道闭合有重要意义。女性的尿道外口可有多种形态,根据尿道外口形状可分为融合型、瓣型和堤坝型,这些不同的形态对于女性发生下尿路疾病的概率有很大影响。女性尿道宽而短、括约肌薄而弱、尿道距离阴道和肛门近、尿路上皮细胞对细菌的粘附性及敏感性较男性高等特点,是女性较男性容易发生下尿路感染的重要原因。

女性盆腔不是一个孤立的解剖学概念,不同腔室和水平的器官之间既相对独立,又紧密联系。垂直面,盆腔结构呈"M"型,"M"中央的"V"字表示盆膈,盆膈由肛提肌、尾骨肌及其筋膜构成的漏斗形肌板等构成,尖端表示阴道及肛门;阴道是由阴道上皮、平滑肌、筋膜层组成的半开放可承受盆腔重力的弹性载体,能承受大约60mg/mm²的压力,是垂直面最重要的支持结构。水平面,盆底支持可分为三个水平,第一水平:顶端悬吊支持子宫、阴道上1/3;第二水平:侧方支持膀胱、阴道上2/3和直肠;第三水平:支持尿道远端;骨盆出口前部较宽大,盆底肌肉较平坦,阴道及子宫位于膀胱与直肠之间,其前部有盆膈裂孔,由会阴部的尿生殖膈将其封闭,尿生殖膈由会阴浅横肌、会阴深横肌、尿道括约肌及其筋膜构成的三角形肌板等构成,是水平面最重要的支持结构。盆膈裂孔两侧的部分肛提肌纤维在阴道与直肠之间交叉,将盆膈裂孔分为前、后两部分,前部称尿生殖裂孔,有尿道与阴道穿过,后部称直肠裂孔,有直肠通过;阴道后壁远端与会阴体及直肠前壁致密粘连,尿道下2/3与阴道前壁致密粘连,尿道、阴道和直肠的上端并不相连,活动自如,允许器官伸展,这种自由活动使器官能够伸展,在器官开合功能中至关重要。

盆底整体理论认为,盆腔器官功能的稳定,一方面,有赖于盆底肌肉、筋膜、韧带对盆腔器官的悬吊、牵拉作用;另一方面,又有赖于盆底肌肉、筋膜、结缔组织对盆腔器官的承载、支撑作用。刘国庆等研究认为,盆底承载、支撑作用由如

下三个层面的组织协调完成:第一层面,由盆膈上、下筋膜,肛提肌等构成受力层,负责盆腔上方重力的接受与缓冲;第二层面,由尿生殖膈上、下筋膜,会阴深横肌,尿道括约肌,尿生殖三角肌等构成承力层,负责盆腔重力的承载与传递;第三层面,由会阴浅层肌肉、筋膜、阴蒂海绵体脚、坐骨海绵体肌等构成应力层,负责盆腔重力的转移与消散;由阴道、尿生殖膈及会阴中心腱中央融合构成的"阴道-尿生殖膈复合体(Vagina-urogenital diaphragm composite,VUDC)",是盆底"承载"结构的主要组成部分,在盆腔重力的承载、缓冲、转移、散力中发挥重要作用,其构造类似中国古建筑的经典承重结构"斗拱"(图27-2)。

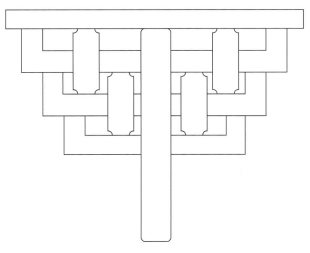

图27-2　斗拱结构模拟图

斗拱是中国古建筑特有的一种承载结构,其主要作用:①位于柱与梁之间,由屋面和上层构架传下来的荷载,通过斗拱传给侧柱,再由侧柱传到基础,起着承上启下,传递荷载的作用;②斗拱是榫卯结合的一种标准构件,是力传递的中介,榫卯结构是抗震的关键,斗拱把屋檐重量均匀地托住,起到了平衡稳定的作用。

与建筑"斗拱"结构相似,人体阴道类似"斗拱"结构中的"侧柱",盆膈、尿生殖膈、会阴中心腱、及相关组织类似"斗拱"结构中的"斗"与"拱",结缔组织发挥类似"榫卯"结构作用,以阴道为中心,将盆膈、尿生殖膈、会阴中心腱及相关组织紧密联系起来,共同构成盆底解剖的"斗拱"结构:阴道-尿生殖膈斗拱复合体(VUDC,图27-3),通过VUDC对来自盆腔上方重力起到承载、缓冲、传移、散力的作用,缓解或消除重力对盆腔器官组织直接或间接的损伤,保证盆腔器官功能稳定发挥。任何导致VUDC结构损伤或破坏的因素,均可导致PFD及盆底功能障碍相关疾病的发生。

四、治疗进展

P-LUTD的临床症状多种多样,既可表现为以尿频、尿急、尿不尽、尿痛、尿道灼热、漏尿等为主的排尿异常症状;也可表现为以尿失禁、排尿困难、尿潴留等为主的膀胱尿道脱垂症状;以及以下腹、会阴、腰腹部胀痛、刺痛、隐痛、灼热等为主的盆腔疼痛症状。由于对PFD认识的角度不一,有关P-LUTD的管理,各专业之间存在一定分歧,但总的治疗原则

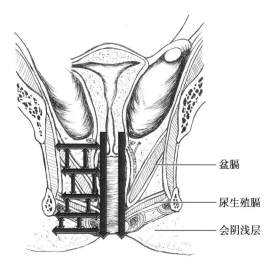

图27-3　阴道-尿生殖膈斗拱复合体结构图

盆膈

尿生殖膈

会阴浅层

是:①多科协作:泌尿外科、妇产科、肛肠科、影像科及其他对该领域感兴趣的医生密切合作、共同探讨;②循证诊断:根据临床症状、问卷调查、体格检查,及超声、CT、MRI、尿动力、神经电生理检查,综合诊断;③个体评估:根据患者主诉、体征、体查结果、影像检查及其他特殊检查结果,结合患者的全身状况、年龄特点、精神状态、职业素质及心理因素,进行个性化评估;④专业管理:对诊断明确的患者实行专业分工管理与治疗;⑤辩证论治:保守微创治疗为主、手术治疗为辅、辩因索源、标本兼治。

P-LUTD 治疗的主要方法包括:①保守治疗:包括生物反馈、盆底肌锻炼、药物治疗、电磁治疗等;②微创治疗:包括痛点注射、介入治疗、骶神经刺激、干细胞治疗等;③手术治疗:包括尿道中段悬吊术、盆底重建术、膀胱阴道瘘修补术、肛直肠手术等;④其他治疗:包括心理治疗、经络导引、针灸治疗等。

保守治疗是 P-LUTD 首选治疗方法,盆底肌锻炼与生物反馈治疗对产后 SUI 有确切疗效,已被列为产后盆底康复常规治疗项目,有研究发现,在怀孕期间及产后 6 个月内接受生物反馈或盆底肌肉锻炼,可获得更好的治疗效果,不足的是保守治疗依从性较差,可能与相关保健人员对盆底康复意义的认知不够及相关知识掌握不足有关。目前,药物治疗 P-LUTD 方法与种类较多,但大多主张对症性治疗,除确认外阴萎缩需要外用雌激素软膏治疗外,全身性激素治疗因潜在不确定并发症风险而较少被推荐。P-LUTD 手术治疗方法因病情不同而不同,主要包括:泌尿生殖瘘的尿瘘修补术、压力性尿失禁的尿道中段悬吊术、膀胱尿道脱垂的盆底重建术及盆腔黏合并盆腔疼痛的盆腔粘连松解术等,大多治疗效果满意,但须警惕网片暴露所产生的复杂并发症。骶神经刺激(器)应用于 LUTS、UI、IC、CPP 等疾病的治疗,已获得一定临床经验,其缺点是设备价格稍嫌昂贵与疗效不确切,有待进一步观察。国内有作者报道,使用干细胞技术治疗 PFD,获得有意义的实验数据,可能成为未来 P-LUTD 治疗方向。

近年来,随着对盆底损伤病理机制的深入认识,有作者将盆底痛点注射及介入治疗技术应用于 LUTS、UI、IC、CPP、IVS 等疾病的治疗,获得令人可喜的治疗效果,已得到越来越

多同行专家的认可。方法是将药物直接注射于盆底痛点、肌肉或肌筋膜触发点(myofascial trigger points,TrP) ,可明显减轻或消除患者尿频、尿急、尿痛、尿不尽等排尿异常症状,部分 CPP/MFPP 患者疼痛症状得到部分或完全缓解,认为与局部药物注射可促进组织炎症吸收及原发性损伤修复相关,是一种病因学治疗技术,具有简便、微创、安全等特点,有望在临床推广应用。

五、微创介入治疗

(一) 介入治疗

研究发现,女性因为怀孕、分娩、盆腔手术及更年期激素变化,可引起女性盆底肌肉、筋膜及结缔组织陈旧性损伤与慢性炎症,是导致女性盆底功能障碍及与之相关盆底功能障碍相关疾病的发生。刘国庆等认为,盆底疼痛与盆底损伤程度相关,根据盆底痛点分区检查结果,可计算出盆底痛点密度与疼痛强度,继而可计算出盆底损伤程度,对盆底功能障碍评估具有重要意义。其检查方法是将盆底截面模型分为从 A 到 M 共计 21 个区(见图 27-4),采取指压试验的方法,检查盆底压痛点,根据疼痛数字评分法,统计盆底压痛点个数与每个痛点疼痛分数,继而计算出盆底痛点指数,再根据盆底压痛点组织与尿道的相关性,计算出盆底损伤程度,其计算公式是:

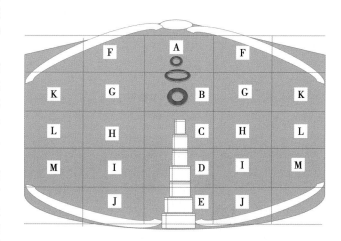

图27-4　盆底痛点分区检查模式图

$$K = \sum i \cdot tx = \sum d \cdot f \cdot tx$$

注:K—盆底损伤程度

　　d—盆底痛点密度

　　f—盆底疼痛系数

　　i—组织损伤指数

　　tx—组织相关性(认定:A/C/F = 1.0,B/D = 0.8,E/G = 0.6,H/I/J/ = 0.4,K/L/M = 0.2)

　　$\sum$—组织损伤集合

损伤评估:根据数字评分法(3,6)区间评估。

损伤分数<3 分,轻度损伤

损伤分数=3~6 分,中度损伤

损伤分数>6 分,重度损伤

举例:女性,57 岁,因顽固性尿频尿急尿痛 6 年余,尿液

常规检查无异常,肾功能检查无异常,泌尿系统超声检查未见肿瘤、结石,盆底超声及 MRI 未见明显异常。行盆底痛点分区检查:检查 21 个点,9 个点有压痛,其疼痛密度 $d=9/21=0.429$,9 个压痛点分值依次是 8 分一个($B*1$)、7 分四个($D*3,E*1$),5 分三个($H*1,J*2$),3 分一个($G*1$),其疼痛系数 $f=(8*1+7*4+5*3+3*1)/21=2.571$,其组织损伤指数 $i=d\cdot f=0.429\times2.571=1.103$,其盆底损伤程度 $=\sum i\cdot tx=1.103\times(0.8*1+0.8*3+0.6*1+0.4*1+0.4*2+0.6*1)=6.177$,评估结果:重度损伤。

欧洲泌尿外科协会制定的 CPP 指南,对于 CPP 患者盆底肌肉、筋膜局部药物注射,可作为治疗 CPP 的一种方法。刘国庆等将盆底痛点注射技术扩展为介入治疗技术应用于 LUTS、UI、IC、CPP、IVS 等疾病的治疗,获得令人可喜的治疗效果。其方法是,在实施介入治疗前,应根据盆底分区检查,确定盆底痛点的密度与强度,评估盆底功能损伤程度,实施治疗时,在影像学方法(超声、X 线)引导下的病灶定位注射治疗(见图 27-5),高选择对痛点周围痉挛的肌肉或韧带进行局部药物注射,注射的药物包括 BTXA、利多卡因/罗哌卡因、曲安奈德等,此方法适用于上运动神经元病变(逼尿肌反射亢进),注射治疗后效果良好者,残余尿量显著减少,排尿障碍症状明显好转。少数患者在封闭 1 次之后,效果能维持数月至 1 年之久,对这类患者只需定期进行注射治疗,无需采用手术,认为与局部药物注射可促进组织炎症吸收及原发性损伤修复相关,是一种病因学治疗技术,具有简便、微创、安全等特点。介入治疗按下列次序进行:①黏膜封闭:用导尿管排空膀胱,注入 0.25% 潘妥卡因溶液 90ml,10~20 分钟后排出;②盆底肌及双侧阴部神经阻滞;③选择性骶神经阻滞:每次阻滞 $S_{2\sim4}$ 中的一对骶神经。如无效果,可作 S_2 和 S_4 联合阻滞。

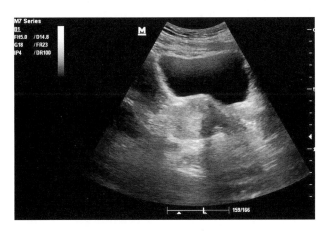

图 27-5 超声引导下盆底介入治疗

(二)逼尿肌注射

肉毒毒素 A(botulinum toxin A,BTXA),可抑制胆碱能神经突触前膜释放乙酰胆碱囊泡,导致更持久的阻断神经传导。该治疗方法是经尿道膀胱镜直视下注射 100U BTXA 至膀胱逼尿肌内(见图 27-6),治疗后 2~4 周,最大膀胱容量,逼尿肌顺应性和漏尿点压可有较大改善,并可逐渐降低抗胆碱能药物剂量,尚未发现明显的副作用。A 型肉毒毒素目前

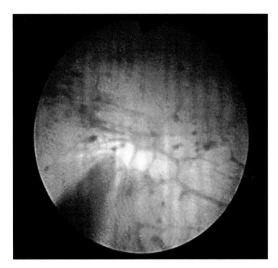

图 27-6 膀胱镜直视下 BTXA 膀胱内注射

在 OAB、LUTS、UUI、CPPS、NB 中已被证实有确切疗效。

BTXA 是一种由革兰氏阳性棒状厌氧菌-肉毒杆菌(clostridium botulinum)产生的神经毒素,1897 年由比利时科学家 van Ermengem 教授首次分离,结构功能及作用机制已较为清楚。BTXA 在与细胞外受体(神经节苷脂和推测的突触囊泡蛋白 2C)结合后被突触前神经元内化。在神经细胞浆质内,BTXA 通过裂解突触融合复合体内的 SNAP-25 蛋白而使轴突壁乙酰胆碱的囊泡破裂。其作用的效果是:选择性麻痹了低幅度的无抑制性逼尿肌收缩,但允许高幅度的起始排尿的逼尿肌收缩。将 BTXA 在膀胱尿道镜直视下注射至膀胱逼尿肌内,可减轻患者排尿不适及尿痛症状。有研究者在女性 OAB 的研究中分别采用 BTXA 和安慰剂膀胱逼尿肌注射,6 个月后 BTXA 治疗组排尿频率、尿急次数、尿失禁次数均较安慰剂对照组明显下降,生活质量提高,提示 BTXA 在女性 OAB 中疗效显著。李杰荣等使用 BTXA 膀胱逼尿肌内注射治疗 IC,发现治疗后女性 IC 患者尿频、尿急、膀胱区疼痛症状得到明显缓解,生活质量提高。BTXA 膀胱内注射剂量及膀胱内注射部位尚未有定论。有些专家认为注射的位置和深度对于 BTXA 的效力并没有很大的影响,但是越来越多的研究开始质疑这种观点。部分研究者认为肉毒素的注射部位应该避开三角区,因为三角区的注射可能会导致膀胱输尿管反流的增加。而有的研究者则认为膀胱三角区的注射不会引起膀胱输尿管的反流,大部分的感觉神经末梢及传入神经均在三角区,三角区的注射对于缓解尿频、尿急的症状更有效果。

有研究认为,慢性盆腔疼痛(CPP/MFPP)其根本病因是妊娠、分娩、炎症等各种原因引起盆底肌肉挛缩、增加神经运动终板乙酰胆碱的释放,导致持续的神经纤维收缩,引起疼痛、尿频、尿急等症状。Apostolidis A 等认为,BTXA 可通过抑制乙酰胆碱、ATP、谷氨酸盐、神经生长因子和 P 物质,减少辣椒辣素和嘌呤(P2X)受体在神经轴突的表达,从而影响传入神经的传导,以减轻 CPP/MFPP 的症状。BTXA 疗效的持续时间可能受多因素影响,其机制包括化学去神经后的轴突再生、神经递质对运动功能的抑制作用。BTX 引起的化学去神经随时间的推移是可逆的,然而重复注射有同等的效果。

（三）骶神经调节（sacral neuromodulation，SNM）

是利用介入技术将低频电脉冲连续施加于特定骶神经，以此兴奋或抑制神经通路，调节异常的骶神经反射弧，进而影响并调节膀胱、尿道/肛门括约肌、盆底等骶神经支配靶器官功能，从而达到治疗效果的一种神经调节技术。美国食品与药品管理局（FDA）已批准 SNM 用于 UUI、尿频-尿急综合征、非梗阻性慢性尿潴留及排便功能障碍障碍的治疗。也有研究用于 IC、CPP、NB 等疾病的治疗，已获得一定临床经验。SNS/SNM 有双向调节作用，既可以通过刺激骶神经，抑制膀胱传入活动，抑制脊髓、脑桥排尿中枢的感觉传递，抑制逼尿肌的过度活动，抑制膀胱尿道反射，关闭膀胱颈，但不抑制正常的逼尿肌收缩和尿道开放，从而调节储尿及排尿活动。又可重塑盆底肌功能，松弛盆底肌，引起排尿、排便，减轻盆底疼痛症状，还可抑制膀胱异常的 c 纤维传入信号，减轻膀胱疼痛及盆腔疼痛症状。

SNM 分两期完成，第一期为定位 S3，置入电极线，并与体外调节盒相连（见图 27-7）。测试 2-4 周，对于盆底下尿路症状明显改善的患者，行第二期手术。测试期间症状无改善的患者，取出电极，不再接受 SNM 治疗。第二期手术是将置入体内的电极线与永久刺激器相连，并植入患者腰臀部皮下。近几年，SNM 在女性盆底下尿路疾病中的临床应用成为新的研究热点，王磊等报告 SNM 可显著改善 OAB、IC/PBS 部分患者的尿急、尿频及疼痛症状，创伤小、出血少，是治疗女性 OAB 及 IC/PBS 安全、有效的微创治疗手段。卫中庆等在对 34 例慢性盆底功能障碍骶神经调节治疗后发现，急迫性尿失禁患者中，有 43% 症状改善；尿频尿急患者中有 35% 症状改善；10% 的急迫性尿失禁/尿频尿急患者治愈，认为骶神经调节是一种创伤小、安全、有效的治疗慢性盆底功能障碍的方法。其缺点是设备价格昂贵、手术需分两期完成，有一定的创伤以及远期疗效有待进一步观察。

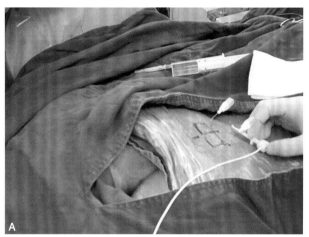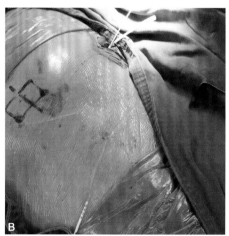

图 27-7　定位 S₃ 神经孔临时电极植入

SNM 技术因可调节排尿系统兴奋和抑制之间的关系，对尿潴留和急迫性尿失禁两种截然相反的排尿功能障碍疾病进行治疗。目前临床采用 SNS 技术单侧选择性刺激骶 3 神经根，可增强尿道外括约肌的关闭能力和抑制逼尿肌无抑制收缩，改善膀胱储尿和排尿功能，有效率达 50%。但是，对于脊髓损伤所致神经源性膀胱，SNM 可能无效。

（四）微创手术

对于经非手术治疗无效者，可考虑采取微创手术治疗，其目的是提高膀胱顺应性及容量，改变膀胱出口阻力。手术原则：①泌尿系有机械性梗阻患者，应先去除机械性梗阻；②逼尿肌无反射患者，首先考虑经尿道膀胱颈部切开；③逼尿肌反射亢进患者，或逼尿肌括约肌功能协同失调者，如阴部神经阻滞仅有短暂效果，可作经尿道外括约肌切开或切除术；④逼尿肌反射亢进患者，如选择性骶神经阻滞有短暂效果，可行相应的骶神经无水酒精注射或相应的骶神经根切断术；⑤剧烈的尿频尿急症状（急迫性排尿综合征），无残余尿或残余尿量很少，经药物治疗、封闭疗法、膀胱训练和扩张均无效果者，可考虑行膀胱神经剥脱术，或经膀胱镜用无水酒精或 6% 石炭酸注射膀胱底部两旁的盆神经；⑥逼尿肌反射亢进患者，如各种非手术治疗均无效，作膀胱颈部切开术。

1. **经尿道膀胱颈切开术**　首选是无反射膀胱，膀胱颈开放不全而无外括约肌功能异常的患者。

2. **外括约肌切开术**　此术式适用于膀胱收缩时有外括约肌过度活动协同失调者。手术前可先行阴部神经阻滞试验，以了解外括约肌切开术后的效果。常用术式为经尿道外括约肌切开或部分切除术。

3. **膀胱自体扩大术**　适用于膀胱安全容量过小，逼尿肌反射亢进，经保守治疗无效者。

4. **肠浆肌层膀胱扩大术**　适应证同膀胱自体扩大术，此术式因膀胱扩大部分可再生形成新的移行上皮层，与传统的消化道为材料的扩大术相比，较少导致代谢紊乱、电解质失衡、泌尿系结石、感染、黏液尿及胃肠黏膜恶变等并发症，更符合生理要求。

5. **尿道括约肌成型术**　针对无阻力性尿失禁（无残余尿的严重尿失禁）的处理，考虑作尿流改道手术，有条件者可考虑行人工尿道括约肌装置、尿道中段悬吊或自体移植物尿道括约肌成型术（图 27-8）。

盆底功能障碍相关下尿路疾病患者，往往合并除泌尿系统之外的其它器官、系统疾病，且多伴随有不同程度的精神心理障碍，所以，临床在治疗 P-LUTD 原发疾病同时，应从心理、

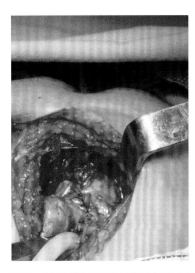

图 27-8 带蒂腹直肌瓣尿道括约肌成型术

生理、病理的角度，分析患者的精神、心理、生理及病理状态，采取中西医结合治疗，制订适合患者的保守、微创治疗为主，手术治疗为辅的综合治疗方案，提高患者生活质量与生存质量。

（刘国庆　李杰荣）

参 考 文 献

1. 刘国庆.女性盆底功能障碍相关下尿路疾病研究进展［J］.中国医师杂志，2017，19（3）：321-325.

2. Zhang L，Zhu L，Xu T，et al. A Population-based Survey of the Prevalence，Potential Risk Factors，and Symptom-specific Bother of Lower Urinary Tract Symptoms in Adult Chinese Women. Eur Urol. 2015 Jul；68（1）：97-112.

3. Li-Yun-Fong RJ，Larouche M，Hyakutake M，Is Pelvic Floor Dysfunction an Independent Threat to Sexual Function? A Cross-Sectional Study in Women With Pelvic Floor Dysfunction. J Sex Med. 2016 Dec 29. pii：S1743-6095（16）30854-2.

4. Wang Y，Hu H，Xu K，Prevalence，et al. risk factors and the bother of lower urinary tract symptoms in China：a population-based survey. Int Urogynecol J. 2015 Jun；26（6）：911-919.

5. Champaneria R，Shah L，Moss J，et al. The relationship between pelvic vein incompetence and chronic pelvic pain in women：systematic reviews of diagnosis and treatment effectiveness. Health Technol Assess. 2016 Jan；20（5）：1-108.

6. Delamou A，Utz B，Delvaux T，et al. Pregnancy and childbirth after repair of obstetric fistula in sub-Saharan Africa：Scoping Review. Trop Med Int Health. 2016 Nov；21（11）：1348-1365.

7. Yohay D，Weintraub AY，Mauer-Perry N，et al. Prevalence and trends of pelvic floor disorders in late pregnancy and after delivery in a cohort of Israeli women using the PFDI-20. Eur J Obstet Gynecol Reprod Biol. 2016 May；200：35-39.

8. Liu Guoqing，Liu Shihui，Li Jierong，Zhang Shilin. Neuropathic Bladder and Urethral Dysfunction after Female Surgery. Urologic Surgery，2017，Chapter 2：2-29.

9. 罗新.女性盆底解剖结构的新概念.中国实用妇科与产科杂志，2006，22（1）：78-88.

10. 刘国庆，李杰荣，张世林，等.女性慢性盆腔疼痛与盆底解剖相关性研究［J］.中国医师杂志，2017，19（3）：345-348.

11. Jin M，Chen Y，Zhou Y，et al. Transplantation of bone marrow-derived mesenchymal stem cells expressing elastin alleviates pelvic floor dysfunction. Stem Cell Res Ther. 2016 Apr 5；7（1）：51.

12. 李杰荣，刘国庆，司徒芬，等.女性膀胱黏膜病变相关膀胱过度活动症患者治疗效果分析.广东医学，2013，34（20）：3150-3151.

13. 李杰荣，刘国庆，张莉，等.膀胱黏膜炎相关膀胱过度活动症电切治疗效果分析.中国医师杂志，2009，（2）：162-163.

14. 李杰荣，刘国庆，张世林，等.下尿路症状患者膀胱镜检查与病理学特点分析.中国医师杂志，2009，（2）：140-142.

15. 李杰荣，刘国庆，李春景，等.女性膀胱过度活动症患者临床病理学研究.中国当代医药，2010，17（221）：107-108.

16. Horisberger K，Rickert A，Templin S，et al. Laparoscopic ventral mesh rectopexy in complex pelvic floor disorder. Int J Colorectal Dis. 2016 May；31（5）：991-996.

17. 李杰荣，刘国庆，王剑锋等. A 型肉毒毒素注射治疗女性间质性膀胱炎/膀胱疼痛综合征的效果.广东医学，2015，36（24）：3853-3856.

18. 李杰荣，谢克基，刘国庆等.逼尿肌联合三角区与单独逼尿肌注射 A 型肉毒毒素治疗女性膀胱疼痛综合征/间质性膀胱炎的疗效和安全性比较［J］.中华泌尿外科杂志，2016，37（4）：310.

19. 陈国庆，宋勇，丁留成等.骶神经调节术临床应用中国专家共识.中华泌尿外科杂志，2014，35：1-5. 1000-1005.

20. 卫中庆，沈百欣，丁留成等. 34 例慢性盆底功能障碍骶神经调节治疗的测试结果观察.上海交通大学学报（医学版），2012，32（4）：396-400.